NUTRITION AND DISEASES

营养与疾病

主　编／曾　果

副主编／李　鸣　沈秀华　胡　雯

编　委／（按音序排序）

陈锦瑶（四川大学）　程改平（四川大学）
何更生（复旦大学）　何宇纳（中国疾病预防控制中心）
胡　雯（四川大学）　李　鸣（四川大学）
饶志勇（四川大学）　芮　溧（昆明医科大学）
沈秀华（上海交通大学）　孙晓红（贵州医科大学）
汪之顼（南京医科大学）　阴文娅（四川大学）
曾　果（四川大学）　张　琚（四川省妇幼保健院）
张立实（四川大学）

参　编／鲍妍宏　李　润　李媛媛　刘　丹　王　玥
　　　　吴　成　杨柳青　张慧娟　赵蓉萍　周凤鸣

编写秘书／李　鸣　李　润　杨柳青　张慧娟

四川大学出版社

责任编辑:许　奕
责任校对:张伊伊
封面设计:墨创文化
责任印制:王　炜

图书在版编目(CIP)数据

营养与疾病 / 曾果主编. —成都：四川大学出版社，2017.10
ISBN 978-7-5690-1253-8

Ⅰ.①营… Ⅱ.①曾… Ⅲ.①营养-关系-疾病-研究生-教材 Ⅳ.①R151.4

中国版本图书馆 CIP 数据核字（2017）第 258374 号

书名　**营养与疾病**
YINGYANG YU JIBING

主　　编　曾　果
出　　版　四川大学出版社
地　　址　成都市一环路南一段 24 号 (610065)
发　　行　四川大学出版社
书　　号　ISBN 978-7-5690-1253-8
印　　刷　四川永先数码印刷有限公司
成品尺寸　185 mm×260 mm
印　　张　34
字　　数　831 千字
版　　次　2017 年 12 月第 1 版
印　　次　2021 年 1 月第 2 次印刷
定　　价　89.00 元

◆读者邮购本书,请与本社发行科联系。
电话:(028)85408408/(028)85401670/
(028)85408023　邮政编码:610065
◆本社图书如有印装质量问题,请寄回出版社调换。
◆网址:http://press.scu.edu.cn

前　言

随着科学研究的不断深入，营养与人类疾病发生、发展及预后的密切关系逐步得到证实，膳食、食物及营养素在疾病防治和健康促进方面的积极作用日益受到重视。《营养与疾病》一书试图从疾病预防和治疗的角度出发，结合当前营养与疾病领域的研究进展和热点，讨论现代社会中个体和群体、普通人群和高危人群的重要营养问题，重点介绍与疾病营养防治相关的基本概念、原则、方法及其应用。本书主要介绍人体营养需求及标准、健康膳食及应用、营养状况评价、临床营养治疗方法、常见慢性病和营养不良的防治策略及措施等内容，以帮助读者深入理解营养与疾病的关系，培养平衡膳食、合理营养、预防疾病、促进健康的理念，掌握健康饮食指导和疾病营养治疗的实用技能，为今后从事医学科研和临床实践奠定基础。本书可作为营养与食品卫生学和医学健康相关专业研究生、本科生的基本教材，也可作为医疗、卫生及保健等方面的专业人员必备的实用参考书。

《营养与疾病》的参编者均是来自国内重点高等院校及临床一线的专家学者。他们从事营养与疾病领域的科研教学和临床工作多年，具有较高的学术造诣和丰富的实践经验，为保证本书内容的科学、严谨和实用奠定了坚实的基础。此外，本书的编写正值中国营养事业迅猛发展之时，有一系列重要的营养大事件发生，如中国营养学会发布《中国居民膳食指南（2016）》、国务院颁布《国民营养计划 2017—2030》以及注册营养师制度正式开启等。因此，我们及时将最新内容纳入相关章节中，力求反映本学科发展的最新动态和趋势。

在本书即将出版之际，谨向所有参加本书编写的学者们表示衷心的感谢！还要特别感谢我的学生们在本书编写的过程中给予的无私奉献以及四川大学出版社给予的大力支持。由于时间和笔者水平所限，本书一定存在不少缺点和不足，敬请各位专家和广大读者给予批评指正，以便今后改进。

曾　果

2017 年 12 月于成都

目 录

第一章 营养素的消化、吸收与代谢

人体所需要的营养物质主要来源于食物，摄入的食物在口腔、胃、肝脏、胰腺、小肠等消化器官分泌的消化液、酶、黏液等的作用下，发生一系列生化反应，转变为葡萄糖、脂肪酸、甘油、氨基酸等小分子物质，经肠道吸收入血，还有部分需要经过淋巴吸收入血，最后到达肝脏进行代谢，随血液进入全身各器官被组织吸收利用，从而发挥生理功能。未能被机体消化吸收的物质以及部分组织代谢产生的废物从肠道排出，还有部分组织代谢产生的废物通过汗腺产生汗液、肾脏代谢产生尿液而排出体外。

第一节 营养素的消化与吸收

消化（Digestion）是指食物通过消化道的运动和消化液的作用被分解为可吸收的小分子物质的过程，包括机械性消化和化学性消化。机械性消化（Mechanical Digestion）是指通过消化道的运动，将摄入的食物磨碎，使食物与消化液均匀混合，并将食物从口腔开始逐步向消化道远端推送的过程。化学性消化（Chemical Digestion）是指在消化酶的作用下，食物中的大分子营养物质（糖、蛋白质和脂肪）分解为可以直接吸收的小分子物质的过程。这两种消化形式是同时进行、互相配合的。吸收（Absorption）是指消化道中的小分子营养物质、水、电解质通过消化道黏膜进入血液和淋巴循环的过程。消化是吸收的重要前提，吸收是消化的根本目的，因此消化和吸收是两个相辅相成、紧密联系的过程。

一、营养素的消化

（一）口腔

口腔是消化管的起始部，消化过程是从口腔开始的。食物在口腔被咀嚼磨碎，被唾液弄湿润便于吞咽。口腔以机械性消化为主。口腔中参与化学性消化的物质为唾液腺分泌的唾液。唾液腺主要有腮腺、下颌下腺和舌下腺三对。咀嚼指将大块食物切割、磨碎，并经舌的搅拌使食物与唾液充分混合形成食团，便于吞咽。当食团吞咽进入食管后，食管随即产生由下而上的蠕动。食团前方的管壁舒张，后方的管壁收缩，并且这种舒缩依次下传，推动食团经贲门入胃。

（二）胃

胃是消化道中最膨大的部分，成年人胃的容量为1～2L。经口腔和食管进入胃的食物，在胃内暂时贮存并进行初步消化，经过胃的研磨和胃液混合形成食糜（Chyme），逐次少量地通过幽门管排入十二指肠。

1. 胃液的分泌

（1）胃的外分泌和内分泌功能。胃黏膜的外分泌细胞构成外分泌腺。根据部位，可将胃的外分泌腺分为三种，即贲门腺、泌酸腺和幽门腺。贲门腺分泌稀薄的碱性黏液，泌酸腺分泌盐酸、胃蛋白酶原、内因子和黏液，幽门腺分泌碱性黏液。此外，分布于胃所有区域的上皮细胞可分泌黏稠的、构成胃表面黏液层的主要成分。

胃黏膜内还有许多内分泌细胞，分泌多种内分泌物质。分布于胃窦部的G细胞可分泌促胃液素和促肾上腺皮质激素样物质；分布于胃体、胃底和胃窦的D细胞可分泌生长抑素；分布于胃泌酸腺区的肠嗜铬样细胞（Enterochromaffin-like Cell，ECL细胞）可分泌组胺（Histamine）等。

（2）胃液的性质、成分和作用。纯净的胃液是无色的酸性液体，pH值为0.9～1.5，正常人每日分泌量为1.5～2.5L。胃液中的无机物包括盐酸（HCl）、钠离子（Na^+）、钾离子（K^+）、氯离子（Cl^-）等，有机物包括胃黏蛋白、消化酶等。

1）盐酸：胃液中的盐酸也称为胃酸（Gastric Acid），由泌酸腺中的壁细胞分泌。其具有以下生理作用：①杀死随食物进入胃内的细菌；②激活胃蛋白酶原成为胃蛋白酶，并为胃蛋白酶提供必需的酸性环境；③促使食物中的蛋白质变性，使其易于消化；④进入小肠引起促胰液素（Secretin）和缩胆囊素（Cholecystokinin）的释放，从而促进胰液、胆汁和小肠液的分泌；⑤形成的酸性环境有利于小肠对Fe^{2+}和Ca^{2+}的吸收。

2）胃蛋白酶原（Pepsinogen）：主要是由泌酸腺的主细胞合成和分泌的，颈黏液细胞、贲门腺和幽门腺的黏液细胞及十二指肠近端的腺体也能分泌胃蛋白酶原。胃蛋白酶原没有活性，只有在盐酸作用下才能转变成有活性的胃蛋白酶（Pepsin）。已被激活的胃蛋白酶对胃蛋白酶原也有激活作用。胃蛋白酶水解食物中的蛋白质，使其分解为胨、少量多肽和氨基酸。

3）黏液（Mucus）和碳酸氢盐：黏液是由胃黏膜表面的上皮细胞、颈黏液细胞、贲门腺和幽门腺共同分泌的，其主要成分是糖蛋白，具有较高的黏滞性和形成凝胶的特性。胃黏液有多种重要作用：①润滑胃黏膜，有利于食糜在胃内的往返运动；②保护胃黏膜免受坚硬食物的机械性损伤；③黏液呈中性或弱碱性，可降低胃液的酸度，减弱胃蛋白酶的活性；④由于黏液具有较高的黏滞性，在胃黏膜表面形成的黏液层能减慢胃腔中的H^+向胃壁扩散的速度。胃内的HCO_3^-主要由胃黏膜非泌酸细胞所分泌，仅有少量的HCO_3^-是从组织间液渗入胃内的。

单纯的黏液或碳酸氢盐的分泌都不能有效地保护胃黏膜免受胃腔内盐酸和胃蛋白酶的损伤。由黏液和碳酸氢盐共同构成的一个厚度为0.5～1.0mm的抗胃黏膜损伤的屏障，称为黏液一碳酸氢盐屏障（Mucus Bicarbonate Barrier）。

4）内因子（Intrinsic Factor）：壁细胞在分泌盐酸的同时也分泌一种被称为内因子的糖蛋白。内因子有两个活性部位，一个活性部位与维生素 B_{12}结合，保护维生素 B_{12}免遭肠内水解酶破坏；当内因子-维生素 B_{12}复合物运行至回肠后，内因子的另一活性部位便与回肠黏膜细胞膜上的受体结合，有利于维生素 B_{12}的吸收。缺乏内因子时，维生素 B_{12}的吸收就会发生障碍，可导致恶性贫血。

2. 胃的运动

胃的功能是容纳食物，对食物进行机械性消化和化学性消化，并将食物送入十二指肠。胃的运动也是和胃的这些功能相适应的，包括容受性舒张、紧张性收缩和蠕动三种形式。进食时，胃先舒张，以接纳食物，然后以蠕动的形式对胃内容物进行机械性消化，并将食糜排入十二指肠。胃底和胃体前部运动较弱，其主要功能是容纳食物；胃体的远端和胃窦有较明显的运动，主要功能是磨碎食物，使食物与胃液充分混合以形成食糜，并逐步将食糜排入十二指肠。

蠕动在开始时较弱，在向幽门推进的过程中逐渐加强，当接近幽门时明显加强，导致幽门开放。到达幽门的每次蠕动波可将少量食糜推入十二指肠，这种作用称为“幽门泵”。并非每个蠕动波都能到达幽门，有些蠕动波到达胃窦部即已消失。当蠕动收缩波超越胃内容物到达胃窦末端时，胃内容物可反向被推送到胃体，食糜与消化液得以充分混合和反复研磨，形成微小颗粒。

3. 胃排空

胃排空（Gastric Emptying）是指食物由胃排入十二指肠的过程。一般在食物入胃后 5 分钟即有部分食糜被排入十二指肠。食糜的性状和化学组成不同，胃排空的速度也不同。一般来说，稀的流体食物比稠的或固体的食物排空快。在食物的三种主要成分中，糖类排空最快，蛋白质次之，脂肪类最慢。混合食物的胃排空通常需要 4~6 小时。

（三）小肠

食糜排入小肠后，即开始小肠内的消化过程。小肠内的消化是整个消化过程的最重要阶段，在小肠内，食物受到胰液、胆汁和小肠液的化学性消化和小肠运动的机械性消化，消化过程基本完成。

1. 胰液的分泌

胰腺兼具外分泌和内分泌功能。胰岛为其内分泌部分，分泌的激素主要与代谢调节有关；外分泌部分主要由腺泡和导管构成，分泌的胰液具有很强的消化能力，是最重要的消化液。

胰液（Pancreatic Juice）是无色、无臭的碱性液体，pH 值为 7.8~8.4，其渗透压与血浆相等。成年人每日分泌的胰液量为 1~2L，成分包括水、无机盐和有机物，其中水和无机盐主要由导管上皮细胞分泌，有机物主要是腺泡分泌的各种消化酶。

（1）胰液的无机成分和作用。胰液中含量最大的是水，约占 97.6%。无机物中含量最大的是碳酸氢盐。当胰液大量分泌时，HCO_3^-的浓度可达 145mmol/L，是血浆中 HCO_3^-浓度的 5 倍，也是导致胰液呈碱性的主要原因。胰液中 HCO_3^-的主要作用是中和进入十二指肠的胃酸，使肠黏膜免受强酸的侵蚀，同时也使小肠内的 pH 环境适宜小肠内消化酶的活动。

(2) 胰液的有机成分和作用。胰液中的有机成分包括消化淀粉、脂类和蛋白质的各种消化酶。

1) 胰淀粉酶（Pancreatic Amylase）：胰液中消化糖类的胰淀粉酶是一种 α－淀粉酶，可将大多数食物中的绝大多数多糖分解成寡糖，后者再被肠上皮细胞刷状缘上的寡糖酶分解为单糖后吸收。

2) 蛋白质水解酶：胰腺腺泡细胞合成和分泌的蛋白消化酶类都以酶原的形式存在，包括胰蛋白酶原（Trypsinogen）、糜蛋白酶原（Chymotrypsinogen）和羧基肽酶原（Paocarboxypeptidase），还有含量较少的弹性蛋白酶原（Proelastase）等，其中含量最丰富的是胰蛋白酶原。小肠黏膜分泌的肠激酶（Enterokinase）是激活胰蛋白酶原生成胰蛋白酶（Trypsin）的特异性酶，胰蛋白酶一旦形成，便可以以正反馈形式自我激活，同时激活胰液中其他的蛋白水解酶。胰蛋白酶和糜蛋白酶（Chymotrypsin）可将蛋白质分解成小肽，羧基肽酶（Carboxypeptidase）则将这些小肽裂解成单个氨基酸。

3) 消化脂类的酶：胰液中水解脂类的酶主要有 4 种：①在胆盐和辅酯酶存在的条件下，胰脂肪酶（Pancreatic Lipase）可将中性脂肪水解成脂肪酸和一酰甘油；②辅酯酶（Colipase）是脂肪酶的辅助因子，对胆盐微胶粒有较强的亲和性，使脂肪酶、辅酯酶、胆盐形成三元络合物，有助于脂肪酶吸附在油滴表面发挥作用，防止胆盐对脂肪酶的抑制，并使脂肪酶的最适 pH 值由 8.5 降至 6.5 而接近近端小肠内的 pH 值；③胆固醇酯酶（Cholesterol Eaterase）可将胆固醇酯水解为胆固醇和脂肪酸；④磷脂酶 A_2（Phospholipase A_2）以无活性的形式分泌，被胰蛋白酶激活，有活性的磷脂酶 A_2 可水解细胞膜中的卵磷脂。

除了上述消化酶，胰液中还含有核糖核酸酶、脱氧核糖核酸酶、胶原酶等酶类。

胰液是所有消化液中消化作用最强的一种，当胰液分泌发生障碍时，即使其他消化腺的分泌都正常，仍不能完全消化食物中的脂肪和蛋白质，从而影响吸收。但糖类的消化和吸收一般不受影响。

2. 胆汁的分泌

胆汁（Bile）由肝细胞持续生成，经胆管流出后通过胆总管排入十二指肠，或由肝管转入胆囊管而贮存于胆囊中，在消化期再由胆囊排至十二指肠。

(1) 胆汁的性质和成分。胆汁是一种较浓稠的具有苦味的有色液体，每日生成量为 0.6～1.0L，生成量和蛋白质的摄入量呈正相关。由肝细胞分泌的胆汁呈金黄色或橘棕色，pH 值约为 7.4；胆囊中贮存的胆汁则因浓缩而颜色变深，并因 HCO_3^- 被吸收而呈弱酸性，pH 值约为 6.8。胆汁的成分复杂，除 H_2O 和 Na^+、K^+、Ca^{2+}、HCO_3^- 等无机成分外，还有胆盐、胆色素、脂肪酸、胆固醇、卵磷脂和黏蛋白等有机成分。胆汁中不含消化酶。

(2) 胆汁的作用。胆汁在消化中的作用主要由胆盐来承担，包括乳化脂肪，促进脂肪的消化吸收和脂溶性维生素的吸收，以及中和胃酸等。它对脂肪的消化和吸收具有重要的意义。

3. 小肠液的分泌

小肠中有两种腺体，分别为布氏腺（Brunner Gland）和李氏腺（Liberkuhn Crypt）。小肠液是由这两种腺体分泌的混合液，其分泌量是消化液中最多的，但其变动范围较大，成人每日分泌量为1～3L。

小肠液呈弱碱性，pH值约为7.6，渗透压与血浆相近。小肠液中除大量水外，无机成分有Na^+、K^+、Ca^{2+}、Cl^-、HCO_3^-等，有机成分有黏蛋白、IgA和肠激酶等。小肠液中还常混有脱落的肠上皮细胞、白细胞等。

从小肠腺分泌入肠腔的消化酶可能只有肠激酶，它能激活胰蛋白酶原。在小肠液中还可检测到一些寡肽酶、二肽酶、二糖酶等，但一般认为这些酶是由脱落的肠黏膜上皮细胞释放，而非肠腺所分泌，它们在小肠消化中不起作用。但当营养物质被吸收入上皮细胞时，这些存在于上皮细胞刷状缘内的消化酶可发挥消化作用，将寡肽进一步分解为氨基酸，将蔗糖、麦芽糖和乳糖进一步分解为单糖，从而阻止没有完全分解的消化产物被吸收入血。小肠液中的黏蛋白具有润滑作用，并在黏膜表面形成一道抵抗机械损伤的屏障。HCO_3^-能中和胃酸，尤其是在十二指肠，因此可保护十二指肠黏膜免受胃酸侵蚀。由于小肠液的量较大，因此可稀释小肠内的消化产物，降低其渗透压，有利于小肠的吸收功能。

二、营养素的吸收

（一）吸收部位

小肠是主要的吸收部位，糖类、蛋白质和脂肪的消化产物绝大部分都是在小肠吸收的。小肠的结构和功能特点非常有利于吸收。①小肠黏膜具有大量的环形褶皱，可使吸收面积增大3倍；小肠黏膜的表面有大量绒毛（Villus），向肠腔突出1mm，使吸收面积又增加10倍；绒毛上柱状上皮细胞的顶端又有多达1000根长约1μm、直径为0.1μm的微绒毛（Microvillus），进一步使吸收面积增加20倍。因此，小肠的吸收面积很大，达200～250m^2。②食物在小肠中停留的时间长，达3～8小时。③绒毛内有很丰富的毛细血管和淋巴管，进食后绒毛中平滑肌细胞的收缩可使绒毛发生节律性的伸缩和摆动，加速血液和淋巴的回流。④食物经消化，在小肠内已经形成能够被吸收的小分子物质。

一般认为，糖类、脂肪和蛋白质的消化产物大部分在十二指肠和空肠被吸收，胆盐和维生素B_{12}在回肠吸收。营养物质经过小肠后已经基本被吸收，结肠主要吸收80%进入结肠内的水和90%的Na^+和Cl^-。

小肠内的水、电解质和食物消化产物主要通过跨细胞和细胞旁两条途径进入细胞外间隙，然后再进入血液和淋巴。跨细胞途径吸收是指肠腔内物质由肠上皮细胞顶端膜进入细胞，再由细胞基底侧膜进入细胞外间隙的过程；细胞旁途径吸收则为肠腔内物质通过上皮细胞之间的紧密连接进入细胞外间隙的过程。

（二）吸收机制

1. 单纯扩散

单纯扩散（Simple Diffusion）是脂溶性小分子物质经脂质双分子层间隙进行的一种简单物理扩散。脂溶性小分子物质（如 O_2、CO_2、N_2、乙醇、尿素等）能直接溶解在脂质中，通过脂质分子的间隙从膜的高浓度一侧向低浓度一侧扩散。单纯扩散的特点是不需要膜蛋白的参与，扩散过程本身不直接消耗能量。

2. 易化扩散

某些非脂溶性或脂溶性很小的物质，在膜蛋白的帮助下顺化学梯度进行跨膜转运的过程称为易化扩散（Facilitated Diffusion）。与单纯扩散一样，易化扩散也是从高浓度一侧向低浓度一侧转运，不需要细胞代谢提供能量，但需要有膜蛋白的帮助才能进行。易化扩散有两种类型：一种是经载体蛋白介导的，葡萄糖由胃肠吸收进入血液，由血浆进入红细胞和由血液进入中枢神经系统都是通过易化扩散进行的；另一种是经通道蛋白介导的，如 K^+、Na^+、Ca^{2+} 等，由膜的高浓度一侧向低浓度一侧移动。

3. 主动转运

单纯扩散和易化扩散转运物质的动力都来自于膜两侧物质的电化学梯度所含的势能，转运过程本身不需要消耗能量，故称之为被动转运（Passive Transport）。某些物质在膜蛋白的帮助下，由细胞代谢提供能量而实现的逆电化学梯度跨膜转运称之为主动转运（Active Transport）。主动转运需要消耗能量与膜蛋白的帮助，例如维生素 B_{12} 的吸收需要内因子的协助。

4. 入胞和胞吐

大分子或团块状物质进出细胞是以囊泡包裹的形式进行的，分别称为入胞和胞吐。入胞和胞吐过程需要消耗能量，也需要更多蛋白质的参与，并伴随细胞膜面积的变化。母乳中的免疫球蛋白可能是通过这种方式吸收的。

三、常见营养素的消化和吸收

（一）碳水化合物的消化和吸收

碳水化合物（糖类）的消化吸收分为两个主要形式：小肠消化和结肠发酵。消化吸收主要在小肠中完成。单糖直接在小肠消化吸收，双糖经酶水解后再吸收，一部分寡糖和多糖水解成葡萄糖后吸收。在小肠不能消化的部分，到结肠经细菌发酵后再吸收。

1. 碳水化合物的消化

碳水化合物的消化从口腔开始。口腔分泌的唾液中含有 α－淀粉酶，可部分分解碳水化合物。胃液不含有任何能水解碳水化合物的酶，其所含的胃酸只能水解少量碳水化合物，碳水化合物的消化主要是在小肠进行，极少部分非淀粉多糖可在结肠内通过发酵消化。小肠内消化分为肠腔消化和小肠黏膜上皮细胞表面上的消化。肠腔中的主要水解

酶是来自胰液的 α－淀粉酶［即淀粉酶（Amylopsin）］，通过水解 α－1,4－糖苷键使淀粉变成麦芽多糖、麦芽三糖（约占 65%）、异麦芽糖、α－临界糊精及少量葡萄糖等。小肠黏膜上皮细胞刷状缘上含有丰富的 α－糊精酶（α－Dextrinase）、糖淀粉酶（Glycoamylase）、麦芽糖酶（Maltase）、异麦芽糖酶（Isomaltase）、蔗糖酶（Sucrase）及乳糖酶（Lactase）。这些酶分工协作，将可消化淀粉中的多糖及寡糖完全分解为葡萄糖及少量果糖和半乳糖，从而被小肠黏膜上皮细胞吸收。葡萄糖、果糖和半乳糖在小肠内由小肠内绒毛上皮细胞或细胞间隙直接吸收。单糖首先进入肠黏膜上皮细胞，再进入小肠壁的门静脉血管，并汇合于门静脉进入肝脏，最后由门静脉进入大循环，运送至全身各个器官。在吸收过程中也可能有少量单糖经淋巴系统进入大循环。双糖在双糖酶的作用下水解成单糖形式，被小肠绒毛上皮细胞吸收。小肠内不被消化的碳水化合物到达结肠后，被结肠细菌分解，产生氢气、甲烷气、二氧化碳和短链脂肪酸等，该过程称为发酵。发酵也是消化的一种形式，还可促进肠道一些特定菌群如双歧杆菌、乳酸杆菌等的生长繁殖。

2. 碳水化合物的吸收

葡萄糖的吸收机制可分为 3 个途径：主动吸收、被动吸收以及通过细胞间隙直接吸收。主动吸收是主要的吸收途径。调控小肠可消化性碳水化合物吸收的因素较多，包括吸收面积、Na^+电化学梯度、细胞膜脂质成分、转运细胞与非转运细胞比例、转运子周转速率、亲和系数等。通过多种因子的调控作用，能有效地促进碳水化合物的吸收，以满足动物体的生长和发育的需要。

葡萄糖的主动吸收机制还可使葡萄糖逆浓度梯度转运，即从低浓度处向高浓度处集聚。与此同时，进入上皮细胞的 Na^+ 促使依赖 ATP 的“钠钾泵”（即 Na^+-K^+ ATP 酶）启动，使 ATP 分解，释出的能量则将 Na^+ 驱出细胞，以恢复细胞内 Na^+ 的浓度，从而使葡萄糖和 Na^+ 的吸收得以不断进行。由此可见，葡萄糖的吸收与钠钾泵的运转是偶联进行的。

（二）蛋白质的消化和吸收

膳食中蛋白质的消化从胃开始。胃中的胃酸先使蛋白质变性，破坏其空间结构以利于酶发挥作用，同时胃酸可激活胃蛋白酶水解蛋白质，活化的胃蛋白酶可将蛋白质及大分子多肽水解成小分子多肽和游离氨基酸。但蛋白质消化吸收的主要场所是小肠，由胰腺分泌的胰蛋白酶和糜蛋白酶使蛋白质在小肠中被分解为氨基酸和寡肽，再被小肠黏膜细胞吸收。在小肠黏膜细胞中，寡肽酶将寡肽最终水解为氨基酸。这些氨基酸通过黏膜细胞进入肝门静脉被运送到肝脏和其他组织或器官被利用。也有报道称少数蛋白质大分子和多肽可直接被吸收。

氨基酸通过小肠黏膜细胞是由三种主动运输系统来进行的，它们分别转运中性氨基酸、酸性氨基酸和碱性氨基酸。具有相似结构的氨基酸在共同使用同一种转运系统时，相互间具有竞争机制，这种竞争的结果使含量高的氨基酸相应地被吸收多一些，从而保证了肠道能按食物中的氨基酸的含量比例进行吸收。如果在膳食中过多地加入某一种氨基酸，这种竞争作用会造成其他同类型氨基酸的吸收减少。如亮氨酸、异亮氨酸和缬氨酸有共同的转运系统，若过多地向食物中添加亮氨酸，异亮氨酸和缬氨酸的吸收就会减少，造成食物蛋白质的营养价值下降。

影响蛋白质消化吸收的因素很多，包括胃肠的动力、黏膜的吸收等。近来有研究发现，单一饮食中蛋白质的消化和氨基酸在消化道吸收的速度与食物中蛋白质的类型有关，并影响到餐后蛋白质的合成、分解和沉积。根据餐后氨基酸、蛋白质代谢的快慢，可分为快膳食蛋白和慢膳食蛋白。比如，乳清蛋白的消化速度快于酪蛋白，因此乳清蛋白即为快膳食蛋白，酪蛋白即为慢膳食蛋白。

肠道中被消化吸收的蛋白质，除了来自于食物外，还来自于肠道脱落的黏膜细胞和消化液等，每天大约有70g。其中大部分可被消化和吸收，未被吸收的由粪便排出体外，这种蛋白质中的氮称为内源性氮或粪代谢氮。

（三）脂类的消化和吸收

1. 脂类的消化

机体每天从肠道吸收的甘油三酯为50～100g，磷脂为4～8g，胆固醇为300～450mg。食物进入口腔后，唾液腺分泌的脂肪酶可水解部分食物脂肪，但消化能力较弱。婴儿口腔中的脂肪酶则可有效地分解母乳中的短链脂肪酸和中链脂肪酸。脂肪在胃里的消化有限，主要消化场所是小肠。正常条件下，成人的脂肪吸收率为95%，婴幼儿的脂肪吸收率为85%～90%（母乳中的脂肪）。在相对较大摄入量范围内，成人的脂肪吸收率维持在较高水平，不饱和脂肪酸吸收率比饱和脂肪酸吸收率高一些。在消化过程中，食糜间歇地从胃进入十二指肠，食糜本身对胃肠的刺激引起缩胆囊素等激素的释放，缩胆囊素进而刺激胰液和胆汁的合成和分泌。胆汁使肠内容物的pH值升高，同时胆汁本身也有表面活化剂的作用，这两个作用对脂肪酶作用的发挥都极为重要。胆汁首先将脂肪乳化，进而增大甘油三酯的表面积，有利于胰脂肪酶和肠脂肪酶将甘油三酯水解。胰液中的脂肪酶被胆汁激活，脂肪酶作用于甘油－脂肪酸酯键，将甘油三酯水解成游离脂肪酸和甘油一酯（偶尔也完全水解成甘油和脂肪酸）。甘油三酯的水解速度与甘油三酯的链长和不饱和程度等因素有关，含不饱和双键的甘油三酯水解的速度比只含饱和键的甘油三酯快很多。

2. 脂类的吸收

脂肪水解后的小分子，如甘油、短链和中链脂肪酸，很容易被小肠细胞直接吸收进入血液。甘油一酯和长链脂肪酸被吸收后，先在小肠细胞中重新合成甘油三酯，并和磷脂、胆固醇和蛋白质形成乳糜微粒，由淋巴系统进入血液循环。血中的乳糜微粒是一种颗粒最大、密度最低的脂蛋白，是食物脂肪的主要运输形式，可以满足机体对脂肪和能量的需要，最终被肝脏吸收。

由于脂类不溶于水或微溶于水，因此无论是外源性脂类还是内源性脂类，都须形成溶解度较大的脂蛋白复合体，才能在血液循环中转运。肝脏将来自食物中的脂肪和内源性脂肪及蛋白质等合成极低密度脂蛋白，并随血流供应机体其他组织，满足机体对甘油三酯的需要，随着其中甘油三酯的减少，同时又不断地聚集血中的胆固醇，最终形成甘油三酯少而胆固醇多的极低密度脂蛋白。血流中的极低密度脂蛋白一方面满足机体对各种脂类的需要，另一方面可与细胞中的极低密度脂蛋白受体结合进入细胞，借此适当调节血中胆固醇的浓度。但极低密度脂蛋白过多，可引起动脉粥样硬化等疾病。体内还可合成高密度脂蛋白，其重要功能就是将体内的胆固醇、磷脂运回肝脏进行代谢，起到有益的保护作用。

磷脂的消化吸收和甘油三酯相似。磷脂消化的产物——游离脂肪酸和溶血磷脂一同渗入肠道内微胶粒中，通过和甘油三酯水解产物相同的过程被吸收。胆固醇则可被直接吸收，如果食物中的胆固醇和其他脂类呈结合状态，则先被酶水解成游离的胆固醇，再被吸收。胆固醇是合成胆酸的主要成分。胆酸在乳化脂肪后一部分被小肠吸收，由血液运输到肝脏和胆囊，通过肠肝循环被重新利用；另一部分和食物中未被吸收的胆固醇一起，被膳食纤维（主要为可溶性膳食纤维）吸附，由粪便排出体外。

（四）微量营养素的消化和吸收

蛋白质、脂类、碳水化合物因为需要量多，在膳食中所含的比重大，称为宏量营养素。矿物质和维生素因需要量较少，在膳食中所占比重也小，称为微量营养素。

维生素、矿物质和水是同时通过小肠黏膜细胞吸收的。在吸收的过程中，有许多因素都可以影响维生素和矿物质的生物利用度。每天大约有 8L 的水进出细胞以保证营养素的溶解状态。大多数的维生素和水是以其原本的形式通过被动转运转入小肠黏膜细胞进而吸收入血的。

矿物质的吸收更加复杂，包括三个阶段。首先是吸收阶段，矿物质在消化道内的吸收包括胃和肠道内发生的化学反应和矿物质之间的相互作用。这些反应主要受肠道内的 pH 值以及进入胃的食物组成影响，并且主要影响阳离子。而阴离子，例如氟离子，不会被 pH 或者膳食的组成所影响，而是直接吸收。食糜中的阳离子在胃酸中呈溶解状态，当食糜进入 pH 值较高的小肠中时，阳离子会与其他物质形成不可溶的羟化物。这些阳离子会经常和配体结合促进其吸收，如与氨基酸、某些有机酸以及糖类等形成复合物或螯合物。转运阶段是指矿物质通过细胞膜进入小肠黏膜细胞的过程。阴离子可通过简单扩散转运入细胞。大多数的阳离子可以通过易化扩散或者主动转运进入细胞。大多数的矿物质可以通过不止一种方式进入细胞，这主要取决于某种微量元素在小肠中的浓度。在利用阶段，矿物质或穿过小肠黏膜细胞浆膜层入血或在细胞内与其他物质螯合。比如，铁和锌，或与小肠黏膜细胞中的蛋白质结合，或直接进入细胞内矿物质代谢池。代谢池中的离子穿过浆膜层被转运和利用，与蛋白质结合的离子或被释放出来成为代谢池中的一部分，或保持结合状态，当细胞脱落时，矿物质也会和细胞一同丢失。

胃肠是矿物质之间发生相互作用的重要场所。不同矿物质之间在胃肠内的吸收会产生相互竞争，竞争吸收结合的受体，或相互结合形成不溶的复合物，阻碍吸收。例如，铁补充剂可能会抑制铜的吸收，反过来铜也会降低铁和钼的吸收。在缺铁的患者中，钴的吸收会增加。

第二节 营养素的代谢

代谢又称新陈代谢，是指生物为维持生命而产生的一系列化学反应，包括合成代谢和分解代谢。合成代谢指利用氨基酸、单糖等简单物质合成蛋白质、碳水化合物和脂肪以维持组织和器官的功能，组织和器官就是由这些物质构成的。这些过程所需要的能量来自于营养素的氧化作用和体内食物贮存。氧化作用和其他所有涉及物质化学分解产生排泄物的过程统称分解代谢。营养素在肠道内被吸收后，经血液运输到肝脏进行生化代谢，使之变成可利用的物质，提供机体活动所需要的能量。

一、碳水化合物的代谢

（一）碳水化合物的合成代谢

消化吸收的葡萄糖或体内其他物质转变而来的葡萄糖进入肝脏和肌肉后，可分别合成肝糖原和肌糖原，此种过程称为糖原的合成作用。肝糖原可在肝脏分解为葡萄糖，此种过程称为糖原的分解作用。肌肉中因缺乏葡萄糖－6－磷酸酶，故肌糖原不能直接分解为葡萄糖，但可通过糖酵解作用分解为乳酸，后者随血液流入肝脏后，可通过糖异生作用间接转变为葡萄糖。糖原的合成作用在体内多种组织中存在，但主要在肝脏和肌肉中进行。饥饿12～18小时后，肝糖原几乎全部分解而消耗。肌糖原只有在长时间剧烈运动后才趋于耗尽。肝糖原的分解可大量释放葡萄糖，以维持血糖浓度和供应其他组织的消耗利用，肌糖原的分解仅限于提供糖酵解所需要的原料。

由非碳水化合物转变为葡萄糖或糖原的过程称为糖异生。非碳水化合物主要是乳酸、丙酮酸、甘油、丙酸盐及生糖氨基酸。糖异生的主要场所是肝脏。肾皮质也能进行糖异生，但其量甚微，总量不到肝异生的十分之一，只有在严重饥饿的情况下，其功能才明显增强。

（二）碳水化合物的分解代谢

碳水化合物在体内分解过程中，首先经糖酵解途径降解为丙酮酸，在无氧的情况下，丙酮酸在胞浆内还原为乳酸，这一过程称为碳水化合物的无氧氧化。由于缺氧时葡萄糖降解为乳酸的情况与酵母内葡萄糖“发酵”生成乙酸的过程相似，因而碳水化合物的无氧分解也称为糖酵解。在有氧的情况下，丙酮酸进入线粒体，氧化脱羧后进入三羧酸循环，最终被氧化成二氧化碳和水，这个过程称为碳水化合物的有氧氧化。

无氧氧化主要的生理功能是在缺氧时迅速提供能量，正常情况下为一些细胞提供部分能量。糖酵解是碳水化合物有氧氧化的前段过程，这一过程中的一些中间代谢物是脂类、氨基酸等合成的前体。有氧氧化的主要功能是提供能量，人体内绝大多数组织细胞通过碳水化合物的有氧氧化获取能量。

二、蛋白质的代谢

（一）蛋白质的合成与分解

蛋白质的合成是将生物体内 DNA 的碱基序列转录为 RNA，再将 RNA 中的遗传信息转变成蛋白质中氨基酸排列顺序的过程。正常进食的人每日从尿中排出的氮约为 12g。若摄入的膳食蛋白质增多，随尿排出的氮也增多；若减少，则随尿排出的也减少。完全不摄入蛋白质或禁食一切食物时，每日仍随尿排出氮 2～4g。蛋白质不断在体内分解成为含氮物质，随尿排出体外。蛋白质在分解的同时也不断在体内合成，以补偿分解。

（二）氨基酸的分解代谢

食物蛋白质经消化吸收的氨基酸（外源性氨基酸）先储存于人体各组织、器官和体液中，这些游离氨基酸与体内组织蛋白质分解代谢产生的氨基酸（内源性氨基酸）混在一起，分布于体内，参与代谢，称为氨基酸池（Amino Acid Pool）。氨基酸池中游离氨基酸大部分来自体内蛋白质水解。进入细胞的氨基酸少数用于合成体内含氮物质，主要被用来重新合成人体蛋白质，使机体蛋白质不断更新修复，大约 30%用于合成肌肉蛋白质，50%用于体液、器官蛋白质的合成，其余 20%用于合成白蛋白、血红蛋白等其他机体蛋白质。未被利用的氨基酸则经代谢转变成尿素、氨、尿酸和肌酐等，由尿和其他途径排出体外或转化为糖原和脂肪。由尿排出的氮也包括来自食物中的氮和内源性氮两种，尿氮占总排出氮的 80%以上（如图 1－1 所示）。

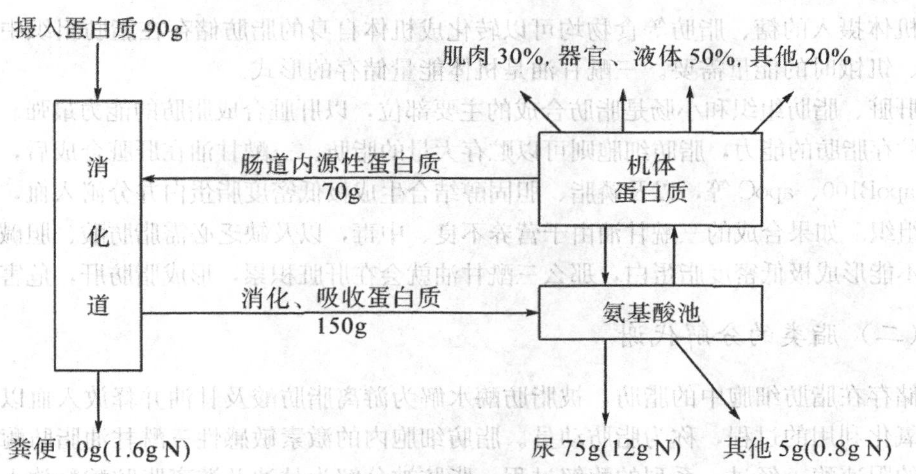

图 1－1　蛋白质代谢及氮平衡

氨基酸代谢的主要部位是小肠、肝脏、肌肉和肾。全身的谷氨酰胺和肠道（膳食）中的谷氨酸主要在小肠中代谢。肝脏在调节来自门静脉血的氨基酸及其分配到身体其他部位的量和比例中起着重要的作用。肝脏是唯一能够分解所有氨基酸的器官，尽管肝脏分解支链氨基酸比分解其他必需氨基酸慢，但仍有部分必需氨基酸在肝脏分解代谢。

机体每天由于皮肤、毛发和黏膜的脱落，妇女月经期的失血及肠道菌体死亡排出等损失 20g 以上的蛋白质，这种氮排出是机体不可避免的氮消耗，称为必要的氮损失。当膳食中的碳水化合物和脂肪不能满足机体能量需要或蛋白质摄入过多时，蛋白质才分别被用来作为能量或转化为碳水化合物和脂肪。因此，理论上只要从膳食中获得相当于必要的氮损失量的蛋白质，即可满足人体对蛋白质的需要。

（三）氮平衡

营养学上将摄入蛋白质的量和排出蛋白质的量之间的关系称为氮平衡（Nitrogen Balance）。氮平衡关系式如下：

$$B = I - (U + F + S)$$

式中，B 为氮平衡，I 为摄入量，U 为尿素，F 为粪氮，S 为皮肤等氮损失。

摄入氮和排出氮相等时为零氮平衡，即 $B=0$，健康的成人应该维持在零氮平衡并富裕 5%。如摄入氮多于排出氮则为正氮平衡，即 $B>0$，儿童生长发育阶段、妇女怀孕时、疾病恢复时以及运动和劳动需要增加肌肉时等均应保证适当的正氮平衡，以满足机体对蛋白质的额外需要。摄入氮少于排出氮时为负氮平衡，即 $B<0$，人在饥饿、疾病及老年时往往处于这种状况，应注意尽可能减轻或改变负氮平衡，以保持健康、促进康复和延缓衰老。

三、脂类的代谢

（一）脂类的合成代谢

机体摄入的糖、脂肪等食物均可以转化成机体自身的脂肪储存在脂肪组织中，以供禁食、饥饿时的能量需要。三酰甘油是机体能量储存的形式。

肝脏、脂肪组织和小肠是脂肪合成的主要部位，以肝脏合成脂肪的能力最强。但肝脏没有贮存脂肪的能力，脂肪细胞则可以贮存大量的脂肪。三酰甘油在肝脏合成后，与载脂蛋白 apoB100、apoC 等，以及磷脂、胆固醇结合生成极低密度脂蛋白并分泌入血，运输至肝外组织。如果合成的三酰甘油由于营养不良、中毒，以及缺乏必需脂肪酸、胆碱或蛋白质而不能形成极低密度脂蛋白，那么三酰甘油就会在肝脏积累，形成脂肪肝，危害健康。

（二）脂类的分解代谢

储存在脂肪细胞中的脂肪，被脂肪酶水解为游离脂肪酸及甘油并释放入血以供其他组织氧化利用的过程，称为脂肪动员。脂肪细胞内的激素敏感性三酰甘油脂肪酶是脂肪分解的限速酶。经过一系列的酶解过程，脂肪被分解为甘油及游离脂肪酸释放入血。甘油溶于水，直接由血液运送至肝、肾、肠等组织，主要在肝甘油激酶的作用下，转变为 3－磷酸甘油，进入糖酵解途径进一步参与代谢。脂肪酸活化成脂酰 CoA 的形式，在肉碱脂酰转移酶Ⅱ等酶的作用下，脂酰 CoA 被转运入线粒体，进行脂肪酸 β－氧化，提供能量。

四、微量营养素的代谢

矿物质和维生素都是构成酶或激活酶活性的重要成分，广泛地参与物质代谢过程。

（一）矿物质的代谢

矿物质与其他营养物质不同，不能在体内合成，也不能在代谢中消失，必须通过膳食补充。从胎儿到成人，体内的无机盐含量随着年龄的增加而增加，然而，它们的比例变动不大。除了生长发育期的少年儿童、孕妇及乳母，其对无机元素的吸收相对大于排出外，元素的吸收和排出一般都是保持平衡的。矿物质是构成酶或激活酶活性的重要成分，参与物质代谢。下面以钙的代谢为例。

1. 钙的摄入、吸收和排泄共同影响体内钙平衡

钙在体内代谢的过程，就是维持体内钙内环境稳定性的过程。循环中钙的水平取决于钙的平衡。钙的平衡则由钙的摄入、吸收和排泄三者之间的关系所决定。三者所起作用的比重因不同对象的生理状况而有差异。钙的摄入量在不同地区因膳食模式不同而有很大差异，但吸收和排泄在决定钙平衡中与摄入量同样重要。

2. 维持钙在体内稳定性的调节系统

机体有一套高度灵敏的维持钙内环境稳定性的生物控制系统。整个系统涉及两种多肽激素，即甲状旁腺激素（PTH）和降钙素（CT），与一众具有类固醇激素作用的、维生素D的活性代谢物质1,25－$(OH)_2D_3$相互作用。多肽激素的生物合成和分泌受与细胞外液钙离子浓度有关的机制调节。循环中钙的水平取决于两方面因素，即肠道、骨骼的吸收以及肾小管的重吸收，上述两方面的平衡受三种激素系统的控制调节。三种激素相互影响、相互制约、相互协调，使机体与外环境之间、各组织与体液之间、钙库与血钙之间的钙保持相对稳定的动态平衡。

钙的排泄主要通过肠道和泌尿系统，经汗液也可少量排出。人体每日摄入钙的10％～20％从肾脏排出，80％～90％经肠道排出。后者包括食物中未被吸收的钙、上皮细胞脱落释放及消化液中未被吸收的钙，其排出量随食物含钙量及吸收状况的不同而有较大的波动。所以影响体内钙平衡最主要的途径是肾对钙的排出。成人每日由尿排出钙100～200mg，内源性粪钙排出与此近似，由汗液排出的钙为16～24mg，此外由皮肤、头发和指甲等每日排出的钙约为60mg，女性在特殊生理状态下，乳汁也有一定量的钙排出。

（二）维生素的代谢

维生素（Vitamin）是一类维持机体正常代谢所必需的低分子有机化合物。维生素多按其水中或油脂中的溶解度分为两大类，即脂溶性维生素和水溶性维生素。

脂溶性维生素包括维生素A、维生素D、维生素E、维生素K。脂溶性维生素在体内消化、吸收、运输、排泄的过程均与脂类密切相关，摄入后大部分储存在脂肪组织中，大剂量摄入容易引起中毒，如摄入量较少，可缓慢出现缺乏症状。

水溶性维生素包括B族维生素（维生素B_1、维生素B_2、维生素PP、叶酸、维生素B_6、维生素B_{12}、泛酸、生物素等）和维生素C。与脂溶性维生素相比，水溶性维生素及其代谢产物较易自尿中排出，体内没有非功能性的单纯储存形式。当机体饱和后，多摄入的维生素必然从尿中排出，若组织中的维生素枯竭，则给予的维生素将大量被组织利用，故从尿中排出减少。水溶性维生素一般无毒性，但极大量摄入时也可出现毒性，如摄入过少，可较快地出现缺乏症状。维生素的生理需要量虽然极微，但大多数不能在体内合成，也不能大量储存于机体组织中，必须从食物中摄取。同矿物质一样，维生素常以辅酶或辅基的形式参与酶的功能，参与物质代谢。

下面以维生素D的代谢为例。

人类可从皮肤和膳食两个途径获得维生素D。含在皮肤内的7－脱氢胆固醇经阳光或紫外线照射转变成维生素D_3，膳食中的维生素D_3在胆汁的作用下，在小肠乳化形成胶团被吸收入血。从这两条途径获得的维生素D_3与血浆α－球蛋白结合并被转运至肝脏，在肝内经维生素D_3－25－羟化酶催化生成25－OH－D_3，然后再被运转至肾脏，在25－（OH）D_3－1－羟化酶和25－（OH）D_3－24－羟化酶的催化下，进一步被氧化成1α－25（OH)$_2$$D_3$，到达小肠、骨、肾等靶器官中，与靶器官的核受体和（或）膜受体结合，发生相应的生物学效应，呈现各种生理作用。维生素D主要储存于脂肪组织中，其次为肝脏，大脑、肺、脾、骨和皮肤也少量存在。维生素D的分解代谢主要在肝脏，其排泄是通过被转化为极性较强的代谢产物并结合成葡萄糖苷酸后随胆汁排入肠中，在尿中仅排出2%～4%。

第三节　影响营养素消化、吸收与代谢的因素

一、神经调节

（一）消化器官的神经支配及其作用

除口腔、咽、食管上段及肛门外括约肌为骨骼肌，受躯体神经支配外，其余大部分消化器官受自主神经系统的交感神经和副交感神经的双重支配。另外，从食管中段至肛门的大部分管壁内，还有壁内神经丛分布。

交感神经起源于脊髓胸腰段，支配消化管的平滑肌和各种消化腺。交感神经兴奋对消化功能起抑制作用，表现为胃肠运动减弱，腺体分泌减少，括约肌收缩。

副交感神经主要来自脑干发出的迷走神经和脊髓骶段发出的盆神经。副交感神经兴奋对消化功能起促进作用，表现为胃肠运动增强，腺体分泌增加，括约肌舒张。

壁内神经丛是由存在于消化管壁内大量的神经元和神经纤维组成的复杂的神经网络，主要包括两组。①肌间神经丛：主要支配平滑肌细胞，调节肌层的运动；②黏膜下神经丛：调节黏膜肌的收缩和腺体的分泌。壁内神经丛中有感觉神经元，可感受消化道内化学、机械和温度等刺激；有运动神经元，支配胃肠平滑肌、腺体和血管；还有大量

的中间神经元。各种神经元之间形成网络联系，这样壁内神经丛就构成了一个完整的、可以独立完成局部神经反射活动的系统。但在整体情况下，它接受交感神经、副交感神经的调节。

（二）消化器官活动的反射性调节

调节消化活动的反射包括非条件反射和条件反射两种。反射中枢在延髓、下丘脑、边缘叶和大脑皮质等处。

二、激素调节

在胃肠黏膜内，散在分布着数十种内分泌细胞，数量很大，且总数超过体内所有内分泌腺中内分泌细胞的总和。因此，消化道也可认为是体内最大、最复杂的内分泌器官。它们能合成和释放多种生物活性的化学物质，统称为胃肠激素，包括胰高血糖素、胰岛素、生长抑素、促胃液素、缩胆囊素、抑胃肽、促胰液素等。

这些胃肠激素都属于肽类，其主要的作用为调节消化腺的分泌和消化管的运动、调节其他激素的释放、促进消化管组织代谢和生长、影响机体的免疫功能和肠黏膜对水和电解质的吸收。

三、膳食因素

食物本身所含的营养素的特点会影响其在肠道内的消化吸收。例如动物性蛋白消化率高于植物性蛋白，植物体中的蛋白质被植物纤维包围，难以与消化酶充分接触，消化酶对某些植物性蛋白分子结构选择性较低，生大豆等植物中含抗胰蛋白酶等因素，妨碍植物性蛋白的消化。一般植物油比动物脂肪易消化吸收，因为植物油含不饱和脂肪酸较多、熔点低、酶解速度快。双糖、多糖等必须转变为单糖才能被吸收利用，在各种单糖中，葡萄糖吸收最快。有些多糖，如纤维素、果胶等不能被人体消化吸收。由于成人肠道内乳糖酶活性下降，故对于含乳糖的食物易发生消化不良，产生不耐受的症状。

四、食品加工

一般来说，烹调适宜的食物比未加工的食物更易消化。食物经过烹调、加工后可改善其感观形状，增加风味，去除或破坏食物中的一些抗营养因子，提高其消化吸收率，延长保质期。经过加工的肉类结缔组织疏松，可帮助咀嚼，使其更易消化。大豆经浸泡、磨浆、加热、凝固等多道工序后，不仅去除了纤维素、蛋白酶抑制剂等，而且还使大豆蛋白质的结构从密集状态变成疏松状态，提高了对矿物质和蛋白质的消化吸收。精加工的精白米面去除了植酸和纤维素等，提高了淀粉的消化吸收率。但高温加工制作会损失部分水溶性维生素。

五、疾病状态

营养素的代谢过程会涉及机体的各个系统，若机体处于疾病状态，会影响营养素正常的代谢过程。例如肝脏是体内代谢的主要器官、各种物质代谢的中心，有合成、贮存、分解、排泄、解毒和分泌等多种功能。所以当肝脏发生疾病时，如肝功能失常，体内碳水化合物、蛋白质、脂肪的合成和分解代谢都会发生障碍，导致体内营养素代谢失调。

六、其他

（一）心理因素

食物的外观、气味、味道，以及进食者的情感状态，都对消化有一定的影响。良好的颜色、气味、味道，甚至是大脑想到食物都会增加唾液和胃液的分泌，并促进胃肠蠕动。恐惧、生气和焦虑等情绪会刺激下丘脑激活自主神经系统，抑制胃肠分泌与蠕动，增加括约肌紧张性，减缓食物在消化道内向前推进的速度。

（二）肠道菌群

肠道菌群是一个非常复杂的群体。出生时，胃肠基本是无菌的，但是各种各样的微生物很快就会植入胃肠中。乳酸杆菌在婴儿进食固体食物之前是肠道菌群中的主要菌属。大肠埃希菌（大肠杆菌）主要存在于回肠末端，大多数结肠菌群都是厌氧的，这类厌氧菌中拟杆菌是最多的。乳酸杆菌在大多数进食普通混合饮食的人的大便中存在。正常情况下，胃中几乎没有细菌，因为盐酸可作为杀菌剂。但是盐酸分泌的减少可能会降低人体对细菌作用的耐受力，导致胃炎。大肠中细菌的作用是最活跃的。结肠的细菌可以产气（H_2、CO_2、O_2、NH_3、CH_4）、产酸（乳酸、乙酸、苯丙酸和丁酸），以及产生各种有毒物质（吲哚、苯酚），这些物质便是粪便中气味的来源。

尽管膳食摄入可以改变粪便中的菌群，但改变的结果是非常个体化和多样化的。一般来说，碳水化合物的摄入会增加大肠中细菌对食物的发酵，蛋白质会导致腐败的增加。如果由于小肠吸收不良而导致大分子的碳水化合物或蛋白质到达大肠，细菌对碳水化合物和蛋白质的作用可能会导致过量气体和某些有毒有害物质的产生。

（李鸣　阴文娅　曾果　吴成）

参考文献

[1] 周鸿鹰．简明人体解剖学［M］．第2版．西安：世界图书出版公司，2008.
[2] 郑煜．生理学［M］．北京：高等教育出版社，2010.
[3] 孙长颢．营养与食品卫生学［M］．北京：人民卫生出版社，2012.

第二章　能量及营养素

第一节　能　量

一、人体的能量消耗

新陈代谢是生命活动的基本特征。机体通过摄取食物中的碳水化合物、脂肪、蛋白质来获取能量，以维持自身各种生理功能及生命活动。

人体每日的能量消耗主要体现在基础代谢、体力活动、食物热效应以及生长发育等方面。当能量摄入与消耗处于理想平衡状态时，机体能量需要量等于能量消耗量。

（一）基础代谢

基础代谢能量消耗又称基础能量消耗（Basic Energy Expenditure，BEE），是指用于维持基础代谢状态所消耗的能量，是机体维持自身最基本的生命活动所需要的能量消耗，即人体在安静和恒温条件下（一般为18～25℃），禁食12小时后，静卧、放松而又清醒时仅用于维持体温、呼吸、心脏搏动、血液循环及其他组织器官和细胞的基本生理功能的能量消耗。

基础代谢率（Basal Metabolic Rate，BMR）是指每小时每平方米体表面积（或每千克体重）人体基础代谢消耗的能量，其表示单位为kJ/（m^2·h）、kcal/（m^2·h）、kJ/（kg·h）或kcal/（kg·h）。

1. 体表面积计算法

1985年我国学者提出适合中国人的体表面积线性回归方程：

体表面积（m^2）＝0.00659×身高（cm）＋0.0126×体重（kg）－0.1603

基础代谢能量消耗（kJ）＝体表面积（m^2）×基础代谢率［kJ/（m^2·h）］×24h

根据表2－1人体每小时基础代谢率和计算出的体表面积可求人体24小时的基础代谢能量消耗。

表 2-1　人体每小时基础代谢率

年龄（岁）	男		女		年龄（岁）	男		女	
	kJ/m²	kcal/m²	kJ/m²	kcal/m²		kJ/m²	kcal/m²	kJ/m²	kcal/m²
1～	221.8	53.0	221.8	53.0	30～	154.0	36.8	146.9	35.1
3～	214.6	51.3	214.2	51.2	35～	152.7	36.5	146.4	35.0
5～	206.3	49.3	202.5	48.4	40～	151.9	36.3	146.0	34.9
7～	197.7	47.3	200.0	45.4	45～	151.5	36.2	144.3	34.5
9～	189.9	45.2	179.1	42.8	50～	149.8	35.8	139.7	33.9
11～	179.9	43.0	175.7	42.0	55～	148.1	35.4	139.3	33.3
13～	177.0	42.3	168.6	40.3	60～	146.0	34.9	136.8	32.7
15～	174.9	41.8	158.8	37.9	65～	143.9	34.4	134.7	32.2
17～	170.7	40.8	151.9	36.3	70～	141.4	33.8	132.6	31.7
19～	164.0	39.2	148.5	35.5	75～	138.9	33.2	131.0	31.3
20～	161.5	38.6	147.7	35.3	80～	138.1	33.0	129.3	30.9
25～	156.9	37.5	147.3	35.2					

资料来源：葛可佑．中国营养科学全书［M］．北京：人民卫生出版社，2004。

由于基础代谢率测定的复杂性，1985 年世界卫生组织（World Health Organization，WHO）提出用静息代谢率（Resting Metabolism Rate，RMR）代替 BMR。测定时要求全身处于休息状态，禁食 4 小时。RMR 的值略高于 BMR，而且测定方法更为简便。人体静息代谢参考值见表 2-2。

表 2-2　人体静息代谢参考值（kcal/24h）

年龄（岁）	体重（kg）								
	40	50	57	64	70	77	84	91	100
男性									
10～	1351	1526	1648	1771	1876	1998	2121	2243	2401
18～	1291	1444	1551	1658	1750	1857	1964	2071	2209
30～	1343	1459	1540	1621	1691	1772	1853	1935	2039
>60	1027	1162	1256	1351	1423	1526	1621	1716	1837
女性									
10～	1234	1356	1441	1527	1600	1685	1771	1856	1966
18～	1084	1231	1334	1437	1525	1628	1731	1833	1966
30～	1177	1264	1325	1386	1438	1499	1560	1621	1699
>60	1016	1121	1195	1268	1331	1404	1478	1552	1646

资料来源：吴坤．营养与食品卫生学［M］．第 5 版．北京：人民卫生出版社，2004。

2．直接计算法

直接计算法是一种简便的根据体重、身高和年龄直接用 HARRIS—Benedict 多元回归方程式计算基础代谢能量消耗的方法。HARRIS—Benedict 多元回归方程如下：

男：基础代谢能量消耗=66.47+13.75×体重（kg）+5×身高（cm）−6.76×年龄（岁）

女：基础代谢能量消耗=655.10+9.56×体重（kg）+1.85×身高（cm）−4.68×年龄（岁）

按体重计算基础代谢能量消耗的公式见表 2—3。

表 2—3　按体重计算基础代谢能量消耗的公式

年龄（岁）	男		女	
	kcal/d	MJ/d	kcal/d	MJ/d
0～	60.9m −54	0.2550m −0.226	61.0m −51	0.2550m −0.214
3～	22.7m +495	0.0949m +2.07	22.5m +499	0.9410m +2.09
10～	17.5m +651	0.0732m +2.72	12.2m +746	0.0510m +3.12
18～	15.3m +679	0.0640m +2.84	14.7m +496	0.0615m +2.08
30～	11.6m +879	0.0485m +3.67	8.7m +820	0.0364m +3.47
＞60	13.5m +487	0.0565m +2.04	10.5m +596	0.0439m +2.49

注：m 为体重（kg）。

资料来源：孙长颢．营养与食品卫生学［M］．第 7 版．北京：人民卫生出版社，2012。

影响人体基础代谢能量消耗的因素如下：

（1）年龄。人的一生中，婴幼儿时期的基础代谢率非常高，至青春期出现一个代谢活跃的高峰，中年以后逐渐下降，到老年时期明显降低。

（2）性别。实测结果表明，同年龄、同体表面积的情况下，女性基础代谢率低于男性基础代谢率。

（3）体型与体质。基础代谢与体表面积的大小呈正比，体表面积越大，向外散热越快，基础代谢能量消耗越大。人体瘦体组织代谢活跃，其耗能占基础能量消耗的 70%～80%，在同等重量下，瘦高且肌肉发达者的基础代谢高于矮胖者。

（4）特殊生理状况。婴幼儿和青少年生长发育迅速，基础代谢能量消耗相对较高；怀孕和哺乳期的基础代谢能量消耗增加。

（5）内分泌因素。甲状腺素、肾上腺素等分泌异常时，能量代谢增强，基础代谢率明显升高。

其他还有许多因素如生活和作业温度、营养状况、神经的紧张程度、疾病等都会影响基础代谢能量消耗。

（二）体力活动

体力活动（Physical Activity）是指任何由骨骼肌收缩引起的导致能量消耗的身体运动。体力活动是人体能量消耗的主要因素，通常情况下占机体总能量消耗的 15%～30%。体力活动可分为工作、家务、体育及休闲等。其中以工作能量消耗差异最大，根据活动的频率、持续时间和强度等可将体力活动分级。

影响体力活动消耗的因素：①肌肉量，肌肉越发达者，活动时能量消耗越大；②体重，体重越重者，做相同运动所消耗的能量越多；③工作熟练程度，工作越不熟练者，消耗能量越多。

（三）食物热效应

食物热效应（Thermic Effect of Food，TEF）是因摄食而引起的额外的能量消耗，又称为食物特殊动力作用（specific dynamic action，SDA）。

由于产能营养素在体内代谢方式的差异和三磷酸腺苷（Adenosine Triphosphate，ATP）转化率不同，不同产能营养素的食物热效应不尽相同。一般来说，脂肪为4%～5%，碳水化合物为5%～6%，蛋白质为30%～40%。混合膳食的能量代谢约占总能量的10%。例如，某人的基础代谢为1600kcal，进食1600kcal的碳水化合物类、脂类、蛋白类食物，其能量代谢分别增高至1696kcal、1664kcal、2080kcal。食物热效应在进食不久后会出现，2小时后达到最高点，3～4小时后恢复正常。

影响食物热效应的因素：①摄食量，摄食量与能量消耗呈正相关；②进食速度，进食快者的食物热效应比进食慢者高。

二、人体能量需要与供给

（一）能量需要量确定

能量需要量（Energy Requiring）指维持机体正常生理功能所需的能量。能量需要量即为能量消耗量，我们可以通过计算和测量两种方法确定能量需要量。

1. 计算法

基础代谢占人体全天总能量的60%～70%。人体职业劳动强度和体力活动水平直接影响能量需要量。WHO用基础代谢能量消耗和体力活动水平（Physical Activity Level，PAL）的乘积来计算成人能量需要量或消耗量。中国居民膳食营养素参考摄入量（Dietary Reference Intakes，DRIs）（2013版）将中国居民膳食能量需要量按身体活动水平分为轻、中、重三级：年龄在18～50岁的轻体力活动男性每日能量需要量为2250kcal，女性为1800kcal；其他不同年龄段、不同身体活动水平对应的能量需要量可参见附录一。

2. 测量法

（1）直接测热法（Direct Calorimetry）。基本原理为通过特殊的直接测热装置，对人体整个能量代谢过程中散发的所有热量进行测量，包括人体辐射、传导、对流以及蒸发四个方面散发的热量。在测定时，要求被测者处于隔热良好的四周被水包围的小室，在室内做不同强度的体力活动所释放的热量被水吸收，通过仪表准确测量一定时间内水温的变化和水量，从而计算人体释放出的总能量。

（2）间接测热法（Indirect Calorimetry）。机体依靠呼吸从外界摄取O^2，以供各种物质氧化的需要，同时也将代谢产物CO_2呼出体外，一定时间内机体的CO_2产量与O_2消耗量的比值称为呼吸商（Respiratory Quotient，RQ）。通过计算呼吸商，再查“不同呼吸商下氧的能值表”得到该RQ下消耗每升氧所产生的能量，乘以受试者每分钟耗氧量即可得到该活动每分钟所消耗的能量。对24小时内的各项活动进行此类计算，得到一天活动能量消耗的总量。碳水化合物、脂肪、蛋白质三者所含元素比例不同，三者呼吸商也不一样，分别为1.0、0.7、0.8。日常生活中，人体摄入的都是混合膳食，呼吸商的平均值在0.85左右。正常情况下，机体极少使用蛋白质供能，因此在计算呼吸商时，为使操作简便，忽略蛋白质代谢的影响。测定一定时间内，在混合膳食下机体的CO_2产量与O_2消耗量，计算出非蛋白呼吸商，查表得到相应的氧热价，再乘以耗氧量或二氧化碳产量，即可得到该时间段机体的产热量。

（3）双标水法（Double Labeled Water Method，DLW）。双标水法指采用稳定放射性核素（双标水）测定人体一段时间（7～15天）内日常生活和工作环境中自由进行各种活动的总能量消耗量的一种方法。受试者摄入一定量的双标水（^2H_2O和$H_2{}^{18}O$）后，当机体中这两种标记放射性核素达到平衡时，^2H和^{18}O分别参与H_2O代谢和CO_2代谢，求其相应速率常数就可计算出CO_2生产率，再通过RQ即可得到CO_2产量，据此计算出单位时间内平均能量消耗量。

（4）行为观察法。对受试者进行24小时专人跟踪观察，详细记录受试者生活和工作中各种活动及其持续的时间，然后查“日常活动能力消耗表”，根据受试者的体表面积，计算出24小时的能量消耗。

（5）能量平衡法。在普通劳动和生活条件下，健康成人摄食量与能量需要相适宜时，即能量消耗量（MJ）＝能量摄入量（MJ），体重保持相对稳定，此为能量平衡；当能量摄入超过能量消耗时，多余能量以脂肪的形式贮存，表现为体重增加，每增加1kg体重，机体将贮存25～33MJ的能量（平均29MJ），此为能量正平衡；当能量摄入低于机体能量消耗时，机体动员储备脂肪，体重减轻，此为能量负平衡。实际工作时，可按下列公式计算日能量消耗：

体重增加：能量消耗量（MJ）＝能量摄入量（MJ）－平均体重增加量（kg）×29MJ÷调查天数（d）

体重减少：能量消耗量（MJ）＝能量摄入量（MJ）＋平均体重减少量（kg）×29MJ/调查天数（d）

（二）能量缺乏与过量

若人体每日摄入的能量不足，机体会运用自身储备的能量甚至消耗自身的组织以满足生命活动的能量需要。人长期处于饥饿状态，在一定时期内机体会出现基础代谢降低、体力活动减少和体重下降，以减少能量的消耗，使机体产生对能量摄入的适应状态。此时，能量代谢由负平衡达到新的低水平上的平衡，可导致儿童生长发育停滞，成人消瘦和工作能力下降。

如果能量摄入过剩，多余的能量会在体内贮存起来。人体内能量的贮存形式是脂肪，脂肪在体内的异常堆积，会导致肥胖和机体不必要的负担，并可成为心血管疾病、某些癌症、糖尿病等退行性疾病的危险因素。

评价人体能量营养状况的常用指标为体质指数（Body Mass Index，BMI），其计算公式为：

$$BMI = 体重（kg）/ 身高^2（m^2）$$

我国健康成人BMI的正常范围为18.5～23.9。

（三）能量供给及食物来源

人体能量的来源主要是碳水化合物、蛋白质和脂肪。这三类营养素普遍存在于各种食物中。我国居民的膳食以植物性食品为主，谷类居第一位，蔬菜和水果占第二位，鱼、禽、肉、蛋等动物性食物位于第三位，奶类和豆类食物占第四位，最后是油脂类。三餐的能量分配要合理，以早、中、晚餐的能量分别占一天总能量的30%、40%、30%为宜。早餐有食欲者，早餐比例还可增高。不同年龄段的人群的能量供给可参见中国营养学会制定的膳食推荐摄入量。我国成人膳食碳水化合物提供的能量应占总能量的55%～65%，脂肪应占20%～30%，蛋白质应占10%～12%。年龄小者，蛋白质供能占总能量的比重应适当增加，但成人脂肪摄入量不宜超过总能量的30%。

第二节　碳水化合物

1812年，俄罗斯化学家报告，植物中碳水化合物（Carbohydrate）存在的形式主要是淀粉，在稀酸中加热可水解为葡萄糖。1884年，另一科学家指出，碳水化合物含有一定比例的C、H、O三种元素，其中H和O的比例恰好与水同为2∶1，好像碳和水的化合物，故称此类化合物为碳水化合物，可用通式$C_x(H_2O)_y$表示，如葡萄糖。但一些碳水化合物如鼠李糖（$C_6H_{12}O_5$）、脱氧核糖（$C_5H_{10}O_4$）等，其组成不符合通式，一些化合物如甲醛（CH_2O）、乙酸（$C_2H_4O_2$）、乳酸（$C_3H_6O_3$）等，其组成虽符合通式，但结构与性质却与糖类化合物完全不同，因此碳水化合物这个名称并不确切。国际化学名词委员会在1927年曾建议用“糖”一词来替代碳水化合物，但“碳水化合物”一词使用已久并已被广泛接受，迄今仍在沿用。

碳水化合物作为最早被发现的营养素之一，广泛存在于动、植物中，是构成生物的骨架结构物质，如膳食纤维、果胶、黏多糖和几丁质，也为机体能量代谢提供原料物质，如淀粉、糊精、菊糖和糖原等。它与蛋白质、脂肪同为生物界三大基础物质，为生物的生长、运动、繁殖提供主要能源，是人类生存发展必不可少的重要物质之一。

一、碳水化合物的分类

FAO/WHO根据化学结构和生理作用将碳水化合物分为糖（1或2个单糖）、寡糖（3～9个单糖）、多糖（≥10个单糖），见表2－4。

表 2-4　碳水化合物分类

分类	亚组	组成
糖（1或2个单糖）	单糖	葡萄糖、半乳糖
	双糖	蔗糖、乳糖、海藻糖
	糖醇	山梨醇、甘露醇
寡糖（3～9个单糖）	异麦芽低聚寡糖	麦芽糊精
	其他寡糖	棉子糖、水苏糖、低聚果糖
多糖（≥10个单糖）	淀粉	直链淀粉、支链淀粉、变性淀粉
	非淀粉多糖	纤维素、半纤维素、果胶、亲水胶质物

资料来源：FAO/WHO，1998年。

（一）单糖

单糖（Monosaccharide）是不能被水解的最简单的碳水化合物，是构成各种寡糖和多糖的基本单位。根据其功能碳原子数目，可分为乙糖、丙糖、丁糖、戊糖、己糖及庚糖等。其中，戊糖、己糖是自然界分布最广、含量最多的糖，丙糖、丁糖、庚糖多以中间的代谢产物形式存在。碳原子数目大于3的单糖因其不对称性，有D－和L－两种构型，天然存在的单糖多为D－构型。葡萄糖和果糖是食物中最常见的单糖，它们都是己糖。自然界中只有葡萄糖和果糖有大量的游离态存在，其他的一些单糖主要存在于双糖或多糖中。葡萄糖又名右旋糖，是在禁食的情况下，体内唯一存在的单糖。果糖几乎与葡萄糖同时存在于植物中，是糖类中甜味最高的，其甜度为蔗糖的1.2～1.5倍。除此之外，单糖还包括半乳糖、甘露糖、阿拉伯糖等。

（二）双糖

自然界最常见的双糖（Disaccharide）是蔗糖和乳糖。此外还有麦芽糖、海藻糖、纤维二糖等。蔗糖由一分子葡萄糖和一分子果糖构成，主要来源于甘蔗和甜菜。而一分子葡萄糖和一分子半乳糖组成的乳糖只存在于哺乳动物的乳汁中，浓度约为5%。

（三）糖醇

糖醇（Sugar Alcohol）是单糖的衍生物，由于其代谢不需要胰岛素，常用于糖尿病患者的膳食，同时也是食品工业上重要的甜味剂和湿润剂。目前常用的有甘露糖醇、麦芽糖醇、木糖醇、乳糖醇等。

（四）寡糖

寡糖（Oligose）又称低聚糖，是由3～9个单糖分子通过糖苷键构成的聚合物，根据糖苷键的不同而有不同的名称。低聚果糖主要存在于水果、蔬菜中，是一种水溶性膳食纤维，难以被人体小肠吸收，但易被结肠益生菌利用，产生短链脂肪酸。目前已知的几种重要的寡糖有棉籽糖、水苏糖、异麦芽糖、低聚果糖等。其甜度为蔗糖的30%～60%。

（五）多糖

多糖（Polysaccharide）是由至少10个的单糖分子脱水缩合并通过糖苷键聚合而成的高分子碳水化合物。与单糖和低聚糖不同，多糖一般不溶于水，无甜味，不能形成结晶，无还原性。在酶或酸的作用下，其水解成单糖残基不等的片段，最后成为单糖。

1. 淀粉

淀粉（Starch）存在于谷类、根茎类植物中，由葡萄糖聚合而成，因聚合方式不同，分为直链淀粉和支链淀粉。直链淀粉是由几十至几百个葡萄糖残基以α－1,4－糖苷键依次相连成的一条直链，分子量从1万到10万。天然直链淀粉为卷曲螺旋状，在热水中可溶解，遇碘产生蓝色反应，且易“老化”，形成难消化的抗性淀粉。支链淀粉分子量相对较大，一般由几千个葡萄糖残基组成，其中每25～30个葡萄糖残基以α－1,4－糖苷键相连成许多短链，每两个短链之间又以α－1,6－糖苷键连接，如此形成许多分枝再分枝的树杈状结构。支链淀粉难溶于水，与碘可产生棕色反应，易使食物糊化，从而提高消化率。食物中直链淀粉和支链淀粉的含量变化取决于淀粉的来源和加工方式。食物淀粉中，支链淀粉含量较高，一般为65%～81%。支链淀粉含量越多，黏性越大。

2. 抗性淀粉

抗性淀粉（Resist Starch，RS）是因人体肠道不能吸收而被发酵的淀粉及其分解产物，被认为是膳食纤维的一种。RS因其来源或加工方法不同，消化性有所不同，一般可分为三类。①RS1：物理包埋淀粉，指那些因细胞壁的屏障作用或蛋白质的隔离作用而不能被淀粉酶接近的淀粉，如部分研磨的谷物和豆类中，一些淀粉被裹在细胞壁里，在水中不能充分膨胀和分散，不能被淀粉酶接近，因此不能被消化。但是在加工和咀嚼之后，往往变得可以消化。② RS2：抗性淀粉颗粒，指那些天然具有抗消化性的淀粉，主要存在于生的马铃薯、香蕉和高直链玉米淀粉中。其抗酶解的原因是具有致密的结构和部分结晶结构，其抗性随着糊化完成而消失。③RS3：回生淀粉，指糊化后在冷却或储存过程中结晶而难以被淀粉酶分解的淀粉，也称为老化淀粉。它是抗性淀粉的重要成分，由于它是通过食品加工形成的，因而也是重要的一类抗性淀粉。这类淀粉即使经加热处理，也难以被淀粉酶类消化，因此可作为食品添加剂使用；这类淀粉存在于放冷的熟土豆、谷类食物中。

3. 改性淀粉

改性淀粉（Modified Starch）又称变性淀粉，指经过物理或化学方法处理后，某些性质改变的淀粉，如预糊化淀粉（α－淀粉）、高黏度淀粉、低黏度淀粉、氧化淀粉、交联淀粉、糊精、阳离子淀粉、淀粉衍生物等。改性淀粉仍保持原有颗粒结构，外观与原淀粉无差别，但黏度、黏度的稳定性、色泽、凝沉性、胶黏性等性质发生了明显改变。其在食品工业中用于增稠、保型、稳定冷冻食品内部结构、改善食物风味、除去异杂味等，在制药工业中用作平衡物质兼黏合剂，在化妆品行业中用于制作爽身粉、护肤粉等。

大多数的非淀粉类多糖（Nonstarch Polysaccharides，NSP）是由植物细胞壁成分组成，包括纤维素、半纤维素、果胶等，即传统概念中的膳食纤维。

二、相关概念

食物血糖生成指数（Glycemic Index，GI）简称生糖指数，是表示某种食物升高血糖效应与标准食品（通常为葡萄糖）升高血糖效应之比，指的是人体食用一定食物后会引起多大的血糖反应。GI 高的食物，进入胃肠后消化快、吸收率高，葡萄糖释放快，葡萄糖进入血液后峰值高，即血糖较高；GI 低的食物，在胃肠中停留时间长，吸收率低，葡萄糖释放缓慢，葡萄糖进入血液后的峰值低，下降速度也慢，即血糖较低。当血糖生成指数在 55 以下时，可认为该食物是低 GI 食物；当血糖生成指数在 55～75 之间时，该食物为中等 GI 食物；当血糖生成指数在 75 以上时，该食物为高 GI 食物。GI 可作为糖尿病患者选择食物的参考依据，也可广泛用于高血压和肥胖者的膳食管理、居民健康教育等。常见食物的血糖生成指数见表 2−5。

表 2−5　常见食物的血糖生成指数

食物名称	GI	食物名称	GI	食物名称	GI
馒头	88.1	玉米粉	68.0	葡萄	43.0
熟甘薯	76.7	玉米片	78.5	柚子	25.0
熟土豆	66.4	大麦粉	66.0	梨	36.0
面条	81.6	菠萝	66.0	苹果	36.0
大米	83.2	闲趣饼干	47.1	藕粉	32.6
烙饼	79.6	荞麦	54.0	鲜桃	28.0
苕粉	34.5	甘薯（生）	54.0	扁豆	38.0
南瓜	75.0	香蕉	52.0	绿豆	27.2
油条	74.9	猕猴桃	52.0	四季豆	27.0
荞麦面条	59.3	山药	51.0	面包	87.9
西瓜	72.0	酸奶	48.0	可乐	40.3
小米	71.0	牛奶	27.6	大豆	18.0
胡萝卜	71.0	柑	43.0	花生	14.0

资料来源：杨月欣，王光亚．中国食物成分表 2002［M］．北京：北京大学医学出版社，2002。

三、碳水化合物的功能

碳水化合物是生命细胞结构的主要成分及主要供能物质，具有调节细胞活动的重要功能。机体中碳水化合物的存在形式主要有三种，即葡萄糖、糖原和含糖复合物。碳水化合物的生理功能与摄入食物的碳水化合物种类和在机体内存在的形式有关。

（一）储存和提供热能

膳食碳水化合物是人类获取能量最经济，最主要的来源。1g 葡萄糖在体内完全氧化分解，可以释放能量 16.7kJ（4kcal）。维系人体健康所需的能量中，55%～65%由碳水化合物供给。糖原是碳水化合物在体内的储存形式，在肝脏和肌肉中含量最多，肝脏约储存机体内 1/3 的糖原。机体需要时，肝脏中的糖原即分解为葡萄糖提供能量。葡萄糖在体内释放能量较快，供能也快，是神经系统和心肌系统的主要能源，也是肌肉活动时的主要燃料，对维持神经系统和心脏的正常功能、增强耐力、提高工作效率都有重要意义。

（二）构成机体的重要物质

碳水化合物是构成机体组织的重要物质，并参与细胞的组成和多种活动。每个细胞都有碳水化合物，其含量为 2%～10%，主要以糖脂、糖蛋白和蛋白多糖的形式存在，分布在细胞膜、细胞器膜、细胞浆以及细胞间质中。糖结合物广泛存在于各组织中，如脑和神经组织中大量的糖脂，它是细胞与神经组织的结构成分之一。糖与蛋白质结合的糖蛋白，如黏蛋白和类黏蛋白，是构成软骨、骨骼和眼球的角膜、玻璃体的成分；某些酶如核酸酶等都是糖蛋白；一些具有重要生理功能的物质如抗原、抗体、酶、激素，其组成成分也包括碳水化合物。

（三）节约蛋白质

机体的一切生命活动都以能量为基础。当碳水化合物供应不足时，机体为了满足自身对葡萄糖的需要，将通过糖原异生（Gluconegenesis）产生葡萄糖，供给能量。当食物能提供足量的可利用的碳水化合物时，人体首先利用它作为能量来源，从而减少蛋白质作为能量的消耗，使更多的蛋白质参与组织构成等更重要的生理功能，因此碳水化合物起到了节约蛋白质的作用（Sparing Protein Action）。膳食中碳水化合物补给充分，体内有足够的 ATP 产生，有利于氨基酸的主动转运。

（四）抗生酮作用

脂肪在体内分解代谢，需要葡萄糖的协调作用。脂肪酸被分解所产生的乙酰基需要与草酰乙酸结合进入三羧酸循环，最终被彻底氧化和分解产生能量。当膳食中碳水化合物供应不足时，草酰乙酸供应相应减少，体内脂肪或食物脂肪被动员并加速分解为脂肪酸来供应能量。这一代谢过程中，由于草酰乙酸不足，脂肪酸不能彻底氧化而产生过多的酮体，酮体不能及时被氧化而在体内蓄积，导致酮血症和酮尿症。膳食中充足的碳水化合物可以防止上述现象的发生，该作用被称为碳水化合物的抗生酮作用（Antiketogenesis）。

（五）解毒作用

经糖醛酸途径生成的葡萄糖醛酸，是体内一种重要的结合解毒剂，在肝脏中能与许多有害物质如细菌毒素、乙醇（酒精）、砷等结合，以消除或减轻这些物质的毒性或生物活性，从而起到解毒作用。机体肝糖原丰富时，对有害物质的解毒作用增强；肝糖原不足时，机体对有害物质的解毒作用显著下降。

（六）增强肠道功能

纤维素、果胶、抗性淀粉、功能性低聚糖等抗消化的碳水化合物，虽不能在小肠消化吸收，但能刺激肠道蠕动，增加结肠发酵产生短链脂肪酸，增殖肠道菌群，有助于正常消化和增加排便量。

近年来已证实某些不消化的碳水化合物在结肠发酵，可选择性地刺激肠道菌的生长，特别是刺激某些益生菌如乳酸菌、双歧杆菌的生长。益生菌提高了机体消化系统的功能，尤其是肠道的消化吸收功能。这种不能够被消化的碳水化合物被称作益生元（Prebiotics）。

四、膳食纤维

膳食纤维（Dietary Fiber，DF）是碳水化合物中的一类非淀粉多糖。它既不能被胃肠消化吸收，也不能产生能量，因此曾一度被认为是一种“无营养物质”而长期得不到足够的重视。随着营养学学科的不断发展，人们发现膳食纤维与人体健康密切相关，于是膳食纤维受到越来越多的关注。

（一）定义及分类

膳食纤维的定义至今尚无定论。1972 年，Trowell 称其为食物中来自植物细胞壁的组成成分，这些成分难以被人体消化。目前较一致的定义为非淀粉多糖，即膳食纤维的主要成分为非淀粉多糖，对于是否应包括其他成分则尚未取得一致看法。

膳食纤维主要包括纤维素、木质素、抗性低聚糖、果胶、抗性淀粉等，以及其他不可消化的碳水化合物。木质素虽然不是碳水化合物，但因检测时不能排除木质素，故将它包含在膳食纤维中。纤维素（Cellulose）是植物细胞壁的主要成分，是以数千个 β—1,4 糖苷键连接的直链聚合物，不能被人类肠道淀粉酶所分解。半纤维素是由五碳糖和六碳糖连接起来的支链淀粉，即多聚糖。在谷类中可溶性的半纤维素称为戊聚糖。可溶性半纤维素和不可溶性半纤维素在食品中都具有重要作用，如增大食物体积。在酸性溶液中，有些半纤维素可结合阳离子。果胶（Pectin）是存在于蔬菜和水果软组织中的无定形物质。它可在热溶液中溶解，在酸性溶液中遇热形成凝胶，在食品加工中作为增稠剂使用。

（二）功能

1. 增加饱腹感，降低对其他营养素的吸收

膳食纤维进入消化道内，在胃中吸水膨胀，增加胃的蠕动，延缓胃中内容物进入小肠的速度，也就降低了小肠对营养素的吸收速度；同时使人产生饱胀感，对糖尿病和肥

胖症患者减少进食有利。

2. 降低血胆固醇

各种纤维因可吸附胆酸，使脂肪、胆固醇的吸收率下降，达到降血脂的作用。

3. 促进排便

结肠细菌发酵产生的短链脂肪酸和气体能够刺激肠道黏膜，从而促进粪便排泄。由于膳食纤维吸水，可增加粪便体积和重量，促进肠道蠕动，减少粪便硬度，增加排便频率，缩短粪便在肠道中停留的时间，减少有害物质在肠道被吸收的机会。谷类纤维比蔬果类纤维更能有效增加粪便体积，预防便秘。防止便秘能够减少结肠癌变的可能性。

4. 降低血糖

可溶性膳食纤维在胃肠内影响了葡萄糖的吸收和利用，降低了餐后血糖升高的幅度和血清胰岛素水平，提高机体对胰岛素的敏感性。

5. 改变肠道菌群

进入大肠的膳食纤维能部分地、选择性地被肠内细菌分解与发酵，所产生的短链脂肪酸可降低肠道 pH 值，从而改变肠内微生物菌群的构成与代谢，诱导有益菌群大量繁殖。

（三）建议摄入量

基于膳食纤维可降低肥胖、2 型糖尿病、心血管疾病的可能风险，WHO 报告（2006 年）的人群膳食目标推荐：每日至少要在包括水果、蔬菜和全谷物的膳食中摄入 25g 的膳食纤维。除日本和英国外，多数国家膳食纤维的建议量为每人每日 25～30g 总膳食纤维。我国居民 1982 年、1992 年、2002 年的经矫正后的膳食纤维摄入量分别为 34.44g、28.05g 和 23.62g。因此 2013 版中国居民 DRIs 建议我国成人（18～50 岁）膳食纤维的摄入量为 25～30g/d，并鼓励每人全天摄入的谷物至少 1/3 为全谷物食物，蔬菜、水果摄入至少达到 500g 以上。从膳食的能量密度和营养需求考虑，儿童膳食纤维摄入量应适当减少。按照成人平均 25～30g/2000kcal 计算，即 12.5～15.0g/1000kcal。14 岁以下儿童适量下调，可按照 10g/1000kcal（2.4mg/MJ）计算。婴儿和幼儿目前还无法给出膳食纤维推荐值。总膳食纤维最高阈值虽尚未建立，但过多的膳食纤维会引起腹部不适，如增加肠道蠕动和产气量，影响人体对蛋白质、维生素及微量元素的吸收。

五、碳水化合物的需要量及食物来源

膳食碳水化合物的摄入比例过小，可造成蛋白质浪费、组织蛋白和脂肪分解增加以及阳离子丢失等。而过高比例的碳水化合物，势必引起脂肪和蛋白质摄入减少，同样会对机体造成不良后果。研究表明，膳食碳水化合物的摄入比例大于摄入总能量的 80% 或小于 40%都是不利于健康的两个极端。因此许多国家将碳水化合物的供应比例定在 50%～65%。2013 版中国居民 DRIs 修订后，除 1 岁以下婴儿外，膳食碳水化合物供给量宜占摄入总能量的 50%～65%。膳食中应含有不同种类的碳水化合物，同时限制纯能量食物如糖的摄入量，添加糖的比例小于总能量的10%，提倡摄入营养素或能量密度高的食物，以保障人体能量充足和营养素的需要，以及改善胃肠环境和预防龋齿。

一般来说，对碳水化合物没有特定的摄入要求，主要应从碳水化合物中获得合理比例的热量摄入。另外，每天应至少摄入50～100g可消化的碳水化合物以预防碳水化合物缺乏症。碳水化合物的主要食物来源有糖类、谷物（水稻、小麦、玉米、大麦、燕麦、高粱等）、薯类（红薯、土豆等）、水果（甘蔗、甜瓜、西瓜、香蕉、葡萄等）、干果类、干豆类。粮谷类碳水化合物含量为60%～80%，薯类为15%～29%，豆类为40%～60%。糖类的主要来源是白糖、糖果、糕点、水果、含糖饮料等。常见食物碳水化合物的含量（g/100g可食部分）见表2－6。

表2－6　常见食物碳水化合物的含量（g/100g可食部分）

食物	碳水化合物含量	食物	碳水化合物含量	食物	碳水化合物含量
稻米	77.3	腐竹	21.3	猕猴桃	11.9
方便面	60.9	豇豆	58.9	核桃	9.6
高粱米	70.4	豆腐	3.8	苹果	12.3
挂面	74.5	奶糖	84.5	芝麻	21.7
月饼	52.3	巧克力	51.9	大白菜	3.1
馒头	48.3	芸豆	54.2	菠菜	2.8
面条	58.0	红薯	23.1	番茄	3.5
麻花	51.9	胡萝卜	7.7	西瓜	6.4
面包	58.1	牛奶	3.4	香蕉	20.8
花生	17.3	木耳	35.7	芹菜	3.3

资料来源：杨月欣，王光亚．中国食物成分表2002［M］．北京：北京大学医学出版社，2002。

第三节　脂　类

由脂肪酸和醇作用生成的酯及其衍生物统称为脂类，这是一类一般不溶于水而溶于脂溶性溶剂的化合物。人体脂类总量占体重的10%～20%，包括脂肪（甘油三酯）和类脂（磷脂、固醇类）。脂类是人体需要的重要营养素之一，它与蛋白质、碳水化合物统称为三大产能营养素，在供给人体能量方面起着重要作用。脂类也是人体细胞、组织的组成成分，如细胞膜、神经髓鞘的生成都必须有脂类参与。同时脂类能够促进维生素A、维生素E等脂溶性维生素的吸收和利用，对维持人体的健康发挥着重要的作用。

一、脂类的分类及功能

（一）甘油三酯

甘油三酯（Triglyceride，TG）由三分子脂肪酸（Fatty Acid，FA）和一分子甘油（Glycerol）结合而成。甘油三酯是人体内含量最多的脂类，约占体内总脂量的 95%，大部分组织均可以利用甘油三酯分解产物供给能量，同时肝脏、脂肪等还可以合成甘油三酯，在脂肪组织中贮存。根据不同的分类依据，脂肪酸有不同的分类方法。按照其碳链长度，脂肪酸可分为长链脂肪酸（Long-Chain Fatty Acid，LCFA）（含 14～24 碳）、中链脂肪酸（Medium-Chain Fatty Acid，MCFA）（含 8～12 碳）、短链脂肪酸（Short-Chain Fatty Acid，SCFA）（含 6 碳以下）；按其饱和程度，脂肪酸可分为饱和脂肪酸（Saturated Fatty Acid，SFA）和不饱和脂肪酸（Unsaturated Fatty Acid，USFA），根据不饱和双键的数量可将含有一个不饱和双键的脂肪酸称为单不饱和脂肪酸（Monounsaturated Fatty Acids，MUFA），含有两个及以上不饱和双键的脂肪酸称为多不饱和脂肪酸（Polyunsaturated Fatty Acids，PUFA）；按照空间结构，脂肪酸可分为顺式脂肪酸（Cis-Fatty Acids）和反式脂肪酸（Trans-Fatty Acids）。

甘油三酯的主要生理功能：①贮存和提供能量。当人体能量摄入过多而未被利用时，就会转化为脂肪贮存起来。当机体需要时，脂肪细胞中的酯酶立即分解甘油三酯释放出甘油和脂肪酸进入血液循环。氧化 1g 脂肪所释放的能量为 37.6kJ，比氧化 1g 糖所提供的能量（约 16.7kJ）多约一倍。②保温及润滑。③节约蛋白质。④参与机体物质和能量代谢。

（二）必需脂肪酸

必需脂肪酸（Essential Fatty Acids，EFA）是指人体维持机体正常代谢不可缺少而自身又不能合成或合成速度慢无法满足机体需要，必须通过食物供给的脂肪酸。n－6 系列的亚油酸（Linoleic Acid）和 n－3 系列的 α－亚麻酸（Linolenic Acid）是人体必需的两种脂肪酸。亚油酸可在体内转化为 γ－亚麻酸、花生四烯酸（Arachidonic Acid）等 n－6 系脂肪酸，α－亚麻酸可转变生成二十碳五烯酸（Eicosapentaenoic Acid，EPA）、二十二碳六烯酸（Docosahexaenoic Acid，DHA）等 n－3 系脂肪酸。它们都是多不饱和脂肪酸，其中以亚油酸最为重要，它在一定程度上可以替代和节约亚麻酸。2013 版中国居民 DRIs 中建议亚油酸成人 AI 为总能量的 4%，α－亚麻酸为总能量的 0.6%。必需脂肪酸是磷脂的重要组成部分和前列腺合成的前体，与胆固醇的代谢有关。

（三）磷脂

磷脂（Phospholipid）是一类含有磷酸的脂类。机体中主要含有两大类磷脂，由甘油构成的磷脂称为甘油磷脂（Phosphoglyceride），由神经鞘氨醇构成的磷脂称为鞘磷脂（Sphingolipid）。人体含量最多的鞘磷脂是神经鞘磷脂，由鞘氨醇、脂肪酸及磷酸胆碱构成。神经鞘磷脂是构成生物膜的重要磷脂，它常与卵磷脂并存于细胞膜外侧。

磷脂是细胞膜的成分，具有提供能量、乳化的作用，能改善神经系统功能。

（四）固醇

固醇（Sterol）又称甾醇。它是一类有多个环状结构的脂类化合物，广泛存在于动植物中。胆固醇与人体组织、胆汁酸和激素有关。胆固醇的来源有二：外源性胆固醇来自膳食，内源性胆固醇由人体自身合成。胆固醇的营养意义是促进脂肪运输、构成细胞的膜结构、构成神经髓鞘以及合成胆汁酸盐、维生素 D、肾上腺皮质激素和性激素。胆固醇是非必需营养素，因为人体内肝、小肠黏膜、皮肤等的组织细胞均能合成胆固醇，即使膳食中没有胆固醇，体内也不会缺乏。若膳食中有少量胆固醇，则吸收后可反馈抑制肝中胆固醇的合成。但膳食胆固醇过多时，体内反馈抑制作用克服不了血浆胆固醇浓度的升高，促使动脉粥样硬化，有损健康。胆固醇主要存在于动物性食物中。

二、脂类的运输及储存

食物中的脂肪在小肠被消化后，分解为甘油、短链脂肪酸和中链脂肪酸，在小肠黏膜细胞内再合成甘油三酯，与磷脂、胆固醇、蛋白质形成乳糜微粒（Chylomicron），经淋巴入血运送到肝外组织中，在脂蛋白脂肪酶的作用下，甘油三酯被水解，产物被肝外组织利用，乳糜微粒残粒被肝摄取利用。血中的乳糜微粒是颗粒最大、密度最低的脂蛋白，是食物脂肪的主要运输形式。

脂肪分布在动物的皮下、大网膜、肠系膜等处，通常将这些组织称为脂肪组织或脂库。体内脂肪是储备能量的物质。不同的动物储存的数量不同。个体间随营养和生理状况的不同而有明显的差异。动物以脂肪作为能量储存物质是因为 1g 脂肪彻底氧化释放的能量远比糖类和蛋白质多。而且脂肪不亲水，同样重量的脂肪比亲水的糖或蛋白质所占的体积要小，有利于储存。脂肪储存在皮下和器官周围还具有防止热量散发、稳定和保护器官不受机械损伤的作用。

三、脂类的供给量及食物来源

2013 版中国居民 DRIs 建议膳食脂肪供给量宜占摄入总能量的 20%～30%，必需脂肪酸的摄入量一般认为不应低于总能量的 3%。其中饱和脂肪酸、单不饱和脂肪酸、多不饱和脂肪酸的比例应为 1∶1∶1，且建议 DHA 和 EPA 的成人 AMDR 在 0.25～2.0g/d。

人体膳食脂肪的主要来源为动物性食物和植物的种子。动物性食物以畜肉类含脂肪最丰富，且多为饱和脂肪酸和不饱和脂肪酸。牛、羊肉含脂肪量比猪肉低很多。海生动物和鱼类富含不饱和脂肪酸，如二十碳五烯酸（EPA）、二十二碳六烯酸（DHA），这两种脂肪酸具有扩张血管、降低血压血脂、抑制血小板凝集等作用，可预防高血压、脑血栓等老年病的发生。植物油中普遍含有亚油酸，在菜油和茶油中含量相对较少，而在豆油、亚麻籽油、紫苏油中含量较多。蛋黄、肝脏、大豆、花生等磷脂含量较多。胆固醇只存在于动物性食物中，如动物脑、内脏和蛋类含量丰富，奶类及肉类也含胆固醇。植物性植物不含胆固醇，而含植物固醇。

第四节 蛋白质

蛋白质（Protein）是由许多氨基酸组成的高分子化合物，是细胞、组织、器官的重要组成部分，为人体的必需营养素。蛋白质的英文“Protein”一词源于希腊文“Proteins”，是“头等重要”的意思，表明了蛋白质在生命活动中的重要性。蛋白质是生命的物质基础，食物蛋白质被人体消化吸收后，用于合成新的组织或维持组织蛋白质分解代谢与合成代谢的动态平衡。一般来说，成人体内每天约有3%的蛋白质被更新，肠道和骨髓内的蛋白质更新速度较快。

一、蛋白质的分类及功能

（一）蛋白质的分类

20世纪中叶以后，蛋白质的功能被逐渐认识，蛋白质按结构和功能分类的方法得到公认。蛋白质一般分为结构蛋白、可溶性蛋白、结合蛋白、催化蛋白（即酶类）、蛋白质激素、免疫球蛋白等。

（二）蛋白质的功能

1. 构建机体和修复组织

人体的任何组织和器官都以蛋白质作为重要的组成成分，所以人体在生长过程中就伴随着蛋白质的不断增加。人体的瘦组织（Lean Tissue）如肌肉、心、肝、肾等含大量蛋白质，骨骼和牙齿中含大量胶原蛋白，指（趾）甲中含有角蛋白，细胞从细胞膜到细胞内的各种结构均含有蛋白质。总之，蛋白质是人体不可缺少的结构成分。

2. 构成动物机体的调节物质

催化体内新陈代谢的酶类是蛋白质类物质，调节体内物质代谢的激素也大多是多肽类物质，免疫性抗体、脂蛋白和血红蛋白等都是蛋白质。此外，遗传信息的传递、血液的凝固、视觉的形成、人体的运动均与蛋白质有关。

3. 供能

当碳水化合物缺乏时，蛋白质是能量和葡萄糖的供体。蛋白质氧化后可产生能量，用于促进合成代谢、维持体温和进行其他生理活动。1g食物蛋白质在体内氧化可产生约16.7kJ的能量。

二、必需氨基酸

（一）定义

必需氨基酸（Essential Amino Acid，EAA）指的是人体自身不能合成或合成速度不能满足人体需要，必须从食物中摄取的氨基酸。对成人来讲，必需氨基酸共有8种：赖氨酸（Lysine，Ly5）、色氨酸（Tryptophine，Trp）、苯丙氨酸（Phenylalanine，Phe）、蛋氨酸（Methionine，Met）、苏氨酸（Threonine，Thr）、异亮氨酸（Isoleucine，Ile）、亮氨酸（Leucine，Leu）、缬氨酸（Valine，Val）。组氨酸（Histidine，His）为小儿生长发育期间的必需氨基酸。

（二）氨基酸模式及限制氨基酸

氨基酸模式（Amino Acid Pattern）是指某种蛋白质中各种必需氨基酸的构成比例。在营养学上，用氨基酸模式来反映食物蛋白质以及人体蛋白质中必需氨基酸在种类和数量上的差异，其计算方法就是将某种蛋白质中色氨酸的含量定为1，分别计算其他必需氨基酸的相应比值，这一系列的比值就是该种蛋白质的氨基酸模式。几种食物和人体蛋白质氨基酸模式见表2-7。

表2-7　几种食物和人体蛋白质氨基酸模式

氨基酸	全鸡蛋	牛奶	牛肉	大豆	面粉	大米	人体
异亮氨酸	3.2	3.4	4.4	4.3	3.8	4.0	4.0
亮氨酸	5.1	6.8	6.8	5.7	6.4	6.3	7.0
赖氨酸	4.1	5.6	7.2	4.9	1.8	2.3	5.5
蛋氨酸＋半胱氨酸	3.4	2.4	3.2	1.2	2.8	2.8	2.3
苯丙氨酸＋酪氨酸	5.5	7.3	6.2	3.2	7.2	7.2	3.8
苏氨酸	2.8	3.1	3.6	2.8	2.5	2.5	2.9
缬氨酸	3.9	4.6	4.6	3.2	3.8	3.8	4.8
色氨酸	1.0	1.0	1.0	1.0	1.0	1.0	1.0

资料来源：葛可佑.中国营养科学全书[M].北京：人民卫生出版社，2004。

食物蛋白的氨基酸模式与人体蛋白越接近，其营养价值相对越高。食物中任何一种必需氨基酸缺乏或过量，可造成体内氨基酸的不平衡，使其他氨基酸不能被利用，影响蛋白质的合成。含量相对较低的必需氨基酸称为限制氨基酸（Limiting Amino Acid）。因此，在饮食中提倡食物多样化，将多种食物混合食用，使必需氨基酸互相补充，使其模式更接近人体的需要，以提高蛋白质的营养价值，这种现象称为蛋白质互补作用（Complementary Action），如大豆与米、面同食，可以解决大豆蛋氨酸不足而米、面赖氨酸不足的问题。

三、食物蛋白质的营养学评价

（一）食物蛋白质含量

评价食物蛋白质的营养价值，首先应考虑该食物中蛋白质的含量。各种蛋白质含氮量相近，约占蛋白质的16%。目前国际上比较常用的方法为考马斯亮蓝法（Bradford法），这是一种常用的微量蛋白质快速测定方法。经典的凯氏（Kjeldahl）定氮法是通过测定食物中的氮含量，再乘以换算系数6.25得到食物蛋白质的含量。

（二）食物氨基酸组成和评价

氨基酸评分（Amino Acid Score，AAS）亦称蛋白质化学分，是目前广为应用的一种食物蛋白质营养价值评价方法，不仅适用于单一食物蛋白质的评价，还可用于混合食物蛋白质的评价。该法的基本步骤是将被测食物蛋白质的必需氨基酸组成与推荐的理想蛋白质或参考蛋白质氨基酸模式进行比较，并按下式计算氨基酸评分。

$$\text{氨基酸评分}=\frac{\text{被测蛋白质每克氮（或蛋白质）中氨基酸量（mg）}}{\text{理想模式或参考蛋白质中每克氮（或蛋白质）中氨基酸量（mg）}}\times 100\%$$

确定食物蛋白质的氨基酸评分步骤：首先计算被测蛋白质中每种必需氨基酸的评分值，然后从中找出最低的必需氨基酸（第一限制氨基酸）评分值，即为该蛋白质的氨基酸评分。

氨基酸评分法简单，但未考虑食物蛋白质的消化率。为此，美国食品药品管理局（Food and Drug Administration，FDA）推出了一种经消化率修正的氨基酸评分（Protein Digerstibility Corrected Amino Acid Score，PDCAAS），其计算公式如下：

$$\text{经消化率修正的氨基酸评分}=\text{氨基酸评分}\times\text{真消化率}$$

（三）食物蛋白质利用率

1. 消化率

蛋白质消化率（Digestibility）不仅反映蛋白质在消化道内被分解的程度，还反映消化后的氨基酸和肽被吸收的程度。蛋白质的消化率受人体自身和食物两方面的影响，包括机体的消化功能、精神状态、饮食习惯，以及食物的属性、加工方式等。根据是否考虑内源粪代谢氮（指肠道内源性氮，是实验对象完全不摄入蛋白质时，粪中的含氮量）因素，可分为真消化率（True Digestibility）和表观消化率（Apparent Digestibility）两种。

在实际应用中，往往不考虑粪代谢氮，这样不仅实验方法简单，而且因所测得的结果比真消化率要低，具有一定的安全性。

$$\text{蛋白质真消化率（\%）}=\frac{\text{食物氮}-\text{（粪氮}-\text{粪代谢氮）}}{\text{食物氮}}\times 100\%$$

$$\text{蛋白质表现消化率（\%）}=\frac{\text{食物氮}-\text{粪氮}}{\text{食物氮}}\times 100\%$$

2. 蛋白质生物价

蛋白质生物价（Biological Value，BV）反映被消化吸收后的待测蛋白质被机体利用的程度。其计算公式如下：

$$\text{生物价}=\frac{\text{储留氮}}{\text{吸收氮}}\times 100\%$$

吸收氮＝食物氮－（粪氮－粪代谢氮）

储留氮＝吸收氮－（尿氮－尿代谢氮）

通常采用动物或人体实验，实验期内动物食用含被测蛋白质的合成饲料，收集实验期内动物饲料和粪、尿样品，测定氮含量。另在实验前给实验动物无氮饲料，收集无氮饲料期粪、尿样品，测定氮含量，得到粪代谢氮和尿内源氮的数据。生物价对指导肝病、肾病患者的膳食具有重要作用，生物价高，表明食物蛋白中的氨基酸主要用于合成人体蛋白，没有过多的氨基酸经肝肾代谢或由尿排出，从而大大减轻了肝肾负担。常见食物蛋白质的生物价见表 2－8。

表 2－8　常见食物蛋白质的生物价

蛋白质	生物价	蛋白质	生物价
鸡蛋蛋白质	94	熟大豆	64
鸡蛋白	83	扁豆	72
鸡蛋黄	96	蚕豆	58
脱脂牛奶	85	白面粉	52
鱼	83	小米	57
牛肉	76	玉米	60
猪肉	74	白菜	76
大米	77	红薯	72
小麦	67	马铃薯	67
生大豆	57	花生	59

3. 蛋白质净利用率

蛋白质净利用率（Net Protein Utilization，NPU）是反映被测食物蛋白质被机体利用程度的指标，包括食物被消化和利用两个方面，能更全面地反映被测食物蛋白质的实际利用程度。计算公式如下：

$$蛋白质净利用率（\%）＝消化率\times生物价＝\frac{储留氮}{食物氮}\times 100\%$$

4. 蛋白质功效比值

蛋白质功效比值（Protein Efficiency Ratio，PER）是指平均每摄入 1g 蛋白质所增加的动物体重，是用处于生长阶段中的幼年动物（一般用刚断奶的雄性大白鼠）在实验期内，其体重增加（g）和摄入蛋白质的量（g）的比值来反映蛋白质营养价值的指标。显然，动物摄食持续时间、年龄、实验开始时的体重和所用动物的种类都是很重要的变量。由于所测蛋白质主要被用来满足生长的需要，所以该指标被广泛用于婴幼儿食品中蛋白质的评价。实验时，饲料中被测蛋白质是唯一蛋白质来源，占饲料的 10%，实验期为 28 天。

$$蛋白质功效比值＝\frac{动物体重增加（g）}{摄入食物蛋白质（g）}$$

四、蛋白质的需要量及食物来源

理论上成人每天摄入约30g蛋白质即可维持零氮平衡，但从安全性和消化吸收等因素考虑，成人按0.8g/（kg·d）摄入蛋白质为宜。我国由于以植物性食物为主，所以18岁以上成人蛋白质推荐摄入量男性每天65g，女性为每天55g。按能量计算，我国成人蛋白质摄入占膳食总能量的10%～12%，儿童青少年为12%～14%。

蛋白质广泛存在于动、植物中。动物性蛋白容易消化吸收、质量好，属于优质蛋白质，富含饱和脂肪酸和胆固醇。肉类、鱼类、蛋类、乳类是都是较好的蛋白质来源。植物性食物如谷类、豆类、蔬菜类、菌藻类、坚果类的蛋白质也是我们膳食中蛋白质的主要来源，但是植物性蛋白利用率较低。大豆可提供丰富的优质蛋白质，其保健功能也越来越被公众认识。

五、蛋白质−能量营养不良

蛋白质的缺乏，往往与能量的缺乏共同存在。蛋白质−能量营养不良（Protein-Energy Malnutrition，PEM）是一种因缺乏能量和蛋白质引起的营养缺乏病，主要发生在婴幼儿，在经济落后、卫生条件差的地区较多见。蛋白质−能量营养不良的临床表现受个体差异、严重程度、发病时间等因素影响，临床症状包括体重不增和减轻、皮下脂肪减少和消失，以及全身各器官系统不同程度的功能紊乱。临床上一般分为消瘦型（Marasmus）、水肿型（Kwashiorkor）和混合型（Marasmic Kwashiorkor）三型，根据营养缺乏的程度分轻、中、重三度，根据发病过程又可分为急性、亚急性和慢性三种。

第五节　维生素

维生素（Vitamin）是一类维持机体正常代谢所必需的低分子有机化合物。维生素的生理需要量虽然极微，但大多数不能在体内合成，也不能大量储存于机体组织中，必须从食物中摄取。维生素依其在水中或油脂中的溶解度分为两大类，即水溶性维生素和脂溶性维生素。属于前者的有维生素 B_1、维生素 B_2、尼克酸（烟酸）、吡多醇、氰钴素、叶酸、泛酸和维生素C等，属于后者的有维生素A、维生素D、维生素E、维生素K等。

一、脂溶性维生素

脂溶性维生素是指不溶于水而能溶于脂肪及脂类溶剂的一类维生素，主要有维生素A、维生素D、维生素E与维生素K等。还有一些以维生素原的形式存在于植物组织中，如胡萝卜素、麦角固醇等。脂溶性维生素常与脂类共存，改善脂肪吸收的条件有助于其吸收。脂类吸收不良时（如胆道梗阻或长期腹泻），可引起脂溶性维生素缺乏症。吸收后的脂溶性维生素大部分被贮存在体内，主要是贮存于肝脏中。脂溶性维生素可通过胆汁排出体外，但排泄缓慢，大剂量摄入时常可引起中毒。

（一）维生素 A

维生素 A 是视黄醇和 3－脱氢视黄醇的总称，具有组成视色素、维持上皮组织正常结构、抗氧化、提高免疫和促进骨骼形成及生长等功能。缺乏时，会出现食欲不佳、角膜溃疡、骨骼和牙齿软化、上皮组织角质化和抵抗力下降等情况。毕脱斑（儿童缺乏）、干眼病和夜盲症为典型缺乏症。过量摄入导致慢性中毒的症状有头痛、食欲降低、脱发、肌肉疼痛等。海水鱼的肝脏中含有丰富的视黄醇，3－脱氢视黄醇则存在于淡水鱼的肝脏内。有色蔬菜中虽不含维生素 A，但含有 β－胡萝卜素，其在人和动物体内可经酶作用转变为视黄醇。

2013 版中国居民 DRIs 推荐 18 岁以上、50 岁以下成人维生素 A 的 RNI：男性为 800μgRAE/d，女性为 700μgRAE/d。成人维生素 A 的 UL 为 3000μgRAE/d，孕妇和乳母在此基础上有所增加。β－胡萝卜素是维生素 A 的安全来源。

维生素 A 最好的来源是动物肝脏、鱼肝油、奶油、全奶、禽蛋。胡萝卜素主要存在于深绿色或红黄色蔬果中，如西兰花、空心菜、芹菜叶、辣椒、芒果、杏子等。

（二）维生素 D

维生素 D 是环戊烷多氢菲类化合物，是一组结构上与固醇有关，功能上可防止佝偻病的维生素，最主要的是维生素 D_3 与维生素 D_2（维生素 D 的活性形式）。前者由人皮下的 7－脱氢胆固醇经紫外线照射而成。后者由植物或酵母中含有的麦角固醇经紫外线照射而成。维生素 D 的化学性质较稳定，故通常的烹调过程不会造成维生素 D 损失，但脂肪酸败可引起维生素 D 破坏。维生素 D 的主要功能是促进小肠黏膜细胞对钙和磷的吸收。肠中钙离子的吸收需要一种钙结合蛋白，1，25－$(OH)_2D_3$ 可诱导此蛋白合成，促进钙离子吸收，还可促进钙盐的更新及新骨生成，也促进磷吸收与肾小管细胞对钙、磷的重吸收，故可提高血钙浓度、血磷浓度，有利于新骨生成和钙化。此外，维生素 D 还有促进皮肤细胞生长、分化及调节免疫功能作用。

一般成人经常接触日光不致发生维生素 D 缺乏症，婴幼儿、孕妇、乳母及不常到户外活动的老人要增加维生素 D 供给量到每日 10μg（相当于 400IU）。缺乏维生素 D 可患佝偻病、骨质软化、骨质疏松和手足痉挛症，过量亦会引起中毒。

维生素 D 的食物来源以含脂肪高的海鱼、动物肝脏、蛋黄、奶油为主，鱼肝油中含量高，人奶和牛奶是维生素 D 较差的食物来源，蔬菜、谷类、水果等维生素 D 含量低或几乎没有活性。我国一些地区通过使用维生素 AD 强化奶，有效地控制了维生素 D 缺乏症。

（三）维生素 E

维生素 E 又称生育酚（Toco-Pherol），是含苯并二氢吡喃结构、具有 α－生育酚活性的一类物质，有 α、β、γ 和 δ 生育酚以及相应的 α、β、γ 和 δ 三烯生育酚类共 8 种。其中以 α 生育酚的活性最强。维生素 E 为黄色油状液体，溶于脂肪，对热及酸稳定，易受碱及氧化破坏。油脂酸败会加速维生素 E 的破坏，一般烹饪时损失不大，油炸时活性明显降低。

维生素 E 为极有效的抗氧化剂，可抑制细胞内和细胞膜脂质的过氧化作用，保护细胞免受自由基的损害。许多研究表明，自由基增多可导致细胞膜脂质损伤、蛋白氧化损伤、DNA 损伤等，这些变化都与一些疾病密切相关，如动脉粥样硬化、肿瘤等。一般认为衰老与自由基作用有关，故可用维生素 E 防衰老。维生素 E 还与动物生殖功能有关，缺乏时雄鼠睾丸萎缩不生精子，雌鼠胚胎及胎盘萎缩而被吸收，引起流产，故临床曾用维生素 E 的治疗先兆流产与习惯性流产。维生素 E 可维持细胞完整性，能保护红细胞的不饱和脂肪酸免受氧化破坏，可防止红细胞破裂造成的溶血；对线粒体及微粒体内的含硒蛋白、非血红蛋白的含铁蛋白等的氧化有抑制作用。维生素 E 具有调节血小板的黏附力和聚集作用，缺乏时，心肌梗死和脑卒中的危险性增高。

维生素 E 缺乏症主要发生在婴儿，尤其是早产儿，主要表现为视网膜蜕变、蜡样质色素积聚、溶血性贫血、小脑共济失调等。脂溶性维生素中，维生素 E 毒性相对较小。大剂量服用有可能出现中毒症状。因此补充维生素 E 制剂，每天不应超过 400mg。

2013 版中国居民 DRIs 推荐成人维生素 E 的 AI 为 14mgα－TE/d，乳母在此基础上加 3mgα－TE/d。成人维生素 E 的 UL 为 700mgα－TE/d。

维生素 E 广泛存在于植物中，植物油、麦胚、坚果、种子类、豆类及其他谷物中含量丰富，肉、鱼类动物性食物及蔬菜水果中含量较少。

（四）维生素 K

维生素 K 是一种脂溶性维生素，亦称凝血维生素。主要功能为促进肝中凝血酶原的合成，从而促进凝血。绿色植物内含有维生素 K_1，肠道细菌亦可制造维生素 K_2。人工合成品为维生素 K_3 和维生素 K_4。医药上常用维生素 K_3 作为促凝血药，用于维生素 K 缺乏引起的出血性疾病。绿叶蔬菜是维生素 K 的最好来源。

2013 版中国居民 DRIs 推荐成人维生素 K 的 AI 为 80μg/d。乳母在此基础上加 5μg/d。

二、水溶性维生素

水溶性维生素包括 B 族维生素（维生素 B_1、维生素 B_2、维生素 PP、维生素 B_6、叶酸、维生素 B_{12}、泛酸、生物素等）和维生素 C。其易溶于水，不溶于脂类及有机溶剂，对酸稳定，易被碱破坏。它们大多是辅酶的结构成分，参与人体内多种代谢过程。这类维生素在体内没有非功能性的单纯贮存形式，不易储存，因此机体达到饱和后，即由尿排出，故无蓄积中毒现象。维生素 B_{12} 例外，它比维生素 K 更易贮存在体内。若组织维生素耗竭，则摄入的维生素将被组织大量利用，因此可根据尿负荷试验了解体内水溶性维生素的水平。因其溶于水，烹调时如弃汤可造成食物中水溶性维生素的损失。水溶性维生素一般无毒，过量摄入时可能出现毒性，摄入过少，很快会出现缺乏症状。

（一）维生素 B_1

维生素 B_1 又称硫胺素（Thiamin）或抗神经炎维生素、抗脚气病维生素，是最早被人们提纯的维生素，因其结构中有含硫的噻唑环与含氨基的嘧啶环，故又名硫胺素。其纯品大多以硫酸盐或盐酸盐的形式存在。

维生素 B_1 在空肠和回肠吸收，在肝脏代谢，代谢产物随尿排出。在体内，维生素 B_1 以辅酶形式参与糖的分解代谢，可保护神经系统、肌肉特别是心肌的正常功能，还可促进肠胃蠕动、增加食欲等。维生素 B_1 缺乏可能是因为摄入不足、需求量增加或机体吸收障碍。其缺乏主要导致成人脚气病和婴儿脚气病。成人脚气病表现为疲乏、冷漠、食欲差、恶心、烦躁、心电异常等，分为以多发性神经炎为主的干性脚气病、以下肢水肿和心脏症状为主的湿性脚气病和两种混合型。婴儿脚气病患者以心脏受累为主，表现为食欲不振、呕吐、兴奋和心跳加快，主要是由母体孕期缺乏维生素 B_1 引起。一般来说，维生素 B_1 过量不会引起中毒，只有短时间服用超过 RNI100 倍以上者才可能出现头痛、惊厥、心律异常等。

2013 版中国居民 DRIs 推荐成人维生素 B_1 的 RNI：男性为 1.4mg /d，女性为 1.2 mg /d。孕妇、乳母在此基础上有所增加。

维生素 B_1 的食物来源：①谷类的谷皮、胚芽、豆类、硬果和干酵母，糙米和带麸皮的面粉比精白米面的含量高；②动物内脏、瘦肉和蛋黄。日常生活中，维生素 B_1 主要来自谷类，米、面碾磨过于精细可造成维生素 B_1 大量损失。由于维生素 B_1 具有易溶于水且在碱性条件下易受热分解的特性，因此过分淘米或烹调中加碱也可导致维生素 B_1 大量流失。一般温度下烹调食物时维生素 B_1 损失不多，高温烹调时可损失 10%～20%。

（二）维生素 B_2

维生素 B_2 又称核黄素（Riboflavin）。维生素 B_2 为体内黄素酶类辅基的组成部分（黄素酶在生物氧化还原中发挥递氢作用），缺乏时，可影响机体的生物氧化，使代谢发生障碍。另外，它还参与烟酸和维生素 B_6 的代谢，缺乏时干扰铁的吸收与储存，影响生长发育，可导致胎儿骨骼畸形。摄入不足、食物储存和加工不当可导致维生素 B_2 缺乏，酗酒、某些药物等也可引发维生素 B_2 缺乏。

核黄素缺乏症几乎总是伴随其他维生素缺乏而出现。体内维生素 B_2 缺乏时，主要表现为眼、口腔和皮肤的炎症反应。由于核黄素溶解度相对较低，肠道吸收有限，故一般来说，核黄素不会引起过量中毒。

维生素 B_2 的需要量与机体能量代谢及蛋白质的摄入量有关，所以在能量需要量增加、生长加速、身体修复时，其供应量相对增加。

2013 版中国居民 DRIs 推荐成人维生素 B_2 的 RNI：男性为 1.4mg /d，女性为 1.2 mg /d。孕妇、乳母在此基础上有所增加。

核黄素的良好来源主要是动物性食品，肝、肾、心、蛋黄、乳类含量尤为丰富。植物性食物如绿色蔬菜、豆类含量较高，而粮谷类含量较低，尤其是精磨过的粮谷。由于维生素 B_2 在碱性溶液中易分解，对光敏感，所以加工过程中加碱、贮存和运输过程中暴晒均可致其损失。

（三）烟酸

烟酸（Niacin，Nicotinic Acid）又称维生素 B_3、尼克酸、维生素 PP、抗癞皮病因子等。烟酸在人体内转化为烟酰胺，烟酰胺是辅酶Ⅰ和辅酶Ⅱ的组成部分，参与细胞生物氧化与核酸的合成过程。烟酸、烟酰胺均溶于水及酒精，烟酸和烟酰胺的性质比较稳定，酸、碱、氧、光或加热条件下不易被破坏，在高压下，120℃，20分钟也不被破坏，是维生素中最稳定的一种。一般加工烹调损失很小，但会随水流失。烟酸干扰胆固醇或脂蛋白的合成，并促进脂蛋白酶的作用，使它具有降低胆固醇浓度的作用。烟酸构成葡萄糖耐量因子，具有增强胰岛素效能的作用。另外，尼克酸对维持神经、消化系统及皮肤的正常功能具有重要作用。

以玉米为主食的地区易发生烟酸缺乏，主要因为玉米中的烟酸为结合型，不被吸收利用，且玉米中色氨酸少，不能满足人体合成烟酸的需要。某些胃肠疾病和长期发热等使烟酸吸收不良或消耗增多，均可诱发烟酸缺乏。结核病患者服用大量异烟肼可干扰吡哆醇的作用，影响色氨酸转变为烟酸，也可引起烟酸缺乏。人缺乏烟酸将引起糙皮病，其典型症状是对称性皮炎、腹泻及痴呆（合称“三D症状”）。皮炎为本病最典型的症状，常在肢体暴露部位对称出现，以手背、足背、腕、前臂、手指、踝部等最多，其次为肢体受摩擦处。急性者皮损初期皮肤颜色绯红发痒，甚似晒斑。消化系统以舌炎及腹泻最为显著。神经精神症状表现为抑郁、忧虑、记忆力减退、冷漠、痴呆、幻觉等。其他症状：女性可有阴道炎及月经失调、闭经；男性排尿时有烧灼感，有时性欲减退。本病常与脚气病、维生素 B_2 缺乏症及其他营养缺乏症同时存在。

过量摄入的副作用表现为皮肤发红、眼部不适、高尿酸血症等，长期大量摄入可对肝脏造成损害。

烟酸的参考摄入量应考虑能量和蛋白质的摄入情况。除了直接从食物中摄取，还可由体内的色氨酸转化而来，平均约60mg色氨酸可转化为1mg烟酸。

烟酸当量（mgNE）＝烟酸（mg）＋1/60色氨酸（mg）

2013版中国居民DRIs推荐18～50岁成人维生素 B_3 的RNI：男性为15mgNE/d，女性为12 mgNE /d，UL为35 mgNE /d。烟酸及烟酰胺广泛存在于食物中。植物性食物中存在的主要是烟酸，动物性食物中以烟酰胺为主。烟酸和烟酰胺在肝、肾、瘦肉、鱼以及坚果类中含量丰富。乳、蛋中的含量虽然不高，但色氨酸较多，可转化为烟酸。谷物中的烟酸80%～90%存在于种皮中，故加工对其影响较大。

（四）泛酸

泛酸（Pantothenic Acid）又称维生素 B_5 和遍多酸，通常以钙盐的形式存在，中性水中耐热，高热会使其受到破坏，在酸性条件和碱性条件下不稳定。泛酸的主要生理功能是构成辅酶A和酰基载体蛋白，参与能量代谢和脂肪酸的合成。

泛酸在自然界广泛存在，所以缺乏病很罕见。泛酸缺乏通常与三大宏量营养素和其他维生素摄入不足相伴发生。因此缺乏时会导致机体代谢受损，包括脂肪合成减少和能量产生不足。

泛酸毒性很低，每日摄入10～20g时，可偶尔引起腹泻和水潴留。

2013版中国居民DRIs推荐成人泛酸的AI为5mg /d。孕妇、乳母在此基础上稍有增加。泛酸最丰富的食物来源为肉类（尤其是心、肝、肾）、蘑菇、鸡蛋和坚果类，其次为大豆粉和小麦粉，精制食物及蔬果中含量较少。

（五）维生素 B_6

维生素 B_6 又称吡哆素，包括吡哆醇、吡哆醛及吡哆胺，在体内以磷酸酯的形式存在，遇光或碱易破坏，不耐高温。它的主要功能是促进氨基酸及脂肪的代谢，曾被誉为氨基酸代谢维生素。维生素 B_6 参与同型半胱氨酸向蛋氨酸的转化，具有降低慢性病发病风险的作用，轻度高同型半胱氨酸血症被认为是血管疾病的一种可能危险因素，维生素 B_6 的干预可降低血浆同型半胱氨酸含量。维生素 B_6 可促进体内烟酸合成，促进维生素 B_{12}、铁和锌的吸收。此外，维生素 B_6 参与体内抗体的合成，缺乏时，机体抵抗力下降。维生素 B_6 还参与造血、神经系统酶促反应等。

除膳食摄入不足外，某些药物如异烟肼、环丝氨酸等均能与 PLP 形成复合物而诱发维生素 B_6 的缺乏。

维生素 B_6 缺乏的症状主要表现在皮肤和神经系统，如眼、鼻和口部皮肤脂溢性损害，伴有舌炎和口腔炎。维生素 B_6 缺乏还可导致体液免疫和细胞免疫功能受阻，迟发型过敏反应减弱，出现高半胱氨酸血症和黄尿酸血症，偶见低色素小细胞贫血。儿童维生素 B_6 缺乏可有烦躁、肌肉抽搐，严重时出现惊厥。长期大量服用维生素 B_6 制剂可导致严重的周围神经炎。孕妇接受大剂量维生素 B_6 后，可导致新生儿维生素 B_6 依赖症。

维生素 B_6 与氨基酸代谢密切相关，膳食蛋白质的摄入量直接影响其需要量。2013 版中国居民 DRIs 推荐 18～50 岁成人维生素 B_6 的 RNI 为 1.4mg /d。孕妇、乳母在此基础上稍有增加。成人维生素 B_6 的 UL 为 60 mg /d。

维生素 B_6 含量最高的食物为白色肉类，其次为肝脏、豆类、坚果和蛋黄等。水果和蔬菜中维生素 B_6 含量也较多，其中香蕉、卷心菜、菠菜的含量丰富，但在柠檬类水果、奶类中含量较少。

（六）叶酸

叶酸（Folic Acid）又称维生素 B_9、维生素 M，化学名为蝶酰谷氨酸（Pteroylglutamic Acid，PGA）。天然存在的叶酸大多是还原形式的叶酸，即二氢叶酸和四氢叶酸，但只有四氢叶酸才具有生理功能。叶酸的重要生理功能是作为一碳单位的载体参与代谢，在细胞分裂和增殖中发挥重要作用，有促进骨髓中幼细胞成熟的作用。人类若缺乏叶酸可引起巨幼红细胞性贫血以及白细胞减少症。叶酸对孕妇尤其重要。

人类肠道细菌能合成叶酸，故一般不易发生缺乏症。叶酸缺乏会导致巨幼红细胞性贫血；可以使同型半胱氨酸向蛋氨酸转化出现障碍，进而导致高同型半胱氨酸血症，高浓度同型半胱氨酸血症可能是动脉粥样硬化及心血管疾病的重要病因之一；孕早期叶酸缺乏可引起胎儿神经管畸形，表现为脊柱裂和无脑畸形等中枢神经系统发育异常；人类患结肠癌、前列腺癌及宫颈癌与膳食中叶酸的摄入不足也有关。

大剂量服用叶酸会影响锌的吸收，使胎儿发育迟缓、低出生体重儿增加等。2013 版中国居民 DRIs 推荐成人叶酸的 RNI 为 400μgDFE /d。孕期在此基础上增加 200μgDFE /d，乳母增加 150μgDFE /d。成人叶酸的 UL 为 1000μgDFE /d。

叶酸主要来源于绿叶蔬菜、胡萝卜、动物肝脏、蛋黄、豆类、南瓜、柑橘、香蕉及坚果等。贮存和烹调过程中叶酸损失量为50%～70%。食物中维生素C的含量高时，叶酸的损失相对较少。

（七）维生素B_{12}

维生素B_{12}又叫钴胺素，是唯一含金属元素的维生素，有人称它为造血维生素，1947年由美国女科学家肖波在牛肝浸液中发现。其生理功能：促进叶酸和蛋氨酸的合成和利用；参与制造骨髓红细胞，防止恶性贫血；防止大脑神经受到破坏。

维生素B_{12}缺乏多因吸收不良引起，膳食维生素B_{12}缺乏较少见。膳食缺乏见于素食者，由于不吃肉食而发生维生素B_{12}缺乏。老年人和胃切除患者由于胃酸过少，可引起维生素B_{12}的吸收不良。维生素B_{12}缺乏时主要表现为巨幼红细胞性贫血、神经系统损害、高同型半胱氨酸血症。维生素B_{12}毒性较低。

2013版中国居民DRIs推荐成人维生素B_{12}的RNI为2.4μg/d。孕期在此基础上增加0.5μg/d，乳母增加0.8μg/d。

天然来源的维生素B_{12}是由微生物合成的。植物性食物中一般不含维生素B_{12}。膳食中的维生素B_{12}主要来源于动物性食品，如动物内脏、鱼、禽及蛋类，乳及乳制品中含量较少。

（八）生物素

生物素（Biotin）为B族维生素之一，又称维生素H、维生素B_7、辅酶R（Coenzyme R）等。生物素在体内是许多羧化酶的辅酶，在碳水化合物、脂类、蛋白质和核酸的代谢中发挥重要作用。生吃或开水冲吃鸡蛋，长期服用抗生素或苯巴比妥类药物可导致生物素缺乏，其表现为食欲不振、舌炎、皮屑性皮炎、脱毛等。

2013版中国居民DRIs推荐成人生物素的AI为40μg/d，乳母在此基础上增加10μg/d。动物组织、蛋黄、番茄、酵母、花菜等都是生物素的良好来源。

（九）维生素C

维生素C，又称L-抗坏血酸，为酸性己糖衍生物，是烯醇式己糖酸内酯。维生素C是高等灵长类动物与其他少数生物的必需营养素。天然存在的抗坏血酸有L型和D型两种，后者无生物活性。维生素C是无色无臭的片状晶体，易溶于水，不溶于有机溶剂。在酸性环境中稳定，遇空气中氧、热、光、碱性物质，特别是有氧化酶及铜、铁等金属离子存在时，可促进其氧化破坏。氧化酶一般在蔬菜中含量较多，故蔬菜储存过程中有不同程度的维生素C流失，但某些果实中含有的生物类黄酮能保护其稳定性。

维生素C是一种生物活性很强的物质，在体内具有多种生理功能。维生素C是一种强抗氧化剂；能够改善铁、钙、叶酸的利用；促进类固醇的代谢，降低血清胆固醇浓度；清除自由基，发挥抗衰老的作用；参与合成神经递质；促进抗体形成；解毒等。

若体内维生素C贮存量低于300mg，人体将出现缺乏症状，主要引起坏血病。早期表现为疲劳、倦怠、牙龈肿胀、出血、伤口愈合缓慢等，严重时可出现内脏出血而危及生命。大规模的维生素C缺乏病已少见，但在婴幼儿和老年人中仍有发生。成人中坏血病较少见，但限制饮食或长期不吃果蔬者，常会导致维生素C缺乏病。

2013版中国居民DRIs推荐成人维生素C的RNI为100mg /d。孕期和哺乳期有所增加。成人维生素C的PI—NCD为200 mg /d。成人维生素C的UL为2000 mg /d。

维生素C的主要来源为新鲜水果和蔬菜，一般叶菜类比根茎类多，酸味水果比甜味蔬果含量多。蔬菜中，辣椒、茼蒿、苦瓜、豆角、菠菜、土豆、韭菜等维生素C含量丰富；水果中，酸枣、鲜枣、草莓、柑橘、柠檬等维生素C含量最多；在动物的内脏中也含有少量的维生素C。蔬菜烹饪以急火快炒为宜，可选择加淀粉或醋以减少维生素C的损失。

第六节　矿物质

人体组织中含有自然界各种元素（Element），目前在地壳中发现的92种天然元素在人体内几乎都检测得到。矿物质是构成人体组织和维持正常生理功能必需的除碳、氢、氧、氮外其他元素的总称，也叫无机盐或灰分，是人体必需的七大营养素之一。一般将人体内含量高于0.01%的矿物质称为常量元素（Macroelement），含量低于0.01%的称为微量元素（Microelement）。常量元素包括钠、氯、钙、磷、镁、钾、硫。微量元素包括铁、铜、锌、锰、钴、碘、硒、氟、钼、铬等。目前发现有20余种矿物质是构成人体组织、参与代谢、维持生理功能的必需元素。1990年FAO、IAEA、WHO三个国际组织的专家委员会重新界定必需微量元素的定义并按其生物学的作用将其分为三类：

（1）人体必需微量元素，共8种，包括碘、锌、硒、铜、钼、铬、钴、铁。

（2）人体可能必需的元素，共5种，包括锰、硅、硼、钒、镍。

（3）具有潜在的毒性，但在低剂量时，可能是人体必需的元素，共7种，包括氟、铅、镉、汞、砷、铝、锡。

一、常量元素

（一）钙

钙（Calcium）在人体内的含量仅次于氢、氧、碳、氮而列于第五位，是人体内含量最多的一种无机元素，相当于体重的1.5%~2.0%，其中99%集中在骨骼和牙齿中，使机体具有坚硬的结构支架，其余则以游离或结合形式存在于细胞外液、血液和软组织中，这部分钙称为混溶钙池（Miscible Calcium Pool），与骨骼钙维持着动态平衡。血浆中离子化钙正常细胞浓度为0.94～1.33mmol/L，这部分的钙对维持体内细胞的正常生理状态，调节机体生理功能起着重要作用。钙随食物进入胃后，在胃酸作用下溶解。胃液中盐酸、乳酸及氨基酸等能降低肠道pH值及增加钙溶解度，均能促进钙的吸收。食物中的草酸、磷酸、植酸或食物纤维等，能形成草酸钙或植酸钙等，影响钙的吸收。食物中脂肪量过多或脂肪消化不良时，脂肪酸与钙结合形成不溶性钙皂，妨碍钙的吸收。

体内钙约 99%以羟磷灰石［CO_2（PO_4）$_6$Ca（OH）$_2$］的形式分布于骨骼和牙齿，参与骨骼和牙齿的构成。体液中的钙多以离子（Ca^{2+}）形式存在，是血液凝固及某些神经递质发挥作用所必需的因素，并对神经肌肉兴奋性、心肌和骨骼肌的收缩、细胞代谢和功能等有重要的调节作用。钙离子是许多酶系统的激活剂，如活化磷酸激酶，在糖原代谢中能激活肌细胞内肌纤凝蛋白 ATP 酶，促进肌肉收缩，维持细胞膜的稳定性。钙离子作为细胞内最重要的“第二信使”之一，在细胞受到刺激后，参与细胞信息传递。

影响机体钙吸收的因素：①随年龄增长吸收率降低，特殊生理时期吸收增加；②维生素 D 促进钙吸收；③凡能降低肠道 pH 值或增加钙溶解度的物质，均可促进其吸收，例如某些氨基酸（色氨酸、赖氨酸）等与钙形成可溶性钙盐，有利于钙吸收；④抗生素如青霉素、氯霉素等可促进钙吸收；⑤植物性食物中的草酸、植酸、磷酸与钙形成难溶性钙盐，阻碍钙吸收；⑥某些碱性药物（如苏打等）可使肠道 pH 值升高，阻碍钙吸收。

儿童长期钙缺乏和维生素 D 不足可导致生长发育迟缓、骨软化、骨骼变形，严重者可导致佝偻病，出现“X”或“O”形腿、肋骨串珠、鸡胸等。中老年人尤其是绝经女性，钙丢失加快，易引起骨质疏松。流行病学资料表明，膳食钙的摄入是高血压的保护因素。增加钙和乳制品的摄入量能降低结肠癌的危险性。高钙尿是肾结石的一个重要危险因素，过量钙影响铁、锌吸收，对镁代谢有潜在副作用。

2013 版中国居民 DRIs 中推荐 18～50 岁成人钙的 RNI 为 800mg/d。不同生理条件，如婴幼儿、儿童、孕妇、乳母、老年人均应适当增加钙的供给量。成人钙的 UL 为 2000mg/d。

奶及奶制品是钙的最佳来源。发酵酸奶更利于钙的吸收。此外，豆类、绿色蔬菜也是钙的良好来源。

（二）磷

磷（Phosphorus）广泛存在于动植物组织中，也是人体含量较多的元素之一，稍次于钙，排第六位。成人体内含有 600～900g 的磷，约占人体体重的 1%。体内有 85%～90%的磷以羟磷灰石的形式集中于骨骼和牙齿，其余散在分布于全身各组织及体液中。在细胞膜和软组织中的磷大部分以有机磷酯形式存在，少部分为磷蛋白和磷脂。

磷的生理功能：①是骨盐的主要成分，也是构成组织细胞如核酸、磷脂和某些辅酶不可缺少的元素；②形成 ATP 和 CP，是能量转换的中心物质，在肌细胞的无氧能量代谢中起重要作用；③构成缓冲体系，维持酸碱平衡；④组成磷酸酯类，与蛋白质结合形成细胞膜的成分；⑤调节细胞因子活性等。

理论上膳食中的钙磷比例维持在（1～1.5）∶1 比较好，不宜低于 0.5，牛奶的钙磷比为 1∶1，人乳比牛奶更好，成熟母乳为 1.5∶1。考虑妊娠期和哺乳期磷吸收率增加，因此孕妇和哺乳期妇女磷的推荐摄入量与成人一致。2013 版中国居民 DRIs 推荐 18～50 岁成人磷的 RNI 为 720mg/d，UL 为 3500 mg/d。

磷主要存在于瘦肉、禽类、鱼、蛋、坚果、豆类、海带、紫菜等。谷类的磷主要以植酸磷的形式存在，其与钙结合不易吸收。

（三）镁

正常成人体内含镁（Magnesium）20～28g，其中60%～65%存在于骨骼，27%存在于肌肉、肝、心、胰等，2%存在于体液中。1934年科学家证实，镁是人体必需的常量元素。血浆中镁的浓度为1～3mg/100ml。镁是多种酶的激活剂，在能量和物质代谢中起着重要作用；镁与钙、磷一起构成骨骼和牙齿。镁与钙既有协同作用又有拮抗作用，能促进神经肌肉的兴奋性，维持体液酸碱平衡。镁是一种导泻剂，具有促进胃肠功能的作用，对激素具有调节作用，镁还是心血管系统的保护因子。

镁缺乏时会引起肌痉挛和心动过速、食欲减退、倦怠和恶心、呕吐，甚至精神错乱、幻觉等。酒精中毒、严重肾脏疾病、急性腹泻和恶性营养不良的患者容易发生镁缺乏。镁过量会引起恶心、胃肠痉挛、嗜睡、肌无力等，一般发生在肾功能不全、糖尿病酮症早期患者身上。

2013版中国居民DRIs推荐18～50岁成人镁的RNI为330mg/d。

叶绿素是镁卟啉的螯合物，所以绿叶蔬菜中富含镁。糙粮、坚果也富含镁，肉类和牛奶次之。约有45%的膳食镁来自蔬菜、水果、谷物和坚果，约29%来自奶、蛋、肉。精制食品中的镁含量较低。硬水中含镁盐较多，软水中含量相对较少。

（四）钾

钾（Potassium）是人体主要的阳离子之一，98%的钾存在于细胞内。钾参与碳水化合物、蛋白质代谢，维持神经肌肉应激性和心肌功能，维持细胞内正常渗透压和体液的酸碱平衡。

钾缺乏可使神经肌肉、消化系统、心血管系统、泌尿系统、中枢神经系统等发生功能性或器质性变化。长期缺钾可引起肾功能障碍。体内血钾浓度高于5.5mmol/L时，出现毒性反应，称为高血钾症。

2013版中国居民DRIs推荐成人钾的AI为2000mg/d，成人钾的PI-NCD为3600 mg/d。

蔬菜和水果是钾最好的来源，一般不会缺钾。

（五）钠

钠（Sodium）是细胞外液中的主要阳离子，对维持体内水平衡、渗透压与酸碱平衡，以及神经肌肉的兴奋性具有重要作用。体内钠主要存在于细胞外液，占总量的44%～50%。

高温、重体力活动、呕吐、腹泻等都可能造成钠缺乏，导致细胞外液减少，严重时细胞内水分也有丢失，可出现食欲减退、恶心、肌无力、倦怠、头痛、心率加快、血压降低、精神淡漠及肌痉挛，甚至可致虚脱及呼吸衰竭。摄入食盐过多，可能引起高血压病。肾功能障碍时易发生钠的堆积引起中毒，当血浆钠大于150mmol/L时，称为高钠血症。

2013版中国居民DRIs推荐18～50岁成人钠的AI为1500mg/d，随着年龄增加，钠的 AI 降至 1400mg/d 和 1300mg/d（80 岁以上）。

食盐是人体获得钠的主要来源。酱油、味精、腌肉、咸菜等也是钠的膳食来源。

二、微量元素

（一）铁

铁（Iron）是构成人体的必不可少的元素之一。成人体内有 4～5g 铁，其中 65%～70%以血红蛋白、3%以肌红蛋白、1%以其他化合物形式存在，剩余 25%为储备铁，主要以铁蛋白和含铁血黄素的形式储存在肝、脾和骨髓中。红细胞中的血红蛋白是运输氧气的载体，铁作为血红蛋白的组成成分，参与体内氧的运输和组织呼吸过程。缺铁可影响血红蛋白的合成，甚至影响 DNA 的合成与红细胞增殖。铁还参与维持正常的免疫功能，同时也与抗脂质过氧化、药物的肝脏解毒等有关。

影响铁吸收的因素如下：

（1）食物中的铁分为血红素铁（Heme Iron）和非血红素铁（Nonheme Iron）两种。血红素铁的生物利用率高，有效吸收率接近 40%。非血红素铁必须被还原成二价铁才能被吸收，其有效吸收率仅为 5%～10%。

（2）机体的生理、病理改变可影响铁的吸收，如生长发育时期、月经、某些感染造成铁丢失会增加其吸收率。

（3）膳食因素主要影响非血红素铁的吸收。蛋白类刺激胃酸分泌，氨基酸与铁螯合成可溶性单体，可提高铁吸收；某些酸（如乳酸、琥珀酸及酒石酸）和维生素（如维生素 A、维生素 B_2、维生素 B_{12}、叶酸、维生素 C 等）可促进铁吸收；矿物质（如铅、铬、锰）、金属络合物（如 EDTA）、非营养素（如植酸、单宁、多酚）等阻碍铁吸收。

机体缺铁有三个阶段：第一阶段为铁减少期，血清蛋白含量降低，尚不会引起有害的生物学后果；第二阶段为缺铁性红细胞生成期，贮存铁进一步减少，铁蛋白减少，血清铁和转铁蛋白饱和度下降，总铁结合力增高，游离原卟啉升高，尚无贫血表现；第三阶段为缺铁性贫血期，血红蛋白和血细胞比容下降，体内铁缺乏导致细胞呼吸障碍，从而影响组织器官功能，出现食欲降低和明显的贫血症状。

缺铁的症状主要表现为贫血，孕早期贫血可导致早产和低出生体重甚至胎儿死亡。贫血可导致儿童青少年发育受阻，认知学习障碍。另外，缺铁对免疫功能和末梢神经功能也会产生损害。铁中毒最明显的表现为胃肠出血性坏死，表现为呕吐和血性腹泻。铁过量主要损害肝脏，引起肝纤维化和细胞瘤。铁具有催化自由基生成和脂质过氧化的作用，当铁过量时可增加心血管疾病的风险。膳食中铁的吸收率为 10%～20%。健康的成年人女性月经期每日损失约 2mg，故铁供给量应大于男性。

2013 版中国居民 DRIs 推荐 18～50 岁成人铁的 RNI：男性为 12mg/d，女性为 20mg/d。孕妇及乳母均在此基础上有所增加。成人铁的 UL 为 42mg/d。

含铁丰富的食物有动物血、肝脏、鸡胗、牛肾、大豆、木耳等，其次为瘦肉、红糖、蛋黄、猪肾、羊肾、干果等；再次之为鱼、谷物、菠菜、豌豆等，奶制品、蔬果中含铁量低。

（二）锌

成人体内含锌（Zinc）2～3g，分布于人体所有的组织、器官、体液及分泌物。体内锌主要以酶的形式存在，在肝脏、骨骼肌、皮肤、指甲等组织器官中含量高，血液中含量很低。锌参与蛋白质合成以及细胞生长、分裂和分化过程，促进人体的生长发育，维持人体正常食欲。缺锌会导致味觉下降，出现厌食、偏食，甚至异食。锌能促进淋巴细胞有丝分裂，增加 T 细胞的数量和活性，增强人体免疫力，还具有促进伤口愈合、影响维生素 A 的代谢和正常视觉、维持男性正常的生精功能、调节影响大脑生理功能的各种酶及受体的作用。

儿童长期缺锌可导致侏儒症；成人长期缺锌可导致性功能减退、精子数减少、胎儿畸形、皮肤粗糙、免疫力下降等症状。成人摄入 2g 以上的锌即可发生中毒，表现为急性腹痛、腹泻、呕吐等。

2013 版中国居民 DRIs 推荐成人锌的 RNI：男性为 12.5mg/d，女性为 7.5mg/d。孕妇及乳母均在此基础上有所增加。成人锌的 UL 为 40mg/d。

贝壳类海产品、红肉及内脏是锌的良好来源，蛋类、豆类、谷类胚芽、燕麦、花生等也富含锌。蔬果中含锌量低。

（三）硒

人体硒（Selenium）含量为 14～20mg，其遍布所有组织、器官，肝、肾中浓度最高。肌肉、肾脏和红细胞是硒的组织储存库。硒在人体内以两种形式存在：一种是来自膳食中的硒蛋氨酸，以非调节性储存形式存在；另一种是硒蛋白中的硒半胱氨酸，是具有生物活性的化合物。硒的生理功能包括抗氧化、保护心血管和心肌健康、增强免疫、对有毒重金属解毒、预防克山病和大骨节病、抗肿瘤等。

2013 版中国居民 DRIs 推荐成人硒的 RNI 为 60μg/d。孕妇及乳母均在此基础上有所增加。成人硒的 UL 为 400μg/d。

海产品和动物内脏富含硒。食物中的含硒量随地域不同而不同，特别是植物性食物的硒含量与地表土壤层硒元素水平有关。

（四）碘

碘（Iodine）是最早被确认的人类和动物所必需的营养素之一。人体碘有 80%～90%来自食物，其余来自饮水。碘的生理功能是通过甲状腺激素完成的，主要为促进生物氧化、促进蛋白质合成和神经系统发育、促进糖脂代谢、激活体内许多重要的酶类等。

碘缺乏的典型症状为甲状腺肿大。婴幼儿缺碘可引起生长发育迟缓、智力低下，严重者发生呆小症。长期高碘摄入可导致高碘性甲状腺肿、甲状腺功能亢进等。

2013 版中国居民 DRIs 推荐成人碘的 RNI 为 120μg/d。孕妇及乳母均在此基础上有所增加。成人碘的 UL 为 600μg/d。

海产品如海带、紫菜、虾皮等是碘的良好来源。

第七节　其他营养素

一、水

水是生命之源。它不仅是构成人体细胞的重要成分，还具有调节生理功能的作用。由于水在自然界中广泛分布，相对较易获得，人们往往忽视它的重要性。事实上，人对水的需要仅次于氧气。人如果断食而只饮水尚可生存数周，但人如果断水，却只能生存数天，一般断水5～10天即可危及生命。断食至所有体脂和组织蛋白耗尽50%时，才会死亡；断水至失去全身水分的10%就可能死亡。由此可见水对人体的重要性。

（一）水在体内的分布

水是人体中含量最多的成分。总体水含量因年龄、性别、体型等存在明显的个体差异。新生儿总体水最多，约占体重的80%，随年龄增加，水含量降低。女性比男性含水量低，运动员总体水平高于普通人。水在体内主要分布于细胞、细胞外液和身体固态组织中。在代谢活跃的肌肉和内脏细胞中，水的含量较高。

（二）水的生理功能

1. 是细胞和体液的重要组成成分

成人体内水分含量占体重的65%左右，血液含水量占80%以上。水广泛分布于组织细胞内外，构成人体的内环境。

2. 参与体内新陈代谢

水是体内一切生理过程中生物化学变化必不可少的介质。水具有很强的溶解能力和电离能力（水分子极性大），可使水溶性物质以溶解状态和电解质离子状态存在。由于水的溶解性好，流动性强，又包含于体内各个组织、器官，因此水充当了体内各种营养物质的载体。在营养物质的运输和吸收、气体的运输和交换、代谢产物的运输与排泄中，水都起着极其重要的作用。例如，运送氧气、维生素、葡萄糖、氨基酸、酶、激素到全身，把尿素、尿酸等代谢废物运往肾脏，随尿液排出体外。

3. 调节体温

水的比热高，对机体有调节体温的作用。高温下，水分从皮肤蒸发可散热，以维持人体体温的恒定。

4. 润滑作用

体内关节、韧带、肌肉、膜等处的活动，都由水作为润滑剂。水的黏度小，可使体内摩擦部位润滑，减少体内器官的摩擦，防止损伤，并可使器官运动灵活。

（三）水的缺乏与过量

1. 水缺乏

水摄入不足或丢失过多，可引起机体缺水。机体缺水可使细胞外液电解质浓度增加，形成高渗；细胞内水分外流，引起脱水；使血液变黏稠；机体组织中的蛋白质和脂肪分解加强，氮和钠、钾离子排出增加；因黏膜干燥而降低对传染病的抵抗力。

2. 水过量

如果水过量，超出肾排出的能力，可引起体内水过量或水中毒。这种情况多见于疾病，如肾脏疾病、肝脏疾病、心脏疾病。用甘油作为保水剂时，偶有发生。正常人一般不会出现水中毒。

（四）水的来源与需要量

水的需要量受年龄、体力活动、环境温度、代谢、膳食、疾病等因素的影响。人体所需水来源于三方面：饮水及各类饮料、食物水、代谢水。2013 版中国居民 DRIs 推荐成人每日饮水量 AI 值：男性为 3000ml，女性为 2700ml，孕妇和乳母由于生理状态的改变，需水量分别在成人基础上增加 300ml 和 1100ml。

二、植物化学物

食物中除了含有多种营养素，还含有其他许多对人体有益的物质。这些物质过去多被称为非营养素生物活性成分（Non-Nutrient Bioactive Substance），由于这些物质大多来源于植物，因此被称为植物化学物（Phytochemicals）。它们不是维持机体生长发育的必需营养物质，但是在调节生理功能、维持机体健康和预防慢性病中起到重要作用。越来越多的研究证实其在预防疾病中的重要性，有的已作为保健食品的成分得到广泛应用。

（一）概述

1. 分类

植物化学物可按照化学结构或者功能特点进行分类。常见植物化学物的种类、食物来源及生物学作用见表 2－9。

表 2—9 常见植物化学物的种类、食物来源及生物学作用

植物化学物	食物来源	生物学作用
多酚	各类植物性食物，尤其是深色水果、蔬菜和谷物	抗炎、抗氧化、抗肿瘤、调节毛细血管功能
类胡萝卜素	玉米、绿叶菜、黄色蔬菜和水果	抗氧化、增强免疫力、预防干眼病
萜类化合物	柑橘类	杀菌、防腐、镇静、抗肿瘤
有机硫化物	大蒜、洋葱等	杀菌、抗炎、抑制肿瘤细胞生长
芥子油苷	十字花科蔬菜	杀菌、抑制肿瘤细胞生长
皂苷	酸枣、枇杷、豆类	抗菌、抗病毒、增强免疫力
植物雌激素	大豆、葛根、亚麻籽	雌激素样作用
植酸	各种可食植物种子	抗氧化、抑制淀粉和脂肪的消化吸收
植物固醇	豆类、坚果、植物油	抗炎和退热、抑制胆固醇吸收

资料来源：孙长颢．营养与食品卫生学［M］．第7版．北京：人民卫生出版社，2012。

2．生物学活性

（1）抗癌作用。蔬菜和水果中所富含的植物化学物多有防止人类癌症发生的潜在作用，多种植物化学物质在降低人群癌症发病率方面可能具有实际意义。癌症的发生是一个多阶段过程，植物化学物几乎可以在每个阶段抑制肿瘤的发生。日常蔬菜和水果摄入量高的人群较摄入量低的人群癌症发生率要低50%左右。新鲜蔬菜和水果可明显降低癌症发生的危险性，对胃肠、肺、口腔和喉的上皮肿瘤证据最充分，对激素相关肿瘤抑制作用的证据较少，但乳腺癌和前列腺癌的低发病率似乎与食用大量的蔬菜有关。

（2）抗氧化作用。癌症和心血管疾病的发病机制与反应性氧分子及自由基的存在有关。现已发现植物化学物，如类胡萝卜素、多酚、植物雌激素、蛋白酶抑制剂和硫化物等具有明显的抗氧化作用。

某些类胡萝卜素，如番茄红素和斑蝥黄与β—胡萝卜素相比，对单线态氧和氧自由基损伤具有更有效的保护作用。在植物源性食物的所有抗氧化物中，多酚无论在数量上还是在抗氧化作用上都是排第一位的。血液中低密度脂蛋白胆固醇浓度升高是动脉硬化症发生的主要原因，但低密度脂蛋白胆固醇只有经过氧化后才会引起动脉粥样硬化。

某些种类的蔬菜对DNA氧化性损伤具有保护作用，每天食用300g布鲁塞尔芽甘蓝共3周的人群与同样时间内每日食用300g元芥子油甙蔬菜的人群相比，DNA的氧化性损伤率明显降低。人体每天摄入的具有抗氧化作用的必需营养素只有100 mg，然而每天摄入的具有抗氧化作用的植物化学物却超过了1g。这说明植物化学物作为抗氧化剂对减少癌症发生存在潜在生理作用。因此多吃蔬菜和水果具有重要意义。

（3）免疫调节作用。免疫系统主要具有抵御病原体的作用，同时也涉及在癌症及心血管疾病病理过程中的保护作用。迄今为止，已进行了很多有关多种类胡萝卜素对免疫系统刺激作用的动物试验和人体干预研究，其结果表明，类胡萝卜素对免疫功能有调节作用。对类黄酮的研究几乎全部是在离体条件下进行的，多数研究表明类黄酮具有免疫

抑制作用。

(4) 抗微生物作用。研究证实，球根状植物中的硫化物具有抗菌作用。蒜素是大蒜中的硫化物，具有很强的抗微生物作用。芥子油甙的代谢物异硫氰酸盐和硫氰酸盐同样具有抗微生物活性的作用。混合食用水芹、金莲花和辣根后，泌尿道中芥子油苷的代谢物能够达到治疗尿路感染的有效浓度。在日常生活中可用一些浆果，如酸梅和黑莓来预防和治疗感染性疾病。

(5) 降胆固醇作用。动物实验和临床研究均发现，以皂甙、植物固醇、硫化物和生育三烯酚为代表的植物化学物，具有降低血胆固醇浓度的作用。

植物化学物可抑制肝中胆固醇代谢的关键酶，其中最重要的是羟甲基戊二酸单酰辅酶A还原酶（HMG-CoA），其在动物体内可被生育三烯酚和硫化物所抑制。

植物化学物所具有的其他促进健康的作用，还包括调节血压、血糖和血凝以及抑制炎症等。

（二）常见的植物化学物

1. 类胡萝卜素

类胡萝卜素（Carotenoid）是广泛存在于微生物、植物、动物及人体内的一类黄色、橙色或红色的脂溶性色素，具有抗氧化、抗肿瘤、增强免疫和保护视觉等多种生物学作用。类胡萝卜素是一组由8个异戊二烯基本单位构成的碳氢化合物，目前已鉴定出700多种。根据其分子的组成，类胡萝卜素可分为含氧类胡萝卜素及不含氧类胡萝卜素两类。含氧类胡萝卜素被称为叶黄素（Xanthophyll），如类胡萝卜素酯和类胡萝卜素酸等；不含氧类胡萝卜素被称为胡萝卜素（Carotene）或类胡萝卜素碳氢化合物。类胡萝卜素主要有α-胡萝卜素、β-胡萝卜素、γ-胡萝卜素、叶黄素、番茄红素和β-隐黄素等。

类胡萝卜素在植物和微生物体内可自行合成，动物体内不可自行合成。植物中的类胡萝卜素主要存在于水果和新鲜蔬菜中，α-胡萝卜素和β-胡萝卜素主要来自黄橙色水果中，叶黄素主要来自深绿色蔬菜，β-隐黄素主要来自橙色水果。人体每天摄入的胡萝卜素约为6mg。

2. 植物固醇

植物固醇（Phytosterols）以环戊烷全氢菲为主架结构，主要包括β-谷固醇、豆固醇和菜油固醇等。

植物固醇主要存在于植物的种子及其油料、豆类中，也少量存在于其他植物性食物如蔬菜、水果中，具有降低胆固醇浓度、抗癌、调节免疫及抗炎等生物学作用。人体植物固醇的每日摄入量为150～400mg，与胆固醇摄入量相当。机体对植物固醇的吸收率很低，约为5%。

3. 皂甙

皂甙（Saponin）又名皂素，是由皂苷元（Sapogenins）、糖、糖醛酸和其他有机酸组成的一类具有苦味的化合物，它们可与蛋白质和脂类形成复合物，在豆科植物中皂甙特别丰富。常见的组成皂苷的糖有葡萄糖、半乳糖、鼠李糖、阿拉伯糖、木糖及其他戊糖类。皂苷是一类广泛存在于植物茎叶和根中的化合物，具有调节脂质代谢、降低胆固醇浓度、抗微生物、抗氧化、抗血栓、调节免疫等生物学作用。根据膳食习惯和特点，平均每天膳食摄入的皂苷约为10mg。食用豆类食物较多的人群，其皂苷摄入量可达200mg以上。

4. 芥子油甙

芥子油苷也称为硫代葡萄糖苷或简称硫苷（Glucosinolate，GS），是一个R侧链和一个硫原子相连的D－砒喃葡萄糖，通常情况下以钠盐或钾盐的形式存在于细胞质中。它是一类存在于所有十字花科植物中的重要次生代谢物，具有抗肿瘤、调节氧化应激、抗菌、调节免疫等生物学作用。目前已发现了100多种GS，其含量占十字花科蔬菜干重的1%以上。人体每日从膳食中摄入10～50mgGS，素食者可达100mg以上。

5. 多酚

多酚（Polyphenols）是所有酚类衍生物的总称，主要为酚酸（包括羟基肉桂酸）和类黄酮，后者主要存在于水果和蔬菜的外层及整粒的谷物中（木聚素）。新鲜蔬菜中的多酚可高达0.1%，最常见的类黄酮是槲皮素。黄酮类化合物（Flavonoids）又称生物类黄酮（Bioflavonoids）或类黄酮，是一类广泛分布于植物界的多酚类化合物，具有抗炎、抗微生物、增强免疫、抗氧化、抗肿瘤、保护心血管、抗衰老等生物学作用以及雌激素样作用。

不同国家人群每日黄酮类化合物的膳食摄入量为20～70mg。主要的食物来源有各色水果、蔬菜、大豆、巧克力、绿茶等。

6. 蛋白酶抑制剂

蛋白酶抑制剂（Protease Inhibitor，PI）是一类普遍存在于植物、动物、微生物体内，通过抑制蛋白酶活性和功能而发挥调节免疫、抗炎、抗氧化、抗肿瘤、保护心血管、抗病虫害等作用的化合物。人平均每日从膳食中摄入的胰蛋白酶抑制剂约为300mg。

7. 单萜类

单萜（Monoterpenoids）是萜类化合物之一，通常指由二分子异戊二烯聚合而成的萜类化合物。调料类植物中所有的植物化学物主要是典型的食物单萜类质，如薄荷中的薄荷醇、香菜种子中的香芹酮、柑橘油中的柠檬油精。单萜类化合物具有抗癌、抗炎、抗氧化、镇痛及保护神经等生物学作用。

8. 植物雌激素

植物雌激素（Phytoestrogens）存在于植物中，其分子结构与哺乳动物雌激素结构相似，是一类具有类似动物雌激素生物活性的植物成分，它们对激素相关疾病有广泛作用。虽然被人们称为植物雌激素，其实它们本身不是激素。含植物雌激素的植物主要有大豆（大豆异黄酮）、葛根、亚麻籽等。植物雌激素具有预防骨质疏松、抗氧化、保护心血管、抗肿瘤及保护神经等生物学作用。

9. 有机硫化物

有机硫化物（Organosulfur Compounds，OSCs）是主要存在于百合科葱属植物中的一大类含硫化合物，常见的食物来源有大蒜、洋葱、葱等，以大蒜的含量最丰富。大蒜除含有人体所需的多种必需氨基酸、糖类、脂类、维生素和微量元素外，还含有三十余种含硫化合物，其含量可达大蒜总重的0.4%。大蒜90%以上的活性物质都源于有机硫化物，其中主要为蒜氨酸（Alliin）和γ－谷氨酰－S－烯丙基半胱氨酸（G-glutamyl-S-Allylcysteine，GSAC）。有机硫化物具有抗微生物、抗氧化、调节脂代谢、抗血栓、调节免疫和抗癌等生物学作用。

10. 植酸

植酸又称肌醇六磷酸酯（Inositol Hexaphosphate，IP_6），是一种广泛存在于植物中、含有六分子磷酸的肌醇酯。植酸主要存在于种子胚层和谷皮中，在谷类和豆类中含量可达1%～6%。植酸具有螯合、抗氧化、调节免疫、抗肿瘤等生物学作用。

除上述各种植物次级代谢产物外，还有一些植物化学物没有归属到上述分类中，如植物凝血素、葡萄糖二胺、苯酞、叶绿素和生育三稀酚类等。

（李鸣 阴文娅 鲍妍宏）

参考文献

[1] 郑建仙. 低能量食品［M］. 北京：中国轻工业出版社，2001.
[2] 葛可佑. 中国营养科学全书［M］. 北京：人民卫生出版社，2004.
[3] 陈献文，谭永兴. 营养工作手册［M］. 南京：江苏科学技术出版社，2012.
[4] 黄承钰. 医学营养学［M］. 北京：人民卫生出版社，2010.
[5] 郭卫红. 营养与食品安全［M］. 上海：复旦大学出版社，2005.
[6] 孙长颢，凌文华，黄国伟. 营养与食品卫生学［M］. 第7版. 北京：人民卫生出版社，2012.
[7] 中国营养学会. 中国居民膳食指南［M］. 北京：人民出版社，2013.
[8] 蔡美琴. 公共营养学［M］. 北京：中国中医药出版社，2006.
[9] 翟凤英. 公共营养［M］. 北京：中国轻工业出版社，2009.

第三章　食物

食物是人类从外界获得营养素和生物活性物质的主要来源，不仅可以维持人类生存、促进生长发育，还可提供色、香、味以满足人类的心理需求。食物种类繁多，按其来源和性质可分为两类：动物性食物及其制品和植物性食物及其制品。需要明确的是，除母乳能满足4个月以内婴儿全面的营养需求外，没有一种食物能满足人体对所有营养素的需要。因此食物多样化、平衡膳食对满足机体营养需要、促进健康十分重要。

食物营养价值（Nutritional Value）是指食物所含营养素和能量能满足人体营养需要的程度。食物营养价值的高低取决于其所含营养素的种类是否齐全、数量是否足够、比例是否适宜、是否容易被人体消化吸收和利用等。此外，食物中的植物化学物的含量和种类也可作为评价食物营养价值的依据。实际工作中可通过查阅食物成分表、理化和生物的分析方法来测定食物中营养素的种类和含量。

评价食物营养价值具有重要的意义。首先，了解各种食物天然组成成分可以科学地指导人们选择食物和合理配制平衡膳食，以达到促进健康的目的。其次，了解食物加工过程中营养素的变化和损失有利于改进食物加工工艺和烹饪方法，最大限度地保存食物中的营养素。最后，通过了解食物的营养特点，可发现食物的缺陷和不足，为科学改造和开发新食品指明方向，以充分利用食物资源。

第一节　动物性食物的营养价值

一、畜肉、禽肉、鱼类及其制品

畜肉、禽肉和鱼类属于动物性食物，能为人体提供优质蛋白质、脂肪、矿物质和部分维生素，是人们膳食的重要组成部分。

（一）畜肉、禽肉及其制品的营养价值

畜肉指猪、牛、羊、马等牲畜的肌肉、内脏及其制品。禽肉指鸡、鸭、鹅等的肌肉、内脏及其制品。畜禽肉及其制品营养价值高，易于消化吸收，为人体提供优质蛋白质、脂肪、矿物质和部分维生素。畜肉、禽肉等的营养素分布因种类、年龄、肥瘦程度和部位不同而差异较大。

1. 蛋白质

畜肉、禽肉及其制品中的蛋白质含有人体必需的各种氨基酸，尤其富含一般植物性食品中所缺少的赖氨酸、苏氨酸、蛋氨酸、精氨酸和组氨酸等，且氨基酸构成与人体需要较为接近，因此易于被人体吸收，生物学价值皆为80%左右。畜肉蛋白质大部分存在于肌肉组织中，含量为10%～20%，通常牛肉、羊肉蛋白质含量高于猪肉。禽肉蛋白质含量为16%～20%，通常鸡肉蛋白质含量最高，鹅肉次之。就部位而论，蛋白质含量最高的是背脊的瘦肉，如猪背脊肉蛋白质含量为21%，猪奶脯肉蛋白质含量仅为8%。皮肤和筋腱主要为结缔组织，所含蛋白质主要为胶原蛋白和弹性蛋白，缺乏色氨酸、蛋氨酸等必需氨基酸，蛋白质利用率低。

此外，畜肉、禽肉中含有能溶于水的含氮浸出物，包括肌凝蛋白原、肌酸、肌酐、嘌呤碱、肌肽、尿素、磷肌酸、胆碱和游离氨基酸等非蛋白含氮浸出物以及无氮浸出物。它们能使肉汤具有鲜味，刺激胃液分泌，促进消化，同时对新陈代谢也有重要作用。其中，禽肉质地较畜肉细嫩且含氮浸出物多，故禽肉炖汤味道较畜肉更鲜美。

2. 脂肪

畜禽肉中的脂肪含量为10%～30%，其脂肪含量同样因品种、年龄、肥瘦程度及部位不同有较大差异。畜肉中以猪肉脂肪含量最高，其次是羊肉，牛肉和兔肉较低。禽肉中，鸭肉和鹅肉的脂肪含量较高，鸡肉和鸽子肉次之。就部位而言，猪肥肉脂肪含量高达90%，猪前肘为31.5%，猪里脊肉为7.9%。畜肉脂肪中饱和脂肪酸含量较高，主要为棕榈酸和硬脂酸。禽肉脂肪含量较畜肉少，并含有丰富的亚油酸，其含量约占脂肪总量的1/5。畜禽脂肪中含有少量的卵磷脂，胆固醇含量较高，尤其是内脏及脑组织中胆固醇含量特别高，每100g含量高达2000～3000mg。脂肪的物理、化学性质与其可消化性密切相关，熔点越接近人的体温的食用脂肪，消化率越高，动物脂肪的熔点差不多接近人的体温，因此，消化率较高，如猪脂肪的消化率为97%，牛脂肪为93%。

3. 碳水化合物

畜肉、禽肉中的碳水化合物主要以糖原的形式储存在肌肉和肝脏中，含量较低。禽肉中碳水化合物含量与年龄有关，同一品种老禽的碳水化合物含量比幼禽高。动物被宰杀后，储存过程中由于酶的分解作用，糖原的含量下降，乳糖含量上升，pH值逐渐下降。

4. 维生素

畜肉、禽肉中含有多种维生素，以B族维生素和维生素A为主。肝脏是动物组织中各种维生素含量最丰富的器官，富含维生素A和核黄素。禽肉中B族维生素含量与畜肉相似，其中烟酸的含量较高，每100g禽肉中含烟酸4～8mg。

5. 矿物质

畜肉、禽肉中矿物质含量为0.8%～1.2%，内脏中的含量高于瘦肉，瘦肉高于肥肉。禽肉中钙、磷、铁、锌等含量均高于猪肉、牛肉、羊肉，硒含量明显高于畜肉。畜禽肉和动物血中铁含量丰富，且主要以血红素铁的形式存在，其吸收受食物和其他因素的影响较小，食物利用率高。畜肉、禽肉是人体所需锌、铜、锰、铁等多种微量元素的良好来源，人体对畜肉、禽肉中各种矿物质的消化吸收都高于植物性食品，尤其是铁。

（二）鱼类的营养价值

鱼类有海水鱼和淡水鱼之分，海水鱼又分为浅海鱼和深海鱼。

1. 蛋白质

鱼类中蛋白质含量因鱼的种类、年龄、肥瘦程度及捕获季节等不同而有较大差别，一般约15%~25%。鱼肉含有人体必需的各种氨基酸，尤其是亮氨酸和赖氨酸，属于优质蛋白质。鱼肉中蛋白氮含量为2%~3%，氨基酸组成优于畜肉。深海鱼（金枪鱼、鲭鱼）中含有大量组氨酸，所以儿童多食鱼有利于生长发育。

2. 脂肪

鱼类脂肪含量低，一般为1%~10%，主要分布在皮下和内脏周围，肌肉组织中含量很少。鱼类的脂肪含量因品种、部位不同而有较大差异。如鳀鱼脂肪含量高达12.8%，而鳕鱼仅为0.5%。鱼类脂肪中不饱和脂肪酸含量较高，熔点低，消化吸收率可达95%，是人体必需脂肪酸的重要来源。海水鱼脂肪中不饱和脂肪酸含量高达70%~80%，其中二十二碳六烯酸（DHA）和二十碳五烯酸（EPA）含量可达10.8%~37.1%。

3. 碳水化合物

鱼体中碳水化合物含量较低，约为1.5%，主要以糖原形式储存于肌肉或肝脏中。鱼被捕获后，由于其糖酵解作用较强，鱼类肌肉中的糖原几乎全部变为乳酸。有些鱼不含碳水化合物，如草鱼、青鱼、鲈鱼等。

4. 矿物质

鱼类的矿物质含量为1%~2%，高于畜肉、禽肉，其中磷的含量占40%，钙、钠、氯、钾、镁等的含量也较高。鱼类中钙含量较畜肉、禽肉高，是钙的良好来源。淡水鱼含磷、铁、镁、铜较多，海水鱼则含碘、氟、钴等较多。

5. 维生素

鱼类肝脏是维生素A和维生素D的重要来源，比目鱼、鲭鱼、鲇鱼等脂肪含量较多，含大量维生素A和维生素D。此外，鱼肉中B族维生素和维生素E的含量也较高。

（三）肉类加工制品

肉类加工制品包括火腿肠、腌制腊肉腊肠、各类肉丸、虾饺等。火腿肠、肉丸、虾饺等在生产过程中常常会加入亚硝酸盐等食品添加剂，各种熏、烤、盐腌腊肉腊肠在加工过程中也会产生一定剂量的致癌物，并且这类加工肉制品盐含量通常较高。所以尽管加工肉制品具有独特的风味，但应该尽量少吃。

二、奶类及奶制品

奶类包括牛奶、羊奶和马奶等，人们最常食用的是牛奶。奶类及其制品营养丰富、容易消化，所含各营养素比例均衡，能满足新生婴儿生长发育的营养需要，也是各年龄人群的理想食品。奶制品是以奶类为原料，经浓缩、发酵等工艺制成的产品，如奶粉、酸奶、炼乳等。

（一）奶类的营养价值

1. 蛋白质

牛奶中蛋白质含量为2.8%～3.3%，主要为酪蛋白（79.6%）、乳清蛋白（11.5%）和乳球蛋白（3.3%），此外还有少量的脂肪球膜蛋白。酪蛋白属于结合蛋白，在牛奶中以酪蛋白酸钙-磷酸钙复合物形式存在，对pH值变化敏感，遇酸或凝乳酶则凝固。乳清蛋白对热不稳定，加热时发生凝固并沉淀。乳球蛋白与机体免疫有关。牛奶蛋白质中含有全部人体必需氨基酸，特别富含赖氨酸，是谷类食物的天然互补品。奶类蛋白质的消化吸收率为87%～89%，属于优质蛋白质。

2. 脂肪

奶中的脂肪称为乳脂，含量通常为3.0%～5.0%，主要为甘油三酯，还含有少量磷脂和胆固醇。乳脂肪以微粒状脂肪球的形式分散在乳浆中，呈高度乳化状态，易被消化吸收，吸收率高达97%。乳脂中脂肪酸种类达20种以上，其中，油酸占30%，亚油酸和亚麻酸分别占5.3%和2.1%，短链脂肪酸（如丁酸、己酸、辛酸）含量也较高，因此乳脂风味良好且易于消化吸收。

3. 碳水化合物

奶中碳水化合物含量为3.4%～7.4%，主要为乳糖，人奶中乳糖含量最高，其次为羊奶，牛奶中较少。乳糖具有调节胃酸、促进胃肠蠕动和消化腺分泌的功能。此外，乳糖还能促进钙和其他矿物质的吸收，促进乳酸菌生长繁殖，对肠道健康具有重要意义。

4. 矿物质

牛奶矿物质含量高，占牛奶鲜重的0.7%～0.75%，主要为钙、磷、钾、镁、钠、硫、锌、锰等。牛奶中钙含量约104mg/100g，吸收率高，是钙的良好来源。牛奶中铁含量少，为0.1～0.2mg/100g，为人奶的1/5，但能被完全吸收。用奶类喂养婴儿时应注意铁的补充。

5. 维生素

牛奶中含有人体所需的各种维生素，主要有维生素A、维生素E、维生素B_1、维生素B_2、维生素C等。牛奶中维生素含量与饲养方式和季节有关，放牧期牛乳中维生素A、维生素D、维生素C含量较冬春季棚内饲养明显增多。牛奶中维生素D含量较低，在作为婴儿主要食品时可进行强化。牛奶是B族维生素的良好来源，特别是维生素B_2。牛奶中尼克酸含量不多，但因蛋白质中色氨酸含量高，尼克酸可由色氨酸在人体合成，故牛奶具有抗癞皮病的作用。

6. 其他成分

牛奶中含有多种酶类（如氧化还原酶、转移酶和水解酶等），不仅可以帮助消化营养物质，还具有抗菌作用，有利于牛奶的保存。牛奶中还存在许多生理活性物质，如生物活性肽、乳铁蛋白、免疫球蛋白、激素和生长因子等，在促进婴儿胃肠成熟、加强免疫力 、调节生长发育等方面起到重要作用。

此外，牛奶中还存在有机酸和细胞成分。有机酸主要为枸橼酸（约为 0.18%），还有微量的乳酸、丙酮酸等。乳类腐败变质时，乳酸的含量增高。牛奶还含有白细胞、红细胞、上皮细胞等细胞成分。牛奶的体细胞数是用于衡量牛奶卫生品质的指标之一，生鲜奶质量越高，体细胞数越低。

（二）奶制品的营养价值

因加工工艺不同，不同奶制品的营养素含量有很大差异。奶制品包括巴氏消毒奶、灭菌奶、调制奶等。

1. 巴氏消毒奶、灭菌奶和调制奶

巴氏消毒奶是奶挤出后，经巴氏消毒等工序制得的直接饮用的液体产品。巴氏消毒方法主要有两种：低温巴氏消毒（63℃，30 分钟）和高温巴氏消毒（71.1℃，15 秒）。灭菌奶可分为超高温灭菌奶（Ultra High-temperature Milk）和保持灭菌奶（Retort Sterilized Milk）。前者是以生牛（羊）奶为原料，添加或不添加复原奶，在连续流动的状态下，加热到至少 132℃并保持很短时间的灭菌，再经无菌灌装等工序制成的液体产品。后者是指以生（羊）奶为原料，添加或不添加复原奶，无论是否经过预热处理，在灌装并密封之后经灭菌等工序制成的液体产品。调制奶是以不低于 80%的生（羊）奶或复原乳为原料，添加其他原料、食品添加剂、营养强化剂，采用适当的杀菌或灭菌等工艺制成的液体产品。这三种形式的奶在加工过程中除维生素 B_1 和维生素 C 有损失外，营养价值与新鲜生牛（羊）奶差别不大。调制奶因是否进行营养强化而营养差异较大。

2. 奶粉

奶粉指以生牛（羊）奶为原料，经加工制成的粉状产品，可分为全脂奶粉、脱脂奶粉、调制奶粉、乳清粉等。调制奶粉（Formulated Powder Milk）是以生牛（羊）奶及其加工制品为主要原料，添加其他原料，添加或不添加食品添加剂和食品强化剂，经过加工制成的乳固体含量不低于 70%的粉状产品。调制奶粉根据不同人群营养需要的特点，对牛奶的营养素组成加以调制和改善，使其更适合不同人群的营养需要。目前市场上的奶粉多为调制奶粉。奶粉生产一般要经过灭菌、浓缩、干燥处理，在此过程中，对热不稳定的营养素会有不同程度的损失。由于经过浓缩、干燥等过程，一般的全脂奶粉营养素含量约为鲜奶的 8 倍。脱脂奶粉脂肪含量不超过 1.3%，在制作过程中损失较多脂溶性维生素，其他营养成分变化不大。

3. 发酵奶

发酵奶（Fermented Milk）是指以生牛（羊）奶为原料，经杀菌、发酵后制成的 pH 值降低的产品。其中，以生牛（羊）奶或奶粉为原料，经杀菌、接种嗜热链球菌和保加利亚乳杆菌发酵制成的产品称为酸奶（Yoghurt）。发酵奶经乳酸菌发酵后，蛋白质凝固，游离氨基酸和肽增加，乳糖变为乳酸，脂肪发生不同程度的水解，营养价值增

高。乳酸菌进入肠道可以抑制一些腐败菌的生长，调节肠道菌群，促进人体健康。

4. 炼奶

炼奶（Condensed Milk）指鲜牛奶（或脱脂牛奶）加蔗糖（或不加蔗糖）经真空浓缩制成的一种奶制品，炼奶的有效浓度为纯奶的2.5～3.3倍。目前市场上的炼奶有三种类型：加糖炼奶、淡炼奶和调制炼奶。加糖炼奶（Sweetened Milk）即以生牛（羊）奶和（或）奶制品、食糖为原料，添加或不添加食品添加剂和营养强化剂，经加工制成的黏稠状产品。成品中蔗糖含量为40%～45%，渗透压增大。由于加糖炼奶蔗糖含量过高，在食用前需要加大量水分冲淡，造成蛋白质等其他营养素含量相对较低，故不宜用于喂养婴儿。淡炼奶（Evaporated Milk）即以生牛（羊）奶和（或）奶制品为原料，添加或不添加食品添加剂和营养强化剂，经加工制成的黏稠状产品。淡炼奶经高温灭菌后，维生素受到一定程度的破坏，因此常用维生素强化，按适当比例冲淡后，其营养价值基本同于鲜奶。经高温处理后形成的软凝乳块经均质处理后脂肪球变小，有利于消化吸收，可用于喂养婴儿。调制炼奶（Formulated Condense）是以生牛（羊）奶和（或）奶制品为主要原料，添加或不添加食糖、食品添加剂和营养强化剂，添加辅料，经加工制成的黏稠状产品。

三、蛋类及其制品

蛋类是营养价值很高的一类食物，主要包括鸡蛋、鸭蛋、鹅蛋、鹌鹑蛋等，最普遍食用的是鸡蛋。

（一）蛋的结构

各种蛋的结构相同，主要由蛋壳、蛋清和蛋黄三部分构成。以鸡蛋为例，蛋壳占全蛋重量的11%～13%，主要由碳酸钙构成。蛋清和蛋黄的比例因蛋的大小不同而有所差异，一般来说，全蛋中蛋黄与蛋清的重量比约为37：13。蛋清为白色半透明黏性胶状物质，由三部分组成，外层为稀蛋清，中层为浓蛋清，包裹在蛋黄周围的为稀蛋清。蛋黄表面包着蛋黄膜，并由两条韧带将蛋黄固定在蛋的中央。蛋黄的颜色受饲料成分的影响，饲料中添加β–胡萝卜素可以使蛋黄呈现黄色至橙色的鲜艳颜色。

（二）蛋类的营养价值

1. 蛋白质

蛋类蛋白质含量一般在10%以上，蛋清中较低，蛋黄中较高。蛋中蛋白质主要为卵清蛋白（Ovoalbumin）、卵黄磷蛋白（Vitellin）及卵黄球蛋白（Iivetins）。鸡蛋蛋白的必需氨基酸组成与人体接近，是蛋白质生物学价值最高的食物，常被用作参考蛋白。

2. 脂肪

蛋中含有11%～15%的脂肪，其中98%的脂肪集中在蛋黄，呈乳化状，分散成细小颗粒，容易被消化吸收。蛋类脂肪中有58%～62%为不饱和脂肪酸，其中油酸约占50%，亚油酸约占10%。此外，蛋中还含有磷脂类和固醇类。蛋黄是磷脂的良好食物来源，蛋黄中的磷脂主要为卵磷脂和脑磷脂，此外，还有神经鞘磷脂。蛋中胆固醇含量较高，鸡蛋中胆固醇含量为585mg/100g，蛋黄中含量为1510mg/100g。

3. 碳水化合物

蛋中碳水化合物较少，蛋清中主要为甘露糖和半乳糖，蛋黄中主要为葡萄糖，且多以与蛋白质结合的形式存在。

4. 矿物质

蛋中约含有1.1%的无机物，其中以钙、磷、铁等含量较高。蛋类所含的矿物质主要存在于蛋黄内，蛋清中含量极低。

5. 维生素

蛋类含有丰富的维生素，主要集中在蛋黄。蛋类维生素含量受品种、季节和饲料的影响，以维生素A、维生素E、维生素B_2、维生素B_6为主。

（三）蛋制品

鲜蛋用不同方法加工后的产品，称为蛋制品。蛋制品主要分为三大类型：再制蛋、干蛋类和冰蛋类。再制蛋是鲜蛋经过盐、碱、糟、卤、炸等工艺制作后未改变蛋形的蛋制品，主要包括皮蛋、咸蛋、糟蛋，以及各种熟制蛋。干蛋类和冰蛋类则是鲜蛋经过去壳和加工处理后改变了蛋形的蛋制品，主要有各种蛋粉、冰蛋和蛋松等。经过各种加工工艺制成的再制蛋易于储存，并具有不同的风味，蛋白质和脂肪含量改变较少，但微量营养素有所改变：皮蛋加碱后，B族维生素会被破坏；咸蛋的水分含量会减少，盐含量会大大增加；糟蛋中的钙含量较普通鸡蛋高出约40倍，可溶性糖和氨基酸含量增多，更易于消化吸收；茶叶蛋、卤蛋经反复煮熟后，蛋白质吸收利用率会降低，并且盐含量有所增加；其他蛋制品，如蛋粉、湿蛋、冰蛋、蛋壳粉则多为其他加工食品的原料。

第二节　植物性食物的营养价值

人们所食用的食物除了动物性食物外还包括维持健康必不可少的植物性食物。植物性食物包括谷薯类、豆类、各种蔬菜和水果等。在中国居民平衡膳食宝塔中，谷薯类食物和蔬菜、水果分别位于宝塔的第一层和第二层，豆类则位于第四层。这体现了植物性食物在平衡膳食中的重要性。

一、谷薯类

谷类食物主要包括稻米、小麦、玉米、小米、燕麦、高粱、荞麦、青稞等；薯类包括马铃薯、甘薯、木薯等。大米和小麦是我国居民最常食用的谷类，常称其为主食，其他的则称为杂粮。不同国家和地区居民膳食中，谷薯类的摄入种类和数量有所不同。我国居民膳食中谷类食物占膳食的构成比例较大，是膳食能量的主要来源（占膳食总能量的50%～60%），同时也是多种微量营养素和膳食纤维的良好来源。

（一）谷类及其制品的营养价值

谷类食物富含碳水化合物，一般为70%～80%，易被人体吸收和利用，并且价格低廉，是人体理想而经济的能量来源。

1. 谷类结构和营养素分布

人们日常食用的谷类多为粮食的种子。尽管各种粮食种子形态、大小不一，但结构类似，都由谷皮、糊粉层、胚乳和胚芽四个主要部分组成。谷皮（Silverskin）为粮食种子的最外层，主要由纤维素、半纤维素等组成，起保护谷粒的作用。谷皮内为糊粉层（Aleurone Layer），含有较多的磷和丰富的B族维生素及无机盐。胚乳（Endosperm）是谷类的主要部分，含有丰富的淀粉和一定量的蛋白质。越靠近胚乳周围部分，蛋白质含量越高；越靠近胚乳中心部分，蛋白质含量越低。胚芽（Embryo）位于谷粒的一端，富含脂肪、蛋白质、无机盐、B族维生素和维生素E。在谷物加工过程中，由于胚芽质地较软而韧，不易粉碎，易于与胚乳脱离而混入糠麸中，造成精加工的谷物营养价值降低。

2. 谷类食物的营养特点

谷类食物中的营养素种类和含量因谷物的种类、品种、产地、施肥以及加工方法不同而有所差异。

（1）碳水化合物。谷类淀粉是人类最理想、最安全、最经济的能量来源。谷类碳水化合物含量最多的是淀粉，占70%～80%。淀粉有直链淀粉和支链淀粉两种。一般的粮食中，直链淀粉占20%～25%，支链淀粉占75%～80%。直链淀粉黏性差，遇碘显蓝色，易出现老化现象，并形成难以消化的抗性淀粉。支链淀粉黏性大、遇碘显棕色，易糊化，消化率较高，其血糖生成指数较直链淀粉大，糯米、糯玉米和黏高粱几乎全为支链淀粉。除了淀粉，谷类还有约10%的其他碳水化合物，如糊精、戊聚糖、葡萄糖、果糖和膳食纤维。其中，膳食纤维含量受加工程度影响较大，谷类加工越精细，膳食纤维含量越低，故提倡在日常膳食中多选用全谷物作为主食，以保证膳食纤维摄入充足。

（2）蛋白质。谷类蛋白质含量一般为7.5%～15%，根据溶解度，可将种子中的蛋白质分为四类：清蛋白（Albumin）、球蛋白（Globulin）、醇溶蛋白（Prolamin）、谷蛋白（Glutelin）。醇溶蛋白和谷蛋白是谷类所特有的蛋白质，它们含有大量的谷氨酸，脯氨酸和亮氨酸含量也较多，但缺乏赖氨酸；米胚和麦胚中主要含有球蛋白，也有一定量的清蛋白，无醇溶蛋白和谷蛋白，但赖氨酸含量较为丰富，故胚芽的蛋白质营养价值较高。然而，在加工过程中，大多数胚芽被除去，这使得加工的成品粮中蛋白质的营养价值大大降低。

（3）脂肪。谷类脂肪含量不高，只占1%～4%，燕麦为7%，主要集中在糊粉层和胚芽，在谷类加工过程中易转入糠麸。小麦胚芽中脂肪含量可达10%，玉米胚芽中脂肪含量则更高，在17%以上，可加工成玉米胚芽油。玉米胚芽油中不饱和脂肪酸含量在80%以上，主要为亚油酸和油酸，其中亚油酸占油脂总量的50%以上。从米糠中可提取米糠油，不饱和脂肪酸含量高达80%以上。

（4）矿物质。谷类含有丰富的磷、钙、铁、锌、镁、铜、钼等，主要分布在谷皮与糊粉层，在加工过程中极易丢失。

（5）维生素。谷类含有丰富的B族维生素，如硫胺素（维生素B_1）、核黄素（维生素B_2）、尼克酸（烟酸）、泛酸和吡哆醇等，集中分布在糊粉层和胚芽，因此在精加工过程中易丢失。玉米和小麦胚芽中含有较多的维生素E，是维生素E的良好来源。

（6）植物化学物。谷类含有较多的植物化学物，主要存在于谷皮部分，不同品种的谷类植物化学物的种类和含量差异较大，杂粮中植物化学物含量相对较高。谷类中的植物化学物主要有黄酮类化合物（芦丁、花色苷）、酚酸类物质（苯甲酸、肉桂酸）、玉米黄素（类胡萝卜素的一种）。芦丁在槐米中含量较高，荞麦次之。花色苷在黑米、黑玉米等黑色谷物中含量较高。谷物麸皮中酚酸类物质含量由高到低的顺序为玉米、小麦、荞麦、燕麦。玉米黄素主要存在于玉米胚乳中。

3. 谷类加工制品

（1）饼干糕点类食物的营养价值。这类加工食品常常在加工过程中加入糖、甜味剂、奶和奶制品及蛋类等，因而常常能量密度较高，在必要时可为机体提供所需的能量，其营养物质主要为碳水化合物。加工原料含量不同，脂肪和蛋白质含量也不同。

（2）膨化油炸食品的营养价值。膨化油炸食品包括方便面、炸薯条、薯片等。这类食品是人们常说的"垃圾食品"，其典型特点是油脂含量高，含有一定的反式脂肪酸，并且钠含量常常较高。其营养密度低，而能量密度较高。这类食物应该少吃，但由于其方便携带，必要时仅作为补充能量的来源。

（3）即食谷类制品的营养价值。燕麦片、干薯条、即食玉米片、各种杂粮粉等都属于此类。这类加工食品大多保持了谷物原来的营养成分，并且食用方便，可以临时充当主食的角色。

（二）薯类食物的营养价值

薯类淀粉含量为8%～29%，蛋白质和脂肪含量较低，含有一定的维生素和矿物质。薯类也含有一定的植物化学物。马铃薯中酚类化合物含量较高。山药块茎主要含山药多糖、胆甾醇、麦角固醇、油菜甾醇、多酚氧化酶、植酸、皂苷等多种活性成分。2015年，我国农业部启动并实施了马铃薯主粮化战略，马铃薯成为继稻米、小麦、玉米之后的第四大主粮。相对于常见的主食，马铃薯淀粉多为直链淀粉，消化吸收速率较慢，膳食纤维含量较高，并且含有一般主食没有的维生素C。马铃薯中胡萝卜素、维生素B_1、维生素B_2、维生素B_6等的含量也较高。

二、蔬菜、水果类

蔬菜和水果种类繁多，富含人体所必需的维生素、矿物质和膳食纤维，水分和酶类含量较多，含有一定的碳水化合物，蛋白质、脂肪含量很少。蔬菜、水果中含有多种有机酸、芳香物质和色素成分，感官及性状良好，具有增进食欲、促进消化、补充多种维生素和矿物质的作用。此外，蔬菜、水果中植物化学物含量高，对人体具有多种健康效益。

（一）蔬菜的营养价值

蔬菜按其结构和可食部位分为叶类、根茎类、瓜茄类、鲜豆类、花芽类和菌藻类。种类不同，营养素差异较大。

1. 碳水化合物

蔬菜的碳水化合物含量约为4%。种类主要包括单糖、双糖、淀粉及膳食纤维。单糖、双糖含量较多的蔬菜有胡萝卜、番茄、南瓜等。蔬菜中的纤维素、果胶和半纤维素是膳食纤维的主要来源。菌藻类蔬菜（如蘑菇、香菇和银耳等）含有较多的多糖类物质，具有提高免疫力和抗肿瘤的作用。

2. 蛋白质

蔬菜中的蛋白质含量较低，一般为1%～2%，鲜豆类平均可达4%。菌藻类中发菜、香菇和蘑菇的蛋白质含量可达20%以上，其必需氨基酸含量较高且组成均衡。

3. 维生素

新鲜蔬菜含有丰富的维生素C、核黄素和叶酸等。蔬菜的维生素含量与蔬菜的品种、颜色、部位和鲜嫩程度有关。一般来说，叶部比根茎部含量高，深色菜叶比浅色菜叶含量高，嫩叶蔬菜比老叶蔬菜含量高。维生素B_2和叶酸在深绿色蔬菜中含量高。

4. 矿物质

蔬菜中含有丰富的钙、铁、磷、钠、钾、镁、铜等，以钾含量最多，是膳食中矿物质的重要来源。但蔬菜中存在的草酸会影响钙和铁的吸收。

5. 植物化学物

蔬菜中的植物化学物主要有类胡萝卜素、植物固醇、皂苷、芥子油苷、多酚、蛋白酶抑制剂、单萜类、植物雌激素、有机硫化物、植酸等。这些物质赋予蔬菜特殊的香味和色彩。研究表明，这些物质具有重要的保健功能。

6. 蔬菜中的抗营养成分

蔬菜中存在影响人体对营养素吸收的抗营养成分，如植物血细胞凝集素、蛋白酶抑制剂、草酸等。木薯中的氰苷可抑制人和动物体内细胞色素酶活性，甘蓝、萝卜和芥菜含有的硫苷化物可致甲状腺肿，有些蘑菇中还含有毒素。

（二）水果的营养价值

水果的种类很多，可分为仁果类、核果类、浆果类、柑橘类和瓜果类等。新鲜水果的营养价值和新鲜蔬菜类似，是人体矿物质、膳食纤维和维生素的主要来源之一。新鲜水果水分含量高，营养素含量相对较低，蛋白质和脂肪含量均不超过1%。

1. 碳水化合物

水果中所含的碳水化合物在6%～28%之间，主要是果糖、葡萄糖和蔗糖，还富含纤维素、半纤维素和果胶。水果含糖比蔬菜高，品种和种类不同，糖含量差异较大。仁果类如苹果和梨含果糖较多，核果类如桃、李、柑橘含蔗糖较多，浆果类如葡萄、草莓则以葡萄糖和果糖含量较多。水果在成熟的过程中，淀粉会逐渐转化为可溶性糖。

2. 维生素

新鲜水果含维生素C和胡萝卜素较多。鲜枣、草莓、橘、猕猴桃中维生素C含量较高，芒果、柑橘、杏等橙色水果胡萝卜素含量较高。

3. 矿物质

水果中含有人体所必需的多种矿物质，如钾、钠、钙、镁、磷、铁、锌、铜等。

4. 水果中的特殊营养物质

(1) 有机酸。水果中的有机酸以枸橼酸、苹果酸、酒石酸相对较多。这些酸性物质有促进消化、调节食欲等作用。

(2) 植物化学物。水果中富含各类植物化学物，主要包括花青素、多酚类物质、类胡萝卜素、黄酮类化合物、褪黑素、槲皮素等。不同水果所含的植物化学物的种类和含量差异较大。

(三) 蔬菜水果制品

蔬菜、水果制品包括干菜、干果（蜜饯类）及酱腌菜类。干菜、干果是新鲜蔬菜、水果经干燥脱水等工艺加工而成的食品。经干燥脱水后的蔬菜易于储存，但营养成分，尤其是维生素、矿物质损失较大，一般作为其他加工食品的配料之一。常见的干果是蜜饯类，常常加入了较多的糖，因而能量较高。酱腌菜类包括咸菜、酱菜、糟制菜、醋制菜、糖制菜等品种。酱腌菜含盐、含糖较多，尽量少食用。

三、豆类及其制品、坚果类

(一) 豆类及其制品的营养价值

豆类（Legume）一般分为大豆类和其他豆类。大豆主要包括黄豆、黑豆、青豆，它们含有较多的蛋白质（35%～40%）和脂肪（15%～20%），碳水化合物含量相对较少（20%～30%）。其他豆类，如绿豆、赤豆、蚕豆等，则含有较多的碳水化合物（55%～65%）、中等量的蛋白质（20%～30%）和少量的脂肪（低于5%）。通常所说的豆类制品主要是指大豆制品，即以大豆或其他豆类作为原料制作的发酵或非发酵食品，包括豆腐、豆浆、千张、豆腐干、豆皮、豆豉、豆酱等，是膳食中优质蛋白质的重要来源。

1. 大豆的营养价值

(1) 蛋白质。大豆的蛋白质含量高达35%～40%。大豆蛋白质由球蛋白、清蛋白、谷蛋白和醇溶蛋白组成，其中球蛋白含量最多。大豆蛋白的氨基酸模式较好，属于优质蛋白质。其赖氨酸含量较多，与谷类食物搭配食用可以发挥蛋白质互补作用。

(2) 脂肪。大豆脂肪含量为15%～20%，黄豆和黑豆较高。大豆脂肪多为不饱和脂肪酸，约占总能量的85%，其中油酸含量为32%～36%，亚油酸为52%～57%，亚麻酸为2%～10%。此外，大豆油还有1.64%的磷脂。

（3）碳水化合物。大豆碳水化合物含量为25%～30%，不可溶膳食纤维约占一半。含有的棉籽糖、水苏糖以及阿拉伯糖能被人体结肠内细菌利用并产生气体。

（4）维生素和矿物质。大豆含有丰富的钙、铁，但因有抗营养因子存在，钙、铁的吸收利用率并不高。大豆中含有丰富的维生素B_1、维生素B_2以及一定量的维生素E。

（5）大豆中的特殊成分。大豆中存在众多的特殊成分，包括植物化学物及抗营养因子。但近年来的研究表明，一些抗营养因子也有特殊的生理作用。大豆中的植物化学物包括大豆异黄酮、大豆皂苷、大豆甾醇、大豆卵磷脂、大豆低聚糖、植酸、蛋白酶抑制剂以及植物红细胞凝血素。近年来，大豆的营养价值被广泛研究，研究表明，大豆中的植物化学物具有良好的保健功能，因而大豆成为营养领域的研究热点。

2. 其他豆类的营养价值

豌豆、蚕豆、绿豆、赤小豆、芸豆、刀豆等其他豆类的营养素组成与大豆差异较大。其碳水化合物含量比大豆高，为50%～60%；蛋白质的含量低于大豆，高于粮谷类，约为25%；脂类的含量较低，约为1%。我国居民的膳食中其他豆类多以杂粮的形式掺杂在主食中，故称为杂豆类。

3. 豆制品的营养价值

豆制品包括发酵型豆制品和非发酵型豆制品，前者有腐乳、豆豉、臭豆腐等，后者有豆腐、豆浆、豆腐干、千张等。淀粉含量高的豆类还可以制作粉丝、粉皮等。

（1）豆腐。大豆经过浸泡、磨浆、过滤、煮浆等加工工序，抗营养因子大多被除去，更易于人体消化利用，其营养价值有所提高。

（2）豆浆。大豆经过浸泡、磨碎、过滤、煮沸后形成豆浆，豆浆营养丰富，且易于消化吸收。其营养成分含量视加入的水含量而定。

（3）粉条、粉皮、凉皮。以淀粉含量丰富的豆类加工而成，其中的蛋白质被除去，故其碳水化合物含量较高。

（4）发酵豆制品的蛋白质被分解成游离的氨基酸，口感更为鲜美，消化率有所提高，并使得维生素B_2、维生素B_6、维生素B_{12}的含量增加。经过发酵的豆制品不易引起胀气。

（二）坚果类的营养价值

坚果类食物多为草本类植物的种子，常见的坚果有核桃、花生、葵花籽、榛子、开心果、巴旦木和松子。坚果以含有较多的不饱和脂肪酸和蛋白质为特征，因而其能量较高。此外，坚果类食物含有丰富的脂溶性维生素，如维生素E和B族维生素，矿物质含量也较高，如钾、镁、磷、钙、铁、锌、铜等。坚果营养丰富，但由于热量较高，故不应过多食用。

第三节 油脂类食物的营养价值

油脂类食物为人类提供大量的能量，包括植物油和动物脂肪两类。人类膳食中的油脂类食物主要来源于动物的脂肪组织、肉类、坚果及植物的种子。所有的油脂类食物

（除乳脂外）几乎不含蛋白质和碳水化合物，矿物质含量也很少。不同的油脂类食物由于来源不同，其营养价值也不同。天然食物中的脂肪酸多以甘油三酯的形式存在，动物性脂肪的饱和脂肪酸比例高于植物性脂肪。动物性脂肪中饱和脂肪酸的含量占40%～60%，不饱和脂肪酸占30%～50%。植物性脂肪则含有10%～20%的饱和脂肪酸和80%～90%的不饱和脂肪酸（除椰子油和棕榈油外）。除含较多的饱和脂肪酸外，动物性油脂还含有较多胆固醇。大多数植物油中含有较多的多不饱和脂肪酸，如红花油、葵花籽油、豆油、玉米油中亚油酸含量均高于50%。

油脂性食物除了可提供大量脂肪，还含有较多的脂溶性维生素，如100g胡麻油含维生素E高达389mg。溶于油脂中的脂溶性维生素有利于人体吸收和利用。

脂肪的过多摄入会增加肥胖及心血管疾病的风险，应减少烹调油和动物脂肪的摄入量，每日烹调油摄入量应控制在25～30g。成人脂肪提供的能量应小于总能量的30%。

第四节　特殊食品

一、膳食补充剂

近年来，随着人们保健意识的增强，膳食补充剂的使用越发普遍。科学使用膳食补充剂对于促进健康、节约医疗费用有积极意义。因此发达国家日益重视国民膳食补充剂的使用情况，相继开展研究工作以指导人群合理使用并规范市场发展。

（一）定义

膳食补充剂（Dietary Supplement，DS）又称营养补充剂、营养素补充剂等。参考美国国会、FDA、欧盟的相关规定，将营养补充剂定义为口服的补充膳食成分的产品，包括维生素、矿物质、氨基酸、纤维素、草药制品及其他许多可以广泛利用的成分。我国的《营养素补充剂审评规定》将其定义为“以补充维生素、矿物质为目的，不以提供能量为目的的产品。其作用是补充膳食供给的不足，预防营养缺乏和降低发生某些慢性退行性疾病的风险性”。其产品形式主要为片剂、胶囊、颗粒剂或口服液。颗粒剂每日食用量不得超过20g，口服液每日食用量不得超过30ml。

最早给出定义的国家是日本，1962年日本即出现“功能食品”的概念，1991年《营养改善法》将其更名为“特殊保健用食品”。特殊保健用食品是指有充足科学证明能达到特定健康或生理效应的加工设计食品，但产品不能为片剂或胶囊，因此许多实质上是膳食补充剂的产品被作为药品管理。欧盟目前主要使用“功能食品”，但尚无法确定定义。我国的《保健食品管理办法》中以“保健食品”定义此类产品，指具有特定保健功能、适宜于特定人群食用、具有调节机体功能、不以治疗疾病为目的的食品。但同样存在与部分药品难以区分的问题。明确提出“膳食补充剂”这一概念，并依法管理的国家是美国。1994年其《膳食补充剂健康与教育法案》中对膳食补充剂的定义为：口服的补充膳食成分的产品，包括维生素、矿物质、药草或类似植物、氨基酸、酶类、动物组织器官和腺体、代谢产物等制品，制造方式为提取法或浓缩法，剂型包括片剂、胶囊、丸剂、粉剂和液体等。如果某一产品曾作为膳食补充剂，后被列为新药，则仍可继续作为膳食补充剂。膳食补充剂不是食品也不是药品，不能代替膳食。

（二）特点

（1）它作为膳食以外的补充，量较少。

（2）不以补充能量为目的（我国 SFDA 规定的营养素补充剂仅包括维生素和矿物质）。

（3）剂型有片剂、胶囊、冲剂、口服液（不同于强化食品，载体并非食物）。

（4）其包括某些保健品（功能性食品）。

（5）口服，不同于肠外营养制剂（静脉营养）。

（三）对健康的影响

1. 补充膳食摄入的不足

在一般情况下，合理的、平衡的膳食提供的营养素应能满足需要，但实际上，由于食物选择、加工、烹调等的限制，总难以做到。在特殊情况下，如供应不足或需要提高时，则难以从饮食上满足。

2. 强化体质

已有资料表明，维生素 B_1 和维生素 B_2 等对肌肉活动的稳定性、准确性有很大影响。

3. 防治某些慢性退行性疾病

Weber（1999）报告，维生素 K 在骨蛋白形成过程中促进谷氨酰胺的羟基化，对维持骨密度有重要作用。此外，维生素 D、维生素 C、维生素 B_6 和维生素 K 对预防骨质疏松有一定作用。

（四）使用原则及现状

1. 使用原则

（1）成分明确（有定量的检验方法），功能确切（单纯营养素除外）。

（2）长期食用安全无害。各种原料及其产品必须符合营养素质量标准以及食品卫生的要求，长期食用对人体不产生任何急性、慢性毒性作用。

（3）配方的组成必须具有科学性，有的规定不允许加入中草药。

（4）剂量合适，一般控制在 DRIs 的 1/3 以上，或 FAO、IAEA、WHO 专家委员会建议的 1/3 以上。由于维生素与矿物质类补充剂的消费量增长很快，制定安全上限极为必要。一般考虑：

1）安全范围较窄，如维生素 A、维生素 D 与硒等，其上限应控制在不超过或稍高于 DRIs 水平。

2）毒性较小且量较大时对某些生理功能确有更明显的好处，或能预防某些慢性退行性疾病，其上限可至最低限量的10倍，如维生素E、维生素C、维生素B_1和维生素B_2。

3）毒性不大，膳食中较易缺乏，其上限可为最低限量的3～5倍，如锌、铁及某些维生素。但上限都为可耐受最高摄入量（UL）或最高无毒副作用剂量（NOAEL）。

（5）合法合理（生产加工、包装、储运与保藏）。

（6）产品标识。美国膳食补充剂的管理规定中有如下要求：

1）产品应标明膳食补充剂名称。

2）有“补充剂一览表”，内容包括推荐的一次摄入量、产品营养成分的名称和含量、组成产品营养声明等。保健作用声明需FAD批准才允许使用，并在标识中有以下内容：“本声明未经FAD评价，本产品不用于诊断、治疗或预防疾病。”

2. 使用现状

合理使用膳食补充剂有预防疾病、促进健康的积极意义。世界范围内膳食补充剂的使用呈上升趋势，国外近年研究发现，发达国家膳食补充剂的使用已呈普遍现象，人群营养素整体摄入水平受到显著影响，使用不合理情况较突出。影响膳食补充剂使用的因素众多，主要有社会、经济、文化、健康状况、知识水平、心理状况等。

我国将膳食补充剂纳入保健食品范畴，按《保健食品管理办法》规定执行，其管理办法、使用量（名称、最低量、最高量）等正在拟定中。

二、功能性食品

（一）定义

“功能性食品”（Functional Food）一词最早于1962年由日本提出，目前各国叫法不一，有的称之为健康食品、营养食品，有的称之为改善食品。我国称之为功能性食品或者保健食品。

根据我国2005年颁布的《保健食品注册管理办法》，功能性食品是指声称具有特定保健功能或者以补充维生素、矿物质为目的的食品，即适宜于特定人群食用，具有调节机体功能，不以治疗疾病为目的，并且对人体不产生任何急性、亚急性或者慢性危害的食品。

功能性食品是现代社会对传统食品的深层次要求。在世界范围内，功能性食品极受欢迎，原因包括以下几个方面。

（1）随着科学技术的飞速发展，人们对许多有益健康的功效成分、各种疾病发生与膳食之间的关系更加了解，期望通过改善膳食条件和发挥食品本身的生理调节功能，达到保护人类健康的目的。

（2）高龄化社会形成，各种老年病、慢性病的发病率上升，引起人们对健康的关注。

（3）营养知识的普及和新闻媒介的大力宣传，使得人们更加关注健康和膳食的关系，对食品、医药和营养的认识提高。

（4）国民收入的增加和消费水平的提高，使得人们具有更强的经济实力来购买更多功能性食品，从而形成了相对稳定的特殊营养消费群体。

（二）分类

1. 根据消费对象分类

（1）日常功能性食品。日常功能性食品又称日常保健用食品，是根据各种不同的健康消费群（如婴儿、学生、老年人等）的生理特点和营养需求而设计的，旨在促进生长发育、维持活力和精力。

婴儿日常功能性食品应该完美地符合婴儿迅速生长对各种营养素和微量活性物质的要求，促进婴儿健康生长。

学生日常功能性食品应该能够促进学生的智力发育，使大脑以旺盛的精力应对紧张的学习。

老年人日常功能性食品，应该满足足够的蛋白质、膳食纤维、维生素和矿物元素，并要低糖、低脂肪、低胆固醇和低钠。

（2）特定功能性食品。特定功能性食品又称为特定保健用食品，着眼于某些特殊消费群体（如糖尿病患者、肿瘤患者、心血管疾病患者和肥胖者等）的特殊身体状况，强调食品在预防疾病和促进康复方面的调节功能。

2. 根据科技含量分类

（1）第一代产品（强化产品）。根据各类人群的营养需要，针对性地将营养素添加到食品中去。根据各营养素和有效成分的功能来推断产品的功能，不需证实。目前，欧美各国将这类产品列入普通食品来管理，我国也列入普通食品来管理。

（2）第二代产品（初级产品）。要求经过人体及动物实验，证实该产品具有某种生理功能。目前我国市场上的保健食品大多属于此类。

（3）第三代产品（高级产品）。除需要验证某种生理功能外，要查清该项功能的功效成分。这类产品现在在我国市场上还不多见，且功效成分多数从国外引进，缺乏自己的系统研究。

（三）作用

功能性食品除了具有普通食品的营养（一级功能）和感官享受（二级功能）两大功能，还具有调节生理活动这一第三大功能。主要作用：增强免疫力，延缓衰老，辅助降血脂、降血糖，抗氧化，缓解视疲劳，辅助降血压，改善睡眠，促进泌乳，缓解体力疲劳，提高缺氧耐受力，对辐射危害有辅助保护，减肥，改善生长发育，增加骨密度，改善营养性贫血，对化学性肝损伤有辅助保护，祛黄褐斑，改善皮肤水分和油分，调节肠道菌群，促进消化，通便等。

（四）与药品的区别

（1）药品是用来治病的，功能性食品不以治疗为目的，不能取代药品的治疗作用。

功能性食品重在调节机体内环境，增强机体的防御功能。

（2）功能性食品要达到现代毒理学上的基本无毒或无毒水平，药品则允许一定程度的毒副作用存在。

（3）功能性食品无须医生的处方。

（五）基本原则、原料要求以及存在的问题

1. 基本原则

根据《食品安全法》，功能性食品是供消费者直接食用的产品，其要求首先是安全，不得对人体产生任何危害，包括急性、亚急性、慢性危害。其次，功能性食品是通过消费者自由选择获取的，对其功效信息的传播不得涉及疾病的预防和治疗作用。标签应当载明适宜人群、不适宜人群、产品的功能、功效成分或者标志性成分及其含量等。

（1）食用安全性。功能性食品的食用安全性是其能够上市的必要条件。不得对人体产生任何危害，包括急性、亚急性或慢性危害。要求不仅体现在安全性评价试验的评判结果，而且体现在配方设计、原料来源、工艺路线和产品的质量控制上。

（2）必须具有特定功能性。功能性食品不同于一般食品，其保健功能必须是明确的、具体的、经过科学验证的；同时，其特定保健功能并不能取代人体正常的膳食摄入和对各类必需营养素的需要。

（3）适合特定人群食用。功能性食品是针对需要调节某方面机体功能的特定人群而研制生产的，不存在对所有人都有同样作用的所谓“老少皆宜”的功能性食品。

（4）良好生产规范。我国有关法规规定功能性食品必须按照《保健食品良好生产规范》的要求组织生产。其生产工艺是产品安全、功效和质量的基本保证，涉及生产功能性食品所使用的原料、添加剂、包装材料、工具和设备等各个环节。

（5）质量控制。功能性（保健）食品的质量保证贯彻在生产经营的全过程，同时需要在配方原料、工艺路线、质量控制等方面的研究基础上建立行之有效的质量控制措施和规程。

（6）声称审批和管理。功能声称是消费者选择产品所依据的关键信息。我国有关法规对产品的声称有明文规定，其标签说明书的内容必须真实，应当载明许可的功能、适宜人群、不适宜人群、功效成分或者标志性成分及其含量等。这些内容都列入产品的注册批件中。

保健食品必须由卫生部（2013 年更名为国家卫生和计划生育委员会）指定的单位进行功能评价和其他检验，而且必须经地方卫生行政部门初审同意后，报卫生部审批。

2. 原料要求

（1）当功能性食品的原料是中草药时，其用量应控制在临床用量的 50%以下。

（2）有明显毒副作用的药材，不宜作为功能性食品的原料。

（3）受国家中药保护的中成药和已获得国家药政管理部门批准的中成药，不能作为功能性食品加以开发。

（4）传统中医药中典型的壮阳药材，不宜作为功能性食品的原料。

(5) 在重点考虑功效成分的同时，还要注意其他基本营养成分的均衡。

(6) 要注意在产品形式、成分含量等方面与药品相区分。

(7) 配方设计要和生产工艺相结合。

3. 存在的问题

(1) 低水平重复。我国功能性食品的“审批门槛”较低，如果将“审批门槛”定得较高，势必会有大量的产品被淘汰出局，在一定程度上会影响功能性食品产业的发展。

(2) 基础研究不够。功能性食品是一个综合性产业，需要各部门密切配合。从科学发展来说，功能性食品是一门综合性学科，需要多学科携手合作。

(3) 主要采用非传统的食品形态，价格较高。我国功能性食品常采用非传统食品形态，以片剂和胶囊等形式出现，脱离人们的日常生活，且价格较高，使消费者望而却步。

(4) 监督管理难度较大。

(5) 缺少诚信，夸大产品功效。一些功能性食品厂家或经销商擅自夸大功能性食品功效的宣传，误导消费者，对社会造成严重的不良影响，失去消费者的信任。

(六) 展望

我国功能性食品的发展趋势有以下几个方面。

1. 大力开发第三代功能性食品

中国的功能性食品大多既是药品又是食品的中药配制产品，好处是经过了前人大量的实践，证实是有效的。需要进一步研究开发具有明确量效和构效的第三代功能食品。

2. 加强高新技术在功能性食品生产中的应用

采用现代高新技术，如膜分离、微胶囊、生物技术等，从原料中提取有效成分，通过科学配方，确定合理的工艺，生产出一系列名副其实的，科学、营养、健康、方便的功能性食品。

3. 开展多学科的基础研究与创新性产品的开发

功能性食品的研究与多个学科的基本理论相关。应用多学科的知识，采用现代手段，研究功能性食品的功效及功能因子的稳定性，开发出具有知识产权的功能性食品。

4. 产品向多元化方向发展

随着生命科学和食品加工技术的进步，未来功能性食品的加工更精细、配方更科学、功能更明确、效果更显著、食用更方便。除目前的口服液、胶囊、饮料、冲剂外，一些新形式的食品，如烘焙、膨化、挤压类等也上市。功能性食品向多元化的方向发展。

5. 重视对功能性食品基础原料的研究

对功能性食品的基础原料进行全面的研究，不仅要研究其功能因子，还应研究分离保留其活性和稳定性的工艺技术。

总之，应加强基础研究，加快产品开发，规范法规，提高产品的技术含量，使我国的功能性食品走上一条具有中国特色的健康发展道路，为功能性食品的研究与开发做出应有的贡献。

研究和开发功能性食品既要注重科学性和功能性，又要考虑安全性，既要依靠食品科技工作者的不断努力，也要依靠各领域、各学科的科技工作者的通力合作，并要依靠权威部门和媒体加大对功能性食品的宣传，使功能性食品渗透到消费大众中去，消除他们对功能性食品的恐惧心理，使其从内心真正接受。

第五节　食品营养标签

一、食品标签概述

食品标签是指预包装食品容器上的文字、图形、符号，以及一切说明物。预包装食品（Prepackaged Foods）是指预先定量包装，或装入（灌入）容器中，向消费者直接提供的食品。食品标签的组成部分有食品名称、配料表、配料的定量标示、净含量和规格，以及生产者和经销者的名称、地址和联系方式，日期标示和贮存条件等。

食品标签是食品综合信息的载体，向消费者传递产品的基本信息，是企业对消费者的承诺，既能保护消费者的利益和健康，也能维护食品企业的合法权益。内容真实完整的食品标签可以准确地向消费者提供产品的质量、安全特性和食用方法等信息，可以保护消费者的知情权和选择权。企业可以使用食品标签减轻信息不对称对食品安全造成的影响，提高产品附加值。

1987 年，我国首次颁布了通用食品标签强制性国家标准《食品标签通用标准》，后经 3 次修订，于 2011 年发布了《预包装食品标签通则》（GB7718－2011）。针对特殊膳食用食品，于 2013 年发布了《预包装特殊膳食用食品标签》（GB13432－2013）。针对酒精饮料，于 2005 年发布了《预包装饮料酒标签通则》（GB10344－2005）。针对食品营养标签，2011 年制定了《预包装食品营养标签通则》（GB28050－2011）。这些是我国制定的食品标签方面的独立标准。除此以外，我国与食品标签有关的法律法规还有《食品安全法》《食品标签标识管理》《消费者权益保护法》《保健食品标识管理办法（征求意见稿）》。

二、食品营养标签的内容

食品营养标签是食品标签的重要内容，是向消费者提供食品营养信息和特性的说明，也是消费者直观了解食品营养组分、特征的有效方式。食品营养标签包括营养成分表、营养声称和营养成分功能声称三部分内容。

（一）营养成分表

营养成分表是标示食品中能量和营养成分的名称、含量及其占营养素参考值

(Nutrient Reference Values, NRV) 百分比的规范性表格。营养成分表有 5 个基本要素：表头、营养成分名称、含量、NRV%和方框。营养标签中的核心营养素包括蛋白质、脂肪、碳水化合物和钠。

营养素参考值是“中国食品标签营养素参考值”的简称，是专用于食品标签的、比较食品营养成分含量多少的参考标准，是消费者选择食品时的一种营养参照尺度。营养素参考值主要依据我国居民膳食营养素推荐摄入量（RNI）和适宜摄入量（AI）制定。

（二）营养声称

营养声称是对食物营养特性的描述和声明，如能量水平、蛋白质含量水平。营养声称包括含量声称和比较声称。

含量声称是指描述食品中能量或营养成分含量水平的声称，如“含有”“高”“低”“无”等声称用语。比较声称是指与消费者熟知的同类食品的能量值或营养成分含量进行比较之后的声称，如“增加”“减少”等。

（三）营养成分功能声称

营养成分功能声称是指某营养成分可以维持人体正常生长、发育和正常生理功能等作用的声称。同一产品可以同时对两个及以上符合要求的成分进行功能声称。只有当能量或营养成分含量符合营养声称的要求和条件时，才可根据食品的营养特性，选用相应的一条或多条功能声称标准用语。例如，只有当食品中的钙含量满足“钙来源”“高钙”“增加钙”等条件和要求后，才能标示“钙有助于骨骼和牙齿的发育”等功能声称用语。

三、食品营养标签管理

食品营养标签是食品标签的重要内容，它显示了食品的营养特性和相关营养学信息。为了指导和规范食品营养标签的标示，引导消费者合理选择食品，国际组织和许多国家都制定相关标准和技术文件，重视食品营养标签管理工作。

（一）标示规则

1. 强制标示内容

（1）所有预包装食品强制性标示的内容包括能量、核心营养素（蛋白质、脂肪、碳水化合物、钠）的含量值及其占营养素参考值的百分比。当标示其他成分时，应采取适当形式使能量和核心营养素的标示更加醒目。

（2）对除能量和核心营养素外的其他营养成分进行营养声称或营养成分功能声称时，还应标示出该营养成分的含量及其占营养素参考值的百分比。

（3）使用了营养强化剂的预包装食品，还应标示强化后食品中该营养成分的含量值及其占营养素参考值的百分比。

（4）食品配料含有或生产过程中使用了氢化和（或）部分氢化油脂时，应标示出反式脂肪（酸）的含量。

（5）上述未规定营养素参考值的营养成分仅需标示含量。

2. 能量和营养成分含量声称和比较声称的要求和条件

含量声称和比较声称的要求和条件见表3－1。

表3－1　含量声称和比较声称的要求和条件

项目	声称方式	含量要求[a]	限制性条件
能量	无能量	≤17kJ/100g 固体 或100ml 液体	
	低能量	≤170kJ/100g 固体 或≤80 kJ/100ml 液体	
	减少能量	与基准食品相比减少25%以上	基准食品应为消费者熟知的同类食品。
蛋白质	低蛋白质	来自蛋白质的能量≤总能量的5%	总能量指每100g/ml 或每份
	蛋白质来源 或含有蛋白质	每100g 的含量≥10% NRV 每100ml 的含量≥5% NRV 每420kJ 的含量≥5% NRV	
	高或富含蛋白质	“来源”的两倍以上	
	增加蛋白质	与基准食品相比增加25%以上	
脂肪	无或不含脂肪	≤0.5g/100g 固体或100ml 液体	
	低脂肪	≤3g/100g（固体）或≤1.5g/100ml 液体	
	减少脂肪	与基准食品相比减少25%以上	基准食品的定义同上
	瘦	脂肪含量≤10%	仅指畜肉类和禽肉类
	脱脂	液态奶和酸奶：脂肪含量≤0.5% 奶粉：脂肪含量≤1.5%	仅指乳品类
	无或不含饱和脂肪	≤0.1g/ 100g 固体或100ml 液体	指饱和脂肪及反式脂肪的总和
	低饱和脂肪	≤1.5g/100g 固体 ≤0.75g /100ml 液体	1. 指饱和脂肪及反式脂肪的总和 2. 其提供的能量占食品总能量的10%以下
	无或不含反式脂肪酸	≤0.3g/100g 固体或100ml 液体	

续表3－1

项目	声称方式	含量要求[a]	限制性条件
胆固醇	无或不含胆固醇	≤5mg/100g 固体或 100ml 液体	应同时符合低饱和脂肪的声称含量要求和限制性条件
	低胆固醇	≤20mg /100g 固体 ≤10m g /100ml 液体	
	减少胆固醇	与基准食品相比减少 25%以上	基准食品的定义同上
碳水化合物	增加或减少	与基准食品相比增加或减少25%以上	基准食品的定义同上
糖	无或不含糖	≤ 0.5g /100g 固体或 100ml 液体	
	低糖	≤ 5g /100g 固体或 100ml 液体	
	减少糖	与基准食品相比减少 25%以上	基准食品的定义同上
	无乳糖	乳糖含量≤ 0.5g/固体或 100ml 液体	仅指乳品类
	低乳糖	乳糖含量≤ 2 g/100g (ml)	
	减少乳糖	与基准食品相比减少 25%以上	
膳食纤维	膳食纤维来源或含有膳食纤维	≥3g/ 100g 或 ≥1.5g/ 100ml	膳食纤维总量符合其含量要求可溶性膳食纤维、不溶性膳食纤维或单体成分任一项符合含量要求
	高或富含膳食纤维或良好来源	“来源”的两倍以上	
	增加，或减少	与基准食品相比增加或减少25%以上	
钠	无或不含钠	≤5mg /100g 液体	也可用“盐”字代替“钠”字，如“低盐”“减少盐”等，其条件应符合“钠”相应的声称条件
	极低钠	≤40mg /100g 液体	
	低钠	≤120mg /100g 液体	
	减少钠	与基准食品相比减少 25%以上	
维生素	维生素 X 来源或含有维生素 X	每 100 g 中≥15% NRV 每 100 ml 中≥7.5% NRV 每 420 kJ 中≥5% NRV	含有“多种维生素”指 3 种或 3 种以上维生素含量符合“含有”的声称要求
	高或富含维生素 X	“来源”的两倍以上	富含“多种维生素”指 3 种或 3 种以上维生素含量符合“富含”的声称要求
	增加或减少维生素 X	与基准食品相比增加或减少25%以上	基准食品的定义同上

续表3－1

项目	声称方式	含量要求[a]	限制性条件
矿物质	X来源或含有X	每100g中≥15% NRV 每100ml中≥7.5% NRV 每420kJ中≥5% NRV	含有“多种矿物质”指3种或3种以上矿物质含量符合“含有”的声称要求
	高或富含X	“来源”的两倍以上	富含“多种矿物质”指3种或3种以上矿物质含量符合“富含”的声称要求
	增加或减少	与基准食品相比增加或减少25%以上	基准食品的定义同上
a使用每份食品作为计量单位时，也应符合100g（ml）的含量才可以进行声称			

3. 营养成分功能声称标准用语

常见营养成分功能声称标准用语见表3－2。

表3－2 常见营养成分功能声称标准用语

（1）能量	人体需要能量来维持生命活动。 机体的生长发育和一切活动都需要能量。 适当的能量可以保持良好的健康状况。 能量摄入过高和缺少运动与超重和肥胖有关。	（2）蛋白质	蛋白质是人体的主要构成物质并提供多种氨基酸 蛋白质是人体生命活动中必需的重要物质，有助于组织的形成和生长 蛋白质有助于构成或修复人体组织 蛋白质有助于组织的形成和生长 蛋白质是组织形成和生长的主要营养素
（3）脂肪	脂肪提供高能量。 每日膳食中脂肪提供的能量比例不宜超过总能量的30%。 脂肪是人体的重要组成成分。 脂肪可辅助脂溶性维生素的吸收。 脂肪提供人体必需脂肪酸。	（4）饱和脂肪	饱和脂肪可促进食品中胆固醇的吸收 饱和脂肪摄入量应少于每日总脂肪的1/3，过多摄入有害健康 过多摄入饱和脂肪可使胆固醇增高，摄入量应少于每日总能量的10%
（5）胆固醇	成人一日膳食中胆固醇摄入总量不宜超过300mg。	（6）碳水化合物	碳水化合物是人类生存的基本物质和能量的主要来源 碳水化合物是人类能量的主要来源 碳水化合物是血糖生成的主要来源 膳食中碳水化合物应占能量的60%左右

续表3－2

(7) 膳食纤维	膳食纤维有助于维持正常的肠道功能 膳食纤维是低能量物质	(8) 钠	钠能调节机体水分，维持酸碱平衡 成人每日食盐的摄入量不超过6g 钠摄入过高有害健康
(9) 维生素A	维生素A有助于维持暗视力 维生素A有助于维持皮肤和黏膜健康	(10) 维生素D	维生素D可促进钙的吸收 维生素D有助于骨骼和牙齿的健康 维生素D有助于骨骼形成
(11) 维生素E	维生素E有抗氧化作用	(12) 维生素B_1	维生素B_1是能量代谢中不可缺少的成分 维生素B_1有助于维持神经系统的正常生理功能
(13) 维生素B_2	维生素B_2有助于维持皮肤和黏膜健康 维生素B_2是能量代谢中不可缺少的成分	(14) 维生素B_6	维生素B_6有助于蛋白质的代谢和利用
(15) 维生素B_{12}	维生素B_{12}有助于红细胞形成	(16) 维生素C	维生素C有助于维持皮肤和黏膜健康 维生素C有助于维持骨骼、牙龈的健康 维生素C可以促进铁的吸收 维生素C有抗氧化作用
(17) 烟酸	烟酸有助于维持皮肤和黏膜健康 烟酸是能量代谢中不可缺少的成分 烟酸有助于维持神经系统的健康	(18) 叶酸	叶酸有助于胎儿大脑和神经系统的正常发育 叶酸有助于红细胞形成 叶酸有助于胎儿正常发育
(19) 泛酸	泛酸是能量代谢和组织形成的要素	(20) 钙	钙是人体骨骼和牙齿的主要组成成分，许多生理功能需要钙的参与 钙是骨骼和牙齿的主要成分，并维持骨密度 钙有助于骨骼和牙齿的发育 钙有助于骨骼和牙齿更坚固
(21) 镁	镁是能量代谢、组织形成和骨骼发育的重要物质	(22) 铁	铁是血红细胞形成的因子 铁是血红细胞形成的必需元素 铁对血红蛋白的产生是必需的
(23) 锌	锌是儿童生长发育必需的元素 锌有助于改善食欲 锌有助于皮肤健康	(24) 碘	碘是甲状腺发挥正常功能的要素

4. 可豁免食品营养标签的预包装食品

(1) 食品的营养素含量波动大者，如生鲜食品、现制现售食品等。

(2) 包装小，不能满足营养标签内容者，如包装总表面积小于或等于 100cm² 或最大表面面积小于或等于 20cm² 的预包装食品。

(3) 食用量小、对机体营养素的摄入贡献较小者，如饮料酒类、包装饮用水、每日食用量小于或等于 10g 或 10ml 者。

(二) 营养成分的标示

营养成分的标示是对食品中营养成分含量做出的确切描述。营养成分的含量标示使用每 100 克 (g)、100 毫升 (ml) 食品或每份食用量作为单位，营养成分的含量用具体数值表示，同时标示该营养成分含量占营养素参考值的百分比。

1. 能量和核心营养素的标示

(1) 能量以千焦 (kJ) 或焦耳 (J) 标示。当以千卡 (kcal) 标示能量值时，应同时标示千焦 (kJ)，如能量×× kJ，或者能量×× kcal (×× kJ)。

(2) 蛋白质以克 (g) 的形式标示。

(3) 脂肪以克 (g) 的形式标示，若同时标示饱和脂肪酸和其他脂肪酸含量，则可标示为脂肪××克 (g)、饱和脂肪 (酸) ××克 (g)、不饱和脂肪 (酸) ××克 (g) (自愿)、反式脂肪 (酸) ××克 (g) (自愿)。

(4) 碳水化合物以克 (g) 的形式标示。若同时标示糖的含量，则可标示为碳水化合物××克 (g)、糖××克 (g)。

(5) 钠以毫克 (mg) 的形式标示。

2. 宜标示的营养成分

饱和脂肪 (酸)、胆固醇、糖、膳食纤维、钙和维生素 A 与人体健康密切相关，是推荐标示的重要营养成分。饱和脂肪 (酸)、糖的标示如前所述，胆固醇、膳食纤维、钙和维生素 A 的标示方法如下。

(1) 胆固醇以毫克 (mg) 标示，如胆固醇××毫克 (mg)。

(2) 膳食纤维包括纤维素、半纤维素、果胶、菊粉及其他一些膳食纤维单体成分。膳食纤维可根据其成分选择检测方法和标示方式。

1) 以国标 GB5009.88 或 GB/T 9822 测定数据，标示为不溶性膳食纤维××克 (g)。

2) 以 AOAC 985.29、AOAC 991.43 方法测定数据，标示为膳食纤维××克 (g)，也可标示为膳食纤维、可溶性膳食纤维、不可溶性膳食纤维，如膳食纤维××克 (g)、可溶性膳食纤维××克 (g) (自愿)、不溶性膳食纤维××克 (g) (自愿)。

3) 以 AOAC 其他方法测定的膳食纤维单体成分的数据，可标示出膳食纤维和单体成分，如膳食纤维 (以菊粉计) ××克 (g)。

(3) 钙以毫克 (mg) 的形式标示。

(4) 维生素 A 和胡萝卜素均以微克视黄醇当量 (μg RE) 标示。

食品中总的维生素 A (μg RE) = 维生素 A (μg RE) + β—胡萝卜素 (mg) /6

胡萝卜素转换为维生素 A 的公式如下：

维生素 A (μg RE) = β—胡萝卜素 (mg) /6

3. 其他营养成分

（1）维生素 E 是指 α－生育酚、β－生育酚、γ－生育酚、三烯生育酚和 δ－生育酚的分析测定数值的总和。维生素 E 用"总 α－生育酚当量"表示，即 mg α－TE，用以下公式进行计算：

维生素 E（mg α－TE）＝α－生育酚（mg）＋0.5×β－生育酚（mg）＋0.1×γ－生育酚（mg）＋0.3×三烯生育酚（mg）＋ 0.01δ－生育酚（mg）

（2）食品中天然存在和人工合成的叶酸吸收利用程度不同，所以叶酸的表达有两种形式：微克（μg）或者微克膳食叶酸当量（Dietary Folate Equivalent，μg DFE）。1μg 叶酸当量（μg DEF）＝0.6μg 强化剂叶酸。

计算强化食品中叶酸含量的公式如下：

食品叶酸当量（μg DEF）＝食品中天然的叶酸（μg）＋ 1.7×强化的叶酸（μg）

（3）烟酸（烟酰胺）以毫克（mg）的形式标示。

（4）其他维生素和矿物质以毫克（mg）或微克（μg）的形式标示。

4. 营养成分标示的顺序

为统一标示格式和方便消费者，营养成分表的成分应按照以下顺序排列，当缺少项目时，依序上移：能量、蛋白质、脂肪、饱和脂肪（酸）、不饱和脂肪（酸）、反式脂肪（酸）、胆固醇、碳水化合物、糖、膳食纤维、可溶性膳食纤维、不溶性膳食纤维、钠、钙、维生素 A；其他维生素包括维生素 D、维生素 E、维生素 K、维生素 B_1（硫胺素）、维生素 B_2（核黄素）、维生素 B_6、维生素 B_{12}、维生素 C（抗坏血酸）、烟酸（烟酰胺）、叶酸、泛酸、生物素和胆碱；其他矿物质包括磷、钾、镁、铁、锌、碘、硒、铜、氟、铬、锰和钼。

5. 营养标签的格式

为了规范食品营养标签，便于消费者记忆和比较，我国推荐了 6 种基本格式。

（1）仅标示能量和核心营养素的营养成分表见表 3－3。

表 3－3　仅标示能量和核心营养素的营养成分表

项目	每 100 克（g）或 100 毫升（ml）或每份	营养素参考值%或 NRV%
能量	××千焦（kJ）	××%
蛋白质	××克（g）	××%
脂肪	××克（g）	××%
碳水化合物	××克（g）	××%
钠	××毫克（mg）	××%

（2）标注更多营养成分的营养成分表见表 3−4。

表 3−4　标注更多营养成分的营养成分表

项目	每 100 克（g）或 100 毫升（ml）或每份	营养素参考值%或 NRV%
能量	××千焦（kJ）	××%
蛋白质	××克（g）	××%
脂肪 —饱和脂肪 —胆固醇	××克（g） ××克（g） ××毫克（mg）	××% ××%
碳水化合物 —糖 —膳食纤维	××克（g） ××克（g） ××克（g）	××% ××%
钠	××毫克（mg）	××%
维生素 A	××微克视黄醇当量（μg RE）	××%
钙	××毫克（mg）	××%

注：核心营养素应采取适当形式使其醒目。

（3）附有外文的营养成分表见表 3−5。

表 3−5　附有外文的营养成分表

项目/Items	每 100 克（g）或 100 毫升（ml）或每份 Per 100g/100ml or Per Serving	营养素参考值%/ NRV%
能量/Energy	××千焦（kJ）	××%
蛋白质/Protein	××克（g）	××%
脂肪/ Fat	××克（g）	××%
碳水化合物/Carbohydrate	××克（g）	××%
钠/ Sodium	××毫克（mg）	××%

（4）横排的营养成分表见表 3−6。

表 3−6　横排的营养成分表

项目	每 100 克（g）或毫升（ml）或每份	营养素参考值%或 NRV%	项目	每 100 克（g）或毫升（ml）或每份	营养素参考值%或 NRV%
能量	××千焦（kJ）	××%	蛋白质	××克（g）	××%
碳水化合物	××克（g）	××%	脂肪	××克（mg）	××%
钠	××毫克（g）	××%	其他		××%

（5）文字格式。

包装的总面积小于 100cm^2 的食品，如进行营养成分标示，允许用非表格的形式，并可省略营养素参考值的标示。根据包装特点，营养成分从左到右横向排开，或者自上而下排开。例如，营养成分/100g：能量×× kJ，蛋白质×× g，脂肪×× g，碳水化合物×× g，钠×× mg。

(6) 附有营养声称和（或）营养成分功能声称的营养成分表。

营养声称、营养成分功能声称可以在标签的任意位置。营养声称：低脂肪××。营养成分功能声称：每日膳食中脂肪提供的能量比例不宜超过总能量的30%。

（三）检测系统

1. 计算法

计算法是根据食品原料的配比，或其他确定的资料如公认的食物营养成分数据、相似的同类食品等的成分数据计算出产品的营养成分含量，所得结果应可信。

可使用的食物成分数据库有中国疾病预防控制中心营养与食品安全所编著的《中国食物成分表》第一册和第二册；如《中国食物成分表》未包括相关内容，还可参考美国农业部的 *USDA National Nutrient Database for Standard Reference*、英国食物标准局和食物研究所 *McCance and Widdowson's the Composition of Foods* 或其他国家的权威数据库资料。

2. 直接分析

直接分析时所用的检验方法、样品采集的基本选择原则按照 GB/T5009.1 规定执行。检验方法应首先选择国家标准方法的最新版本，如有并列方法时，可根据适用范围选择适宜的方法。当无国标方法时，推荐优先使用美国公职分析化学家协会（AOAC）的方法，经过验证的、引自权威文献报道或行业公认的权威方法也可以使用。表 3－7 列出了核心营养素以及宜标示的重要营养成分的常用分析方法。

表 3－7　营养标签中核心营养素和重要营养成分的测定方法

营养成分	标准号	标准名称
蛋白质	GB 5009.5－2016	食品安全国家标准　食品中蛋白质的测定
脂肪	GB 5009.6－2016	食品安全国家标准　食品中脂肪的测定
脂肪酸	GB 5009.168－2016	食品安全国家标准　食品中脂肪酸的测定
胆固醇	GB 5009.128－2016	食品安全国家标准　食品中胆固醇的测定
糖	GB 5009.7－2016	食品安全国家标准　食品中还原糖的测定
	GB 5009.8－2016	食品安全国家标准　食品中果糖、葡萄糖、蔗糖、麦芽糖、乳糖的测定
淀粉	GB 5009.9－2016	食品安全国家标准　食品中淀粉的测定
膳食纤维	GB 5009.88－2014	食品安全国家标准　食物中膳食纤维的测定
	AOAC　985.29	食物中总膳食纤维　酶－重量法
	AOAC　991.43	食物中总的、可溶性和不溶性膳食纤维 酶－重量法 MES－TRIS 缓冲液
	AOAC　992.16	总膳食纤维 酶重量法

续表3-7

营养成分	标准号	标准名称
膳食纤维	AOAC 993.21	淀粉含量≤2%的食物及其制品中总膳食纤维 非酶重量法
	AOAC 994.13	总膳食纤维（测定值等于中性糖、糖醛酸残基和 Klason 木质素）气相色谱—比色—重量法
	AOAC 997.08	食物制品中的果聚糖 离子交换色谱法
	AOAC 999.03	测定食物中总的果聚糖
	AOAC 2000.11	食物中聚葡萄糖 离子交换色谱法
	AOAC 2001.02	测定特定食品中的反式低聚半乳糖 离子交换色谱法
	AOAC 2001.03	测定特定食品中的总膳食纤维 包含抗性麦芽糊精 酶重量法和液相色谱法
	AOAC 2002.02	淀粉与植物性基质中的抗性淀粉 酶消化法
	Englyst 方法	膳食纤维（非淀粉多糖）的常规测定比色法
钠	GB 5009.91—2017	食品安全国家标准 食品中钾、钠的测定
	GB/T 11904	水质 钾和钠的测定 火焰原子吸收分光光度法
	GB5009.44—2016	食品安全国家标准 食品中氯化钠的测定
	GB 5009.268—2016	食品安全国家标准 食品中多元素的测定
钙	GB 5009.92—2016	食品安全国家标准 食品中钙的测定
	GB/T 7476	水质 钙的测定 EDTA 滴定法
	GB/T 7477	水质 钙和镁总量的测定 EDTA 滴定法
	GB/T 11905	水质 钙和镁的测定 原子吸收分光光度法
维生素 A	GB 5009.82—2016	食品安全国家标准 食品中维生素 A、维生素 D、维生素 E 的测定
	GB 5009.83—2016	食品安全国家标准 食品中胡萝卜素的测定

四、国内外食品营养标签标准与法规比较

2003 年，世界卫生组织/联合国粮农组织（WHO/FAO）在发布的《膳食、营养与慢性病》专家报告中指出了高脂肪含量、低水果和蔬菜含量的膳食与肥胖、心血管疾病、癌症、2 型糖尿病等慢性病的风险增加有关。大量研究表明，营养膳食可作为一个很好的调节剂，对慢性病的预防和控制起着重要的作用，各国对食品营养标签的管理渐渐成为一个重点，标示营养标签已成为国际发展趋势。

各个国家（地区/组织）的营养标签相关法规和标准见表 3-8。

表 3-8 各个国家（地区/组织）的营养标签相关法规和标准

国家（地区/组织）	法规和标准
食品法典委员会（Codex Alimentarius Commission，CAC）	《声称通用导则》（CAC/G L1-1979，Rev. 1991） 《营养标签导则》（CAC/G L2-1985，Rev. 1993，2003，2006） 《营养和健康声称使用导则》（CAC/GL23-1997，ev. 2001，2004，2008） 《特殊膳食用食品标签与声称通用标准》（CODEX STAN 146-1985）
欧盟（European Union，EU）	《关于食品营养标签的指令》（90/496/EEC，Rev. 2003） 《关于食品营养及健康声称的指令》（EC/1924/2006，Rev. 2007，2008）
美国	《营养标签和教育法案》（Nutrition Labeling and Education Act，NLEA） 《特殊食品营养标签》 《1994 年膳食补充剂健康和教育法案》 《联邦法典》 《2004 年食品过敏原标示和消费者保护法规》
日本	《食品营养标签法》 《营养改善法（248 号）》 《修正营养标签标准的通报》（G/TBT/N/JPN/436）
加拿大	《食品和药品法》 《消费品包装和标签法》 《食品标签和广告指南》
中国	《中华人民共和国食品安全法》 GB13432-2013《食品安全国家标准预包装特殊膳食用食品标签》 GB28050-2011《食品安全国家标准预包装食品营养标签通则》

营养标签管理基本走向法规化，但发展并不平衡。有些国家经过多年的研究已形成了系统化的规定，把营养标签作为涵盖普通食品的强制性标签标注内容；有些国家则对营养标签中营养成分标准和声明的形式和内容规定得比较笼统，还有待完善。如美国、加拿大、澳大利亚、新西兰等发达国家，除豁免的几种情形外，对大部分食品实行强制性营养标签。欧盟成员国、日本、韩国和新加坡等国家，仅对做出营养声称的食品才要求强制性实行营养标签，如果没有营养声称，营养标签的标示就成为一种自愿行为。

虽然食品标签营养素标示得越多，所提供的营养信息量就越大，但是增加标示内容是以投入更多的成本为代价的。各国在营养成分标注的内容和形式上存在相同点，大多数国家均要求营养标签标示内容的基本框架包括热量、蛋白质、总脂肪和碳水化合物等基本营养物质以及营养声称涉及的其他营养素，一些国家还更加细化，强制性要求增加饱和脂访、胆固醇、糖、膳食纤维、钠、钙、铁、维生素 C 等营养素的标示。

营养成分标示存在营养素含量数值表示或以营养素含量占每日推荐摄入量百分比表示这两种形式，大多数国家要求采取其中一种形式，另一种作为推荐要求。在标示营养素含量数值时可以采用 100g、100ml、每盎司、每液态盎司或每包装的固定数值方式，也可以采用每餐分量的方式，还有的采用两种同时标示的方式。各国的营养素每日推荐摄入量使用了不同的词汇及推荐值。这主要缘于含义不同，获取数据的方法不同，推荐摄入量所必须达到的营养素需要量的水平不同，以及生物利用率、不确定性等诸多因子的影响。

由于各国经济、文化和饮食背景上存在差异，对营养成分保健功能的宣传认识不一，相关法规对健康声称的规定有所差异。有的国家对营养物质与健康的一般声明（不涉及疾病）不做特别管理，有的国家则严格规定了这类声称的内容及要求，另一些国家则禁止对此类宣传列为。但各个国家均要求食品标签不得宣传食物中营养物质（或成分）与疾病的关系，以免误导消费者。其中，日本和中国有独立于营养标签标准与法规外的保健食品管理法规，使得食品标签上各类有关机体调节功能和降低疾病危险等功能声称更加规范化和系统化。

营养标签相关的标准和法规不断面临改革和修订。2013 年，CAC 采纳了国际膳食补充剂联盟（LADSA）所倡导的营养素参考值（NRVs），将 11 种营养素加入营养标签准则，并要求声称含有营养素的食品需要在标签上注明。英国也于同年下半年开始在全国范围内强制推行“红绿灯食品标签”，要求食品生产厂商在包装正面的显著位置使用红绿灯颜色标注该食品中所含的脂肪与饱和脂肪、糖类、盐类含量的高、中、低 3 个水平。2014 年，美国提出新的食品营养成分标签改革方案，要求生产商必须在产品包装显著位置用加大字体注明食品总能量和反式脂肪含量，还首次显示人工添加糖的含量等，以实际地描述食品营养成分。

（李鸣　阴文娅　杨柳青　赵蓉萍）

参考文献

［1］郑建仙. 低能量食品［M］. 北京：中国轻工业出版社，2001.

［2］葛可佑. 中国营养科学全书［M］. 北京：人民卫生出版社，2004.

［3］陈献文，谭永兴. 营养工作手册［M］. 南京：江苏科学技术出版社，2012.

［4］黄承钰. 医学营养学［M］. 北京：人民卫生出版社，2010.

［5］郭卫红. 营养与食品安全［M］. 上海：复旦大学出版社，2005.

［6］孙长颢，凌文华，黄国伟. 营养与食品卫生学［M］. 第 7 版. 北京：人民卫生出版社，2012.

［7］中国营养学会. 中国居民膳食指南［M］. 北京：人民出版社，2013.

［8］蔡美琴. 公共营养学［M］. 北京：中国中医药出版社，2006.

［9］翟凤英. 公共营养［M］. 北京：中国轻工业出版社，2009.

［10］郑建仙. 功能性食品学［M］. 北京：中国轻工业出版社，2006.

［11］GB 14880—2012，食品营养强化剂使用标准［S］.

［12］中华人民共和国卫生部. 中华人民共和国国家标准：食品安全国家标准预包装食品标签通则 GB 7718—2011［S］. 北京：中国标准出版社，2011.

［13］中华人民共和国卫生部. 中华人民共和国国家标准：食品安全国家标准预包装食品营养标签通则 GB28050—2011［S］. 北京：中国标准出版社，2011.

［14］中华人民共和国国家卫生和计划生育委员会. 中华人民共和国国家标准：食品安全国家标准预包装特殊膳食用食品标签 GB13432—2013［S］. 北京：中国标准出版社，2013.

[15] 国家质检总局标准法规中心．欧盟食品标签法规［M］．北京：中国质检出版社，2012．
[16] 沈浥，葛宇，李兆阶．食品营养标签标准化现状及我国的应对建议［J］．食品工业，2016，37（2）：205－208．
[17] 彭亚峰，葛宇，王丁林．中欧食品营养标签标准和法规比较研究［J］．食品工业，2015，36（7）：244－249．

第四章　营养标准与膳食指南

第一节　膳食营养素参考摄入量

人体每天都要从饮食中获得所需的各种营养素来维持健康，满足生长发育需要等。一个人如果某种营养素长期摄入不足，就会产生相应的营养缺乏的危害；如果长期过量摄入某种营养素，就可能产生相应的毒副作用。因此，必须科学合理地安排每日膳食，以获得品种齐全、数量适宜的营养素。在儿童营养健康工作中，无论是科学研究还是营养改善实践，膳食评价（包括膳食调查和改善、营养风险评估、膳食营养咨询等）和膳食规划（制定食谱、设计食品配方和食物保障活动）都是非常重要的内容。这些工作中都需要有相应的依据或标准做参照，以指导或检验相关工作的效率或效果。这样的依据或标准显然需要依据人体的营养需要来制定。但是，人体对膳食营养的需要存在个体差异。不同的个体由于年龄、性别、生理状态及体力活动状况不同，对各种营养素的需要量不同。即使是年龄、性别、生理状态及体力活动状况完全相同的个体，由于其遗传背景不一样，膳食营养素的消化、吸收、利用和体内代谢状态也是不一样的。因此，无论是对于个体还是对于群体，只能参照基于一定代表性样本获得的人体营养素需要量资料来估计膳食营养素水平满足机体营养需要的可能性。基于这样的思路，在取得一定代表性个体的营养素需要量资料后，可根据统计学原理，提出适用于不同年龄、性别及体力活动水平和生理状态人群的膳食营养素参考摄入量（Dietary Reference Intakes，DRIs）。儿童阶段是特殊的生命阶段，其营养需要有特殊性，膳食营养素摄取也不同于成人，这些都是在估计营养需要和制定膳食营养素参考摄入量时需要充分考虑的。DRIs 既是评估膳食营养素摄入是否适宜的参照，也是帮助个体和群体制订膳食计划的依据，其在儿童保健实践中具有重要意义，有必要充分理解和掌握。

一、制定依据

膳食营养素是体内代谢的物质基础，可满足体内不同方面对该物质的需求。体内不同的代谢过程和功能对某种营养物质的需求是不同的，因此营养素需要量是相对于某种生物学状态而言的。例如，机体对维生素 C 的需要可能体现在多个不同的方面。提供机体内血管胶原合成所需维生素 C 避免出现坏血病（预防坏血病）是一种需求；要求体内维生素C有一定量储备就会出现另外一种需求；要求体内处于高维生素C储备和组织浓度，从而发挥较高的抗氧化作用，又是另外一种需求。因此相对于某种生物学状态的营养素需要量是依赖某些生物学指标而确定的。

目前对营养素需要量的定义基本是指机体为维持“适宜的营养状况”在一段时间内平均每天必须“获得的”该营养素的最低量。“适宜的营养状况”是指机体处于良好的健康状态并且能够维持这种状态。“获得的”营养素量可能是指摄入的营养素量，也可能是指机体吸收的营养素量。从膳食供给角度看，营养素需要量可以理解为：预防营养缺乏（不能维持健康）所需要从膳食中摄入的量，这个量必须考虑消化、吸收的因素。有些营养素的吸收率很高，如维生素A、维生素C等，通常可以吸收膳食中摄入量的80%～90%。在这种情况下，膳食中该营养素的供给量与机体吸收进入体内的吸收量非常接近，实际工作中不需要区分膳食供给量和机体吸收量。有些营养素吸收率很低，需要从膳食中摄入远高于机体需要吸收量的营养素，这种情况下就需要明确区分机体的需要量和需要膳食提供的摄入量。例如，铁的吸收率只有膳食摄入量的3%～15%，一个体重65kg的成年男子，每天需要吸收铁0.9mg，他需要摄入的铁则应为每天6～30mg（随膳食类型而异）。

由于对“良好的健康状态”有不同的认定标准，所以为了维持健康，对某种营养素的需要量也不同。联合国粮食及农业组织（FAO）和世界卫生组织（WHO）联合专家委员会提出了三个不同水平的营养素需要量：①基本需要量，为预防临床可察知的功能损害所需要的营养素量；满足这种需要，机体能够正常生长和繁育，不会出现明显的营养缺乏症状，但由于组织内缺少营养素储备，短期内供给不足即可出现缺乏。②储备需要量指维持组织中储存一定水平的该营养素的需要量；该储备可在必要时满足机体的基本需要，从而避免出现临床可察知的功能损害。这是一个比较理想的需要量状态，但困难在于确定多少储备量才是合理的。③预防出现明显缺乏病的需要量，显然这是比基本需要量更低的需要量，其目标在于不出现明显临床损害。

由于存在个体生物学方面的差异，包括年龄、性别、身体活动、生理状况、消化、吸收、代谢、排泄乃至遗传基因和所处环境的差异，每一个个体的营养需要都不一样。从理论上讲，不可能明确了解每一个个体具体的营养需要量，那么如何估计一个个体或由这样的个体构成的群体的营养需要？

从群体的角度看，人群中的所有人对某种营养素的需要量呈正态分布。整个人群中全部个体的营养素需要量的平均值，称为营养素的平均需要量（EAR）。按照正态分布的规律，在EAR水平上，将摄入量再提高2个标准差，此摄入量将超过人群中97.5%以上个体的营养素需要量，一般就将这个水平作为营养素摄入量的推荐水平（RNI），这是预防营养缺乏的最基本。摄入量达到RNI水平，绝大部分人的营养需要都会得到满足，但这是一个底线水平。从指导个体膳食的角度，良好膳食中的营养素最好超过这个水平，再有进一步的适当提高，才能达到更好的状态。

因此，群体需要量只能通过对个体需要量的研究获得，而且需要通过个体需要量资料的分布来体现。也就是说，不可能提出一个适合群体中所有个体的需要量数据，只能用描述群体中个体需要量数据分布的参数来表达。通过参照需要量数据的分布，可以估

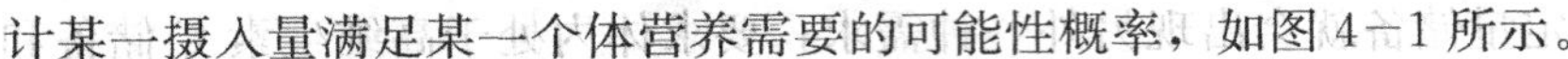

计某一摄入量满足某一个体营养需要的可能性概率，如图 4-1 所示。

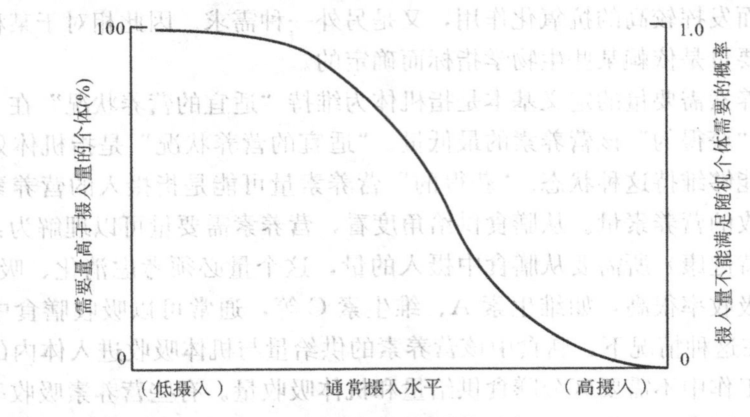

图 4-1　需要量分布状态的概率表达

如图 4-1 所示，随着某种营养素膳食摄入量的增加，人群中需要量高于摄入量的个体的百分比会逐渐下降，也就是人群中摄入量不足者的比例逐渐下降。对于个体而言，随着摄入量从低摄入到高摄入变化，摄入量不足的风险从 100%逐渐下降，直到摄入量不足的风险降为 0。这是营养素摄入量增加，满足营养需要的阶段。当然，营养素的摄入量也不是越多越好，如果膳食营养素摄入量继续增加，甚至增加到一个较高的水平，可能出现营养素过量摄入的风险，如图 4-2 所示。

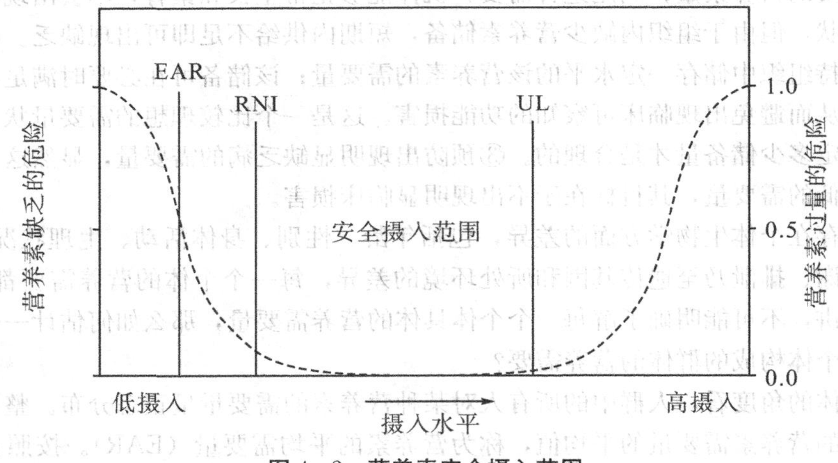

图 4-2　营养素安全摄入范围

如图 4-2 所示，当日常摄入量为 0 时，摄入不足的概率为 1，可以理解为如果一个人在一定时间内不摄入某种营养素，那么就一定会发生该营养素的缺乏；如果一群人长期不摄入该营养素，他们将全部发生该营养素缺乏症。随着摄入量的增加，摄入不足的概率相应降低，发生缺乏的危险性逐渐降低。当摄入量达到 EAR 时，发生营养素缺乏的概率为 0.5，即有 50%的机会缺乏该营养素；摄入量达到 RNI 时，摄入不足的概率变得很小，也就是说，绝大多数的个体都没有发生缺乏症的危险；摄入量达到 UL 后，若再继续增加就可能开始出现毒副作用。RNI 和 UL 之间是一个安全摄入范围，日常摄入量保持在这一范围内，发生缺乏和中毒的危险性都很小。摄入量超过安全摄入范围继续增加，则产生毒副作用的概率随之增加，理论上可以达到某一（极高）水平，机体出现毒副反应的概率等于 1。

对于婴幼儿等人群，由于很难开展营养需要量研究，因而无法得到平均需要量的数据，也难以确定 RNI。在这种情况下，就选择健康和营养状况良好的人群，观察他们通过膳食摄入的营养素，此水平就是一个值得参考的摄入量水平，称为适宜摄入量（AI）。AI 值虽然不能反映机体对营养素的最低需要情况，但至少是一个可以确保良好营养的值，对指导膳食具有重要参考价值。对于婴幼儿人群，某些营养素并没有 RNI，其膳食评价和膳食指导的目标在 AI 与 UL 之间。

人体对能量的需要与营养素的需要不尽相同。营养素摄入量可在达到预防营养缺乏的 RNI 之后，进一步适当提高，以追求更为充足的营养，只要不超过 UL，都是可以接受的。但是人体对能量的需要却没有如此的允许范围，人体摄入能量既不能少，也不能多。能量摄入不足会造成机体消瘦并影响生理功能，能量摄入过量会使肥胖风险增加。在人群中，如图 4－3 所示，由于存在能量需要的个体差异，伴随着能量摄入量的增加，在能量摄入不足的风险逐渐下降的同时，能量过剩的风险开始增加。所以，从群体角度看，能量推荐摄入量就等于该人群的能量平均需要量。这一推荐摄入水平，也就是我们经常看到的推荐量参考值，对整个群体来讲是合适的，但是对于其中的某一随机个体来讲，摄入不足和摄入过多的概率各占 50%。因此，在对个体的膳食指导中，推荐的能量摄入水平仅作为一个总体参考数据，非常有效的个体化评价点是基于体重和其他生长指标的变化情况的。

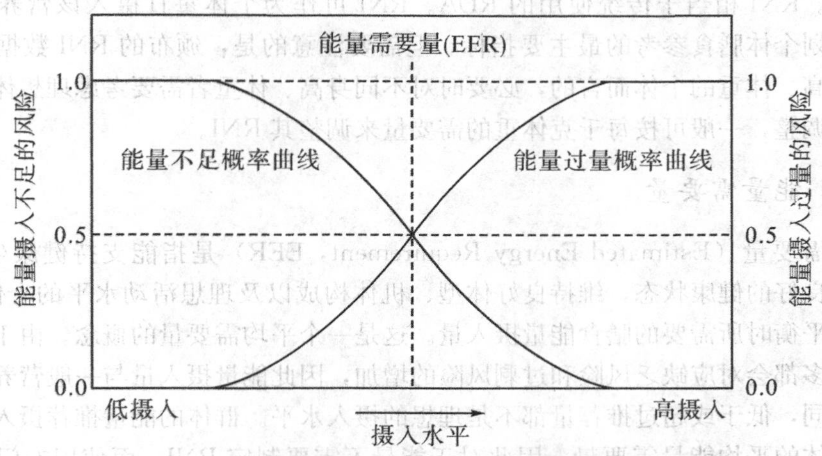

图 4－3　能量摄入水平与个体摄入量不足或过多的概率

二、概念和科学体系

膳食营养素参考摄入量（Dietary Reference Intakes，DRIs）（以下简称 DRIs）是为了保证人体合理摄入营养素，避免缺乏和过量，在推荐膳食营养素供给量（Recommended Dietary Allowances，RDAs）的基础上，发展起来的每日平均膳食营养素摄入量的一组参考值。DRI 最初包括 4 个指标：平均需要量、推荐摄入量、适宜摄入量、可耐受的最高摄入量。2013 年修订版增加了与非传染性慢性疾病有关的 3 个指标：宏量营养素可接受范围、预防非传染性慢性疾病的建议摄入量和某些膳食成分的特定建议量。新增的 3 个指标在儿童膳食管理中的意义相对较小。

（一）平均需要量

平均需要量（Estimated Average Requirement，EAR）是指某一特定性别、年龄及生理状况群体中个体对某营养素需要量的平均值。按照 EAR 摄入某种营养素，根据某些指标可以判断，其能满足某一特定性别、年龄及生理状况群体中 50%个体需要量，但不能满足另外 50%个体的对该营养素的需要。EAR 是制定推荐摄入量的基础，也可用于评价或计划群体的膳食摄入量，或判断个体某营养素摄入量不足的可能性。EAR 可用于评估群体摄入不足的发生风险，也可检验个体摄入不足的可能性。但需要注意的是，EAR 不是规划个体膳食时的营养素目标量或推荐量。EAR 代表了群体需要量的平均水平，但某一个体营养素需要量与 EAR 的关系是不确定的。高于 EAR，个体摄入量充足的可能性较高，反之，低于 EAR，个体摄入量不足的可能性则较高。

（二）推荐摄入量

推荐摄入量（Recommended Nutrient Intake，RNI）是指可以满足某一特定性别、年龄及生理状况群体中绝大多数个体（97%～98%）需要量的某种营养素摄入水平。长期摄入 RNI 的营养素，可以满足身体对该营养素的需要，保持健康和维持组织中有适当的储备。RNI 相当于传统使用的 RDA。RNI 可作为个体每日摄入该营养素的目标值，是规划个体膳食参考的最主要指标。但需要注意的是，颁布的 RNI 数据是对于有代表性身高、体重的个体而言的，必要时对不同身高、体重者需要考虑理想体重和现实体重做出调整，一般可按每千克体重的需要量来调整其 RNI。

（三）能量需要量

能量需要量（Estimated Energy Requirement，EER）是指能支持健康生长发育，长期保持良好的健康状态，维持良好体型、机体构成以及理想活动水平的个体或群体，达到能量平衡时所需要的膳食能量摄入量。这是一个平均需要量的概念。由于能量不足和能量过多都会对应缺乏风险和过剩风险的增加，因此能量摄入量与一般营养素摄入量的意义不同，低于或超过推荐量都不是理想的摄入水平。群体的能量推荐摄入量直接等同于该群体的平均能量需要量，因此对于能量不需要制定 RNI，而使用专门的能量需要量术语来定义推荐数据。

EER 的制定基础包括性别、年龄、体重、身高和体力活动水平等因素。成人 EER 的定义是指一定年龄、性别、体重、身高和体力活动水平的健康群体维持能量平衡所需要摄入的膳食能量的平均值。儿童 EER 是指某特定年龄、体重、身高、性别（3 岁以下不分性别，3 岁及以上分性别）的健康儿童群体，维持正常生长发育相应的正能量平衡所需要的能量的摄入平均值。对于孕妇来讲，EER 还包括胎儿生长所致组织沉积、母体自身组织器官生长所需要的能量。对于乳母来讲，EER还应加上分泌乳汁所含的能量，以及泌乳活动所额外消耗的能量。

（四）适宜摄入量

当某人群某种营养素的个体需要量研究资料缺乏或不足，因而不能计算出EAR，当然也就无法推算RNI时，可通过观察其他膳食指标来评估或指导膳食。在这种情况下，适宜摄入量（Adequated Intake，AI）被用来代替RNI。AI是通过观察或实验获得的健康群体某种营养素的平均摄入量。对于儿童营养工作者来讲，AI是需要特别关注和理解的指标，因为现有DRI体系中，婴幼儿的许多营养素参考值采用的都是AI。由于伦理学方面的制约，对婴幼儿群体开展营养素需要量研究非常困难，目前非常缺乏婴幼儿营养素需要量的资料，其EAR也就难以确定。儿童群体是营养工作的重点人群，对DRI体系的需要更高。因此，对缺少EAR数据的婴幼儿群体，一般制定（AI）。实际上，对于足月产的6月龄内健康婴儿，其理想的营养来源就是母乳，因此其营养素全部来自母乳，故其摄入的母乳中的营养素的量就是婴儿所需各种营养素的AI。

AI设定的初衷是为了在不能制定RNI时代替其起作用，由此可见，AI与RNI一样都可作为相应人群中个体膳食营养素摄入量的目标，摄入AI的营养素可以满足该人群中几乎所有个体的营养需要。但需要注意的是，AI不是一个能非常准确地反映个体或群体营养需要的判定界值，它只意味着在这个水平人群该营养素应该是可以满足需要的，但它的准确性不如RNI，一般会高于RNI。这一点在判断营养素不足风险时尤其需要注意。

（五）可耐受最高摄入量

可耐受最高摄入量（Tolerable Upper Intake Level，UL）指平均每日可摄入该营养素的最高限量。可耐受是指从生物学角度可被耐受的摄入水平，对群体中的几乎所有个体都不会产生健康损害，但也不意味着此摄入水平对健康是有益的。更为重要的意义是，超过UL的摄入水平开始存在健康损害风险，而且摄入量进一步提高，损害健康的危险性会随之增大。因此，UL不是一个建议的摄入水平。在制定个体和群体膳食规划时，应避免膳食营养素摄入量接近或超过UL，以避免营养素过量摄入所致的风险。UL也不能用来评估人群中营养素摄入过量而产生毒副作用的风险，因为UL对健康人群中最敏感的个体不会造成损害。UL的制定需要依赖充分的毒副作用或无毒副作用资料，在缺少充分资料不足以设定UL数值时，并不意味着该营养素不存在过量摄入的风险。有些营养素的毒副作用很小，在日常可以摄入的范围内尚未见明显的毒副作用报道。对于缺少UL数据的营养素，应该充分关注，认清没有UL数据的原因，区分对待。

（六）宏量营养素可接受范围

宏量营养素可接受范围（Acceptable Macronutrient Distribution Ranges，AMDR）是指脂肪、蛋白质和碳水化合物理想的摄入量范围。该范围可以提供这些必需营养素的需要，并且有利于降低慢性疾病的发生危险，常用占总能量摄入量的百分比表示。

（七）预防非传染性慢性疾病的建议摄入量

预防非传染性慢性疾病的建议摄入量（Proposed Intake for Preventing Non-Communicable Chronic Disease，PI-NCD，简称建议摄入量或PI）是以非传染性慢性病的一级预防为目标，提出的必需营养素的每日摄入量。当NCD易感人群某些营养素的摄入量达到或接近PI时，可以降低NCD的发生风险。

（八）特定建议值

特定建议值（Specific Proposed Levels，SPL）专用于营养素以外的其他食物成分，一个人每日膳食中这些食物成分的摄入量达到这个建议水平时，有利于维护人体健康。

后三个指标主要针对慢性疾病的预防，从儿童营养学角度我们暂不对其详解，必要时可参考《中国居民膳食营养素参考摄入量（2013版）》获得详细内容。

三、营养标准的应用

对于在实践中如何正确使用膳食营养素参考摄入量，许多国家的学者进行过不同的讨论，迄今国际上仍然没有确定一种统一的理论和实际应用方法。制定膳食营养素参考摄入量的根本目的是改善本国居民的膳食营养状况。

DRI的适用对象为健康的个体及以健康人为中心组成的群体，也包括那些即便患有某些轻度风险的疾病，如肥胖、高血压、高血糖、脂质异常等，但仍能正常生活，没有必要实施特定膳食方案的人。DRI在专业领域的应用主要包括评价膳食和计划膳食两个方面。在评价膳食工作中，用它作为一个尺度，来衡量人们实际摄入营养素的量是否适宜；在计划膳食工作中，用它作为营养状况适宜的目标，建议如何合理地摄取食物来达到这个目标。

（一）应用膳食营养素参考摄入量评价膳食

1. 评价个体膳食

膳食评价是营养状况评价的组成部分。虽然不能仅凭膳食摄入量来确定个体的营养状况，但把一个人的营养素摄入量与其相应的DRI进行比较还是很有用处的。为此需要准确地收集膳食摄入资料，正确选择评价参考值，合理解释所得的结果。把膳食情况和临床、生化及体格测量资料结合起来对一个人的营养状况进行评价是理想的方法。

（1）获得个体日常摄入量。获得准确的膳食摄入信息是进行个体评价的基础，但是由于膳食记录经常被低报以及每日膳食的变化较大，准确获得个体日常摄入量具有一定的难度。在收集个体膳食数据时应考虑以下因素：

1）影响每日营养素摄入量的因素，包括个体食物选择的差异、工作日和周末的差异、季节的差异、节假日和特殊事件、食欲变化等。

2）记录的天数，日常摄入量所需的天数取决于精确度的要求，达到10%的精确度所需天数多于20%精确度。

3）对于某些营养素（如维生素A），只是在某些食物中含量很高，而这些食物又偶尔吃到，需要收集更多天数的膳食数据来获得此类营养素的日常摄入量。

（2）选择恰当的评价指标。当评价一个个体的摄入是否充足时，往往关注是否达到个体需要量。个体需要量的最好估计值是EAR，用于评价个体的摄入水平是否不足。AI可以作为个体营养素摄入量的目标值，用来判断个体的摄入水平是否可以排除摄入不足的问题。UL则用以判断个体是否存在过量摄入的风险。

2. 评价群体膳食

评价群体营养素摄入量需要关注两个方面的问题：①人群中可能有多大比例的个体对某种营养素的摄入量低于其需要量？②有多大比例的人日常摄入量很高，可能面临健康风险？评价人群的营养素摄入量需要获得准确的膳食资料，调整个体本身摄入量变异的分布及影响因素，选择适当的参考值，并对结果进行正确的解释。人群中每个个体对某营养素的摄入量和需要量都不相同。如果我们知道人群中所有个体的日常摄入量和需要量，就可以直接算出摄入量低于其需要量的人数百分数，评估有多少个体摄入不足。但实际上我们经常不可能获得精确的此种资料，只能用适当的方法估测摄入不足的概率。

总体而言，EAR用以估测群体中摄入不足个体所占的比例；RNI不用于评价群体的摄入量；平均摄入量达到或超过AI，表明该人群摄入不足的概率很低；UL用以估测人群中面临过量摄入健康风险的人所占的比例。

（二）应用膳食营养素参考摄入量计划膳食

1. 为个体计划膳食

为个体计划膳食的目的是使个体的营养素摄入量接近RNI或者AI，包括设定适宜的营养素摄入目标和制订食物消费计划两个步骤。

（1）设定营养素摄入目标。为个体计划膳食时，应使用RNI或AI作为个体的摄入目标，因为达到这个目标时，个体摄入不足的可能性较低。在设定营养素摄入目标时应考虑使各种营养素的摄入量不能超过UL，都在安全摄入范围之内。

EAR不是计划个体膳食的目标。如果膳食计划提供的营养素仅达到EAR，将有50%的概率不能满足个体的需要，这对个体来讲风险太大，是不能接受的。但能量的EAR就等于它的RNI，所以在计划膳食中能量摄入量时，建议用平均能量需要量作为参考值。还需要随时监测体重，根据体重适时地调整能量目标，保持适宜体重。调整膳食的构成，使能量的来源分布合理。

（2）制订膳食计划。将营养素摄入目标转化为相应的膳食计划时，常用的方法是将以食物为基础的膳食指南作为依据，根据个体需要量的特殊性再进行适当调整。《中国居民膳食指南（2016）》中按照不同能量摄入水平，提供了各类食物的推荐量。膳食指南提供的建议摄入量适用于一般健康成年人，是一个平均摄入量，无须每日都严格按照建议量摄入，在一段时间内，各类食物摄入量的平均值应当符合建议量，日常膳食基本遵循各类食物的大体比例。在计划膳食时应按照同类互换、多种多样的原则进行调配。

（3）验证计划的膳食。制订食物消费计划后，应根据食物营养成分数据和《中国居民膳食营养素参考摄入量》复查计划的膳食是否满足 RNI 和 AI，同时又不超过 UL。不同地区还需要根据各地食物生产和供应的实际情况，调整各类食物中各种具体食物的搭配。在特定的情况下，也可使用强化食品或营养补充剂以保证特定营养素的供给。

2. 为群体计划膳食

为群体计划膳食的目的是确定一个营养素日常摄入量的分布，在这一分布状态下摄入不足或过量的概率都很低。为人群计划膳食的方法随人群的特征不同而异，主要看该人群是一个相对均匀的群体（如年龄、性别、劳动状况等比较一致），还是由若干营养素需要量可能不同的亚人群组成的群体。

（1）为均匀的群体计划膳食。

1）确定计划目标。有 EAR 和 UL 的营养素，允许 2%～3%的人有摄入不足的危险，另有 2%～3%的人有摄入过量的危险；有 AI 的营养素，设置人群摄入量的中位数等于 AI，选择这个人群的平均能量需量；按照 AI 或 AMDR 设定蛋白质、脂肪各自提供的能量百分数应当是适宜的；有 PI 的营养素，设置 NCD 易感人群的摄入量接近或达到 PI。

2）设置靶日常营养素摄入量分布。"靶日常营养素摄入量分布"，也可称为营养素摄入量期望分布。已有的营养素摄入量分布资料，一般不可能刚好处于满足确定的计划目标的位置，所以计划者必须把它上移或下移，也就是要加上或减去一定量的营养素，使经过处理后的摄入量分布状态能满足确定的计划目标。这个经过调整的、处于正确的位置的摄入量分布就变成靶日常营养素摄入量分布。设置靶日常营养素摄入量分布的目的是使摄入量达到确定的计划目标，即能保证这一群体中在绝大多数情况下摄入不足和过多的概率都很低。对于有 EAR 和 UL 的营养素，绝大多数可用群体中摄入量低于 EAR 的个体所占比例表示摄入不足的概率，用摄入量超过 UL 的个体所占的比例表示摄入量过多的概率。对于有 EAR 的营养素，应用 EAR 作为切点来计算摄入不足的概率，除铁以外，都是合适的。铁的需要量不是正态分布的，必须利用已有的铁需要量分布的资料来计算摄入不足的概率。

3）编制食谱。在每一种我们关注的营养素都已经设置出一个靶日常营养素摄入量分布以后，就需要通过编制食谱来变为现实。

4）评估计划膳食的结果。这一过程需要根据"应用 DRI 评价群体摄入量"中所说的方法，判定是否达到了计划的目标。计划的目的是使这个人群当中摄入不足的概率达到设定的百分数，很明显必须进行评价来判定这个最基本的要求是否得到了满足。计划膳食是一个多环节的、连续性的工作过程，有许多因素能够影响结果的可靠性，因此必须根据评价的结果对计划进行相应的修改。

（2）为不均匀的群体计划膳食。如果群体中对营养素或能量的需要不一致的，可用简单营养素密度法和靶营养素密度分布法进行计划。

1）简单营养素密度法。营养素密度是指一种食物或膳食中所含有的营养素和它提供的能量比，表示每 1000kcal 的营养素含量单位数。首先在全人群中确定一个营养素摄入目标中位数与平均能量需要量之比最高的亚人群，用这个亚人群的营养素摄入量目标中位数作为计划这个不均匀人群食谱的营养素密度目标，要确保其他人群营养素摄入量不超过 UL。

2）靶营养素密度分布法。简单营养素密度法没有考虑人群内的营养密度需要的实际分布状态。美国学者提出为不均匀人群进行计划的新方法，把每个亚人群的日常营养素摄入量的靶分布和日常能量摄入量分布相结合，得到用密度表示的日常营养素摄入量的靶分布，比较每一个亚人群的摄入量密度目标中位数，找出最高的营养素密度中位数，设定为整个人群的计划目标。

（三）膳食营养素参考值摄入量在其他方面的应用

1. 在制定营养政策中的应用

任何营养政策制定的目的都是保证人群的营养需求，使人群尽可能达到营养素参考摄入量并有足够的储备量，保持人体健康状态。因此，制定营养政策时会直接或间接地应用 DRI，作为发展方向或预期达到的目标。

2. 在制定《中国居民膳食指南》中的应用

《中国居民膳食指南》是基于营养学原理、紧密结合我国居民膳食消费情况和营养实际状况、指导大众合理饮食的通俗读物。膳食指南是以食物为基础制定的文件，而如何合理摄取食物，则需要按照膳食营养素参考摄入量来确定。《中国居民膳食指南》中包括具有中国特色的“平衡膳食宝塔”。该宝塔将五类食物分别置于其中的五层内，而且为每类食物列出了推荐的摄入量。这些食物的摄入量是根据 DRI 推荐的营养素摄入量换算而来的。因此可以说《中国居民膳食指南》和“平衡膳食宝塔”就是 DRIs 在食物消费领域的体现。

3. 在制定食品营养标准中的应用

国家食品标准特别是食品安全国家标准，如营养强化剂的、有关营养配方食品，以及营养素补充剂等的标准，都涉及人体每日需要摄入的营养素，因此在制定中均以 DRI 作为基本依据。

4. 在临床营养中的应用

DRI 的适用对象主要是健康的个体及以健康人为主构成的人群，也适用于那些有轻度高血压、脂质异常、高血糖等，但还能正常生活，没有必要实施特定的膳食限制或膳食治疗的患者。其中 AMDR、PI 和 SPL 对于某些疾病危险人群的膳食指导尤为重要。

5. 在研发和评审营养食品中的应用

随着我国经济水平的发展，居民的膳食需求已经从食品的数量向质量转变，因此食品企业在研发新产品时充分关注营养。满足不同人群的各种营养素需要量已经成为食品企业在研发、生产、销售过程中的重要目标，DRI 也成为其产品研发的重要指南。

第二节 膳食模式

一、概述

（一）概念及意义

膳食（Diet）是指人们日常生活中有规律进食的各种食物的统称。按食物构成，可将膳食大致分为两种类型：素食和混合膳食。前者主要或完全由植物性食物构成；后者由植物性食物和动物性食物共同构成，为当今世界上应用最广泛的膳食类型。

膳食模式（Diet/Dietary Pattern）是指构成居民膳食中主要食物的种类、数量及其比例，也称为膳食组成或食物结构。根据组成该膳食的各类食物所能提供的能量、各种营养素的数量及其能满足人体需要的程度来衡量该膳食模式是否合理。宏观上，居民的食物结构反映一个国家的综合国力水平，决定一个地区的食物生产供应规划；是衡量一个国家或地区经济发展和文明程度的重要指标之一。微观上，它是居民营养状况和体质健康的决定因素，也是对广大居民进行有效营养干预的重要环节。

（二）分类及特点

膳食模式受一个国家或地区的人口、农业生产、食物流通、食品加工、消费水平、饮食习惯、文化传统、科学知识等多种因素的影响。由于饮食习惯、食物种类和研究方法不同，国家和地区之间的膳食模式存在着差异，根据动物性食物、植物性食物在膳食中所占的比重和能量、蛋白质、脂肪、糖的摄入量，可将当今世界各国的膳食模式大体分为以下几种类型。

1. 动物性食物为主的膳食模式

以动物性食物为主的膳食模式，通常被称为西方膳食模式，是多数欧美发达国家典型膳食模式，属于营养过剩型的膳食。其特点是摄入大量的红肉、加工肉制品、“垃圾食品”、精加工谷类、糖果、甜食、含糖饮料和“超加工食品”，因而存在高能量、高脂肪、高蛋白质和低膳食纤维摄入的问题，易导致肥胖、高脂血症、冠心病、糖尿病、肿瘤等慢性疾病的发生。研究表明，西方膳食模式提供较少的微量营养素和其他活性成分，能够增加患心血管疾病、代谢疾病和结肠癌的风险。其中的加工食品和“超加工食品”在生产过程中加入了反式脂肪酸，在长时间热处理过程中形成了杂环胺、丙烯酰胺、晚期糖基化终末产物和脂质过氧化终产物。

2. 植物性食物为主的膳食模式

以植物性食物为主的膳食模式是大多数发展中国家，如印度、巴基斯坦、孟加拉和非洲一些国家的膳食模式。其特点是富含蔬菜、水果、坚果和全麦食品，较少摄入精加工谷类、高糖食品、红肉和加工肉制品，即以植物性食物为主，以动物性食物为辅，可以降低发生相关慢性疾病的危险。这类膳食模式基本能满足能量需要，部分微量营养素和生物活性成分（如抗氧化剂、酚类化合物、植物雌激素等）含量也较为丰富，但蛋白质和脂肪不足，来自于动物性食物的营养素如铁、钙、维生素A摄入不足，易导致营养不良、体质低下。但由于膳食纤维充足、动物性脂肪较低，有利于冠心病和高脂血症的预防。

中国的膳食也以植物性食物为主，其脂肪供能比较低，但饱和脂肪供能仍然占到18%。我国主要有两类膳食模式。一是以大米、蔬菜和猪肉等为主要食物的传统南方模式。这类模式的特点是以大米为主要能量来源，能提供较丰富的营养素。二是以面粉等为主要食物的传统北方模式。这类模式的特点是以面食为主，食物种类单一，碳水化合物供能比较高，营养素摄入相对较少。此外，随着经济发展和营养变迁，我国居民尤其是青年人群中逐渐出现了以速食食品和肉类等为主要食物的膳食模式。这类膳食模式与西方膳食模式相似，其特点是能量和脂肪摄入较高，营养素种类相对较少。

3. 动、植物性食物平衡的膳食模式

（1）日本膳食模式。是以日本人的膳食为代表，其结合东、西方膳食的特点，动、植物性食物消费量比较均衡，鱼类、贝类食量较大，能量能够满足人体需要，又不过剩，蛋白质、脂肪和碳水化合物供能比例合理，基本符合营养要求。来自于植物性食物的膳食纤维和来自于动物性食物的营养素如铁、钙等均比较充足，同时动物脂肪又不高，有利于避免营养缺乏病和营养过剩性疾病，有益于健康。

（2）地中海膳食模式。是以葡萄牙、西班牙、法国、意大利、南斯拉夫、希腊、马耳他、以色列、利比亚、突尼斯、土耳其、埃及与摩洛哥等13个地中海沿岸国家居民所特有的膳食模式。这类膳食模式的特点是大量摄入水果、蔬菜、全谷类、豆类和坚果；适量摄入奶制品，大多数是奶酪和酸奶；适量摄入红酒和鱼类等海产品；肉类及其制品摄入量则较低；食物加工程度低而新鲜度高，橄榄油为主要食用油，也是主要的脂肪来源，且饱和脂肪摄入量低。20世纪60年代早期，Keys教授等人在七国研究中用科学的研究方法首次发现地中海地区居民（主要是克里特岛）的心血管疾病死亡率比周边地区低，随后的研究发现，长期采用地中海膳食模式，可降低心血管疾病、2型糖尿病、代谢综合征、认知障碍和某些肿瘤的发生风险。地中海膳食模式被认为是一种平衡健康的膳食模式，被大多数国家采用和推荐。

（3）DASH模式。1997年，美国一项大型高血压防治计划中提出了对降低血压、改善心脑血管健康有益的饮食方案 *Dietary Approaches to Stop Hypertension* （DASH）。DASH模式强调控制总脂肪、饱和脂肪和胆固醇的摄入，增加水果、蔬菜和低脂或脱脂奶类的摄入，膳食中包含全谷类、鱼、禽和坚果类，并建议减少红肉、甜食、添加糖及含糖饮料的摄入，因此此模式在营养素上以钾、镁、钙、蛋白质及膳食纤维含量高为特点。国际健康指南已将DASH模式推荐为控制高血压的一个重要生活方式或措施。研究发现，DASH模式不仅可以降低血压，还可以降低心血管疾病、癌症、胰岛素抵抗和血脂异常的发生风险。

二、膳食模式与人体健康

良好的膳食模式是合理营养的前提，只有合理营养才能预防疾病、促进健康。近年来，随着疾病模式的变化，膳食模式与健康和疾病的关系越来越引起人们的关注。随着人类文明和医学科学的进步，过去对人类生命和健康威胁最大的急性传染病和寄生虫病明显减少，而肥胖病、心血管疾病、糖尿病和癌症等慢性非传染性疾病则大幅度增加。大量研究和流行病学调查以及临床资料证实，合理的膳食模式在维护健康、预防慢性疾病方面具有重要作用；不合理的膳食模式常常是损害健康，特别是导致某些慢性疾病的危险因素。健康的膳食模式可降低心血管疾病的发生风险（高证据强度），还可降低2型糖尿病和某些癌症（如直肠癌和绝经期后乳腺癌）、超重和肥胖的发生率（中等证据强度）。目前也有证据显示，膳食模式与神经认知障碍和先天性异常相关。

欧美国家居民传统的“三高一低”膳食模式，虽然可以提供优质蛋白，提高膳食质量，但接踵而来的“富裕型疾病”却严重损害了西方人的健康。近年来，心脏病、脑血管疾病和恶性肿瘤已成为西方国家三大死因。日本的传统膳食模式虽然有其独特的优点，但在第二次世界大战后，由于受欧美的影响，动物性食物消费逐年上升，导致脂肪的摄入量逐年上升，碳水化合物的摄入量逐年下降。与此同时，日本的死因顺位也发生明显变化，过去长期占死因第一、二位的结核病和肺炎，如今已降为第十位和第四位，取而代之的第一、二位死因是恶性肿瘤、心脑血管疾病。因此，研究确立合理的膳食模式，对于维护和增进人类健康具有现实和深远的意义。我国居民的传统膳食以植物性食物为主，谷类、薯类和蔬菜的摄入量较高，肉类的摄入量比较低，此种膳食模式的特点是高碳水化合物、高膳食纤维和低脂肪。改革开放以后，尤其是近20年，我国食物生产能力增强，主要食物总生产量和人均占有量明显提高，居民人均收入增加，食物消费选择更加多样化，居民食物消费结构显著改变，植物性食物的消费量下降，其中谷类食物摄入量显著下降。动物性食物，特别是畜禽肉类消费量显著提高。脂肪摄入量过多，平均膳食脂肪供能比超过30%。总的来看，我国居民由以粮谷类食物为主的传统膳食模式，逐渐向高能量、高脂肪和低膳食纤维的膳食模式转变。

（一）膳食模式与肥胖

目前，膳食模式与肥胖关系的研究较多，大多数是横断面的，少数是纵向研究。其中，大部分研究发现了膳食模式与肥胖（中心性肥胖）的相关性。以蔬菜、水果、鱼类、低脂奶和全谷类等食物为主的膳食模式能够降低发生超重和肥胖的危险性，主要包括健康模式、精明模式等。以肉类、蛋类、加工食物、糖等食物为主的膳食能增加发生超重和肥胖的危险性，主要包括西方膳食模式、肉类模式等。

膳食低血糖生成指数（Glycemic Index，GI）是食物的一种生理学参数，是衡量食物引起餐后血糖反应的一项有效指标，它表示含50g有价值的碳水化合物的食物和相当量的葡萄糖或白面包在一定时间内（一般为2小时）体内血糖应答水平的百分值。一般认为，当GI在55以下时，该食物为低GI食物；当GI在55～75之间时，该食物为中等GI食物；当GI在75以上时，该食物为高GI食物。低GI食物在胃肠中停留时间长，吸收率低，葡萄糖释放缓慢，可减少餐后胰岛素分泌，促进脂肪氧化，减少脂肪生成和增加饱腹感。有研究发现，与低脂肪、高GI膳食相比，低GI膳食可显著减小BMI值。所以，长期摄入低GI食物可以有效控制体重和腰围的增长。

健康膳食模式富含微量营养素。研究发现，维生素和矿物质等营养素可能影响体内脂肪沉积。不同抗氧化剂、维生素和矿物质的浓度与体内血清瘦素浓度有关。瘦素通过调节人体的食物摄入和能量消耗来维持体内脂肪组织的稳定性。瘦素浓度的改变将影响其调节功能，并可能激活炎症反应，炎症反应是肥胖发生的一个危险因素。

（二）膳食模式与心血管疾病

前瞻性队列研究和随机对照研究发现，地中海膳食模式对心血管疾病多个危险因素有改善作用，而且地中海膳食比低脂膳食的证据更强。低脂膳食能有效减轻体重，并预防糖尿病和控制血压，但缺乏对心血管疾病的证据。研究指出，地中海膳食模式作为一个整体比单个因素更能有效降低心血管疾病的危险。

DASH 膳食模式被证实已在临床上成功地控制了高血压。虽然 DASH 模式可以有效地控制血压和胆固醇，但在自由生活条件下对心血管疾病的影响还没有完全探明。

极低碳水化合物膳食在减重人群中快速流行，其特征是每天摄入 20～50g 碳水化合物（碳水化合物供能比低于 20%）。研究发现，极低碳水化合物膳食可以有效减轻体重，减轻体重可以改善心血管疾病的代表性标志物。但是这个影响会随着体重增长而减弱。极低碳水化合物膳食由于饱和脂肪摄入高而导致低密度脂蛋白胆固醇浓度增高的现象引起了人们的关注。目前，膳食中开始用不饱和脂肪替代饱和脂肪来降低低密度脂蛋白胆固醇浓度，但是，还需要评价这个方法的长期效果。极低碳水化合物膳食限制了一些宏量营养素和微量营养素的摄入，所以潜在地增加了 CVD 和营养缺乏的发生风险。

膳食模式对 CVD 结局的影响可能有不同的生理机制。健康膳食模式以蔬菜、水果、豆类、全谷类、鱼类和禽肉等食物为主。蔬菜和水果富含维生素和矿物质，可维持机体健康，保持人体肠道的正常功能。膳食纤维是保护因素，蔬菜、水果、全谷类和豆类可增加膳食纤维的摄入。此外，蔬菜和水果中抗氧化剂如维生素 C、黄酮类化合物、钾和叶酸也可以降低 CVD 的发病风险。

鱼类和坚果包含 PUFA，可以降低 CHD 的发病风险。一些研究发现，适量增加鱼类消费可以降低 36%的 CHD 死亡率，可以降低 18%中风的发病危险。但是在另一些研究中鱼也属于不健康膳食模式的一种食物成分，并可能与急性心肌梗死、CVD 危险增加等相关。

西方膳食模式以红肉、加工肉、精谷类、薯条、糖、甜品、高脂奶制品和酒精等食物为主。炸薯条、糖、甜品和高脂奶制品增加了膳食中的饱和脂肪和反式脂肪，增加了糖和盐的摄入，这些物质可以直接或间接增加 CVD 的发病风险。过多饮酒可以增加 CVD 的发病风险。

（三）膳食模式与高血压

高摄入水果、蔬菜、全谷类、豆类、种子、坚果、鱼类和奶制品，低摄入肉类、糖和酒精的健康膳食模式可以显著降低血压，包括 DASH 模式，地中海膳食模式和北欧模式。

DASH 模式以水果、蔬菜、低脂奶、全谷类、坚果、豆类等为主要食物，较少摄入红肉和饱和脂肪。不同文化的国家都采用了DASH模式，包括巴西、澳大利亚和伊朗。国际健康指南已将DASH模式推荐为控制高血压的一个重要生活方式。

研究显示，在北欧国家居民中，以全谷类、菜籽油、水果、蔬菜、鱼类、坚果和低脂奶制品等为主要食物的北欧膳食模式能显著降低24小时动态舒张压。这类膳食对血压的保护作用可能不是降低钠摄入和增加钾摄入，因为研究中干预组和对照组中的电解质没有差异。北欧膳食模式的一个特征是富含浆果。动物研究发现，北欧野生蓝莓可以降低血压。同样，随机对照试验显示食用浆果可以降低血压。浆果中的多酚，特别是黄酮类化合物，可能有助于降低血压。

（四）膳食模式与糖尿病

以高摄入蔬菜、水果、全谷类、低脂奶制品、鱼类、禽肉和豆类为特征的健康膳食模式对2型糖尿病有预防作用，可使2型糖尿病发生风险降低14%，可能是通过膳食中的重要营养素如抗氧化剂、镁、钾、类胡萝卜素和膳食纤维产生影响。膳食中的一些有效成分如黄酮、异黄酮、木酚素和植酸对糖尿病的预防具有协同作用。

以植物性食物为主的膳食模式对血糖代谢有益处。这类膳食的特征是低能量摄入、低血糖负荷和高膳食纤维，以及丰富的维生素、矿物质和生物活性物质。这些物质有抗氧化特性，可以改善胰岛素需要和胰腺β细胞功能。

西方膳食模式的特征是高摄入红肉、油炸和加工食品、炸薯条和香肠以及高GI食物如精谷类、糖和甜点。不健康的膳食模式可以使2型糖尿病的发生风险增加30%。硝酸盐是在加工肉中常使用的防腐剂，可以转化成亚硝胺而增加患2型糖尿病的风险。此外，高脂食品和肉类中的末期糖基化可以增强氧化应激和炎症因子，伴随着胰岛素抵抗，增加患糖尿病的可能性。

（五）膳食模式与代谢综合征

研究发现，地中海膳食模式与低代谢综合征流行率相关。系统综述和Meta分析确定，长期采用地中海膳食模式可以降低代谢综合征的发病危险，并对其所有指标都有改善作用，地中海膳食模式可以降低血糖浓度。地中海膳食模式可能通过膳食中的纤维、ω−3脂肪酸和抗氧化剂来改善胰岛素敏感性和炎症反应。

（六）膳食模式与肿瘤

癌细胞的特征是自动获得生长信号、逃避生长抑制及无限制复制增殖。正常细胞的分裂次数或者说寿命是有限的，但是癌细胞则可以无限制复制。一些特殊的营养素是细胞周期的调节剂，如维生素A、维生素D、维生素B_{12}、叶酸、铁、锌和葡萄糖，可以在控制细胞周期进程中发挥一定作用。如维生素A及类胡萝卜素可以结合细胞表面的受体诱导细胞凋亡，抑制细胞增殖；十字花科蔬菜中的硫代葡萄糖酸盐的代谢产物异硫氰酸盐可使细胞周期停滞；钙对胃肠细胞的生长具有抑制作用；身体活动可以提高胰岛素敏感性，减少胰岛素释放，还可降低绝经女性血清雌激素及雄激素的浓度，从而降低癌症风险。相反，红肉中的血红素铁则能诱导细胞过度增殖；胰岛素样生长因子IGF-1

是刺激细胞增殖的因素，肥胖可提高胰岛素抵抗，继而增加胰岛素的释放及IGF-1生成，从而增加癌症风险；维生素E既能诱导也能防止细胞凋亡。此外，食物中含有许多调节细胞生成的营养素，通过减少肿瘤血管细胞生成抑制其生长，如绿茶中的茶多酚、深海鱼中的n−3脂肪酸、苹果中的槲皮素、葡萄中的白藜芦醇、大蒜中的有机硫化物、大豆中的植物雌激素等，都有一定的抑制肿瘤血管生成的作用。维生素C、维生素E等营养素可抑制癌前致癌物亚硝酸盐在体内代谢为致癌物亚硝胺，继而发挥防癌作用。

研究表明，以蔬菜和水果为主要食物的健康膳食模式，可以降低25%的胃癌发病风险。相反，西方膳食模式增加50%的患胃癌风险。以蔬菜、水果、鱼类、豆类和全谷类为主要食物的健康膳食模式可以降低患乳腺癌的危险性，而饮酒模式可以增加患乳腺癌的风险。西方膳食模式与乳腺癌呈正相关，但是大部分研究没有统计学意义。有研究证实，提高蔬菜和水果摄入量可以降低患乳腺癌的风险。这些食物包含有抗癌作用的物质，如植物甾醇、维生素C、维生素E和β胡萝卜素，可通过抗氧化剂对雌激素代谢的影响起作用并减少细胞增殖。在亚洲国家，提出摄入豆类及其衍生物可以降低乳腺癌的风险，但是流行病学结果高度不一致。

增加酒精摄入可以引起雌激素代谢清除率降低和雌激素分泌增加，从而导致雌激素浓度增高。另外，增加酒精摄入可以提高致癌物质的膜渗透性，并抑制其脱毒作用。其他可能的机制还包括增加乳腺疾病的易感性、增加脱氧核糖核酸的损伤、提高乳腺癌细胞的转移潜能。此外，高摄入红肉和加工肉、高脂奶制品、快餐、精谷类，低摄入水果和蔬菜的西方膳食模式可增加结、直肠癌的发病风险。

（七）膳食模式与抑郁

膳食模式与抑郁的研究中，主要有三类模式：健康膳食模式、西方膳食模式和地中海膳食模式。大多数研究表明，健康膳食模式对抑郁有预防作用，但结果不是完全一致，一些研究并没有发现预防作用。地中海膳食模式对抑郁有预防作用。相反，西方膳食模式能增加抑郁的发病风险。

尽管一些假设已经将膳食和抑郁联系起来，但潜在的机制还没有被完全理解。因为某些营养素是大脑一些功能的重要物质基础，所以膳食作为一个长期的暴露因素可能会影响抑郁的发展。可能的生物学机制：多不饱和脂肪酸对大脑膜流动性和炎症的影响、抗氧化剂对氧化应激的作用，以及叶酸缺乏导致同型半胱氨酸浓度的增加，这些在精神疾病的发病机制中发挥作用。根据这些机制，健康膳食模式和地中海膳食模式可能起到协同的保护效果。健康膳食模式中食物的抗炎特性能够影响单胺类神经递质的浓度，这被认为在情绪和认知调节中发挥作用。水果和蔬菜的抗氧化剂可以减少氧化应激引起的神经元损伤，特别是海马体中的神经元。油性鱼类中富含长链ω−3多不饱和脂肪酸，高摄入可以降低抑郁的风险。膳食模式作为一个整体，也可能是所有这些营养素和其生物化学特性的累积效应对抑郁产生了作用。

（八）膳食模式与中风

健康膳食模式和轻、中度饮酒模式可能降低中风的危险，而重度饮酒模式可以增加中风的危险。西方膳食模式没有发现与中风的关系。

健康膳食模式的特征是高摄入蔬菜、水果、鱼类、全谷类和低脂奶制品。健康膳食模式对中风的预防可能与膳食中的维生素、矿物质、抗氧化剂和高纤维含量有关。营养素如钾、叶酸、抗氧化剂和纤维与中风危险性降低有关。增加蔬菜和水果的摄入可以降低血压并改善心血管疾病的危险因素，如超重/肥胖、糖尿病、血脂异常，这些是中风的独立危险因素。此外，研究发现健康膳食模式也与炎症反应的生物标志物有关，保护个体免于氧化应激（自由基形成与抗氧化防御的持续性失衡），从而在中风的发展中具有重要作用。

最近的系统综述和Meta分析发现，重度饮酒可分别增加男性和女性11%和19%出血性中风的危险。事实上，酒精已经被认定为中风的主要危险因素。机制可能是重度饮酒可以增加糖尿病和凝血障碍的发生风险。此外，重度饮酒会引起钾代谢和镁代谢的不稳定，导致心律失常和房室传导阻滞。轻、中度酒精摄入降低中风发病风险的合理解释可能是酒精提升高密度脂蛋白胆固醇浓度，降低血小板聚集，增强纤维蛋白溶解，从而降低血浆纤维蛋白原水平。

第三节 膳食指南

一、概述

（一）概念及意义

膳食指南（Dietary Guidelines）是营养工作者根据营养学原理提出的一组以食物为基础的建议，以指导大众合理选择与搭配食物。它是倡导平衡膳食、合理营养，以减少与膳食有关的疾病，促进健康的通俗易懂的宣传材料。膳食指南的意义在于它能帮助个体更好地运用营养知识指导合理用餐，预防膳食相关疾病和防止营养缺乏病，促进健康，以营养指导消费，以消费指导工农业生产，从而保证充足的食物供应。膳食指南是以针对性（结合国情）、科学性（理论依据）、通俗性（普及教育）和预见性（发展趋势）为特点。

（二）发展历程

膳食指南是由早期的食物目标、历经膳食供给量、膳食目标演变而来的。其背景是在工业化后体力劳动减少、脂肪摄入增多及其他营养素摄入量的改变导致心血管疾病增加，从而对膳食模式提出建议。在过去几十年中，多个专家委员会已经确定了必需营养素的膳食营养素参考摄入量（DRI）。这种以营养素为基础的方法可促进学科发展，但它对引导全国和世界范围内的广大公众培养有益于健康的营养和膳食习惯并无太大帮助。实际上，按照过去事实分析来判断，以营养素为基础的推荐量可能在解决一些关键性营养问题方面会产生误导作用。比如，在过去强调单一食物来源的蛋白质质量时，只重视动物性食物的开发而未考虑氨基酸的互补作用，而后者可以提高混合植物性蛋白来源的质量。我们现在知道，人类对蛋白质的需要可以通过以植物性蛋白为主的混合蛋白质来满足。与DRI不同，在一些国家或地区，作为一项政策措施，以食物为基础的膳食指南更加关注健康与膳食之间的关系。膳食指南通常直接或间接地通过教育工作者、卫生工作者、政策制定者提供给公众，其基础更多依赖于临床和流行病学研究，主要是研究膳食组成（营养素、食物成分或食物种类）与在公共卫生方面重要的膳食相关疾病危险性的关系。

第一部膳食目标是由瑞典于1968年提出的，美国1977年也提出了膳食目标，1980年改为膳食指南，并由政府颁布，以后每五年修订一次，现已出版第六版。其他发达国家也纷纷于20世纪七八十年代提出了各自的膳食指南，主要以预防慢性疾病为目标。随后发展中国家也提出自己的膳食指南，其内容包含预防缺乏病和食品卫生问题。有的国家对于某些食品进一步量化。以后又陆续增加了各类特定人群的膳食指南及患者的膳食指南。中国营养学会于1989年制定了我国第一个膳食指南。由于科学进步、我国经济发展和居民膳食结构不断变化，中国营养学会对原有的膳食指南进行修改，先后修订公布了1997年、2007年和2016年版《中国居民膳食指南》，详见表4－1。

表4－1　1989、1997、2007和2016版《中国居民膳食指南》比较

1989版	1997版	2007版	2016版
1. 食物要多样	1. 食物多样，谷类为主	1. 食物多样，谷类为主，粗细搭配	1. 食物多样，谷类为主
2. 饥饱要适当	2. 多吃蔬菜、水果和薯类	2. 多吃蔬菜、水果和薯类	2. 吃动平衡，健康体重
3. 油脂要适量	3. 经常吃适量的鱼、禽、蛋、瘦肉，少吃肥肉和荤油	3. 每天吃奶类、大豆或其制品	3. 多吃蔬果、奶类、大豆
4. 粗细要搭配	4. 常吃奶类、豆类或其制品	4. 常吃适量的鱼、禽、蛋和瘦肉	4. 常吃适量的鱼、禽、蛋、瘦肉
5. 食盐要限量	5. 吃清淡少盐的膳食	5. 减少烹调油用量，吃清淡少盐的膳食	5. 少盐少油，控糖限酒
6. 甜食要少吃	6. 食量与体力活动要平衡，保持适宜体重	6. 食不过量，天天运动，保持健康体重	6. 杜绝浪费，兴新食尚
7. 饮酒要节制	7. 如饮酒应限量	7. 三餐分配要合理，零食要适当	
8. 三餐要合理	8. 吃清洁卫生、不变质的食物	8. 每天足量饮水，合理选择饮料	
		9. 如饮酒应限量	
		10. 吃新鲜卫生的食物	

资料来源：中国营养学会1989年、1997年、2007年和2016年版《中国居民膳食指南》。

二、膳食指南与食物指导

（一）中国居民膳食指南及平衡膳食宝塔

《中国居民膳食指南》的修订基于科学证据，是科学界在一段时间内的科学共识，具有改善居民健康状况、促进营养标准和营养政策发展等重要作用。《中国居民膳食指南》带给我国居民营养与健康状况的十大变化：①动物油脂和饱和脂肪酸的摄入量下降；②盐的摄入量下降；③蔬菜、水果摄入量趋于稳定；④蛋类、水产类摄入量有所上升；⑤儿童、青少年生长发育水平稳步提高；⑥学龄前儿童营养不良率进一步降低；⑦贫血患病率显著下降；⑧低出生体重率显著下降；⑨全民增加身体活动的比例显著提高；⑩对膳食和营养的认识显著提高。

目前，我国居民面临的主要挑战是膳食结构仍然不尽合理，营养不良和营养缺乏在贫困地区依旧常见，孕妇、学龄前儿童贫血率依旧较高，不健康生活方式较为普遍，肥胖和营养相关慢性病对城市居民健康造成的威胁愈发严重等。

2016 版膳食指南包括一般人群膳食指南、特殊人群膳食指南和素食者膳食指南三部分。其中一般人群膳食指南适用于 2 岁及以上人群。

1. 一般人群膳食指南及平衡膳食宝塔

（1）一般人群膳食指南（2016）

1）食物多样，谷类为主。平衡膳食模式是最大限度地保障人体营养需要和健康的基础，食物多样是平衡膳食模式的基本原则。每天的膳食应包括谷薯类、蔬菜水果类、畜禽鱼蛋奶类、大豆坚果类等。建议平均每天至少摄入 12 种食物，每周 25 种以上。谷类为主是平衡膳食模式的重要特征，每天摄入谷薯类食物 250～400g，其中全谷物和杂豆类 50～150g，薯类 50～100g。膳食中碳水化合物提供的能量应占总能量的 50%以上。

2）吃动平衡，健康体重。体重是评价人体营养和健康状况的重要指标，吃和动是保持健康体重的关键。各个年龄段人群都应该坚持天天运动，维持能量平衡，保持健康体重。体重过低和过高均易增加疾病的发生风险。推荐每周应至少进行 5 天中等强度行走，累计 150 分钟以上；坚持日常身体活动，平均每天主动身体活动 6000 步；尽量减少久坐时间，每小时起来动一动。

3）多吃蔬果、奶类、大豆。蔬菜、水果、奶类和大豆及制品是平衡膳食的重要组成部分，坚果是膳食的有益补充。蔬菜和水果是维生素、矿物质、膳食纤维和植物化学物的重要来源，奶类和大豆类富含钙、优质蛋白质和 B 族维生素，对降低慢性病的发病风险具有重要作用。提倡餐餐有蔬菜，推荐每天摄入 300～500g，深色蔬菜应占 1/2。天天吃水果，推荐每天摄入 200～350g 的新鲜水果，果汁不能代替鲜果。吃各种奶制品，摄入量相当于每天液态奶 300g。经常吃豆制品，摄入量每天大豆 25g 以上，适量吃坚果。

4）常吃适量的鱼、禽、蛋、瘦肉。鱼、禽、蛋和瘦肉可提供人体所需的优质蛋白质、维生素 A、B 族维生素等，有些也含有较高的脂肪和胆固醇。动物性食物优选鱼和禽类，鱼和禽类脂肪含量相对较低，鱼类含有较多的不饱和脂肪酸。蛋类各种营养成分齐全；吃畜肉应选择瘦肉，瘦肉脂肪含量较低。过多食用烟熏和腌制肉类可增加肿瘤的发生风险，应当少吃。推荐每周吃水产类 280～525g，畜禽肉 280～525g，蛋类 280～350g，平均每天摄入鱼、禽、蛋和瘦肉的总量为 120～200g。

5）少盐少油，控糖限酒。我国多数居民目前食盐、烹调油和脂肪摄入过多，这是高血压、肥胖和心脑血管疾病等慢性病发病率居高不下的重要因素，因此应当培养清淡饮食习惯，成人每天摄入食盐不超过 6g，烹调油 25～30g。过多摄入添加糖可增加龋齿和超重发生的风险，推荐每天摄入糖不超过 50g，最好控制在 25g 以下。水在生命活动中发挥重要作用，应当足量饮水。建议成年人每天 7～8 杯（1500～1700ml），提倡饮用白开水或茶水，不喝或少喝含糖饮料。儿童少年、孕妇、乳母不应饮酒，成人如饮酒，一天饮酒的酒精量，男性不超过 25g，女性不超过 15g。

6）杜绝浪费，兴新食尚。勤俭节约、珍惜食物、杜绝浪费是中华民族的美德。按需选购食物、按需备餐，提倡分餐不浪费。选择新鲜卫生的食物和适宜的烹调方式，保障饮食卫生。学会阅读食品标签，合理选择食品。应该从每个人做起，回家吃饭，享受食物和亲情，创造和支持文明饮食的社会环境和条件，传承优良饮食文化，树健康饮食新风。

（2）中国居民平衡膳食宝塔

中国居民平衡膳食宝塔（Chinese Food Guide Pagoda，以下简称“宝塔”）是根据《中国居民膳食指南（2016）》的核心内容和推荐，结合中国居民膳食的实际情况，把平衡膳食原则转化为显示各类食物的数量和比例的图形。“宝塔”形象化的组合，遵循了平衡膳食的原则，体现了一个在营养上比较理想的基本构成（如图 4－4 所示）。“宝塔”共分 5 层，各层面积大小不同，体现了食物和食物量，食物量根据不同能量需要设计，“宝塔”旁边的文字注释，表明了能量在 1600～2400kcal 之间时，一段时间内成人每人每天各类食物摄入量的平均范围。

中国居民平衡膳食宝塔(2016)
盐 <6克
油 25~30克
奶及奶制品 300克
大豆及坚果类 25~35克
畜禽肉 40~75克
水产品 40~75克
蛋类 40~50克
蔬菜类 300~500克
水果类 200~350克
谷薯类 250~400克
全谷物和杂豆 50~150克
薯类 50~100克
水 1500~1700毫升
每天活动6000步

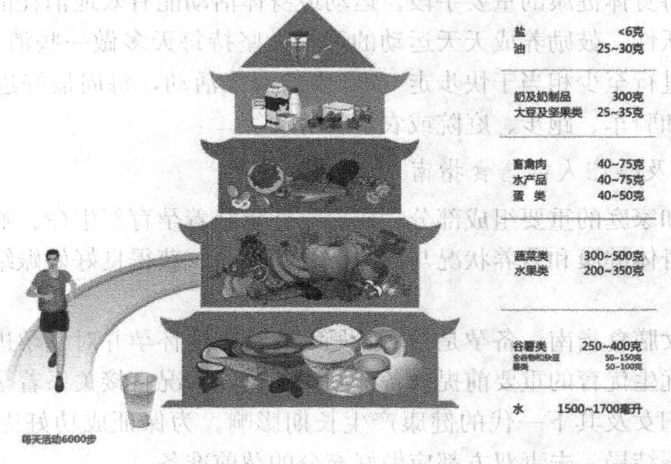

图 4－4　中国居民平衡膳食宝塔（2016）

1）第一层：谷薯类食物。谷薯类是膳食能量的主要来源（碳水化合物提供总能量的50%～65%），也是多种微量营养素和膳食纤维的良好来源。膳食指南中推荐2岁以上健康人群的膳食应食物多样、谷物为主。成人每人每天应摄入谷薯、杂豆类250～400g，其中全谷物50～150g（包括杂豆类），新鲜薯类50～100g。

2）第二层：蔬菜、水果。蔬菜、水果是膳食指南中鼓励多摄入的两类食物，在1600～2400kcal能量需要水平下，推荐每人每天蔬菜摄入量为300～500g，水果摄入量为200～350g。蔬菜、水果是膳食纤维、微量营养素和植物化学物的良好来源，多吃蔬菜、水果也是降低膳食能量摄入的不错选择。

3）第三层：鱼、禽、肉、蛋等动物性食物。鱼、禽、肉、蛋等动物性食物是膳食指南推荐适量食用的一类食物。在1600～2400kcal能量需要水平下，推荐每天鱼、禽、肉、蛋摄入量共计120～200g。新鲜的动物性食物是优质蛋白质、脂肪和脂溶性维生素的良好来源，建议每天畜禽肉的摄入量为40～75g，少吃加工类肉制品。

4）第四层：乳类、大豆和坚果。乳类、豆类是鼓励多摄入的。乳类、大豆和坚果是蛋白质和钙的良好来源，营养素密度高。在1600～2400kcal能量需要水平下，推荐每天应摄入相当于鲜奶300g的奶类及奶制品，推荐大豆和坚果制品的摄入量为25～35g。部分坚果的蛋白质与大豆相似，富含必须脂肪酸和必需氨基酸，作为菜肴、零食等都是实现食物多样化的良好选择。

5）第五层：烹调油和盐。油、盐作为烹饪调料，建议尽量少用，推荐成人每日烹调油摄入量为25～30g，食盐摄入量不超过6g。烹调油也要多样化，经常更换种类，食用多种植物油可满足人体对各种脂肪酸的需要。我国居民食盐用量普遍较高，盐与高血压关系密切，限制盐的摄入是我国的长期目标，除了少用食盐，还需要控制隐形高盐食品的摄入量。

6）运动和饮水。水是膳食的重要组成部分，是一切生命必需的物质，其需要量主要受年龄、身体活动、环境温度等因素的影响。轻体力活动的成年人每人每天至少饮水7～8杯（1500～1700ml），在高温环境或强体力活动后，应适当增加。运动或身体活动是能量平衡和保持身体健康的重要手段。运动或身体活动能有效地消耗能量，保持精神和机体代谢的活跃性。鼓励养成天天运动的习惯，坚持每天多做一些消耗体力的活动。推荐成年人每天进行至少相当于快步走6000步的身体活动，每周最好进行150分钟中等强度的运动，如骑车、跑步、庭院或农田的劳动等。

2. 中国备孕及孕妇人群膳食指南

女性是社会和家庭的重要组成部分。成熟女性承载着孕育新生命、哺育下一代的重要职责。女性的身体健康和营养状况与成功孕育新生命、获得良好妊娠结局及下一代健康成长密切相关。

（1）备孕妇女膳食指南。备孕是指育龄妇女有计划地怀孕并对优孕进行必要的前期准备，是优孕与优生优育的重要前提。备孕妇女的营养状况直接关系着孕育和哺育新生命的质量，并对妇女及其下一代的健康产生长期影响。为保证成功妊娠、提高生育质量、预防不良妊娠结局，夫妻双方都应做好充分的孕前准备。

健康的身体状况、合理膳食、均衡营养是孕育新生命必需的物质基础。准备怀孕的妇女应接受健康体检及膳食和生活方式指导，使健康与营养状况尽可能达到最佳后再怀孕。健康体检应特别关注感染性疾病以及血红蛋白、血浆叶酸、尿碘等反映营养状况的检测，目的是避免相关炎症及营养素缺乏对受孕成功和妊娠结局的不良影响。备孕妇女膳食指南的在一般人群膳食指南基础上特别补充以下三条：

1）调整孕前体重至适宜水平。孕前体重与新生儿出生体重、婴儿死亡率以及孕期并发症等不良妊娠结局有密切关系。肥胖或低体重的育龄妇女是发生不良妊娠结局的高危人群。备孕妇女宜通过平衡膳食和适量运动来调整体重，使体质指数（BMI）达到 18.5～23.9kg/m²。

2）常吃含铁丰富的食物，选用碘盐，孕前 3 个月开始补充叶酸。育龄妇女是铁缺乏和缺铁性贫血患病率较高的人群，怀孕前如果缺铁，可导致早产、胎儿生长受限、新生儿低出生体重以及妊娠期缺铁性贫血。因此，备孕妇女应经常摄入含铁丰富、利用率高的动物性食物，铁缺乏或缺铁性贫血者应纠正贫血后再怀孕。碘是合成甲状腺激素不可缺少的微量元素，为避免孕期碘缺乏对胎儿智力和体格发育产生的不良影响，备孕妇女除了选用碘盐，还应每周摄入一次富含碘的海产品。叶酸缺乏可影响胚胎细胞增殖、分化，增加神经管畸形及流产的风险，备孕妇女应从准备怀孕前 3 个月开始每天补充 400μg 叶酸，并持续整个孕期。

3）禁烟酒，保持健康生活方式。良好的身体状况和营养是成功孕育新生命最重要的条件，良好的身体状况和营养要通过健康生活方式来维持。均衡的营养、有规律的运动和锻炼、充足的睡眠、愉悦的心情等，均有利于健康的孕育。计划怀孕的妇女如果有健康和营养问题，应积极治疗相关疾病，纠正可能存在的营养缺乏，保持良好的卫生习惯。此外，吸烟、饮酒会影响 精子和卵子质量及受精卵着床与胚胎发育，在怀孕前 6 个月夫妻双方均应停止吸烟、饮酒，并远离吸烟环境。

（2）孕期妇女膳食指南。妊娠期是生命早期 1000 天机遇窗口的起始阶段，营养作为最重要的环境因素，对母子双方的近期和远期健康都将产生至关重要的影响。孕期胎儿的生长发育、母体乳腺和子宫等生殖器官的发育，以及为分娩后乳汁分泌进行必要的营养储备，都需要额外的营养。因此，妊娠各期妇女膳食应在非孕妇女的基础上，根据胎儿生长发育速度及母体生理和代谢的变化进行适当的调整。孕早期胎儿生长发育速度相对缓慢，所需营养与孕前无太大差别。孕中期开始，胎儿生长发育逐渐加速，母体生殖器官的发育也相应加快，对营养的需要增大，应合理增加食物的摄入量，孕期妇女的膳食仍是由多样化食物组成的营养均衡的膳食，除保证孕期的营养需要外，还潜移默化地影响较大婴儿对辅食的接受和后续多样化膳食结构的建立。

孕育生命是一个奇妙的历程，要以积极的心态去适应孕期变化，愉快享受这一过程。孕期妇女指南应在一般人群膳食指南的基础上补充以下五条：

1）补充叶酸，常吃含铁丰富的食物，选用碘盐。叶酸对预防神经管畸形和高同型半胱氨酸血症、促进红细胞成熟和血红蛋白合成极为重要。孕期叶酸应达到 600μg DFE/d，除常吃含叶酸丰富的食物外，还应补充叶酸 400μg DFE/d。为预防早产、流产，满足孕期血红蛋白合成增加和胎儿铁储备的需要，孕期应常吃含铁丰富的食物，铁缺乏严重者可在医师指导下适量补铁。碘是合成甲状腺素的原料，是调节新陈代谢和促进蛋白质合成的必需微量元素，除选用碘盐外，每周还应摄入1或2次含碘丰富的海产品。

2）孕吐严重者，可少量多餐，保证摄入含必要量碳水化合物的食物。孕早期应维持孕前平衡膳食。如果早孕反应严重，可少食多餐，选择清淡的膳食，保证摄入含必要量碳水化合物的食物，以预防酮血症对胎儿神经系统的损害。

3）孕中晚期适量增加奶、鱼、禽、蛋、瘦肉的摄入。自孕中期开始，胎儿生长速度加快，应在孕前膳食的基础上，增加奶类200g/d，动物性食物孕中期增加50g/d、孕晚期增加125g/d，以满足对优质蛋白质、维生素A、钙、铁等营养素和能量增加的需要。建议每周食用2或3次鱼类，以提供对胎儿脑发育有重要作用的n－3长链多不饱和脂肪酸。

4）适量活动，维持孕期适宜增重。体重增长是反映孕妇营养状况的最实用的直观指标，与胎儿出生体重、妊娠并发症等妊娠结局密切相关。为保障胎儿正常生长发育，应使孕期体重增长保持在适宜的范围。身体活动还有利于愉悦心情和自然分娩。健康的孕妇每天应进行不少于30分钟的中等强度身体活动。

5）禁烟酒，愉快孕育新生命，积极准备母乳喂养。烟草、酒精对胚胎发育的各个阶段都有明显的毒性作用，容易引起流产、早产和胎儿畸形。有吸烟、饮酒习惯的妇女必须戒烟禁酒，远离吸烟环境，避免二手烟。

3. 中国哺乳期妇女膳食指南

哺乳期是母体用乳汁哺育新生子代使其获得最佳生长发育并奠定一生健康基础的特殊生理阶段。哺乳期妇女既要分泌乳汁、哺育婴儿，又要逐步补偿妊娠、分娩时的营养素损耗并促进各器官、系统功能的恢复，因此比非哺乳妇女需要更多的营养。哺乳期妇女的膳食仍是由多样化食物组成的营养均衡的膳食，除保证哺乳期的营养需要外，还通过乳汁的口感和气味，潜移默化地影响较大婴儿对辅食的接受和后续多样化膳食结构的建立。

乳母的营养状况是泌乳的基础，如果哺乳期营养不足，将会减少乳汁分泌量，降低乳汁质量，并影响母体健康。哺乳期妇女膳食指南应在一般人群膳食指南的基础上补充以下五条：

（1）增加富含优质蛋白质及维生素A的动物性食物和海产品，选用碘盐。乳母的营养是泌乳的基础，尤其是蛋白质营养状况对泌乳有明显影响。动物性食物如鱼、禽、蛋、瘦肉等可提供丰富的优质蛋白质和一些重要的矿物质和维生素，乳母每天应比孕前增加约80g的鱼、禽、蛋、瘦肉。如条件限制，可用富含优质蛋白质的大豆及其制品替代。为保证乳汁中碘、n－3长链多不饱和脂肪酸和维生素A的含量，乳母应选用碘盐烹调食物，适当摄入海带、紫菜、鱼、贝类等富含碘或DHA的海产品，适量增加富含维生素A的动物性食物，如动物肝脏、蛋黄等。奶类是钙的最好食物来源，乳母每天应增饮200ml的牛奶，使总奶量达到400～500ml，以满足其对钙的需要。

（2）产褥期食物多样不过量，重视整个哺乳期营养。“坐月子”是中国的传统习俗，其间常过量摄入动物性食物，导致能量和宏量营养素摄入过剩。重视整个哺乳阶段的营养，食不过量且营养充足，以保证乳汁的质与量，持续地进行母乳喂养。

（3）心情愉悦，睡眠充足，促进乳汁分泌。乳母的心理及精神状态可影响乳汁分泌，保持愉悦心情，以确保母乳喂养成功。

(4) 坚持哺乳，适度运动，逐步恢复适宜体重。孕期体重过度增加及产后体重滞留，是女性肥胖发生的重要原因之一。坚持哺乳、科学活动和锻炼，有利于机体复原和体重恢复。

(5) 忌烟酒，避免浓茶和咖啡。吸烟、饮酒会影响乳汁分泌，烟草中的尼古丁和酒精也可通过乳汁进入婴儿体内，影响婴儿睡眠及发育。此外，茶和咖啡中的咖啡因有可能造成婴儿兴奋，乳母应避免饮用浓茶和大量咖啡。

4. 中国婴幼儿喂养指南

(1) 0～6月龄婴儿喂养指南。0～6月龄（出生后1～180天）是一生中生长发育的第一个高峰期，对能量和营养素的需要高于其他任何时期。但婴儿消化器官和排泄器官发育尚未成熟，功能不健全，对食物的消化吸收能力及代谢废物的排泄能力仍较低。母乳既可提供优质、全面、充足和结构适宜的营养素，满足婴儿生长发育的需要，又能完美地适应其尚未成熟的消化能力，并促进其器官发育和功能成熟。此外，6月龄内婴儿需要完成从宫内依赖母体营养到宫外依赖食物营养的过渡，来自母体的乳汁是完成这一过渡最好的食物，基于任何其他食物的喂养方式都不能与母乳喂养相媲美。母乳喂养能满足婴儿6月龄内全部液体、能量和营养素的需要，母乳中的营养素和多种生物活性物质构成一个特殊的生物系统，为婴儿提供全方位呵护，助其在离开母体子宫的保护后，能顺利地适应大自然的生态环境，健康成长。

6月龄内婴儿处于1000天机遇窗口期的第二个阶段，营养作为最主要的环境因素对其生长发育和后续健康持续产生至关重要的影响。母乳中适宜数量的营养既能给婴儿提供充足的能量，又能避免过度喂养，使婴儿获得最佳的、健康的生长速率，为一生的健康奠定基础。因此，对6月龄内的婴儿应给予纯母乳喂养。

针对我国6月龄内婴儿的喂养需求和可能出现的问题，基于目前已有的充分证据，同时参考世界卫生组织（WHO）、联合国儿童基金会（UNICEF）和其他国际组织的相关建议，提出6月龄内婴儿喂养指南。

1) 产后尽早开奶，坚持新生儿第一口食物是母乳。初乳富含营养和免疫活性物质，有助于肠道功能，并提供免疫保护。母亲分娩后，应尽早开奶，让婴儿开始吸吮乳头，获得初乳并进一步刺激泌乳，增加乳汁分泌。婴儿出生后第一口食物应是母乳，这有利于预防婴儿过敏，并减轻新生儿黄疸、体重下降和低血糖的发生。此外，让婴儿尽早反复吸吮乳头，是确保成功纯母乳喂养的关键。婴儿出生时，体内具有一定的能量储备，可满足至少3天的代谢需求。开奶过程中不用担心新生儿饥饿，可密切关注婴儿体重，体重下降只要不超过出生体重的7%就应坚持纯母乳喂养。环境温馨、心情愉悦、精神鼓励、乳腺按摩等辅助因素，有助于成功开奶。准备母乳喂养应从孕期开始。

【关键推荐】

◆分娩后尽早开始让婴儿反复吸吮乳头。

◆婴儿出生后的第一口食物应该是母乳。

◆生后体重下降只要不超过出生体重的7%就应坚持纯母乳喂养。

◆婴儿吸吮前不需过分擦拭或消毒乳头。

◆环境温馨、心情愉悦、精神鼓励、乳腺按摩等辅助因素，有助于顺利成功开奶。

2）坚持6月龄内纯母乳喂养。母乳是婴儿最理想的食物，纯母乳喂养能满足婴儿6月龄以内所需要的全部液体、能量和营养素。此外，母乳有利于肠道健康微生态环境的建立和肠道功能成熟，降低感染性疾病和过敏发生的风险。母乳喂养营造母子情感交流的环境，给婴儿最大的安全感，有利于婴儿心理行为和情感发展。母乳是最佳的营养支持，母乳喂养的婴儿最聪明。母乳喂养经济、安全又方便，同时有利于避免母体产后体重滞留，并降低母体乳腺癌、卵巢癌和2型糖尿病的风险。应坚持纯母乳喂养6个月。母乳喂养需要全社会的努力，专业人员提供技术指导，家庭、社区和工作单位应积极支持。充分利用政策和法律保护母乳喂养。

【关键推荐】

◆纯母乳喂养能满足婴儿6月龄以内所需要的全部液体、能量和营养素，应坚持纯母乳喂养6个月。

◆按需喂奶，两侧乳房交替喂养；每天喂奶6～8次或更多。

◆坚持让婴儿直接吸吮母乳，尽可能不使用奶瓶间接喂哺人工挤出的母乳。

◆特殊情况需要在满6月龄前添加辅食的，应咨询医生或其他专业人员后谨慎做出决定。

3）顺应喂养，建立良好的生活规律。母乳喂养应顺应婴儿胃肠成熟和生长发育过程，从按需喂养模式到规律喂养模式递进。婴儿饥饿是按需喂养的基础，饥饿引起哭闹时应及时喂哺，不要强求喂奶次数和时间，特别是3月龄以前的婴儿。婴儿生后2～4周就基本建立了自己的进食规律，家长应明确感知其进食规律。随着月龄增加，婴儿胃容量逐渐增加，单次摄乳量也随之增加，哺喂间隔会相应延长，喂奶次数减少，逐渐建立起规律哺喂的良好饮食习惯。如果婴儿哭闹明显不符合平日进食规律，应该首先排除非饥饿原因，如胃肠不适等。非饥饿原因哭闹时，增加哺喂次数只能缓解婴儿的焦躁心理，并不能解决根本问题，应及时就医。

【关键推荐】

◆母乳喂养应从按需喂养模式到规律喂养模式递进。

◆饥饿引起哭闹时应及时喂哺，不要强求喂奶次数和时间，但一般每天喂奶的次数在8次以上，生后最初会在10次以上。

◆随着婴儿月龄增加，逐渐减少喂奶次数，建立规律哺喂的良好饮食习惯。

◆婴儿异常哭闹时，应考虑非饥饿原因，积极就医。

4）婴儿出生后数日开始补充维生素D，不需补钙。人乳中维生素D含量低，母乳喂养儿不能通过母乳获得足量的维生素D。适宜的阳光照射会促进皮肤中维生素D的合成，但鉴于养育方式的限制，阳光照射可能不是6月龄内婴儿获得维生素D的最方便途径。婴儿出生后数日就应开始每日补充维生素D 10μg（400 IU）。纯母乳喂养能满足婴儿骨骼生长对钙的需求，不需额外补钙。推荐新生儿出生后补充维生素K，特别是剖宫产的新生儿。

【关键推荐】

◆婴儿生后数日开始每日补充维生素D 10μg（400 IU）。

◆纯母乳喂养的婴儿不需要补钙。

◆新生儿出生后应及时补充维生素 K。

5）婴儿配方奶是不能纯母乳喂养时的无奈选择。由于婴儿患有某些代谢性疾病、乳母患有某些传染性或精神性疾病、乳汁分泌不足或无乳汁分泌等原因，不能用纯母乳喂养婴儿时，建议首选适合于 6 月龄内婴儿的配方奶喂养，不宜直接用普通液态奶、成人奶粉、蛋白粉、豆奶粉等喂养婴儿。任何婴儿配方奶都不能与母乳相媲美，只能作为纯母乳喂养失败后无奈的选择，或者 6 月龄后对母乳的补充。6 月龄前放弃母乳喂养而选择婴儿配方奶，对婴儿的健康是不利的。

【关键推荐】

◆任何婴儿配方奶都不能与母乳相媲美，只能作为母乳喂养失败后的无奈选择，或母乳不足时对母乳的补充。

◆以下情况很可能不宜母乳喂养或常规方法的母乳喂养，需要采用适当的配方奶喂养，具体患病情况、母乳喂养禁忌和适用的喂养方案，请咨询营养师或医生：①婴儿患病；②母亲患病；③母亲因各种原因摄入药物；④经过专业人员指导和各种努力后，乳汁分泌仍不足。

◆不宜直接用普通液态奶、成人奶粉、蛋白粉、豆奶粉等喂养 6 月龄内婴儿。

6）监测体格指标，保持健康生长。身长和体重是反映婴儿喂养和营养状况的直观指标。疾病或喂养不当、营养不足会使婴儿生长缓慢或停滞。6 月龄前婴儿应每半月测一次身长和体重，病后恢复期可增加测量次数，并选用世界卫生组织的儿童生长曲线判断婴儿是否得到正确、合理喂养。婴儿生长有自身规律，过快、过慢生长都不利于儿童远期健康。婴儿生长存在个体差异，也有阶段性波动，不必相互攀比生长指标。母乳喂养儿体重增长可能低于配方奶喂养儿，只要处于正常的生长曲线轨迹，即是健康的生长状态。

【关键推荐】

◆身长和体重是反映婴儿喂养和营养状况的直观指标。

◆6 月龄前婴儿每半月测量一次身长和体重，病后恢复期可增加测量次数。

◆出生体重正常婴儿的最佳生长模式是基本维持其出生时在群体中的分布水平。

◆婴儿生长有自身规律，不宜追求参考值上限。

（2）7～24 月龄婴幼儿喂养指南。7～24 月龄婴幼儿是指满 6 月龄（出生 180 天）后至 2 周岁（满 24 月龄）的婴幼儿。对于 7～24 月龄婴幼儿，母乳仍然是重要的营养来源，但单一的母乳喂养已经不能完全满足其对能量以及营养素的需求，必须引入其他营养丰富的食物。与此同时，7～24 月龄婴幼儿的消化器官的发育、感知觉以及认知行为能力的发展，也需要其有机会通过接触、感受和尝试，逐步体验和适应多样化的食物，从被动接受喂养转变到自主进食。这一过程从婴儿 7 月龄开始，到 24 月龄时完成。这一年龄段婴幼儿的特殊性还在于，父母及喂养者的喂养行为对其营养和饮食行为有显著的影响。顺应婴幼儿需求喂养，有助于健康饮食习惯的形成，并具有长期而深远的影响。

7～24 月龄婴幼儿处于 1000 日机遇窗口期的第三阶段，适宜的营养和喂养不仅关系到近期的生长发育，也关系到长期的健康。针对我国7～24月龄婴幼儿营养和喂养的需求，以及可能出现的问题，基于目前已有的证据，同时参考WHO等的相关建议，提出7～24月龄婴幼儿喂养指南。

1）继续母乳喂养，满6月龄起添加辅食。母乳仍然可以为满6月龄（出生180天）后的婴幼儿提供部分能量，优质蛋白质、钙等重要营养素，以及各种免疫保护因子等。继续母乳喂养仍然有助于促进母子间的亲密连接，促进婴幼儿发育。因此7～24月龄婴幼儿应继续母乳喂养。不能母乳喂养或母乳不足时，需要以配方奶作为母乳的补充。

婴儿满6月龄时，消化器官已相对发育完善，可消化母乳以外的多样化食物。同时，婴儿的口腔运动功能，味觉、嗅觉、触觉等感知觉，以及心理、认知和行为能力也已准备好接受新的食物。此时开始添加辅食，不仅能满足婴儿的营养需求，也能满足其心理需求，并促进其感知觉、心理及认知和行为能力的发展。

【关键推荐】

◆婴儿满6月龄后仍需继续母乳喂养，并逐渐引入各种食物。

◆辅食是指除母乳、配方奶以外的其他各种性状的食物。

◆有特殊需要时须在医生的指导下调整辅食添加时间。

◆不能母乳喂养或母乳不足的婴幼儿，应选择配方奶作为母乳的补充。

2）从富铁泥糊状食物开始，逐步添加达到食物多样化。7～12月龄婴儿所需能量的1/3～1/2来自辅食，13～24月龄幼儿1/2～2/3的能量来自辅食，母乳喂养的婴幼儿来自辅食的铁高达99%。因而婴儿最先添加的辅食应该是富铁的高能量食物，如强化铁的婴儿米粉、肉泥等。在此基础上逐渐引入其他不同种类的食物，以提供不同的营养素。

辅食添加的原则：每次只添加一种新食物，由少到多、由稀到稠、由细到粗，循序渐进。从一种富铁泥糊状食物开始，如强化铁的婴儿米粉、肉泥等，逐渐增加食物种类，逐渐过渡到半固体或固体食物，如烂面、肉末、碎菜、水果粒等。每引入一种新的食物应适应2～3天，密切观察是否出现呕吐、腹泻、皮疹等不良反应，适应一种食物后再添加其他新的食物。

【关键推荐】

◆随母乳量减少，逐渐增加辅食量。

◆首先添加强化铁的婴儿米粉、肉泥等富铁泥糊状食物。

◆每次只引入一种新的食物，逐步达到食物多样化。

◆从泥糊状食物开始，逐渐过渡到固体食物。

◆辅食应适量添加植物油。

3）提倡顺应喂养，鼓励但不强迫进食。随着婴幼儿生长发育，父母及喂养者应根据其营养需求的变化，以及感知觉、认知、行为和运动能力的发展，顺应婴幼儿的需要喂养，帮助婴幼儿逐步达到与家人一致的规律进餐模式，并学会自主进食，遵守必要的进餐礼仪。

父母及喂养者有责任为婴幼儿提供多样化，且与其发育水平相适应的食物，在喂养过程中应及时感知婴幼儿所发出的饥饿或饱足的信号，并做出恰当的回应。尊重婴幼儿对食物的选择，耐心鼓励和协助婴幼儿进食，但绝不强迫进食。

父母及喂养者还有责任为婴幼儿营造良好的进餐环境，保持进餐环境安静、心情愉悦，避免电视、玩具等干扰婴幼儿注意力。控制每餐时间不超过 20 分钟。父母及喂养者应该是婴幼儿进食的好榜样。

【关键推荐】

◆耐心喂养，鼓励进食，但绝不强迫喂养。

◆鼓励并协助婴幼儿自己进食，培养进餐兴趣。

◆进餐时不看电视、玩玩具，每次进餐时间不超过 20 分钟。

◆进餐时喂养者与婴幼儿应有充分的交流，不以食物作为奖励或惩罚。

◆父母应保持自身良好的进食习惯，成为婴幼儿的榜样。

4）辅食不加调味品，尽量减少糖和盐的摄入。辅食应保持原味，不加盐、糖以及刺激性调味品，保持淡口味。淡口味食物有利于提高婴幼儿对不同天然食物口味的接受度，减少偏食、挑食的风险。淡口味食物也可减少婴幼儿盐和糖的摄入量，降低儿童期及成人期肥胖、糖尿病、高血压、心血管疾病的风险。

强调婴幼儿辅食不额外添加盐、糖及刺激性调味品，也是为了提醒父母在准备家庭食物时也应保持淡口味，既适应婴幼儿的需要，也保护全家人的健康。

【关键推荐】

◆婴幼儿辅食应单独制作。

◆保持食物原味，不需要额外加糖、盐及各种调味品。

◆1 岁以后逐渐尝试淡口味的家庭膳食。

5）注重饮食卫生和进食安全。选择新鲜、优质、无污染的食物和清洁水制作辅食。制作辅食前须洗手。制作辅食的餐具、场所应保持清洁。辅食应煮熟、煮透。制作的辅食应及时食用或妥善保存。进餐前洗手，保持餐具和进餐环境清洁、安全。

婴幼儿进食时一定要有成人看护，以防进食意外。整粒花生、坚果、果冻等食物不适合婴幼儿食用。

【关键推荐】

◆选择安全、优质、新鲜的食材。

◆制作过程始终保持清洁卫生，生熟分开。

◆不吃剩饭，妥善保存和处理剩余食物。

◆饭前洗手，进食时应有成人看护，并注意进食环境安全。

6）定期监测体格指标，追求健康生长。适度、平稳生长是最佳的生长模式。每 3 个月一次，定期监测并评估 7～24 月龄婴幼儿的体格生长指标有助于判断其营养状况，并可根据体格生长指标的变化，及时调整营养和喂养。对于生长不良、超重/肥胖，以及处于急、慢性疾病期间的婴幼儿应增加监测次数。

【关键推荐】

◆体重、身长是反映婴幼儿营养状况的直观指标。

◆每 3 个月一次，定期测量身长、体重、头围等体格生长指标。

◆平稳生长是最佳的生长模式。

5．中国儿童青少年膳食指南

儿童青少年指满 2 周岁至不满 18 岁的未成年人（简称为 2～17 岁儿童），分为 2～5 岁学龄前儿童和 6～17 岁学龄儿童少年两个阶段。

（1）学龄前儿童膳食指南。学龄前儿童指满 2 周岁后至满 6 周岁前的儿童。基于 2～5岁儿童的生理和营养特点，在一般人群膳食指南的基础上增加的关键推荐：

1）规律就餐，自主进食，不挑食，培养良好饮食习惯。学龄前儿童的合理营养应由多种食物构成的平衡膳食来提供，规律就餐是其获得全面、足量的食物摄入和良好消化吸收的保障。

此时期儿童神经心理发育迅速，自我意识和模仿力、好奇心增强，易出现进食不够专注，因此要注意引导儿童自主、有规律地进餐，保证每天不少于三次正餐和两次加餐，不随意改变进餐时间、环境和进食量，培养儿童摄入多样化食物的良好饮食习惯，纠正挑食、偏食等不良饮食行为。

2）每天饮奶，足量饮水，正确选择零食。建议每天饮奶 300～400ml 或相当量的奶制品。儿童新陈代谢旺盛，活动量大，水分需要量相对较多，每天总水量为 1300～1600ml，除奶类和其他食物中摄入的水外，建议学龄前儿童每天饮水 600～800ml，以白开水为主，少量多次饮用。

零食对学龄前儿童是必要的，对补充所需营养有帮助。零食应尽可能与加餐相结合，以不影响正餐为前提，多选用营养密度高的食物，如奶制品、水果、蛋类及坚果类等，不宜选用能量密度高的食品，如油炸食品、膨化食品等。

3）食物应合理烹调，易于消化，少调料、少油炸。从小培养儿童清淡口味，有助于形成终生的健康饮食习惯。在烹调方式上，宜采用蒸、煮、炖、煨等烹调方式。特别注意要完全去除皮、骨、刺、核等，大豆、花生等坚果类食物应先磨碎，制成泥糊浆等状态进食。口味以清淡为好，不应过咸、油腻和辛辣，尽可能少用或不用味精或鸡精、色素、糖精等调味品。为儿童烹调食物时，应控制食盐用量，还应少选含盐量高的腌制食品或调味品。可选天然、新鲜香料（如葱、蒜、洋葱、柠檬、醋、香草等）和新鲜蔬果汁（如番茄汁、南瓜菠菜汁等）进行调味。

4）参与食物选择与制作，增进对食物的认知与喜爱。鼓励儿童体验和认识各种食物的天然味道和质地，了解食物特性，增进对食物的喜爱。同时应鼓励儿童参与家庭食物选择和制作过程，以引起儿童对各种食物的兴趣，享受烹饪食物过程中的乐趣和成就。家长或幼儿园老师可带儿童去市场选购食物，辨认应季蔬果，尝试自主选购蔬菜。在节假日，带儿童去农田认识农作物，实践简单的农业生产过程，参与植物的种植，观察植物的生长过程，介绍蔬菜的生长方式、营养成分及对身体的好处，并亲自动手采摘蔬菜，激发孩子对食物的兴趣，享受劳动成果。让儿童参观家庭膳食制备过程，参与一些力所能及的加工活动如择菜，体会参与的乐趣。

5）经常户外活动，保障健康生长。鼓励儿童经常参加户外游戏与活动，实现对体能的锻炼培养，维持能量平衡，促进皮肤中维生素 D 的合成和钙的吸收利用。学龄前儿童每天应进行至少 60 分钟的体育活动，最好是户外游戏或运动，除睡觉外尽量避免让儿童有连续超过 1 小时的静止状态，每天看电视、玩平板电脑的累计时间不超过 2 小时。建议每天结合日常生活多做体力锻炼（公园玩耍、散步、爬楼梯、收拾玩具等）。适量做较高强度的运动和户外活动，包括有氧运动（骑小自行车、快跑等）、伸展运动、肌肉强化运动（攀架、健身球等）、团体活动（跳舞、小型球类游戏等）。减少静态活动（看电视，玩手机、电脑或电子游戏）。

（2）学龄儿童膳食指南。学龄儿童是指从6岁到不满18岁的未成年人。学龄儿童正处于在校学习阶段，生长发育迅速，对能量和营养素的需要量相对高于成年人。充足的营养是学龄儿童智力和体格正常发育，乃至一生健康的物质保障，因此，更需要强调合理膳食、均衡营养。在一般人群膳食指南的基础上，推荐如下五条：

1）认识食物，学习烹饪，提高营养素养。学龄儿童时期是学习营养健康知识、养成健康生活方式、提高营养健康素养的关键时期。了解和认识食物，学会选择食物、烹调和合理饮食的生活技能，传承我国优秀饮食文化和礼仪，对于儿童青少年自身健康和我国优良饮食文化传承具有重要意义。

2）三餐合理，规律进餐，培养健康饮食行为。学龄儿童的消化系统结构和功能还处于发育阶段。合理和规律的一日三餐是培养健康饮食行为的基础。应清淡饮食，少在外就餐，少吃含能量、脂肪或糖高的快餐。

3）合理选择零食，足量饮水，不喝含糖饮料。足量饮水不仅可以促进儿童健康成长，还能提高学习能力，而经常大量饮用含糖饮料会增加发生龋齿和超重/肥胖的风险。要合理选择零食，每天饮水800～1400ml，首选白开水，不喝或少喝含糖饮料，禁止饮酒。

4）不偏食、节食，不暴饮暴食，保持适宜体重增长。学龄儿童的营养应均衡，以保持适宜的体重增长。偏食、挑食和过度节食会影响儿童青少年的健康，容易出现营养不良。暴饮暴食在短时间内会摄入过多的食物，加重消化系统的负担，增加发生超重/肥胖的风险。超重/肥胖不仅影响学龄儿童的健康，而且容易延续到成年期，增加慢性病的危险。

5）保证每天至少活动60分钟，增加户外活动时间。充足、规律和多样的身体活动可强健骨骼和肌肉、提高心肺功能、降低慢性病的发病风险。要尽可能减少久坐少动和视屏时间，开展多样化的身体活动，保证每天至少活动60分钟，其中每周至少3次高强度的身体活动、3次抗阻力运动和骨质增强型运动。增加户外活动时间，有助于维生素D的体内合成，还可有效减缓近视的发生和发展。

6. 中国老年人膳食指南

老年人为65岁以上的人群。在一般人群指南的基础上补充说明以下4条原则：

（1）少量多餐细软，预防营养缺乏。由于不少老年人牙齿缺损，消化液分泌和胃肠蠕动减弱，容易出现食欲下降和早饱现象，造成食物摄入量不足和营养缺乏，因此老年人膳食更应注意合理设计、精准营养。食物制作要细软，并做到少量多餐。对于吞咽障碍老年人和高龄老年人，可选择软食，要细嚼慢咽，预防呛咳和误吸；对于贫血老年人以及钙和维生素D、维生素A等营养缺乏的老年人，建议在营养师和医生的指导下，选择适合自己的营养强化食品。

（2）主动足量饮水，积极户外活动。老年人身体对缺水的耐受性下降。饮水不足可对老年人的健康造成明显进行影响，因此要足量饮水。每天的饮水量达到1500～

1700ml。应少量多次，主动饮水，首选温热的白开水。

（3）延缓肌肉衰减；维持适宜体重。骨骼肌是身体的重要组成部分，延缓肌肉衰减对维持老年人活动能力和健康状况极为重要。延缓肌肉衰减的有效方法是吃动结合，一方面要增加摄入富含优质蛋白质的瘦肉、海鱼、豆类等食物，另一方面要进行有氧运动和适当的抗阻运动。老年人体重应维持在正常稳定水平，不应过度苛求减重，体重过高或过低都会影响健康。从降低营养不良风险和死亡风险的角度考虑，老年人BMI应不低于20kg/m²，鼓励通过营养师的个性化评价改善。

（4）摄入充足食物，鼓励陪伴进餐。户外活动能够使老年人更好地接受紫外线照射，有利于体内维生素D合成，延缓骨质疏松和肌肉衰减，因此老年人应积极进行户外活动，积极主动参与家庭和社会活动，鼓励与家人一起进餐，主动参与烹饪。独居老年人可去集体用餐点或多与亲朋一起用餐和活动，以便摄入丰富的食物和积极参加集体活动，增加接触社会的机会。

7. 素食膳食指南

详见本节素食膳食指南部分。

（二）国外膳食指南

1. 美国膳食指南

第一部美国膳食指南于1980年由美国卫生与公共服务部和农业部联合发布制定，以后每五年修订一次。最初主要针对营养缺乏病的预防。随着营养与慢性非传染性疾病关系的研究，研究者发现食物在降低慢性非传染性疾病的发生风险方面有一定作用，于是膳食指南的目标延伸至降低慢性病风险、维持理想体重和促进健康等方面。美国2000年、2005年、2010年和2015年版膳食指南比较见表4-2。

《2015年美国膳食指南》适用于所有2岁及以上的个体。前几版《膳食指南》着重个别食物类别与营养素的摄入，然而人们进食时并不单独摄取某一种食物，而是选择由多种食物混合组成的膳食，其包含的营养素与食物成分可相互作用而对健康产生潜在的累积效应。《2015年美国膳食指南》将“健康膳食模式”作为主线，贯彻在全部条目中。

（1）推荐条目

1）一生遵循“健康膳食模式”。在适宜能量水平下选择各种食物和饮品组成“健康膳食模式”，以维持充足营养、健康体重，并减少慢性病风险。

2）集中关注食物品种、营养素密度与摄入量。在一定能量范围内从所有食物类别中选择能达到推荐量的高营养素密度的多个品种，以满足营养需要。

3）限制来自添加糖与饱和脂肪的能量，减少钠的摄入。减少含添加糖、饱和脂肪与高钠的食物与饮料。的摄入，以符合“健康膳食模式”。

4）转向更健康的食物与饮料在所有食物类别中，选择营养素密度高的食物与饮料，以代替不利健康的食物和饮料。要考虑文化和个人偏好。

5）支持全民采用“健康膳食模式”。在全国多样环境中，从家庭到学校、工作单位、社会，每人都有责任去协助创建和支持“健康膳食模式”。

表 4-2　美国 2000 年、2005 年、2010 年和 2015 年版膳食指南比较

2000 年版	2005 年版	2010 年版	2015 年版
1. 保持健康体重	1. 在所需热量内保证充足的营养素	1. 平衡能量，控制体重	1. 一生遵循“健康膳食模式”
2. 每日有体力活动	2. 体重控制	2. 需减少的食物和食物成分	2. 集中关注食物品种、营养素密度与摄入量
3. 按“金字塔”指南选择食物	3. 体育锻炼	3. 应增加的食物和营养素	3. 限制来自添加糖与饱和脂肪的能量，减少钠的摄入
4. 每日选择多种谷物，尤其是全谷物	4. 推荐的食品种类	4. 树立健康饮食习惯	4. 转向更健康的食物与饮料
5. 每日选择多种水果和蔬菜	5. 脂肪	5. 辅助进行个性化选择	5. 支持全民采用“健康膳食模式”
6. 保证食物安全	6. 碳水化合物		
7. 选择低饱和脂肪酸、低胆固醇而总脂肪适度的膳食	7. 钠和钾		
8. 选择饮料和食物时考虑糖的适量摄入	8. 酒精饮料		
9. 选择和制备少盐膳食	9. 食品安全		
10. 若饮酒精饮料应限量			

（2）推荐意见

1）在适宜的能量摄入水平，从全部食物和饮料中选出适合的品种组成“健康膳食模式”（共设 12 个能量摄入水平，其中每日 1000～1400kcal 适用于 2～8 岁儿童，1600～3200kcal 适用于 9 岁以上儿童及成人）。在每个能量水平，各类食物摄入量不同。

2）“健康膳食模式”的食物组成：①多种蔬菜，包括深绿色类、橘黄色类、豆类（干豆与鲜豆）、淀粉类及其他；②水果，特别是全果；③谷类，至少一半是全谷；④无脂或低脂乳类；⑤蛋白质食物，包括海产品、瘦肉与禽类、蛋类、豆类及大豆制品、坚果、籽仁；⑥食用油。

3）“健康膳食模式”限制饱和脂肪与添加糖的摄入，其每日摄入量均应小于总能量的 10%。钠每日摄入量应小于 2300 mg。尽量限制反式脂肪的摄入。如饮酒，应适量，只限于法定人群；每日女性限 1 杯，男性限 2 杯。1 杯指含纯酒精 14g 或 17.7ml 的饮品。

4）各年龄期均应按《美国体力活动指南》进行活动，达到能量平衡与维持健康体重。

（3）利用“我的餐盘”指导建立健康饮食模式。膳食指南是针对专业人士制定和编写的。它是否能被转化为便于消费者行动的信息和资源，对于帮助个体、家庭和社区实现健康饮食模式是非常重要的。“我的餐盘”是将膳食指南转化为便于消费者实践和应用的一个简易方式，它可供多部门的专业人员利用，以帮助人们了解和掌握持续选择健康食物和饮料的方法。它可应用于不同领域，并根据不同人群特征进行调整。

2. 其他国家和地区膳食指南

其他国家和地区膳食指南见表 4-3。

表 4-3 各国和地区膳食指南

国家和地区（发布时间）	推荐条目
爱尔兰（2012 年）	1. 限制食物“金字塔顶”层食物的摄入量 2. 吃新鲜的食物 3. 关注营养标签，限制高脂、高糖和高盐食物的摄入 4. 每天吃 5 种及以上颜色的蔬菜和水果 5. 多吃全麦面包、富含纤维的谷物，如麦片、土豆、全麦等 6. 选择健康的烹调方式 7. 多吃鱼类 8. 选择低脂奶、低脂低糖酸奶、乳酸饮料和低脂奶酪 9. 选择富含多不饱和脂肪酸的植物油，如菜籽油和橄榄油 10. 限盐 11. 成人每日饮水量为 8~10 杯 12. 享受进餐时光 13. 养成吃早餐的习惯，有利于保持健康体重 14. 如饮酒，进餐时饮用并限量 15. 保持平衡饮食，无需额外食用食品补充剂，如有需要，请在医生指导下食用 16. 孕期合理饮食，降低孩子近远期肥胖和心血管疾病的发生风险 17. 肥胖者可调整膳食结构，控制每日食物摄入量 18. 保障食物烹调和储存安全
荷兰（2006 年）	1. 食物多样化 2. 多吃蔬菜、水果和全谷类食物 3. 经常吃鱼类和低脂奶及肉类 4. 限制富含饱和脂肪酸和反式单不饱和脂肪酸的食物和盐的摄入 5. 限制含易吸收的发酵性糖类的食物和饮料的消费，限制饮用富含食用酸的饮料 6. 饮酒要适量 7. 身体活动充分
澳大利亚（2013 年）	1. 保持健康体重和充分身体活动，食用足够食物，以满足机体能量需求 2. 食物多样化 3. 限制饱和脂肪酸、添加糖、盐和酒精的摄入 4. 鼓励参加体育锻炼，提倡母乳喂养 5. 注意食品安全，注意食物的储存和烹调加工
马来西亚（2010 年）	1. 食物多样化 2. 保持健康体重 3. 坚持每天锻炼 4. 多吃谷物（最好是全谷物）及其制品 5. 每天吃足量的蔬菜、水果 6. 多吃鱼、禽、蛋、瘦肉、豆制品和坚果 7. 多吃奶及奶制品 8. 限制高脂肪食物的摄入，减少烹调油 9. 减少添加糖和盐的摄入 10. 摄入含糖较低的食物和饮料 11. 每天足量饮水 12. 坚持 6 月龄内纯母乳喂养，并继续母乳喂养至 2 岁 13. 选择清洁卫生的食物和饮料 14. 好好利用食品营养标签信息

续表4－3

国家和地区（发布时间）	推荐条目
日本（2005年）	1. 愉快地进餐 2. 规律饮食，建立健康生活习惯 3. 以主食、主菜、副菜为基础，均衡膳食 4. 多吃米饭等谷类粮食 5. 膳食中，蔬菜、水果、奶制品、豆类、鱼等合理搭配 6. 清楚自己的标准体重，结合每日的活动，平衡膳食能量摄入 7. 发扬饮食文化，合理利用各地特产，推出新菜 8. 合理烹饪和储存，减少浪费 9. 改善自己的饮食生活
韩国（2010年）	1. 食物多样化 2. 坚持运动，保持健康体重 3. 吃清洁卫生的食物 4. 选择低盐食物，减少烹调用盐 5. 选择低脂肉类，减少煎炸食物的摄入 6. 如饮酒，应限量
新加坡（2013年）	1. 食物多样，利用健康膳食“金字塔”作为指导 2. 达到并保持健康体重 3. 吃足量的谷类食品，尤其是全谷物 4. 每天多吃蔬菜和水果 5. 选择低脂尤其是低饱和脂肪的食物 6. 选择少盐或酱油的食物 7. 选择少糖的饮料和食物 8. 如饮酒，应适量
加拿大（2011年）	1. 每天至少食用1份深绿色及橙色的蔬菜 2. 食用蔬菜、水果时尽量少放或不放脂肪类酱汁、糖及盐 3. 少喝果汁，多食用蔬菜及水果 4. 每天全谷类至少占主食的一半 5. 食用低脂、低糖和低盐的谷类食品 6. 每天喝脱脂、1%或2%低脂牛奶 7. 除了低脂牛奶，还应经常选择酸奶或奶酪 8. 除了进食肉类外，还应经常选择豆类及豆腐类食品 9. 推荐每周食用指南中的两种鱼类； 10. 食用瘦肉时，尽量少加或不加脂肪类调味料及盐 11. 食物多样化 12. 每天足量饮水
英国（2006年）	1. 以淀粉类食物为主 2. 多吃水果和蔬菜 3. 多吃鱼 4. 少吃饱和脂肪和糖 5. 多喝水 6. 少吃盐 7. 多锻炼，保持健康体重 8. 一定要吃早餐

续表4－3

国家和地区（发布时间）	推荐条目
中国香港（2012 年）	1. 食物多样化，多吃谷物 2. 多吃蔬菜和水果 3. 减少高盐、高脂食物的摄入并减少添加糖的摄入 4. 每天足量饮水（6～8 杯，包括汤、果汁和茶） 5. 每天规律进餐，摄入足量的食物
中国台湾（2011 年）	1. 以饮食指南作为依据，均衡饮食；健康体重要确保，热量摄取应控管 2. 维持健康多活动，每日至少 30 分；母乳营养价值高，哺喂至少 6 个月 3. 全谷根叶当主食，营养升级质更优；太咸不吃稍腌渍，低脂少炸少蘸酱 4. 含糖饮料应避免，多喝开水更健康；少荤多素少精致，新鲜粗食少加工 5. 购食点餐不过量，分量适中不浪费；当季在地好食材，多样选食保健康 6. 来源提示要注意，卫生安全才能吃；若要饮酒不过量，怀孕绝对不喝酒

（三）各国膳食指南比较

1. 相同点

目前，世界上许多国家都制定了相应的膳食指南，尽管各国膳食指南的内容不完全相同，但其中的多数建议和意见是一致的。它们主要涉及以下几个方面：

（1）食用多种食物，食用富含复合碳水化合物的食物和富含膳食纤维的食物。

（2）注意能量、体力活动和体重之间的平衡。

（3）脂肪总量、饱和脂肪酸、胆固醇、蔗糖、盐/钠、乙醇的摄入要适量。

2. 不同点

由于各国的国情不同，饮食习惯不同，不同国家制定的膳食指南还包括一些适合本国国情的独特建议。举例如下：

（1）促进母乳喂养，摄入富含钙和铁的食物（澳大利亚）。

（2）限制咖啡因和用氟化水（加拿大）。

（3）了解你的危险因素如血清胆固醇浓度，不要吸烟（法国）。

（4）多喝水（新西兰），愉快进餐（日本）。

（5）有足够的必需脂肪酸，食物安全（挪威）。

（四）素食膳食指南

“素食者”（Vegetarian）一词由约瑟夫・布鲁顿等人在 1847 年英国素食协会的会议上第一次正式提出来。在这之前，不吃肉的人通常被称为“毕达哥拉斯信徒（或追随者)”。毕达哥拉斯是古希腊的哲学家，是地中海地区史载最早的素食主义者，主张杜绝肉食，代之以豆类及其他素食。根据国际素食者联盟（The International Vegetarian Union，IVU）的最新定义（Davis J，2011），素食是指饮食中食用植物性食物，但包括或不包括蛋类、乳类及蜂蜜的膳食模式。即素食饮食依赖谷物、蔬菜、水果、豆类、坚果和种子，不吃畜肉、家禽、鱼及其副产品，可以吃或不吃奶制品、蛋和蜂蜜。素食常常进一步细分为纯素食和奶蛋素。纯素食（Vegan）：食用各种植物性食物，摈弃动物肉（畜肉、家禽、鱼和海鲜等）、动物制品（蛋和奶制品），通常不吃蜂蜜和不穿动物制品（真皮、丝绸、羊毛等）。有些完全素食者还不吃发酵食品。奶蛋素（Ovo-Lacto Vegetarian）：食用各种植物性食物、乳制品和蛋类，但是不包括畜肉类、禽类、海水和淡水类动物性食物，还可以分成奶素（包括乳制品不含蛋类）和蛋素（包括蛋类不包括乳制品）。

近十年来，素食人群日益增多，已有的流行病学调查数据显示，欧美国家的素食人群比例为6%～9%（Ruby，2012）。根据上海交通大学医学院沈秀华课题组 2012 年的调查，目前上海市素食人群约占上海总人口的 0.77%（毛绚霞，2015），根据最新统计资料显示，上海 2300 万常住人口中约有 18 万素食者。据不完全统计，上海市的素食餐厅从 2011 年之前的 30 多家迅速发展到目前的 100 多家，素食正在成为一种新的饮食时尚。随着素食人群的增多，素食者的膳食指南逐渐被一些国家考虑到。目前具有素食膳食指南的国家有美国、英国、加拿大、澳大利亚、日本、意大利等，我国 2016 年发布的膳食指南中也添加了针对素食人群的指南。

1. 美国的素食膳食指南

1988 年，美国召开了第一届素食营养大会，会上对美国之前的素食研究进行了总结并提出了针对成年人的素食饮食指导。美国饮食营养学会在 1988 年第一次发表了关于素食饮食的立场声明（*Position of the American Dietetic Association：Vegetarian Diets*）并在 1997 年、2003 年和 2009 年不断更新素食和健康的研究。其基本主张：经过合理安排的素食饮食可以满足不同年龄人群的营养需求。当然，这些文章也充分讨论了素食可能引起的营养缺乏问题。在 1992 年美国农业部和卫生与公共服务部发布了膳食"金字塔"后，以美国 Loma Linda 大学素食营养工作者为首的国际素食营养研究小组开始致力于制定素食者膳食指南和膳食"金字塔"（Haddad EH，Sabate J）。1997 年，在 Loma Linda 大学主办的第三届素食营养大会上，全球第一个素食膳食指南正式发布。该指南的目标是提供一个不仅能提供足够营养并能促进最佳健康状态的健康膳食模式。该指南是建立在"健康素食饮食首要基本原则"（First Basic Principles of A Healthy Vegetarian Diet）基础之上，具体如下：

（1）植物性食物多样化。

（2）尽量选择不加工或少量加工的植物性食物。

（3）可以食用乳类和蛋类。

（4）植物来源的各种脂类有助于健康。

（5）摄入足量的水和其他液体。

（6）注意保持健康生活方式。

该指南也被转化成膳食"金字塔"，奶蛋素食者和纯素食者均适用。该"金字塔"的底端是五类植物性食物，即谷物、豆类、蔬菜、水果、坚果和种子，这是素食饮食的核心内容，最上端是植物油、乳类、蛋类和精制糖类四组食物，这四类对于提供足量膳食营养素来说是非必需但可选择的食物。该素食指南也建议关注容易缺乏的营养素、有规律地锻炼和摄入足量的水分等。2008年，Loma Linda 大学更新了这个“金字塔”使其内容更精确和丰富。Loma Linda 大学是主要的素食研究中心，该大学的素食指南和素食“金字塔”对美国其他组织及其他国家的素食指南有重要的影响。

2003年，美国饮食营养协会（American Dietetic Association，ADA，现更名为 the Academy of Nutrition and Dietetics，AND）和加拿大饮食营养协会（Dietitians of Canada，DoC）的素食营养学家发布了北美素食新指南。这份指南针对成人、孕妇、产妇和大于4岁的儿童以及青少年提供素食膳食指导，其内容更加实用。根据该指南的内容，美国将膳食指南转化成“金字塔”的形式，加拿大则转化为彩虹的形式。该指南把食物分为谷类、豆类及坚果类、蔬菜和水果类和其他5个组。这个指南最特殊的一点是创建了第6组，收集了其他食物组中所有高钙食物，人们在该组食物中选择8份就可以满足每日钙的最低需求，无须纠结吃还是不吃乳制品。指南中的“特别关注”章节强调了需要补充摄入的营养素。

美国农业部和卫生与公共服务部发布的2010年版膳食指南增加了针对素食的膳食指导。该素食膳食指南声明素食饮食可以满足所有营养素的推荐摄入量，关键是摄入丰富而且足量的食物来满足个人能量需求。素食者主要的营养素来源按照 My Plate 的上标示，包括谷类、富含蛋白的食物、蔬菜、水果，乳类另置于餐盘旁边。建议每天都应当摄入各类食物，并且每组的食物摄入种类要丰富，50岁以上的素食者和纯素食者推荐补充维生素 B_{12}。

2015年，美国农业部和卫生与公共服务部发布更新版的膳食指南，关于素食的指导内容见 *USDA Food Patterns：Healthy Vegetarian Eating Pattern*。

2. 中国素食人群膳食指南

目前中国素食人群数量约为5000万人，为了满足其营养需要，素食人群需认真对待和设计膳食，若膳食组成不合理，则会增加蛋白质、维生素 B_{12}、n-3多不饱和脂肪酸、铁、锌等营养素缺乏的风险。因此，中国营养学会于2016年发布新版《中国居民膳食指南》时，首次加入了素食人群膳食指南。素食人群膳食除动物性食物外，其他食物的种类与一般人群类似，因此，除了动物性食物，一般人群膳食指南的建议均适用于素食人群。其关键推荐如下：

（1）以谷类为主，食物多样；适量增加全谷物。

（2）增加大豆及其制品的摄入，每天50～80g，选用发酵豆制品。

（3）常吃坚果、海藻和菌菇。

（4）蔬菜、水果应充足。

（5）合理选择烹调油。

全素和蛋奶素人群成人的膳食组成见表4-4。

表 4-4　全素和蛋奶素人群成人的膳食组成

全素人群		蛋奶素人群	
食物名称	摄入量（g/d）	食物名称	摄入量（g/d）
谷类	250～400	谷类	225～350
——全谷物	120～200	——全谷物	100～150
薯类	50～125	薯类	50～125
蔬菜	300～500	蔬菜	300～500
——菌藻类	5～10	——菌藻类	5～10
水果	200～350	水果	200～350
大豆及其制品	50～80	大豆及其制品	25～60
——发酵豆制品	5～10		
坚果	20～30	坚果	15～20
食用油	20～30	食用油	20～30
—	—	奶	300
—	—	蛋	40～50
食盐	6	食盐	6

资料来源：中国营养学会《中国居民膳食指南（2016）》。

3. 其他国家的素食膳食指南

（1）英国素食膳食指南。作为西方文化中素食主义的诞生地，英国素食人群比例也很高。根据2014年的一项民调显示，素食人群约占总人群的12%，其中16～24岁素食者比例增加到20%。（Mintel，2014）。英国国民健康服务部2013年发布的膳食指南（*National Health Service*，2013）提供了一份很详细的素食者膳食指南。英国的Eatwell Plate包含四类主要的食物种类，即33%的淀粉类食物、33%的蔬菜和水果，12%的蛋白类食物、15%的乳制品和乳制品替代品，同时也包含小部分富含油脂和糖的食物。素食膳食指南按纯素食类和奶蛋素类分别介绍，同时也提供了针对不同生命周期阶段（孕期、哺乳期、儿童期）的特定膳食建议。总体内容与美国的素食建议相似。

（2）日本素食膳食指南。日本2009年发布的素食膳食指南是在美国饮食营养协会推荐的素食膳食指南和针对普通人群的日本膳食指南的基础上发展而来的。图形为不对称双峰"金字塔"，包括蔬菜、谷类、蛋白质丰富的食物组、奶类、水果类、糖脂调料类共计6组食物。

（3）意大利素食膳食指南。意大利素食营养科学协会（Scientific Society of Vegetarian Nutrition，SSNV-Italy）于2005年发布了针对成年人的素食膳食指南，并在此后不断修订。其基本的图形也是"金字塔"，食物组由5个不同颜色和宽度的图构成，分别为谷类、蛋白质丰富的食物组、蔬菜、水果、油脂类。其有三个特点：富含钙的食物组单独列出，用大金字塔里面一个纵向的小金字塔表示富含能量的食物组，其他能量类食物（与美国膳食指南里的 SoFAS 食物和 Eatwell Plate 中第 5 组食物含义相似）则是在大金字塔的底端用一个灰色的条状图表示（Baroni L，2015）。

4. 总结

总结目前各国的素食膳食指南，当今健康素食膳食的基本原则如下。

（1）摄入足量且丰富的植物性食物，以粗加工为主，精加工为辅。几乎所有的食物膳食指南都声明，如果摄入的食物都符合素食指南的要求，并且足量而丰富，达到每日能量需求，则素食饮食不会造成营养缺乏。由于粗加工食物营养素种类丰富，强调素食膳食中以粗加工食物为主能够很容易达到蛋白质、铁和锌的需求量。

（2）可以选择摄入乳制品和蛋类。日本的素食膳食指南只适用奶蛋素，美国、中国、加拿大、英国、意大利等国的素食膳食指南对纯素和奶蛋素均适用。

（3）少吃植物油，多吃富含 ω−3 脂肪酸的食物。目前素食膳食指南中关于脂肪的推荐摄入量是不超过总热量的 35%。根据这个建议，在饮食中应当食用营养密度高的食物并限制过量的能量。少吃植物油，避免反式脂肪酸和热带植物的油脂（如棕榈油，富含饱和脂肪酸），限制 ω−6 脂肪酸的摄入，保证单不饱和脂肪酸和 ω−3 脂肪酸的摄入。素食者 ω−3 脂肪酸摄入是否充足取决于是否有足量而丰富的食物摄入，植物中 ω−3 脂肪酸含量差异较大，应该经常摄入亚麻籽、亚麻籽油和核桃。

（4）摄入足量的钙且关注维生素 D 水平。这是健康膳食的基本原则。研究发现，纯素食者的钙摄入量可能偏低，因此素食者应该重点保证富含钙的食物的摄入。对于维生素 D，目前没有一种膳食模式被证明能提供充足的维生素 D，因此推荐增加维生素 D 摄入对各类人群都适用，而不仅仅是素食人群。

（5）摄入足量的维生素 B_{12}。由于维生素 B_{12} 十分依赖外源食物的补充，所以无论对于纯素食还是奶蛋素，保证摄入足量富含维生素 B_{12} 的食物都应当是制订素食膳食计划时要考虑的最基本内容。

（6）摄入足量的水和其他饮用品。对于任何一种膳食，摄入足量的水分都是最重要的。

（7）关注其他健康生活方式。关注营养与健康知识，改变不良的生活习惯，如吸烟和饮酒，积极参加体育运动等。

三、膳食指南的应用

膳食指南的应用和实践，是把营养和健康科学知识转化为平衡膳食模式的促进和推广过程。在营养和健康宣传教育中，膳食指南为全体营养和健康教育工作者、健康传播者提供了最新、最权威的科学证据和资源。同时，营养教育工作者在实践中也可加入自己的经验和知识，帮助消费者应用，并在生活中加以实践。膳食指南能促进消费者健康生活，其应用主要包括：

（1）生活实践：设计平衡膳食，自我管理一日三餐；了解并实践“多吃”的食物；了解并控制“少吃”的食物；合理运动和保持健康体重；评价个人膳食和生活方式，逐步达到理想要求。

（2）公共营养和大众健康：营养教育实践；发展和促进营养相关政策和标准；创造和发展新的膳食计算工具；科学研究、教学膳食管理的指导性文件；推动和实施全民营养周、社区健康指导、健康城市等；慢性病预防和健康管理的行动指南。

（一）设计膳食

设计一日三餐的基本原则：食物的种类和数量能满足营养需要；选择喜爱的食物和菜肴，价格适宜；烹饪用较短时间和较少劳动，并最大限度地保证营养不损失；三餐饭菜多样并有饱腹感；挑选食物时考虑其营养和健康功能等。膳食设计包括以下 4 个基本步骤。

1. 确定膳食营养目标

膳食指南基于平衡膳食，因此可根据满足不同能量需要的食物量来设计一日三餐。根据《中国居民膳食营养素参考摄入量（2013 版）》，可以简单地按自己的年龄和劳动强度来确定营养需要量，直接采用对应的能量值作为膳食设计的目标。在实际生活中，每个人还需根据自己的生理状态、身体活动程度、体重，以及食物资源可及性进行调整。

轻体力活动的成年男子，如办公室职员等，可参照中等能量（2400kcal）膳食来安排自己的进食量；中等强度体力活动者如钳工、卡车司机和一般农田劳动者可参照高能量（2800kcal）膳食进行安排；不参加劳动的老年人可参照低能量（1800kcal）膳食来安排。女性一般比男性的食量小，因为女性体重较轻且身体构成与男性不同。女性需要的能量往往比从事同等体力活动的男性低 200kcal 或更多。一般来说，人们的进食量可自动调节，当一个人的食欲得到满足时，他对能量的需要也就会得到满足。

此外，膳食指南建议的各类食物摄入量是一个平均值和比例。如中国居民每日膳食中应当包含膳食宝塔中的各类食物，各类食物的比例也应基本与膳食宝塔一致。日常生活中无须每天都完全按照膳食宝塔推荐量吃。例如烧鱼比较麻烦，就不一定每天都吃 50g 鱼，改成每周吃 2 或 3 次鱼、每次 150～200g 较为切实可行。实际上，平日喜欢吃鱼的多吃些鱼、愿吃鸡的多吃些鸡都无妨碍，重要的是一定要经常遵循膳食宝塔各层各类食物的大体比例。不同年龄轻体力活动的能量需要量（EER）见表 4－5。

表 4－5　不同年龄轻体力活动的能量需要量（EER）

人群分类	幼儿		儿童青少年			成人		老年人
	2～3 岁	4～6 岁	7～10 岁	11～13 岁	14～17 岁	18～49 岁	≥50 岁	≥65 岁
能量需要量（EER）	1000～1250 kcal/d	1200～1400 kcal/d	1350～1800 kcal/d	1800～2050 kcal/d	2000～2500 kcal/d	1800～2250 kcal/d	1750～2100 kcal/d	1500～2050 kcal/d

注：幼儿为中体力活动水平。

2. 确定食物种类和用量

根据食物分组，分别选择谷类、蔬菜、鱼或肉类或蛋类、植物油作为主食和烹饪菜肴；选择水果、奶类作为餐桌食物或零食。注意食物的多样性，多吃深色叶菜、全谷物等。确定食物量最简单的方法为应用膳食指南的推荐量，选择适宜的能量水平，按照不同组食物的量对应选择，其中食物建议量均为食物可食部分的生重量。

人们吃多种多样的食物不仅是为了获得均衡的营养，也是为了使饮食更加丰富多彩，以满足人们的口味享受。例如人们每天都吃同样的50g肉、40g豆，难免久食生厌，那么合理营养也就无从谈起了。每一类食物中都有许多的品种，虽然每种食物都与另一种不完全相同，但同一类中各种食物所含营养成分往往大体上近似，在膳食中可以互相替换。因此可把营养与美味结合起来，按照同类互换、多种多样的原则调配一日三餐。

同类互换就是以粮换粮、以豆换豆、以肉换肉。例如大米可与面粉或杂粮互换，馒头可以和相应量的面条、烙饼、面包等互换，大豆可与相当量的豆制品或杂豆类互换，瘦猪肉可与等量的鸡、鸭、牛、羊、兔肉互换，鱼可与虾、蟹等水产品互换，牛奶可与羊奶、酸奶、奶粉或奶酪等互换。多种多样就是选用品种、形态、颜色、口感多样的食物，变换烹调方法。例如每日吃50g豆类及豆制品，掌握了同类互换、多种多样的原则就可以变换出数十种吃法。可以全量互换，全换成相当量的豆浆或熏干，今天喝豆浆，明天吃熏干；也可以分量互换，如1/3换豆浆，1/3换腐竹，1/3换豆腐，早餐喝豆浆，中餐吃凉拌腐竹，晚餐喝酸辣豆腐汤。

3. 确定合理烹调方法

少油和少盐是合理烹调的要素之一，日常烹饪时应该掌握油和盐的用量，多采用蒸、煮、炖、凉拌方式加工烹调食物，少采用煎、炸、炒方式。肉类需要的油盐较多，摄入量过大必然导致摄入的油盐多。膳食对健康的影响是长期的结果，因此，选择清淡口味的平衡膳食，并长期坚持不懈，才能充分发挥平衡膳食对健康的有效作用。

4. 确认和核查

建议采用《中国居民膳食营养素参考摄入量（2013版）》来计算和评价所设计的食谱，判断其是否达到营养要求，或者在一段时间内核查体重的变化，以使膳食设计与需求一致。

（二）比较和评价膳食

膳食比较和评价的方法包括食物组成分析、能量来源分析、蛋白质来源分析、营养素供应分析等，均可按照膳食指南提出的食物结构、数量等参照比较和评价。《中国居民膳食营养素参考摄入量（2013版）》是评价膳食营养摄入状况的参考标准。

（1）食物组成分析：比较膳食结构和数量是否符合膳食指南的建议，特别是全谷物、深色蔬菜、牛奶和豆类是否满足要求。

（2）能量来源分析：计算能量的三大营养素来源——碳水化合物、脂肪和蛋白质比例是否恰当，食物来源与膳食指南的推荐相比是否适宜。

（3）蛋白质来源分析：来源于动物和大豆的蛋白质是否达到1/2以上，优质蛋白质比例是否合理。

（4）营养素供应分析：膳食提供的主要营养素是否符合DRI的要求，主要营养素如钙、铁的食物来源是否得当。

（5）其他：如盐和油的用量是否得当。

（三）营养教育和促进

膳食指南引航营养教育，形成中国居民饮食新食尚，树饮食文明新风，达到健康促进的目标。实践膳食指南所倡导的原则和观点，保持平衡膳食，不仅需要意识、知识，而且需要行动、措施和技巧。食物多样、食物定量、合理运动、分餐制是实践营养均衡和促进健康的关键环节，也是保障平衡膳食、食不过量、不浪费和饮食卫生的良好措施。

我国幅员辽阔，各地的饮食习惯及物产不尽相同，充分利用本地资源，因地制宜，能有效地实现平衡膳食。例如，农村和城镇应利用当地和近郊的蔬菜、水果等食物资源，鼓励家庭庭院的蔬菜自给自足；山区则可利用山羊奶以及花生、瓜子、核桃、榛子等资源，提高蛋白质和脂肪供给；海产丰富地区可多食用鱼虾类代替畜肉类。在某些情况下，由于地域、经济或物产所限，无法采用同类互换时，也可用豆类代替乳类、肉类，或用蛋类代替鱼、肉类。选用新鲜食物、充分利用本地资源、低碳环保、分餐制、促进可持续发展是倡导的饮食新食尚。

（曾果　汪之顼　何宇纳　沈秀华　王玥）

参考文献

［1］葛可佑. 中国营养科学全书［M］. 北京：人民卫生出版社，2004. 9.

［2］中国营养学会. 中国居民膳食营养素参考摄入量（2013版）［M］. 北京：科学出版社，2014.

［3］中国营养学会. 中国居民膳食营养素参考摄入量［M］. 北京：中国轻工业出版社，2000.

［4］王卫平主编. 儿科学（第八版）［M］. 北京：人民卫生出版社，2013，3.

［5］《中华儿科杂志》编辑委员会，中华医学会儿科学分会儿童保健学组，全国佝偻病防治科研协作组. 维生素D缺乏性佝偻病防治建议［J］. 中华儿科杂志. 2008，46（3）：190－191.

［6］李宁，黎海芪，魏庄，等. 我国4城市学龄前儿童血清维生素B_{12}营养状况调查［J］. 营养学报. 2009，31（6）：527－531.

［7］国家卫生部妇幼保健与社区卫生司. 中国7岁以下儿童生长发育参照标准［S］. 北京：国家卫生部，2009.

［8］《中华儿科杂志》编辑委员会，中华医学会儿科学分会血液学组，中华医学会儿科学分会儿童保健学组. 儿童缺铁盒缺铁性贫血防治建议［J］. 中华儿科杂志. 2008，46（7）：502－504.

［9］黎海芪. 2009年中国儿童保健状况［J］. 中国实用儿科杂志. 2010，25（5）：344－347.

［10］Kalhan S C，Kilic I. Carbohydrate as nutrient in the infant and child：range of acceptable intake［J］. Eur J Clin Nutr. 1999：53（suppl 1）：S94－S100.

［11］Maffei HV，Vicentini AP. Prospective evaluation of dietary treatment in childhood constipation：high dietary fiber and wheat bran intake are associated with constipation amelioration［J］. J Pediatr Gastroenterol Nutr. 2011，52（1）：55－59.

［12］Koletzko B，Von kries R，Closa R，et al. Lower protein in infant formula is associated with lower weight up to age 2y：a randomized clinical trial.［J］Am J Clin Nutr. 2009，86（4）：995－1002.

[13] Miyake Y, Sasaki S, Arakawa M, et al. Fatty aicid intake and asthma sympotoms in Japanese children: the Ryukyus Child Health Study [J]. Clin Exp Allergy. 2008: 38 (10): 1644－1650.

[14] 中国营养学会. 营养科学词典 [M]. 北京：中国轻工业出版社，2013.

[15] Donini LM, Serra-Majem L, Bullo M, et al. (2015) The Mediterranean diet: culture, health and science [J]. Br J Nutr113 Suppl 2, S1－3.

[16] Soltani S, Shirani F, Chitsazi MJ, et al. (2016) The effect of dietary approaches to stop hypertension (DASH) diet on weight and body composition in adults: a systematic review and meta-analysis of randomized controlled clinical trials [J]. Obes Rev17, 442－454.

[17] Zhang JG, Wang ZH, Wang HJ, et al. (2015) Dietary patterns and their associations with general obesity and abdominal obesity among young Chinese women [J]. Eur J Clin Nutr69, 1009－1014.

[18] Wang D, He Y, Li Y, et al. (2011) Dietary patterns and hypertension among Chinese adults: a nationally representative cross-sectional study [J]. BMC Public Health11, 925.

[19] Batis C, Sotres-Alvarez D, Gordon-Larsen P, et al. (2014) Longitudinal analysis of dietary patterns in Chinese adults from 1991 to 2009 [J]. Br J Nutr111, 1441－1451.

[20] Yu C, Shi Z, Lv J, et al. (2015) Major Dietary Patterns in Relation to General and Central Obesity among Chinese Adults [J]. Nutrients7, 5834－5849.

[21] Maghsoudi Z, Ghiasvand R, Salehi-Abargouei A (2016) Empirically derived dietary patterns and incident type 2 diabetes mellitus: a systematic review and meta-analysis on prospective observational studies [J]. Public Health Nutr19, 230－241.

[22] Alhazmi A, Stojanovski E, McEvoy M, et al. (2014) The association between dietary patterns and type 2 diabetes: a systematic review and meta-analysis of cohort studies [J]. J Hum Nutr Diet27, 251－260.

[23] Ndanuko RN, Tapsell LC, Charlton KE, et al. (2016) Dietary Patterns and Blood Pressure in Adults: A Systematic Review and Meta-Analysis of Randomized Controlled Trials [J]. Advances in nutrition7, 76－89.

[24] Calton EK, James AP, Pannu PK, et al. (2014) Certain dietary patterns are beneficial for the metabolic syndrome: reviewing the evidence [J]. Nutr Res34, 559－568.

[25] Stradling C, Hamid M, Taheri S, et al. (2014) A review of dietary influences on cardiovascular health: part 2: dietary patterns [J]. Cardiovascular & hematological disorders drug targets14, 50－63.

[26] Rodriguez-Monforte M, Flores-Mateo G, Sanchez E (2015) Dietary patterns and CVD: a systematic review and meta-analysis of observational studies [J]. Br J Nutr114, 1341－1359.

[27] Bertuccio P, Rosato V, Andreano A, et al. (2013) Dietary patterns and gastric cancer risk: a systematic review and meta-analysis [J]. Ann Oncol24, 1450－1458.

[28] Albuquerque RC, Baltar VT, Marchioni DM (2014) Breast cancer and dietary patterns: a systematic review [J]. Nutr Rev72, 1－17.

[29] Brennan SF, Cantwell MM, Cardwell CR, et al. (2010) Dietary patterns and breast cancer risk: a systematic review and meta-analysis [J]. Am J Clin Nutr91, 1294－1302.

[30] Magalhaes B, Peleteiro B, Lunet N (2012) Dietary patterns and colorectal cancer: systematic review and meta-analysis [J]. Eur J Cancer Prev21, 15－23.

[31] Yusof AS, Isa ZM, Shah SA (2012) Dietary patterns and risk of colorectal cancer: a systematic review of cohort studies (2000－2011) [J]. Asian Pac J Cancer Prev13, 4713－4717.

[32] Rahe C, Unrath M, Berger K (2014) Dietary patterns and the risk of depression in adults: a

systematic review of observational studies [J]. Eur J Nutr.

[33] Lai JS, Hiles S, Bisquera A, et al. (2014) A systematic review and meta-analysis of dietary patterns and depression in community-dwelling adults [J]. Am J Clin Nutr99, 181-197.

[34] Zhang X, Shu L, Si C, et al. (2015) Dietary Patterns and Risk of Stroke in Adults: A Systematic Review and Meta-analysis of Prospective Cohort Studies [J]. Journal of stroke and cerebrovascular diseases : the official journal of National Stroke Association24, 2173-2182.

[35] Hu FB (2002) Dietary pattern analysis: a new direction in nutritional epidemiology [J]. Curr Opin Lipidol13, 3-9.

[36] Kant AK (2004) Dietary patterns and health outcomes [J]. Journal of the American Dietetic Association104, 615-635.

[37] Moeller SM, Reedy J, Millen AE, et al. (2007) Dietary Patterns: Challenges and Opportunities in Dietary Patterns Research [J]. Journal of the American Dietetic Association107, 1233-1239.

[38] Drewnowski A (2005) Concept of a nutritious food: toward a nutrient density score [J]. Am J Clin Nutr82, 721-732.

[39] Daniels MC, Adair LS, Popkin BM, et al. (2009) Dietary diversity scores can be improved through the use of portion requirements: an analysis in young Filipino children [J]. Eur J Clin Nutr63, 199-208.

[40] Krebs-Smith SM, Cleveland LE, Ballard-Barbash R, et al. (1997) Characterizing food intake patterns of American adults [J]. Am J Clin Nutr65, 1264S-1268S.

[41] Kant AK, Graubard BI (2005) A comparison of three dietary pattern indexes for predicting biomarkers of diet and disease [J]. J Am Coll Nutr24, 294-303.

[42] Kourlaba G, Panagiotakos DB (2009) Dietary quality indices and human health: a review [J]. Maturitas62, 1-8.

[43] Newby PK, Tucker KL (2004) Empirically Derived Eating Patterns Using Factor or Cluster Analysis: A Review [J]. Nutrition Reviews62, 177-203.

[44] Martinez ME, Marshall JR, Sechrest L (1998) Invited commentary: Factor analysis and the search for objectivity [J]. Am J Epidemiol148, 17-19.

[45] DiBello JR, Kraft P, McGarvey ST, et al. (2008) Comparison of 3 Methods for Identifying Dietary Patterns Associated With Risk of Disease [J]. American Journal of Epidemiology168, 1433-1443.

[46] Hearty AP, Gibney MJ. (2009) Comparison of cluster and principal component analysis techniques to derive dietary patterns in Irish adults [J]. Br J Nutr101, 598-608.

[47] Lo Siou G, Yasui Y, Csizmadi I, et al. (2011) Exploring statistical approaches to diminish subjectivity of cluster analysis to derive dietary patterns: The Tomorrow Project [J]. Am J Epidemiol173, 956-967.

[48] Hoffmann K. (2004) Application of a New Statistical Method to Derive Dietary Patterns in Nutritional Epidemiology [J]. American Journal of Epidemiology159, 935-944.

[49] Tucker KL (2010) Dietary patterns, approaches, and multicultural perspective [J]. Appl Physiol Nutr Metab35, 211-218.

[50] Gorst-Rasmussen A, Dahm CC, Dethlefsen C, et al. (2011) Exploring Dietary Patterns By Using the Treelet Transform [J]. American Journal of Epidemiology173, 1097-1104.

[51] Imamura F, Jacques PF (2011) Invited Commentary: Dietary Pattern Analysis [J]. American

Journal of Epidemiology173，1105—1108.

[52] Sotres-Alvarez D，Herring AH，Siega-Riz AM (2010) Latent Class Analysis Is Useful to Classify Pregnant Women into Dietary Patterns [J]. Journal of Nutrition140，2253—2259.

[53] 段若男，刘言，薛红妹，等. 膳食整体质量评价方法——膳食指数法 [J]. 卫生研究，2014，43 (004)：653—657.

[54] 2015 美国膳食指南 [EB/OL] http://health.gov/dietaryguidelines/2015/guidelines/

[55] http://www.nhlbi.nih.gov/files/docs/public/heart/new_dash.pdf

[56] 50 朱谦让，袁宝君，戴月，等. 膳食模式与高血压关系的研究进展 [J]. 江苏预防医学，2013，24 (2)：41—43.

[57] Davis，J. Vegetarianism ReDefined [DB/OL]，available at：http://www.vegsource.com/johndavis/vegetarianism—re—defined.html，2011.

[58] Ruby MB. Vegetarianism. A blossoming field of study. Appetite，2012，58 (1)，141—50.

[59] 毛绚霞，沈秀华，唐文静，赵烨，吴凡，朱珍妮，汤庆娅，蔡威. 上海素食人群构成及素食者健康和饮食行为调查 [J]. 卫生研究，2015 (02)：237—41.

[60] Havala S，Dwyer J. Position of the American Dietetic Association：vegetarian diets [J]. J Am Diet Assoc，1988，88：352—355.

[61] Messina VK，Burke KI. Position of the American Dietetic Association：vegetarian diets [J]. J Am Diet Assoc，1997，97：1317—1321.

[62] The American Dietetic Association. Position of the American Dietetic Association and Dietitians of Canada：vegetarian diets [J]. J Am Diet Assoc，2003，103：748—765.

[63] Haddad EH. Development of a vegetarian food guide [J]. Am J Clin Nutr，1994，59 (suppl)：1248S—54S.

[64] Haddad EH，Sabate J，Whitten CG. Vegetarian food guide pyramid：a conceptual framework [J]. Am J Clin Nutr，1999，70 (3 suppl)：615S—619S.

[65] Messina V，Melina V，Mangels AR. A new food guide for North American vegetarians [J]. J Am Diet Assoc，2003，103，771—775.

[66] Whitten C，Haddad EH，Sabate J. Developing a vegetarian food guide pyramid：a conceptual framework [J]. Vegetarian Nutr，1997，25—29.

[67] Vegesource Interactive，Inc. Vegetarian food pyramid [DB/OL]. http://www.vegsource.com/nutrition/pyramid.htm.

[68] Oldways Preservation & Exchange Trust. The vegetarian diet pyramid [DB/OL]. http://www.oldwayspt.org/vegetarian_pyramid.html.

[69] Venti CA，Johnston CS. Modified food guide pyramid for lactovegetarians and vegans [J]. J Nutr，2002，132：1050—1054.

[70] Baroni L. Vegetarianism in food-based dietary guidelines [J]. International Journal of Nutritiion，2015，1 (2)：49—74.

[71] Mintel. Number of global vegetarian food and drink product launches doubles between 2009 and 2013 [DB/OL]. available at：http://www.mintel.com/press—centre/food—and—drink/number—of—global—vegetarian—food—and—drink—product—launchesdoubles—between—2009—and—2013，2014.

[72] National Health Service. (2013a) The Eat—well Plate [DB/OL]. available at：http://www.nhs.uk/Livewell/Goodfood/Pages/eatwell—plate.aspx

[73] Nakamoto K, Arashi M, Noparatanawong S, Kamohara S, Radak T, et al. A new Japanese vegetarian food guide [J]. Asia Pac J Public Health, 2009, 21 (2): 160−169.

[74] Wirfalt E, Drake I, Wallstrom P (2013) What do review papers conclude about food and dietary patterns? Food & nutrition research57.

[75] Gerber M, Hoffman R (2015) The Mediterranean diet: health, science and society [J]. Br J Nutr113 Suppl 2, S4−10.

[76] Donini LM, Serra-Majem L, Bullo M, et al. (2015) The Mediterranean diet: culture, health and science [J]. Br J Nutr113 Suppl 2, S1−3.

[77] Kwan MW, Wong MC, Wang HH, et al. (2013) Compliance with the Dietary Approaches to Stop Hypertension (DASH) diet: a systematic review [J]. PLoS One8, e78412.

[78] Soltani S, Shirani F, Chitsazi MJ, et al. (2016) The effect of dietary approaches to stop hypertension (DASH) diet on weight and body composition in adults: a systematic review and meta-analysis of randomized controlled clinical trials [J]. Obes Rev17, 442−454.

[79] Zhang JG, Wang ZH, Wang HJ, et al. (2015) Dietary patterns and their associations with general obesity and abdominal obesity among young Chinese women [J]. Eur J Clin Nutr69, 1009−1014.

[80] Wang D, He Y, Li Y, et al. (2011) Dietary patterns and hypertension among Chinese adults: a nationally representative cross-sectional study [J]. BMC Public Health11, 925.

[81] Batis C, Sotres-Alvarez D, Gordon-Larsen P, et al. (2014) Longitudinal analysis of dietary patterns in Chinese adults from 1991 to 2009 [J]. Br J Nutr111, 1441−1451.

[82] Yu C, Shi Z, Lv J, et al. (2015) Major Dietary Patterns in Relation to General and Central Obesity among Chinese Adults [J]. Nutrients7, 5834−5849.

[83] Maghsoudi Z, Ghiasvand R, Salehi-Abargouei A (2016) Empirically derived dietary patterns and incident type 2 diabetes mellitus: a systematic review and meta-analysis on prospective observational studies [J]. Public Health Nutr19, 230−241.

[84] Alhazmi A, Stojanovski E, McEvoy M, et al. (2014) The association between dietary patterns and type 2 diabetes: a systematic review and meta-analysis of cohort studies [J]. J Hum Nutr Diet27, 251−260.

[85] Ndanuko RN, Tapsell LC, Charlton KE, et al. (2016) Dietary Patterns and Blood Pressure in Adults: A Systematic Review and Meta-Analysis of Randomized Controlled Trials [J]. Advances in nutrition7, 76−89.

[86] Calton EK, James AP, Pannu PK, et al. (2014) Certain dietary patterns are beneficial for the metabolic syndrome: reviewing the evidence [J]. Nutr Res34, 559−568.

[87] Stradling C, Hamid M, Taheri S, et al. (2014) A review of dietary influences on cardiovascular health: part 2: dietary patterns [J]. Cardiovascular & hematological disorders drug targets14, 50−63.

[88] Rodriguez-Monforte M, Flores-Mateo G, Sanchez E (2015) Dietary patterns and CVD: a systematic review and meta-analysis of observational studies [J]. Br J Nutr114, 1341−1359.

[89] Bertuccio P, Rosato V, Andreano A, et al. (2013) Dietary patterns and gastric cancer risk: a systematic review and meta-analysis [J]. Ann Oncol24, 1450−1458.

[90] Albuquerque RC, Baltar VT, Marchioni DM (2014) Breast cancer and dietary patterns: a systematic review [J]. Nutr Rev72, 1−17.

[91] Brennan SF, Cantwell MM, Cardwell CR, et al. (2010) Dietary patterns and breast cancer risk: a systematic review and meta-analysis [J]. Am J Clin Nutr91, 1294−1302.

[92] Magalhaes B, Peleteiro B, Lunet N (2012) Dietary patterns and colorectal cancer: systematic review and meta-analysis [J]. Eur J Cancer Prev21, 15—23.

[93] Yusof AS, Isa ZM, Shah SA (2012) Dietary patterns and risk of colorectal cancer: a systematic review of cohort studies (2000—2011) [J]. Asian Pac J Cancer Prev13, 4713—4717.

[94] 22. Rahe C, Unrath M, Berger K (2014) Dietary patterns and the risk of depression in adults: a systematic review of observational studies [J]. Eur J Nutr.

[95] Lai JS, Hiles S, Bisquera A, et al. (2014) A systematic review and meta-analysis of dietary patterns and depression in community-dwelling adults [J]. Am J Clin Nutr99, 181—197.

[96] Zhang X, Shu L, Si C, et al. (2015) Dietary Patterns and Risk of Stroke in Adults: A Systematic Review and Meta-analysis of Prospective Cohort Studies [J]. Journal of stroke and cerebrovascular diseases : the official journal of National Stroke Association24, 2173—2182.

[97] Hu FB (2002) Dietary pattern analysis: a new direction in nutritional epidemiology [J]. Curr Opin Lipidol13, 3—9.

[98] Kant AK (2004) Dietary patterns and health outcomes [J]. Journal of the American Dietetic Association104, 615—635.

[99] Moeller SM, Reedy J, Millen AE, et al. (2007) Dietary Patterns: Challenges and Opportunities in Dietary Patterns Research [J]. Journal of the American Dietetic Association107, 1233—1239.

[100] Drewnowski A (2005) Concept of a nutritious food: toward a nutrient density score [J]. Am J Clin Nutr82, 721—732.

[101] Daniels MC, Adair LS, Popkin BM, et al. (2009) Dietary diversity scores can be improved through the use of portion requirements: an analysis in young Filipino children [J]. Eur J Clin Nutr63, 199—208.

[102] Krebs-Smith SM, Cleveland LE, Ballard-Barbash R, et al. (1997) Characterizing food intake patterns of American adults [J]. Am J Clin Nutr65, 1264S—1268S.

[103] Kant AK, Graubard BI (2005) A comparison of three dietary pattern indexes for predicting biomarkers of diet and disease [J]. J Am Coll Nutr24, 294—303.

[104] Kourlaba G, Panagiotakos DB (2009) Dietary quality indices and human health: a review [J]. Maturitas62, 1—8.

[105] Newby PK, Tucker KL (2004) Empirically Derived Eating Patterns Using Factor or Cluster Analysis: A Review [J]. Nutrition Reviews62, 177—203.

[106] Martinez ME, Marshall JR, Sechrest L (1998) Invited commentary: Factor analysis and the search for objectivity [J]. Am J Epidemiol148, 17—19.

[107] DiBello JR, Kraft P, McGarvey ST, et al. (2008) Comparison of 3 Methods for Identifying Dietary Patterns Associated With Risk of Disease [J]. American Journal of Epidemiology168, 1433—1443.

[108] Hearty AP, Gibney MJ (2009) Comparison of cluster and principal component analysis techniques to derive dietary patterns in Irish adults [J]. Br J Nutr101, 598—608.

[109] Lo Siou G, Yasui Y, Csizmadi I, et al. (2011) Exploring statistical approaches to diminish subjectivity of cluster analysis to derive dietary patterns: The Tomorrow Project [J]. Am J Epidemiol173, 956—967.

[110] Hoffmann K (2004) Application of a New Statistical Method to Derive Dietary Patterns in Nutritional Epidemiology [J]. American Journal of Epidemiology159, 935—944.

[111] Tucker KL (2010) Dietary patterns, approaches, and multicultural perspective [J]. Appl Physiol Nutr Metab35, 211-218.

[112] Gorst-Rasmussen A, Dahm CC, Dethlefsen C, et al. (2011) Exploring Dietary Patterns By Using the Treelet Transform [J]. American Journal of Epidemiology173, 1097-1104.

[113] Imamura F, Jacques PF (2011) Invited Commentary: Dietary Pattern Analysis [J]. American Journal of Epidemiology173, 1105-1108.

[114] Sotres-Alvarez D, Herring AH, Siega-Riz AM (2010) Latent Class Analysis Is Useful to Classify Pregnant Women into Dietary Patterns [J]. Journal of Nutrition140, 2253-2259.

第五章　特定人群营养

第一节　孕妇营养

孕妇是指处于妊娠特定生理状态下的妇女。孕期妇女不仅要满足自身的营养需求，而且要满足胎儿生长发育和分娩后乳汁分泌的需要，达到预防自身、胎儿及新生儿营养缺乏的目的。与同龄的非孕妇女相比，孕妇需要更多的营养素来满足自身及胎儿生长发育的需要。近年的研究表明，孕期营养对胎儿、婴儿的生长发育，乃至子代成年人后的健康状况都有重要影响。因此，孕期营养尤为重要。

一、孕妇生理特点

（一）内分泌系统

1. 母体卵巢及胎盘激素分泌增加

受精卵在子宫着床后，孕妇的绒毛膜促性腺激素（Human Chorionic Gonadotrophin，HCG）分泌增多，绒毛膜促性腺激素刺激黄体产生黄体酮，同时防止母体对胎体的排斥反应。随着胎盘的生长，胎盘分泌的人绒毛膜生长素（Human Chorionic Somatomammotropin，HCS）增多，促进胎盘和胎儿的生长及乳腺的发育和分泌；同时还可刺激母体脂肪的分解，增加血中游离脂肪酸和甘油的浓度，使更多葡萄糖通过胎盘转运至胎儿，保证母体营养物质输送到胎儿体内。血清雌二醇在妊娠初期开始升高，雌二醇刺激子宫和乳腺发育，并可调节碳水化合物和脂类代谢，提升母体骨骼更新速率。

2. 甲状腺激素水平升高

孕妇的血浆甲状腺激素 T_3、T_4水平升高，甲状腺功能增强，体内基础代谢水平升高，需要消耗更多能量和营养素。

3. 胰岛素敏感性下降

绒毛膜生长催乳激素可促进脂肪分解，皮质醇可促进氨基酸合成葡萄糖的生化过程，两者均具有拮抗胰岛素的作用。孕妇血浆中的皮质醇浓度随妊娠周数的增加而升高，孕期绒毛膜生长催乳激素在分泌高峰时每日可达 1～2g，远高于其他激素。故孕妇的胰岛素敏感性普遍下降，促使内源性胰岛素分泌增多以维持正常糖代谢，因此血浆胰岛素较高。

（二）消化系统

1. 口腔

孕 8～12 周孕妇可出现齿龈充血、变软、肿胀，有时出现疼痛，易出血，此为妊娠期齿龈炎。此时牙齿易松动并出现龋齿。上述变化与妊娠期雌激素浓度增加有关。

2. 胃肠

黄体酮浓度的升高可引起消化道平滑肌张力减少，肠蠕动减慢，消化液分泌降低，故孕妇容易发生胃肠胀气和便秘。由于贲门括约肌松弛导致胃内酸性内容物反流至食管下部产生“烧心感”。孕早期常有恶心、呕吐等妊娠反应。

（三）循环系统

1. 心排血量增加

自孕 10 周开始，心排血量增加，到孕 32 周时达到高峰，增加 30%～50%。心排血量的增加主要是因为每搏量加大，心率加快，心率每分钟平均增快约 10 次。

2. 血压变化

孕早期和孕中期血压偏低，到孕晚期时血压轻度升高，舒张压因外周血管扩张、血液稀释及胎盘形成动静脉短路而轻度降低，收缩压没有明显变化，故脉压差增大。同时，外周血管扩张可使外周血流量增加，有利于母体代谢及母体与胎儿在胎盘的物质交换，保证胎儿营养的供给。

3. 血容量增加

孕妇的血容量自孕中期明显增加，至孕晚期，其血容量可比非孕期增加约 40%。其中血浆容量增加 50%，而红细胞只增加 20%，虽然血红蛋白总量增加，但由于血液相对稀释，血液中血红蛋白的含量反而下降，呈现生理性贫血。孕 20～30 周时的生理性贫血现象最为明显。

4. 血液成分变化

孕妇血浆清蛋白含量下降，在孕晚期，清蛋白和球蛋白的比值有时可出现倒置现象。血中葡萄糖、氨基酸、铁、维生素 C、维生素 B_6、维生素 B_{12}、生物素等的含量也降低，血中三酰甘油和胆固醇含量上升，某些脂溶性维生素，如维生素 E 和类胡萝卜素的含量也较高，维生素 E 的血浆浓度可升高约 50%，血浆维生素 A 的浓度变化不大。这些变化难以用孕期血容量逐渐增加导致血液稀释来解释，可能与营养素在胎盘的转运机制有关。

（四）泌尿系统

孕期肾排泄负荷增加。胎儿的代谢产物需经母体排出，故孕期肾功能出现明显的生理性调节，有效肾血浆流量和肾小球滤过率增高，但肾小管再吸收能力未相应增加，排出尿素、尿酸、肌酐的功能明显增强。同时，与孕前相比，尿中葡萄糖、叶酸及其他水溶性维生素的排出量亦增加，氨基酸平均每日排出约 2g。但尿钙排出量较孕前减少。

（五）呼吸系统

从孕 12 周起，孕妇休息时的肺通气量有所增加，孕 18 周时，孕妇耗氧量增加 10%～20%，肺通气量可增加 40%，因此，孕妇存在过度通气的现象。这是黄体酮和雌激素直接作用于呼吸中枢所引起的。过度通气时孕妇动脉血的氧分压增高，二氧化碳分压降低，有利于满足孕妇自身和胎儿所需氧气的供给和二氧化碳的排出。

（六）体重

1. 孕期增重

孕期体重平均增长约 12.5kg，其中胎儿、胎盘、羊水、增加的血容量及增大的子宫和乳腺属必要性体重增加，为 6～7.5kg，孕妇身体脂肪蓄积为 3～4kg。孕期脂肪储存主要发生在孕 10～30 周，即胎儿快速生长期以前，这可能更多由于黄体酮的作用而不是简单地由膳食摄入量增加所致，其生理意义是为孕晚期及哺乳期储备能量。不同孕期孕妇体重增长速度不同，孕早期（1～12 周）体重增加不到 2kg，以后基本呈直线上升趋势，大量的合成代谢主要发生在孕中期（13～27 周）和孕晚期（28～40 周）。

2. 孕期适宜体重

（1）按孕前体质指数（Body Mass Index，BMI）推荐孕期体重。建立孕妇的适宜增重需考虑多种因素。其中，孕前体质指数是一个重要的影响因素，可根据孕前体质指数来推荐适宜的孕期增重，见表 5－1。

表 5－1　按孕前体质指数（BMI）推荐孕期体重增长的适宜范围

孕前 BMI（kg/m²）	孕期增加体重（kg）	平均每周增加体重（kg）
低体重（<18.5）	12.5～18.0	0.51（0.44～0.58）
正常体重（18.5～24.9）	11.5～16.0	0.42（0.35～0.50）
超重（25.0～29.9）	7.0～11.5	0.28（0.23～0.33）
肥胖（≥30.0）	5.0～9.0	0.22（0.17～0.27）

资料来源：美国医学研究所（IOM）. 孕期增重指南，2009。

（2）孕期适宜增重的影响因素。推荐孕期适宜增重除需要考虑孕前的身高、体重因素外，还应考虑妊娠的年龄、是否多胎妊娠及是否哺乳等因素。青春期妊娠孕期体重增加的目标值为 14～15kg，孕 20 周后每周增重 500g。双胎妊娠者孕期体重增加的目标值为 18kg，孕 20 周后每周增重 650g。计划哺乳且孕前体重正常者孕期体重增加的目标值为 12kg，孕 20 周后每周增重 400g；不计划哺乳且孕前体重正常者孕期体重增加的目标值为 10kg，孕 20 周后每周增重 350g。

二、孕妇营养需要

（一）能量

1. 孕早期

适宜的能量对孕妇机体及正在发育的胎儿都很重要。孕妇除了维持自身所需能量外，还要负担胎儿的生长发育及胎盘和母体组织增长所需要的能量。孕早期孕妇的基础代谢并无明显变化，到孕中期时逐渐升高，孕晚期基础代谢率较孕前增高 15%～20%。因此，孕早期的能量摄入量与非孕妇女相同。

2. 孕中、晚期

世界卫生组织（WHO）认为，孕妇若仍保持孕前的体力活动水平，则孕期（280 日）额外的每日能量平均需要量为 335MJ÷280＝1.20MJ（287kcal）。如果孕妇的体力活动减少，这一建议值应减少到 0.84MJ（200kcal）。

2013 年中国营养学会建议孕妇能量推荐摄入量（RNI）为在非孕妇女能量推荐摄入量的基础上孕中、晚期每日分别增加 1.26MJ（300kcal）、1.89MJ（450kcal）。不同地区、民族、气候、生活习惯和劳动强度的孕妇其能量需要有一定差异，能量供给可主要根据体重增减来调整。

（二）蛋白质

孕妇必须摄入足够数量的蛋白质以满足自身及胎儿生长发育的需要。足月胎儿体内含蛋白质 400g，胎盘约需 100g，子宫和乳房发育约需 230g，孕妇血液量增加约需 140g，加上其他组织蛋白质，共需蛋白质约 930g。这些蛋白质均需孕妇在妊娠期不断从食物中获得。随着妊娠的进展，蛋白质储存速度不断增快，前 10 周的蛋白质储存量不到总量的 5%，而后 20 周蛋白质储存量占总量的 75%以上。

考虑中国膳食中蛋白质的消化率和利用率较发达国家低，2013 年中国营养学会建议孕妇蛋白质推荐摄入量为在非孕妇女蛋白质推荐摄入量的基础上孕中、晚期分别增加 15g、30g，孕妇膳食中优质蛋白质宜占蛋白质总量的 1/2 以上。

（三）脂类

妊娠过程中孕妇平均需储存 2～4kg 脂肪，胎儿储存的脂肪可为其体重的 5%～15%。脂类是胎儿神经系统的重要组成部分，构成其固体物质的 1/2 以上。在脑细胞增殖、生长过程中需要一定量的必需脂肪酸，脑和视网膜中主要的多不饱和脂肪酸是花生四烯酸和二十二碳六烯酸，它们可由膳食中亚油酸和 α—亚麻酸转化而来。此外，人体脑细胞髓鞘化过程自胎儿期开始，直到出生后 1 年左右完成。在髓鞘化过程中，饱和脂肪酸和多不饱和脂肪酸对髓鞘和细胞膜的形成都有重要作用。

孕妇膳食中应有适量脂肪，包括饱和脂肪酸、n－3 系和 n－6 系多不饱和脂肪酸，以保证胎儿和自身的需要。但孕妇血脂水平较平时升高，因此脂肪摄入总量不宜过多。

2013 年中国营养学会建议孕妇膳食脂肪的供能百分比为 20%～30%。

（四）矿物质

1. 钙

钙是构成骨骼、牙齿的主要成分。胎儿从母体摄取大量的钙以供生长发育的需要。当妊娠期钙摄入量轻度或短暂性不足时，母体血清钙浓度降低，继而甲状旁腺激素的合成和分泌增加，加速母体骨骼和牙齿中钙盐的溶出，以维持正常的血钙浓度，满足胎儿对钙的需要量；当缺钙严重或长期缺钙时，血钙浓度下降，母亲可发生小腿抽筋或手足抽搐，严重时导致骨质软化症，胎儿也可发生先天性佝偻病。胎儿约需储备 30g 钙，以满足骨骼和牙齿生长发育的需要。孕早期胎儿储钙较少，平均每日仅为 7mg，孕中期开始增加至每日 110mg，孕晚期钙储备量大大增加，平均每日可储备 350mg。除胎儿需要外，母体尚需储存部分钙以备泌乳需要，故妊娠期钙的需要量增加。尽管孕期发生一系列复杂的内分泌和生理变化使钙的吸收增加，但我国人群膳食中钙摄入量普遍不足，再加上影响钙吸收的因素较多，故我国孕妇易发生钙缺乏。因此，孕妇应增加含钙丰富的食物，膳食中摄入不足时亦可适当补充一些钙制剂。钙的最好食物来源是奶及奶制品，另外虾皮、豆类和豆制品、芝麻、海带等也是钙的良好来源。

2013 年中国营养学会建议孕妇钙推荐摄入量：孕早、中、晚期分别为 800mg/d、1000mg/d、1000mg/d。

2. 铁

孕期对铁的需要量大大增加，其原因：①由于妊娠期母体生理性变化，血红蛋白的增加量远低于血容量的增加，出现妊娠生理性贫血，这时为增加母体自身造血需要，需额外补充铁；②母体还要储备相当数量的铁，以补偿分娩时由失血造成的铁的损失；③胎儿除制造血液和肌肉组织需一定量的铁外，还必须在肝脏内储存一部分铁，以供出生后 6 个月之内对铁的需要量。孕期缺铁除容易导致孕妇缺铁性贫血外，还可影响胎儿铁储备，使婴儿期较早出现缺铁状况及缺铁性贫血。一些研究认为，孕早期缺铁还与早产及低出生体重有关。

由于我国膳食中相当一部分铁来源于蔬菜、豆类等植物性食物中生物利用率较低的非血红素铁，因此孕期应注意补充一定量健康动物的肝脏、血液、瘦肉等生物利用率较高的含血红素铁的食物，必要时可在医生指导下加服铁剂。

2013 年中国营养学会建议孕妇铁的推荐摄入量：孕早期为 20mg/d，孕中期为 24mg/d，孕晚期为 29mg/d。

3. 锌

孕妇体内锌一般比成年人妇女多 400mg，总量达 1700mg，其中足月胎儿体内可有 60mg。从孕早期起，胎儿锌的需要量就迅速增加，胎盘及胎儿每日平均需要锌 0.75～1mg。动物试验发现，母鼠缺锌时，仔鼠骨骼发育不良，并发生畸形。孕后期缺锌可导致仔鼠脑体积小，脑细胞数目少。埃及、伊朗等处于缺锌地区的国家，有性腺功能不足、性侏儒症及中枢神经系统畸形发生率高的报道。相关流行病学调查表明，胎儿畸形发生率增加与孕期血清锌浓度降低有关。

2013 年中国营养学会建议孕妇锌推荐摄入量为孕早、中、晚期均为 9.5mg/d。动物性食物为锌的可靠来源，植物性食物中的锌不易被吸收利用。

4. 碘

碘是甲状腺激素 T_3、T_4的成分，与蛋白质的合成有关，能促进胎儿生长发育。孕期碘需要量增加，如果缺碘，易发生甲状腺肿大，还可导致胎儿甲状腺功能低下，并影响胎儿的生长发育及大脑的正常发育和成熟。婴儿出生后易患克汀病，表现为智力低下、生长迟缓、聋哑等。因此，孕妇应增加膳食中碘的摄入量。含碘丰富的食物有海产品，如海带、紫菜、虾皮、海鱼等。

2013 年中国营养学会建议孕妇碘的推荐摄入量为 230μg/d，比孕前增加 110μg/d。

（五）维生素

1. 维生素 A

孕妇维生素 A 缺乏与胎儿宫内发育迟缓、低出生体重及早产有关。但孕早期增加维生素 A 摄入应注意不要过量，因为大剂量维生素 A 可能导致自发性流产和胎儿先天畸形。胡萝卜素主要来源于植物性食物，在人体内可转化成维生素 A，且不易产生不良作用，故中国营养学会及 WHO 均建议孕妇通过摄取富含类胡萝卜素的食物来补充维生素 A。

2013 年中国营养学会建议孕早期维生素 A 的推荐摄入量为 700μgRe/d，与非孕妇女一致；孕中、晚期维生素 A 的推荐摄入量为 770μgRe/d，比非孕妇女增加 70μgRAE/d。

2. 维生素 D

维生素 D 可促进钙的吸收和钙在骨骼中的沉积，故孕期对维生素 D 的需要量增加。这一时期缺乏维生素 D 与孕妇骨质软化症及新生儿低钙血症和手足搐搦有关，但过量也可导致婴儿发生高钙血症。维生素 D 主要由紫外光照射下皮肤合成，高纬度、缺少日照的北方地区在冬季几乎不能合成维生素 D，导致母体和胎儿血中 25－羟维生素 D_3 浓度降低，因此，维生素 D 的补充尤为重要。天然食物中富含维生素 D 的食物较少，故强化维生素 D 的乳制品是维生素 D 的良好来源。

2013 年中国营养学会建议孕早、中、晚期维生素 D 的推荐摄入量与非孕妇女相同，为 10μg/d（1μg=40IU），UL 为 50μg/d。

3. B 族维生素

维生素 B_1 与能量代谢有关。孕期缺乏或亚临床缺乏维生素 B_1 时，可能孕妇不出现明显的脚气病症状，而是导致新生儿有脚气病表现。维生素 B_1 缺乏也可影响胃肠功能，尤其在孕早期由于早孕反应使食物摄入减少，易引起维生素 B_1 缺乏，从而导致胃肠功能下降，进一步加重早孕反应。维生素 B_2 也与能量代谢有关。孕期维生素 B_2 缺乏与胎儿生长发育迟缓、缺铁性贫血有关。维生素 B_6 参与体内氨基酸、脂肪酸和核酸的代谢。

维生素 B_6 缺乏时常伴有多种 B 族维生素缺乏的表现，对皮肤、神经和造血系统等产生影响。临床上常用维生素 B_6 辅助治疗早孕反应，维生素 B_6 还与叶酸、维生素 B_{12} 联用预防妊娠高血压的发生。

4. 叶酸

叶酸不足与新生儿神经管畸形（无脑儿、脊柱裂等）的关系近年来受到广泛关注。妊娠前几周是神经管形成和闭合的关键时期，神经管将最终发育成脑和脊髓。一般妊娠诊断时间为孕 6 周，此时神经管已经闭合，神经管畸形可能已经发生。神经管上端不能闭合时发生无脑儿，无脑儿尽管较为罕见，但却是致命性疾病，无脑儿出生后很快死亡。神经管下端不能闭合时发生脊柱裂，脊柱裂是一种常见的神经管缺损，患儿的脊髓和脊柱都不能正常发育，脊髓膜往往突出呈囊状，有时还有部分脊髓包裹其中。根据神经管损伤程度，脊柱裂还经常伴有不同程度的神经麻痹，病情轻时可能不出现任何症状，但严重时可导致死亡。常见的临床表现包括足畸形、髋关节脱位、肾异常、脊柱弯曲、肌无力、智力障碍和运动及感觉功能丧失等。

2013 年中国营养学会建议孕妇叶酸的推荐摄入量孕早、中、晚期均为 600μgDFE/d，除了常吃含叶酸丰富的食物，还应补充叶酸 400μgDFE/d。表 5－2 列出了不同孕期能量及各营养素推荐摄入量或适宜摄入量。

表 5－2　不同孕期能量及营养素推荐摄入量或适宜摄入量

营养素		孕早期	孕中期	孕晚期
能量*（kcal/d）		1800	2100	2250
宏量营养素	碳水化合物（g/d）	130（EAR）	130（EAR）	130（EAR）
	蛋白质（g/d）	55	70	85
	脂肪	脂肪供能比为 20%～30%，其中饱和脂肪酸、单不饱和脂肪酸和多不饱和脂肪酸分别为＜10%、10%和 10%，n－6 系和 n－3 系多不饱和脂肪酸的比值为（4～6）：1		
矿物质	钙（mg/d）	800	1000	1000
	铁（mg/d）	20	24	29
	锌（mg/d）	9.5	9.5	9.5
	碘（μg/d）	230	230	230
维生素	维生素 A（μgRe/d）	700	770	770
	维生素 D（μg/d）	10	10	10
	维生素 E（mg/d）	14	14	14
	维生素 K（μg/d）	80	80	80
	维生素 B_1（mg/d）	1.2	1.4	1.5
	维生素 B_2（mg/d）	1.2	1.4	1.5
	维生素 B_6（mg/d）	2.2	2.2	2.2
	叶酸（μgDFE/d）	600	600	600

*：能量以轻体力活动水平为例。

资料来源：中国营养学会.《中国居民膳食营养素参考摄入量（2013 版）》。

三、孕妇合理膳食原则

妊娠期是生命早期1000日机遇窗口的起始阶段，营养作为最重要的环境因素，对母子双方的近期和远期健康都将产生至关重要的影响。孕育生命是一个奇妙的过程，要以积极的心态去适应孕期变化，愉快地享受这一过程。母乳喂养对孩子和母亲都是最好的选择，孕期应了解相关的知识，为产后尽早开奶和成功母乳喂养做好各项准备。

针对孕妇的营养需求和可能出现的营养问题，基于目前已有的科学证据，中国营养学会在2016版《中国居民膳食指南》中提出孕期妇女膳食指南。孕期妇女膳食指南在一般人群膳食指南的基础上增加了5条关键推荐。具体内容如下。

（一）补充叶酸，常吃含铁丰富的食物，选用碘盐

叶酸对预防神经管畸形和高同型半胱氨酸血症、促进红细胞成熟和血红蛋白合成极为重要。孕期叶酸的推荐摄入量比非孕时增加了200μgDFE/d，达到600μgDFE/d。除常吃含叶酸丰富的食物外，还应补充叶酸400μgDFE/d。

为预防早产、流产，满足孕期血红蛋白合成增加和胎儿铁储备的需要，孕期应常吃含铁丰富的食物。铁缺乏严重者可在医师指导下适量补铁。

碘是合成甲状腺素的原料，是调节新陈代谢和促进蛋白质合成的必需微量元素。孕期碘的推荐摄入量比非孕时增加了110μg/d。除选用碘盐外，每周还应摄入1或2次含碘丰富的海产品。

（二）孕吐严重者，可少量多餐，保证摄入含必要量碳水化合物的食物

受激素水平改变的影响，孕期消化系统功能发生一系列变化，部分孕妇孕早期会出现胃灼热、反胃或呕吐等早孕反应，这是正常的生理现象。严重孕吐影响进食时，机体需要动员身体脂肪来产生能量，维持基本的生理需要。脂肪酸不完全分解会产生酮体，当酮体生成量超过机体氧化能力时，血液中酮体浓度升高，称为酮血症或酮症酸中毒。母体血液中过多的酮体可通过胎盘进入胎儿体内，损伤胎儿的大脑和神经系统的发育。为避免酮症酸中毒对胎儿神经系统发育的不利影响，早孕反应导致进食困难者，可少食多餐，选择清淡或适口的膳食，保证每日摄入不低于130g的碳水化合物。

可选择富含碳水化合物的粮谷类食物，如米饭、馒头、面包、饼干等。呕吐严重以致完全不能进食者，需寻求医生的帮助。

（三）孕中、晚期适量增加奶、鱼、禽、蛋、瘦肉的摄入

自孕中期开始，胎儿生长发育和母体生殖器官的发育加速，对能量、蛋白质、钙、铁等营养素的需要量增加。胎儿生长速度加快，应在孕前膳食的基础上，增加奶类200g/d，动物性食物（鱼、禽、蛋、瘦肉等）孕中期增加50g/d、孕晚期增加125g/d，以满足对优质蛋白质、维生素A、钙、铁等营养素和能量增加的需要。建议每周食用2或3次鱼类，以提供对胎儿脑发育有重要作用的n-3长链多不饱和脂肪酸。

（四）适量活动，维持孕期适宜增重

体重增长是反映孕妇营养状况的最实用的直观指标，与胎儿出生体重、妊娠并发症等妊娠结局密切相关。为保证胎儿正常生长发育，应使孕期体重增长保持在适宜的范围。身体活动有利于愉悦心情和自然分娩，健康孕妇每日应进行不少于30分钟的中等强度身体活动。

（五）禁烟酒，愉快孕育新生命，积极准备母乳喂养

烟草、乙醇对胚胎发育各个阶段都有明显的毒性作用，容易引起流产、早产和胎儿畸形。有吸烟、饮酒习惯的妇女必须戒烟禁酒，远离吸烟环境，避免二手烟。

四、孕妇常见营养问题

（一）妊娠性呕吐

1. 妊娠性呕吐简介

约半数妊娠期妇女停经6周后出现畏寒、食欲缺乏、恶心、呕吐等。大部分妇女只限于晨间起床后空腹状态及饭后发生呕吐，但也有部分妇女呕吐反复发作，进食即吐，甚至不能进食，导致体液平衡及新陈代谢紊乱，严重影响营养素的摄入，这种情况称为妊娠性呕吐。妊娠性呕吐的原因尚不清楚，一般认为与妊娠引起的内分泌失调以及自主神经失调有关，如平日就有情绪不稳定及胃部疾病的人，容易发生呕吐且情况严重。

2. 妊娠性呕吐剧烈者的营养和膳食

应鼓励孕妇积极预防和治疗妊娠性呕吐，其膳食措施：①膳食应清淡、易消化，避免油腻食物、甜品，少食多餐；②多吃蔬菜、水果、牛奶等碱性食物；③早餐可进食馒头、面包、饼干等碳水化合物食品，少量多餐，不呕吐时增加食物的摄入；④适当补充维生素 B_1、维生素 B_2、维生素 B_6、维生素C等以减轻呕吐症状；⑤忌食不消化的煎炸食品、酒类和刺激性的辛辣食物；⑥呕吐严重不能进食或饮水者，应及时实施静脉营养；⑦可在中医医生的指导下，试食一些食疗中药方，如生姜红糖茶、姜汁米汤、山药饮等，以减轻呕吐症状。

（二）妊娠高血压综合征

1. 妊娠高血压综合征简介

妊娠高血压综合征又称妊高征，通常发生在妊娠24周后，孕末期最常见，好发于年轻初产妇及高龄初产妇、体型肥胖者、双胎及有妊高征家族史者，发病率约为10%。主要表现为高血压、蛋白尿、水肿，严重时出现抽搐、昏迷，甚至是母婴死亡。迄今为止，妊高征仍然是孕产妇及围生儿死亡的重要原因。

2. 妊高征患者的营养和膳食

妊高征与营养密切相关。膳食调查发现，妊高征患者的能量、蛋白质、碳水化合物

摄入量与正常孕妇相似，但是总脂肪及饱和脂肪酸摄入量较正常孕妇多，钙、铁、维生素A、维生素B_2的摄入量较少，钙摄入量与妊高征危险性呈负相关。此外，妊高征患者血锌浓度低，且存在低蛋白血症，这可能与尿中蛋白质排出量有关。调整患者的膳食结构是营养防治的重点，具体措施如下。

（1）控制总能量的摄入。孕期要适当控制食物的量，不是“能吃就好”地无节制饮食，应以妊娠期正常体重增加为标准调整进食。

（2）减少脂肪摄入量。脂肪占总能量的比例应为30%，且饱和脂肪酸要少，相应增加不饱和脂肪酸的摄入。高脂肪含量的肉类如肥肉、烧腊肉及动物的皮要避免食用。

（3）减少盐的摄入。因钠盐摄入过多导致水钠潴留会使血压升高。一般建议患者每日的食盐摄入量应少于5g，酱油要少用，少吃盐腌渍食品，严重者避免食用含钠高的食品，如挂面、菠菜、干枣、豆腐干、紫菜等。

（4）增加优质蛋白质。因患者尿中排出大量蛋白质导致血清蛋白质偏低，影响胎儿发育，故应增加优质蛋白质的摄入。

（5）补充足够的钙、镁和锌。膳食中钙、镁和锌的摄入能满足孕妇的需要，可以降低妊高征的发病率及维持血压稳定。奶及奶制品含钙丰富且易吸收，是钙的良好来源。豆类、绿叶蔬菜含丰富的镁，海产品含丰富的锌，如鱼、牡蛎是锌的良好来源，但贝壳类食物的摄入要适量。

（三）妊娠期糖尿病

1. 妊娠期糖尿病简介

妊娠糖期尿病（Gestational Diabetes Mellitus，GDM）是指妊娠前糖代谢正常，妊娠期才出现的糖尿病，是由妊娠诱发的暂时性糖尿病。孕期母体由于性激素、生长激素、甲状腺激素及肾上腺皮质激素等分泌增加，拮抗胰岛素并导致胰岛素敏感性下降，为维持糖代谢正常，孕妇必须增加胰岛素的分泌量，如孕妇胰岛素的分泌不能相应增加，就可能出现糖尿病症状或糖耐量异常。妊娠期糖尿病可能对母体和胎儿造成不同程度的近、远期影响，严重危害母子健康。

2. 妊娠期糖尿病患者的营养和膳食

饮食控制是治疗糖尿病的基础，尤其是妊娠期糖尿病。美国妇产科医师协会推荐，患妊娠期糖尿病的超重、肥胖妇女，应降低能量摄入，自我监测血糖和尿酮并适当增加运动。当然，过分的能量限制可能加速脂肪分解而发生酮症酸中毒，应尽量避免，因为孕期酮症酸中毒会对胎儿的神经发育产生影响。以下是针对妊娠期糖尿病提出的营养防治原则。

（1）调整能量摄入至合理需要量。妊娠期糖尿病患者虽然血糖高，但是糖的利用率低，机体需要较多的能量以满足母体及胎儿的需要。能量的需要量按照标准体重计算，一般每千克标准体重供给125～167kJ/d（30～40kcal/d），另外加上不同孕期胎儿生长发育所需的能量。孕早期一般不需增加能量，妊娠中、晚期则每日增加1.26MJ（300kcal）、1.88MJ（450kcal）能量。

(2) 饮食均衡，三大产能营养素的比例适宜：碳水化合物的摄入占总能量的50%～60%，每日200～300g；增加蛋白质的量，占总能量的15%～20%，每日80～100g；减少脂肪的摄入，占总能量的25%～30%，每日50～70g。

(3) 限制单糖、双糖的摄入量，选择血糖生成指数（Glycemix Index，GI）较低的食物，增加膳食纤维素摄入量。妊娠期糖尿病患者应多选用粗杂粮，多吃新鲜蔬菜、适量的水果。

(4) 选用低脂肪的瘦肉类食品。如鱼类、瘦猪肉、牛肉、鸡肉、兔肉及大豆类、低脂牛奶类作为油脂蛋白质的来源，减少动物性脂肪的摄入量，烹调油选用植物油。饮食清淡少盐，进餐有规律。

(5) 供给充足的维生素、矿物质：维生素 B_1、维生素 B_2 和烟酸对糖代谢有重要作用，微量元素中的锌、铬、镁是体内多种酶的组成部分，锌参与蛋白质的合成，铬参与构成葡萄糖耐量因子，能提高组织对胰岛素的敏感性，促进糖代谢和蛋白质的合成。动物性食物中富含维生素和微量元素，特别是牡蛎等海产品含锌高，蛋黄、啤酒酵母中富含铬。

（四）缺铁性贫血

1. 缺铁性贫血简介

妊娠期母体的生理变化之一是血容量和血红蛋白增加，由于血红蛋白的增加远低于血容量的增加，出现血红蛋白的相对稀释，发生生理性贫血。因此，孕期贫血的判断标准是血红蛋白浓度小于110g/L。此外，孕妇对铁的需要因血红蛋白合成及孕期为婴儿储备铁的需要而大大增加。尽管孕期机体通过调节增加对铁的吸收，但孕妇仍然是缺铁性贫血的高危人群，这是因为铁的吸收还受食物中铁的化学形式及膳食中多种相关因素的影响。

2. 孕期缺铁性贫血患者的营养和膳食

预防和纠正缺铁性贫血是可能的，只要孕妇能改善不合理的膳食结构，即可有效地预防和纠正贫血，措施如下。

(1) 增加膳食铁特别是血红素铁的摄入量。血红素铁主要存在于动物性食物，如瘦肉类、动物内脏及动物血等。因此增加畜禽鱼肉、肝脏、动物血等的摄入可以增加血红素铁的摄入。

(2) 增加维生素C的摄入量。维生素C与铁形成螯合物，促进铁的溶解，有利于铁的吸收，所以孕妇要注意多进食富含维生素C的新鲜蔬菜、水果，如菜心、西兰花、青椒、西红柿、橙子、草莓、猕猴桃、鲜枣等。

(3) 增加维生素 B_{12} 和叶酸的摄入。维生素 B_{12} 和叶酸是合成血红蛋白必需的物质，摄入充足可保证红细胞的正常生长。维生素 B_{12} 主要存在于肝脏、肉类、海产品等动物性食物中。叶酸广泛存在于各种动物性食物中，肝脏、酵母、蛋类、豆类及绿叶蔬菜中含量丰富。

(4) 保证每日摄入适宜数量的动物性食物。肉类可提供优质蛋白质，以合成血红蛋白；肉类中还存在“肉因子”，能促进铁的吸收。鱼、禽、瘦肉等的摄入量每日以 200g 为宜，每周可适量进食 1 或 2 次的猪肝（每次 50g）或动物血（每次 100g）。

第二节　乳母营养

自胎盘娩出到产妇全身器官（除乳腺外）恢复或接近正常未孕状态所需要的一段时间称为产褥期（Puerperium），通常为 6 周。胎儿娩出后 24 小时内称为产后期(Postpartum)。乳母的合理营养有利于母体自身健康的恢复，也有利于保证乳母有充足的乳汁喂养婴儿。因此，多年来我国大力提倡母乳喂养及母婴同室，这对母婴健康均有益处。

一、乳母的生理特点

（一）泌乳生理

泌乳是一种复杂的神经反射，受神经内分泌因素的影响。乳腺在孕晚期主要受雌激素和孕酮的影响，前者作用于乳腺的导管系统，后者作用于乳腺囊泡的增生。分娩后孕酮消退，催乳激素升高，导致乳汁的分泌。乳汁的分泌受两个反射的控制：一是产奶反射，婴儿吸吮乳头可刺激乳母垂体产生催乳素，引起乳腺腺泡分泌乳汁，并存留在乳腺导管内；二是下奶反射，吸吮乳头可引起乳母神经垂体释放催产素，后者引起乳腺周围肌肉收缩而泌乳。

母乳分为三期：产后第一周分泌的乳汁为初乳，呈淡黄色，质地黏稠，富含免疫蛋白，尤其是分泌性免疫球蛋白 A 和乳铁蛋白等，但乳糖和脂肪较成熟乳少。产后第二周分泌的乳汁称为过渡乳，过渡乳中的乳糖和脂肪含量逐渐增多。第二周以后分泌的乳汁为成熟乳，呈乳白色，富含蛋白质、乳糖和脂肪等多种营养素。

乳母营养状况影响泌乳量。乳母对营养的需求主要用于两个方面，除满足母体恢复健康的需要外，更重要的是为泌乳提供物质基础。产后第一天的泌乳量约为 50ml，第二天约分泌 100ml，到第二周增加到 500ml/d 左右，正常乳汁分泌量为 750～850ml/d。泌乳量少是母亲营养不良的一个表现特征。通常将婴儿体重增长率作为判断奶量是否足够的指标。

乳母的营养状况将直接影响乳汁的营养素含量，从而影响婴儿的健康状况。乳母的膳食蛋白质质量差且摄入量严重不足时将会影响乳汁中蛋白质的含量和组成。母乳中脂肪酸、磷脂和脂溶性维生素的含量也受乳母膳食营养素摄入量的影响。

（二）母乳喂养的优点

生产后 6 个月内完全以母乳满足婴儿的全部液体、能量和营养素需要的喂养方式为纯母乳喂养。在此过程中可以使用少量的营养素补充剂，如维生素 D 和维生素 K。除母乳之外，仅给予水或其他非营养液体的喂养方式为基本纯母乳喂养。

母乳喂养是人类最原始的喂养方法，也是最科学、最有效的喂养方法。世界卫生组织和联合国儿童基金会提出：鼓励、支持、保护、帮助母乳喂养，母乳喂养不是母子之间的相互行为，而是整个社会的行为，母乳喂养需要全社会的支持。我国为了推动和普及母乳喂养，大力推广爱婴医院和母婴同室。

1. 母乳的营养素齐全，能全面满足婴儿生长发育的需要

母乳人乳蛋白质总量虽较少，但质优良；含乳清蛋白多而酪蛋白少，在胃内形成凝块小，易消化吸收；蛋白质的氨基酸比值适宜，且含较多的胱氨酸和牛磺酸，二者是婴儿的条件必需氨基酸；含多不饱和脂肪酸较多，除了亚油酸和亚麻酸外，还含有花生四烯酸和DHA，因此更有利于脑发育的营养需求；乳糖含量高，且以乙型乳糖为主，有利于脂类氧化和糖原在肝脏储存，并可促进肠内乳酸杆菌生长；钙磷比值适宜（2∶1），有利于钙的吸收；含各种微量元素，初乳含锌高，对生长发育极为有利；脂肪球较小且有乳脂酶，可促进脂肪消化，尤适宜于胰脂酶活力较低的新生儿及早产儿；含铁量较低，但吸收率极高，不易导致缺铁性贫血。

2. 母乳含丰富的免疫物质，可增进婴儿抗感染能力

人乳含较多的特异性免疫细胞和抗体，如T细胞、B细胞、巨噬细胞、多核粒细胞、浆细胞等，可吞噬、消化、杀伤病原微生物。SIgE可保护肠黏膜不受微生物侵入，并与病原体结合促其失活。人乳还含有非特异性免疫物质，如溶菌酶可溶解、杀伤细菌；乳铁蛋白可通过对铁的竞争，抑制细菌的繁殖，发挥对大肠杆菌及念珠菌等的抑菌作用；低聚糖能特异性促进肠道益生菌（如双歧杆菌）的生长和繁殖，进而黏附于肠道上皮细胞表面，抑制致病菌的黏附和侵入。

3. 母乳是天然的婴儿食物，喂养方便且经济

与其他哺乳类乳汁中的异种蛋白质不同，人乳不是异种蛋白质，不导致婴儿发生过敏，并且温度适宜，不需消毒，喂哺简便，喂食的数量与婴儿的饥饱程度相适应即可。

4. 母乳喂养可增进母子感情，促进产后母体恢复和避孕

母乳喂养可使母亲与婴儿之间有亲密的接触，如拥抱、抚摸，带给婴儿深刻、微妙的心理暗示和情感交流，使婴儿获得最大的安全感和情感满足感，对儿童良好情绪和心理的发展十分重要。哺乳行为也可使母亲心情愉悦，婴儿吸吮乳头可反射性地引起催产素分泌，促使子宫收缩，有利于及早复原，减少产后并发症。乳汁的持续分泌可消耗储备的体脂，有利于母亲体形的恢复。母亲哺乳期月经推迟，能起到一定的避孕作用。

5. 与配方奶喂养比较，母乳喂养能显著降低肥胖发生率

母乳喂养能显著降低肥胖发生率。2005年Owen CG对涉及298900名儿童、28项研究的Meta分析结果显示，与配方奶相比，母乳喂养可降低远期肥胖风险13%。

（三）如何增加泌乳量

1. 愉悦心情，树立信心

家人应充分关心乳母，经常与乳母沟通，帮助其调整心态，舒缓压力，愉悦心情，

树立母乳喂养的自信心。

2. 尽早开奶，频繁吸吮

分娩后开奶越早越好。坚持让孩子频繁吸吮（24 小时内至少 10 次），吸吮时将乳头和乳晕的大部分同时含入婴儿口中，让婴儿吸吮时能充分挤压乳晕下的乳窦，使乳汁排出，并有效刺激乳头上的感觉神经末梢，促进泌乳反射，使乳汁越吸越多。

3. 合理营养，多喝汤水

营养是泌乳的基础，食物多样化是充足营养的基础。除营养素外，乳母每日摄水量与乳汁分泌量也密切相关，所以乳母每日应多喝水，还要多吃流质的食物，如鸡汤、鲜鱼汤、猪蹄汤、排骨汤、菜汤、豆腐汤等，每餐都应保证有带汤水的食物。有调查显示，大豆、花生加上猪腿、猪排骨或猪尾等煮汤，以及鲫鱼汤、黄花菜鸡汤等均能促进乳汁分泌。

4. 生活规律，保证睡眠

尽量做到生活有规律，每日保证 8 小时以上的睡眠时间，避免过度疲劳。

二、乳母营养需要

哺乳妇女的每日营养素需要量高于孕期的需要量。推荐摄入量基于乳汁分泌的量以及能量和蛋白质的乳汁合成效率。良好的乳母营养供给要保证乳汁的正常分泌并维持乳汁质量恒定。

（一）能量

哺乳期母体对能量的需要量增加，因为乳母除要满足自身的能量需要外，还要供给乳汁所含的能量和分泌乳汁过程本身需要的能量。产后 1 个月内由于乳汁分泌不多，每日约 500ml，故乳母的膳食能量适当供给即可，3 个月后每日泌乳量增加到 750～850ml，对能量的需求增高。虽然妇女在正常怀孕条件下，其脂肪储备可为泌乳提供约 1/3 的能量，但是另外的 2/3 需要由膳食提供。乳母实际需要从膳食中增加的能量需要量可按下式计算：

乳母每日额外的能量需要量（kcal/d）＝泌乳量（ml）×乳汁能量含量（kcal/ml）÷转换效率－哺乳期体重丢失能量

2013 年中国营养学会建议乳母能量推荐摄入量为在非孕妇女基础上每日增加 2.09MJ（500kcal）。

（二）蛋白质

人乳蛋白质含量平均为 1.2g/100ml，以每日泌乳 750ml 计，则泌乳需要蛋白质 9g。由于从已经吸收的蛋白质转变为乳汁蛋白质的转换效率为 70%，故每日用于泌乳的蛋白质为 13g。由于我国居民以植物性蛋白来源为主，为满足乳母对蛋白质的需要，需考虑蛋白质的吸收利用情况，额外增加蛋白质的供给量。

2013 年中国营养学会建议乳母应在正常妇女基础上每日增加蛋白质 25g，达到每日

80g，并保证足量摄取优质蛋白质。某些富含蛋白质的食品，如牛肉、鸡蛋、肝和肾等，有促进泌乳的作用。

（三）脂类

膳食中脂肪的种类可影响乳汁的脂肪成分，摄入植物性脂肪多时，乳汁中亚油酸含量较高，摄入动物性脂肪多时，乳汁中饱和脂肪酸含量增多。婴儿中枢神经系统的发育及脂溶性维生素的吸收均需要脂类，因此乳母膳食中必须有适量脂肪，尤其是多不饱和脂肪酸。乳母脂肪推荐摄入量与正常成人基本相同。

（四）碳水化合物

关于乳母膳食碳水化合物的适宜摄入量，建议碳水化合物应提供50%～65%的膳食总能量。

（五）矿物质

1. 钙

婴儿需通过乳汁获得大量的钙。实验研究证实，当乳母膳食钙摄入不足时，不会影响乳汁钙的含量，而会通过动用母体骨骼中的钙来维持。这样必然会影响母体的健康。因此在哺乳期应增加钙的供给量。但补钙量应有一定的限度，因过高钙的摄入会增加肾结石的危险性及引起奶碱综合征。

2013 年中国营养学会建议哺乳期妇女钙的 RNI 为 1000mg/d。

2. 铁

由于铁难以通过乳腺输送到乳汁，因此母乳中铁含量很低，一般为 0.5mg/L。增加乳母膳食铁的摄入量对乳汁中铁含量的影响并不明显，但由于母亲因分娩失血损失了较多的铁，为防止乳母发生缺铁性贫血，应注意铁的补充，膳食中应多供给富含铁的食物。

2013 年中国营养学会建议乳母铁的 RNI 为 24mg/d，UL 为 42mg/d。必要时需要补充铁剂以预防或纠正缺铁性贫血。

3. 锌

锌与婴儿生长发育及免疫功能有密切关系，有助于增加乳母对蛋白质的吸收和利用，乳锌含量受乳母膳食锌摄入量的影响。

2013 年中国营养学会建议乳母锌的 RNI 为 12mg/d。

4. 碘

由于乳母的基础代谢率和能量消耗增加，碘的摄入量也应随之增加。乳汁中碘含量高于母体血浆中碘含量，乳母摄入的碘可立即出现于母乳中。

2013 年中国营养学会建议乳母碘的 RNI 为 240μg/d。

（六）维生素

为满足婴儿生长发育的需要，乳母膳食中各种维生素都应增加。

维生素 A 可以通过乳腺输送到乳汁。增加母体维生素 A 的摄入量，乳汁中维生素 A 的含量也会有一定程度的增加。2013 年中国营养学会建议乳母维生素 A 的 RNI 为 1300μgRe/d。母乳中维生素 D 的浓度很低，哺乳期间丢失很少，因此乳母无须额外补充维生素 D。

维生素 B_1 可通过乳腺进入乳汁，增加乳母维生素 B_1 的摄入量可增加乳汁中维生素 B_1 的含量。乳母每日分泌乳汁含维生素 B_1 0.2mg，加上每日乳母分泌乳汁增加的能量消耗所需的维生素 B_1 0.3mg，乳母每日应增加 0.5mg。2013 年中国营养学会建议乳母维生素 B_1 的 RNI 为 1.5mg/d。维生素 C、维生素 B_2、维生素 B_6 的情况与维生素 B_1 类似，均可通过乳腺进入乳汁，在哺乳期应适当增加摄入量。

（七）水

乳母摄入的水量与乳汁分泌量有密切关系，水分摄入量直接影响乳汁的分泌量。乳母平均每日泌乳 0.8L，故每日应通过食物及饮水比成人多摄入约 1L 水。2016 年中国营养学会在《中国居民膳食指南（2016）》中建议正常成人每日饮水量应达 1.5～1.7L，由此估计乳母每日饮水量应达 2.5～2.7L。表 5－3 列出了乳母能量及各营养素推荐摄入量或适宜摄入量。

表 5－3　乳母能量及各营养素推荐摄入量或适宜摄入量

<table>
<tr><td colspan="3">能量*（kcal/d）</td><td>2300</td></tr>
<tr><td rowspan="15">营养素</td><td rowspan="3">宏量营养素</td><td>蛋白质（g/d）</td><td>80（RNI）</td></tr>
<tr><td>总碳水化合物（g/d）</td><td>—**</td></tr>
<tr><td>总脂肪（%E）</td><td></td></tr>
<tr><td rowspan="4">矿物质</td><td>钙（mg/d）</td><td>1000（RNI）</td></tr>
<tr><td>铁（mg/d）</td><td>24（RNI）</td></tr>
<tr><td>锌（mg/d）</td><td>12（RNI）</td></tr>
<tr><td>碘（μg/d）</td><td>240（RNI）</td></tr>
<tr><td rowspan="8">维生素</td><td>维生素 A（μgRAE/d）</td><td>1300（RNI）</td></tr>
<tr><td>维生素 D（μg/d）</td><td>10（RNI）</td></tr>
<tr><td>维生素 E（mg/d）</td><td>17（AI）</td></tr>
<tr><td>维生素 K（μg/d）</td><td>85（AI）</td></tr>
<tr><td>维生素 B_1（mg/d）</td><td>1.5（RNI）</td></tr>
<tr><td>维生素 B_2（mg/d）</td><td>1.5（RNI）</td></tr>
<tr><td>维生素 B_6（mg/d）</td><td>1.7（RNI）</td></tr>
<tr><td>叶酸（μgDFE/d）</td><td>550（RNI）</td></tr>
</table>

*：能量以轻体力活动水平为例；**：未制定参考值用“—”表示。

资料来源：中国营养学会.《中国居民膳食营养素参考摄入量（2013 版）》。

三、乳母合理膳食原则

哺乳期是母体用乳汁哺育新生子代使其获得最佳生长发育并奠定一生健康基础的特殊生理阶段。哺乳期妇女（乳母）既要分泌乳汁、哺育婴儿，也需要逐步补偿妊娠、分娩时的营养素损耗并促进各器官、系统功能的恢复，因此比非哺乳妇女需要更多的营养。哺乳期妇女的膳食仍是由多样化食物组成的营养均衡的膳食，除保证哺乳期的营养需要外，还通过乳汁的口感和气味，潜移默化地影响婴儿对辅食的接受和后续多样化膳食结构的建立。

基于母乳喂养对母亲和子代诸多的益处，世界卫生组织建议婴儿6个月内应纯母乳喂养，并在添加辅食的基础上持续母乳喂养到2岁甚至更长时间。乳母的营养状况是泌乳的基础，如果哺乳期营养不足，将会减少乳汁分泌量，降低乳汁质量，并影响母体健康。此外，产后情绪、心理、睡眠等也会影响乳汁分泌。针对乳母的营养需求和可能出现的营养问题，基于目前已有的科学证据，中国营养学会在2016版《中国居民膳食指南》中提出哺乳期妇女膳食指南。哺乳期妇女膳食指南在一般人群膳食指南基础上增加了5条关键推荐。具体内容如下。

（一）增加富含优质蛋白质及维生素A的动物性食物和海产品，选用碘盐

乳母的营养是泌乳的基础，尤其蛋白质的营养状况对泌乳有明显影响。动物性食物如鱼、禽、蛋、瘦肉等可提供丰富的优质蛋白质和一些重要的矿物质和维生素，乳母每日应比孕前增加约80g的鱼、禽、蛋、瘦肉。如条件限制，可用富含优质蛋白质的大豆及其制品替代。为保证乳汁中碘、n−3长链多不饱和脂肪酸（如DHA）和维生素A的含量，乳母应选用碘盐烹调食物，适当摄入海带、紫菜、鱼、贝类等富含碘或DHA的海产品，适量增加富含维生素A的动物性食物，如动物肝脏、蛋黄等。奶类是钙的最好食物来源，乳母每日应增饮200ml牛奶，使总量达到400～500ml，以满足其对钙的需要。

（二）产褥期食物多样、不过量，重视整个哺乳期营养

“坐月子”是中国的传统习俗，期间常过量摄入动物性食物，导致能量和宏量营养素摄入过剩。重视整个哺乳期的营养，食不过量且营养充足，以保证乳汁的质与量，有助于持续地进行母乳喂养。

（三）愉悦心情，睡眠充足，促进乳汁分泌

乳母的心理及精神状态可影响乳汁分泌，保持愉悦心情，以确保母乳喂养的成功。孕期体重过度增加及产后体重滞留，是女性肥胖发生的重要原因之一。

（四）坚持哺乳，适度运动，逐步恢复适宜体重

坚持哺乳、科学活动和锻炼，有利于机体复原和体重恢复。

（五）忌烟酒，避免浓茶和咖啡

吸烟、饮酒会影响乳汁分泌。尼古丁和乙醇可通过乳汁进入婴儿体内，影响婴儿睡眠及发育。此外，茶和咖啡中的咖啡因有可能造成婴儿兴奋，乳母应避免饮用浓茶和大量咖啡。

四、乳母常见营养问题

哺乳期属于特殊时期，由于乳母特殊的生理代谢变化，导致其营养需要与非孕妇女或妊娠期妇女相当不同。一旦乳母持续的营养不良影响到乳汁的质和量，就不能满足婴儿生长发育的需要，导致婴儿出现营养缺乏性疾病，也会危害到母体自身的健康。

（一）膳食失衡

“坐月子”后，大多数乳母的膳食恢复到平常膳食，动物性食物摄入量明显下降，在农村这个现象尤为突出，结果影响到乳汁的质量或泌乳量，危害婴幼儿的营养与健康状况，增加低体重和生长迟缓的发生率。研究显示，乳母在产后不同阶段各类食物摄入量有所不同。谷类摄入量各月份变动不大，蔬菜摄入量从哺乳的第 2 个月开始有所增加，浅色蔬菜摄入量大于深色蔬菜。第 2 个月后肉、禽、鱼、蛋类摄入量明显低于第 1 个月，如蛋类摄入量由产后 2 个月内的 153g 下降至 2 个月时的 31g，猪肉摄入量则由 82g 下降至 48g，表现出我国妇女哺乳期食物分布极不均衡的特点，即将大量动物性食物集中在“坐月子”期间摄入。乳母膳食失衡造成的营养不良（包括超重与肥胖）是危害乳母健康的重要原因。

（二）肥胖

调查结果提示，我国乳母超重或肥胖率为 28.2%。国外多项研究表明，孕期体重过度增加及产后不能成功减重，是导致女性肥胖发生的重要因素。在美国进行的一项 10 年追踪调查研究进一步证明了孕产期体重变化和女性以后肥胖的发生密切相关。因此，需要高度重视产后体重滞留和肥胖问题。

第三节　婴幼儿营养

婴幼儿时期是指出生后至满 2 周岁这一阶段，包括 0～12 月龄的婴儿期和 1～2 岁的幼儿期，构成了生命早期 1000 天关键窗口期中 2/3 的时长。该阶段的良好营养和科学喂养是婴幼儿近期和远期健康最重要的保障。

一、婴幼儿的生理特点

（一）体格生长

婴儿期是出生后体重增长最快的时期，出生后第一年的体重增长为非等速增长，随着月龄的增加，体重增长速度逐渐减慢，至12月龄时体重约等于出生体重的3倍。婴儿期也是身长增长最快的一年，出生时身长平均为50cm，1周岁时达75cm，约为出生身长的1.5倍。婴儿头部发育最快的时期是出生后头半年，新生儿头围平均为34cm，在头半年增加9cm，后半年增加3cm，至1周岁头围平均为46cm。婴儿期也是胸围增长也是最快的时期，出生时胸围较头围略小1～2cm，1岁时胸围约等于头围，出现头、胸围生长曲线交叉。

1岁以后体格增长速度较婴儿期减慢。生后第二年体重增加2.5～3kg，2岁时体重约为12kg，为出生时的4倍。幼儿期身长的增加速度减慢，1～2岁全年增加约10cm。幼儿期头围增长较少，生后第二年头围增长2cm。胸围增长超过头围，与胸廓和胸背肌肉的发育密切相关。

（二）消化系统发育

1. 口腔

婴幼儿口腔狭小，口腔黏膜相当柔嫩，且血管丰富，易受损伤，故应特别注意保持婴儿口腔的清洁，不宜进食过热、过硬的食物，避免损伤婴儿的口腔黏膜。婴儿双颊有发育良好的脂肪垫，有助于吸吮乳汁。新生儿的唾液腺发育尚不完善，唾液分泌量、唾液中淀粉酶含量低，不利于消化淀粉。

2. 食管和胃

婴儿食管和胃壁的黏膜和肌层都较薄，弹性组织发育不完善，易受损伤。婴儿的食管较成人细且短，胃呈水平位，胃容量小，新生婴儿的胃容量仅为25～50ml，6个月时约为200ml，1岁时为300～500ml。由于胃幽门括约肌发育良好，贲门括约肌发育不良，加之自主神经调节功能差，故易引起幽门痉挛而出现溢乳和呕吐。

3. 肠道

婴幼儿肠道相对较长，且固定性较差，易发生肠套叠。婴儿肠壁黏膜细嫩，血管和淋巴结丰富，透过性强，有利于营养物质的吸收。但肠壁肌肉较薄弱，肠蠕动较成人差，食物在肠腔内停留时间较长，有利于食物的消化吸收，但如果大肠蠕动功能不能协调，可发生大便滞留或功能性肠梗阻。婴儿肠壁屏蔽功能较差，肠腔中微生物、毒素及过敏物质可渗入肠壁进入血液而致病。婴儿出生时已有乳糖酶和蔗糖酶，有利于乳糖和蔗糖的吸收。肠壁刷状缘已能产生肠激酶和肽酶，有助于蛋白质的消化和吸收。

4. 胰腺

婴儿的胰腺发育尚不成熟，所分泌的消化酶活力低。5～6个月以下婴儿只分泌少量胰淀粉酶，因此3～4个月以前的婴儿不宜添加淀粉类辅食。胰脂酶出生时量少，第1周内增加5倍，1～9个月增加20倍。故婴儿脂肪消化能力较弱，但胰蛋白酶和胰凝乳酶在出生时已很充足。

5. 肝脏

婴儿肝脏相对较大，新生儿时肝重占体重的4%（成人为体重的2%），10个月时增加1倍，1岁前肝脏常在右肋下1～2cm处扪及。婴儿肝脏血管丰富，但肝细胞分化不全，肝功能较差，胆汁分泌较少，影响脂肪的消化吸收。

（三）脑和神经系统

婴儿出生时的脑重量约为370g，占体重的1/8左右，6个月时脑重600～700g。大脑的发育尤其是大脑皮质细胞的增殖、增大和分化主要发生在孕后期和出生后第一年内，尤其是出生头6个月，是大脑和智力发育的关键时期。

二、婴幼儿营养需要

婴幼儿时期生长发育迅猛，代谢旺盛，需要得到足量优质的营养供给，以满足正常生理活动和生长发育的需要。然而婴幼儿的消化吸收功能尚不完善，对营养素的吸收和利用受到一定的限制。因此，如果喂养不当，容易引起消化功能紊乱和营养不良，影响婴幼儿的正常生长发育。婴幼儿的营养需要特点具体表现在以下几方面。

（一）能量

能量长期摄入不足，可使生长迟缓或停止；能量摄入过多，可导致肥胖。能量供给量是否适宜，通常根据婴幼儿的健康状况、是否出现饥饿的症状及婴幼儿的体重增加情况来判断。2013年中国营养学会推荐婴幼儿每日膳食能量需要量（EER）：出生至半岁，不分性别，为0.38MJ/kg（90kcal/kg）；半岁至1岁，不分性别，为0.33MJ/kg（80kcal/kg）；1岁至2岁，男幼儿为3.77MJ（900 kcal），女幼儿为3.35MJ（800kcal）。婴幼儿能量消耗如下：

1. 基础代谢

婴儿期的基础代谢所需能量约占总能量的60%，每千克体重每日约需要230kJ（55kcal），以后随着年龄增长逐渐减少，幼儿期为50%～60%。

2. 食物特殊动力作用

婴儿期食物特殊动力作用占能量消耗的7%～8%，幼儿为5%左右。

3. 身体活动

1岁以内婴儿活动较少，故用于身体活动等的能量需要量相对较低，平均每日每千克体重为62.8～82.7kJ（15～20kcal）。

4. 生长发育

每增加1g新组织需要能量18.4～23.8kJ（4.4～5.7kcal），如能量供给不足，可导致生长发育迟缓。出生头几个月，生长所需能量占总能量消耗的25%～30%。

5. 排泄消耗

部分未经消化吸收的食物排出体外所丢失的能量，约占基础代谢的10%。

（二）蛋白质

婴幼儿正处在生长阶段，应有足量优质的蛋白质，以维持机体蛋白质的合成和更新。膳食蛋白质供给不足时，婴幼儿可表现出生长发育迟缓或停滞、消化吸收障碍、肝功能障碍、免疫力下降、消瘦、腹泻、水肿、贫血等。此外，因婴幼儿的肾脏及消化器官尚未发育完全，过高的蛋白质摄入会对机体产生不利影响。

婴儿的蛋白质需要量是以营养状态良好的母亲喂养婴儿的需要量为标准来衡量的。在充足母乳喂养时，婴儿蛋白质摄入量为每千克体重1.6～2.2g，其他食物蛋白质的营养价值低于母乳蛋白质，因此需要量要相应增加。2013年中国营养学会建议的蛋白质推荐摄入量：婴儿9～20g/d，1～2岁幼儿为25g/d。

（三）脂类

脂肪是体内能量和必需脂肪酸的重要来源，摄入过多或过少对婴幼儿的生长发育都不利。脂肪摄入过多，会影响蛋白质和碳水化合物的摄入并影响钙的吸收；反之，脂肪摄入过低，会导致必需脂肪酸缺乏及过量的蛋白质或碳水化合物摄入。2013年中国营养学会推荐的每日膳食中脂肪能量占总能量的百分比（%E）：6月龄以内为48%，6月龄至2岁为35%～40%。

必需脂肪酸对婴幼儿神经髓鞘的形成和大脑及视网膜光感受器的发育和成熟具有非常重要的作用。婴幼儿对必需脂肪酸缺乏较敏感。膳食中缺乏必需脂肪酸易导致婴幼儿皮肤干燥或发生脂溶性维生素缺乏。

二十二碳六烯酸（DHA）是大脑和视网膜中一种具有重要结构功能的长链多不饱和脂肪酸，在婴儿视觉和神经发育中发挥重要作用。婴儿缺乏DHA，一方面可影响神经纤维和神经突触的发育，导致注意力受损、认知障碍；另一方面可导致视力异常，对明暗辨别能力降低，看东西模糊。早产儿和人工喂养儿均需要补充DHA。这是因为早产儿脑中的DHA含量低，体内促使α－亚麻酸转变成DHA的去饱和酶活力较低，且生长较快，需要量相对大；人工喂养儿的DHA食物来源主要是牛乳及其他代乳品，牛乳中的DHA含量较低，不能满足婴儿的需要。

（四）碳水化合物

碳水化合物是主要的供能营养素，能辅助脂肪氧化，具有节约蛋白质的作用。婴儿的乳糖酶活性比成年人高，有利于对奶类所含乳糖的消化吸收。但3个月以内的婴儿缺乏淀粉酶，故淀粉类食物如需要添加，可在3～4个月后添加。婴儿的碳水化合物供能占总能量的40%～50%，1岁以后，碳水化合物供能占总能量的比例上升至50%～65%。

（五）矿物质

矿物质在婴幼儿时期具有极为重要的作用。婴幼儿必需而又容易缺乏的矿物质主要有钙、铁、锌。

1. 钙

钙作为骨骼构建最主要的成分、肌体神经肌肉兴奋调节最主要的离子有重要的生理作用。婴儿出生时体内钙含量占体重的 0.8%，到成年人时增加至体重的 1.5%～2.0%，这表明在生长过程中需要储留大量的钙。婴幼儿缺钙常表现为入睡困难、夜间多汗、精神烦躁、出牙迟或牙齿排列参差不齐等。由于人乳中钙吸收率高，未发现 0～6 月龄纯母乳喂养儿明显缺钙。

2. 铁

铁供应不足可以导致缺铁性贫血，患病高峰主要是 6 月龄至 2 岁。缺铁除了引起血液系统的改变以外，还可影响婴幼儿行为和智能的发育，严重贫血可以增加婴幼儿的死亡率。婴儿出生后体内有一定量的铁储备，可供 4～6 个月使用，母乳含铁不高，婴儿在 6 个月后即需要从辅食中补充铁，如米粉、肝泥等。

3. 锌

锌对机体免疫功能、激素调节、细胞分化及味觉形成等有重要影响。婴幼儿缺锌可表现为食欲减退、生长停滞、认知行为改变、味觉异常或异食癖等。足月新生儿体内有一定锌的储备。母乳喂养的婴儿在前几个月内因可以利用体内储存的锌而不发生锌缺乏，但在 4～5 个月后也需要从辅食中补充。肝泥、蛋黄、婴儿配方食品是较好的锌的来源。

婴幼儿膳食矿物质的推荐摄入量或适宜摄入量见表 5－4。

表 5－4 婴幼儿矿物质的推荐摄入量或适宜摄入量

年龄（岁）	钙（mg/d）	铁（mg/d）	锌（mg/d）	碘（μg/d）	硒（μg/d）
0～	200（AI）	0.3（AI）	2.0（AI）	85（AI）	15（AI）
0.5～	250（AI）	10	3.5	115（AI）	20（AI）
1～2	600	9	4.0	90	25

资料来源：中国营养学会.《中国居民膳食营养素参考摄入量（2013 版）》。

（六）维生素

几乎所有的维生素在缺乏时都会影响婴幼儿的生长发育，其中关系最为密切的有以下几种。

1. 维生素 A

婴幼儿维生素 A 摄入不足可以影响体重的增加，并可出现上皮组织角化、眼干燥症和夜盲症等。维生素 A 过量摄入可引起中毒，表现为呕吐、昏睡、头痛、皮疹等。维生素 A 不易通过胎盘，在新生儿肝内储存较低，出生后所需维生素 A 均需从食物中摄取。母乳喂养的婴儿一般不需要额外补充，7～12月龄婴儿除母乳外还应添加辅食。

2. 维生素D

维生素D是婴儿钙代谢和骨发育必不可少的维生素，可促进小肠对钙的吸收和转运，存进肾小管对钙、磷的重吸收，参与维持血钙水平的相对恒定，促进成骨细胞的增殖和骨的钙化等。婴幼儿维生素D缺乏最常见的表现为佝偻病。胎儿体内维生素D储备有限，婴儿出生数天后就需要额外补充维生素D，持续至青少年。

3. 维生素E

维生素E是一种抗氧化剂，可延迟不饱和脂肪酸的氧化，保护生物膜免遭体内自由基的过氧化损伤，从而维持细胞膜的稳定和正常功能。胎盘运转维生素E的效率较低，新生儿尤其是早产儿血浆中维生素E浓度很低。同时由于早产儿吸收功能较差，容易出现维生素E缺乏，引起溶血性贫血、血小板增加及硬肿症。出生后的前1～2周应注意额外补充维生素E。

4. 维生素K

维生素K主要参与凝血因子的合成。成人50%～60%的维生素K由肠道菌群合成吸收。新生儿肠道内正常菌群尚未建立，合成维生素K缺乏，易发生维生素K缺乏性出血。新生儿特别是早产儿出生初期要补充维生素K。随着婴儿的成长，在母乳中益生元的作用下，肠道菌群建立，合成维生素K的数量增加。通常至1月龄后，不再发生维生素K缺乏性出血问题。

5. B族维生素

B族维生素因参与能量代谢、核酸的合成，对生长发育、食欲等有重要作用。B族维生素是水溶性维生素，在体内储存量较少。0～6月龄婴儿依赖母乳，营养均衡的乳母乳汁含有较丰富的B族维生素。若乳母缺乏B族维生素，容易引起婴儿的相应维生素缺乏。

6. 维生素C

维生素C参与胶原蛋白的合成，对维持结缔组织的正常功能起重要作用。体内维生素C的氧化型和还原型作为一对平衡体系发挥作用。维生素C缺乏时，毛细血管脆性增加，引起出血。母乳喂养的婴儿可从乳汁获得足量的维生素C。

婴幼儿维生素的推荐摄入量或适宜摄入量见表5－5。

表5－5 婴幼儿维生素的推荐摄入量或适宜摄入量

年龄（岁）	维生素A μg RAE/d	维生素D μg/d	维生素E（AI） mgα－TE/d	维生素K（AI） μg/d	维生素C mg/d
0～	300（AI）	0.3（AI）	2.0（AI）	85（AI）	15（AI）
0.5～	350（AI）	10	3.5	115（AI）	20（AI）
1～2	310	9	4.0	90	25

资料来源：中国营养学会.《中国居民膳食营养素参考摄入量（2013版）》。

三、婴幼儿喂养

（一）婴儿喂养方式

婴儿喂养方式可分为三种：母乳喂养、人工喂养、混合喂养。

1. 母乳喂养

母乳是6个月以内婴儿最适宜的天然食物，也是最能满足婴儿生长发育所需的食物。母乳喂养的优点：①营养成分最适合婴儿的需要，消化吸收率高；②含有大量免疫物质，有助于增强婴儿抗感染的能力；③不容易发生过敏；④经济、方便、卫生；⑤促进产后恢复，增进母婴交流。

2. 人工喂养

因疾病或其他原因不能进行母乳喂养时，则可采用牛乳或其他乳代品喂养婴儿。完全人工喂养的婴儿最好选择婴儿配方奶粉。

对于一些患有先天缺陷而无法耐受母乳喂养的婴儿，需要在医生的指导下选择特殊婴儿配方食品：苯丙酮尿症患儿要选用限制苯丙氨酸的奶粉，乳糖不耐症的患儿要选用去乳糖的配方奶粉，对乳类蛋白质过敏的患儿则可选用以大豆为蛋白质来源的配方奶粉。

3. 混合喂养

母乳不足时，可用婴儿配方奶粉或其他乳品、代乳品补充混合喂养。其原则是采用补授法，即先喂母乳，不足时再喂以其他乳品，每日应哺乳3次以上。让婴儿按时吸吮乳头，刺激乳汁分泌，防止母乳分泌量进一步减少。

（二）婴幼儿喂养指南

针对婴幼儿的营养需求和可能出现的营养问题，基于目前已有的科学证据，中国营养学会在《中国居民膳食指南（2016）》中提出中国婴幼儿喂养指南。针对出生后180天内的婴儿提出了0～6月龄婴儿喂养指南，主要内容：以纯母乳喂养为目标，鼓励尽早开奶，以获得成功纯母乳喂养，正确对待和解决纯母乳喂养中遇到的问题，追求婴儿健康生长；针对7～24月龄婴幼儿提出喂养指南，主要内容：以补充营养和饮食行为正常发展为目标的辅食添加，包括方法、方式、食物选择和喂养效果评价等，强调顺应性喂养模式，有助于幼儿健康饮食习惯的形成。

1. 0～6月龄婴儿喂养指南

（1）产后尽早开奶，坚持新生儿第一口食物是母乳。分娩后尽早让婴儿反复吸吮乳头。生后体重下降只要不超过出生体重的7%就应坚持纯母乳喂养。婴儿吸吮前不需过分擦拭或消毒乳头。温馨的环境、愉悦的心情、精神鼓励、乳腺按摩等辅助因素，有助于开奶。

（2）坚持6月龄内纯母乳喂养。纯母乳喂养能满足婴儿6月龄以内所需要的全部液体、能量和营养素，应坚持纯母乳喂养6个月。按需喂奶，两侧乳房交替喂养；每日喂奶6～8次或更多。坚持让婴儿直接吸吮母乳，尽可能不使用奶瓶间接喂哺人工挤出的母乳。特殊情况下需要在满6月龄前添加辅食的，应咨询医生或其他专业人员后谨慎做出决定。

（3）顺应喂养，建立良好的生活规律。母乳喂养应从按需喂养模式到规律喂养模式递进。饥饿引起哭闹时应及时喂哺，不要强求喂奶次数和时间，但一般每日喂奶的次数可能在8次以上，生后最初会在10次以上。随着婴儿月龄的增加，逐渐减少喂奶次数，建立规律哺喂的良好饮食习惯。婴儿异常哭闹时，应考虑非饥饿原因，并积极就医。

（4）生后数日开始补充维生素D，不需补钙。婴儿生后数日开始每日补充维生素D_3 10μg（400U）。纯母乳喂养的婴儿不需要补钙。新生儿出生后应肌内注射维生素K_1 1mg。

（5）婴儿配方奶是不能纯母乳喂养时的无奈选择。任何婴儿配方奶都不能与母乳相媲美，只能作为母乳喂养失败后的无奈选择，或母乳不足时对母乳的补充。以下情况，建议选用适合6月龄内婴儿的配方奶喂养：①婴儿患有半乳糖血症、苯丙酮尿症、严重母乳性高胆红素血症；②母亲感染HIV和人类T淋巴细胞病毒、水痘−带状疱疹病毒、单纯疱疹病毒、巨细胞病毒、乙型肝炎和丙型肝炎病毒患者，以及滥用药物、大量饮用乙醇饮料、吸烟、使用某些药物、癌症治疗和密切接触放射性物质；③经过专业人员指导和各种努力后，乳汁分泌仍不足。不宜直接用普通液态奶、成人奶粉、蛋白粉、豆奶粉等喂养6月龄内婴儿。

（6）监测体格指标，保持健康生长。身长和体重是反映婴儿喂养和营养状况的直观指标。6月龄前婴儿每半月测量一次身长和体重，若为病后恢复期可增加测量次数。选用世界卫生组织的《儿童生长曲线》判断生长状况。出生体重正常婴儿的最佳生长模式是基本维持其出生时在群体中的分布水平。婴儿生长有自身规律，不宜追求参考值上限。

2. 7～24月龄婴幼儿喂养指南

（1）继续母乳喂养，满6月龄起添加辅食。婴儿满6月龄后仍需继续母乳喂养，并逐渐引入各种食物。辅食是指除母乳和（或）配方奶以外的其他各种性状的食物。有特殊需要时须在医生的指导下调整辅食添加时间。不能母乳喂养或母乳不足的婴幼儿，应选择配方奶作为母乳的补充。

（2）从富含铁的糊状食物开始逐步添加，使食物多样化。随着母乳量减少，逐渐增加辅食量。首先添加强化铁的婴儿米粉、肉泥等泥糊状食物。每次只引入一种新的食物，逐步多样化。辅食应适量添加植物油。

（3）提倡顺应喂养，鼓励但不强迫进食。耐心喂养，鼓励进食，但决不强迫喂养。鼓励并协助婴幼儿自己进食，培养进餐兴趣。进餐时不看电视、玩玩具，每次进餐时间不超过20分钟。进餐时喂养者与婴幼儿应有充分的交流，不以食物作为奖励或惩罚。父母应保持自身良好的进食习惯，成为婴幼儿的榜样。

（4）辅食不加调味品，尽量减少糖和盐的摄入。婴幼儿辅食应单独制作。保持食物原味，不需要额外加糖、盐及各种调味品。1岁以后逐渐尝试淡口味的家庭膳食。

（5）注重饮食卫生和进食安全。选择安全、优质、新鲜的食材。制作过程始终保持清洁卫生，生熟分开。不吃剩饭，妥善保存和处理剩余食物。饭前洗手，进食时应有成人看护，并注意进食环境安全。

（6）定期监测体格指标，追求健康生长。体重、身长是反映婴幼儿营养状况的直观指标。定期测量身长、体重、头围等体格生长指标。平稳生长是最佳的生长模式。

四、婴幼儿常见营养问题

婴幼儿营养缺乏或过多常导致营养问题，多由喂养不当所致，在营养紊乱的基础上又易并发其他疾病，两者互为因果，影响婴幼儿的身体健康。婴幼儿常见的营养问题有以下几种。

（一）佝偻病

佝偻病发生在骨骼生长期的幼儿，以3～18月龄婴幼儿最为多见。其主要原因是缺乏维生素D而引起钙磷代谢失调和骨骼钙化不全。佝偻病常严重影响儿童的正常生长发育。由于母乳和牛乳中维生素D含量都很低，为了预防佝偻病，新生婴儿自2周起可补充维生素D，每日10μg（400U），一般可添加鱼肝油，自1滴逐渐增加至6滴。此外，适当晒太阳可增加皮肤合成的维生素D，一般每日晒1小时可达到预防效果。

（二）缺铁性贫血

乳类是贫铁食物，母乳或牛乳中铁的含量均不高，仅为1mg/L或更低，故婴儿出生后主要依靠胎儿期体内储存的铁满足需要。一般足月儿至4～6个月，早产儿和低出生体重儿至2～3个月时，体内储存的铁已基本用完，此后必须从膳食中摄入足够的铁，否则就可能发生缺铁性贫血。婴幼儿贫血多见于出生5个月后，发病高峰在6～18个月。为了预防缺铁性贫血，婴幼儿从4～6个月起即应补充含铁食物，如蛋黄、肝泥、肉末等，同时应增加果汁、水果、蔬菜汁、蔬菜泥等富含维生素C的食物以促进铁的吸收。

（三）营养不良

营养不良是慢性营养缺乏的结果，主要原因是营养缺乏或喂养不当，严重影响生长发育，甚至导致生长发育停止，机体免疫力下降，易合并感染性疾病，在2岁以下、断奶前后的婴幼儿中最为常见，常表现为低体重、生长迟缓以及消瘦。营养不良的预防较治疗更为重要，主要是加强城乡儿童保健工作，包括育儿方法指导、营养指导及疾病预防，大力培养社区或基层医务人员及保育员，提高业务水平。

第四节　学龄前儿童营养

学龄前儿童指的是2～5岁的儿童，其生长发育速度与婴幼儿相比略有下降，但仍处于较高水平。这个阶段的生长发育状况直接关系到青少年和成人期发生肥胖的风险。

经过7～24月龄期间膳食模式的转变，2～5岁儿童摄入的食物种类和膳食结构已开始接近成人，此期是饮食行为和生活方式形成的关键时期。

一、学龄前儿童的生理特点

（一）体格生长

与婴幼儿相比，学龄前儿童的体格发育速度相对减慢，但仍保持稳步增长，这一时期，儿童每年体重增长约1.5kg，每年身高增长约5cm，头部增长逐渐减慢，头围每年增加小于1cm，四肢的增长较躯干迅速。此时期儿童发育速度很快，新陈代谢比较旺盛，由于身体的发育还不成熟，对外界环境的适应力以及对疾病的抵抗能力都较弱。

（二）消化系统发育

3岁时，儿童20颗乳牙已出齐，乳牙出齐后，咀嚼能力增强，这个时期换牙已开始。虽然恒牙开始萌出，但是咀嚼能力仅达到成年人的40%，消化能力仍然有限，尤其是对固体食物还需要较长时间来适应，不宜过早食用家庭中的成人膳食，以免导致消化与吸收紊乱，造成营养不良。

（三）心理发育

2～5岁的儿童会具有短暂控制注意力的能力，时间约15分钟，注意力控制能力处在逐步提升阶段，持续性有待发展，因而注意力分散是学龄前儿童的行为表现特征之一。具体饮食行为表现为不专心吃饭，吃饭时边吃边玩，可能会造成营养摄入不足。

这个时期儿童的个性会有明显发展，生活基本可以自理，主动性强、好奇心强，在行为方面表现为独立性和主动性。在饮食上以自我为主，对父母强迫要求他们吃的东西常会产生厌恶感，有的儿童会有挑食、偏食等不良习惯。另外，学龄前儿童有极强的模仿力，家庭成员尤其是父母常是他们模仿的对象。因此为了培养儿童良好的饮食行为与习惯，家庭成员应有较充分的耐心和责任。

二、学龄前儿童营养需要

（一）能量与宏量营养素

2013年中国营养学会推荐的学龄前儿童每日膳食能量需要量为4.18～5.86MJ（1000～1400kcal），男童高于女童。学龄前儿童蛋白质的RNI为25～30g/d，其中动物性蛋白质应占到一半。学龄前儿童脂肪提供的能量由婴幼儿时期的35%～48%减少到20%～35%，但仍高于一般成人。碳水化合物是学龄前儿童能量的主要来源，其供能比为50%～65%，且以淀粉类食物为主，应避免糖和甜食摄入过多。

（二）矿物质和维生素

学龄前儿童的骨骼生长需要充足的钙。据估计，为满足学龄前儿童的骨骼生长，日均钙需要量为450mg左右，考虑到钙的吸收率在35%左右，2013年中国营养学会建议学龄前儿童钙的RNI为600～800mg/d，学龄前儿童铁的RNI为9～10mg/d，碘的RNI为90μg/d，锌的RNI为4.0～5.5mg/d。

维生素A的RNI为310～360μgRe/d。尽管维生素D缺乏导致的佝偻病常见于3岁以下的婴幼儿，但学龄前儿童骨骼的生长仍需要丰富的维生素D，以促进钙的吸收，学龄前儿童钙缺乏还是常见的。学龄前儿童维生素D的RNI为10μg/d（400U/d）。维生素B_1、维生素B_2和烟酸的RNI分别是0.6～0.8mg/d、0.6～0.7mg/d和6～8mg/d。

三、学龄前儿童合理膳食原则

针对学龄前儿童的营养需求和可能出现的营养问题，基于目前已有的科学证据，中国营养学会在《中国居民膳食指南（2016）》中提出中国学龄前儿童膳食指南。此指南在一般人群膳食指南的基础上，增加了以下几点关键推荐。

（一）规律就餐，自主进食，不挑食，培养良好的饮食习惯

学龄前儿童的合理营养应由多种食物构成的平衡膳食来提供，规律就餐是其获得全面、足量的食物和良好消化吸收的保障。此时期儿童神经心理发育迅速，自我意识和模仿力、好奇心增强，易出现进食不够专注。因此要注意引导儿童自主、有规律地进餐，保证每日不少于三次正餐和两次加餐，不随意改变进餐时间、环境和进食量，培养儿童摄入多样化食物的良好饮食习惯，纠正挑食、偏食等不良饮食行为。

（二）每日饮奶，足量饮水，正确选择零食

建议每日饮奶300～400ml或相当量的奶制品。儿童新陈代谢旺盛，活动量大，水分需要量相对较多，每日总水量为1300～1600ml，除奶类和其他食物中摄入的水外，建议学龄前儿童每日饮水600～800ml，以白开水为主，少量多次饮用。

零食对学龄前儿童是必要的，对补充所需营养有帮助。零食应尽可能与加餐相结合，以不影响正餐为前提。多选用营养密度高的食物如奶制品、水果、蛋类及坚果类等，不宜选用能量密度高的食品如油炸食品、膨化食品。

（三）食物应合理烹调，易于消化，少调料、少油炸

从小培养儿童的清淡口味，有助于形成终生的健康饮食习惯。在烹调方式上，宜采用蒸、煮、炖煨等方式。

特别注意要完全去除皮、骨、刺、核等，大豆、花生等坚果类食物应先磨碎，制成泥糊浆等状态进食。口味以清淡为好，不应过咸、油腻和辛辣，尽可能少用或不用味精、鸡精、色素、糖精等调味品。

为儿童烹调食物时，应控制食盐用量，还应少选含盐量高的腌制食品或调味品。可选天然、新鲜香料（如葱、蒜、洋葱、柠檬、醋、香草等）和新鲜蔬果汁（如番茄汁、南瓜菠菜汁等）进行调味。

（四）参与食物选择与制作，增进对食物的认知与喜爱

鼓励儿童体验和认识各种食物的天然味道和质地，了解食物特性，增进对食物的喜爱。同时应鼓励儿童参与家庭食物的选择和制作过程，以吸引儿童对各种食物的兴趣，享受烹饪食物过程中的乐趣和成就。

家长或幼儿园老师可带儿童去市场选购食物，辨认应季蔬果，尝试自主选购蔬菜。在节假日，带儿童去农田认识农作物，实践简单的农业生产过程，参与植物的种植，观察植物的生长过程，介绍蔬菜的生长方式、营养成分及对身体的好处，鼓励儿童亲自动手采摘蔬菜，激发孩子对食物的兴趣，享受劳动成果。让儿童参观家庭膳食制备过程，参与一些力所能及的加工活动（如择菜），体会参与的乐趣。

（五）经常参加户外活动，保障健康生长

鼓励儿童经常参加户外游戏与活动，实现对体能、智力的锻炼培养，维持能量平衡，促进皮肤中维生素 D 的合成和钙的吸收利用。

学龄前儿童每日应进行至少 60 分钟的体育活动，最好是户外游戏或运动，除睡觉外，尽量避免让儿童有连续超过 1 小时的静止状态，每日看电视、玩平板电脑的累计时间不超过 2 小时。建议每日结合日常生活多做体力锻炼（如公园玩耍、散步、爬楼梯、收拾玩具等）。适量做较高强度的运动和户外活动，包括有氧运动（如骑小自行车、快跑等）、伸展运动、肌肉强化运动（如攀架、健身球等）、团体活动（如跳舞、小型球类游戏等）。减少静态活动（如看电视、玩手机、电脑或电子游戏）。

四、学龄前儿童常见营养问题

（一）肥胖

按病因，肥胖可分为原发性肥胖和继发性肥胖。原发性肥胖又称单纯性肥胖，其发生与遗传、饮食和身体活动水平等有关。绝大多数肥胖儿童属于单纯性肥胖。肥胖不仅会影响学龄前儿童的身体健康，还会对其心理和行为带来负面影响。

学龄前儿童正处于生长发育期，预防肥胖的措施是使其建立健康的行为和生活方式，在保证正常生长发育的前提下，控制体重的过度增长，一般情况下不建议减重。对于超重肥胖者的干预及治疗，应以保证其正常生长发育、保持体重适度增长、增进身心健康为目标，以合理膳食和身体活动为基础，以行为矫正为关键，以日常生活场所为实施场合，创造一个轻松环境，家庭和儿童共同参加，持之以恒。

（二）龋齿

合理营养是牙齿和牙龈健康的物质基础。膳食组成和饮食习惯，如饮食中碳水化合物的种类和数量，钙、氟、蛋白质、膳食纤维的含量，摄入频率和时间等，对龋齿的形成有明显的影响。龋齿不仅会使儿童咀嚼功能降低，造成营养摄入不足，还可能作为病灶使机体的其他组织发生继发感染。

防龋要从胎儿期做起，孕妇要保证营养充足，钙磷比例适当，以保证胎儿牙齿钙化及齿质良好，增强出生后的抗龋能力。多食富含膳食纤维的食物，杂粮、蔬菜、水果等富含膳食纤维的食物可增强咀嚼功能，使牙齿坚固，对牙齿有摩擦和洁净作用。精制食物容易被口腔微生物发酵致龋，在食用这类食物时，要特别注意口腔卫生。户外活动有助于增加体内维生素D的合成，充足的维生素D和钙营养是维持骨骼和牙齿健康的有力保证。低氟区人群防龋还应注意采用氟化物，如自来水加氟、牙膏内加氟以及口服氟片等。

第五节　学龄儿童营养

学龄儿童是指从6岁到不满18岁的未成年人，从进入小学到青春发育结束，经历了青春发育期及少年期，是由儿童发育到成年人的过渡时期。学龄儿童时期是人一生体格和智力发育的关键时期，是长知识、接受文化科学教育的重要时期。

一、学龄儿童的生理特点

学龄期儿童各器官处于增长和不断完善中，消化系统尚未发育成熟，咀嚼和消化能力还不及成人，仍易发生营养缺乏和消化紊乱。学龄儿童生长发育的个体差异较大，这不仅与男女性别、活动量大小、进入青春前期的早和晚有关，也与营养状况有关。青少年时期是知识和体质增长的最重要时期，良好的营养、适当的锻炼和合理的作息是影响学龄儿童的时期身心发育的重要因素。学龄儿童生长发育有如下特点：

身高和体重进入第二次突增期，通常女生的突增期开始于10～12岁，男生略晚，开始于12～15岁，体重每年增加2～5kg，所增加的体重占成人时体重的一半，身高每年可增加2～8cm，所增加的身高可占其成人时身高的15%～20%；体成分发生改变，在青春期以前，男生和女生的脂肪和肌肉占体重的比例是相似的，分别为15%和19%，进入青春期以后，女性脂肪增加到22%，男性仍为15%，而此时男生增加的体重约为女生的2倍；性发育成熟，青春期性腺发育逐渐成熟，性激素促使生殖器官发育，出现第二性征；心理发育成熟，青少年的抽象思维能力加强，思维活跃，记忆力强，追求独立愿望强烈，心理改变可导致饮食行为改变，如盲目节食等。

二、学龄儿童营养需要

（一）能量

学龄儿童生长发育迅速，基础代谢率高，占总能量消耗的60%～70%，加上学习任务重，体力、脑力活动量大，能量需要量随年龄增加。6～18岁各年龄段能量需要量（EER）见表5－6。

表5－6　6～18岁各年龄段能量需要量（EER）

年龄	身体活动水平（轻）(kcal/d)		身体活动水平（中）(kcal/d)		身体活动水平（重）(kcal/d)	
	男	女	男	女	男	女
6岁～	1400	1250	1600	1450	1800	1650
7岁～	1500	1350	1700	1550	1900	1750
8岁～	1650	1450	1850	1700	2100	1900
9岁～	1750	1550	2000	1800	2250	2000
10岁～	1800	1650	2050	1900	2300	2150
11岁～	2050	1800	2350	2050	2600	2300
14～18岁	2500	2000	2850	2300	3200	2550

资料来源：中国营养学会.《中国居民膳食营养素参考摄入量（2013版）》。

（二）蛋白质

学龄儿童的组织、器官的生长发育需要合成大量的蛋白质，充足的蛋白质可防止因蛋白质摄入不足引起的低体重和生长发育迟缓。但由于学龄儿童各系统尚未完全发育成熟，蛋白质摄入过量会增加肾脏负担。提供适量的蛋白质，尤其是优质蛋白质，是保障其正常发育的前提条件。6～18岁各年龄段膳食蛋白质参考摄入量（RNI）见表5－7。

表5－7　6～18岁各年龄段膳食蛋白质参考摄入量（RNI）

年龄	蛋白质RNI（g/d）	
	男	女
6岁～	35	35
7岁～	40	40
8岁～	40	40
9岁～	45	45
10岁～	50	50
11岁～	60	55
14岁～18岁	75	60

资料来源：中国营养学会.《中国居民膳食营养素参考摄入量（2013版）》。

（三）脂类

学龄儿童脂类的合理摄入对促进脂溶性维生素的吸收、预防心血管慢性疾病具有十分重要的意义。膳食脂肪适宜摄入量是指维持膳食中脂肪的供能比为20%～30%。为保证学龄儿童脑力、智力发育，建议多食鱼类等富含多不饱和脂肪酸的食物。此外，建议从学龄儿童时期起尽可能减少膳食中的反式脂肪酸摄入，防止增加血液中低密度脂蛋白、胆固醇的含量，避免增加心血管疾病的发病风险。

（四）碳水化合物

碳水化合物是中枢神经系统、红细胞能量供应的主要物质，充足的碳水化合物摄入是保障学龄儿童正常学习、活动的重要因素。碳水化合物的摄入量与青春期启动有关，影响心血管疾病、代谢综合征及某些癌症等疾病的发生。各年龄段碳水化合物需要量通常用总碳水化合物的摄入量占能量的百分比来计算，各年龄段均为50%～65%，其中添加糖的能量百分比应小于10%。

（五）矿物质

补充微量营养素可提高学龄儿童非语言方面的智力与学习能力。铁、锌、硒、铬与免疫力有关，钙、铁、锌、碘、硒与智力发育有关，碘、铁、锌及维生素 B_{12} 与认知功能发育有关。某些矿物质如铁、锌、碘等具有独特的生理作用，对维持学龄儿童的正常发育十分重要。铁为血红蛋白、肌红蛋白、细胞色素及某些呼吸酶的组成成分，参与体内氧的运输和组织呼吸过程。锌在人体发育、认知行为、创伤愈合、味觉和免疫调节等方面发挥重要作用。碘的生理功能通过甲状腺激素实现，包括促进生长发育、脑发育，调节新陈代谢及等。各年龄段矿物质推荐摄入量（RNI）见表5−8。

表5−8 各年龄段矿物质推荐摄入量（RNI）

类别		4岁～	7岁～	11岁～	14～18岁
钙（mg/d）		800	1000	1200	1000
碘（μg/d）		90	90	110	120
硒（μg/d）		30	40	55	60
铁（mg/d）	男	10	13	15	16
	女			18	18
锌（mg/d）	男	5.5	7.0	10	11.5
	女			9.0	8.5

资料来源：中国营养学会.《中国居民膳食营养素参考摄入量（2013版）》。

（六）维生素

维生素A具有维持视觉、维持皮肤黏膜完整性、维持和促进免疫、促进生长发育、维持生殖及参与骨质代谢等功能，并能促进大脑的发育。学龄儿童长期维生素A摄入不足可导致智力低下。维生素D对钙和骨骼生长具有调节作用。B族维生素（尤其是维生素 B_1、维生素 B_2、叶酸）是合成神经递质所必需的，烟酸缺乏所导致的糙皮病可引起认知障碍，甚至痴呆。维生素C有利于提高智商。维生素E又名生育酚，与学龄儿童生殖器官的发育具有紧密的联系，同时可以促进血红素的形成。各年龄段维生素参考摄入量（RNI/AI）见表5−9。

表 5-9　各年龄段维生素参考摄入量（RNI/AI）

种类		4 岁～	7 岁～	11 岁～	14～18 岁
维生素 A（μgRAE/d）	男	360	500	670	820
	女			630	630
维生素 D（μg/d）		10	10	10	10
维生素 E（mgα－TE/d）		7	9	13	14
维生素 K（μg/d）		40	50	70	75
维生素 C（mg/d）		50	65	90	100
维生素 B_1（mg/d）	男	0.8	1.0	1.3	1.6
	女			1.1	1.3
维生素 B_2（mg/d）	男	0.7	1.0	1.3	1.5
	女			1.1	1.2
维生素 B_6（mg/d）		0.7	1.0	1.3	1.4
维生素 B_{12}（μg/d）		1.2	1.6	2.1	2.4

资料来源：中国营养学会.《中国居民膳食营养素参考摄入量（2013 版）》

三、学龄儿童合理膳食原则

学龄儿童时期是学习营养健康知识、养成健康生活方式、提高营养健康素养的关键时期。学龄儿童应积极学习营养健康知识，传承我国优秀饮食文化和礼仪，提高营养健康素养，认识食物，参加食物的选择和烹调，养成健康的饮食行为。家长应学会并将营养健康知识融入学龄儿童的日常生活中，学校应开设符合学龄儿童特点的营养与健康教育相关课程，营造校园营养环境。针对学龄儿童的营养需求和可能出现的营养问题，基于目前已有的科学证据，中国营养学会在 2016 版《中国居民膳食指南》中提出学龄儿童膳食指南，在一般人群膳食指南的基础上增加了以下 5 条关键推荐。

（一）认识食物，学习烹饪，提高营养科学素养

学龄儿童时期是学习营养健康知识、养成健康生活方式、提高营养健康素养的关键时期。了解和认识食物，学会选择、烹调食物的生活技能。

（二）三餐合理，规律进餐，培养健康饮食行为

学龄儿童消化系统的结构和功能还不成熟。合理和规律地进食是培养健康饮食行为的基础。应清淡饮食，少在外就餐，少吃高能量、高脂肪或高糖的快餐。

（三）合理选择零食，足量饮水，不喝含糖饮料

足量饮水不仅可以促进儿童健康成长，还能提高学习能力。经常大量饮用含糖饮料会增加发生龋齿和超重肥胖的风险。要合理选择零食，每日饮水 800～1400ml，首选白

开水，不喝或少喝含糖饮料，禁止饮酒。

（四）不偏食、节食，不暴饮暴食，保持适宜体重增长

学龄儿童的营养应均衡，以保持适宜的体重增长。偏食、挑食和过度节食会影响健康，容易出现营养不良。暴饮暴食指日 在短时间内摄入过多的食物，会加重消化系统的负担，增加发生超重肥胖的风险。超重肥胖不仅影响学龄儿童的健康，而且容易延续到成年人期，增加慢性病的危险。

（五）保证每日至少活动 60 分钟，增加户外活动时间

充足、规律和多样的身体活动可强健骨骼和肌肉，提高心肺功能，降低慢性病的发病风险。要尽可能减少久坐少动和视屏时间，开展多样化的身体活动，保证每日至少活动 60 分钟，其中每周至少 3 次高强度的身体活动、3 次抗阻力运动和骨质增强型运动。增加户外活动时间，有助于维生素 D 的体内合成，可有效减缓近视的发生和发展。

四、学龄儿童常见营养问题

除常见的肥胖、龋齿等问题，学龄儿童由于入学还存在其特有的一些营养问题。

（一）不良饮食行为

1. 节食

青春期少女应慎重选择节食减肥方法。过分节食导致的饥饿会动员体内脂肪分解，虽有减肥作用，但也可造成体内酮体堆积，使体内新陈代谢紊乱，食欲受到抑制，抵抗力下降，严重者可出现低血钾、低血糖，易患传染病，甚至患神经性厌食症导致死亡。防止肥胖的正确方法是合理控制饮食，少吃高能量的食物如肥肉、糖果和油炸食品等，同时应增加体力活动，使能量的摄入和消耗达到平衡，保持适宜的体重。

2. 吃零食

零食是指在早、午、晚正餐时间以外所吃的食物或饮料。吃零食是学生中一种普遍的饮食行为。常吃的食物有冰淇淋、膨化小食品、巧克力、糖果、酸奶等。学生可以适量吃些零食，选择零食时要注意食用的时间、种类和用量。

3. 吃快餐

快餐是方便、快捷、美味、新颖的食品，所用食物原料以谷薯类、肉类、浅色蔬菜为主，烹调多用烤、炸、煎等方式，营养特点是能量高、脂肪高，而矿物质、维生素含量低。长期食用快餐对身体健康不利，容易摄入过多能量引起肥胖；减少维生素和矿物质的摄入，引起多种营养素缺乏；引起偏食、挑食，影响食欲；摄入过多的食品添加剂（如色素、香料、防腐剂等）或油脂分解产物等物质，对身体非但无利，反而有害。

（二）迎考和考试期间膳食不合理

考试，尤其是升学考试，是高强度的脑力活动，也是学生生活的非常时期。考试和

考前相当长一段时间内，学生用脑、用眼强度大，体力活动减少，抵抗力降低，能量、蛋白质和各种营养素消耗多。如果不合理安排饮食和生活，会使学生的健康和考试成绩直接受到影响。

迎考和考试期间的膳食应合理，尤其要充分保证蛋白质、维生素 A 和能量的供给。注意选用鱼类、豆类、核桃、花生、深色蔬菜和水果；吃新鲜、卫生的食物，不吃凉拌菜、冷饮、街道和小摊食品，防止肠道传染病发生；不吃不熟悉的食物，包括营养保健品、茶、咖啡，以免出现异常反应；如果考试正值夏天，还要注意补足水分。

第六节　老年人营养

世界卫生组织（WHO）对老年人的划分标准：60～74 岁为年轻老年人，75～90 岁为老年人，大于 90 岁为长寿老人。我国将 60 岁以上人群称为老年人。国际上认为一个国家或地区 60 周岁以上老年人占总人口比例达 10%，或者 65 岁以上老年人占总人口比例达 7%，就算进入老龄化社会。在经济高速增长、社会全面转型和中部崛起的宏观背景下，随着人口出生率下降，寿命延长，我国老龄人口增多。按照我国第六次人口普查结果，到 2015 年，我国 65 周岁以上人口达 1.37 亿，占总人口的 10.1%，表明我国已经全面进入老龄化社会。

我国人口老龄化速度快、时间短，老年人口数量多，具有阶段不均衡性、区域不平衡性、老龄程度较经济发展水平超前等特点，加剧了老龄化社会给我国带来的一系列问题。与“十五”时期相比，老年人口增长速度明显加快，高龄化显著，农村老龄问题加剧，社会养老负担加重，养老保障问题突出，社区照料服务需求迅速增加，社会压力日益增大，对我国政治、经济、社会都将产生深刻影响。此外，由于衰老过程引起的健康问题日益显著，我国公共卫生事业将面临巨大的挑战。

一、衰老过程

衰老（Ageing，Senescence）又称老化，通常是指在正常状况下生物发育成熟后，随年龄增加，自身功能减退，内环境稳定能力与应激能力下降，结构、组分逐步退行性变，趋向死亡，不可逆转的现象。衰老过程受到多种因素的影响，如遗传因素、环境改变、饮食习惯、疾病状态及社会发展等。衰老是不可避免的，但是可以通过改变生存环境、生活习惯及饮食行为等来延缓衰老、延长寿命。

随着老年医学、分子生物学、细胞生物学的迅猛发展，对衰老机制的研究日益成熟。衰老学说可分为内因驱动和非内因驱动两种类型。目前公认的衰老学说主要有以下几种。

（一）遗传学说

遗传学说又称生物钟学说，由海·弗里克（Hayflik）最早提出，认为生命发育的一切活动进程都是由基因调控的，包括受精卵分裂、分化、胎儿发育、体格生长发育等。这些活动都具有时间顺序性，控制机制随年龄增加而减弱，最终导致衰老。衰老并不是单一基因决定的，通常是通过多种基因共同调控完成的。目前已经证实与衰老有关的基因包括衰老基因、早老基因和凋亡基因等。

（二）自由基学说

自由基（Freeradical）的化学性质非常活泼，不稳定，具有很强的氧化作用。此学说是 Harman 在 1956 年首先提出的，认为环境是导致衰老的重要原因。生物体有氧代谢过程、放射线照射、剧烈运动和超负荷劳动等情况均会产生大量的自由基；烟尘中也含有大量自由基。自由基通过氧化作用在体内产生脂褐素，容易在老年人皮肤、脑细胞、结缔组织、感光细胞等处堆积，产生一系列老化反应，如老年斑、记忆力减退、老年痴呆、白内障等。人体内有许多自由基清除剂如超氧化物歧化酶、过氧化氢酶、谷胱甘肽过氧化物酶、维生素 E、维生素 C 等，能够随时清除体内的自由基，保持体内自由基平衡。体内抗氧化酶的浓度、活性与年龄有关，是评价老化的指标。目前这一学说被大多数学者认同，许多营养保健品以此学说为理论依据，认为可以通过人工补充抗氧化剂或提升体内抗氧化酶活性来延缓衰老。

（三）生物分子自然交联学说

生物分子自然交联学说认为各种生物分子不是一成不变的，而是随着时间推移按一定自然模式发生进行性自然交联，进行性自然交联使生物分子缓慢联结，分子间键能不断增加，逐渐高分子化，溶解度和膨润能力逐渐降低，丧失其表型特征使细胞和组织出现分化并逐渐显出老态。进行性自然交联导致基因的有序失活，使细胞按特定模式生长分化，生物体表现出程序化和模式化生长、发育、衰老以至死亡的动态变化历程。

（四）内在平衡破坏学说

人体正常生理代谢是在内环境平衡的基础上进行的，一旦内环境平衡遭到破坏，机体便出现疾病或衰老。许多学者都认为衰老是内在平衡稳定性（Homeostasis）丧失导致的。

（五）免疫学说

一方面，胸腺是产生免疫力的主要腺体，随着年龄增长，T 淋巴细胞和 B 淋巴细胞的功能逐渐减退，免疫力显著下降，导致机体感染疾病或发生肿瘤；另一方面，体内自身抗体增加，容易产生自身免疫性疾病，如类风湿性关节炎、恶性贫血等。老年人免疫力下降的原因可能是淋巴因子基因表达发生改变。

（六）营养学说

能量及营养素是物质代谢的基础，营养缺乏或过剩都会导致衰老。20 世纪 30 年代，营养学家麦卡（McKay）发现限食可以明显延长实验小鼠的寿命。多年来，限食实验证明，在保证维生素及无机盐的供应下，减少热量供应，可使节食小鼠的寿命延长

50%。20世纪80年代在美国进行的人群低热量试验表明，受试者两年内体重下降，人体生理功能正常，但血糖浓度、血胆固醇浓度、白细胞数量、血压下降。这一学说也可用自由基学说解释，即限制热量摄入可减少自由基产生，从而延缓衰老。

（七）其他有关学说

其他衰老学说还包括细胞损伤学说、代谢废物堆积学说、差错灾难学说、细胞分裂极限学说、神经内分泌学说等。

二、老年人的生理特点

随着年龄增长，老年人日常活动减少，人体基础代谢率下降，分解代谢过程大于合成代谢过程，各个器官功能衰退。主要表现在以下几方面。

（一）消化系统

牙龈萎缩，牙齿松动脱落，食物咀嚼功能受到影响。味蕾数量明显减少，神经系统功能下降，味觉和嗅觉功能减退。唾液、消化液分泌减少，胃酸、淀粉酶、胃蛋白酶、脂肪酶及胃壁细胞分泌的内因子减少，消化酶活性降低，食物消化吸收功能减退，蛋白质、维生素和矿物质的生物利用率降低。胆汁分泌减少，脂肪消化能力下降。胃肠蠕动减慢，胃排空时间延长，容易出现胃肠胀气和便秘。肝细胞数目减少，纤维组织增多，肝脏功能下降，蛋白质合成减少，血浆白球比降低，血浆胶体渗透压改变，组织液的生成及回流障碍。老年人的免疫功能、代谢功能和解毒功能均有一定程度的减弱，易患各种疾病。

（二）骨骼肌肉系统

35岁后，人体肌肉组织开始减少，导致肌肉萎缩，脂肪组织不断增加（特别是腹部脂肪），增加程度取决于人体饮食习惯及体育锻炼活动量。由于内分泌激素减少、维生素D与钙摄入不足、缺少体育锻炼，老年人骨骼中无机盐增加，含钙量减少，骨密度降低，骨质疏松发病率增加，尤其是女性，40～50岁骨质疏松发生率为15%～30%，60岁以上可达60%。同时，骨骼弹性和韧性降低，脆性增加，极易发生骨折。

（三）心血管系统

老年人心肌出现退行性病变，心脏收缩功能下降，血管弹性下降，潜在心脏器质性病变风险高于其他人群，如心律失常、心绞痛等，容易导致心力衰竭或脑缺血。由于血管壁弹性减退、脆性增加，血管对血压的调节作用下降，血管外周阻力增大，常出现血压升高。老年人器官组织中毛细血管的有效数量减少及阻力增大，使组织血流量减少，易发生组织器官的营养障碍。血液黏稠度增加，血流速度减慢，心血管疾病发病率明显增加，如脑出血、脑血栓等。

（四）内分泌系统

老年人由于脑垂体功能降低，甲状腺功能降低，机体基础代谢、物质代谢过程均受到影响，代谢性疾病的发病率明显增高，如糖尿病、肥胖症、骨质疏松、痛风等。且老年人胰岛素分泌能力减弱，组织对胰岛素敏感性降低，葡萄糖耐量下降，易患糖尿病。

（五）代谢功能

代谢功能随年龄增长而减退，分解代谢大于合成代谢，容易发生负氮平衡。

（六）免疫系统

老年人胸腺萎缩，重量减轻，T淋巴细胞和B淋巴细胞数量明显减少，免疫力下降，容易感染各种疾病。

（七）心理特点

生理活动的退变、社会角色的改变会影响老年人的心理健康，易出现焦虑、固执、孤独、多疑等心理问题。

（八）其他系统

呼吸器官功能减退，肺活量下降，呼吸频率增加；支气管纤毛减少，容易引起肺部感染；肾脏及膀胱功能减退，使排尿次数增加，容易发生尿路感染，严重者可引起脱水；平衡能力降低，活动减缓，对外界冷、热、疼痛等刺激反应降低，容易发生摔倒、烫伤等意外。

三、老年人营养需求

（一）能量

有研究显示，随年龄增加，基础代谢每10年下降约2%，加上体力活动减少、瘦体组织减少、脂肪组织比例增加，老年人能量需求量减少。保持能量摄入与能量消耗平衡，维持理想体重，对预防心脑血管疾病意义重大。《中国居民膳食营养素参考摄入量（2013版）》建议50岁以上成年人各PAL组基础能量消耗量（BEE）较18～49岁组下调5%（按千克体重计算），计算其能量需要量（EER）；65岁以上老年人计算能量需要量时应适当下调PAL。

（二）蛋白质

维持蛋白质的适宜摄入量对老年人身体健康十分重要。一方面，老年人分解代谢大于合成代谢，蛋白质合成率降低，蛋白质摄入量不足，容易出现负氮平衡；另一方面，老年人肝肾功能下降，蛋白质摄入过多容易增加肝肾负担。目前针对老年人是否应增加蛋白质摄入量仍存在争议。男性与女性老年人蛋白质每日推荐摄入量分别为65g/d、

55g/d，与正常成人无差别，但对蛋白质要求更高，建议优质蛋白质摄入量占总蛋白的50%以上，如奶类、豆类、鱼虾、瘦肉等。大豆中含有大豆异黄酮，对预防心脑血管疾病具有积极作用。

（三）脂类

由于胆汁分泌减少，酯酶活性降低，脂肪消化功能下降，因此脂肪摄入量不宜过多，老年人脂肪摄入量占总能量的20%～30%为宜。建议多食用富含多不饱和脂肪酸EPA、DHA等这食物来摄取脂肪，这对降低心脏病死亡率、预防慢性非传染性疾病有积极作用。鱼类脂肪含量较猪肉低，蛋白质含量高，海鱼还能补充老年人所需的微量元素硒。随年龄增加，老年人体内总脂肪明显增加，主要是胆固醇、三酰甘油和游离脂肪酸增加，故不宜摄入含胆固醇较高的食物，如动物脑、蛋黄、内脏、鱼卵等。

（四）碳水化合物

老年人碳水化合物代谢率降低，血糖调节能力减弱，糖耐量降低，容易使血糖升高，因此碳水化合物摄入量应适当降低，为总能量的50%～65%。碳水化合物以淀粉为宜，淀粉能促进肠道胆酸及胆固醇的排泄，降低氧化型低密度脂蛋白胆固醇浓度，以减轻其对血管内皮细胞的损伤，减少心脑血管疾病的发生。老年人肠蠕动减缓，容易发生便秘，膳食纤维能够有效改善老年人便秘、改善肠道功能，建议老年人每日摄入25～30g膳食纤维，粗粮、谷物、绿色蔬菜都是膳食纤维的良好来源。此外，食物中的多糖类，如枸杞多糖、香菇多糖、人参多糖等，有提高机体免疫力和促进双歧杆菌生长的作用，有益于老年人的健康长寿。

（五）矿物质和维生素

老年人摄食量减少，从膳食中摄取的营养素数量不充足，达到老年人群营养素参考摄入量存在一定难度，加上老年人消化系统功能减退，对多种矿物质和维生素的吸收率、利用率及储存能力降低，血清矿物质水平普遍较低，所以摄入充足的矿物质和维生素对保持老年人机体健康具有重要作用。

1. 钙

哺乳期婴儿钙吸收率为60%，11～16岁为35%～40%，成人为20%～30%，老年人则低于20%。老年人钙吸收率明显下降，利用及储存能力减弱，肝肾功能衰退，户外活动减少，导致血钙水平降低，活性维生素D生成减少，容易导致缺钙而引起骨质疏松症，增加骨折风险。我国50岁以上老年人钙每日推荐摄入量为1000mg/d。

2. 铁

铁是血红蛋白、肌红蛋白及某些呼吸酶的组成成分，参与体内氧的运输和呼吸，维持正常造血功能。老年人膳食质量下降，铁的吸收率、利用率下降，造血功能减退，血红蛋白含量减少，易出现缺铁性贫血。老年人铁的每日推荐摄入量为12mg/d，与成年人男性推荐量相同。因此，老年人应选择血红素铁含量高的食物，如动物肝脏、血液、瘦肉等；同时多食用富含维生素 C 和有机酸的食物。

3. 锌

锌是体内多种酶的组成部分，对于人体认知行为、创伤愈合、味觉和免疫调节功能具有重要作用，摄入及补充足量的锌对于老年人延缓衰老、保持健康十分必要。我国老年人缺锌发生率较高，约为 10%。我国老年人锌每日推荐摄入量与成人相同，男女分别为 12.5g/d、7.5g/d。

4. 硒

硒进入体内后与大部分蛋白结合，形成硒蛋白发挥其生理功能。目前在人体中已发现 14 种硒蛋白，其生理作用主要包括抗氧化作用、免疫作用、调节甲状腺激素及排毒与解毒。硒能清除羟自由基和脂质过氧化自由基，且与维生素 E、β-胡萝卜素等有协同作用，能降低血中低密度脂蛋白胆固醇的氧化，保护动脉内皮细胞免受损伤，故硒还具有预防动脉粥样硬化、提高免疫力的作用。我国成年人男女推荐摄入量为 60μg/d。含硒丰富的食物有内脏和海产品，如海带、紫菜、海鱼等。

5. 铬

铬具有调节糖代谢的作用。50 岁以上适宜摄入量为 30μg/d。

6. 维生素 A

维生素 A 是脂溶性维生素，胡萝卜素是我国居民膳食维生素 A 的重要来源，对老年人的视觉功能、免疫功能和造血功能具有重要作用，同时还可维持皮肤黏膜完整性。老年人进食量少，再加上牙齿的咀嚼功能下降，摄入的蔬菜量有限，易出现维生素 A 缺乏。2013 年中国营养学会制订的《中国居民膳食营养素参考摄入量（2013 版）》中，老年人维生素 A 的每日推荐摄入量男女分别为 800μgRe/d 和 700μgRe/d。

7. 维生素 D

皮肤合成维生素 D 的量降低，而且由于老年人肝肾功能下降，将维生素 D 转化为活性 1,25－（OH）$_2$D 的能力也随之下降，易出现维生素 D 缺乏，影响钙磷代谢及骨骼矿化，导致骨质疏松的发生。老年人维生素 D 与血清 25－（OH）D 水平之间的对数线性关系与成人一致，故老年人维生素 D 平均需要量仍为 8μg/d。65 岁以上老年人维生素 D 代谢效降低，受体敏感性降低，其维生素 D 推荐摄入量为 15μg/d。

8. 维生素 E

维生素 E 是脂溶性的抗氧化剂，对延缓衰老、增强免疫力、预防慢性疾病具有重要作用。它能保护细胞膜中的多不饱和脂肪酸、细胞骨架、其他蛋白质的巯基及细胞内的核酸免受自由基的攻击。维生素 E 不足会使机体的抗氧化功能降低，引起细胞的损伤，造成疾病。有资料表明，维生素 E 有抗动脉粥样硬化和防癌的作用。维生素 E 的防癌机制可能是阻断致癌的自由基反应。血浆维生素 E 水平低的人群中，肿瘤发生的危险性增加。中国营养学会制订的《中国居民膳食营养素参考摄入量（2013 版）》中，老年人膳食维生素 E 的每日适宜摄入量为 14mg /d。含维生素 E 高的食物有植物油、豆类、蛋类、谷类胚芽等。

9. B族维生素

维生素 B_1对维持神经、肌肉特别是心肌的正常功能，以及维持正常食欲、胃肠蠕动和消化分泌具有重要作用。RNI和成年人一致。维生素 B_2又称核黄素，对维护老年人视力有积极作用。叶酸与体内维生素 B_6和维生素 B_{12}共同作用，是同型半胱氨酸代谢的重要因子，参与血红蛋白及甲基化合物如肾上腺素、胆碱、肌酸等的合成，老年人缺乏可引起高同型半胱氨酸血症，对血管内皮细胞产生损害，并激活血小板黏附和聚集，造成动脉粥样硬化，故叶酸缺乏被认为是心血管疾病的危险因素。有研究证明，萎缩性胃炎及胃癌癌前病变患者，血清和胃黏膜中的叶酸及维生素 B_{12}的水平较正常对照组低，给患者补充叶酸有防止胃癌癌前病变向胃癌变化的作用。2013年中国营养学会制订的《中国居民膳食营养素参考摄入量（2013版）》中老年人叶酸推荐摄入量为 $400\mu gDFE/d$。

10. 维生素C

维生素C可促进胶原蛋白合成，保持毛细血管的弹性，防止血管的硬化，并可降低胆固醇浓度，增强免疫力及抗氧化作用。老年人应保证充足的维生素C。2013年中国营养学会制订的《中国居民膳食营养素参考摄入量（2013版）》中老年人维生素C的适宜摄入量为100mg/d。

（六）水

水是人体组织的主要成分，参与体内新陈代谢、维持体液正常渗透压及电解质平衡，水代谢有助于体内废物代谢。人体需水量受环境、运动、膳食等因素的影响，失水会导致机体水电解质紊乱，增加慢性肾病的风险，还能引起认知和体能下降。老年人机体含水量减少，失水和脱水反应较其他年龄组迟钝，血液黏稠度高，对水分的需求高于其他年龄组，故适当饮水可保持正常的代谢功能和良好的肾脏排泄功能，预防血栓及其他心脑血管疾病的发生。老年人应保持良好的饮水习惯，做到主动规律饮水，最好选择白开水或者淡茶。老年人每日饮水量不少于1500ml。

四、老年人合理膳食原则

老年人身体功能有不同程度的衰退，大多数营养需求与成年人相似，因此，一般人群膳食指南的内容也适合于老年人。老年人指南补充了适合老年人特点的膳食指导内容，旨在帮助老年人更好地适应身体功能的改变，努力做到合理膳食、均衡营养，减少和延缓疾病的发生和发展，延长健康生命时间，促进在中国实现成功老龄化。

（一）少量多餐，食物细软，预防营养缺乏

考虑到不少老年人牙齿缺损，消化液分泌和胃肠蠕动减弱，容易出现食欲下降和早饱现象，造成食物摄入量不足和营养缺乏，因此老年人膳食应注意合理设计。食物要细软，并少量多餐。对于有吞咽障碍的老年人和高龄老年人，可选择软食，要细嚼慢咽，预防呛咳和误吸；对于贫血以及钙和维生素D、维生素A等缺乏的老年人，建议在营养师和医生的指导下，选择适合自己的营养强化食品。

（二）主动足量饮水，积极开展户外活动

老年人身体对缺水的耐受性下降。饮水不足可对老年人的健康造成明显影响，因此要足量饮水。正确的饮水方法是主动少量多次饮水，每次50～100ml，清晨一杯温开水，睡前1～2小时喝1杯水，不应在感到口渴时才饮水，应养成定时和主动饮水的习惯。老年人每日的饮水量应不低于1500ml。饮水首选温热的白开水，根据个人情况，也可选择饮用淡茶水。

户外活动能够使老年人更好地接受紫外线照射，有利于体内维生素D合成，延缓骨质疏松和肌肉衰减。因此，老年人应适当开展户外活动。老年人的运动量应根据自己的体能和健康状况随时调整，量力而行，循序渐进。在活动时，应当注意以下几点。①安全第一：要重视自身体力和协调功能下降的生理变化，避免参与剧烈和危险项目，防止运动疲劳和运动损伤，尤其要注意关节损伤。体重较大的老年人和关节不好的老年人，应避免爬山、登楼梯、骑自行车、爬坡等运动。②多种运动：选择多种运动项目，重点在能活动全身的项目，使全身各关节、肌肉群和多个部位得到锻炼。③舒缓自然：运动前后要做准备活动或舒缓运动，顺应自己的身体状况，动作应简单、缓慢，不宜做负重憋气、用力过猛、旋转晃动剧烈的运动。④适度运动：要根据自身状况选择适当的运动时间、频率和强度。一般认为每日户外锻炼2次，每次1小时左右，以轻微出汗为宜；或每日至少6000步。注意每次运动要量力而行，强度不要过大，运动持续时间不要过长，可以分多次运动。

（三）延缓肌肉衰减，维持适宜体重

肌肉衰减综合征是与年龄增加相关的骨骼肌量减少并伴有肌肉力量和（或）肌肉功能减退的综合征。吃动结合、保持健康体重是延缓老年肌肉衰减的重要方法。①常吃富含优质蛋白质的食物，尤其是红肉、乳类及大豆制品。②多吃富含$n-3$多不饱和脂肪酸的海产品，如海鱼和海藻等。③增加户外活动时间，多晒太阳并适当增加维生素D含量较高的食物，如动物肝脏、蛋黄等。④如条件许可，还可以进行拉弹力绳、举沙袋等抗阻运动20～30分钟，每周大于或等于3次。此外，可增加日常身体活动量，减少静坐或卧床。活动时应注意量力而行，动作舒缓，避免碰伤、跌倒等事件发生。

对于成人来说，BMI小于或等于18.5kg/m^{2}是营养不良的判别标准。随着年龄增加，老年人骨质疏松发生率增加，脊柱弯曲变形，身高较年轻时缩短，体内脂肪组织增加，使得BMI相应性升高。国外研究资料表明，BMI低的老年人死亡率和营养不良风险增加，生活质量下降。因此65岁以上老年人对体重的要求需要个体化评价和指导。有许多研究表明，老年人体重过低，会增加营养不良和死亡风险。因此原则上建议老年人BMI最好不低于20.0kg/m^2，最高不超过26.9kg/m^2。另外尚需结合体脂和本人甲状腺功能情况来综合判断。无论如何，体重过低或过高都对老年人的健康不利。鼓励通过营养师的个性化营养状况评价和指导，判断体重是过低还是过高，并制定营养干预措施。

(四) 摄入充足食物，鼓励陪伴进餐

老年人每日应至少摄入12种的食物。采用多种方法增加食欲和进食量，吃好三餐。早餐宜有1或2种主食、1个鸡蛋、1杯奶，另有蔬菜或水果。中餐和晚餐宜有2种以上主食、1或2个荤菜、1或2个素菜、1个豆制品。饭菜应色香味美、温度适宜。对于高龄老年人和身体虚弱及体重出现明显下降的老年人来说，正餐摄入量可能有限，应特别注意增加餐次，常换花样，保证充足的食物摄入。进餐次数可采用三餐两点制或三餐三点制。每次正餐占全日总能量的20%～25%，每次加餐的能量占5%～10%。用餐时间应相对固定。睡前1小时内不建议用餐喝水，以免影响睡眠。一些食量小的老年人，应注意在餐前和餐时少喝汤水，少吃汤泡饭。

老年人应该以家为乐，适当参与食物的准备与烹饪，通过变换烹饪方法和食物的花色品种，烹制自己喜爱的食物，提升进食的乐趣，享受家庭喜悦和亲情快乐。对于孤寡、独居老年人，建议多结交朋友，或者去集体用餐地点（社区老年食堂或助餐点、托老所）用餐，增进交流，促进食欲，摄入更丰富的食物。对于生活自理有困难的老年人家人应多陪伴，采用辅助用餐、送餐上门等方法，保障食物摄入和良好的营养状况。家人应关心照顾老年人，陪伴交流，注意饮食和体重变化，及时发现和预防疾病的发生和发展。

五、老年人营养问题

随着老年人口剧增，如何提高老年人的生活质量已成为全球性问题。改善老年人营养状况，对提高老年人的生活质量、降低社会负担具有深远意义。老年人营养状况关系到身体健康、免疫力、生活质量及寿命长短。国外有报道，在疾病保健开支中30%用于治疗营养不合理引起的相关疾病。

(一) 能量失衡

1. 能量过剩

体重增加并堆积形成肥胖的根本原因是在一个较长的时间内，能量摄取超过能量消耗，这既有遗传方面的原因，也有人的行为和环境因素的作用。其中，基础代谢率降低、能量需要减少、摄入增加，以及体力活动缺乏是造成老年人群能量过剩的重要原因。能量过剩能明显地缩短老年人群的预期寿命。根据美国癌症学会的资料：BMI大于30的人群中，不分男女，消化系统疾病、呼吸系统疾病、心血管疾病胆囊疾病和糖尿病的死亡率均随BMI的升高而升高。在另一些研究中还提示脂肪增多可能提高了妇女发生乳腺癌的危险性。肥胖老年人分泌激素水平可能与正常体重人群相似，但单位体重激素水平较低，反应比较迟钝，故表现出激素功能降低。超重肥胖的发生增加了某些慢性疾病发生的危险，如高血压、高脂血症、糖尿病、心脑血管疾病（如冠心病）、肺部疾病（如睡眠呼吸暂停综合征）等，严重影响老年人的生活质量及寿命长短。

2. 能量不足

产生能量不足的原因多与胃肠疾病有关。老年人消化系统功能处于逐渐衰退的阶段，极易受一些内外因素的作用而发生胃溃疡、慢性感染和腹泻等，导致营养素摄取障碍，体重下降。能量不足常导致老年人低体重，常伴随老年痴呆、老年脑卒中、慢性阻塞性肺疾病、抑郁症等慢性疾病。故老年人营养不良问题仍在存在且不容忽视。

（二）微量营养素缺乏

由于一些生理和心理上的因素，老年人通常在嗜好和饮食习惯方面发生变化，如容易偏食、喜欢过熟的食品和高加工精制食品，加上老年人对一些微量营养素的需求增加，很容易造成某些营养素的不足。

同时，机体衰老，导致对各种营养素的吸收及利用率降低，易引起各种营养素缺乏。老年人对营养素缺乏不敏感，发现时往往处于严重缺乏状态，故预防微量营养素的缺乏十分必要。老年人最常见的是维生素 A、维生素 B_2 及钙的摄入量不足。由于骨丢失增加，雌激素分泌减少，老年人对钙的需求量增加，适当补充维生素 D 可促进钙吸收。此外，老年人还易缺乏维生素 C、维生素 E、叶酸、锌、硒等。抗氧化营养素可以减轻体内的脂质过氧化，提高体内抗氧化酶活性，对增强机体抗氧化能力、延缓衰老有重要作用。

（三）饮水不足

人体内含水量依年龄、性别、胖瘦而异。婴幼儿体内含水量为 70%～80%，成年人男性约为 60%，女性约为 55%，老年人一般较中年人少 15%。当老年人体内脱水时，主要发生在细胞内液，细胞外液变化不大，故对口渴的感觉并不明显，容易造成饮水不足。若出现口渴，一般提示有轻度脱水。老年人对失水和脱水，更迟钝，尤其是肥胖者。

（四）慢性非传染性疾病的发生增加

慢性非传染性疾病（Non-Communicable Chronic Disease，NCD）简称慢性病，指一类起病隐匿、病程长且病情迁延不愈、病因复杂、缺乏确切的传染性生物病因证据的疾病的概括性总称。目前全球主要的慢性病包括心血管疾病、癌症、慢性呼吸系统疾病及糖尿病。我国人群流行病学调查表明，心脑血管疾病所致死亡者占总死亡构成比的 48%左右，其中高血压约占 64%。高血压的发生受众多外环境因素的影响，其中膳食营养因素是主要因素之一，高能量、高脂肪、高盐、超重及肥胖是高血压的危险因素。我国以高盐膳食为特点，有报道称我国人均食盐摄入量是世界卫生组织推荐量的 2 倍以上。由于膳食不合理，我国老年人还易发生高脂血症、高胆固醇血症、脑卒中等心脑血管疾病，不仅降低老年人生活质量，而且给社会及家庭造成沉重负担。

（五）老年人对营养与健康认识不足

目前，我国老年人的教育程度普遍较低，营养知识相关教育与宣传工作未在人群中普及，老年人对营养知识的了解甚少，同时，老年人对常见慢性病如高血压、糖尿病、心脏病等的防治措施及危害缺乏认识，在生活中不能科学地预防疾病发生，进一步增加各种疾病发生率。

（曾果 李鸣 吴成 鲍妍宏）

参考文献

[1] 葛可佑．中国营养科学全书［M］．北京：人民卫生出版社，2004．

[2] 中国营养学会．中国居民膳食营养素参考摄入量（2013 版）［M］．北京：科学出版社，2014．

[3] 中国营养学会．中国居民膳食指南（2016）［M］．北京：人民卫生出版社，2016．

[4] 中国营养学会妇幼分会．中国孕期、哺乳期妇女和 0～6 岁儿童膳食指南［M］．北京：人民卫生出版社，2008．

[5] 黄承钰．医学营养学［M］．北京：人民卫生出版社，2003．

[6] 唐仪，刘冬生．实用妇儿营养学［M］．北京：中国医药科技出版社，2001．

[7] B．A．鲍曼，R．M．拉塞尔．现代营养学［M］．第 8 版．荫士安，汪之顼，译．北京：化学工业出版社，2004．

[8] 陈春明．中国营养状况——十年跟踪［M］．北京：人民卫生出版社，2004．

[9] 陈春明，葛可佑．中国居民膳食指导［M］．北京：华夏出版社，2000．

[10] 游彩玲，何惠玲，吴怀真．传统“坐月子”习俗对产妇健康影响调查结果分析［J］．中国妇幼保健，2008，23（8）：1135－1136．

[11] 孙建琴．老年营养学［M］．上海：复旦大学出版社，2012．

[12] 温勇，宗占红，舒星宇，等．中老年人的健康状况、健康服务的需求与提供依据中西部 5 省 12 县调查数据的分析［J］．人口研究，2014，38（5）：72．

[13] 葛辉，周脉耕，于石成，等．2010 年中国营养缺乏性疾病负担及 20 年间的变化规律［J］．中华疾病控制杂志，2015（6）：609－613．

[14] 雷党党，杨华，井明霞．基于全球疾病负担视角下慢性非传染性疾病范围界定［J］．中国卫生经济，2014，33（7）：21－23．

[15] 民政部．民政部 2013 年社会服务发展统计公报［EB/OL］．2015－05－22．http://www.mca.gov.cn/arti－cle/zwgk/mzyw20140600654488.Shtml．

[16] 梅慧生．人体衰老与延缓衰老研究进展——主要衰老学说介绍及评价［J］．解放军保健医学杂志，2003，5（3）：182－184．

[17] 王卓群，张梅，赵艳芳，等．中国老年人群低体重营养不良发生率及 20 年变化趋势［J］．疾病监测，2014，29（6）：477－480．

[18] 郭艺芳．老年疾病与临床营养支持［M］．北京：科学技术文献出版社，2016．

[19] 孙长颢．营养与食品卫生学［M］．北京：科学技术文献出版社，2012．

[20] 韦军民．老年临床营养学［M］．北京：人民卫生出版社，2011．

[21] 郑集．老年营养的重要性及老年人的生理特点和营养特殊需要［J］．营养学报，1999，21（2）：121－122．

[22] 马莹．老年人营养需求及膳食对策［J］．中国食物与营养，2010（4）：79－81．

第六章　食品安全

第一节　食品安全概述

民以食为天，食以安为先。食物是人类生存发展的基本需求之一，其安全性至关重要。食品在种植/养殖到生产、加工、贮存、运输、销售、烹调直至进食的整个过程中，都有可能受到有毒有害因素的污染，降低食品的营养价值、感官质量，甚至对人体造成不同程度的危害，引起食源性疾病。食源性疾病种类多，发病广而频繁，对人体健康和社会经济的影响重大。

食品安全已成为一个世界范围的重大公共卫生问题。根据世界卫生组织的定义，食品安全（Food Safety）是对食品按其原定用途进行制作、食用时不会使消费者健康受到损害的一种保证，是从种植/养殖这一最初源头到端上餐桌的整个链的安全保证。我国于2009年颁布、2015年修订的《中华人民共和国食品安全法》指出，食品安全是指食品无毒、无害，符合应当有的营养要求，对人体健康不造成任何急性、亚急性或者慢性危害。

食品安全的特殊性在于它不像一般的传染病会随着经济发展、生活水平的提高而得到有效的控制，随着食品生产的机械化、集中化和全球化，新化学物品和新技术的广泛使用，以及人群的保健意识越来越高，新的食品安全问题会不断涌现。近年来，全球食品安全问题凸显，国际上发生多起重大食品安全事件。食品安全已成为当今国际社会普遍关注的重大社会问题，并引起各国的高度重视。

食品安全的相对性是指一种食物或成分在合理食用方式和正常食用量的前提下不会导致对健康的潜在损害。天然食物中的成分种类繁多，食品工业使食品中存在的化学物质更为复杂，实际上要求食品的绝对安全是不可能的，只能尽量减少食品中存在的有害物质或消除有害因素，在现有的技术条件下，把可能存在的任何风险降到最低限度，从而科学地保护消费者健康。食品安全不是绝对的，而是相对的。

第二节 食品污染

食品污染（Food Contamination）是指在各种条件下，导致外源性有毒有害因素进入食品，或食物成分本身发生反应而产生有毒有害物质，从而造成食品安全质量、营养价值、性状等发生改变的过程。食品污染按有毒有害因素的性质可分为生物性污染、化学性污染和物理性污染。食品污染的原因主要有两类：一是人的生产或生活活动使人类赖以生存的环境介质（如水体、大气等）受到不同程度的污染，污染物经动植物吸收、富集而造成的污染；二是食物在生产加工、包装运输、储存销售和加工烹调的过程中造成的污染。

一、生物性污染

食品的生物性污染包括微生物、寄生虫和昆虫的污染。微生物污染主要有细菌及细菌毒素、真菌及真菌毒素、病毒等的污染。寄生虫污染主要有囊虫、蛔虫、绦虫等的污染。昆虫污染主要有甲虫类、螨类、蛾类、蝇、蛆等的污染。

（一）食品的细菌污染

食品中存在的细菌包括致病菌、条件致病菌和非致病菌。致病菌造成食品污染有两种情况：一种是动物生前感染，如奶、肉在禽畜生前即潜存着致病菌如肠炎沙门菌、猪霍乱沙门菌等，引起人畜共患病的结核杆菌等；另一种是外界污染，即致病菌来自外环境，如痢疾杆菌、副溶血弧菌、致病性大肠埃希菌、肉毒梭菌等。条件致病菌是指一般情况下不致病，但在一定的特殊条件下可对人致病的细菌，如葡萄球菌、链球菌、蜡样芽孢杆菌等。非致病菌在自然界分布极广，在土壤、水体、食物中均较多见。食物中的细菌绝大多数都是非致病菌，常见的包括假单胞菌属、微球菌属等。它们往往与食品出现特异颜色、气味、荧光以及相对致病性有关，是评价食品卫生质量的重要指标，也用于研究食品腐败变质的原因、过程和预防控制措施。反映食品卫生质量的细菌污染指标主要包括菌落总数和大肠菌群。

菌落总数是指在被检样品的单位质量（g）、容积（ml）或表面积（cm^2）内，所含能在严格规定的条件下（指定培养基及其pH值、培养温度/时间、计数方法等）培养所生成的细菌菌落总数，以菌落形成单位（Colony Forming Unit，CFU）表示。菌落总数可作为食品清洁状态的标志，也可在一定程度上预测食品的耐保藏性。大肠菌群包括肠杆菌科的埃希菌属、柠檬酸杆菌属、肠杆菌属和克雷伯菌属。这些菌属中的细菌来自人和温血动物的肠道，需氧和（或）兼性厌氧，不形成芽胞，在35～37℃下能发酵乳糖产酸产气的革兰阴性杆菌。大肠菌群直接来自人与温血动物粪便，故其可作为食品受到人与温血动物粪便污染的指示菌，也可作为肠道致病菌污染食品的指示菌。食品中大肠菌群的数量采用相当于每克或每毫升食品的最近似数来表示，简称大肠菌群最近似数（Maximum Probable Number，MPN）。

（二）食品的真菌与真菌毒素污染

真菌毒素是真菌在其所污染的食品中产生的有毒代谢产物，通常耐高温、无抗原性（机体对其不产生抗体）且毒作用特异。食品中真菌的大量生长繁殖与其产生的毒素可引起人畜中毒。真菌产毒的特点包括以下几点：产毒菌株只限于少数的产毒真菌，且产毒菌种中仅有一部分菌株产毒；同一产毒菌株的产毒能力可变；产毒菌株产生的真菌毒素不具有严格的专一性；产毒真菌产生毒素需要一定的条件，包括基质（食物）、水分、温度、湿度等。预防真菌及其毒素污染的措施主要包括食物防霉、去除毒素（挑选霉粒法、碾轧加工法、加水搓洗法、加碱去毒法等）、制定食品中的限量标准等。

20世纪60年代，英国发生的十万只火鸡突发性死亡事件，经研究证实为黄曲霉污染饲料产生的毒素引起的急性中毒导致。黄曲霉毒素（Aflatoxin，AF）是黄曲霉和寄生曲霉产生的一类代谢产物。AF是一类含二呋喃环和香豆素的结构类似的化合物，在紫外线下可发生荧光，根据荧光颜色、电泳分离特性及其结构分别命名为AFB_1、AFB_2、AFG_1、AFG_2、AFM_1、AFM_2等。AF主要污染粮油及其制品，其中以玉米、花生、花生油最易受到污染，大米、小麦、面粉污染较轻，豆类一般很少受污染。AFB_1污染最常见，AFM_1主要污染乳制品。AF耐热，在一般烹调加工温度下不能被破坏，几乎不溶于水，能溶于氯仿、甲醇、乙醇等多种有机溶剂。在我国长江流域以及长江以南的地区，黄曲霉毒素污染较严重。

AF是一种剧毒物质，具有很强的急性毒性，鸭雏和幼龄的鲑鱼对AFB_1最敏感。AF也有明显的慢性毒性，对肝脏有特殊亲和性并有致癌作用。AFB_1是目前公认的最强的化学致癌物质，动物实验中主要诱发肝癌，此外也可致肾癌、直肠癌及乳腺、卵巢、小肠等部位的肿瘤。国际癌症中心（the International Agency for Research on Cancer，IARC）将AFB_1列为人类致癌物，主要靶器官为肝脏。

（三）食品腐败变质

食品腐败变质是指食品在以微生物为主的各种因素作用下，其原有物理性质和（或）化学性质发生变化，降低或失去其营养价值的过程。在食品腐败变质这一过程中起重要作用的微生物是细菌、酵母和真菌，但一般情况下细菌更占优势。食品腐败变质是在环境因素（温度、湿度、氧气、紫外线照射等）影响下，主要由微生物的作用引起，并由食品本身的组成和性质（营养成分、水分、食品中的酶、理化性质）决定腐败变质的特性。食品腐败变质是食品本身、环境因素和微生物三者相互影响、综合作用的结果。

日常生活中，肉鱼禽蛋的腐臭、粮食的霉变、油脂的酸败等均属于食品腐败变质。富含蛋白质的食品主要是以蛋白质分解为其腐败变质的特征，食物中的蛋白质在微生物蛋白酶和肽链内切酶等的作用下，形成胺类、吲哚类、硫化氢等多种具有恶臭味的产物。食用油及含油脂高的食品易发生脂肪酸败，酸败程度受脂肪酸的饱和程度、紫外线、氧、水分多种因素的影响。在油脂酸败过程中，脂肪酸的分解可使其固有的碘价、凝固点、比重、折光率、皂化价等发生变化。碳水化合物的腐败变质过程是其长链经分解产生双糖、单糖、有机酸、醇、醛等，最后分解成二氧化碳和水，感官变化主要是酸度升高，并带有甜味、醇类气味等。

腐败变质的食品营养价值严重降低，蛋白质、脂肪、碳水化合物，甚至维生素、无机盐等均大量破坏和流失。食品腐败后的分解产物可对人体健康产生不良影响，如某些鱼类腐败产生的组胺、酪胺等胺类可引起过敏反应，脂质过氧化分解产物刺激胃肠而引起胃肠刺激等。蛋白质含量高的食品腐败后产生大量的胺类（如二甲胺），可进一步形成潜在致癌的亚硝胺类物质。腐败变质的食品中菌相复杂且菌量增多，增加了致病菌和产毒霉菌存在的机会，易造成肠源性疾病和食物中毒。

食品腐败变质的鉴定一般采用感官、物理、化学和微生物四个方面的指标。感官鉴定是指通过视觉、嗅觉、触觉、味觉等人的感觉器官对食品的组织状态和外在的卫生质量进行鉴定。食品的物理指标主要根据蛋白质、脂肪分解时低分子物质增多的变化，通过测定食品浸出物量、浸出液电导度、折光率、冰点等指标进行评价。化学指标通过检测多种腐败产物，如挥发性盐基总氮、胺类等来判断食品腐败变质的程度。微生物的常用检测指标为菌落总数和大肠菌群。

二、化学性污染

（一）农药和兽药残留

农药为用于防治危害农林作物及其产品的害虫、病菌、杂草、螨类、线虫、鼠类等和调节植物生长的化学物。按用途可分为杀虫剂、杀菌剂、杀螨剂、除草剂等，按化学组成及结构可分为有机氯类、有机磷类、氨基甲酸酯类、有机砷类、有机汞类等。食品表面及食品内残存的农药及其代谢产物、降解物或衍生物，统称为农药残留。食品中农药残留的来源包括以下几类：①施用农药导致的直接污染，污染程度主要与农药的性质、剂型及施用方法、施药浓度、频率、气象条件、农作物的特性等因素有关。②农作物从污染的土壤和（或）灌溉水中吸收农药。③通过食物链的生物富集作用污染食品。

兽药残留主要包括抗生素类（如磺胺类、呋喃类）、抗寄生虫类和激素类等。滥用药物、使用违禁或淘汰的药物、违规使用饲料添加剂等均可导致动物性食品中兽药残留超标。

使用农药和兽药可减少农作物因有害生物造成的损失，提高产量，控制畜禽类的疾病，促进生长，从而增加食物的供应。但农药和兽药残留可引起急性、慢性中毒，并可能有致突变、致畸、致癌作用，故为减少农药和兽药残留对人体健康的影响，须采取综合的管理控制措施，包括严格执行注册、生产许可和经营管理，执行农药和兽药施用或使用相关指南和规定，制定相应的残留限量标准，及时调整农药和兽药允许使用的品种和限量规定，发展高效、低毒、低残留农兽药，在加工烹调食物时采取一定的方法消除残留的农药和兽药等。WHO/FAO、CAC 等国际组织及各国都规定了食品中农药的最大残留限量（Maximum Residue Limits，MRLs）。

（二）有害金属

通过食品污染进入人体的一些金属元素是人体必需的，但在过量摄入的情况下对人体可产生危害，有些金属元素在较低摄入量的情况下，亦可干扰人体正常生理功能，并产生明显的毒性作用，如铅、镉、汞等，称为有害金属。有害金属污染食品的途径主要包括以下几种：自然环境的高本底含量，农药的使用和工业“三废”排放通过食物链富集，食品加工、储存、运输和销售过程中的污染。故对食品中有毒金属的预防措施主要包括严格监管工业生产中的“三废”排放、严格控制有毒金属和有毒金属化合物的使用、控制食品生产加工过程中有毒金属的污染、制定食品中有毒金属的允许限量标准并加强监督检验等。

食品中有害金属污染的毒作用特点主要包括以下几点：①存在形式与毒性有关，以有机形式存在的金属及水溶性较大的金属盐类通常毒性较大，如有机汞的毒性大于无机汞，溶于水的氯化镉、硝酸镉的毒性较难溶于水的硫化镉、碳酸镉大。②毒作用与机体酶（如巯基酶等）的活性有关。③蓄积性较强。④食物中某些营养素可影响有害金属的毒性，如蛋白质、含硫氨基酸可降低其毒性，铁可拮抗铅的毒性作用。此外，某些有毒金属元素间（如砷和镉、汞和铅）也可产生协同作用。

1. 汞

汞及其化合物被广泛应用于工农业生产和医药卫生行业，可通过工业“三废”排放等污染环境，进而污染食物。汞的存在形式不同，毒性亦不同，无机汞化物多引起急性中毒，有机汞多引起慢性中毒。汞是强蓄积性毒物，并可由食物链的生物富集作用而在鱼体内有很高的含量。鱼贝类食品的甲基汞污染最为严重。甲基汞脂溶性较高，易于扩散并进入组织细胞中，主要蓄积于肾脏和肝脏，并通过血–脑屏障进入脑组织，大脑及神经系统对甲基汞有特殊的亲和力。甲基汞可与体内含巯基的酶结合，破坏细胞的代谢和功能。慢性甲基汞中毒主要引起细胞变性、坏死，周围神经髓鞘脱失。中毒表现起初为疲乏、头晕、失眠，而后是感觉异常，手指、足趾、口唇和舌等处麻木，严重者可出现共济失调、发抖、失明、听力丧失、精神紊乱。水俣病即是由于长期摄入被甲基汞污染的食物所导致的疾病。

2. 镉

镉广泛用于电镀、塑料、油漆等工业生产中，工业含镉的“三废”的排放是环境和食物镉污染的重要来源，食品包装材料和容器所含的镉也可迁移至食品中。镉可通过食物链富集后在食物中达到相当高的浓度。镉对体内巯基酶有较强的抑制作用，主要损害肾脏、骨骼和消化系统，特别是损害肾近曲小管上皮细胞，影响其重吸收功能，使体内呈负钙平衡而导致骨质疏松。日本神通川流域的“痛痛病”就是由镉污染造成的一种典型的公害病。摄入过多的镉还可引起高血压、动脉粥样硬化、贫血等，并影响锌的吸收利用。

3. 铅

非职业性接触人群体内的铅主要来自于食物。含铅农药的使用和废水、废渣的排放是食品铅污染的重要来源，食品加工中使用含铅的食品添加剂或加工助剂、食品容器和包装材料中铅的迁移也可造成食品的铅污染。铅中毒主要损害造血系统、神经系统和肾脏，儿童对铅较成人更为敏感。慢性铅中毒表现为贫血、神经衰弱、神经炎和消化系统症状，如食欲不振、胃肠炎、口腔金属味、面色苍白、头晕、头痛、失眠、烦躁、肌肉关节疼痛、便秘、腹泻等，严重者可导致铅中毒性脑病。儿童铅暴露可影响其生长发育，导致智力低下。

（三）N-亚硝基化合物

N-亚硝基化合物包括N-亚硝胺和N-亚硝酰胺两大类，其前体物质硝酸盐、亚硝酸盐和胺类在生活环境中广泛存在，可在一定条件下通过化学和生物学途径合成N-亚硝基化合物。酸性环境（胃液酸度pH值为1~3）适于亚硝基化合物的合成。N-亚硝基化合物是对动物有较强致癌作用的一类化学物，具有一定的致突变和致畸作用。目前尚缺乏N-亚硝基化合物对人类直接致癌的资料，但许多国家和地区的流行病学调查研究表明，人类的某些癌症（如胃癌、食管癌、肝癌等）可能与N-亚硝基化合物的摄入和体内合成有关。预防N-亚硝基化合物的措施包括以下几点：①避免食物被微生物污染。②控制食品加工中硝酸盐或亚硝酸盐的用量。③土地施用钼肥。④制定食品中亚硝酸盐允许添加量标准，并加强风险监测。⑤目前研究表明，维生素C、维生素E以及黄酮类化合物有较强的阻断亚硝基化反应的作用。

（四）多环芳烃化合物

多环芳烃化合物（Polycyclic Aromatic Hydrocarbons，PAHs）是一类具有较强致癌作用的有机化合物，包括萘、菲、蒽、芘等，其中以苯并（a）芘［benzo（a）pyrene，B（a）P］最为重要，对其研究也较充分。PAHs主要由各种有机物如煤、柴油、汽油及香烟的不完全燃烧产生。由于食品种类、生产加工、烹调方法的差异以及污染源不同，食品中B（a）P的含量相差很大，含量较多者主要是烘烤和熏制食品。B（a）P对小鼠和大鼠具有胚胎毒性、致畸和生殖毒性。B（a）P具有致癌性，涉及的部位包括皮肤、肺、胃、乳腺等。流行病学研究表明，食品中B（a）P的含量与胃癌等多种肿瘤的发生有一定关系。PAHs的预防控制措施如下。

1. 控制污染

加强环境治理；改进熏制、烘烤及烘干等加工过程，避免使食品直接接触炭火或烟；避免在柏油路上晾晒粮食和油料种子；生产加工过程中要防止机械润滑油污染食品。

2. 去毒

用吸附法可去除食品中的一部分B（a）P。活性炭是从油脂中去除B（a）P的优良吸附剂。

3. 制定优先控制品种和食品中的限量标准

目前，美国和欧盟均针对一部分化合物进行优先控制。我国GB 2762—2012食品中污染物没有针对 PAHs 的规定，只针对 B（a）P 提出了具体要求：谷物及其制品、肉及肉制品、水产动物及其制品 B（a）P 均小于或等于 5.0μg/kg，油脂及其制品 B（a）P 小于或等于 10.0μg/kg。

三、物理性污染

物理性污染物来源复杂，主要包括放射性污染物和外来杂物两类。食品的放射性污染主要来自放射性物质的开采、冶炼、生产及意外事故造成的污染，可分为天然放射性污染和人工放射性污染，一般来说，天然放射性污染物占主要地位。食物中主要的天然辐射源有 ^{40}K、^{226}Ra、^{210}Po 等。大多数食品中都含有天然放射性本底，但由于各地的放射性本底值不同，动、植物对放射性物质的亲和力各异，不同地区、不同食品中的天然放射性本底值存在一定的差异。自然环境中的人工辐射源来自于医药、国防、能源等领域。环境中存在的人工放射性核素主要包括 ^{131}I、^{90}Sr 和 ^{89}Sr、^{137}Cs 等。食品中放射性核素对人体的生物学效应主要是低剂量长期内照射引起的随机性生物学效应，可表现为对免疫系统、生殖系统的损伤和致癌、致畸、致突变作用。

污染食品的外来杂物按来源分为来自食品生产储运过程中的杂物污染（如粮食收割时混入的泥土、液体食品容器池中的杂物、食品运输过程中的灰尘等）和食品的掺杂掺假污染物。近年来，由食品的掺杂掺假引发的食品安全事件较多，如生肉注水、牛奶中加入米汤等。一般而言，食品中的杂物污染物可能并不直接造成健康危害，但可影响食品应有的感官性状和营养价值，降低食品质量。

第三节 食源性疾病

WHO 对食源性疾病（Foodborne Disease）的定义为："通过摄入食物进入人体的各种致病因子引起的、通常具有感染或中毒性质的一类疾病。"我国《食品安全法》定义为："食品中致病因素进入人体引起的感染性、中毒性疾病等。"食源性疾病既包括传统的食物中毒，也包括经摄食引起的肠道传染病、食源性寄生虫病、人畜共患传染病、食物过敏，广义上还包括由食物营养不平衡所造成的某些慢性非传染性疾病（如心脑血管疾病、糖尿病等）和由食物中有毒有害物质引起的慢性中毒性疾病。保证食品安全无害是预防食源性疾病的关键。认真贯彻落实《食品安全法》及相关规定，从食品的种植/养殖、生产、销售、贮存、运输、加工、烹调各环节进行全面的监管，在食品企业中推广实施危害分析与关键控制环节（HACCP）等管理模式，对消费者进行家庭食品安全的宣教，是防止与减少食源性疾病发生的主要措施。

每年上报的食源性疾病事件对于实际发生率来说只是冰山一角。据 WHO 推断，全球各地区食源性疾病的漏报率都相当高，可高达 90%，发展中国家的漏报率在 95% 以上。我国从 2000 年起开始建立食源性疾病监测网，食源性疾病监测和报告系统已逐步覆盖全国。

一、食物中毒

(一) 概述

食物中毒(Food Poisoning)是食源性疾病中最常见的一类。《食品安全法》对食物中毒的定义为:"食物中毒指食用了被有毒有害物质污染的食品或者食用了含有毒有害物质的食品后出现的急性、亚急性疾病。"含有有毒有害物质的食品即为中毒食品。食物中毒不包括因暴饮暴食引起的急性胃肠炎、寄生虫病以及经饮食肠道传染的疾病,也不包括因摄入某些有毒有害物质引起的以慢性毒作用为主要特征的疾病。具有以下几点特征方可归为食物中毒:①发病与食物相关,中毒者在相近的时间内食用过同样的中毒食品,未食用者不发病,停止食用后一段时间发病停止。②潜伏期短,发病集中,常呈暴发性。发病曲线一般呈突然上升趋势,无传染病的发病余波。③临床表现相似,最常见的症状为急性胃肠炎症状,主要表现为恶心、呕吐、腹痛、腹泻等,人与人之间一般无直接传染。

食物中毒按致病因子可分为以下五类。

1. 细菌性食物中毒

细菌性食物中毒食用被细菌和(或)细菌毒素污染的食品引起的中毒,通常有明显的季节性,多发生于气候炎热的夏秋季。发病率较高,但病死率较低。

2. 真菌(毒素)性食物中毒

真菌(毒素)性食物中毒食入被真菌和(或)真菌毒素污染的食品引起的中毒,有一定的地区性和季节性。发病率较高,病死率因真菌毒素的种类不同而差异较大。

3. 有毒动物食物中毒

有毒动物食物中毒食用动物性中毒食品(将天然含有毒成分的动物或动物的某一部分当作食品或在一定条件下产生大量有毒成分的动物性食品)引起的中毒。发病可有一定的季节性和地区性。

4. 有毒植物食物中毒

有毒植物食物中毒食用天然含有毒成分的植物或在加工过程中未能破坏、除去有毒成分的植物性食品引起的中毒。其季节性、地区性比较明显,多散在发生。

5. 化学性食物中毒

化学性食物中毒指食入被有毒有害的化学物质污染的食品、加入伪造的或禁止使用的添加剂以及超量违规使用食品添加剂的食品、被误认为是食品或食品添加剂而食用的化学物质、腐败变质或营养素发生化学变化的食品。其季节性、地区性不明显,病死率因中毒所导致的物质而异。

(二) 细菌性食物中毒

细菌性食物中毒是指因摄入含有致病菌或其毒素的食物后发生的急性或亚急性疾

病，是食物中毒中常见的一类。在各类食物中毒中，细菌性食物中毒无论在发病例数还是发病人数上均居首位。我国发生的细菌性食物中毒以副溶血弧菌、沙门氏菌、变形杆菌和致病性大肠埃希菌食物中毒最为常见，其次为葡萄球菌、肉毒梭菌、志贺菌食物中毒等。大多数细菌性食物中毒病程短、恢复快、预后好、病死率低。细菌性食物中毒全年皆可发生，但绝大多数发生在炎热的 5 至10 月。肉、鱼、蛋、奶等动物性食品是引起细菌性食物中毒的主要食品。细菌性食物中毒发生的三个关键环节：食物在生产、运输、贮藏、销售、烹调等过程中受到致病菌的污染；被污染的食物存放不当，致病菌大量繁殖或产生毒素；食品食用前未加热煮透或生熟交叉污染。

根据发病机制，细菌性食物中毒可分为感染型、毒素型和混合型三种。感染型是指致病菌污染食物后，在食物中大量繁殖，由摄入含有大量活菌的食物造成的中毒。某些革兰阴性致病菌进入机体后可被巨噬细胞吞噬，释放出内毒素，引起体温升高，如沙门菌食物中毒。毒素型是因致病菌污染食品后，在食物中繁殖并产生肠毒素，食用含肠毒素的食物而引起的以急性胃肠炎为表现的中毒，如葡萄球菌（肠毒素）食物中毒。混合型和感染型综合作用所致，如副溶血弧菌食物中毒。

细菌性食物中毒的诊断包括临床诊断和病因诊断。根据膳食史、流行病学特点以及中毒潜伏期和临床表现可做出临床诊断，病因诊断需要进行细菌学检验、血清学分型和毒素测定等。细菌性食物中毒的预防有三个关键环节：防止细菌污染食品；控制细菌在食品中的繁殖及产生毒素；食用前彻底加热，以杀灭致病菌和破坏毒素。

1. 沙门菌食物中毒

沙门菌为革兰阴性菌，其食物中毒多见于夏、秋两季。引起食物中毒的食品主要是动物性食品，尤其是畜肉类及其制品，其次为禽肉、蛋类、乳类及其制品等。

沙门菌食物中毒的潜伏期一般为 12～36 小时（最短 4 小时，最长 72 小时），主要症状为发热、恶心、呕吐、腹痛、腹泻等。按其临床特点可分为胃肠炎型、类霍乱型、类伤寒型、类感冒型、败血症型五种类型，以胃肠炎型最为常见。

病因诊断需要进行细菌学检验和血清学分型。治疗以对症支持治疗为主，对重症者可考虑使用抗菌药物，并针对其症状分别采用镇静、升压或抗休克治疗等。

2. 葡萄球菌食物中毒

葡萄球菌食物中毒由摄入被葡萄球菌产生的肠毒素污染的食物引起。可产生肠毒素的葡萄球菌主要是金黄色葡萄球菌和表皮葡萄球菌。食物中葡萄球菌主要来源于带菌者对食物的污染、患化脓性乳腺炎的奶牛乳汁的污染、畜禽化脓性感染部位的葡萄球菌对其来源食品的污染。中毒食品主要为乳类及其制品、蛋及蛋制品、各类熟肉制品，其次为含有乳制品的冷冻食品，含淀粉类食品也有个别报道。国内报道以乳类及其制品如奶油糕点、冰激凌等最为常见。

葡萄球菌食物中毒的潜伏期短，一般为 2～4 小时（最短 1 小时，最长 6 小时）。主要症状为恶心和剧烈而频繁的呕吐，呕吐物中常有胆汁、黏液和血液，同时伴有上腹部剧烈疼痛，腹泻为水样便。体温一般正常，偶有低热。病程通常较短，1～2 天即可恢复，预后一般良好。

病因诊断需要进行细菌培养、分离鉴定和肠毒素检验。治疗以补水和电解质等对症支持治疗为主，一般不用抗生素。

3. 副溶血性弧菌食物中毒

副溶血性弧菌是一种嗜盐性细菌，呈弧状或杆状，有鞭毛，为革兰阴性菌。副溶血性弧菌可使人或家兔的红细胞发生溶血，使血琼脂培养基上出现β溶血带，称为神奈川试验阳性。副溶血性弧菌食物中毒多发于沿海地区，引起中毒的食物主要是海产食品和盐渍食品，如海鱼、虾、蟹、咸肉及咸菜、凉拌菜等。潜伏期一般为6～10小时（最短1小时、长者可达24～48小时）。主要临床症状为上腹部阵发性绞痛，继而腹泻（每日5～10次，多者可达20次），粪便为水样或糊状，约15%的患者可出现洗肉水样便，但少有里急后重感。中毒者多在腹泻后出现恶心、呕吐。体温略升高，病程一般为2～4天，患者恢复较快，预后良好。病因诊断需要进行细菌学检验和血清学鉴定。

4. 肉毒梭菌食物中毒

肉毒梭菌为革兰阳性厌氧芽孢杆菌，该菌可产生具有神经毒性的肉毒毒素而引发食物中毒。肉毒梭菌芽孢耐高温，干热180℃、5～15分钟方能杀死芽孢。肉毒梭菌食物中毒大多发生在3～5个月，引起中毒的食品绝大多数为家庭自制的食盐浓度较低并经厌氧处理的加工食品或发酵食品，如臭豆腐、豆酱、豆豉等。食物中肉毒梭菌主要来源于带菌土壤、尘埃及粪便。肉毒梭菌食物中毒以对称性脑神经受损的运动神经麻痹为特征，主要表现为眼部功能障碍和延髓麻痹，胃肠症状少见，死亡率较高。治疗应尽早使用多价抗肉毒毒素血清，患者经及时治疗恢复后一般无后遗症。根据流行病学特点及特有的对称性脑神经受损的症状可做出临床诊断。病因诊断包括细菌学检验和肉毒毒素鉴定。肉毒毒素不耐热，故对可疑食物进行彻底加热是预防中毒发生的可靠措施。应注意预防婴儿肉毒毒素中毒：彻底清洗婴幼儿接触的物品、玩具等，避免各种异物（如泥土等）入口。

（三）真菌毒素食物中毒

真菌毒素是真菌产生的有毒代谢产物。人和动物一次性摄入含大量真菌毒素的食物会造成急性中毒，长期摄入含少量真菌毒素的食物可能导致慢性中毒（包括致癌、致畸和致突变等作用）。

1. 赤霉病麦中毒

镰刀菌主要侵染玉米、小麦类等谷物，可引起赤霉病，除造成严重的粮食作物减产外，可导致人畜中毒。镰刀菌包括禾谷镰刀菌、燕麦镰刀菌、木贼镰刀菌、串珠镰刀菌等，产生的毒素包括雪腐镰刀菌烯醇（Nivalenol，NIV）、脱氧雪腐镰刀菌烯醇（Deoxynivalenol，DON）、玉米赤霉烯酮（Zearalenone）、伏马菌素（Fumonisin）等。DON可引起呕吐，也称为呕吐毒素。镰刀菌毒素一般对热稳定，一般的烹调方法不能将其破坏。赤霉病麦中毒多发生在多雨、气候潮湿的地区，世界范围均有发生，在我国以淮河和长江中下游一带最为严重。

赤霉病麦中毒的潜伏期一般为10～30分钟，也可长至2～4小时，主要症状有恶心、呕吐、腹痛、腹泻、头晕、头痛、嗜睡、乏力，少数患者有畏寒、发热等。症状一般较轻，一天左右即好转，少数可持续一周左右，预后一般良好。个别重病例可表现为呼吸、脉搏、体温及血压波动，四肢酸软，步态不稳，呈醉酒样，故赤霉病麦中毒亦被称为“醉谷病”。患者一般无须治疗，对严重者除及时进行洗胃、导泻外，还应采用对症支持治疗。

2．变质甘蔗中毒

变质甘蔗中毒是由食用了保存不当而变质的甘蔗所引起的急性中毒。在我国主要发生于北方地区的初春季节，病情常较严重，甚至危及生命。变质甘蔗闻之有霉味，瓤部外观色泽较正常深，质地较软。从霉变甘蔗中分离出的产毒真菌为甘蔗节菱孢霉。甘蔗节菱孢霉产生的毒素为3－硝基丙酸，这是一种神经毒素，主要损害中枢神经系统。

变质甘蔗中毒的潜伏期短，最短仅十几分钟。中毒症状最初表现为一过性消化道功能紊乱、恶心、呕吐、腹痛、腹泻、黑便等，随后出现神经系统症状，如头晕、头痛和复视。重者可出现阵发性抽搐、四肢强直、屈曲内旋、手呈鸡爪状、眼球向上偏向凝视、瞳孔散大，继而昏迷。中毒者可死于呼吸衰竭，幸存者则多留下严重的神经系统后遗症。目前尚无特效治疗，在发生中毒后尽快洗胃、灌肠以排出毒物，并对症治疗。

（四）化学性食物中毒

化学性食物中毒一般发病急、潜伏期短，发病的季节性与地区性均不明显。常见的化学性食物中毒包括亚硝酸盐中毒、有机磷农药中毒等。

1．亚硝酸盐中毒

亚硝酸盐进入血液后，可将血红蛋白中 Fe^{2+} 氧化为 Fe^{3+}，血红蛋白转变为高铁血红蛋白而失去携氧能力，引起组织缺氧。通常摄入 0.3～0.5g 即可引起中毒症状，1～3g 可致人死亡。食物中亚硝酸盐主要的来源：在加工咸肉、腊肠等食品时，为了使肉类具有良好的色泽及防腐而加入亚硝酸盐；食用含大量硝酸盐、亚硝酸盐的蔬菜（如储存过久的蔬菜、腐烂的蔬菜、煮熟后放置过久的蔬菜及腌制不充分的咸菜等）；亚硝酸盐外观与食盐相似，易误食用；当胃肠功能紊乱、患肠道寄生虫病及胃酸浓度降低时，如同时大量食用含硝酸盐较高的食物，则肠道内的硝酸盐还原菌可迅速将大量硝酸盐还原为亚硝酸盐。

亚硝酸盐中毒发病急、潜伏期短，一般为1～3小时，中毒症状主要为口唇、指甲及全身皮肤出现青紫等组织缺氧表现（也称为肠源性青紫），并出现头晕、头痛、心率加快、嗜睡、烦躁不安、呼吸急促等症状，严重者可出现昏迷、惊厥、大小便失禁，并可因呼吸衰竭而死亡。轻者一般不须治疗；重者首先要催吐、洗胃和导泻，并及时口服或注射特效解毒剂美兰（又称亚甲蓝），同时补充大剂量维生素 C 也可起到辅助治疗作用。

预防亚硝酸盐中毒的措施加强对亚硝酸盐的管理，肉类食品加工过程中亚硝酸盐添加量要严格执行国家标准，保持蔬菜新鲜，不饮用硝酸盐和亚硝酸盐含量高的井水。

2. 有机磷农药中毒

有机磷农药中毒的主要原因：农药未按规定施用（如在蔬果中违规喷洒剧毒类农药，或喷洒农药后未经安全间隔期即摘食）而导致食物中农药残留超标，通过食品容器、包装材料等污染食品，误食或自杀等。

有机磷农药进入人体后能迅速与体内胆碱酯酶结合，形成磷酰化胆碱酯酶，使胆碱酯酶失活而失去水解乙酰胆碱的能力，导致乙酰胆碱蓄积，使胆碱能神经处于过度兴奋状态，出现中毒症状。中毒潜伏期一般在 2 小时内。轻度中毒者表现为头痛、头晕、恶心、呕吐、多汗、视物不清、瞳孔缩小，全血胆碱酯酶活性为 50%～70%；中度中毒者可出现肌肉震颤、轻度呼吸困难、血压升高、瞳孔明显缩小，全血胆碱酯酶活性 30%～50%；重度中毒者瞳孔缩小如针尖，呼吸极度困难，可出现惊厥、昏迷、肺水肿，全血胆碱酯酶活性低于 30%。某些有机磷农药还具有迟发性神经毒性，在急性中毒后 2～3 周产生神经系统损伤症状。

急救：使用催吐和反复洗胃等方法迅速排出毒物，并使用特效解毒药，轻度中毒者可单独使用抗胆碱药（阿托品），中度和重度中毒者需同时使用胆碱酯酶复能剂（如解磷定、氯磷定等），并对症治疗。加强农药管理，农药使用时必须遵守相关标准及规范。农药与食物分开存放，防止保存及运输等环节中农药对食品的污染。

（五）有毒动、植物食物中毒

有毒动、植物食物中毒指由于某些动、植物本身含有天然有毒有害成分，或由于贮存条件不当形成有毒有害物质，被食用后所引起的中毒，病死率常较高。

1. 河豚中毒

河豚味道鲜美，但含有剧毒。引起河豚中毒的物质为河豚毒素（Tetrodotoxin，TTX)。TTX 是一种神经毒素，存在于除鱼肌肉外的所有组织中。TTX 微溶于水，易溶于稀醋酸，对热稳定，煮沸、日晒、盐腌均不能将其破坏。河豚中毒常发生在沿海地区，春季多发。发病急，潜伏期一般仅 10 分钟至 3 小时。发病初手指、口唇和舌有刺痛感，然后出现恶心、呕吐、腹泻等症状，同时伴有四肢无力，口唇、指尖和肢端知觉麻痹，并有眩晕感，严重者瞳孔及角膜反射消失、四肢肌肉麻痹，以致共济失调，甚至全身麻痹、瘫痪，血压和体温下降，常因呼吸麻痹、循环衰竭而死亡。死亡通常发生在发病后 4～6 小时以内。由于 TTX 在体内排泄较快，中毒后若超过 8 小时未死亡，一般可恢复。河豚毒素中毒尚无特效解毒药，治疗以排出毒素和对症处理为主。应对消费者加强宣传教育，不擅自食用沿海地区捕捞或捡拾的不知名或未吃过的鱼。水产部门必须严格执行规定，严禁出售鲜河豚；加工干制品必须严格按操作程序操作。

2. 毒蕈中毒

蕈类常称为蘑菇，属于真菌类植物。毒蕈与可食用蕈不易区别，常因误食而中毒。不同类型的毒蕈含有不同的毒素，也有部分毒蕈同时含有多种毒素。毒蕈中毒常发生于春、夏两季，雷雨后蕈类迅速生长，人们常由于不认识毒蕈而采摘食用，引起中毒，我国西南地区发生较多。

毒蕈中毒可分为以下五型，可根据其症状和毒素情况采取不同的治疗方案。

（1）胃肠型：主要由黑伞蕈属和乳菇属的某些毒蕈引起。主要表现为急性胃肠炎症状，潜伏期较短（0.5～6 小时）。适当对症处理可迅速恢复，一般病程为 2～3 天。

（2）神经/精神型：毒蝇伞、豹斑毒伞、丝盖伞、裸盖菇、花褶伞、桔黄裸伞等可引起此型中毒。潜伏期为 1～6 小时，临床症状除有轻度胃肠反应外，主要表现为明显的副交感神经兴奋症状，如流泪、大量出汗等，还可出现幻觉、紧张、焦虑、狂躁等精神症状。阿托品类药物及时治疗可缓解症状，一般病程短，无后遗症。

（3）溶血型：主要由鹿花蕈所含的鹿花蕈素引起。潜伏期为 6～12 小时，主要表现为恶心、呕吐、腹痛、腹泻，伴有溶血性黄疸，出现贫血、肝脾肿大等。可用肾上腺皮质激素治疗，患者大多可恢复，重症患者可能死亡。

（4）肝肾损害型：此型中毒最严重，病死率较高，主要由毒伞、白毒伞、鳞柄白毒伞、秋生盔孢伞蕈和褐鳞小伞中的毒肽类和毒伞肽类毒素引起。临床表现可分为六期：潜伏期、胃肠炎期、假愈期、内脏损害期、精神症状期、恢复期。可用二巯基丙磺酸钠治疗。

（5）类光过敏型：误食后可出现类似日光性皮炎的症状。

应对民众加强宣传教育，不要采摘和食用不认识的蘑菇。关于毒蕈与食用蕈的鉴别，目前尚缺乏简单可靠的方法，一般认为毒蕈有如下一些特征（仅作参考）：形态特殊，颜色奇异鲜艳，蕈盖有斑点、疣点，损伤后流浆、发黏，蕈柄上有蕈环、蕈托，气味恶劣，不长蛆，不生虫，破碎后易变色。

（六）食物中毒的调查处理

食物中毒的调查处理应按《中华人民共和国食品安全法》《中华人民共和国突发事件应对法》《国家食品安全事故应急预案》等的要求进行。

各级卫生行政部门应根据卫生监督、疾病预防控制、食品药品监督管理部门和医疗机构等各自的工作领域，建立协调机制，充分发挥职能，做好食物中毒调查处理的经常性准备。

发生食物中毒或疑似食物中毒事故时，医疗机构发现其接收的患者属于食物中毒患者或疑似食物中毒患者时，应当及时按照有关规定进行食物中毒病例报告。卫生行政部门和技术支撑部门应依法逐级上报，并及时组织和开展对患者的紧急抢救、卫生学/流行病学调查和对可疑食品及中毒现场的控制、处理等工作，同时注意收集与食物中毒事故有关的证据。

二、食物过敏

食物过敏又称食物变态反应，一般是指个体在摄入某一种食物后，由机体免疫调节所引发的不良反应。过敏原是食物中所含有的抗原类物质，食物过敏特异性很强，同一抗原对不同个体产生不同后果。食物过敏在所有年龄组的人群中都会出现，但儿童期初次接触某种食物发病率较成人高。在过敏反应中，过敏原或变应原多为分子量为 18000～36000 的糖蛋白。如鸡蛋清中的类卵黏蛋白是致敏成分。转基因食品中来自食品的基因和新的基因结合体（多为新的蛋白质）可能会在一些人体引发过敏反应，故需要进行致敏性评价。

不同食物的致敏性不同，同类食物往往具有类似的过敏反应，尤以植物性食物更为明显，如对花生过敏的人常对其他豆科食物有不同程度的过敏。各国家、各地区的人群致敏的食物不尽相同，如欧美人群对巧克力、麦麸、芹菜等过敏的较多，在我国则极少见到。

食物过敏所诱发的症状有多种，其中消化系统症状是最常见的，其次是皮肤和呼吸系统的症状，呼吸系统症状多是伴随其他症状一同出现的。食物过敏也可能诱发系统性过敏反应，其症状表现为恶心、腹痛、腹泻、发绀、血压降低、血管性水肿，不及时抢救引起休克甚至死亡。

食物过敏根据发病距进食时间长短，可分为速发型过敏反应和缓发型过敏反应两类。速发型过敏反应一般在进食后半小时内即发病。症状明显、剧烈。由于进食后迅速发病，过敏原较易明确，患者自己也常能识别。缓发型过敏反应则于进食后数小时至数天才发病，引起的症状常不典型，如腹泻、食欲不振、慢性头痛、皮疹、紫癜、关节痛等。在日常的食物过敏中缓发型过敏反应较速发型过敏反应多，但因发病距进食时间较长，过敏原难以明确。食物过敏按过敏机制共分为 4 型：Ⅰ型是指 IgE 引发的直接过敏反应，Ⅱ型是补体引发的细胞损伤，Ⅲ型是抗原－抗体复合反应，Ⅳ型为细胞依赖型迟缓性过敏反应。

食物过敏通常通过以下几点来确诊。

其一，病史。询问病史，根据饮食及生活习惯，寻找可疑的致敏食物，同时询问家族过敏史。

其二，划痕或皮肤试验。将可疑致过敏食物浸液稀释做划痕或皮肤试验，即由食物提取液进行的皮肤试验，以检测皮肤柱状细胞是否产生抗原特异性 IgE 抗体。阴性的皮肤划痕试验对排除 IgE 介导的食物过敏较有意义。

其三，膳食记录。令患者记录每日每餐饮食，观察过敏症状的发生和表现。

其四，排除膳食或激发试验。用加入怀疑过敏的膳食或使用非致敏膳食，观察是否激发同样的过敏症状。

食物过敏的处理：食物过敏发作时应采用抗组织胺药物或激素进行对症处理。目前推荐的饮食防治方法主要包括以下几种。

避免疗法：完全不食用致敏食物是最为有效的方法。如营养上确无需要，当明确过敏原之后，可完全停止食用该种食物。停止食用一段时间后（3～4 年）可进行试食，如不再出现过敏症状，可继续食用该种食品。因此避免疗法可看作一种脱敏疗法。

食物加工处理：可以将瓜果煮熟，试用熟食。如对某些动物性食品过敏，可先用相应的酶如糜蛋白酶、胰蛋白酶、胃蛋白酶等对食物进行处理后再食用。

口服脱敏疗法：对于营养价值较高而又需常食用的食品，可采用口服脱敏疗法。微量食用，如无症状发生，则逐步增加食用量及频率以不引起过敏症状为原则。

食物不耐受是由机体酶缺乏、疾病状态、代谢异常、食物中的不耐受因子所引发的机体的不良反应，与食物过敏不同，发病与免疫机制无关，其发生比食物过敏更常见，如乳糖酶缺乏引起乳糖（牛奶）不耐受，葡萄糖－6－磷酸水解酶缺乏引起蚕豆不耐受，胆囊纤维化、胆道疾病等患者对高脂肪食物不耐受，苯丙酮尿症患者不耐受含苯丙氨酸的食物等。

第四节　食品安全监管及保障

一、国外食品安全监管体系简介

（一）美国食品安全监管体系

美国自1938年即开始实施联邦食品药品化妆品法（*Federal Food，Drug，and Cosmetic Act*，FFDCA），以此法为基础对食品安全开展监管。此法经过多次修订，已成为美国关于食品安全监管的基本法。随后颁布的涉及食品安全的相关法律包括联邦肉品检查法、禽类产品检查法、食品质量保护法、公共卫生服务法等。

美国的食品安全监管分为联邦监管和各州监管。联邦负责食品安全管理的具体部门采取品种监管的原则，从上至下垂直管理，不同的部门监管不同种类的食品，分工明确。卫生与人类服务部下属的食品药品监督管理局（Food and Drug Administration，FDA）负责除肉、禽、蛋以外所有食品的管理。农业部下属的食品安全监督检疫局（Food Safety and Inspection Service，FSIS）负责肉、禽、蛋类的管理；环境保护局（Environmental Protection Agency，EPA）负责饮用水、新农药及垃圾等的安全管理，并负责制定农药、环境中化学污染物的残留限量和相关法规；商业部下属的国家海洋渔业署负责水产品检查等。

除以上监管和技术机构外，尚有其他技术支撑机构协助食品安全相关工作，如国家疾病控制中心（CDC）负责食源性疾病的监测与调查控制。

（二）欧盟食品安全监管体系

欧盟对食品安全的监管实行集中管理模式，即由独立的机构对食品安全进行统一监管。食品安全的决策部门与管理部门、风险评估部门相分离：立法决策机构是欧洲理事会以及欧盟委员会，负责食品安全有关法规及政策的制定；管理工作主要由欧盟健康与消费者保护总署及其下属的食品与兽医办公室（Food and Veterinary Office，FVO）负责；食品安全风险评估则主要由欧洲食品安全局（European Food Safety Authority，EFSA）负责。

2000年发布的《食品安全白皮书》是欧盟目前食品政策的基础，它提出食品安全管理应当是从农田到餐桌的综合管理。2002年欧盟成立了EFSA，其主要任务是独立进行食品安全风险评估并给欧盟委员会及各成员国提供相关科学建议。欧盟的法律体系分为法规（Regulation）和法令（Directive）两类。法令被采纳后在采纳国内有效，法规则直接有效。2002年颁布的178号法规（*Regulation*（*EC*）*No* 178/2002）明确了食品和食品安全的通用定义，以及欧盟食品安全总的指导原则和方针。178号法规规定了制定食品法规的原则和要求，如应以保护消费者健康为目标、有利于食品的自由贸易、充分引入风险评估原则、保证法律的透明度等。

除了欧盟层面的监管机构，各成员国也设有本国的食品安全监管机构，如德国设有消费者保护、食品和农业部对全国的食品安全统一监管，并下设联邦风险评估研究所和联邦消费者保护与食品安全局两个机构分别负责风险评估和风险管理；英国成立了独立的食品标准局行使食品安全监管职能；丹麦设有食品和农业渔业部负责全国的食品安全监管等。

食品与饲料的快速预警系统（Rapid Alert System of Food and Feed，RASFF）是一个连接欧盟委员会、欧洲食品安全管理局以及各成员国食品与饲料安全主管机构的网络。该系统要求各成员国将本国可能对人体健康产生直接或间接危害的食品与饲料的信息通报给欧盟快速预警系统。通过RASFF平台，欧洲食品安全当局及时发布食品和饲料中发现的风险信息。

（三）日本食品安全监管体系

日本与食品安全有关的法律包括《食品安全基本法》《食品卫生法》《禽类屠宰监督管理法》《健康促进法》《农林物质标准化及质量规格管理法》《食品与农业－农村基本法》等。2003年颁布的《食品安全基本法》确定了食品安全监管的基本理念与原则，指出保护国民健康是首要任务，对食品生产、供给到消费的全部过程都要进行监控，并强调食品安全管理应当建立在科学和充分的风险交流的基础上。具体负责日本食品安全的监管部门主要有食品安全监管委员会、厚生劳动省、农林水产省。日本劳动厚生省、农林水产省分别依据《食品卫生法》和《农林物质标准化及质量规格管理法》《食品与农业－农村基本法》开展食品安全管理工作。在整个管理体系中，劳动厚生省负责食品安全风险管理，农林水产省负责农林水产品管理，食品安全委员会作为独立的技术机构负责开展风险评估并向管理部门提供风险管理建议，与社会各界开展风险交流。

二、中国食品安全监管体系现状

我国的食品安全监督管理体系是依据《食品安全法》（2009年、2015年）构建的，是目前我国进行食品安全监督管理必要的基本体制和框架。

在国家层面，国务院设立食品安全委员会，其工作职责由国务院规定。依照《食品安全法》和国务院规定的职责，国务院食品药品监督管理部门承担食品安全综合协调职责，负责对食品生产经营活动实施监督管理，食品安全委员会办公室设立在国家食品药品监督管理总局；国务院卫生行政部门负责食品安全风险评估、食品安全标准制定；国务院质量监督检验检疫部门负责对食品相关产品生产和食品进出口活动实施监督管理；国务院公安部门负责食品安全犯罪案件侦查工作；国务院其他与食品安全工作相关的部门依法履行相应职责。《食品安全法》规定了国家建立食品安全风险分类分级监督管理制度，食品安全监督管理部门根据食品安全风险程度确定监督管理的重点、方式和频次等。

在地方层面，县级以上地方人民政府统一负责、领导、组织、协调本行政区域的食品安全监督管理工作，按规定确定本级食品药品监督管理、质量监督检验检疫、农业行政、卫生行政部门的食品安全监督管理职责。有关部门在各自职责范围内负责本行政区域的食品安全监督管理工作。

铁路、航空运营中食品安全的管理办法由国务院食品药品监督管理部门与国务院有关部门依照《食品安全法》制定。粮食收购、储存和政策性粮食加工、销售等环节的食品安全监督管理工作由国家粮食行政管理部门参照《食品安全法》执行。军队专用食品和自供食品的食品安全管理办法由中央军事委员会依照《食品安全法》制定。

三、食品安全保障措施

（一）食品安全法律法规体系

食品安全法律法规体系是指以法律或政令形式颁布的、对社会各界均具有约束力和执行力的权威性规定体系，是由中央和地方政府相关机构颁布的现行法律规范有机联系而构成的统一整体，包括食品安全法律、食品安全法规、食品安全规章、食品安全标准以及其他规范性文件。

1. 食品安全法律

目前，我国的食品安全相关法律主要包括《中华人民共和国食品安全法》（2015年）、《中华人民共和国农产品质量安全法》（2006年）等。

《中华人民共和国食品安全法》在我国食品安全法律法规体系中最为重要，1995年正式颁布了《中华人民共和国食品卫生法》，2009年6月1日起实施的《中华人民共和国食品安全法》标志着已从传统的“食品卫生”发展到全面的“食品安全”，我国的食品安全监督管理工作进入了一个新的发展时期。2015年10月1日，我国实施了修订的《食品安全法》，其包括总则、食品安全风险监测和评估、食品安全标准、食品生产经营、食品检验、食品进出口、食品安全事故处置、监督管理、法律责任、附则共十章。

2. 食品安全法规

食品安全法规的法律效力低于食品安全法律，高于食品安全规章。食品安全法规包括由国务院制定的行政法规以及由地方人民代表大会及其常务委员会制定的地方法规，前者如《中华人民共和国食品安全法实施条例》（2009年）、《乳品质量安全监督管理条例》（2008年）、《突发公共卫生事件应急条例》（2003年颁布、2011年修订）、《农业转基因生物安全管理条例》（2001年）等，后者如《上海市清真食品管理条例》（2000年）等。

3. 食品安全规章

食品安全规章包括由国务院各部门制定的规定、办法、实施细则、规则等规范文件，如卫生部制定的《新食品原料安全性审查管理办法》（2013年）、《食品安全地方标准管理办法》（2011年），农业部制定的《饲料添加剂安全使用规范》（2009年）等，以及省、自治区、直辖市、省会城市等人民政府根据法律和行政法规，制定的适用于本地区行政管理工作的规定、办法、实施细则、规则等规范性文件，如《上海市集体用餐配送监督管理办法》（2005年）、《江苏省食品安全信息公开暂行办法》（2011年）等。

食品安全规章的法律效力低于食品安全法律和食品安全法规，是食品安全法律体系的重要组成部分。在人民法院审理食品安全行政诉讼案件的过程中，规章可起到参照作用。

4. 食品安全标准

食品安全标准不同于食品安全法律、法规和规章，其性质属于技术规范，是食品法律体系中不可缺少的部分。《食品安全法》规定“食品安全标准是强制执行的标准”。食品安全标准是指对食品中具有与人类健康相关的质量要素和技术要求及其检验方法、评价程序等所做的规定形成的特殊形式的文件，经与有关各部门及行业协会进行协商和严格的技术审查后，由国务院卫生行政部门或省级卫生行政部门发布，作为共同遵守的准则和依据。食品安全标准的主要技术指标可能包括严重危害人类健康的指标、反映食品可能被污染及污染程度的指标、间接反映食品安全质量发生变化的指标、与食品安全相关的营养指标及商品质量指标。

国家卫生行政部门已发布《食品安全地方标准制定及备案指南》，规范食品安全地方标准备案工作，明确食品安全地方标准工作相关环节的具体操作程序和工作内容，提出食品安全地方标准应当在贯彻食品安全国家标准的基础上，补充和完善具有地方特色的食品产品和工艺要求、国家标准未覆盖的检验方法与规程及促进地方食品安全监管的生产加工过程要求。

在我国的标准体系中，《食品安全企业标准备案办法》规定，以下两种情况需要备案：一是没有食品安全国家标准或者地方标准的企业标准；二是严于食品安全国家标准或者地方标准的企业标准。

5. 其他规范性文件

其他规范性文件是既不属于食品安全法律、法规和规章，也不属于食品安全标准的规范性文件，如省、自治区、直辖市人民政府卫生行政部门制定的食品安全相关管理办法、规定等。

（二）食品安全技术支撑体系

1. 食品安全风险评估

《食品安全法》规定，国家建立食品安全风险评估制度，对食品、食品添加剂以及食品相关产品中生物性、化学性和物理性危害进行风险评估。国务院卫生行政部门负责组织食品安全风险评估工作，成立由医学、农业、粮食、食品、营养等方面的专家组成的食品安全风险评估专家委员会进行食品安全风险评估。

食品安全风险分析（Food Safety Risk Analysis）是目前国际上处理食品安全事件的重要原则，其主要包括风险管理（Risk Management）、风险评估（Risk Assessment）和风险交流（Risk Communication）三个相互交叉融合的环节。风险评估环节包括危害识别（Hazard Identification）、危害特征描述（Hazard Characterization）、暴露评估

(Exposure Assessment)、风险特征描述(Risk Characterization)等步骤和内容。食品安全风险评估应当运用科学方法，根据食品安全风险监测信息、科学数据以及其他有关信息进行，其评估结果是制定、修订食品安全标准和对食品安全实施监督管理的科学依据，是科学解读食品安全事件、风险交流工作的重要信息来源；同时在风险评估的过程和结果解读中还可提示风险预警。我国食品安全监督管理部门可根据食品安全风险程度确定监督管理的重点、方式和频次等。系统地开展食品安全风险评估可为在WTO框架协议下开展国际食品贸易、解决贸易争端提供科学支撑。

2. 食品安全分析检测

食品中有害因素的分析检测一直是食品安全技术支撑的关键问题。食品中农药、兽药、抗生素以及重金属残留的检测一直倍受关注，近年的食品安全事件大多与这些化学品在食品中的残留超标有关。农药、兽药和抗生素等不断更新换代，而有关检测方法的研究始终相对滞后。故食品安全理化检测顺应时代的发展尤为重要，针对不同基质食品中农药、兽药、抗生素的多残留分析检测方法，新型样品处理技术，结合最新的仪器分析方法提高分析灵敏度、准确度和特异性，研究重金属及其形态分析方法，食品鉴伪技术和食品违禁成分检测方法研发等，将为食品安全和食品质量的评价提供有力的技术支撑。就生物性污染而言，传统的菌落培养计数等监测方法费时、低效，不能满足日常监测的需要，目前针对食源性疾病生物因子的快速监测技术开展了大量的研究，快速培养技术、显色培养基、生物芯片技术等被逐渐应用于食源性疾病生物因子的监测。通过对新技术的开发应用，与现有技术的联合使用等，发展高效的检测标准，将进一步降低食源性疾病的漏报率，增强食源性疾病生物因子的监测力度。

3. 食品安全毒理学评价

食品安全毒理学评价是风险评估的重要组成部分。随着食品工业的发展，食品种类和制作工艺技术日益丰富，食品添加剂、保健食品、新资源食品、食品包装材料和容器等的不断涌现可能带来新的食品安全问题，对这些食品及食品污染物进行科学的安全性评价一直是各国政府及科学界努力的目标。食品安全性毒理学评价主要提供危害识别与危害特征描述的数据，是通过动物试验和对人群的观察，阐明待评估物质的毒性及潜在的健康危害。安全性毒理学评价需按一定的程序进行，且需要在动物毒性试验和体外毒性试验等的基础上，根据该物质的毒作用模式、剂量－反应关系及人群实际接触情况等，进行综合分析，并进行不确定性分析。在食品安全性毒理学评价中，应当考虑到试验指标的统计学意义、生物学意义和毒理学意义，人的推荐（可能）摄入量较大的受试物，特殊人群和易感人群，人群资料等。

4. 食品生产加工中的管理体系

企业的自身管理体系包括HACCP(Hazard Analysis And Critical Control Point，危害分析关键控制点）体系、GMP(Good Manufacture Practice，良好生产规范）体系、SSOP(Sanitation Standard Operating Procedure，卫生标准操作程序）体系、ISO 9000（国际标准化组织产品质量认证）体系等。HACCP体系是一个预防性的注重过程的食品安全监控系统，是对可能发生在食品生产加工过程中的食品安全潜在危害进行识别和评估，进而采取调控措施的一种预防性控制体系。HACCP 体系可最大限度地减少食品安全潜在风险，并避免仅依靠最终产品监管进行质控所产生的问题。GMP 体系属于一般性的食品质量保证体系，它规定了食品生产加工过程的各个环节实行全面质量控制的具体技术要求以及为保证产品质量所必须采取的监控措施。GMP 体系强调食品生产过程（包括生产环境）和贮运过程的品质控制。SSOP 是实现 GMP 目标必须遵守的基本条件。原则上有效实施 HACCP 体系的前提是建立完善的 GMP 体系。ISO 9000 体系是国际标准化组织（ISO）提出的质量管理与保证体系，它规定了质量体系中各个环节的标准化实施规程和合格评定实施规程。ISO 9000 提出的基本原则与方法具有普遍的指导性，适用于各种行业的质量管理和品质保证。

（三）食品安全风险监测和安全预警系统

1. 食品安全风险监测

食品安全风险监测即对食源性疾病、食品污染以及食品中的有害因素进行监测。《食品安全法》规定，国家建立食品安全风险监测制度，对食源性疾病、食品污染以及食品中的有害因素进行监测。国务院卫生行政部门会同国务院食品药品监督管理部门等制订、实施国家食品安全风险监测计划。

食品安全风险监测的目的是掌握食品中已知主要污染物及有害因素的分布、污染水平和趋势，确定其可能来源，及时发现系统性食品安全风险，有效降低食源性疾病的发生，为开展食品安全风险评估、食品安全标准制定或修订和采取相关的监管措施提供基础数据。其结果对于及时掌握食品安全动态、及时进行风险预警、开展有针对性的食品安全监管有重要意义。

我国在 20 世纪 80 年代就加入了由世界卫生组织（WHO）、联合国粮农组织（FAO）与联合国环境规划署（UNEP）共同成立的全球污染物监测规划/食品项目（Global Environmental Monitoring System/Food，GEMS/Food），并于 2000 年正式启动全国食品污染物监测网工作。2009 年以来，在原有食品化学污染物监测网的基础上进一步发展为全国食品安全风险监测—化学污染物和有害因素监测网，监测所覆盖的区域扩大为全国 32 个省、直辖市和自治区，监测的食品类别和污染物项目也不断增加，并建立异常病例/异常健康事件报告机制，加强对聚集性食源性疾病识别和报告的研究，整合技术资源，集中毒个案网络报告、逐级审核、食品中重要病原菌主动监测、微生物病原溯源、预警等于一体，为提高我国食源性疾病监控的整体水平搭建了技术平台。

2. 食品安全预警与应急处置

《食品安全法》规定，国家建立食品安全事故应急处置制度。按照分类管理、分级负责、条块结合、属地为主的原则，建立食品安全应急管理体系和运行机制。县级以上地方人民政府应当制定本行政区域的食品安全事故应急预案，并加强食品安全应急能力建设，建立应急处置队伍，配备设施设备，组织开展食品安全事故应急演练。食品生产经营企业应当制定食品安全事故处置方案，定期检查本企业各项食品安全防范措施的落实情况，及时消除食品安全事故隐患。鼓励食品生产经营企业开展食品安全事故应急演练。根据食品安全风险监测的结果，我国正逐步建立基于食品安全风险的先期介入、早期干预和快速响应机制，从监测、评估、预警与处置方面全面完善我国食品安全应对体系。

标签识别制度、召回制度可从不同方面对食品安全的监督管理起到积极作用。国家食品药品监督管理局于2015年发布了《食品召回管理办法》，在《食品安全法》的指导下进行问题食品的召回等。《农产品质量安全法》与《食品安全法》均强调了食品追溯的重要性。国家质检总局出台《出境水产品溯源规程（试行）》，中国物品编码中心相继编制了《牛肉质量跟踪与溯源系统实用方案》《水果、蔬菜跟踪与追溯指南》等规范化应用指南。我国食品尤其是农产品追溯链尚处于建立和完善的过程中，一些出口农产品已实现农田到餐桌的全程信息可追溯。

第五节　食品保存、制作与营养保障

WHO对营养保障的定义：确保数量充足又有营养价值的食品供应，强调所有年龄人群的食品营养质量的重要性。营养质量与食品安全息息相关，“食品安全是底线，食品营养是根本”。WHO将2015年世界卫生日的主题定为“食品安全”，旨在敦促各国政府和全社会共同行动，采取措施，提高从农田到餐桌的食品安全。食物必须有营养且安全，食品安全和食物营养联系紧密，特别是在食品供应无保障的地方，人们往往会忽略卫生、安全和营养问题，转向营养不太高的饮食，消费更“不安全”的食品。不安全的食物可能本身来源不佳或未经过充分的食物加工处理，也可能是在加工处理的过程中引入了不安全因素，可能会增加腹泻等食源性疾病发生的风险。这些疾病状况一方面导致食物的营养价值无法被吸收，另一方面在本身营养状况不良的人群中还可能导致更严重的疾病发生。营养保障的相关政策和干预手段必须系统地纳入食品安全相关措施。

WHO食品安全五要点基本适用于全球各种文化和群体，但各国和地方政府需要根据具体情况，对信息进行再加工后对公众进行宣教及传播。

（1）保持清洁。接触食品前、准备食品期间及便后要洗手；清洗和消毒用于准备食品的所有场所和设备；避免虫、鼠等其他动物进入厨房和接近食物。

（2）生熟分开。生的肉、禽和海产食品要与其他食物分开；处理生的食物要有专用的设备和用具，例如刀具和切肉板；使用器皿储存食物以避免生熟食物互相接触。

（3）做熟。食物要彻底做熟，尤其是肉、禽、蛋和海产食品；汤、煲等食物要煮开以确保达到70℃；肉类和禽类的汁水要变清，而不能是淡红色的，最好使用温度计；熟食再次加热要彻底。

（4）保持食物的安全温度。熟食在室温下不得存放2小时以上；所有熟食和易腐烂的食物应及时冷藏（最好在5℃以下）；熟食在食用前应保持温度（60℃以上）；即使在冰箱中也不能过久储存食物；冷冻食物不要在室温下化冻。

（5）使用安全的水和原材料。使用安全的水或进行处理以保证安全；挑选新鲜和有益健康的食物；选择经过安全加工的食品，例如经过低热消毒的牛奶；水果和蔬菜要洗干净；不吃超过保质期的食物。

一、食品保存

（一）常温保存对食物中营养素的影响

大多数食品在常温下保藏，营养素会逐渐损失。粮谷类应在通风干燥的环境下储存，营养素损失、霉菌生长等不利影响随粮食含水量增加而加剧。蔬菜、水果在常温下储存，维生素C较迅速地被氧化。牲畜屠宰后发生一系列变化，畜肉会经过僵直、后熟、自溶和腐败四个阶段。熟肉的感官风味、生物利用率等都得到提高，但如继续在常温下贮存，肉会腐败变质，营养价值降低，并生成有毒有害的小分子物质。

（二）蔬菜、水果的低温保存

植物组织受到机械损伤（压、碰、擦伤）、虫咬以及受微生物感染后呼吸强度增高，损伤处糖、蛋白质、维生素等营养物质流失加速，且会刺激微生物的生长，故受伤严重的蔬菜和水果易发热和腐烂。故在贮藏时应注意保持蔬菜和水果的结构完整性。保存温度对蔬菜的营养价值影响较大，尤其是维生素C的含量，湿度也对其损失有影响。热带和亚热带水果对低温的耐受性较差。近年来速冻蔬菜市场占有额较大，实际上大多数蔬菜在冷冻前进行漂烫预处理，此过程中维生素和矿物质会丢失，且在预冻、冷冻及解冻过程中水溶性维生素将进一步丢失。

（三）肉类的冷冻保存

肉类和鱼类食品的储藏应在−18℃以下，且时间不宜过长，时间过长或温度过高都可能导致蛋白质的分解、脂肪的氧化及B族维生素的损失。越是细切的肉类，储藏期越短。动物性食品冷冻速度越快，形成的水结晶越小，挤压作用越小，蛋白质变性也越小。在化冻时会流失较多维生素和矿物质。故一般提倡快冻缓融。

（四）奶类的保存

酸奶和牛奶均是维生素B_2的良好来源，但维生素B_2对光敏感，如把透明瓶装的牛奶在日光下放置数小时，维生素B_2损失可达90%。故乳制品应当于不透明的窗口盛装，且存放在低温避光处，最好保存在冰箱冷藏室中。

二、食品加工

（一）谷类加工对其营养价值的影响

谷类加工精度越高，糊粉层和胚芽损失越多，维生素和矿物质损失越大，B族维生素损失尤为严重。加工较粗糙时，感官性状较差，消化吸收率也相应有所降低。面粉在碾磨后可能采用抗氧化剂，如过氧化苯甲酰、二氧化氯等，可导致B族维生素的损失。

谷类在发酵过程中经酵母发酵，增加了多种B族维生素的含量，且使谷类中的植酸被酶解，使钙、铁、锌等微量元素的生物利用率提高。发酵后由于谷类的物理结构更加松软，更有利于人体消化吸收。粉丝、凉粉、酿皮等是由谷薯类提取淀粉制成的，在加工过程中蛋白质、维生素和矿物质基本上全部流失掉，主要成分仅剩淀粉。

（二）豆类加工对其营养价值的影响

干大豆蛋白质消化率较低，且含有抗胰蛋白酶等抗营养因子。在豆腐加工中，一般经浸泡、加热或磨浆、凝固等工序后，可破坏大豆中的抗营养因子（抗胰蛋白酶因子等），并除去大豆中大部分纤维素和低聚糖，降低植酸的含量，提高矿物质的吸收利用率，并提高蛋白质的消化利用率（可从40%提高到90%），但部分B族维生素可溶于水而流失。

大豆经发酵后可制成腐乳、豆豉等，发酵过程中微生物酶的作用可提高蛋白质等营养素的消化吸收率，并增加一些维生素的含量，尤其是B族维生素，如豆豉中维生素B_2的含量增加，并产生维生素B_{12}；微生物还可分解大部分植酸，使矿物质的吸收利用率提高；且由于微生物蛋白酶的作用，蛋白质的生物利用率也相应提高；微生物中糖苷酶的作用还可使大豆异黄酮的利用率提高。大豆经浸泡和发芽后形成豆芽，维生素C含量增加，且矿物质的吸收利用率也有所提高。

（三）蔬菜、水果加工对其营养价值的影响

部分蔬菜可经过腌制、干制。蔬菜腌制前往往要经过反复的洗、晒或热烫，水溶性和热敏感的维生素损失严重，矿物质也有部分损失。腌制蔬菜不是维生素C的良好来源，且腌制蔬菜中钠含量较高，会产生亚硝酸盐进一步降低维生素C的含量。蔬菜在脱水的过程中，维生素C会有部分损失，损失程度因干制方法不同而异。真空冷冻干燥法营养素损失最小，且由于浓缩，干制后营养素的相对含量增加。通过晾晒或烤制脱水导致营养素的损失则较大，光和热敏感的维生素C可能全部损失，类胡萝卜素也会大部分被氧化。

蔬菜汁通常由多种蔬菜调配而成，除去了蔬菜中大部分的不可溶性膳食纤维。蔬菜汁是钾的良好来源，也含有较丰富的维生素C等，由于未经油脂处理，其中类胡萝卜素吸收率可能较低。

果酱、果脯、果汁等的维生素C保存率与原料特点、加工工艺、储藏条件相关，在适当的加工条件下，橙汁等酸性果汁中的维生素C可保存良好。一般带果肉的混浊纯果汁含有水果中的大部分营养成分，而澄清果汁饮料一般滤除了水果中的膳食纤维及其他大分子物质，只含有糖分、矿物质和部分水溶性维生素。果酱和果脯加工需要加入大量糖分长时间浸渍，故含糖量较高，大量摄入可带来精制糖摄入过量的问题。水果制成果干可导致10%～50%的维生素C损失，由于往往采用盐类进行处理，矿物质含量可能有所提高，近年来水果还可制成果酒，较蒸馏酒酒精度低，并含有较丰富的糖类、氨基酸和维生素，以及一些植物活性成分，如有机酸类、多酚类等。

（四）畜、禽、鱼类加工对其营养价值的影响

畜、禽、鱼类可加工制成罐头食品、肉干、熏制食品等。在加工过程中蛋白质和脂

肪的损失较轻，高温对B族维生素的破坏较为显著。畜、禽、鱼类进行腌制时通常会加入亚硝酸盐，亚硝酸盐具有氧化性，可使维生素C和维生素E被破坏，腌制还会增加肉制品中的钠含量。罐藏肉类时，各种B族维生素均有明显的损失，由于靠近罐头表面的部分受热时间较长，维生素B_1的损失比中心部分大。

（五）奶类加工

乳制品加工中最重要的是灭菌。牛乳的杀菌有巴氏消毒（低温长时杀菌，60～70℃）、超高温瞬时杀菌（90～120℃）、高压灭菌等。超高温瞬时杀菌的方法对保存营养素最为有利，高压灭菌由于加热时间长、温度高，维生素损失相对较大。但牛奶并非维生素C和叶酸的重要膳食来源，加热损失的维生素对膳食平衡影响轻微。家庭烹调牛奶时，长时间煮沸或加热可能在容器壁上留下奶垢，其主要成分是蛋白质和钙以及少量脂肪等，故加热牛奶时应避免长时间沸腾。发酵对于奶类的营养价值无不良影响。发酵处理可在一定程度上抑制腐败菌的生长，延长保存期；增加某些B族维生素的含量，尤其是维生素B_{12}；还可提高蛋白质及矿物质的吸收利用率，并降解乳糖，预防乳糖不耐受。

三、食品烹调

烹调过程是指合理利用食物原料，将其加工烹制成具有一定色、香、味、形、质的即食食物，使之易于人体消化吸收，促进食欲，合理营养，保障身体健康，并满足人们在饮食精神层面享受的过程。食物的烹调方式是否合理将直接影响食物的营养质量。

（一）烹调对谷类营养价值的影响

谷类在淘洗过程中可导致水溶性维生素损失，尤其是B族维生素，淘洗时维生素B_1的损失率可达30%～60%。烹调时谷物中的矿物质（如钾、钠等）损失主要来自于水溶流失，吃捞饭弃米汤会损失大部分B族维生素，故不提倡。B族维生素可由加热、氧化、加碱损失，在炸油条的过程中，维生素B_1几乎全被破坏。焙烤可导致蛋白质的生物利用率轻度下降，因为赖氨酸在高温下与羰基化合物发生美拉德反应，可能会加剧谷物食品中赖氨酸的不足。

（二）烹调对蔬菜营养价值的影响

蔬菜是维生素、矿物质和多种植物化学物的主要来源，但其中的叶酸、维生素C、酚类等植物活性物质在加工过程中极易流失。营养素在不同的烹调方法下会发生一系列的生物化学变化，故采用合理的加工处理方法对保持蔬菜的营养价值十分重要。洗涤方式、蔬菜的切碎程度、用水量、pH值以及加热温度和加热时间均与营养素的损失有关。水溶性维生素流失的一个重要途径是通过切口或受损表面流失，故不建议把蔬菜切得过碎过细，同时应注意先洗后切。在快炒或一般煮熟的情况下，其损失率通常在20%～50%。加油脂烹调可促进蔬菜中类胡萝卜素、维生素K等成分的吸收利用。

（三）烹调对肉类营养价值的影响

畜、禽、鱼等肉类的烹调方法较多，常用的包括煮、蒸、炖、炒、煎炸等。在烹调过程中，蛋白质的含量变化一般不大，且经烹调后，蛋白质变性更有利于消化吸收。高温制作过程中，B族维生素的损失较多，上浆挂糊、急火快炒可使肉类外部蛋白质迅速凝固，从而减少内部营养素的流失。

（四）烹调对蛋类营养价值的影响

由于生蛋可能被沙门菌等细菌污染，不建议吃生蛋。蛋类烹调一般采用油炸、炒、蒸或带壳水煮等。在一般的烹调过程中，维生素 B_1、维生素 B_2 损失 8%～15%，其他营养素损失不大。蛋类烹调后蛋白质受热变性提高了蛋白质消化率，加热促使抗胰蛋白酶和抗生物素蛋白等抗营养因子失去活性，提高了蛋类中蛋白质的生物利用率。

（陈锦瑶　张立实　周凤鸣）

参考文献

[1] RichardLawley，Laurie Curtis，Judy Davis. The Food Safety Hazard Guidebook（the 2nd edition）. The Royal Society of Chemistry，Thomas Graham House，Science Park，Milton Road，Cambridge，CB4 0WF，UK，2012.

[2] Liangli（Lucy）Yu，Shuo Wang，Bao－guo Sun. Food Safety Chemistry. CRCPress，Taylor & Francis Group，US，2015.

[3] 黄承钰. 医学营养学［M］. 北京：人民卫生出版社，2006.

[4] 高永清. 营养与食品卫生学［M］. 北京：科学出版社，2008.

[5] 孙长颢. 营养与食品卫生学［M］. 第7版. 北京：人民卫生出版社，2012.

[6] 孙贵范. 预防医学［M］. 北京：人民卫生出版社，2010.

[7] 孙远明，何志谦. 食品营养学［M］. 第2版. 北京：中国农业大学出版社，2010.

第七章 营养风险筛查与营养状况评价

第一节 营养风险筛查

一、营养风险筛查的概念

2002年，以Jens Kondrup为首的欧洲临床营养与代谢学会（the European Society for Clinical Nutrition and Metabolism，ESPEN）专家组在128个随机对照的临床研究基础上，明确了营养风险的定义。营养风险（Nutritional Risk）是指“现存的或潜在的与营养因素相关的导致患者出现不利临床结局的风险”。特别强调的是，所谓营养风险并不是指发生营养不良的风险（the Risk of Malnutrition），而是指营养风险与临床结局密切相关，这是营养风险概念的一个重要特征。只有改善临床结局才能使患者真正受益，即改善临床结局是临床营养支持治疗的终点。对于营养风险与临床结局的关系，可根据以下两个方面来理解：①有营养风险的患者导致不良临床结局的可能性较无营养风险的患者大；②有营养风险的患者有更多的机会从合理的营养支持中受益。因此，一旦筛查发现患者存在营养风险（或进一步评价中已经有营养不良），应结合临床，制订个体化临床营养干预方案。

营养风险筛查（Nutrition Risk Screening）是由医务人员实施的、简便的、用于判断患者是否存在营养风险的筛查方法，以决定是否需要制订或实施临床营养治疗干预计划。美国营养师协会（American Dietetic Association，ADA）早在1994年就对营养风险筛查下了定义：“营养风险筛查是发现患者是否存在营养问题和是否需要进一步进行全面营养状况评价的过程。”2002年，美国肠外肠内营养学会（American Society for Parenteral and Enteral Nutrition，ASPEN）将营养风险筛查定义为：“识别与营养问题相关特点的过程，目的是发现个体是否存在营养不足和有营养不足的危险。”ESPEN则在2006年的指南中才明确了营养风险筛查的定义：“营养风险筛查是一个快速而简单的过程，通过营养筛查如果发现患者存在营养风险，即可制订营养计划；如果患者存在营养风险但不能实施营养计划，或不能确定患者是否存在营养风险时，需要进一步进行营养状况评价。”

营养风险筛查的应用原则：①已有营养不良（营养不足）或有营养风险的患者接受

临床营养干预有可能改善临床结局，包括减少并发症的发生率、缩短住院时间等；②如果不存在营养不良（营养不足）和（或）营养风险，临床营养干预有可能增加并发症或增加费用；③有必要对每一位入院患者进行营养风险筛查，评估其是否存在营养风险，并根据筛查结果，采取相应措施，如制订个体化肠外、肠内营养支持计划；④现阶段推荐每一个入院患者都接受营养风险筛查。目前主要的营养风险筛查工具包括营养风险筛查 2002（Nutritional Risk Screening 2002，NRS 2002）、营养不良通用筛查工具（Malnutrition Universal Screening Tools，MUST）和营养风险指数（Nutritional Risk Index，NRI）等。

二、营养风险筛查方法

（一）营养风险筛查 2002

营养风险筛查 2002（NRS 2002）是以 Jens Kondrup 为首的 ESPEN 专家组提出的一种新的营养筛查方法。该方法以 128 个随机对照临床研究为基础，进行了信度和效度的验证，2003 年首度发表在《临床营养》杂志上。ESPEN 于 2006 年在其临床营养指南中明确了 NRS 2002 的地位。中华医学会肠外与肠内营养学分会也推荐 NRS 2002 作为住院患者营养风险筛查的首选工具。2013 年 4 月 18 日发布的《中华人民共和国卫生行业标准——临床营养风险筛查（WS/T）427—2013》明确了 NRS 2002 在中国临床营养风险筛查的地位，并规定 NRS 2002 的适用对象：年龄 18～90 岁、住院过夜、入院次日 8：00 前未进行急诊手术、神志清楚、愿意接受筛查的成年人住院患者。

NRS 2002 包括 3 个方面的内容：①疾病的严重程度评分（0～3 分）；②营养状况受损评分（0～3 分），可以分别通过体质指数（BMI）、近 3 个月内体重是否下降及其程度、一周内进食量是否减少及其程度来评分，不累加，取最高分；③年龄评分，在以上评分基础上年龄大于或等于 70 岁者加 1 分。以上 3 项最高分相加，总分为 0～7 分。在以上的 128 个临床研究中，在评分大于或等于 3 分的情况下，大部分研究显示营养支持有效（能够改善临床结局），而在评分小于 3 分的情况下，大部分研究显示营养支持无效。因此，将是否存在营养风险的评分截点定为 3 分，即评分大于或等于 3 分为有营养风险，需要根据患者的临床情况，制订个体化的营养干预计划。评分小于 3 分者虽然没有营养风险，但应在其住院期间每周筛查 1 次。

NRS 2002 的优点在于简便易行，利于医患沟通，有临床 RCT 的支持。临床上医师、营养师、护士都可以操作，是未来临床营养支持标准化操作的有用工具。NRS 2002 的不足之处是当患者卧床无法测量体重，或者有水肿、腹膜腔积液（腹水）等影响体重测量，以及意识不清无法回答评估者的问题时，该工具的使用将受到限制。NRS 2002 是新近发展起来的营养风险筛查工具，以往的研究多在欧洲，有待更多的临床干预研究证明其预测性和有效性。

（二）营养不良通用筛查工具

营养不良通用筛查工具（MUST）由英国肠外肠内营养协会（British Association

for Parenteral and Enteral Nutrition，BAPEN）多学科营养不良咨询小组于2003年6月开发，于2008年3月、2010年9月和2011年8月三次小修订，形成了目前的版本。该工具得到英国营养师协会（British Dietetic Association，BDA）、英国皇家护理学院（Royal College of Nursing，RCN）、注册护士协会（Registered Nursing Home Association，RNHA）的支持。MUST在英国应用非常广泛，在其他欧洲国家也有应用，在中国零星使用，其适用性有待研究验证。

MUST是一种包含3个必需的模块、分5步完成的筛查工具，主要用于对成年人蛋白质-热量营养不良（营养不足）或肥胖，以及其发生风险筛查。3个模块分别为BMI、体重减轻、疾病所致进食量减少。通过以上3个模块评分得出总分，并根据得分情况将营养风险级别分为低风险、中等风险和高风险。BAPEN还针对MUST专门制定了使用指南，可以用于医院、社区和其他照护机构，并且不受专业限制，医生、营养师、护士、社会工作者和学生等均可参照指南使用。在患者变换居住环境后，需要重新筛查。

MUST的5个步骤：①测量身高和体重，用图表来获得体重指数。如果无法获得身高和体重，可使用指南所示的替代程序。②关注过去3～6个月非计划性的体重丢失百分比，可使用指南提供的得分表。③评估患者急性疾病的影响和得分。④将前3步的得分相加，得到营养不良的总体得分。⑤根据使用指南和（或）当地政策制订干预计划。

MUST有很好的表面效度和内容效度，其预测效度也得到证实。Stratton等研究显示，MUST可预测老年住院患者的死亡率和住院时间，即使是无法测量体重的卧床老年患者，MUST也可进行筛查，并预测临床结局。MUST是新近发展的营养风险筛查工具，有待更多的临床干预研究证明其预测性和有效性。应该特别注意的是，MUST不能用于筛查维生素和矿物质的缺乏或过度补充，而且只适用于成年人。

（三）营养风险指数

1988年，Buzby等人通过研究明确了营养风险指数（NRI）的计算公式，并用于评价全肠外营养手术患者的营养不良风险。1991年，美国退伍军人协会肠外营养研究协作组提出了另外一个计算公式，也就是我们现在常用的公式。NRI的敏感性和特异性均较好，可以预测患者的营养相关并发症。但由于老年患者平时体重很难评估或无法获得，因此NRI临床使用受限。如果患者由于疾病的原因出现水肿，则影响测定结果。此外，应激导致的血浆白蛋白急性下降也是NRI使用受限的原因。NRI大于100，营养状况正常；97.5～100为临界营养不良；83.5～97.5为轻度营养不良；NRI小于83.5，为严重营养不良。

一般认为NRI能预测患者的营养相关并发症，与NRS 2002的作用相同。而且许多研究已证实NRI与NRS 2002的相关性，并证实其预测营养相关并发症的可靠性。虽然国内使用NRI作为营养风险筛查工具的人员不多，但NRI不失为一款很好的营养风险筛查工具。

（四）老年患者营养风险指数

老年患者营养风险指数（Geriatric Nutritional Risk Index，GNRI）是针对老年人这一特定群体使用的营养风险筛查工具。2005 年由法国 Bouillanne O 团队在 Buzby 等设计的 NRI 的基础上改良而来，主要适用于医院、康复中心以及一些可以提供长期护理的机构，用于筛查营养相关并发症发生率和死亡率风险，有较高的敏感性和特异性。应该注意的是，它是营养相关的风险指数，而非营养不良指数。GNRI 将原来 NRI 中在老年患者中很难获得的平时体重改为理想体重，其计算公式如下：

GNRI=1.489×白蛋白（g/L）+41.7×（实际体重/理想体重）(kg)

要注意的是，公式中的理想体重是根据 Lorentz 公式来计算的：

男性理想体重=身高−100−［（身高−150）÷4］

女性理想体重=身高−100−［（身高−150）÷2.5］

对于卧床的老年患者，可以通过膝高来计算身高（可参考本章第二节“身高”部分的内容）。

根据 GNRI 的得分进行营养风险分级：GNRI<82，为重度营养风险；82≤GNRI<92，为中度营养风险；92≤GNRI<98，为轻度营养风险；GNRI≥98，为无营养风险。GNRI 评分为中度和重度营养风险的老年患者的营养相关风险较高，需要进行临床营养治疗干预。

GNRI 已被多次应用于临床研究，许多研究都证实了 GNRI 预测营养相关风险的有效性。GNRI 耗时少，评估程序简单，不需要老年患者过多参与和回答问题。因此，GNRI 更适合于生活无法自理的老年患者。缺点是需要检测血浆白蛋白水平，在某种程度上花费较高。

第二节　营养状况评价

一、概念和目的

营养状况评价（Nutrition Status Assessment）是由接受过培训的营养师、护师及临床医师对患者的临床病史、营养摄入史、营养代谢情况、机体各项功能等所进行的全面评定。2002 年，ASPEN 在其指南中对营养状况评价作了定义：用医学的、营养的方法对患者进行全面的评价，包括病史、体格检查、人体测量和实验室检查等。营养状况评价包括两个方面的内容：营养评估和代谢评估。

营养状况评价的目的是制订临床营养支持治疗计划，进一步研讨营养支持的适应证和营养支持可能的副作用，监测临床营养支持治疗的效果。按中国、欧洲和美国的专业学会的指南，首先对患者做营养风险筛查，有疑问时进行营养状况评价，然后制订营养干预计划。“筛查—评价—干预—再评价”是临床营养治疗的基本步骤。如果营养风险筛查结果明确，则可以直接制订营养干预计划，适时开展营养支持，并监测不良反应及核查其临床效果。

二、基本内容及方法

（一）膳食调查

膳食调查指对患者每天进餐次数、摄入食物的种类和数量等进行调查，并根据食物成分表计算出每人每日摄入的能量和其他营养素，然后与患者需要量进行比较，评价出患者的供给是否满足需要，了解食物分配和烹调加工过程中存在的问题，提出改进措施。膳食调查是了解患者饮食摄入情况的一种最直接方法。调查所得到的数据信息可进行个体化分析，了解膳食摄入量是否充足、发生营养不良的原因、患者的饮食习惯，为制订临床营养干预计划提供依据。调查内容有饮食习惯（包括地域特点、餐次、食物禁忌、口味、烹制方法等）、膳食结构、食物频率、膳食摄入量（包括每日三餐及加餐的食物品种和摄入量）。膳食调查一般采用记录法、回顾法和化学分析法（昏迷者、智力障碍者）。临床上最常用的方法是回顾法。

1. 膳食调查的内容

膳食调查主要对膳食史进行评价，包括膳食种类和摄入量，同时还应了解饮食相关的问题：患者是否存在厌食、味觉改变、嗅觉改变、嗜酒、口腔疾病、饮食结构单调、吞咽困难、经常外出就餐、饮食和药物不利作用、宗教方面的饮食限制、个人和地区饮食限制、超过7～10天以上的禁食、5天以上的流质饮食、口味改变等。对于老年人来说，无法自己进食、牙齿有问题、味觉及嗅觉改变、长期不良饮食习惯、食物变质、缺乏营养知识是普遍存在的问题。在对平常或近期食物摄入量和食物种类进行调查后，需要进行膳食（营养）评价。膳食评价主要集中在调查期间能量和营养素摄入量的情况。

2. 膳食调查的方法

膳食摄入量可通过收集回顾性或前瞻性摄入量资料获得，每种方法都有优点和缺点，需根据评价的目的和对象来选择调查方法，以了解营养素摄入量和确定合适的临床营养支持治疗方法。

（1）7天食物登记法（7-Day Food Record）。记录患者7天内进食的食物种类和数量，该法常用于门诊患者。7d结束时计算平均营养素摄入量，然后与DRIs或计算的需要量及膳食指南进行比较，确定其满足营养需要的程度。由于该方法主要由患者或其家人填写，主要难点为患者需要准确记录每餐的食物和量，尤其是量的估计存在偏差。当然，通过称量的方式可以准确确定食物的量。

（2）食物频率法（Food Frequency）。食物频率法是估计被调查者在指定的一段时期内进食某些食物频率的一种方法。以问卷形式进行调查，调查个体经常性的食物摄入种类，主要用于膳食与健康关系的流行病学研究调查。该方法可记录每天、每周、每月甚至每年食物摄入的频率。它注重一般的营养素而不是特殊的营养素。在患病期间，食物种类可能会变化，因此，完成一份住院前或患病前的食物频率调查，对于掌握患者膳食情况非常重要。食物频率调查表可由调查员填写，也可由有一定文化水平的被调查者填写。

(3) 24 小时回顾法（24－Hour Recall）。该法要求患者或家属回顾过去 24 小时内（而非过去 1 天内）进食的所有食物的种类及数量，并记录和分析。该方法有小的缺陷，比如准确性差，需要被调查者回顾过去 24 小时食物的摄入。为了弥补这个缺点，可以与食物频率法联合使用，也可将常用食物或本地区常见食物列举在表格中。有时，为了更准确地了解患者的饮食摄入情况，可进行连续 3 天的 24 小时回顾。

此外，称量法和化学分析法也可用于食物营养素摄入量分析，但在临床中很少使用。

（二）人体测量

人体测量（Anthropometry）是用测量和观察的方法来描述人体体质特征的方法和过程。人体测量的内容主要包括身高（长）、体重、皮褶厚度、围度、握力等。其中，身高和体重是人体测量中最为重要的内容，准确测量和记录对营养状况评价有重要的价值。人体测量可反映当前患者的营养状况。种族、父母遗传、出生体重和环境因素可影响生长和发育，在进行人体测量时需考虑这些因素。

1. 身高（长）

身高（长）（Height，Stature）（三岁以下儿童需要测量身长）与种族、遗传、营养、内分泌、运动和疾病等因素有关，一般急性或短期疾病与营养波动不会明显影响身高（长）。身高（长）测量通常应用于正常人群营养状况评价。临床住院患者可以通过身高等的测量，间接计算体表面积或体质指数等，从而计算基础代谢率，或判断体型。

测量方法有两种：直接测量法和间接测量法。

直接测量时，被测量者赤脚，采用立正姿势站在身高计的底板上，脚跟、骶骨部及两肩胛尖紧靠身高计的立柱上，即所谓的“三点一线”。测量者站在被测量者的左右均可，将其头部调整到耳屏上缘与眼眶下缘的最低点齐平，再移动身高计的水平板至被测量者的头顶，使其松紧度适当，即可测量出身高。测量注意事项：每次测量身高均应赤脚，并在同一时间（早晨更准确），用同一身高计，身体姿势前后应一致，身高计应摆放在平坦地面并靠墙根处。每次测量身高最好连续测两次，间隔 30 秒，两次测量的结果应大致相同，身高计的误差不得超过 0.5 厘米。

间接测量法适用于不能站立者，如临床上危重症患者（昏迷、类风湿关节炎、脊柱侧凸、脑瘫、肌营养障碍等）。可采用下列三种方式：①上臂距，上臂向外侧伸出与身体呈 90°，测量一侧至另一侧最长指间距离。因上臂距与成熟期身高有关，年龄对上臂影响较少，可作为个体因年龄身高变化的评价指标。②身体各部累积长度，用软尺测定腿、足跟、骨盆、脊柱和头颅的长度，各部分长度之和为身高估计值。③膝高，屈膝 90°，测量从足跟底至膝部大腿表面的距离，用下述公式计算出身高。国外成人参考公式如下：

男性：身高（cm）＝64.19＋2.02×膝高（cm）－0.04×年龄（岁）

女性：身高（cm）＝84.88＋1.83×膝高（cm）－0.24×年龄（岁）

以下为国内推荐公式：

男性：身高（cm）＝62.59＋2.09×膝高（cm）－0.01×年龄（岁）

女性：身高（cm）=69.28+1.50×膝高（cm）−0.02×年龄（岁）

另外，对昏迷或不能活动的患者可测卧位身高，对不能站立的婴儿可以测坐高。

2. 体重

体重（Body Weight，BW）是简单、易测且主要反映营养状况的评价指标。体重是脂肪组织、瘦体组织之和，可从总体上反映人体营养状况。孕妇、婴幼儿、儿童和青少年时期，体重可反映生长发育与营养状况的变化。疾病情况下可反映机体合成代谢与分解代谢的状况，同时受机体水分多少的影响。水肿患者体重常不能反映真实体重和营养状况。为减少测量误差，应注意时间、衣着、姿势等方面一致，住院患者应晨起空腹，排空大小便，穿着最少衣裤测定。体重丢失在营养状况评价中是十分重要的指标，它通常反映能量不足，可引起细胞蛋白质丢失的增加。对于儿童来说，体重是较敏感的指标，它可以较早提示营养不足，比身高（长）更能反映近期的营养状况变化。

标准体重（Standard Body Weight）也称理想体重（Ideal Body Weight，IBW），它是反映和衡量一个人健康状况的重要标志之一。过胖和过瘦都不利于健康，也不会给人以健美感。我国常用的标准体重计算公式有 Broca 改良公式和平田公式，Broca 改良公式使用最多。

Broca 改良公式：标准体重（kg）=身高（cm）−105

平田公式：标准体重（kg）=［身高（cm）−100］×0.9

体重的评价指标如下：

（1）实际体重（Actual Body Weight，ABW）占标准体重的百分比。评价标准：测量值<80%为消瘦，80%～90%为偏轻，90%～110%（含）为正常，110%～120%为超重，>120%为肥胖。

（2）肥胖度（Obesity Degree）。评价标准：测量值位于肥胖度±10%为营养正常；高于10%～20%为超重；高于20%为肥胖；低于10%～20%为偏轻；低于20%为消瘦。

肥胖度=（实际体重−理想体重）÷理想体重×100%

实际上，以上两个体重比，算法不一样，但得到的结果和临床意义一样。

（3）实际体重与平时体重比，可提示能量营养状况的改变。评价标准：测量值介于85%～95%为轻度蛋白质−能量营养不良，75%～85%为中度蛋白质−能量营养不良，小于75%为严重蛋白质−能量营养不良。

实际体重与平时体重比（%）=实际体重÷平时体重×100%

（4）体重改变。体重改变可反映能量与蛋白质代谢情况，提示是否存在蛋白质−能量营养不良。体重改变的公式为：

体重改变（%）=［平常体重（kg）−实测体重（kg）］÷平时体重（kg）×100%

评价时应将体重变化的幅度与速度结合起来考虑。体重改变的评价标准见表 7−1。

表 7-1　体重改变的评价标准

时间	中度体重丢失	重度体重丢失
1周	1%～2%	＞2%
1个月	5%	＞5%
3个月	7.5%	＞7.5%
6个月	10%	＞10%

（5）体质指数（BMI）。体质指数又称体重指数，是目前最常用的体重-身高指数，是评价肥胖和消瘦的良好指标。BMI是反映蛋白质-能量营养不良以及肥胖症的可靠指标。在判断肥胖程度时，使用这个指标的目的在于消除不同身高对体重的影响，以便于人群或个体间比较。研究表明，大多数个体的BMI与身体脂肪的百分含量有明显的相关性，能较好地反映机体的肥胖程度。但在具体应用时还应考虑其局限性，如对肌肉很发达的运动员或有水肿的患者，BMI值可能过高估计其肥胖程度。老年人群的肌肉组织与其脂肪组织相比，肌肉组织的减少较多，计算的BMI值可能过低估计其肥胖程度。同等BMI值的女性，其体脂百分含量一般大于男性。可以结合人体成分分析，测定体脂百分比（体脂%），有助于判断肥胖程度。

临床上BMI的改变常提示疾病的预后，男性BMI＜10.0kg/m^2、女性BMI＜12.0kg/m^{2}者很少能够存活，BMI＜20.0kg/m^{2}可能高度提示临床转归不佳和死亡。BMI的计算公式为：

$$\text{BMI}=\text{体重（kg）}/\text{身高（m）}^2$$

世界卫生组织发布了BMI的评价标准，考虑到亚太地区人群的体格特点，特别制定了亚洲成人的评价标准。2003年，国际生命科学学会中国办事处中国肥胖问题工作组提出了18岁以上中国成人BMI评价标准。成人BMI评价标准见表7-2。

表 7-2　成人BMI评价标准（kg/m^2）

BMI分类	WHO标准[1]	亚洲标准[2]	中国标准[3]
肥胖Ⅲ级（极重度肥胖）	≥40.0	未定义	未定义
肥胖Ⅱ级（重度肥胖）	35.0～39.9	≥30.0	未定义
肥胖Ⅰ级（肥胖）	30.0～34.9	25.0～29.9	≥28.0
超重（偏胖）	25.0～29.9	23.0～24.9	24.0～27.9
正常范围	18.5～24.9	18.5～22.9	18.5～23.9
蛋白质-能量营养不良Ⅰ级	17.0～18.4	17.0～18.4	17.0～18.4
蛋白质-能量营养不良Ⅱ级	16.0～16.9	16.0～16.9	16.0～16.9
蛋白质-能量营养不良Ⅲ级	＜16	＜16	＜16

资料来源：1WHO的成人肥胖症诊断标准（1997），2WHO的亚太地区成人肥胖诊断标准（2002），3中国肥胖问题工作组的中国成人肥胖症诊断标准（2003）。

11～13 岁青少年 BMI 的参考标准：BMI<15.0kg/m² 为存在蛋白质－能量营养不良，<13.0kg/m² 为重度营养不良；14～17 岁参考标准：BMI<16.5kg/m² 为存在蛋白质－能量营养不良，<14.5kg/m² 为重度营养不良。

体重评价时应注意以下临床特殊情况：

1）患者出现水肿、腹水等，引起细胞外液相对增加，可掩盖化学物质及细胞内物质的丢失。

2）患者出现巨大肿瘤或器官肥大等，可掩盖脂肪和肌肉组织的丢失。

3）利尿剂的使用会造成体重丢失的假象。

4）在短时间内出现能量摄入及钠量的显著改变，可导致体内糖原及体液的明显改变，从而影响体重。

5）如果每日体重改变小于 0.5kg（<0.5kg），往往是体内水分改变的结果，而非真正的体重变化。在排除脂肪和水的变化后，体重改变实际上反映了瘦体质（LBM）的变化。

6）不同营养类型体内脂肪和蛋白质消耗比例不同，因而体重减少相同者，有的可能蛋白质特别是内脏蛋白质消耗少，有的蛋白质消耗多。从维持生命和修复功能而言，蛋白质的多少比体重改变更重要，所以不同类型营养不良患者，相同的体重减少对预后可产生不同影响。

3. 皮褶厚度

皮下脂肪含量占全身脂肪总量的 50%左右，通过皮下脂肪厚度的测定可推算体脂总量，并间接反映能量摄入的情况。

（1）三头肌皮褶厚度（Triceps Skinfold Thickness，TSF）。被测者上臂自然下垂，取左（或右）上臂背侧肩胛骨肩峰至尺骨鹰嘴连线中点，于该点上方 2cm 处，测定者以左手拇指与示指（食指）和中指（指间距约 2cm）将皮肤连同皮下脂肪捏起呈皱褶，皱褶两边的皮肤对称。在皮褶下方 2cm 处，用皮褶厚度计测量其厚度，连续测量 3 次，取平均值，单位为 mm。注意事项：①双手自然下垂，防止肌肉紧张。②皮肤和皮下脂肪需一同夹起，但不能夹起肌肉；对于营养不良或皮肤松弛的老年人，防止夹起肌肉的方法是让肱三头肌收缩。③对于皮肤较紧或皮下脂肪较厚者，指间距可适当放宽。④需每天对皮褶厚度计进行校正。

结果判定：TSF 正常值男性为 8.3mm，女性为 15.3mm。实测值在正常值的 90%以上为正常，80%～90%之间为轻度亏损，60%～80%之间为中度亏损，<60%为重度亏损。

（2）肩胛下皮褶厚度。被测者上臂自然下垂，取左（或右）肩胛骨下角约 2cm 处，皮褶方向与肩胛下角切线平行，测量方法同 TSF。

结果判定：以肩胛下皮褶厚度与 TSF 之和来判定。正常参考值男性为 10～40mm，女性为 20～50mm；男性>40mm，女性>50mm 者为肥胖；男性<10mm，女性<20mm 者为消瘦。

（3）髋部与腹部皮褶厚度。髓部取左侧腋中线与髂脊交叉点，腹部取脐右侧 1cm 处，注意皮褶方向与腹直肌肌纤维方向一致。测量方法同 TSF。

上述结果还可代入下面公式推算总体脂（Total Body Fat，TBF）：

$$TBF（\%）=0.91137A+0.17871B+0.15381C-3.60146$$

其中，A、B 和 C 分别代表三头肌、肩胛下和髋部的皮褶厚度，单位均为 mm。

4. 围度

（1）头围（Head Circumference）。测量头围应使用没有弹性的软尺。测量以眉间为起点经枕骨粗隆的最大周径，精确到 0.1cm。头围可间接预测大脑发育。头围过大见于脑积水、佝偻病，头围过小见于小头畸形。出生时平均头围为 34.0cm，前半年增长 8.0～10.0cm，后半年增长 2.0～4.0cm。6 个月时为 44.0cm，1 岁时头围为 46.0cm，2 岁时为 48.0cm，5 岁时为 50.0cm，15 岁接近成人，为 54.0～58.0cm。

（2）胸围（Chest Circumference，Bust Circumference）。胸围是胸廓的最大围度，可以表示胸廓大小和肌肉发育状况，是评价人体宽度和厚度具有代表性的指标，在一定程度上反映身体形态和呼吸器官的发育状况，也是评价幼儿生长发育水平的重要指标。随着年龄的增长，胸廓的横径增长迅速，1 岁左右胸围与头围大致相等，12～21 个月时胸围超过头围。胸围赶上头围的时间与小儿营养状况密切相关。

（3）腰围（Waist Circumference，WC）。腰围是指腰部周径的长度，在一定程度上反映腹部皮下脂肪厚度和营养状态，是间接反映人体脂肪分布状态的指标。目前公认腰围是衡量脂肪在腹部蓄积（即中心性肥胖）程度的最简单、实用的指标。脂肪在身体内的分布，尤其是腹部脂肪堆积的程度，与肥胖相关性疾病有较强的关联。对于 BMI 并不太高者，腹部脂肪增加（腰围大于界值）似乎是独立的危险性预测因素。同时使用腰围和 BMI 可以更好地估计与多种相关慢性疾病的关系。国际糖尿病联盟提出用腰围作为诊断代谢综合征的必需危险因子，并提供了不同地域人群的不同标准。在肥胖的儿童、青少年中，表现向心性肥胖的较少，男孩和女孩在成长和性成熟阶段可出现不同的脂肪堆积形式，其腰围是否能作为向心性肥胖的评价指标尚未得到证实。

腰围的测量方法：受试者直立，两脚分开 30～40cm，用一根没有弹性、最小刻度为 0.1cm 的软尺放在右侧腋中线髂骨上缘与第十二肋骨下缘连线的中点（通常是腰部的天然最窄部位），沿水平方向围绕腹部一周，紧贴而不压迫皮肤，在正常呼气末测量腰围的长度，读数准确至 0.1cm。我国男性腰围≥85cm、女性腰围≥80cm 为腹部脂肪蓄积。

（4）臀围（Hip Circumference，Buttock Circumference）。臀围反映髋部骨骼和肌肉的发育情况。测量时，两腿并拢直立，两臂自然下垂，皮尺水平放在前面的耻骨联合和背后臀大肌最凸处。为了确保准确性，测量臀围时，一是要在横切面上，二是要在锻炼前进行。同时要注意每次测量的时间和部位相同，测量时不要把皮尺拉得太紧或太松，力求仔细、准确。

（5）腰臀比（Waist To Hip Ratio，WHR）。腰臀比是反映身体脂肪分布的一个简单指标，WHO 通常用它来衡量人体是肥胖还是健康，保持臀围和腰围的适当比例关系，对成年人体质和健康及其寿命有着重要意义。该比值与心血管疾病发病率有密切关系。

男性正常 WHR<0.8，女性<0.7。根据美国运动医学学会 1997 年推荐的标准，男

性 WHR>0.95 和女性 WHR>0.86，具有心血管疾病危险性。我国建议男性≥0.9、女性大于 0.8 称为中央型（或内脏型、腹内型）肥胖。

(6) 上臂围（Mid-Arm Circumference，MAC）。上臂围与体重密切相关，反映患者的营养状况。也可通过测定上臂紧张围与上臂松弛围，计算二者的差值，可反映肌肉的发育状况。一般差值越大，说明肌肉发育状况越好，越小，说明脂肪发育状况良好。MAC 可反映肌肉蛋白贮存和消耗程度，是快速而简便的评价指标，也能反映能量代谢的情况。

测量时，被测者上臂自然下垂，取上臂中点，用软尺测量。软尺误差不得超过 0.1cm。我国男性上臂围平均为 27.5cm，女性平均为 25.8cm；美国男性平均为 29.3cm，女性平均为 28.5cm；日本男性平均为 27.4cm，女性平均为 25.8cm。测量值>90%为营养正常，90%～80%为轻度营养不良，80%～60%为中度营养不良，<60%为严重营养不良。

(7) 上臂肌围（Mid-Arm Muscle Circumference，MAMC）。上臂肌围是反映肌蛋白量变化的良好指标，也反映体内蛋白储存的情况. MAMC 和血浆白蛋白含量密切相关，在血浆白蛋白低于 28.0g/L 的患者中，87%的患者 MAMC 均缩小。MAMC 可作为患者营养状况好转或恶化的指标。计算公式：

$$\text{MAMC（cm）}=\text{MAC（cm）}-\pi\times\text{TSF（cm）}$$

应该注意的是，TSF 测量单位为 mm，在本公式中需进行转化。我国男性 MAMC 平均为 25.3cm，女性平均为 23.2cm；美国男性平均为 25.3cm，女性平均为 23.2cm；日本男性平均为 24.8cm，女性平均为 21.0cm。测量值>90%为营养正常，90%～80%为轻度肌蛋白消耗，80%～60%为中度肌蛋白消耗，<60%为严重肌蛋白消耗。

(8) 上臂肌肉面积（Arm Muscle Area，AMA）。上臂肌肉面积常用于患者自身对照，可以用于观察患者某一段时间内肌肉蛋白质的变化。蛋白质-能量营养不良患者的 AMA 可能在正常范围，在使用该指标的时候应考虑该因素。AMA 的国内参考值为≥44.9cm^2，小于该值为蛋白质和（或）能量缺乏。AMA 可以由 MAMC 计算。

(9) 小腿围（Calf Circumference，CC）。小腿围为人体形态指标之一，反映人体腿部肌肉发育水平及发达程度，临床上常以 CC 判断患者的营养状况变化，尤其是老年人或长期接受营养支持的患者，也可用于对老年患者和营养支持患者营养状况的监测，降低有可能会出现肌肉减少症。低于 30.5cm 提示患者存在营养不良。测量小腿围时，被测者两腿分开站立同肩宽，检测者在其侧面将软尺在小腿最粗壮处以水平绕其一周计量，精确到小数点后一位，测量误差不超过 0.5cm。

5. 握力

握力（Handgrip）是反映肌肉总体力量的一个指标。握力评价的是受试者肌肉静力的最大力量状况，主要反映前臂和手部肌肉的力量，因其与其他肌群的力量有关，也可反映患者上肢肌力情况，间接体现机体营养状况的变化。考虑到个体体重和身高的差异，在评价青少年握力的时候，可以用握力体重指数（Grip Weight Index）进行评价。

（三）临床检查

临床检查通过病史采集及体格检查来发现是否存在营养不良。

1．病史采集

（1）膳食史：包括有无厌食、饮食禁忌、吸收不良、消化障碍，以及能量与营养素摄入量等。

（2）疾病史：已存在的影响能量和营养素摄入、消化、吸收和代谢的疾病因素，以及本身就发生代谢改变的疾病和生理或病理状态，如传染病、内分泌系统疾病、消化系统疾病等。

（3）用药史及治疗手段，包括代谢药物、类固醇、免疫抑制剂、放疗与化疗、利尿剂、泻药等。

（4）对食物过敏或不耐受等。

2．体格检查

体格检查的重点在于发现下述情况，判定其程度并与其他疾病鉴别：恶病质和肌萎缩、肝肿大、水肿或腹水、皮肤改变、毛发脱落、维生素缺乏体征、必需脂肪酸缺乏体征、常量元素和微量元素缺乏体征等。WHO 专家委员会建议特别注意下列 13 个方面，即头发、面色、眼、唇、舌、齿、龈、面（水肿）、皮肤、指甲、心血管系统、消化系统和神经系统等。能量和营养素缺乏表现及其可能因素见表 7－3。

表 7－3　能量和营养素缺乏表现及其可能因素

部位	临床表现	可能的营养素缺乏
头发	干燥、变细、易断、脱发	蛋白质、能量、必需脂肪酸、锌
鼻部	皮脂溢	烟酸、核黄素、维生素 E
眼	干眼病、夜盲症、毕脱斑、睑角炎	维生素 A
舌	舌炎、舌裂、舌水肿	维生素 B_2、维生素 B_6
牙	龋齿	氟
	牙龈出血、肿大	核黄素、叶酸、烟酸、维生素 C
口腔	味觉减退、改变	锌
	口角炎、干裂	核黄素、烟酸
甲状腺	肿大	碘
指甲	舟状指、指甲变薄	铁
皮肤	干燥、粗糙、过度角化	维生素 A、必需脂肪酸
	瘀斑	维生素 C、维生素 K
	伤口不愈合	锌、蛋白质、维生素 C
	阴囊及外阴湿疹	维生素 B_2、锌
	癞皮病皮疹	烟酸

续表7－3

部位	临床表现	可能的营养素缺乏
骨骼	佝偻病体征、骨质疏松	维生素D、钙
神经	肢体感觉异常或丧失、运动无力	维生素 B_1、维生素 B_{12}
肌肉	腓肠肌触痛	维生素 B_{12}
	腓肠肌萎缩	蛋白质、能量
心血管	脚气病心脏体征	维生素 B_1
	克山病体征	硒
生长发育	营养性矮小	蛋白质、能量
	性腺机能减退或发育不良	锌

（四）实验室检查

实验室检查可提供客观的营养评价结果，并且可确定存在哪种营养素缺乏或过量，指导临床营养支持治疗。

1. 血浆蛋白

血浆蛋白浓度可反映机体蛋白质营养状况。常用的指标包括白蛋白、前白蛋白、转铁蛋白、视黄醇结合蛋白和纤维连接蛋白。

（1）白蛋白（Albumin）。在应激状态下，血浆白蛋白浓度降低，如这种低水平维持一周以上，可表示有急性营养缺乏。血浆白蛋白低于35.0mg/L，临床上常出现蛋白质营养不良。在手术后或感染中，维持内脏蛋白的水平对患者的存活是非常重要的。白蛋白能有效预测手术风险程度，它只反映疾病的严重程度，而不反映营养不良的程度。当然，能量与蛋白质摄入不足，不利于急性期患者血浆白蛋白浓度恢复。白蛋白的合成受很多因素的影响，在甲状腺功能减退、血浆皮质醇水平过高、出现肝实质性病变及生理上的应激状态下，白蛋白的合成速率下降。由于白蛋白的半衰期约18～20天，在能量和蛋白质供给充足的情况下，急性疾病患者血浆白蛋白浓度恢复到正常需要一定的时间。在静脉输注人血白蛋白时，由于其分布和血液稀释的影响，血浆白蛋白浓度的恢复常常低于理论值。

白蛋白的正常参考值为40～55g/L，28～39g/L为轻度不足，21～27g/L为中度不足，<21g/L为重度不足。

（2）前白蛋白（Prealbumin，PA）。前白蛋白是由肝脏合成的一种糖蛋白，在电泳分离时，常显示在白蛋白的前方，故而得名。前白蛋白可与甲状腺素结合球蛋白及视黄醇结合蛋白结合，从而转运甲状腺素及维生素A，故又称甲状腺素结合前白蛋白（Transthyretin）。

前白蛋白参与机体维生素A和甲状腺素的转运及调节，具有免疫增强活性和潜在的抗肿瘤效应。由于前白蛋白半衰期很短，仅约1.9天，因此它能更加及时地反映营养状况的变化，在临床上常作为评价蛋白－能量营养不良和反映近期膳食摄入状况的敏感指标。从营养评价的角度讲，前白蛋白优于白蛋白。

前白蛋白的正常参考值为 200～400mg/L，160～199mg/L 为轻度不足，100～159mg/L 为中度不足，<100mg/L 为重度不足。

（3）转铁蛋白（Transferrin，TFN）。转铁蛋白又名运铁蛋白（Siderophilin），为血浆中结合并转运铁的β球蛋白，主要在肝脏合成，半衰期为 8～9 天。在高蛋白摄入后，TFN 的血浆浓度上升较快，能反映营养治疗后的营养状态与免疫功能的恢复率，该蛋白的改变较其他参数（血浆白蛋白、体重、皮褶厚度）更快。TFN 对血红蛋白的生成和铁的代谢有重要作用，可反映缺铁性贫血等多种疾病。TFN 增多见于缺铁性贫血、急性肝炎、急性炎症、口服避孕药、妊娠后期。TFN 减少见于肾病综合征、肝硬化、恶性肿瘤、溶血性贫血、营养不良。正常情况下，30%～40%的 TFN 用于铁的转运（即铁的结合力），因此该指标可由总铁结合力来计算，1982 年 Strombery 提出的参考公式为：

TFN（g/L）＝［（0.76×总铁结合力）＋18］÷100

TFN 的正常参考值为 2.0～4.0g/L，1.5～2.0g/L 为轻度不足，1.0～1.5g/L 为中度不足，≤1.0g/L 为重度不足。

（4）视黄醇结合蛋白（Retinol Binding Protein，RBP）。视黄醇结合蛋白是一种低分子量的亲脂载体蛋白，属 Lipocalin 蛋白超家族成员。其功能是从肝脏转运维生素 A 至上皮组织，并能特异性地与视网膜上皮细胞结合，为视网膜提供维生素 A。RBP 可特异地反映机体的营养状况，而且其半衰期短（10～12 天），是一项诊断早期营养不良的敏感指标。RBP 与血浆总胆红素、白蛋白、凝血酶原时间相关，故较前白蛋白有更高的敏感性，正是由于敏感性太高，其准确性降低。而且由于其主要在肾脏代谢，患肾脏疾病时，可造成血浆 RBP 浓度升高的假象。

（5）纤维连接蛋白（Fibronectin，FN）。纤维连接蛋白是一种高分子量糖蛋白，主要功能是介导细胞黏着。通过黏着，FN 可以通过细胞信号转导途径调节细胞的形状和细胞骨架的组织，促进细胞铺展。在创伤修复中，FN 也很重要的。在血凝块形成过程中，FN 促进血小板附着于血管受损部位。FN 浓度在饥饿时降低，恢复营养支持后可逐渐升高。血浆 FN 浓度持续降低多见于比较严重的疾病，如多器官功能衰竭、严重营养不良、广泛创伤、烧伤及脓毒血症、严重感染、重症肝炎、失代偿期肝硬化和肝癌转移等。

血浆蛋白的基本特征见表 7－4。

表 7－4　血浆蛋白的基本特征

血浆蛋白	分子量（D）	合成部位	正常范围（g/L）	生物半衰期
白蛋白	66460	肝细胞	40～55	18～20 天
前白蛋白	54980	肝细胞	0.2～0.4	1.9 天
转铁蛋白	79550	肝细胞	2.0～4.0	8～9 天
视黄醇结合蛋白	20960	肝细胞	0.372±0.0073	10～12 小时
纤维连接蛋白	440000	肝细胞及其他组织	1.82±0.16	4～24 小时

资料来源：焦广宇，蒋卓勤．临床营养学［M］．第 3 版．北京：人民卫生出版社，2010。

2. 免疫功能

细胞免疫功能在人体抗感染中起重要作用。蛋白质-能量营养不良常伴有细胞免疫功能损害，这将增加患者术后感染率和死亡率。通常采用总淋巴细胞计数和皮肤迟发性超敏反应来评定细胞免疫功能。

（1）总淋巴细胞计数（Total Lymphocyte Count，TLC）。总淋巴细胞计数是评定细胞免疫功能的简易方法。但一些原发性疾病，如心功能衰竭、尿毒症、霍奇金病，以及使用免疫抑制剂肾上腺皮质激素等，均可使 TLC 降低，TLC 与预后相关性较差，而且 TLC 还受感染等因素的影响。因此，TLC 并非营养评定指数的可靠指标。临床上应结合其他指标参考评价。正常参考值为（2.5～3.0）$\times 10^9$/L，（1.5～1.8）$\times 10^9$/L 为轻度营养不良，（0.9～1.5）$\times 10^9$/L 为中度营养不良，低于 0.9$\times 10^9$/L 为重度营养不良。

（2）皮肤迟发性超敏反应。细胞免疫功能与机体的营养状况密切相关，营养不良时皮肤迟发性超敏反应（Skin Delayed Hypersensitivity，SDH）常呈无反应状态。若患者 SDH 异常，且可于接受营养治疗后恢复，则 SDH 可作为营养状况，特别是细胞免疫功能判定的重要指标。常用抗原包括链激酶/链道酶（Streptokinase-Streptodomase，SK-SD）、流行性腮腺炎病毒素（Mumps）、白色念珠菌提取液（Candida）、植物血凝素（Phytohemagglutinin，PHA）等，需选择 3 种患者曾经接受过的抗原。将抗原于前臂表面皮内注射，待 24～48 小时后测量接种处硬结直径，呈红色硬结为阳性。判断标准：出现 2 个或 3 个硬结直径大于 5mm 为正常；只有 1 个直径大于 5mm 为免疫力降低；3 个硬结均小于 5mm 时，为无免疫力，至少有重度蛋白质营养不良。但正是由于需要皮下注射抗原，目前临床上很少用其来评价营养状况。

3. 维生素、微量元素

维生素、微量元素是维持人体正常代谢和生理功能不可缺少的营养素。三大营养素成分的正常代谢及某些生化反应和生理功能均需有维生素和微量元素的参与。处于应激状态（手术、烧伤、败血症等）的危重患者，对维生素和微量元素的需要量明显增加。多种地方病及疑难病的发生发展均与维生素和微量元素失衡有关。因此，维生素和微量元素在临床治疗及营养评价中受到越来越多的关注。

4. 氮平衡

氮平衡（Nitrogen Balance，NB）可反映摄入氮是否满足机体需要，以及体内蛋白质合成与分解代谢情况，有助于营养治疗效果判断，是评价蛋白质营养状况的常用指标。每日摄入氮经体内利用后的剩余部分及体内代谢产生的氮，90%经尿液排出，其中主要排出形式是尿素，其余有尿酸、肌酸酐、氨基酸及氨等，称为非尿素氮，每天丢失量约 2g，每天粪便氮丢失量为 12mg/kg，汗及毛发等氮丢失量为 5mg/kg。所以 NB 的计算公式如下：

$$NB=I-(U+F+S)$$

式中，NB 表示氮平衡，I 表示摄入氮，U 表示尿氮，F 表示粪氮，S 表示皮肤等的氮损失。

一般认为成人每日经肾脏排出非尿素氮2g，粪氮丢失约1g，皮肤丢失氮约0.5g，故上式可写成：

NB（g/d）＝蛋白质摄入量（g/d）÷6.25－［尿素氮（g/d）＋3.5（g/d）］

创伤和某些严重疾病发生时，尿中尿素氮和非尿素氮的排出量明显改变，此时应测尿总氮排出量，再计算 NB。

NB（g/d）＝蛋白质摄入量（g/d）÷6.25－［尿总氮（g/d）＋1.5（g/d）］

当患者出现消化吸收功能紊乱时，应分别检测尿总氮和粪氮，再计算氮平衡。

NB（g/d）＝蛋白质摄入量（g/d）÷6.25－尿总氮（g/d）－粪氮（g/d）

氮平衡为摄入氮和排出氮相等，提示人体代谢平衡，又称零氮平衡；正氮平衡为摄入氮多于排出氮，常见于生长期儿童和恢复期的急危重症患者；负氮平衡为摄入氮少于排出氮，通常提示饥饿或消耗性疾病。

5. 肌酐-身高指数

肌酐是肌肉组织中肌酸的代谢产物，因此肌酐的排出水平与肌肉组织密切相关。常用指标是肌酐-身高指数（Creatinine Height Index，CHI），即尿肌酐（Urine Creatinine，Ucr）含量与其身高标准体重 Ucr 的比值。CHI 是表示瘦体组织空虚程度的灵敏指标，其优点在于：①成人体内肌酸和磷酸肌酸的总含量较为恒定，每日经尿排出的肌酐量基本一致；②运动和膳食的变化对尿中肌酐含量的影响甚微，故在评定24小时尿肌酐时不必限制膳食蛋白质；③经 ^{40}K 计数测定，成人24小时尿肌酐排出量与瘦体组织量一致；④在肝病等引起水肿情况而严重影响体重测定时，价值更大（因为 CHI 不受影响）。其计算公式如下：

$$\text{肌酐－身高指数}=\frac{\text{测量过或真实的24小时肌酐排出量}}{\text{同性别理想身高24小时尿中肌酐排出量}}\times 100\%$$

CHI＞5.0％为正常，84.9％～95.0％表示瘦体组织轻度缺乏，70.0％～85.0％表示中度缺乏，≤70.0％表示重度缺乏。

身高体重相对应的标准肌酐见表7－5。

6. 尿羟脯氨酸指数

羟脯氨酸是胶原代谢产物。营养不良和体内蛋白质降低的儿童，尿中羟脯氨酸排出量减少。取清晨空腹尿样测定羟脯氨酸的排出量，计算羟脯氨酸指数，作为评定儿童蛋白质营养状况的重要指标。

$$\text{尿羟脯氨酸指数}=\frac{\text{羟脯胺酸}(\mu\text{mol})\div\text{尿}(\text{ml})\times\text{体重}(\text{kg})}{\text{肌酐}(\mu\text{mol})\div\text{尿}(\text{ml})}$$

评定标准：3个月～10岁儿童，尿羟脯氨酸指数＞2.0为正常，1.0～2.0为蛋白质不足，＜1.0为蛋白质缺乏。

表 7－5　身高体重相对应的标准肌酐

男性			女性		
身高（cm）	体重（kg）	Ucr（mmol/L）	身高（cm）	体重（kg）	Ucr（mmol/L）
157.3	56.6	11.4	147.0	46.1	7.3
160.0	57.6	11.7	149.9	47.3	7.5
162.6	59.1	12.0	152.4	48.9	7.7
165.1	60.3	12.3	154.9	50.0	8.0
167.6	62.0	12.6	159.5	51.4	8.2
170.2	63.8	13.0	160.0	52.7	8.4
172.7	65.8	13.4	162.6	54.3	8.6
175.3	67.6	13.7	165.1	55.9	8.9
177.8	69.4	14.1	167.6	58.0	9.2
180.3	71.4	14.5	170.2	59.8	9.5
182.9	73.5	14.9	172.7	61.6	9.7
185.4	75.6	15.4	175.3	63.4	10.1
188.6	77.6	15.8	177.8	65.2	10.4
190.5	79.6	16.2	180.3	67.0	10.7
193.0	82.2	16.7	182.9	68.9	11.0

7. 3－甲基组氨酸

3－甲基组氨酸（3－Methylhistidine，3－MH）几乎全部存在于骨骼肌的肌动蛋白和肌球蛋白之中，从肌肉分解和释出后就不再被利用，几乎完全以原形从尿中排出，且具有周转（分解和重新合成）快的特点，是反映肌蛋白代谢的良好指标，正常 1 天排出量为 300～500μmol。严重营养不良者尿中 3－MH 的排泄量降低，营养状况改善后，可恢复正常。男性尿 3－MH 正常值为 5.2±1.2μmol/（kg・24h），女性为 4.0±1.3 μmol/（kg・24h）。

三、营养不良

严格来说，任何一种营养素的失衡均可称为营养不良（Malnutrition），包括营养不足（Undernutrition）和营养过剩（Overnutrition）。营养不良可分为以下三种类型。

（一）蛋白质型营养不良

营养良好的患者在患严重疾病时，因分解代谢明显，而营养素摄入不足或来不及合成，以致血浆白蛋白、转铁蛋白等的浓度降低，同时机体免疫力下降，但是体重、三头肌皮褶厚度及臂肌围等人体测量值正常。主要原因是在应激、发热等病理生理情况下，机体会合成应激相关的蛋白，如C−反应蛋白等。

（二）蛋白质-能量型营养不良

蛋白质-能量型营养不良：由于能量摄入不足，蛋白质同样摄入不足，逐渐消耗肌肉组织与皮下脂肪（甚至内脏脂肪），是住院患者常见的营养不良类型。在社区或门诊患者中，该型营养不良最为常见。其特点是体重明显降低，肌酐−身高指数及其他人体测量值也较低，但血浆蛋白可维持在正常浓度。

（三）混合型营养不良

由于长期的能量和蛋白质摄入不足，常在此基础上又出现急性疾病，导致出现以上两型营养不良同时表现的营养不良。骨骼肌与内脏蛋白质均下降，内源脂肪储备消耗，多种器官功能受损。表现为体重和其他人体测量指标降低，同时内脏蛋白水平也下降，免疫力降低。这是一种非常严重、危及生命的营养不良，预后较差。

营养不良的高危因素主要包括：①体重严重丧失，如低于理想体重10%以上，或6个月内体重降低超过10%；②高代谢状态，如高热、大面积烧伤、败血症、外科大手术、骨折及恶性肿瘤等；③营养素丢失增加，如肠瘘、开放性损伤、慢性失血、溃疡渗出、腹泻及呕吐等；④慢性消耗性疾病，如糖尿病、心血管疾病、慢性阻塞性肺病、慢性肾脏疾病（CKD）、风湿性疾病等；⑤胃肠疾病或手术，如吸收不良、短肠综合征、胃肠道瘘、胰腺炎等；⑥使用某些药物或治疗，如放疗、化疗等。

四、临床营养评价实践及应用

（一）能量和蛋白质需要量评估

确定患者能量需要是临床营养支持治疗最为重要的一个环节。由于病情、营养状况不同，甚至治疗的影响不同，患者能量消耗差异较大，所以确定患者最适宜的目标能量供给量比较困难，即便这方面的专家也难以形成统一的意见。临床上常用的确定能量需要量的方法有经验法则、预测公式和间接测热法。当然最为准确的方法是直接测热法，但主要用于科研，临床不使用。

1. 经验法则

临床上最常用的确定能量的方法是经验法则，以×× kcal/（kg・d）确定患者能量需要，不同患者，不同疾病时期，能量需要量存在个体差异，一般建议初期为20～25kcal/（kg・d），甚至更低，合成期可为25～30kcal/（kg・d），甚至高达40 kcal/（kg・d）。但由于该方法没有统一的标准，存在疾病差异和个体差异，临床应用很难形成统一的意见。可以参照各国和各学会的指南，灵活使用该方法。

2. 预测公式

从20世纪初开始，研究者以身高、体重、年龄和（或）性别等作为参数，以健康人群或特定人群为研究对象，通过各种研究手段推导出一些能量需要预测公式，比较著名的公式有 Harris－Benedict（H－B）、Owen、Mifflin－St Jeor（MSJ）、WHO/FAO/UNU、Schofield 和 Ireton－Jones 等，见表 7－6。尽管研究人员花费很大的精力推导出适合于不同人群的预测公式，但公式的准确性一直受到质疑，只有少部分的研究者认可公式的准确性。

表 7－6 几种常用成人能量预测公式

预测公式名称	适合年龄	EER（kcal/d）	
		男性	女性
H－B	成人	66.47＋13.75×体重＋5.0×身高－6.76×年龄	655.1＋9.56×体重＋1.85×身高－4.68×年龄
WHO/FAO/UNU	18～30（岁）	15.4×体重－27×身高＋717	13.3×体重＋334×身高＋35
	61～60（岁）	11.3×体重＋16×身高＋901	8.7×体重－25×身高＋865
	＞60 岁	8.8×体重＋1128×身高－1071	9.2×体重＋637×身高－302
Owen	成人	10.2×体重＋875	7.18×体重＋795
MSJ	成人	10×体重＋6.25×身高－5×年龄＋5	10×体重＋6.25×身高－5×年龄－161
Schofield	10～17（岁）	（74.0×体重＋2754）÷4.184	（56.0×体重＋2898）÷4.184
	18～25（岁）	（63.0×体重＋2896）÷4.184	（62.0×体重＋2036）÷4.184
	30～59 岁	（48.0×体重＋3653）÷4.184	（34.0×体重＋3538）÷4.184
	60～74（岁）	（49.9×体重＋2930）÷4.184	（28.6×体重＋2875）÷4.184
	≥70y	（35.0×体重＋3434）÷4.184	（41.0×体重＋2610）÷4.184
Ireton－ Jones	肥胖成人	606＋（9×实际体重）－（12×年龄＋400（机械通气）＋1400	实际体重－（12×年龄）＋400（机械通气）＋1444

注：体重单位为 kg，身高单位为 cm，年龄单位为岁。

3. 间接测热法

鉴于预测公式的限定条件和准确性问题，目前公认的确定患者能量需要量的金标准是间接测热法（Indirect Calorimetry，IC）。IC 的测定仪器称为能量代谢测试系统，简称代谢车（Metabolic Cart）。其原理是能量代谢的定比定律——反应物的量与产物的量之间存在一定的比例关系，反应后同时释放出一定的能量（$C_6H_{12}O_6+6O_2=6CO_2+6H_2O+\Delta$）。根据这个原理，Weir JB 早在 1949 年就推导出间接测热法的计算公式，也就是著名的 Weir 公式：

$$EER=3.941\times VO_2+1.106\times VCO_2-2.17\times UN$$

公式中 VO_2 和 VCO_2 分别代表全天 24 小时氧气消耗量和二氧化碳产生量，单位为 L/24 小时，UN 代表测量前 24 小时尿素氮（g）。由于留样、保存和测定原因，临床上实施 24 小时尿素氮测定是比较费时，而且容易出现标本被污染的问题。可以假设一个处于正氮平衡状态的个体，一天摄入 62.5g 的蛋白质，24 小时排出尿素氮应该为 10.0g，根据 Weir 公式，这部分计算出的能量消耗为 2.17×UN＝2.17×10.0＝21.7

(kcal)。这 21.7kcal 相对于测定 1000kcal 及其以上的能量可以忽略不计，所以有人建议用简易的 Weir 公式（EER＝3.941×VO_2＋1.106×VCO_2）来确定患者的能量需要。鉴于 IC 的准确性高，ESPEN、ASPEN 以及加拿大的临床营养指南中都推荐 IC 为首选的确定患者能量需要的方式。

相对于能量供给量估算，蛋白质的供给量计算各方意见差异较小，关于这方面的研究也比较少。专家共识或指南（ASPEN 或 ESPEN）都建议体重较为正常（一般建议为 BMI＜30kg/m^2）的患者蛋白质的供给量至少要达到 1.2～1.5g/（kg·d）（体重为实际体重），严重创伤和烧伤患者可以适当提高一些。为了保证肥胖患者瘦体组织（Lean Body Mass or Free Fat Mass）不丢失或少丢失，肥胖患者的蛋白质需要量应达到 2.0～2.5g/（kg·d）（体重为标准体重）；研究发现危重患者若能提高氮的供给量至 0.4 g/（kg·d）[也就是蛋白质达 2.5g/（kg·d）]，就能实现正氮平衡，患者的预后也比蛋白质供给不足的患者要好。但要注意，对于肝肾功能不全等的患者，需要限制蛋白质摄入，所以蛋白质需要量应该考虑患者病情、个体差异，根据疾病治疗原则估算。

（二）营养状况综合评价

1. 微型营养评价

微型营养评价（Mini Nutritional Assessment，MNA）是 1994 年由瑞士的 Guigoz Y 提出的一种营养评价工具；2001 年，Rubenstein 等进行修改，并设计了简洁版 MNA（Mini Nutritional Assessment Short Form，MNA－SF）。2011 年 ASPEN 指南认为其属于营养评价范围，不是筛查工具，开发过程中没有应用循证医学研究报告。改版 MNA 包括营养筛查和营养评估两部分，营养筛查部分的内容与 MNA－SF 内容相同，包括人体测量、整体评价、饮食评价和主观评价 4 个方面，共 18 个问题（参数），第一部分 14 分，第二部分 16 分，全部完成 18 个问题总分为 30 分。在完成第一部分后，若得分≥12 分，则患者无营养不良风险，不需要进行进一步的评价，若得分≤11 分，则患者可能存在营养不良，需要继续进行评价，完成第二部分，计算总分。Guigoz Y 等将营养状况按照 MNA 总得分值分为 3 类：MNA 得分≥24 分，营养状况正常；17～23.5 分，为潜在营养不良或存在营养不良风险；＜17 分，为营养不良。

MNA 适用于所有老年人群，已在欧美国家广泛使用。在我国，也有许多学者使用 MNA 评价住院患者的营养状况。研究已经证实 MNA 快速、简单、易操作，尤其是分两部分评价，第一部分首先剔除了营养状况正常的患者，使他们免受评估之扰，也使评估具有针对性，从而节约了定量的时间和医疗资源，一般 10 分钟即可完成，与传统的营养评价方法和人体成分分析有良好的相关性。

2009 年，国际 MNA 小组的 Kaiser 等人对旧版 MNA－SF 进行了修订。考虑到无法称重或无法测量身高的患者无法取得 BMI，可用 CC 来代替。所以修订版 MNA－SF 与旧版 MNA－SF 相比，增加了 1 个可选择性条目，即 CC 的评价，也即新版 MNA 第二部分评价的最后一个问题。修订版 MNA－SF 与 MNA 一样将受试对象营养状况分为营养状况正常（12～14 分）、营养不良风险（8～11 分）和营养不良（0～7 分）3 类。研究发现，修订版 MNA－SF 与旧版 MNA－SF 有良好的相关性，是一种更有效、更快捷的营养状况评价工具，对不能站立或不能称得体重的老年人更为实用。

2. 主观整体评价

主观整体评价（Subjective Global Assessment，SGA）是一款比较早应用的、有效的临床营养评价工具，由加拿大多伦多大学的 Baker 和 Detsky 等人于 1982 年建立。1987 年，Detsky 等发表的论文中介绍了这种方法。

SGA 通过询问了解患者体重改变与进食变化、消化功能的改变，通过主观评判来了解疾病应激情况、肌肉消耗和脂肪消耗情况及活动能力等，不用生化检查，也不做身高和体重测量。2011 年，ASPEN 指南将其归为营养评价工具之一，适用于住院患者。

SGA 的信度和效度已经通过研究得到检验。不同研究者间一致性信度为 81%。敏感度和特异度分别为 0.82 和 0.72。研究显示，通过 SGA 评估发现的营养不良患者并发症发生率是营养良好患者的 3～4 倍。针对不同住院患者的前瞻性研究显示，SGA 能很好地预测并发症。

SGA 作为营养风险筛查工具有一定局限性。SGA 不宜区分轻度营养不良，更多侧重于慢性或已经存在的营养不良，不能很好地体现急性营养状况的变化。该工具是一个主观评估工具，使用者在使用该工具前需要很好的培训才能够保证该工具的敏感性和特异性。SGA 更适合于接受过专门训练的专业人员使用，作为大医院常规营养评价工具则不实用。

3. 患者主观整体评价

患者主观整体评价（Patient Generated Subjective Global Assessment，PG－SGA）于 1994 年最先由美国的 Ottery FD 提出，是一种专门为肿瘤患者设计的营养状况评价工具。临床上也将 PG－SGA 应用于透析患者急性脑卒中患者、HIV 携带者和临终关怀患者的营养状况评价。

PG－SGA 的实质与 SGA 相同，无器官功能的生化检查，也不测量身高和体重。PG－SGA 由患者自我评价部分和医务人员评价部分组成，具体内容包括体重、摄入情况、症状、活动和身体功能、疾病与营养需求的关系、代谢方面的需要、体格检查等 7 个方面，前 4 个方面由患者自己评价，后 3 个方面由医务人员评价。总体评价包括定性评价和定量评价两种。PG－SGA 还附带 5 个工作表，以方便评价。为了规范 PG－SGA 的临床操作，美国营养与膳食学院（American College of Nutrition and Diet，AND）还录制了 PG－SGA 操作 DVD。

虽然 ADA 和 AND 均推荐将其用于肿瘤患者，但没有高质量临床验证报告的支持。同时美国 ASPEN、欧洲 ESPEN 及中国 CSPEN 均没有推荐将其用于肿瘤患者的营养状况评价。只有中国抗癌协会肿瘤营养与支持治疗专业委员会推荐该方法应用于肿瘤患者的营养状况评价。

4. 预后营养指数

预后营养指数（Prognostic Nutritional Index，PNI）最初由美国宾夕法尼亚大学的 Mullen 等人于 1979 年提出，又称 Mullen 指数。该指数是对 4 种营养状况评价参数（包括 ALB、TSF、TFN 和 SDH）与外科患者预后的相关性进行分析后，提出的一种综合营养评价方法。它可以作为评价外科患者手术前营养状况和预测手术合并症危险性的综合指标，可以直接预测手术后并发症的发生率与死亡率。计算公式如下：

PNI（%）＝158－16.6×ALB（g/dl）－0.78×TSF（mm）－0.2×TFN（mg/dl）－5.80×SDH

式中，SDH 表示皮肤迟发性超敏反应，硬结直径大于5mm 者，SDH＝2；小于 5mm 者，SDH＝1；无反应者，DCH＝0。PNI 小于 30%，表示发生术后并发症及死亡的可能性均很小；30%≤PNI＜40%，表示存在轻度手术危险性；40%≤PNI＜50%，表示存在中度手术危险性；PNI≥50%，表示发生术后并发症及死亡的可能性均较大。

由于 Mullen 指数依靠的参数较多，操作复杂，TFN 检查价格较贵，SDH 等待时间较长，目前临床上已很少实用。不过 1984 年，日本学者 Onodera T 等提出了新的 PNI，只使用血浆白蛋白和淋巴细胞计数，称为 Onodera 指数。

$$PNI（\%）=10\times ALB（g/dl）+0.5\times TLC（\times 10^{8}/L）$$

评价标准：PNI＞45%，为手术安全；40%≤PNI＜45%，手术有危险；PNI＜40%，有手术禁忌。

5. 营养评定指数

营养评定指数（Nutritional Assessment Index，NAI）由日本学者 Iwasa 等于 1983 年提出，是对食管癌患者进行营养状况评定的综合指数。

NAI＝2.64×AMC＋0.60×PA＋3.76×RBP＋0.017×PPD－53.80

式中，AMC 表示上臂肌围（cm），PA 为血浆前白蛋白（mg/dl），PPD 表示用结核菌素纯蛋白质衍生物进行 SDH（硬结直径＞5mm，PPD＝2；＜5mm，PPD＝1；无反应者，PPD＝0）。NAI≥60，表示营养状况良好；40≤NAI＜60，表示营养状况中等；NAI＜40，表示营养不良。

6. 儿童主观整体营养评价

目前尚无统一的能有效筛查和评价儿童营养状况的工作量表。2007 年，加拿大多伦多大学的 Secker DJ 和 Jeejeebhoy KN 首次报告了儿童主观整体评价（Subjective Global Nutritional Assessment，SGNA），它是在 SGA 的基础上进行适当的修改而成的，是一种主观非定量的工作量表。SGNA 不但可以作为营养风险筛查工具，还可以对患儿营养不良程度进行评价。Secker 等人认为，SGNA 量表可以评估患儿的基线营养状况，不适用于急性疾病的营养状况评价。在最初的研究中，对 175 名（年龄从 31 天～17.9 岁）患儿进行术前筛查，认为 SGNA 可以预测胸部或腹部手术的住院患儿术后营养相关性并发症和是否延长住院时间。Vermilyea 等人使用 SGNA 量表来评价 150 名 PICU 的患儿营养相关并发症，发现该量表可信度为中度（$\kappa=0.671$），营养状况评价结果与人体测量结果有较强的相关性，但与住院时间和其他量表之间无相关性。鉴于目前应用和研究均较少，其有效性和实用性有待大量研究来证实。

7. 营养不良炎症评分

营养不良炎症评分（Malnutrition-Inflammation Score，MIS）是专门针对终末期慢性肾脏疾病血液透析患者（Maintenance Hemodialysis，MHD）的营养不良－炎症复合体综合征（Malnutrition-Inflammation Complex Syndrome，MICS）的一种评价方法。2001年，由美国Kalantar-Zadeh等在透析营养不良评分的基础上，加入了与MHD患者营养状况及死亡率密切相关的体质指数、血浆白蛋白和总铁结合力（转铁蛋白）三个指标。研究显示，MIS是MHD患者病死率和住院率的预测指标，能判断终末期肾脏疾病患者预后的独立危险因素，是首个可以全面定量评价MICS的评分系统。

MIS包括病史、体格检查、BMI和实验室检查4大项10个指标。具体包括干体重变化、饮食情况、胃肠道症状、功能状态、接受透析治疗的时间和合并症、皮下脂肪情况、肌肉消耗、BMI、血浆白蛋白、血清总铁结合力。10个指标中每一项又分为0（正常）~3（严重）级4个等级，总分共30分。得分越高，提示患者的营养不良及炎症程度越重。自从2001年公布以来，MIS已广泛应用于血液透析、腹膜透析和肾移植术后等的患者的评估，对于慢性肾脏疾病患者，其评估价值也已经得到研究证实。

（胡雯　饶志勇　曾果　李润　杨柳青）

参考文献

[1] Kondrup J，Rasmussen HH，Hamberg O，et al. Nutritional risk screening (NRS 2002)：a new method based on an analysis of controlled clinical trials [J]. Clin Nutr，2003，22 (3)：321－336.

[2] 于康. 营养风险与营养风险筛查 [J]. 内科急危重症杂志，2010，16 (2)：57－58.

[3] 蒋朱明. 肠外与肠内营养学名词 [M]. 北京：科学出版社，2016.

[4] 黄承钰. 疾病营养治疗 [M]. 成都：四川大学出版社，2006.

[5] The Veterans Affairs Total Parenteral Nutrition Cooperative Study Group. Perioperative total parenteral nutrition in surgical patients [J]. N Engl J Med，1991，325 (8)：525－532.

[6] Shinkawa H，Takemura S，Uenishi T，et al. Nutritional risk index as an independent predictive factor for the development of surgical site infection after pancreaticoduodenectomy [J]. Surg Today，2013，43 (3)：276－283.

[7] Thieme RD，Cutchma G，Chieferdecker ME，et al. Nutritional risk index is predictor of postoperative complications in operations of digestive system or abdominal wall? [J]. Arq Bras Cir Dig，2013，26 (4)：286－292.

[8] Adejumo OL，Koelling TM，Hummel SL. Nutritional Risk Index predicts mortality in hospitalized advanced heart failure patients [J]. J Heart Lung Transplant，2015，34 (11)：1385－1389.

[9] Bouillanne O，Morineau G，Dupont C，et al. Geriatric Nutritional Risk Index：a new index for evaluating at-risk elderly medical patients [J]. Am J Clin Nutr，2005，82 (4)：777－783.

[10] Cereda E，Klersy C，Pedrolli C，et al. The Geriatric Nutritional Risk Index predicts hospital length of stay and in-hospital weight loss in elderly patients [J]. Clin Nutr，2015，34 (1)：74－78.

[11] Kinugasa Y，Kato M，Sugihara S，et al. Geriatric nutritional risk index predicts functional dependency and mortality in patients with heart failure with preserved ejection fraction [J]. Circ J，2013，77 (3)：705－711.

[12] Abd-El-Gawad WM，Abou-Hashem RM，El Maraghy MO，et al. The validity of Geriatric Nutrition Risk Index：simple tool for prediction of nutritional-related complication of hospitalized elderly patients. Comparison with Mini Nutritional Assessment [J]. Clin Nutr，2014，33 (6)：

1108－1116.
[13] Komatsu M, Okazaki M, Tsuchiya K, et al. Geriatric Nutritional Risk Index Is a Simple Predictor of Mortality in Chronic Hemodialysis Patients [J]. BloodPurif, 2015, 39 (4): 281－287.
[14] 申昆玲. 儿童营养学 [M]. 北京：人民军医出版社，2015.
[15] 王卫平. 临床儿科营养 [M]. 北京：人民卫生出版社，2009.
[16] 焦广宇，蒋卓勤. 临床营养学 [M]. 第3版. 北京：人民卫生出版社，2010.
[17] 石汉平，李薇，王昆华. PG－SGA肿瘤患者营养评估操作手册 [M]. 第2版. 北京：人民卫生出版社，2015.
[18] 石汉平，李薇，齐玉梅，等. 营养筛查与评估 [M]. 北京：人民卫生出版社，2014.
[19] Chumlea WC, Roche AF, Steinbaugh ML. Estimating stature from knee height for persons 60 to 90 years of age [J]. J Am Geriatr Soc, 1985, 33 (2): 116－120.
[20] Council on Practice (COP) Quality Management Committee. Identifying patients at risk: ADA's definitions for nutrition screening and nutrition assessment [J]. J Am Diet Assoc, 1994, 94 (8): 838－839.
[21] ASPEN. Guidelines for the use of parenteral and enteral nutrition in adult and pediatric patients [J]. JPEN JParenter Enteral Nutr, 2002, 26 (1 Suppl): 1SA－138SA.
[22] Lochs H, Allison SP, Meier R, et al. Introductory to the ESPEN Guidelines on Enteral Nutrition: Terminology, definitions and general topics [J]. Clin Nutr, 2006, 25 (2): 180－186.
[23] 中华人民共和国卫生部疾病控制司. 中国成人超重和肥胖症预防控制指南 [M]. 北京：人民卫生出版社，2006.
[24] Heymsfield SB, McManus C, Smith J, et al. Anthropometric measurement of muscle mass: revised equations for calculating bone-free arm muscle area [J]. Am J Clin Nutr, 1982, 36 (4): 680－690.
[25] Bonnefoy M, Jauffret M, Kostka T, et al. Usefulness of calf circumference measurement in assessing the nutritional state of hospitalized elderly people [J]. Gerontology, 2002, 48 (3): 162－169.
[26] Portero-McLellan KC, Staudt C, Silva FR, et al. The use of calf circumference measurement as an anthropometric tool to monitor nutritional status in elderly inpatients [J]. J Nutr Health Aging, 2010, 14 (4): 266－270.
[27] GeorgeCM, Wells CL, Dugan NL. Validity of hydrodensitometry for determination of body composition in spinal injured subjects [J]. Hum Biol, 1988, 60 (5): 771－780.
[28] Pace N, Kline L, et al. Studies on body composition; use of radioactive hydrogen for measurement in vivo of total body water [J]. J Biol Chem, 1947, 168 (2): 459－469.
[29] Cohn SH, Gartenhaus W, Sawitsky A, et al. Compartmental body composition of cancer patients by measurement of total body nitrogen, potassium, and water [J]. Metabolism, 1981, 30 (3): 222－229.
[30] Rutten EP, Grydeland TB, Pillai SG, et al. Quantitative CT: Associations between Emphysema, Airway Wall Thickness and Body Composition in COPD [J]. Pulm Med, 2011: 328－419.
[31] Carter M, Zhu F, Kotanko P, et al. Assessment of body composition in dialysis patients by arm bioimpedance compared to MRI and 40K measurements [J]. Blood Purif, 2009, 27 (4): 330－337.
[32] Ukidome T, Shirai K, Kubo J, et al. MRI evaluation of body composition changes in wrestlers

undergoing rapid weight loss [J]. Br J Sports Med, 2008, 42 (10): 814-818.

[33] Demerath EW, Guo SS, Chumlea WC, et al. Comparison of percent body fat estimates using air displacement plethysmography and hydrodensitometry in adults and children [J]. Int J Obes Relat Metab Disord, 2002, 26 (3): 389-397.

[34] Lockner DW, Heyward VH, Baumgartner RN, et al. Comparison of air-displacement plethysmography, hydrodensitometry, and dual X-ray absorptiometry for assessing body composition of children 10 to 18 years of age [J]. Ann N Y Acad Sci, 2000, 904: 72-78.

[35] Dewit O, Fuller NJ, Fewtrell MS, et al. Whole body air displacement plethysmography compared with hydrodensitometry for body composition analysis [J]. Arch Dis Child, 2000, 82 (2): 159-164.

[36] Cotes JE, Berry G, Burkinshaw L, et al. Cardiac frequency during submaximal exercise in young adults; relation to lean body mass, total body potassium and amount of leg muscle [J]. Q J Exp Physiol Cogn Med Sci, 1973, 58 (3): 239-250.

[37] Holmes JC, Gibson AL, Cremades JG, et al. Body-density measurement in children: the BOD POD versus Hydrodensitometry [J]. Int J Sport Nutr Exerc Metab, 2011, 21 (3): 240-247.

[38] Alijanian N, Naini AE, Shahidi S, et al. The comparative evaluation of patients' body dry weight under hemodialysis using two methods: Bioelectrical impedance analysis and conventional method [J]. J Res Med Sci, 2012, 17 (10): 923-927.

[39] Kafri MW, Myint PK, Doherty D, et al. The diagnostic accuracy of multi-frequency bioelectrical impedance analysis in diagnosing dehydration after stroke [J]. Med Sci Monit, 2013, 19: 548-570.

[40] Kim M, Kim H. Accuracy of segmental multi-frequency bioelectrical impedance analysis for assessing whole-body and appendicular fat mass and lean soft tissue mass in frail women aged 75 years and older [J]. Eur J Clin Nutr, 2013, 67 (4): 395-400.

[41] Silver HJ, Wall R, Hollingsworth E, et al. Simple kcal/kg formula is comparable to prediction equations for estimating resting energy expenditure in older cognitively impaired long term care residents [J]. J Nutr Health Aging, 2013, 17 (1): 39-44.

[42] Harris JA, Benedict FG. A Biometric Study of Human Basal Metabolism [J]. Proc Natl Acad Sci USA, 1918, 4 (12): 370-373.

[43] Energy and protein requirements. Report of a joint FAO/WHO/UNU Expert Consultation [J]. World Health Organ Tech Rep Ser, 1985, 724: 1-206.

[44] Owen OE, Kavle E, Owen RS, et al. A reappraisal of caloric requirements in healthy women [J]. Am J Clin Nutr, 1986, 44 (1): 1-19.

[45] Owen OE, Holup JL, D'Alessio DA, et al. A reappraisal of the caloric requirements of men [J]. Am J Clin Nutr, 1987, 46 (6): 875-885.

[46] Mifflin MD, StJeor ST, Hill LA, et al. A new predictive equation for resting energy expenditure in healthy individuals [J]. Am J Clin Nutr, 1990, 51 (2): 241-247.

[47] Subramaniam A, McPhee M, Nagappan R. Predicting energy expenditure in sepsis: Harris-Benedict and Schofield equations versus the Weir derivation [J]. Crit Care Resusc, 2012, 14 (3): 202-210.

[48] Kross EK, Sena M, Schmidt K, et al. A comparison of predictive equations of energy expenditure and measured energy expenditure in critically ill patients [J]. J Crit Care, 2012, 27 (3): 321, e5-e12.

［49］ Frankenfield D. Validation of an equation for resting metabolic rate in older obese, critically ill patients ［J］. JPEN J Parenter Enteral Nutr, 2011, 35 (2): 264－269.

［50］ Weir JB. New methods for calculating metabolic rate with special reference to protein metabolism ［J］. J Physiol, 1949, 109 (1－2): 1－9.

［51］ Smyrnios NA, Curley FJ, Shaker KG. Accuracy of 30-minute indirect calorimetry studies in predicting 24-hour energy expenditure in mechanically ventilated, critically ill patients ［J］. JPEN J Parenter Enteral Nutr, 1997, 21 (3): 168－174.

［52］ Sundstrom M, Tjader I, Rooyackers O, et al. Indirect calorimetry in mechanically ventilated patients. A systematic comparison of three instruments ［J］. Clin Nutr, 2013, 32 (1): 118－121.

［53］ Guigoz Y, Vellas B, Garry PJ. Assessing the nutritional status of the elderly: The Mini Nutritional Assessment as part of the geriatric evaluation ［J］. Nutr Rev, 1996, 54 (1 Pt 2): S59－S65.

［54］ Rubenstein LZ, Harker JO, Salva A, et al. Screening for undernutrition in geriatric practice: developing the short-form mini-nutritional assessment (MNA－SF) ［J］. J Gerontol A Biol Sci Med Sci, 2001, 56 (6): M366－M372.

［55］ Kaiser MJ, Bauer JM, Ramsch C, et al. Validation of the Mini Nutritional Assessment short-form (MNA－SF): a practical tool for identification of nutritional status ［J］. J Nutr Health Aging, 2009, 13 (9): 782－788.

［56］ Baker JP, Detsky AS, Wesson DE, et al. Nutritional assessment: a comparison of clinical judgement and objective measurements ［J］. N Engl J Med, 1982, 306 (16): 969－972.

［57］ Detsky AS, Baker JP, Mendelson RA, et al. Evaluating the accuracy of nutritional assessment techniques applied to hospitalized patients: methodology and comparisons ［J］. JPEN J Parenter Enteral Nutr, 1984, 8 (2): 153－159.

［58］ Detsky AS, McLaughlin JR, Baker JP, et al. What is subjective global assessment of nutritional status? ［J］. JPEN J Parenter Enteral Nutr, 1987, 11 (1): 8－13.

［59］ Jeejeebhoy KN, Detsky AS, Baker JP. Assessment of nutritional status ［J］. JPEN J Parenter Enteral Nutr, 1990, 14 (5 Suppl): 193S－196S.

［60］ Ottery FD. Rethinking nutritional support of the cancer patient: the new field of nutritional oncology ［J］. Semin Oncol, 1994, 21 (6): 770－778.

［61］ Bauer J, Capra S, Ferguson M. Use of the scored Patient-Generated Subjective Global Assessment (PG－SGA) as a nutrition assessment tool in patients with cancer ［J］. Eur J Clin Nutr, 2002, 56 (8): 779－785.

［62］ Gabrielson DK, Scaffidi D, Leung E, et al. Use of an abridged scored Patient-Generated Subjective Global Assessment (abPG-SGA) as a nutritional screening tool for cancer patients in an outpatient setting ［J］. Nutr Cancer, 2013, 65 (2): 234－239.

［63］ Buzby GP, Mullen JL, Matthews DC, et al. Prognostic nutritional index in gastrointestinal surgery ［J］. Am J Surg, 1980, 139 (1): 160－167.

［64］ Onodera T, Goseki N, Kosaki G. Prognostic nutritional index in gastrointestinal surgery of malnourished cancer patients ［J］. Nihon Geka Gakkai Zasshi, 1984, 85 (9): 1001－1005.

［65］ Iwasa M. Nutritional assessment of patients with esophageal cancer. "Nutritional Assessment Index (NAI)" to estimate nutritional conditions in pre-and postoperative period ［J］. Nihon Geka Gakkai Zasshi, 1983, 84 (10): 1031－1041.

［66］ Secker DJ, Jeejeebhoy KN. Subjective Global Nutritional Assessment for children ［J］. Am J Clin

Nutr, 2007, 85 (4): 1083—1089.

[67] Secker DJ, Jeejeebhoy KN. How to perform Subjective Global Nutritional assessment in children [J]. J Acad Nutr Diet, 2012, 112 (3): 424—431 e6.

[68] Vermilyea S, Slicker J, El-Chammas K, et al. Subjective global nutritional assessment in critically ill children [J]. JPEN J Parenter Enteral Nutr, 2013, 37 (5): 659—666.

[69] Kalantar-Zadeh K, Kopple JD, Block G, et al. A malnutrition-inflammation score is correlated with morbidity and mortality in maintenance hemodialysis patients [J]. Am J Kidney Dis, 2001, 38 (6): 1251—1263.

[70] Hasheminejad N, Namdari M, Mahmoodi MR, et al. Association of Handgrip Strength With Malnutrition-Inflammation Score as an Assessment of Nutritional Status in Hemodialysis Patients [J]. Iran J Kidney Dis, 2016, 10 (1): 30—35.

[71] He T, An X, Mao HP, et al. Malnutrition-inflammation score predicts long—term mortality in Chinese PD patients [J]. Clin Nephrol, 2013, 79 (6): 477—483.

[72] Molnar MZ, Keszei A, Czira ME, et al. Evaluation of the malnutrition-inflammation score in kidney transplant recipients [J]. Am J Kidney Dis, 2010, 56 (1): 102—111.

[73] Czira ME, Lindner AV, Szeifert L, et al. Association between the Malnutrition-Inflammation Score and depressive symptoms in kidney transplanted patients [J]. Gen Hosp Psychiatry, 2011, 33 (2): 157—165.

[74] Amparo FC, Kamimura MA, Molnar MZ, et al. Diagnostic validation and prognostic significance of the Malnutrition-Inflammation Score in nondialyzed chronic kidney disease patients [J]. Nephrol Dial Transplant, 2015, 30 (5): 821—828.

第八章　营养治疗方法

临床营养治疗（Clinical Nutrition Therapy）是通过膳食、肠内或肠外营养制剂等营养措施对罹患疾病的患者进行治疗的方法，是疾病综合治疗的一个重要组成部分。营养性疾病（Nutrition-Related Diseases）指因体内某种或几种营养素过多或过少，不能适应生理需要量，或营养素相互之间比例不平衡，以营养因素为主要病因，以营养疗法为主要治疗手段的一些疾病。临床营养治疗是营养性疾病的首选治疗方案，因为饮食治疗无毒副作用，尽管其治疗有时不如药物显效快，但是经过一段时间后其治疗效果是肯定的。随着临床营养学科的发展，肠内营养、肠外营养技术的推广使用，临床营养治疗无论在医院疾病综合治疗中还是在社区慢性疾病防治中均将起越来越重要的作用。

临床营养治疗的目的主要体现在以下 5 个方面：

（1）消除病因。营养性疾病的病因、预防和治疗与营养直接相关，合理营养可预防疾病的发生。单纯营养性贫血，通过纠正不良饮食习惯，补充富含铁、维生素 C 和蛋白质的膳食即可治愈；佝偻病在补充富含钙、维生素 D 的膳食的基础上，充分晒太阳，症状可消除。

（2）改善症状。低脂肪膳食可减轻或消除胆囊炎的症状，高纤维膳食可减轻或消除便秘的症状，低苯丙氨酸的饮食可控制苯丙酮尿症病情的发展，低嘌呤膳食可减轻或消除痛风的症状。

（3）诊断疾病。可通过试验膳食来诊断疾病，如糖耐量试验餐对糖耐量降低和糖尿病的诊断有重要价值。此外，通过给予维生素治疗可确诊维生素缺乏病。

（4）配合治疗。药物、手术、化疗等疗法都离不开临床营养治疗的密切配合。对于胃炎、肠炎患者来说，除了药物治疗，饮食治疗也十分重要。手术前通过饮食营养增加体内营养素储备，增强机体抵抗力，是提高患者手术成功率的必需条件。患者接受化疗后，往往食欲降低，出现一些消化道症状，若及时辅以合理的饮食治疗和营养支持，对提高治疗效果大有益处。

（5）提供营养。不管罹患何种疾病，营养都是一种基本的支持疗法，它可提供能量和营养素，全面调节体内代谢，增强机体免疫力。特别是患病以后不能自己或自主进食，或需要量增加的患者，需要通过临床营养治疗提供充足的能量和营养素。

临床营养治疗不仅针对住院患者，还针对住在社区的慢性病患者和某些疾病的高危人群。根据使用的营养物质的差异及供给途径，可将临床营养治疗分为饮食营养(Diet)、肠内营养（Enteral Nutrition，EN）和肠外营养（Parenteral Nutrition，PN）。

所有治疗方法都是一个有机整体，一种治疗方法供给不足时，可以用另外的治疗方法加以补充。在上述三种治疗方法中，首选饮食营养，其次是肠内营养，最后才考虑选择肠外营养。图 8−1 为营养治疗的五步治疗模式，在对患者进行临床营养治疗时，首先考虑饮食；在进食不足的情况下，可考虑通过口服营养补充（ONS）的方式补充摄入的不足；若无法进食，或只能进食流质，可考虑全肠内营养（TEN）；当消化功能差或耐受性差时，可考虑 PN 作为补充；只有在患者完全不能进食或无法通过胃肠提供营养时才考虑选用全肠外营养支持治疗（TPN）。

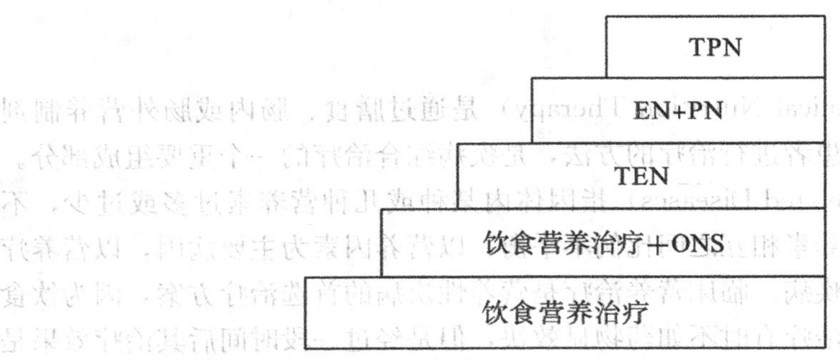

图 8−1 营养治疗的五步治疗模式

第一节 医院膳食

医院膳食（Hospital Patient Diet）包括医院常规膳食（Regular Hospital Diet）、诊断试验膳食（Diagnostic or Testable Diet）和治疗膳食（Therapeutic Diet）。医院常规膳食也称医院基本膳食，按其质地分为以下四种形式：普通膳食（Regular Diet）、软食（Soft Diet）、半流质膳食（Semi-Liquid Diet）和流质膳食（Liquid Diet）。其他几类膳食都是以医院常规膳食为基础制定的。随着医院诊断技术水平的提高，许多诊断检查都不需要膳食配合，所以，医院诊断试验膳食的种类及适用范围越来越小。

一、医院常规膳食

（一）普通膳食

普通膳食简称普食，与健康人平时所用膳食基本相同。能量及各类营养素必须供应充足，膳食结构应符合平衡膳食的原则。普食在医院内应用范围最广，占住院患者膳食的 50%～65%。

1. 适用范围

普通膳食主要适用于体温正常或接近正常，无咀嚼或消化吸收功能障碍，无特殊膳食要求，不需限制任何营养素的患者。

2. 配膳原则

（1）品种多样化。食物品种应多样化，运用科学的烹调方法，做到色、香、味、形俱全，以增进食欲并促进消化。

（2）保证体积。每餐食物必须保持适当体积，以满足饱腹感。

（3）合理分配。应将全天膳食能量和营养素适当地分配于三餐中。一般能量分配比例为早餐25%～30%，午餐40%，晚餐30%～35%。如有患者需要加餐，可将三餐分为四餐或五餐，多余餐次的能量由主餐供给。

（4）能量与营养素供给量。

1）能量：根据基础代谢、食物热效应、体力活动与疾病消耗计算每日所需能量。考虑到患者的个体差异和住院时活动较少等因素，能量供给可以按照DRI标准，或者根据患者日常能维持的正常需要量供给。住院患者每日氮丢失和蛋白质及能量消耗见表8－1。

表8－1　住院患者每日氮丢失和蛋白质及能量消耗

疾病	氮丢失（g）	蛋白质（g）	能量［MJ（kcal）］
普通内科（受伤无发热）	7～12	45～75	6.28～8.37（1500～2000）
外科术后（无并发症）	12～20	75～125	8.37～12.55（2000～3000）
高分解代谢（严重烧伤、复合伤）	16～48	100～300	14.64～20.92（3500～5000）

2）蛋白质：每日蛋白质供给量为70～90g，占总能量的12%～14%，其中动物蛋白质应达到蛋白质总量的30%，优质蛋白质应占蛋白质总量的40%以上。

3）脂肪：每日脂肪供给量应占总能量的20%～25%，以不超过30%为宜。

4）碳水化合物：宜占总能量的60%～65%，每日供给量为350～450g。

5）维生素：维生素的供给量可参照DIR。

6）矿物质：普食中矿物质一般不缺乏，供给量可参照DRIs。

7）水：住院患者每日水的供给量应视病情而定，以保证摄入量与排出量的平衡。

8）膳食纤维：如无消化系统疾病，膳食纤维供给量与健康人相同。

（二）软食

软食比普食更容易消化，特点是质地软、少渣、易咀嚼，是由半流质膳食向普食过渡的中间膳食。

1. 适用范围

软食适用于轻度发热、消化不良、咀嚼困难（如拔牙）而不能进食大块食物的患者，老年患者以及3～4岁患儿，也可用于痢疾、急性肠炎恢复期的患者，以及肛门、结直肠术后恢复期的患者等。

2. 配膳原则

（1）平衡膳食。软食应符合平衡膳食的原则，各类营养素应该满足患者的需要。通常软食每日提供的总能量低于普食，蛋白质为 70～80g，其他营养素按正常需要量供给。

(2) 供给细软、易消化的食物。软食应细软、易咀嚼、易消化，少用含膳食纤维和动物肌纤维多的食物，或切碎、煮烂后食用。

(3) 注意补充维生素和矿物质。由于软食中的蔬菜及肉类均需切碎、煮烂，导致维生素和矿物质损失较多，应多补充菜（果）汁、菜（果）泥等，以保证足够的维生素和矿物质。

（三）半流质膳食

半流质膳食是介于软食与流质膳食之间，外观呈半流体状态，细软、更易于咀嚼和消化的膳食，多采用少量多餐的进餐模式。

1. 适用范围

半流质膳食适用于发热较高者、消化道疾病（如腹泻、消化不良）患者、口腔疾病患者、耳鼻喉术后患者以及身体虚弱者。

2. 配膳原则

(1) 能量供给适宜。术后早期或虚弱、高热的患者，不易接受过高的能量，所以半流质膳食所提供的全天总能量一般比软食更低。

(2) 半流质食物。食物呈半流体状态，细软，膳食纤维很少，易咀嚼吞咽，易消化吸收。

(3) 少量多餐。半流质膳食含水量较多，因此应增加餐次，以保证患者对能量及营养素的需求，减轻消化道负担。通常两餐之间间隔 2～3 小时，每日 5～6 餐。主食定量，一般全天不超过 300g。

另外，配制少渣半流质膳食时需严格限制膳食纤维的摄入量，蔬菜、水果应做成汤、汁、冻、泥等形式食用。

（四）流质膳食

流质饮食是极易消化、含渣很少、呈流体状态或在口腔内能融化为液体的膳食。医院常用的流质膳食一般分为 5 种形式：流质、浓流质、清流质、冷流质和不胀气流质。流质饮食是不平衡膳食，不宜长期使用。若患者需要长期口服流质膳食，可考虑用肠内营养制剂或特殊医学用途食品代替。

1. 适用范围

流质膳食多适用于极度衰弱、无力咀嚼者，高热、急性传染病患者，病情危重者，术后患者以及肠道手术术前准备者等。由肠外营养向全流质或半流质膳食过渡之前，宜先采用清流质或不产气的流质。清流质可用于急性腹泻和严重衰弱患者初期。口腔、面部、颈部术后患者宜进食浓流质。喉部术后 1～2 天宜进食冷流质。

2. 配膳原则

(1) 不平衡膳食。流质膳食所提供的能量及营养素均不足，每日总能量在 3.35MJ

(800kcal)左右，清流质能量更低，浓流质最多可达 6.69MJ (1600kcal)，故常作为过渡期饮食短期应用。

(2) 流质食物。所用食物均为流体状态，或进入口腔后即溶化成液体，易吞咽，易消化，同时应甜咸适宜，以增进食欲。

(3) 少量多餐。每餐液体量以 200~250ml 为宜，每日 6~7 餐。

(4) 特殊情况视医嘱而定。

二、诊断试验膳食

诊断试验膳食是指在临床诊断或治疗过程中，短期内暂时调整患者的膳食内容，以配合和辅助临床诊断或观察疗效的膳食。目前主要使用葡萄糖耐量试验膳食。

葡萄糖耐量试验膳食 (Glucose Tolerance Test Diet) 主要用于协助诊断糖尿病。

正常人口服一定量葡萄糖后，血糖先升高，人体将其合成糖原储存后血糖又逐渐恢复至空腹水平。因此，可用口服葡萄糖耐量试验 (Oral Glucose Tolerance Test, OGTT) 观察血糖的变化及有无糖尿，从而辅助诊断糖尿病。

要求试验前数日，患者进食正常饮食，每日进食碳水化合物不少于 150g。试验前一天晚餐后禁食，忌喝咖啡和茶。试验当日清晨空腹抽血，同时留尿标本。然后口服葡萄糖 75g (或 1.75g/kg) 和 300~400ml 水，或 100g 面粉做成的馒头。于服用后 30 分钟、60 分钟、120 分钟和 180 分钟各抽血一次，同时留尿样本，测定血糖和尿糖。

三、治疗膳食

治疗膳食也称调整成分膳食 (Modified Diet)，是指根据患者不同生理病理需要，调整膳食的成分和质地，从而起到治疗疾病和促进康复的作用的膳食。治疗膳食的基本原则是以平衡膳食为基础，在允许范围内，除必须限制的营养素外，其他营养素应供给齐全，配比合理。调整某种营养素摄入量时，要考虑各营养素间的关系，切忌顾此失彼。应根据病情的变化及时更改膳食内容。同时，膳食的制备应适合患者的消化、吸收和耐受能力，并照顾患者的饮食习惯。治疗膳食的种类很多，现将临床常用者归纳如下。

(一) 高能量膳食

高能量膳食 (High Calorie Diet)：能量供给量高于正常人膳食标准，可迅速补充能量，改善营养不良，满足疾病状态下高代谢需要。

1. 适用对象

(1) 分解代谢增强者，如甲状腺功能亢进症患者、癌症患者、严重烧伤和创伤患者、高热患者和结核患者等。

(2) 合成代谢不足者，如严重消瘦者、营养不良患者、短肠综合征患者和吸收障碍综合征患者等。

2. 配膳原则

（1）尽可能增加进食量。高能量膳食主要通过增加主食量和调整膳食内容来增加能量的供给。增加摄入量应循序渐进，少量多餐，避免造成胃肠功能紊乱。除三次正餐外，可分别在上午、下午或晚上增加两或三餐点心，甚至每天五或六餐。

（2）供给量应根据病情调整。病情不同，对能量的需要量也不同。如成年人烧伤患者每日约需 16.80MJ（4000kcal）能量，远高于正常人的 RNI。一般患者以每日增加 1.25MJ（300kcal）左右能量为宜。

（3）供给平衡膳食。为保证能量充足，膳食应有足量的碳水化合物、蛋白质，适量的脂肪，同时也需要相应增加矿物质和维生素的供给，尤其是与能量代谢密切相关的维生素 B_1、维生素 B_2和烟酸。由于膳食中蛋白质的摄入量增加，尿钙排出增加，易出现负钙平衡，故应及时补钙。为防止血脂代谢异常，在膳食设计时应尽可能减少饱和脂肪酸、胆固醇和精制糖的含量。

（二）低能量膳食

低能量膳食（Low Energy Diet）：饮食中所提供的能量低于正常需要量，目的是减少体脂贮存，降低体重，或者减轻机体能量代谢负担，以控制病情。

1. 适用对象

（1）需要减轻体重的患者，如单纯性肥胖者。

（2）为了控制病情减少机体代谢负担，如糖尿病、高血压、高脂血症、冠心病等患者。

2. 配膳原则

除了限制能量供给外，其他营养素应满足机体的需要。能量供给量要适当递减，以利于机体动用、消耗储存的体脂，并减少不良反应。

（1）减少膳食总能量。减少量应视患者情况而定，但每日总能量摄入量不宜低于 3.34～4.18MJ（800～1000kcal），以防体脂动员过快，引起酮症酸中毒。若需选择能量低于 3.34～4.18MJ（800～1000kcal）的膳食，即极低能量膳食，则需要医院严密监测。

（2）蛋白质供给量应充足。由于限制能量供应而使主食的摄入量减少，蛋白质供给量比例应相应提高，至少占总能量的 15%～20%，每日蛋白质供应量不少于 1.0g/kg，优质蛋白质应占 50%以上，以减少肌肉组织的分解。

（3）碳水化合物和脂肪相应减少。碳水化合物约占总能量的 50%，一般为每日 100～200g，减少精制糖的供给。限制脂肪的摄入，主要减少动物脂肪和饱和脂肪酸含量高的油脂，同时也要限制反式脂肪酸的摄入。但要保证必需脂肪酸的供给，膳食脂肪一般应占总能量的 20%左右。

（4）适当减少食盐摄入量。患者体重减轻后可能会出现水钠潴留，故应适当减少食盐的摄入量。

（5）矿物质和维生素充足。由于进食量减少，易出现矿物质和维生素的摄入不足，必要时可用膳食补充剂进行补充。

（6）满足饱腹感。可增加富含膳食纤维的蔬菜和低糖水果的摄入，必要时可选用琼脂类食品，以增加饱腹感。

（三）高蛋白质膳食

高蛋白质膳食（High Protein Diet）是指蛋白质供给量高于正常的一种膳食。感染、创伤或其他原因引起机体蛋白质消耗增加，或机体处于康复期，蛋白质合成增加，需增加膳食蛋白质的供给量。为了使蛋白质更好地被机体利用，需要同时增加能量的摄入量，以减少蛋白质分解供能。

1. 适用对象

（1）明显消瘦、营养不良、手术前后、烧伤、创伤等的患者，以及肾病综合征血浆白蛋白非常低的患者。

（2）慢性消耗性疾病患者，如结核病、恶性肿瘤、贫血、溃疡性结肠炎等疾病，或其他消化系统炎症的恢复期。

（3）孕妇、乳母和生长发育期儿童也需要高蛋白膳食，但要注意，儿童蛋白质不能过高，否则会增加肝肾负担。

2. 配膳原则

高蛋白质膳食一般不需单独制备，可在原来膳食的基础上添加富含蛋白质的食物，如在午餐和晚餐中增加一个肉菜，或者在正餐外加餐。

（1）蛋白质。成人每日摄入量为 100～120g 或 1.5～2.0g/kg。

（2）供能营养素比例。碳水化合物宜适当增加，以保证蛋白质的充分利用，每日碳水化合物摄入量以 400～500g 为宜。脂肪适量，摄入量为每日 60～80g。每日摄入总能量可达 12.54MJ（3000kcal）。

（3）矿物质。高蛋白质膳食会增加尿钙的排出，长期摄入此类膳食，易出现负钙平衡。膳食中应增加钙的供给量，可选用富含钙质的乳类和豆类食物。

（4）维生素。长期采用高蛋白质膳食，维生素 A 的需要量随之增加，且营养不良者一般肝脏中维生素 A 贮存量下降，故应及时补充。维生素 B_1、维生素 B_2 和烟酸与能量代谢关系密切，供给量应充足。贫血患者还应补充富含维生素 C、维生素 K、维生素 B_{12}、叶酸、铁、铜等的食物。

（5）与其他治疗膳食相结合．蛋白质摄入量的增加应循序渐进，并根据病情及时调整，还可与其他治疗膳食结合使用，如高能量高蛋白质膳食。推荐的膳食能氮比为 0.42～0.84MJ（100～200kcal）：1g，平均为 0.63MJ（150kcal）：1g，以避免蛋白质用于供能，防止负氮平衡。

（四）低蛋白质膳食

低蛋白质膳食（Low Protein Diet）是指蛋白质含量较正常膳食低的膳食。其目的是减少体内氮代谢废物，减轻肝肾负担。

1. 适用对象

（1）急性肾炎、急性肾功能不全、慢性肾脏疾病（慢性肾炎、肾病综合征、慢性肾衰竭及尿毒症等）患者。

（2）肝昏迷或肝昏迷前期患者。

2. 配膳原则

（1）蛋白质。每日蛋白质摄入量可根据患者病情、身高和体重计算，一般蛋白质供给量为0.4～1.3g/（kg·d），多选用优质蛋白质，比例可占2/3以上，如蛋、乳、瘦肉类等，以保证必需氨基酸的供应，避免负氮平衡和营养不良。根据病情随时调整蛋白质的供给量，病情好转后逐渐增加摄入量，以促进康复。这对生长发育期的患儿尤为重要。

（2）能量。供给充足的能量能节省蛋白质，减少机体组织的分解。可采用麦淀粉、藕粉、豌豆淀粉、木薯淀粉、土豆淀粉、红薯淀粉、粉丝、粉条等淀粉含量高而蛋白质含量极低的食物，代替部分主食以减少植物性蛋白的摄入。能量供给量应根据病情而定。

（3）矿物质和维生素。供给充足的蔬菜和水果，以满足机体对矿物质和维生素的需要。矿物质的供给量应根据病情进行调整，如急性肾炎患者应限制钠的供给。对于尿少，或已有高钾血症的患者，应限制食物中钾的摄入。

（4）适宜的烹调方法。低蛋白质膳食往往不易引起食欲，加之患者食欲普遍较差，更应注意烹调的色、香、味、形和食物的多样化，以促进食欲。

（五）限单胺类膳食

单胺类物质（如酪胺、多巴胺、5－羟色胺）能使血管收缩，血压升高，在正常情况下，这类物质被肝脏内的单胺氧化酶（Monoamine Oxidase，MAO）分解后排出体外，不会引起血压的急剧升高。但因治疗需要服用呋喃唑酮（痢特灵）、苯乙肼、苯丙胺、哌苯甲醇等抑制MAO的药物时，MAO活性明显下降，此时若摄入富含酪胺、多巴胺的食物，单胺类物质较易进入血液循环，使患者血管收缩，血压升高，出现剧烈头痛、恶心、呕吐、心律过快甚至抽搐等高血压危象，严重者可出现致命的内出血（如脑溢血）。因此，必须食用限单胺类膳食（Monoamine Restricted Diet）。

1. 适用对象

适用对象包括因治疗需要使用MAO抑制剂的患者。

2. 配膳原则

体内的MAO在停服抑制剂2周后才逐渐恢复活性。故患者在服药期及停药后的2周内均应避免摄入富含单胺类的食物，以免产生不良反应。食物经发酵或存放时间过长，易受微生物的影响，食物蛋白质分解，氨基酸脱羧产生单胺类物质，如酪氨酸转化为酪胺、色氨酸转化为5－羟色胺。

（六）限脂肪膳食

限脂肪膳食（Fat Restricted Diet）又称低脂膳食（Low Fat Diet）或少油膳食，此类膳食需限制膳食中各种类型脂肪的摄入量。

1. 适用对象

(1) Ⅰ型高脂蛋白血症者，以及急、慢性胰腺炎，胆囊炎，胆石症等的患者。

(2) 脂肪消化吸收不良，如肠黏膜疾病、胃切除术后和短肠综合征等的患者。

(3) 肥胖症患者。

2. 配膳原则

(1) 减少膳食中脂肪的含量。根据我国的实际情况，以脂肪限量程度分为三种。

1) 严格限制。膳食脂肪供能占总能量的10%以下。不论脂肪的来源如何，限制膳食中脂肪的总量每日不超过20g，必要时采用完全不含脂肪的纯碳水化合物膳食。

2) 中度限制。限制膳食中各种类型的脂肪，使之达总能量的20%以下，相当于成年人每日脂肪摄入总量不超过40g。

3) 轻度限制。限制膳食脂肪供能少于总能量的25%，相当于每日摄入脂肪总量在50g以下。

(2) 其他营养素的供给量视病情而定。一般除脂肪外，其他营养素应力求平衡，可适当增加豆类、豆制品、新鲜蔬菜和水果的摄入量。脂肪泻易导致脂溶性维生素与矿物质的丢失，应注意在膳食中增加供给量。随病情好转，脂肪摄入量应逐渐递增。

(3) 选择适宜的烹调方法。为了达到限制脂肪的膳食要求，除选择含脂肪少的食物外，还应减少烹调用油，禁用油煎、炸或爆炒食物，可选择蒸、煮、炖、煲、熬、烩、烘、烤等方法。

(七) 低饱和脂肪低胆固醇膳食

低饱和脂肪低胆固醇膳食（Low Saturated Fat and Cholesterol Diet）是限制饱和脂肪酸和胆固醇摄入量的膳食。目的是降低血清胆固醇、甘油三酯和低密度脂蛋白的浓度，以减少动脉粥样硬化的危险性。

1. 适用对象

适用对象高胆固醇血症、高甘油三酯血症、高脂蛋白血症、高血压、动脉粥样硬化、冠心病、肥胖症、胆石症等的患者。

2. 配膳原则

(1) 控制总能量。应控制膳食总能量的摄入，使之达到或维持理想体重。但成年人每日能量供给量不应少于4.18MJ（1000kcal），这是较长时间能坚持的最低水平，否则不利于健康。碳水化合物占总能量的60%～70%，并以复合碳水化合物为主，少用精制糖，以避免血脂尤其是甘油三酯浓度的升高。

(2) 限制脂肪摄入量和调整脂肪酸的构成。限制脂肪总量，脂肪供能不超过总能量的20%～25%，成年人每日脂肪摄入量约为40g，一般不超过50g。因饱和脂肪酸易引起血脂升高，增强血小板凝集和促进血栓形成，从多种途径促进动脉粥样硬化的形成，故应减少膳食饱和脂肪酸的含量，使其低于膳食总能量的10%。

(3) 限制膳食中胆固醇含量。每日胆固醇摄入量应控制在300mg以下。食物中的胆固醇全部来源于动物性食物，因此，在限制胆固醇时应注意保证优质蛋白质的供给，可选择生理价值高的植物性蛋白（如大豆及其制品）代替部分动物性蛋白质。

（4）充足的维生素、矿物质和膳食纤维。适当选用粗粮、杂粮、新鲜蔬菜和水果，以满足维生素、矿物质和膳食纤维的供给量。可配给适量的脱脂乳和豆制品以供给足量的钙。因膳食中多不饱和脂肪酸增加，故应相应增加维生素 E、维生素 C、胡萝卜素和硒等抗氧化营养素的供给。高血压患者的食盐用量应减少。

（八）中链甘油三酯膳食

中链甘油三酯膳食（Medium Chain Triglyceride Diet，MCT Diet）是指以 MCT 代替部分长链甘油三酯（Long Chain Triglyceride，LCT）的膳食。目前临床使用的 MCT 多为油的形式，在烹调时放入。与膳食中常见的 LCT 比较，MCT 具有以下特点：①分子量较小，水解迅速而完全，在生物体内溶解度更高，脂肪酶对它的作用效率更大，易于吸收；②大部分能以甘油三酯的形式吸收，因此，在胰脂酶和胆盐缺乏时，对其吸收影响不大，不会刺激胰液分泌；③可以直接经门静脉进入肝脏，不通过毛细淋巴管吸收进入胸导管；④在肝脏内不合成脂类，故不易形成脂肪肝；⑤不需肉（毒）碱的协助，很快通过线粒体膜，迅速而有效地被氧化供能；⑥轻度降低胆固醇吸收，并减慢肝内合成；⑦因 MCT 氧化速度快，单位重量进行 β－氧化产生的酮体更多，故生酮能力远大于 LCT，且不含必需脂肪酸。

1. 适用对象

中链甘油三酯膳食适用于脂肪吸收障碍者，如胃大部分或全部切除、大部分肠切除术后、胆道闭锁、阻塞性黄疸、胰腺炎、胆盐和胰脂酶缺乏、肠原性脂肪代谢障碍、局限性肠炎伴脂肪痢，以及 Whipple 和 Crohn 病、乳糜胸、乳糜尿、乳糜性腹水、高乳糜微粒血症、Ⅰ型高脂血症等的患者。但对血糖控制较差的糖尿病患者，应谨慎使用该膳食。

2. 配膳原则

（1）用 MCT 代替部分 LCT 供能。膳食中的脂肪不宜全部由 MCT 供给，只能取代部分 LCT，否则容易导致必需脂肪酸和脂溶性维生素的缺乏。一般由 MCT 提供的能量占脂肪能量的 65%，其余由 LCT 供给。

（2）少量多餐。由于 MCT 水解速度快，若一次大量摄入，会使肠腔内液体呈高渗状态。此外，MCT 分解的游离脂肪酸过多时，会刺激肠道，引起腹胀、腹绞痛、恶心、腹泻等胃肠症状。因此，进食时要慢，少量多餐，或用 MCT 制备的食物加餐。

（3）适量供给双糖。蔗糖等双糖能降低 MCT 的生酮作用。

（4）长期使用 MCT，应注意必需脂肪酸和脂溶性维生素的补充，尤其是维生素 E。

（九）限钠（盐）膳食

限钠膳食（Sodium Restricted Diet）：限制膳食中钠的含量，以减轻由于水、电解质代谢紊乱而出现的水钠潴留。限盐以限制食盐、酱油、豆瓣及味精的摄入量为主。

钠的正常需要量仍未确定。据估计，健康人安全的最低摄入量为每日 500mg。临床上限钠膳食一般分为三种：①低盐膳食，全天供钠2000mg左右。每日烹调用盐限制在2～4g或酱油10～20ml，如用味精，应少于1g。忌用一切咸食，如咸蛋、咸肉、咸鱼、酱菜、面酱、腊肠等。②无盐膳食，全天供钠1000mg左右。烹调时不加食盐或酱油，可用糖、醋等调味，忌用一切咸食（同低盐膳食）。③低钠膳食，全天供钠不超过500mg。除无盐膳食的要求外，忌用含钠高的食物，如油菜、蕹菜、芹菜等蔬菜及松花蛋、豆腐干、猪肾等。

1. 适用对象

限钠（盐）膳食适用于心功能不全，急、慢性肾炎，肝硬化腹水，高血压，水肿，高钠血症和先兆子痫等的患者。

2. 配膳原则

（1）根据病情变化及时调整钠盐限量。如肝硬化腹水患者，开始时可用无盐或低钠膳食，然后逐渐改为低盐膳食，待腹水消失后，可恢复正常饮食。对有高血压或水肿的肾小球肾炎、肾病综合征以及妊娠子痫的患者，使用利尿剂时用低盐膳食，不使用利尿剂而水肿严重者，用无盐或低钠膳食，不伴高血压或水肿及尿钠增多者不宜限制钠摄入量。总之，应根据24小时尿钠排出量、血钠和血压等指标确定是否需要限钠及其限制程度。

（2）根据病情及时调整钾摄入量. 正常情况下，人体内的钾和钠在$Na^{+}-K^{+}-ATP$酶作用下保持相对稳定的浓度和比例。长期食用限钠膳食，血中Na^{+}浓度降低，醛固酮分泌量增加，使钠在肾小管内的重吸收增加，尿钠排出量减少甚至可达到零排出，而钾的排出量随之增加，如同时使用高效或中效利尿剂（排钾排钠），则易出现低血钾。若长期使用低效利尿剂（排钠保钾），又易出现高血钾。因此，对使用限钠膳食的患者，还应密切监测血钾浓度。

（3）根据食量合理选择食物。为了增加患者食欲或改善营养状况，对食量少者可适当放宽食物选择范围。

（4）改变烹调方法。食盐是最重要的调味剂，限钠（盐）膳食比较乏味，因此，应合理烹调以提高患者食欲。一些含钠高的食物，如芹菜、菜心、豆腐干等，可用水煮或浸泡去汤的方法减少其钠含量，用酵母代替食碱或发酵粉制作馒头也可减少钠供给量，这样节省下来的钠量可用食盐或酱油补充调味。此外，也可采用番茄汁、芝麻酱、糖、醋等调味。烹调时注意色、香、形，以刺激食欲。也可适当选用市售的低钠盐或无盐酱油，这类调味剂以氯化钾代替氯化钠，因此高血钾者不宜使用。

（十）少渣膳食

少渣膳食（Low Residue Diet）也称低纤维膳食（Low Fiber Diet），是一种膳食纤维和肌肉、结缔组织含量极少，易于消化的膳食。目的是减少膳食纤维对胃肠的刺激和梗阻，减慢肠蠕动，减少粪便量。

1. 适用对象

（1）消化道狭窄并有梗阻危险的患者，如食管或肠狭窄、食管或胃底静脉曲张等的患者。

(2) 肠憩室病，急、慢性肠炎，痢疾，伤寒，肠道肿瘤，肠道手术前后，痔瘘等的患者。

(3) 全流质膳食之后，采用软食和普食之间的过渡膳食者。

2. 配膳原则

(1) 限制膳食纤维的含量。尽量少用富含膳食纤维的食物，如蔬菜、水果、粗粮、整粒豆子、硬果，以及含结缔组织多的动物跟腱、老的肌肉。选用的食物应细软、渣少、便于咀嚼和吞咽，如肉类应选用嫩的瘦肉部分，蔬菜选用嫩叶、花果部分，瓜类应去皮，水果类用果汁。

(2) 脂肪含量不宜过多。腹泻患者对脂肪的消化吸收能力减弱，易导致脂肪泻，故应控制膳食脂肪量。

(3) 烹调方法。将食物切碎煮烂，做成泥状，忌用油炸、油煎的烹调方法，禁用刺激性调味品。

(4) 少量多餐，注意营养素的平衡。由于限制蔬菜和水果，易引起维生素和矿物质的缺乏，必要时可补充相应制剂。采取少量多餐的方式，既可以补充营养素，也可以减轻消化道刺激。

(十一) 高纤维膳食

高纤维膳食 (High Fiber Diet) 主要是增加膳食中膳食纤维的量的膳食。

1. 适用范围

高纤维膳食适用于单纯性（弛缓性）便秘、肥胖症、高脂血症、糖尿病等的患者，也可用于误吞异物者。

2. 配膳原则

多食茎、叶类蔬菜，以增加膳食纤维的摄入量（每日可达 40g 以上），增加粪便的体积和重量，刺激肠蠕动，增强排便能力。单纯性便秘及误吞异物者可选用含粗纤维丰富的食物，如韭菜、芹菜、麸皮等以及产气多的根、茎类蔬菜。烹调时适当增加植物油的用量，有利于排泄，保证每日饮水量（2500～3000ml 或更多），膳食中可添加有润肠通便作用的食物，如蜂蜜、芝麻、核桃、香蕉等。

(十二) 低嘌呤膳食

嘌呤在体内参与遗传物质核酸的代谢，有重要的生理功能。嘌呤在体内代谢的最终产物是尿酸，如果嘌呤代谢紊乱，血清中尿酸浓度升高，尿酸经肾脏排出减少，则引起高尿酸血症，严重时出现痛风症状。此类患者必须限制膳食中嘌呤的含量，以避免痛风症发生或减轻其症状。

1. 适用对象

低嘌呤膳食 (Low Purine Diet) 适用于痛风患者及无症状高尿酸血症者。

2. 配膳原则

限制外源性嘌呤的摄入，增加尿酸的排泄。

（1）限制嘌呤摄入量。选用嘌呤含量低于150mg/100g的食物。

（2）限制总能量摄入量。每日能量摄入量应较正常人减少10%～20%，肥胖症患者应逐渐递减，以免出现酮血症，促进尿酸的生成。

（3）适当限制蛋白质摄入量。每日蛋白质的摄入量为50～70g，并以含嘌呤少的谷类、蔬菜类为主要来源，可用植物性蛋白代替嘌呤含量高的动物蛋白质（大豆除外），或选用含细胞核少的动物性食物，如乳类、干酪、鸡蛋等。

（4）适量限制脂肪摄入量。痛风患者多伴有高脂血症和肥胖症，且脂肪可减少尿酸排泄，故应适量限制。每日脂肪摄入量应占总能量的20%～25%，约40～50g，同时减少烹调用油。

（5）合理供给碳水化合物。碳水化合物有抗生酮作用，并可增加尿酸的排出量，每日摄入量可占总能量的60%～65%。但果糖可促进核酸的分解，增加尿酸生成，应减少果糖类食物的摄入，如蜂蜜等。

（6）保证蔬菜和水果的摄入量。尿酸及尿酸盐在碱性环境中易被中和、溶解，B族维生素和维生素C可以促进尿酸盐的溶解，因此应多食用富含维生素的碱性食物，如蔬菜和水果。

第二节　营养支持

营养支持（Nutrition Support）是在患者不能正常进食的情况下，通过消化道或静脉将人体需要的经特殊制备的营养物质送入患者体内的营养治疗方法。它是现代临床综合治疗方法的一个重要组成部分，有提高免疫力、纠正异常代谢状态、缩短病程、促进患者康复的作用。

要选择合适的营养支持方法，应结合患者饮食摄入、实验室检查、人体测量、临床检查进行营养状况评价。根据营养状况判断是否需要营养支持。如果患者营养状况差，而胃肠功能存在，应尽可能选择肠内营养支持；胃肠功能不存在或肠内营养短期内不能达到临床效果，在迫不得已时才选用肠外营养支持。

一、肠内营养

肠内营养（Enteral Nutrition，EN）是临床营养支持的重要手段之一，指对于消化功能障碍而不能耐受正常饮食的患者，或者无法经口进食或经口进食不足时，经胃肠供给易消化或不需消化的、由中小分子营养素组成的流质营养制剂的治疗方法。EN是最符合生理要求的途径，也是营养支持的首选途径。营养素经胃肠消化吸收到肝脏，有利于内脏蛋白质的合成和人体新陈代谢的调节。胃肠功能存在是采用此途径的首要条件。肠内营养具有实施简单、并发症少、促进胃肠功能恢复、促进胃肠激素的释放、改善门静脉循环、防止肠黏膜萎缩和细菌移位等优点。

（一）肠内营养发展史

1901年，Einhorn精心设计了几种新型的喂养管，使其可通过鼻进入胃、十二指肠，从而开始了十二指肠肠内营养治疗。所设计的管道细软，患者能耐受，营养液能在保持与体温相同的温度下滴入，因而十二指肠溃疡的患者也能接受此种治疗方法。1918年，Andresen在为病情重、营养不良的患者行胃大部切除时，将鼻胃管通过胃肠吻合口置入远端空肠，术后，由此管道直接滴入营养液行肠内营养支持，大大提高了手术治愈率，减少了术后并发症。在第二次世界大战期间，Panikow开始术中穿刺、空肠造瘘，术后行肠内营养支持。1957年，Greenstein等为开发宇航员的肠内营养，研制了一种化学成分明确膳（ChemiCally Defined Diet），或称要素膳（Elemental Diet，ED），因其成分为不需消化即可吸收的单体物质（氨基酸、单糖、必需脂肪酸、矿物质及维生素），这种肠内营养可以维持大鼠的正常生长、生殖与授乳。1959年，Barron改变鼻饲方法，将食物匀浆从过去间断、大量灌入改为用电动输液泵连续输入。要素制剂的开发到输注方式改革，极大地促进了肠内营养的发展。然而，20世纪70年代，肠外营养的应用发展抑制了肠内营养的发展和实施。1980年以后，肠外营养的弊端逐渐显现出来，Willmore等人的研究发现，长期用肠外营养支持的患者，由于肠道黏膜缺少谷氨酰胺能源物质而使肠黏膜屏障发生异常，发生肠源性感染。而且，肠外营养支持后的患者免疫力有所下降。肠外营养弊端的发现使得肠内营养再一次兴起，营养制剂不断更新和发展。

国内在肠内营养研究之初，仅在外科范围内的患者使用，现已逐步推广到内科、妇科、五官科等，在临床上获得相当满意的疗效。应该引起重视的是，发达国家肠内营养的应用率已占全部营养支持的80%左右，而我国肠外营养的比例仍然比较高。但肠内营养支持治疗已日渐受到关注。原则上，只要患者胃肠功能存在，即便是部分存在，就应该首先考虑肠内营养，对于胃肠功能受损者，可以采用特殊制剂，以维持或改善患者的营养状况。

（二）肠内营养的特点

1. 优点

（1）营养物质由肠道毛细血管吸收，经门静脉系统进入肝脏，有利于内脏（尤其是肝脏）的蛋白质合成和代谢调节。

（2）长期持续地应用胃肠外的营养输注，空置胃肠，会使小肠黏膜细胞和消化酶的活性降低。EN可以改善和维持胃肠黏膜细胞结构与功能的完整性，从而防止肠道细菌移位。

（3）肠外营养时，内脏血流和心排血量增加，使代谢营养物质所消耗的能量增加，在相同能量和蛋白质的情况下，应用EN的患者体重增长和氮平衡均优于全肠外营养。

（4）EN对技术和设备要求较低，使用简单，而且费用较低。

2. 实施难点

EN的实施难点：①受胃肠功能的限制，如肠梗阻、高位肠瘘、高流量肠瘘等；②受消化功能的限制，如胃大部切除术后胃酸缺乏，胆汁分泌、胰酶分泌障碍；③受消化和吸收功能的限制，如吸收不良综合征、短肠综合征、先天性巨结肠等。

（三）肠内营养的输入途径和置管方式

肠内营养的输入途径有两种：经口营养和管喂营养。选择肠内营养的输入途径时，要根据疾病的种类、喂养时间的长短、胃肠功能、营养支持的目的（补充性营养、维持性营养、治疗性营养）、可供使用的制剂种类（匀浆膳、非要素膳或要素膳）等五方面的因素进行分析，以做出正确的选择。

1. 经口营养

经口营养（Oral Nutrition）指通过口服的方式将特殊制备的营养物质送入患者体内以提供机体营养的治疗方法，这是最符合自然生理的基本摄食方式。当患者自己经口还能进食普通食物，但进食量不足或进食结构不合理时，可进行口服补充营养（Oral Nutrition Supplement，ONS）。

2. 管喂营养

管喂营养（Tube Feeding）是指通过输食管向胃或空肠输送营养物质，或经胃造瘘、空肠造瘘等方式的营养支持方法。其主要分为胃内管喂和肠内管喂两种。

（1）胃内管喂。临床上有鼻－胃置管、口－胃置管、经皮内镜下胃造口（Percutaneous Endoscopic Gatrostomy，PEG）、食管造口等管喂方式，因喂养管的远端留于胃内，故称胃内管喂。其可使用稀稠合适的匀浆膳或匀浆制剂，也可耐受非要素制剂和要素制剂，适用于胃肠功能存在，尤其是胃排空功能良好患者。严重呕吐、胃食管返流、胃部严重病变及胃排空障碍者禁用。

（2）肠内管喂。短期喂养者可选用鼻－十二指肠或鼻－空肠置管，长期喂养可选择穿刺式空肠造口（Fine Needle Catheter Jejunostomy，NCJ）、经皮内镜下空肠造口（Percutaneous Endoscopic Jejunostomy，PEJ）和经皮内镜下胃造口后空肠置管（Jejunal Tube PEG，JET－PEG），甚至选择超声引导下经皮空肠造口（Percutaneous Sonographically Guided Jejunostomy，PSJ）和经皮透视下空肠造口（Percutaneous Fluoroscopically Guided Jejunostomy，PFJ），喂养管的远端留于肠道内。肠内管喂原则上适合于一切具备肠内营养指证的患者，但在临床上主要用于胃内喂养有误吸危险及胃排空不佳者，如手术后、食管－气管瘘、昏迷、高位肠瘘、急性重症胰腺炎等的患者以及婴幼儿、老年人。肠内管喂时，输注方式可采用间歇重力滴注和经泵输注，最好采用经泵输注，一般不采用一次投给的方法。

2006年，ESPEN建议，在经口喂养不足或不能经口喂养的时候可选择管喂喂养。管喂营养方式的选择流程如图8－2所示。

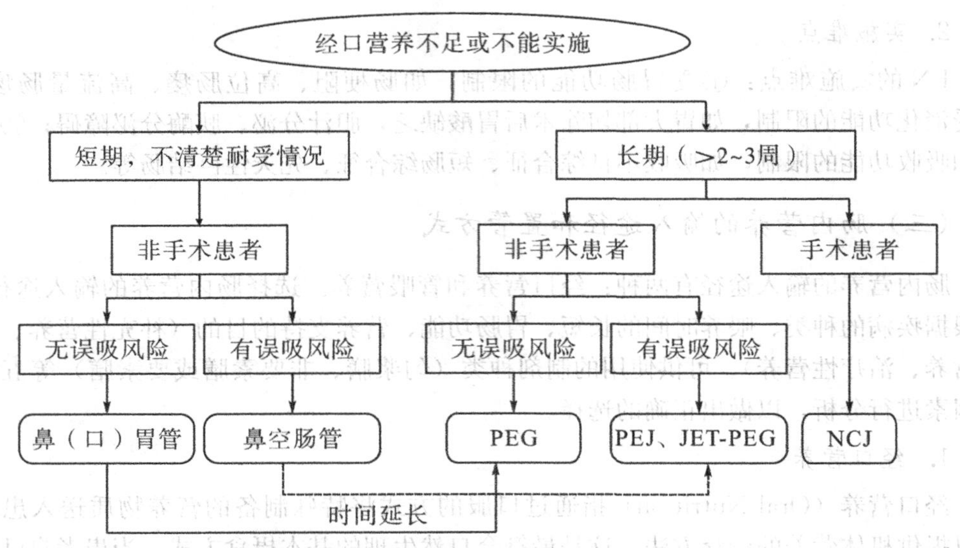

图 8－2　管喂营养方式的选择流程

Loser C, Aschl G, Hebuterne X, et al. ESPEN guidelines on artificial enteral nutrition-percutaneousendoscopic gastrostomy (PEG) [J]. Clin Nutr, 2005, 24 (5): 848-861.

（四）肠内营养输注方式

肠内营养时采用何种输注方式取决于肠内营养液的性质、喂养管的类型与大小、喂养管远端的位置、胃肠耐受情况、胃肠动力和胃潴留情况、疾病情况及营养素的需要量等。

1. 一次投给

一次投给（Bolus Feedings）：将配制好的制剂用注射器经喂养管在 5～10 分钟内缓慢（推注速度一般为 30ml/min）注入胃内，每次 250～400ml，4～6 次/天。部分患者初期不耐受，可出现恶心、呕吐、腹胀、腹痛、腹泻甚至误吸等，应用一段时间后，一般都能逐渐适应。一般情况只有胃内喂养选用该方式。

2. 间歇重力滴注

间歇重力滴注（Intermittent Gravity Drip）：将营养液置于输液容器内，经输液管与喂养管相连，缓慢滴入胃肠内。每次 250～500ml，4～6 次/天，每次持续 30～60 分钟。此种方式适合滴注非要素膳，多数患者可耐受。这种方法的优点是简便，患者有较多的活动时间，类似于正常进食间隔，缺点是可能发生胃排空延缓，肠内喂养时，还可出现腹胀、腹泻等并发症。

3. 经泵输注

经泵输注（Feeding With Pump）：采用的输入管道与间歇重力滴注相同或相似，通过专用或借用输液泵连续 12～24 小时输注肠内营养液，也可每天 4～6 次经泵输注，每次输入 100～500ml，每次输注时间为 1～4 小时，中途允许胃肠道休息，并对喂养管进行护理。危重患者以及消化功能较差、误吸风险较大的患者多主张采用此种方式，对于经十二指肠和空肠喂养的患者，此方法是患者耐受肠内营养的最好选择。输入的体积、浓度和速率必须从小至大，逐渐调节至患者能耐受的程度，这一过程一般需3～4天。

（五）肠内营养制剂

1. 定义

肠内营养制剂（Enteral Nutrition Preparation）指可经胃肠用口服或管饲来提供机体代谢需要的营养物质。肠内营养制剂在国外一般不属于药品，归入特殊食品进行管理。美国在1988年首次在药品法修订版 *Orphan Drug Act Amendments* 中对医用食品（Medical Food）进行明确定义。同年，FDA首次出台医用食品生产和监管的指导原则，包括生产、抽样、检验和判定等多项内容，拟添加在特殊医学用途配方食品中的新成分/新原料需要进行GRAS（Generally Recognized as Safe）评估，不需要上市前的注册和批准。1999年，欧盟正式颁布了特殊医学用途配方食品（Foods for Special Medical Purpose，FSMP）的标准（1999/21/EC），2001年又颁布了“可用于FSMP中的可添加物质名单”（2001/15/EEC），明确规定了可使用在FSMP中的营养物质，并且拟添加在医用食品中的新成分/新原料需要获得欧盟食品安全局（EFSA）的批准。当时国内没有这样的制剂，为了临床营养治疗的需要，从国外进口这些FSMP。1974年，肠内营养制剂在北京应用于临床，并取得良好的效果。后来我国也研发了类似的产品，但由于当时我国缺乏这一类临床食品的分类和归属，于是被当时的国家食品药品监督管理局（SFDA）以“药品”的名义注册，便形成了今天“以食物当药物”的历史问题。2013年12月26日，中华人民共和国卫生与计划生育委员会发布了《特殊医学用途配方食品通则（GB 29922—2013）》，并配套发布了《特殊医学用途配方食品良好生产规范（GB 29923—2013）》，分别于2014年7月1日和2015年1月1日正式实施。时至今日，由于历史原因，仍然有十几种肠内营养制剂按照“药品”管理和使用。不过，这些“药品”生产厂商开始转向FSMP的生产和推广。

我国对FSMP的定义：为了满足进食受限、消化吸收障碍、代谢紊乱或特定疾病状态人群对营养素或膳食的特殊需要，专门加工配制而成的配方食品。该类产品必须在医生或临床营养师指导下，单独食用或与其他食品配合食用。

2. 肠内营养制剂的分类

关于肠内营养制剂的分类，2000年版的《国家基本药物目录》将肠内营养制剂按蛋白质来源分为两大类：氨基酸型和短肽型（Elemental Type，要素型）肠内营养制剂、整蛋白型（Non-Elemental Type，非要素型）肠内营养制剂。但考虑到国际上应用的肠内营养制剂还有组件式（Module）肠内营养制剂，其中包括氨基酸组件、短肽组件、整蛋白组件、糖类组件、长链甘油三酯组件、中长链甘油三酯组件、维生素组件等，2002年，中华医学会北京分会邀请肠内营养专家、基本药物办公室、药典委员会和国家食品药品监督管理局药品评价中心集体讨论，将我国的肠内营养制剂分为以下三大类，涵盖了我国目前使用的肠内营养制剂，并且为以后的发展留有足够的空间。

（1）氨基酸型和短肽型。这类制剂的营养基质为单体物质（要素形式），包括氨基酸或短肽、葡萄糖、脂肪、矿物质和维生素的混合物。该类制剂一般都有适口性差的特点，主要用于管喂，但经过特殊处理后，许多患者也能接受。其又可分为：①平衡型；②疾病特异型，如苯丙氨酸代谢障碍使用的制剂等。

（2）整蛋白型。该类肠内制剂以整蛋白或蛋白质游离物为氮源，渗透压接近等渗（300～450mOsm/L），口感较好，适合口服，亦可管饲，适用于胃肠功能较好的患者。其可再分为：①平衡型，按照是否含有部分特定营养成分还可分为含膳食纤维或不含膳食纤维型、含中链甘油三酯或不含中链甘油三酯型等；②疾病特异型，包括糖尿病型、肿瘤病型、免疫加强型、肺疾病型、烧伤型等。

（3）组件型。组件型包括氨基酸组件、短肽组件、整蛋白组件、糖类组件、长链甘油三酯组件、中链甘油三酯组件、维生素组件等。

（六）肠内营养的适应证

临床上施行营养支持治疗的总原则：只要胃肠功能允许，应尽量选用肠内营养。该原则高度概括了肠内营养的适应证。如果患者需要营养支持，只要胃肠功能尚存在，即便只有小部分功能存在，也应首先考虑肠内营养。

1. 不能经口进食、摄食不足或有摄食禁忌者

（1）经口进食困难。因口腔、咽喉炎症，食管肿瘤手术后，烧伤，化学性损伤等造成咀嚼困难或吞咽困难者。

（2）经口摄食不足。因疾病导致营养素需要量增加而摄食不足，如大面积烧伤、创伤、脓毒血症、甲状腺功能亢进症、AIDS及癌症化疗、放疗患者。

（3）无法经口摄食。由于脑血管意外以及咽反射丧失而不能吞咽，脑部外伤导致中枢神经系统紊乱、知觉丧失而不能吞咽，呼吸衰竭行有创或无创呼吸机辅助呼吸的患者。

2. 胃肠疾病

多数原发性胃肠疾病患者应用肠内营养制剂可以改善营养状况。肠内营养制剂中各类营养素搭配合理，易消化吸收，此外还有改变肠道菌群、无渣、无乳糖以及对肠道和胰腺外分泌刺激较轻等优点。

（1）短肠综合征。由于肠扭转、肠系膜血管栓塞、克罗恩病等需要小肠部分或广泛切除的患者，术后应及时给予肠外营养，但在术后适当阶段采用或兼用肠内营养，将更有利于肠道的代偿性增生与适应。由肠外营养过渡到肠内营养需根据胃肠功能恢复的程度，采用逐渐增加肠内营养剂量的方式，能够完全满足机体营养素需要量时，方可停止肠外营养。

（2）胃肠道瘘。肠内营养适用于所提供营养素不会从瘘孔中全部流出的患者，否则建议先采用肠外营养支持，情况好转后再过渡到肠内营养。既往慢性胃肠道瘘的死亡率较高，其原因多为瘘孔不闭合、电解质大量丢失、脓毒血症及长期摄食不足或漏出等导致严重营养不良。肠内营养少渣、营养素齐全，易于吸收且对胃肠刺激小，能有效减少

瘘孔的排出液，同时氮平衡得到改善，半数以上的瘘孔得以自己愈合。高位的胃十二指肠瘘可由空肠造口，直接由空肠给予要素制剂使瘘孔肠道完全休息，有利于瘘口愈合。对于近端有 10cm 以上功能良好小肠的小肠瘘，可由胃内喂养。必要时可与肠外营养结合应用。

（3）炎性肠道疾病。溃疡性结肠炎在病情严重时应采用肠外营养支持，待病情逐渐缓解，小肠功能适当恢复且可以耐受要素制剂时，可通过缓慢等渗的连续滴注要素制剂，提供所需能量与蛋白质。肠内营养有利于防止肠道黏膜萎缩，改善肠黏膜屏障功能，防止菌群移位。

（4）患有吸收不良综合征、小肠憩室炎及各种疾病导致的顽固性腹泻者，应用适当的肠内营养有助于恢复和营养状况的改善。

（5）胰腺疾病。急性胰腺炎的患者应首选肠外营养支持，在处理胰腺炎并发症需开腹时，或病情不严重的胰腺炎患者在麻痹性肠梗阻消退后，以及急性胰腺炎恢复期，采用适当的空肠喂养可以有效减少胰腺外分泌并补充营养素。

（6）结肠手术与诊断准备。在进行结肠手术前肠道准备或进行结肠镜检查与放射性照相时，应用无渣肠内营养制剂可减少菌群失调和感染，从而使手术危险性降低，检查结果更准确，术后护理更方便。

（7）对于神经性厌食的患者，肠内营养制剂有利于短期内营养不良状况和胃轻瘫的改善。

3. 胃肠外疾病

（1）术前、术后营养支持。择期手术的患者在术前 2 周进行肠内营养支持，其代谢状况可得到改善，并恢复适当的体重，增加血清白蛋白含量及补充体内的能量储备，以降低术后的并发症发生率与死亡率。在腹部大手术完毕后，放置空肠造口的鼻饲管，待小肠蠕动及吸收功能逐渐恢复，即可以应用肠内营养，以有利于患者早日恢复健康。其他术后需要补充营养时，只要胃肠允许，均可采用肠内营养。

（2）肿瘤化疗、放疗的辅助治疗。肿瘤的化疗和放疗均可产生多种不良反应（包括厌食、黏膜溃疡、恶心、呕吐、腹泻、味觉改变或肝脏毒害等），导致营养摄入和利用不足而发生营养不良，加重毒性反应，迫使部分患者中断治疗。适当的肠内营养有助于改善症状，提高患者耐受力。其机制可能是肠内营养中含有的氨基酸混合物和蛋白质水解物降低胰液与胰酶的分泌，这对小肠黏膜有保护作用；同时，受照射的小肠黏膜对氨基酸及低聚肽的吸收能力不受太大影响。

（3）烧伤、创伤。在烧伤、创伤的急性期内，体内激素环境发生改变，分解代谢激素如儿茶酚胺、糖皮质激素及胰高血糖素浓度升高，抑制合成代谢激素的作用。在组织未修复或烧伤皮肤未完全覆盖以前，持续的高分解代谢将导致体细胞群的消耗，并通过糖异生提供能量基质。采取适当的营养支持可以弥补高分解代谢引起的体细胞群损失，提供足够的能量与蛋白质以满足代谢需要，预防其他并发症的发生。

（4）肝功能衰竭。采用特殊的肝功能衰竭制剂，能纠正血浆氨基酸谱的紊乱以及补充蛋白质营养。

（5）肾衰竭。特殊的肾衰竭制剂，蛋白质含量低，氮源主要为 8 种必需氨基酸和组氨酸，维生素和微量元素供给充足，但钠、钾和磷的含量较低，可减轻氮质血症，保护余下肾功能，同时有助于合成体蛋白。

(6) 心血管疾病。当心脏病患者经口摄入能量不足 1000kcal/d 时，应给予肠内营养来维持代谢需要。

(7) 先天性氨基酸代谢缺陷病是由于缺乏某种氨基酸代谢中的某一种酶而引起的遗传性疾病，可给予缺乏这种氨基酸的肠内营养制剂，从而减少疾病对机体的损害，如苯丙酮尿症。

(8) 肠外营养的补充或过渡。采用周围静脉营养时，由于营养液体积与浓度的限制，营养素的供给常不足，应采用肠内营养作为补充。长期应用 TPN 支持，可导致胃肠结构与功能衰竭，应采用逐渐增量的肠内营养过渡到经口进食。

(七) 肠内营养禁忌证

只要肠道有功能，就可以实施肠内营养。肠内营养的绝对禁忌证是完全性肠道梗阻和大量的上消化道出血。

1. 不宜应用肠内营养的情况

(1) 重症胰腺炎急性期。

(2) 严重应激状态、麻痹性肠梗阻、上消化道出血（轻微的黏膜出血使用肠内营养)、顽固性呕吐、严重腹泻或腹膜炎。

(3) 小肠广泛切除 4～6 周以内。

(4) 年龄小于 3 个月的婴儿，在对婴儿实施肠内营养时，一般使用母乳或选用配方奶，但对于有消化道功能障碍的患儿，可在降低浓度的情况下缓慢使用，但要观察腹胀、腹泻的发生情况，并注意防止电解质紊乱。

(5) 完全性肠梗阻，胃肠蠕动严重减慢，严重腹胀影响呼吸功能，胃潴留量超过 400～500ml/d 的患者。

(6) 胃大部切除术后易产生倾倒综合征的患者。

2. 慎用肠内营养的情况

(1) 严重吸收不良综合征及长期少食衰弱的患者。

(2) 小肠缺乏足够吸收面积的空肠瘘患者。

(3) 休克、昏迷的患者。

(4) 症状明显的糖尿病、糖耐量异常的患者，接受高剂量类固醇药物治疗的患者。

(八) 肠内营养的并发症及其防治

一般来讲，肠内营养的安全性很高，但也可能发生某些并发症。肠内营养的并发症可分为胃肠并发症、代谢性并发症、感染并发症、机械性并发症等。胃肠并发症包括腹泻、恶心、呕吐、腹胀、便秘、肠坏死、肠黏膜萎缩。机械性并发症包括营养管放置不当，鼻咽、食管、胃损伤，鼻窦炎，中耳炎，误吸和吸入性肺炎，喂养管周围感染和瘘，返流性食管炎，溃疡，喂养管脱出，喂养管堵塞，喂养管拔除困难，肠梗阻，气胸。代谢性并发症包括高血糖症、高渗性高血糖症非酮症昏迷、低血糖症、高碳酸血症、电解质紊乱、再进食综合征、药物吸收和代谢异常。在这些并发症中最常见的是胃肠并发症，以腹泻、腹胀、误吸最为常见，大多数并发症可以及时发现，并纠正和处理。

1. 胃肠并发症

（1）腹胀。发生腹胀的原因有营养液浓度较高、脂肪比例高、含产气的成分较多；应用镇静药、麻醉药和肌肉松弛药，以及抑制肠蠕动的药物；肠麻痹；胃无张力；输注速度过快，温度较低；此外，使用口罩的无创呼吸机辅助呼吸模式，常常将空气吹入胃内。处理时应根据患者的具体情况，减慢甚至暂停输注或降低浓度，对冷液加温，逐渐增量使胃肠有适应过程，必要时可应用促进胃肠蠕动的药物，亦可行温盐水灌肠，对腹胀严重者应同时行胃肠减压。胃肠减压对呼吸机导致的胃胀气有非常好的作用。

（2）腹泻。肠内营养时出现腹泻的原因如下：

1）抗生素相关性腹泻（Antibiotic-Associated Diarrhea，AAD）是指应用抗生素后发生的、与抗生素有关的腹泻。Bartlett 将其定义为伴随着抗生素的使用而发生的无法用其他原因解释的腹泻。有 700 多种药物可引起腹泻，其中 25%为抗生素。AAD 的发病率因人群及抗生素种类有差异而不同，一般为 5%～25%。抗生素会破坏肠道正常菌群，引起肠道菌群失调：Ⅰ度失调是抗生素抑制或杀灭一部分细菌，促进了另一部分细菌的生长，这就造成了某些部位的正常菌群在组成上和数量上的异常变化或移位，在诱发原因去掉后可逆转为正常比例；Ⅱ度失调是不可逆的比例失调，在Ⅰ度失调的基础上，菌群由生理波动转为病理波动；Ⅲ度失调表现为原来的正常菌群大部分被抑制，只有少数机会菌逐渐成为优势状态。肠道菌群紊乱时益生菌数量明显下降，条件致病菌数量异常增多，肠道黏膜屏障受损，消化吸收能力下降，从而导致 AAD。

AAD 的临床症状可轻可重。轻型患者仅表现解稀便 2 或 3 次/天，持续时间短，没有因腹泻而发生中毒症状，属于Ⅰ度～轻Ⅱ度肠道菌群失调，易被忽视。中等型患者肠道菌群失调在Ⅱ度及Ⅱ度以上，临床腹泻次数较多，可以合并肠道机会菌感染（如变形杆菌、假单胞菌、非伤寒沙门菌等），大便可出现红细胞、白细胞，值得注意的是，该型易被诊断为感染性腹泻而不断使用大剂量广谱抗生素，其结果导致抗生素与腹泻形成恶性循环，病情发展。重型患者指在严重肠道菌群紊乱的基础上往往继发有特殊条件致病菌感染（如难辨梭状芽孢杆菌、金黄色葡萄球菌、白色念珠菌等），其临床症状重，常腹泻水样便 10～20 次/天。假膜性肠炎（PMC）大便中可见漂浮的假膜，可伴发热、腹部不适、里急后重。少数极其严重者（如爆发性结肠炎）除有腹泻外还可发生脱水、电解质紊乱、低蛋白血症或败血症等，甚至出现中毒性巨结肠而表现高热、恶心、呕吐及肠鸣音减弱，胃肠功能衰竭，此时腹泻可能停止，也可能发生肠穿孔。

AAD 的严重程度与下列因素有关：①抗生素使用时间越长、联合使用抗生素种类越多，腹泻的发生率越高，高级广谱抗生素种类越多，引起腹泻的危险性越高；②医疗操作、检查和各种治疗措施，特别是肠道损伤性检查、治疗措施越多，引起 AAD 的概率越大；③大便常规及普通培养的非特异性可使本病早期被误诊为一般的肠炎或菌痢，继续使用原先药物或加用抗生素使腹泻加重；④是否继发有病原感染和何种病原感染是决定AAD严重程度的主要因素。

2）其他药物性腹泻。肠内营养患者可能同时应用许多药物，这些药物本身的副作用可导致腹泻。雷尼替丁和其他组胺类药物（H_2受体拮抗剂）可造成胃酸降低，导致腹泻；一些高渗性药物亦可直接引起腹泻。

3）低蛋白血症及营养不良。营养不良时小肠绒毛数量减少，绒毛高度降低，刷状缘低平，使小肠吸收力下降。低蛋白血症可使血管胶体渗透压降低，肠黏膜水肿，这与腹泻有关。

4）乳糖酶缺乏。乳糖酶缺乏的患者对乳糖不耐受，如应用含乳糖的肠内营养制剂可引起腹泻。其主要机制是乳糖进入肠内后不能被水解，导致渗透性腹泻。另外，过多的乳糖被肠内细菌酵解成有机酸，促使更多的水分进入肠腔而加重腹泻。

5）脂肪吸收不良。肠腔内脂肪酶不足引起脂肪吸收障碍时，如应用高脂肪含量的肠内营养制剂，可导致腹泻。这些情况多见于胰腺分泌功能不足、胆道梗阻、回肠切除时。

6）高渗性营养液。高渗性营养液输入肠道后会明显影响水分的吸收，在输注速度较快时更为明显。高渗性营养液反复快速进入胃内可直接倾倒进入小肠而导致腹泻。肠内喂养时，若直接推注或重力滴注，均可因进入小肠的营养液过快过浓而导致渗透性腹泻。避免发生该型腹泻，可从低浓度、低剂量、低速度开始使用营养液，根据耐受程度逐渐增加用量。肠内喂养时，最好使用泵注的方式。

7）细菌污染。造成肠内制剂污染的原因很多，如室温下放置时间过长等。受污染的营养制剂内含有大量细菌，进入肠道可引起腹泻。

8）营养液温度过低。因中国人大多数不喜欢冷食，如果营养液温度低于室温，极易发生腹痛、腹泻等，这主要由低温刺激肠蠕动过快，水分不易吸收所致。所以在喂养时，肠内营养液的温度在40℃左右较好，特别是一次性投给和间隙重力滴注。经泵泵注的患者，由于输注速度较慢，营养液在经过输注管道的过程中，可以被周围组织加温。空肠造口的患者例外，需注意加温。

（3）恶心、呕吐。要素制剂中的氨基酸和短肽多有异味，即使增加调味剂仍有10%～20%的患者会引起恶心或呕吐。预防办法：①若滴速过快，胃内有潴留，则应减慢速度，降低渗透压；②对症处理，如给予止吐剂等。

总之，当肠内营养引起腹泻、恶心、呕吐、腹痛等消化道反应时，应考虑多种可能因素，并采取措施使患者顺利适应肠内营养。

2. 代谢性并发症

由于营养液配方很难适应所有个体，危重症患者、老年患者、意识障碍的患者很可能发生代谢并发症。最常见的症状是脱水和高血糖，但发生率明显低于肠外营养，而且只要肠道有部分功能，症状的处理就较容易。预防及治疗代谢性并发症的关键是认真监测，及时纠正。

（1）水和电解质紊乱。

1）脱水：水补充不足可出现高渗性脱水。

2）高血钾：营养液含钾过高，患者因肾功能障碍，钾排出减少。

3）低血钾：应用利尿剂，胃肠液丢失，未额外补钾。

4）低血钠：营养液钠含量低，长期未补充钠盐，大量出汗或腹泻。

5）铜、镁、钙等矿物质缺乏：多由长期应用肠内营养、营养液选择不当及补充不及时等所致。

（2）高血糖。营养液渗透压高可引起高血糖，其发生率可达 10%～30%。此时应该减慢营养液输注速度或降低浓度，可应用胰岛素使血糖接近正常。如以上情况未予纠正，则发生较严重的高血糖性高渗性非酮症脱水，甚至继续恶化导致昏迷。此时机体胰岛素储备足以防止酮症，但不足以控制血糖。升高的血糖引起渗透性利尿，继而发生脱水。一旦发生此种情况，需要输入大量水分及适量胰岛素纠正。若既往无高血糖的患者，或血糖控制较稳定的患者，在已适应某种营养液和输入量后突发高血糖，则可能是由过快和（或）过量输入营养物所致，此时应仔细检查输注速度和输注量。如既往血糖正常患者发生高血糖，则有可能发生全身感染。

（3）维生素缺乏。营养制剂配方中维生素 K 一般含量较低或缺乏，肠内营养时间长，则易发生维生素 K 缺乏，导致凝血酶原时间延长。生物素缺乏可引起皮炎、肌痛、厌食等。

（4）必需脂肪酸缺乏。长期应用含脂肪少的营养液易发生必需脂肪酸缺乏，若必须选择该种制剂，需定期静脉补充长链脂肪乳。

（5）肝酶谱异常。某些患者应用要素制剂可能发生转氨酶浓度升高，引起肝酶谱异常改变。

3. 感染并发症

严格地讲，营养液污染或管道污染导致的腹泻，属于感染并发症，前文已述。感染并发症中，常见且后果比较严重的就是误吸及其所致的吸入性肺炎。误吸临床表现为呼吸急促、心率加快、X 线肺部有浸润影。

为了防止误吸和吸入性肺炎发生，可采取以下处理措施：

（1）对体弱、极度衰弱、老年、昏迷患者最好采用连续缓慢滴注法。

（2）一次投给量最好小于 350ml，或采用小量（100～200ml）经营养泵缓慢输入（30～40 分钟）。

（3）管喂时及鼻饲后 1 小时患者取坐位或右侧卧位，或床头抬高 30°～45°，管喂完毕后保持床头抬高 30～45 分钟。

（4）注意经常检查胃潴留量，如在喂养开始阶段其残留量大于前 1 小时输入量的 2 倍或在耐受阶段其量大于 500ml/d，则应停止肠内营养，胃肠减压引流量小于 500ml/d，可降低输注速度、浓度或降低总量，甚至可降低脂肪比例以促进排空。

一旦发现患者发生误吸，应立即采取以下措施：①停止营养液投给，吸尽胃内容物；②行气管内吸引，尽可能吸出液体及误吸食物；③鼓励并帮助患者咳嗽，咳出误吸液体；④应用肠内营养并同时进食的患者，较大颗粒状食物被误吸时应尽早行支气管镜检查，清除食物颗粒；⑤静脉输入白蛋白减轻肺水肿；⑥血气异常时，行人工呼吸；⑦使用抗生素防治肺部感染。

4. 机械性并发症

(1) 经鼻置管。长期放置鼻胃管可引起鼻翼部糜烂、咽喉部溃疡、声音嘶哑、鼻窦炎、中耳炎等并发症。必须注意护理，定期更换或使用外径较小的喂养管，对需长期置管者，可改为胃或空肠造口。

(2) 胃造口。胃与腹前壁固定不严密导致胃内容物漏出，造成腹腔内感染，造口处出血。应查明原因并使用药物止血，必要时手术止血。

(3) 空肠造口。造口管周围渗漏、梗阻，前者主要由技术疏漏使造口周围固定不严密所致，后者由肠道异常蠕动所致。

(九) 肠内营养监测

肠内营养的并发症发生率虽然较低，但仍有与肠外营养相似的并发症，因此在进行肠内营养时，对管喂营养的患者必须在代谢与营养两方面严密监测，使并发症减少到最低限度。为了防止监测项目遗漏，应建立一套基本的管理制度及监测项目，以保证肠内营养的顺利实施。

1. 耐受情况的监测

(1) 监测肠内营养制剂的浓度和滴注速度。

(2) 监测鼻饲管位置。在喂养以前，必须确定管端的位置。胃内喂养以吸出胃内容物证实。如胃内无内容物或管端在十二指肠或空肠，则依靠X线片证实。

(3) 胃内喂养时，床头要抬高30°或45°。每次输注的肠内营养液悬挂时间不得超过8小时。

(4) 胃内喂养开始时，每隔2～4小时检查胃残留物的体积，其量不应大于前1小时输注量的1.5倍。当肠内营养液浓度与体积可满足患者营养需要并能耐受时，每日检查胃残留物1次，其量不应大于150ml，如残留物过多，应降低滴速或停止输注数小时。

(5) 每日更换鼻饲管，消毒肠内营养支持所用容器。

(6) 间歇重力输注或泵注时，每次喂养后应以30～50ml温水冲洗鼻饲管。

(7) 开始管喂的前5日，应每日记录能量及蛋白质（氮）摄入量。肠内营养液输注恒定后，可每周记录1次。

(8) 记录24小时液体出入量，肠内营养液与额外摄入的液体应分开记录。

2. 营养监测

应根据各指标的变化特点，结合临床用药情况，定期检查血钠、血钾、血钙、血磷、血镁、总蛋白、白蛋白、前白蛋白、运铁蛋白、胆红素、甘油三酯、胆固醇、血（尿）糖、尿素氮以及肝酶谱、凝血酶原时间等生化指标。定期检测并记录体重、氮平衡、液体出入量，以及肌酐—身高指数、皮褶厚度、上臂肌围等。还可定期采用综合量表进行营养状况评价。

二、肠外营养

肠外营养（Parenteral Nutrition，PN）是指无法经胃肠摄取营养或摄取营养物不能满足自身代谢需要的患者，通过肠道外通路（即静脉途径）输注包括氨基酸、脂肪、碳水化合物、维生素及矿物质等在内的营养素，提供能量，纠正或预防营养不良，改善营养状况，并使胃肠得到充分休息的营养治疗方法。

周围静脉营养的概念首先由 Brunschwing A 及其同事在 1945 年提出。1947 年，Shafiroff BG 和 Frane C 首先尝试将三大营养素均匀乳化后经周围静脉输入患者体内。1948 年，Berry IM 和 Ivy AC 两位研究者使用脂肪乳对狗进行肠外营养支持获得了成功。1955 年，Everson TC 和 Laws JF 首次将平衡氨基酸溶液应用于临床。1968 年，以 Dudrick SJ 和 Wilmore DW 两位美国住院医师为首的研究团队首先经中心静脉置管，将肠外营养支持应用于临床。肠外营养技术经过几十年的发展，适用的营养制剂已趋于成熟，包括复方氨基酸液、脂肪乳剂、多种维生素和微量元素复合液等。营养物质经中心静脉导管或周围静脉输入，在大多数情况下可满足患者全面的营养需求，有效地改善并维持机体的营养状况。由肠外途径直接供给营养液，是不能经胃肠吸收营养者的唯一营养途径，目前肠外营养支持已成为危重症患者救治工作中不可缺少的重要组成部分。

（一）肠外营养的输注途径

根据患者病情和营养液性质，肠外营养液可经中心静脉或周围静脉输入患者体内。经周围静脉的肠外营养液渗透压需控制在 900mOsm/L 以下，经中心静脉时，理论上渗透压可控制在 1200mOsm/L 左右，在严格限液的情况下，可允许提高到 1500mOsm/L 以下，并需将输注速度控制在 2～3ml/min，但应注意严密监测。预计患者只需短期（1～2 周）肠外营养支持或中心静脉置管困难时，可经周围静脉行肠外营养支持。

1. 中心静脉置管

中心静脉置管（Central Venous Catheter，CVC）将静脉导管远端置于机体较大静脉接近右心房处，使血流稀释高渗的肠外营养液，减少血栓性静脉炎的发生。CVC 还可用于中心静脉压监测、化疗药物的输注、短期大量补液和长期静脉输液等。最常用的途径是锁骨下静脉穿刺，常用的穿刺血管还有颈内静脉和股静脉，有时可选择锁骨上静脉，有凝血功能障碍的患者还可选择颈外静脉。

经外周中心静脉置管（Peripherally Inserted Central Catheters，PICC）最早应用于肿瘤患者的化疗用药，后来发现其在肠外营养支持中也有非常好的应用价值。PICC 利用导管从外周手臂的静脉（一般选择肘正中静脉、头静脉、贵要静脉）进行穿刺，导管直达靠近心脏的大静脉，可以迅速冲稀化疗药物或肠外营养液，防止高渗的药物和营养液对血管的刺激，减少静脉炎的发生，减轻患者的疼痛，提高患者的生命质量。

输液港（Implantable Venous Access Port，PORT）是一种较新的静脉输液管路技术。该闭合输液装置完全植入人体内，包括尖端位于上腔静脉的导管部分及埋植于皮下的注射座。PORT 由手术方将导管经皮下穿刺置于人体大静脉（锁骨下静脉、上腔静脉），部分导管埋于皮肤下，将另一端的穿刺座留置在胸壁皮下并缝合固定。手术后皮肤外观只看到一个小的缝合伤口，愈合拆线后患者体表可触摸到一突出圆球。治疗时从此定位下针，将针经皮穿刺垂直进入到穿刺座的储液槽，可以方便地进行注射，也可以长时间连续输液和采血，适用于高浓度的化疗药物、肠外营养、血液制品的输注。因为导管末端位于大静脉中，能够迅速稀释药物，避免对血管壁的刺激和损伤，比周围静脉输液减少血管硬化的机会，也减少了因为找不到血管反复穿刺之苦。输液港植入后患者的日常生活不受限制，接受治疗方便又轻松，大大提高生活质量。这种专门为需要长期及重复输液的患者设置的输液港，可在人体内存留使用38年甚至更长的时间。

2. 周围静脉置管

外周静脉穿刺操作比中心静脉营养方便，并可在普通病房内实施。由于需要控制渗透压，必然需要较多的液体来稀释营养液，以保证充足的能量和营养素，故对于需要限制液体量的患者而言，周围静脉可能无法满足其营养需要。选用的静脉主要为浅表静脉，多为上肢末梢静脉，也可选择下肢的末梢静脉，婴幼儿还可选择头部的静脉。经静脉进行肠外营养时，除控制渗透压以外，还要严密监测血栓性静脉炎的发生，一旦有静脉炎的症状或体征，应立即终止输注。虽然该方法相对于经中心静脉输注，出现感染性并发症的机会较少，也是安全可行的，但一般只适用于短期的肠外营养支持，或作为肠内营养的补充使用。

（二）肠外营养的输注形式和方法

与肠内营养制剂不同，肠外营养制剂基本上都以单一（种/类）营养素形式包装和保存。一种（类）营养素不能满足机体需要，所以在使用时，需将这些营养素按照一定比例和原则混合在一起使用。

为了使营养素能充分地被利用，减少发生并发症的可能性，目前主张将所有的肠外营养制剂在严格无菌的环境下，混合置于一较大的输液袋中，称为“全合一”（All-In-One，AIO）或全营养混合液（Total Nutrients Admixture，TNA）。1972年，这种方法首先由Romieu C等人在法国蒙彼利埃使用。TNA具有节省费用、营养物质被更好地利用吸收、减少代谢性并发症（如高血糖和电解质紊乱）的特点。脂肪代替葡萄糖可减少过量的糖摄入产生的不良反应；添加脂肪乳剂可降低营养液渗透压，从而减少对静脉的刺激，减少管道连接、输液瓶更换等操作，降低败血症发生率；营养液在严格无菌环境下配制，降低了细菌污染的发生率。

TNA的配置必须在专门的层流肠外营养配制室进行，还需要配备超净工作台，以避免配制过程中细菌污染。但由于条件的限制和认识的不足，临床上常常有人将肠外营养制剂单独输注，或几种制剂通过三通管输注。这种输注方法科学性不足，而且会增加并发症的发生风险。

由于脂肪乳不能预先与氨基酸、葡萄糖，尤其是电解质混合在一起，放置时间较长，会溢出脂肪滴，称为破乳。为了方便使用，简化操作，肠外营养制造厂采用批量化生产的方式制造出双腔袋和三腔袋，存放含微量元素和维生素的糖类溶液、氨基酸、脂肪乳，中间有隔膜。使用时只要稍加挤压，即可推开隔膜形成“全合一”营养液。该制剂配制方便、使用简单、保存时间长。但是由于配方单一，只适合短期使用。对于肠外营养支持时间长、病情比较复杂的危重症患者，建议每天根据病情变化配制 TNA。

肠外营养的输注方式有持续输注和循环输注两种。

1. 持续输注

将预定输注的营养液在输液泵的控制下在 24 小时内均匀输注，称为持续输注。该方法的优点在于能量、氨基酸和其他营养素供给处于持续均匀状态，胰岛素分泌稳定，血糖不会有较大波动。但由于胰岛素持续处于较高水平，促进脂肪和糖原合成，阻止脂肪的分解，有可能会出现脂肪肝，有时会有肝酶和胆红素浓度升高。而且持续输注的时间越长，肠外营养应用时间越长，静脉的损伤就越大，可能导致或加重相应的并发症。

2. 循环输注

循环输注指将全天的营养液在 12～18 小时输注，可采用重力滴注或泵注。其优点在于可预防或治疗持续输注所致的肝毒性，通过恢复患者白天正常的活动而改善生活质量。循环输注适用于稳定地接受持续 PN 及长期需要接受 PN 的患者，尤其是家庭肠外营养（Home Parenteral Nutrition，HPN）的患者。但要注意，采用该方法的患者的心功能需能耐受短时间大量肠外营养液体容量。感染、高代谢状态、心脏手术后、心搏衰竭等的患者，不适用该方法。

（三）肠外营养制剂

肠外营养制剂（Parenteral Nutrition Preparation）没有统一的配方，但必须含有人体所需的全部营养物质，应根据患者的年龄、性别、体重或体表面积及病情需要来制备。肠外营养制剂包括氨基酸、脂肪乳、碳水化合物、多种维生素、多种微量元素、电解质和水等，均系中小分子营养素。肠外营养制剂的基本要求包括无菌、无毒、无热源，适宜的 pH 值和渗透压，良好的相容性、稳定性，无菌、无热源包装等。

1. 肠外营养制剂的种类

（1）葡萄糖溶液。为了提供足够的能量，在配方中常用高浓度的葡萄糖（25%～50%）溶液作为肠外营养的能量来源，但为了降低渗透压，会用 5%或 10%的葡萄糖溶液来调节渗透压和总液体量。一般葡萄糖供能占总能量的 60%～70%时，每日提供糖 200～250g，最多不超过 300g。由于机体利用葡萄糖的能力有限，输入太快，即可发生高血糖、糖尿及高渗性脱水。过量补充葡萄糖，多余的糖可能转化为脂肪而沉积在肝脏组织内，引起脂肪变性。

（2）脂肪乳。肠外营养中所应用的脂肪是以大豆油或红花油为原料，经卵磷脂乳化制成的脂肪乳。脂肪乳是一种安全、平衡、重要的营养支持复合物。优点：①与高渗葡萄糖、电解质溶液同时输入，可降低营养液浓度，减少对血管壁的损伤；②脂肪产生的能量高，可在输入液体总量不变的情况下获得更多能量；③既可减少葡萄糖用量，减少与高糖输入有关的危险因素，又可提供必需脂肪酸（亚油酸与亚麻酸），避免必需脂肪酸的缺乏；④脂肪乳剂的呼吸商为 0.7，产生的 CO_2 少，有利于呼吸衰竭的患者。

常用的脂肪乳有 10%、20%和 30%浓度的，主要为含长链脂肪酸（LCT）的脂肪乳。随着对中链甘油三酯（MCT）代谢特点的认识，又开发出了 LCT/MCT 混合脂肪乳。近年来，又开发出在一个甘油分子上同时连接长链和中链的脂肪酸形成的甘油三酯，称为结构脂，并证实了它的临床实用价值。随着对 ω−3 脂肪酸在危重症患者中应用价值的认识，人们又以鱼油为原料，研发出主要含 ω−3 脂肪酸的脂肪乳。

(3) 氨基酸溶液。复方氨基酸是由人工合成的结晶左旋氨基酸，是肠外营养的基本氮源，用于维持正氮平衡、促进体内蛋白质合成、组织愈合及合成酶和激素。它具有纯度高、含氨量低、副作用少、利用率高等特点。补充氨基酸必须注意氨基酸的成分与总含氮量。

商品用复方氨基酸溶液的品种较多，可以分为三大类。第一类是平衡氨基酸溶液，适用于大多数患者，一般为 18 种氨基酸，含 8 种必需氨基酸（EAA）与非必需氨基酸。第二类是专用型氨基酸，如慢性肾脏疾病使用的氨基酸，含 8 种 EAA 和组氨酸；主要用于肝性脑病患者的支链氨基酸（BCAA），主要含三种 BCAA：亮氨酸、缬氨酸和异亮氨酸；还有专门为婴幼儿设计的小儿复方氨基酸，主要包括除谷氨酰胺和天门冬酰胺之外的其他 18 种氨基酸，氨基酸含量较成人制剂低。第三类主要为有特殊治疗价值的氨基酸，比如谷氨酰胺二肽、精氨酸等。

(4) 水与电解质。在电解质无额外丢失的情况下，钠、镁、钙等按生理需要量补给即可。常用的肠外营养电解质溶液有 10％氯化钠、10％氯化钾、10％葡萄糖酸钙、25％硫酸镁及有机磷制剂等。水主要来源于各种制剂的溶剂，葡萄糖是主要调节液体量的制剂。

(5) 维生素与微量元素。维生素参与糖、脂肪、蛋白质代谢及人体生长发育、创伤修复等。肠外营养时，一般提供生理需要量，否则可出现神经系统与心血管系统的损害或维生素缺乏症。但长期使用含维生素 D 的肠外营养制剂可使代谢性骨病加重。微量元素参与酶、核酸、多种维生素和激素的作用。肠外营养中的微量元素需要量较难确定，因为其血浓度并不能反映组织中的含量、生物活性及平衡状况。国内已有水溶性维生素、脂溶性维生素和微量元素等的静脉用制剂。

2. 肠外营养的配制

合理的配制方法和严格的无菌操作规程，是肠外营养持续应用的重要条件。肠外营养配制时需在消毒处理的房间或超净工作台、水平层流操作台内进行。配制前工作人员应清洁消毒，穿戴事先消毒的无菌衣、鞋、帽子、口罩和手套操作，并严格按无菌技术操作规程配制。

配制时应按照以下顺序进行：①将电解质、微量元素、胰岛素加入葡萄糖溶液或氨基酸溶液中，胰岛素由于存在附壁，降低了降血糖作用，可在输注营养液时，另经微泵泵入，可以根据血糖浓度灵活调整胰岛素的输注速度和用量；②硫酸盐加入另一瓶氨基酸溶液中；③脂溶性维生素和水溶性维生素加入脂肪乳中；④将含有添加营养物质的氨基酸、葡萄糖和脂肪乳分别经三个输液入口输入 TNA（3L 输液袋）中，先输入葡萄糖和氨基酸，最后混入脂肪乳；⑤配制时应不间断地一次完成，并不断摇动使其混合均匀，切忌剧烈摇动。

（四）肠外营养的适应证

肠外营养的基本适应证是胃肠功能障碍或衰竭的患者。

1. 消化系统疾病

（1）消化道瘘。高位小肠瘘患者因所进的食物会从瘘口排出，造成营养物质吸收障碍，而且大量消化液的丢失使患者发生脱水及电解质紊乱，加之肠瘘患者常同时伴有腹腔感染及脓肿，使机体进一步耗竭，短期内即可导致死亡。肠外营养支持不仅可以供给充足的营养，而且还可使消化道休息，大大减少消化液的分泌与丧失，提高组织愈合能力。

（2）炎症性肠病。肠外营养可减轻腹部不适与腹泻等症状，对于肠道炎性疾病导致生长发育停滞的儿童，在给予充分的肠外营养支持后，能够恢复正常的生长发育。

（3）短肠综合征。广泛小肠大部切除的患者很难在手术后短期内经胃肠吸收充足的营养物质，可导致严重的营养不良。

（4）中、重症急性胰腺炎导禁食可使慢性复发性胰腺炎患者减少呕吐与腹部疼痛等症状，肠外营养可满足禁食时机体的营养需要。

（5）胃肠梗阻，如贲门癌、幽门梗阻、肠梗阻、新生儿胃肠闭锁等。

（6）严重营养不良伴胃肠功能障碍者。

（7）一些疾病和症状可影响小肠的运动与吸收功能，如长期顽固性的恶心呕吐、严重腹泻、硬皮病、系统性红斑狼疮、肠黏膜萎缩、放射性肠炎、炎性粘连性肠梗阻、胃肠活动减弱、食管贲门失弛缓症、多发性肠瘘等。

2. 大面积烧伤和严重创伤

严重复合伤、破伤风、大范围的手术等的患者处于强烈的应激状态，代谢旺盛，同时消化功能受到抑制，不能经胃肠补充足够的营养素。与分解代谢有关的氮、钾、磷等从渗出液中大量流失。

3. 严重感染与败血症

持续高热与食欲减退使能量需求与代谢率明显增加，营养摄入则明显不足。临床上可见患者因负氮平衡和代谢亢进而日趋消瘦，并出现低蛋白血症，进而导致免疫力降低。此类患者应注意尽早给予肠外营养支持治疗。

4. 术前准备

手术后的死亡率与营养不良密切相关。对于营养不良、需进行大的胸腹部手术的患者，应给予肠外营养支持，建议术前营养支持 7～10 天；对于存在感染并发症倾向的骨科与颅内手术等的患者，提倡加强营养支持，有效地维持和提高患者的营养状况，防止病情进一步恶化，降低手术治疗的死亡率。

5. 妊娠剧吐与神经性厌食

早孕反应所致的严重恶心、妊娠剧吐超过 5～7 天时，应给予肠外营养支持，以保证孕妇和胎儿的营养。神经性厌食可以引起严重营养不良，特别是消化道分泌受抑制所引起的营养不良难以纠正，可用肠外营养支持；同时，还可联合肠内营养支持或进食普通食物。

6. 其他

其他：神志不清、吸入性肺炎高度危险倾向、腹膜炎、肿瘤化疗或放疗引起的胃肠反应等短期内不能由肠内获得营养的患者。

（五）肠外营养的并发症

对肠外营养并发症的认识和防治，直接关系着实施的安全性。根据其性质和发生的原因可归纳为四大类。大多数并发症是可以预防和治疗的。

1. 置管并发症

置管并发症与中心静脉导管的置入技术及护理有关。常见的置管并发症有气胸，血胸，血肿，损伤胸导管、动脉、神经以及空气栓塞等。此外，护理不当也可造成导管脱出、折断等并发症，借助X线检查可确定深静脉导管放置部位，若能严格按照操作规程和熟练掌握操作技术，这些并发症是可以预防的。

2. 感染并发症

在导管置入、营养液配制、输入过程中极易发生细菌污染。导管性败血症是肠外营养常见的严重并发症。营养液是良好的培养基，可使细菌迅速繁殖，导致脓毒血症，因此每一步骤必须严格按无菌操作技术规定进行。在中心静脉营养治疗过程中突然出现寒战高热，而无法用其他病因来解释时，则应考虑导管性败血症。应立即拔除旧导管，做导管头及血细菌培养（包括真菌培养）。必要时应根据药物敏感试验配合抗生素治疗。导管性败血症的预防措施包括置管过程的严格无菌技术、在超净工作台内配制营养液、采用全封闭式输液系统、定期消毒穿刺点皮肤并更换敷料等。

3. 代谢性并发症

代谢性并发症多与病情动态监测不够、治疗方案选择不当或未及时纠正有关，可通过加强监测并及时调整治疗方案予以预防。

（1）液体量超负荷。液体量过多可导致心肺功能不堪负荷而出现衰竭症状。对老年人、心肺功能与肾功能不全者，应特别注意控制液体输入量与输液速度。

（2）糖代谢紊乱。糖代谢紊乱常表现为低血糖、高血糖、高渗性非酮性昏迷。大多数营养不良患者治疗前已存在进食量少，胰岛素分泌量不足，升血糖激素分泌增多等状况。葡萄糖输入过多、过快，外源性胰岛素补充不足，则会出现高血糖。此时，可对营养液中糖与脂肪的比例加以调整，或在葡萄糖溶液中加入适量胰岛素。

长期肠外营养治疗的患者，如突然停止输液，或感染控制后，组织对胰岛素敏感度突然增加，导致反应性低血糖症。由于持续输入高渗葡萄糖，刺激胰岛细胞增加胰岛素分泌，使血中有较高的胰岛素浓度，若突然停用含糖溶液，有可能导致血糖急性下降，发生低血糖反应，甚至低血糖性昏迷，严重者危及生命。因此，肠外营养时切忌突然换用无糖溶液。为安全起见，可在高糖液体输完后，以等渗糖溶液维持数小时过渡，再改用无糖溶液，以免诱发低血糖。

高血糖指在开始应用肠外营养时，输入的葡萄糖总量过多或速度过快，导致单位时间内摄入的糖量过多，超出机体耐受的限度。特别是糖尿病、隐性糖尿病或感染等的患者，易导致高血糖的发生。因此，应控制糖的输入速度，开始阶段应控制在0.5g/（kg·h）以内，并监测血糖和尿糖，以后逐步增加到1～1.2g/（kg·h）。一般情况下，应常规补充胰岛素。

高渗性非酮性昏迷常因高血糖未及时发现并控制，导致大量利尿、脱水，甚至昏迷。此症因患者糖代谢正常，血中无过量酮体存在，一旦发生，立即给予低渗盐水（0.45%）以250ml/h的速度输入，同时加用适量胰岛素以降低血糖即可。治疗既要积极及时，又要防止过量输入低渗盐水，以免造成脑水肿。

（3）肝功能损害。长期肠外营养可导致肝功能损害，表现为转氨酶和碱性磷酸酶浓度升高。肠外营养影响肝功能的因素较复杂，多数与营养液中的某些成分有关，如过量的葡萄糖输入、高剂量脂肪的应用、长期大量地应用氨基酸制剂等。营养液用量越大，肝功能异常的发生机会就越大。

（4）酸碱平衡失调。高糖溶液的pH值为3.5～5.5，大量输入时可影响血液pH值。氨基酸溶液中某些氨基酸（如精氨酸、组氨酸，赖氨酸及胱氨酸）的碱基代谢后可产生氢离子，导致高氯性酸中毒。特别是伴有腹泻的患者，更易产生代谢性酸中毒。少数伴有先天性代谢障碍的患者，在输入果糖、山梨醇后可出现乳酸性酸中毒。与成人相比，婴幼儿在快速输入大量糖溶液与水解蛋白时，因不能耐受高渗性溶液而更容易出现代谢性酸中毒。关于代谢性碱中毒，除肾衰竭患者，在肠外营养中较少出现。

（5）电解质紊乱。电解质紊乱在肠外营养时较易发生，最常见的是低钾、低镁及低磷。其中要特别注意的是磷的补充，长期肠外营养治疗的患者，大量磷、钾、镁从细胞外进入细胞内，导致低磷、低钾、低镁血症。尤其是有肠外瘘的患者，更应注意补充。各种电解质的补充量没有固定的标准，唯一的办法是定期监测其血液浓度，因病因人及时调整补充。长期饥饿的患者，若短期内进行大剂量肠外营养补充，又没有注意补充电解质、微量元素和维生素，很容易发生以电解质紊乱为特点的再喂养综合征。

（6）代谢性骨病。长期肠外营养的患者可出现骨质软化症、骨质疏松症、纤维性骨炎、佝偻病等。

4. 肠道并发症

肠道并发症主要是肠道黏膜萎缩。较长时期的肠外营养，特别是不能经口摄食者，容易产生胆囊结石及肠道黏膜萎缩。后者又容易导致肠道内细菌移位，发生内源性感染。有资料提示，补充谷氨酰胺可预防肠道黏膜萎缩，保护肠道的屏障功能。预防此并发症的唯一措施就是尽早恢复肠道营养，促使萎缩的黏膜增生，保持肠道正常功能。

（六）肠外营养的禁忌证

经过多年的临床实践，人们对肠外营养的应用范围及并发症的发生和处理进行了广泛的研究，认为目前阶段应用肠外营养的禁忌证有严重循环、呼吸功能衰竭，严重的水电解质紊乱，严重肝肾功能衰竭等。

下列情况应慎用肠外营养支持：

(1) 胃肠功能正常或有肠内营养适应证者。对接受肠外营养支持的患者，应注意观察胃肠功能的恢复情况，及时由肠外营养过渡到肠内营养。

(2) 患者一般情况良好，预计需要肠外营养时间少于5天者。

(3) 原发病需立即进行急诊手术者。

(4) 预计发生肠外营养并发症的危险性大于其可能带来的益处者。

(5) 心血管功能紊乱、严重代谢紊乱尚未控制或处于纠正期间。

(6) 无明确治疗目的或已确定为不可治愈而盲目延长治疗者，如广泛转移的晚期恶性肿瘤伴恶病质的患者，生活质量差，任何治疗方法均无明显改善作用，此时肠外营养也无明显益处，反而会增加患者的生理和经济负担。

(7) 脑死亡、临终或不可逆昏迷。

(七) 肠外营养监测

肠外营养时，为随时掌握病情的动态变化，应对患者进行必要的监测以保证肠外营养安全、顺利地进行，并可观察其治疗效果。应根据临床和实验室监测结果，评估和判断患者每日需要量、各种管道器件及疗效有关的指标，以减少或避免营养支持相关并发症，提高营养支持的安全性和疗效。

1. 临床观察

(1) 每天测体温、血压和心率，记录24小时液体出入量。观察生命体征是否平稳，若生命体征不平稳，则以积极纠正为先；若体温异常升高，提示有感染的可能，应积极查找病因，对因治疗。

(2) 观察神志改变，有无水、钠潴留或脱水，有无黄疸、胃潴留。黄疸多见于长期肠外营养所致的胆汁淤积；水肿和脱水反映体液平衡情况，有助于判断营养支持的补液量是否充足或过量。

2. 导管监测

导管皮肤出口处有无红肿感染，导管接头有无裂损，导管是否扭曲或脱出。胸部X线监测导管是否置入正确部位。导管插入部位应每天局部皮肤严格消毒，发现导管引起感染，应将导管头剪下，做细菌、霉菌培养。

3. 实验室监测

(1) 血生化检查。开始肠外营养的前3天，每天监测血糖、电解质（钾、钠、氯、钙、磷），稳定后每周测2次。如代谢状况不稳定，应增加监测次数。高血糖患者每天测3或4次血糖。

(2) 肝肾功能。每周测1或2次血胆红素、转氨酶、尿素氮及肌酐。

(3) 血常规、血浆白蛋白、凝血酶原时间等。

(4) 血气分析：开始时每天测Ⅰ次，稳定后在必要时监测。

4. 营养状况评价

检测包括体重、AC、TSF、肌酐－身高指数、血浆白蛋白、转铁蛋白，每周测1次。必要时选择综合评价方法。

第三节　特殊医学用途配方食品

特殊医学用途配方食品在我国刚刚起步。虽然在临床上，一些产品如肠内营养制剂在我国已经有了多年的使用历史，但是目前临床使用更多的则是肠外营养（静脉营养）制剂。与肠外营养相比，肠内营养的优势是显而易见的，如对患者肠道功能的保护作用、产品操作简单方便、并发症相对少等。但由于国内产品的缺失和理解的局限，以及法律地位的不明确，与发达国家患者住院期间主要依靠肠内营养提供营养支持的方式不同，我国目前仍以肠外营养或静脉营养为主。特殊医学用途配方食品标准正是这一背景下的产物。标准发布后引起了社会各方面的很大关注，并提出了一系列问题，包括特殊医学用途食品是一类怎样的食品、适用于哪些人、与药品有何区别等。

一、概述

（一）定义

根据国际食品法典委员会（CAC）的定义，特殊医学用途配方食品是针对进食受限、消化吸收障碍、代谢紊乱或其他特定疾病状态人群的特殊营养需要专门加工配制而成的配方食品。该类产品必须在医生或临床营养师指导下，单独食用或与其他食品配合食用。

按照中华人民共和国国家标准（GB 29922—2013）食品安全国家标准——《特殊医学用途配方食品通则》的定义，特殊医学用途配方食品是为了满足进食受限、消化吸收障碍、代谢紊乱或特定疾病状态人群对营养素或膳食的特殊需要，专门加工配制而成的配方食品。该类产品必须在医生或临床营养师指导下，单独食用或与其他食品配合食用。

（二）性质

国外长期的使用资料表明，特殊医学用途配方食品在患者疾病治疗、康复及机体功能维持过程中起着极其重要的营养支持作用，但本身不具有特定的治疗作用，因此，国内外都认为其属于食品，政府按食品管理。但这类食品又区别于普通食品和保健食品，使用者一般是患者，需要在医生或临床营养师的指导下，在合理用药的基础上使用，以达到对患者的营养支持效果。

在相关标准出台以前，国内这类制剂被当作药物来管理。新标准明确表明，特殊医学用途配方食品是一类定型包装食品，其产品形态与普通食品相似，食用方便，可接受程度高，是进行临床营养支持的一种有效途径。但此类食品不是药品，不能替代药物的治疗作用，产品也不得声称对疾病的预防和治疗功能。因此，特殊医学用途配方食品是一类食品，属于特殊膳食类食品。当目标人群通过进食正常膳食或日常膳食无法满足其营养需求时，特殊医学用途配方食品可作为一种营养补充途径，对疾病治疗、康复及机体功能维持起到重要的营养支持作用。针对不同年龄阶段、不同疾病的特异性代谢状态，特殊医学用途配方食品对相应的营养素含量提出了特别规定，以更好地适应目标人群的需要，提供有针对性的营养支持。

（三）发展现状

1. 国外发展现状

特殊医学用途配方食品作为一种为患者或特殊医学状况人群提供营养支持的食品，在国外已经有很长的使用历史，并且取得了很好的临床效果。很多国际组织和发达国家都有针对性地制定了相应的管理政策和法律法规。目前世界上很多国家和地区都制定了特殊医学用途配方食品的标准和法规。部分国家（组织）有关特殊医学用途食品的法规和标准见表 8-2。

表 8-2　部分国家（组织）有关特殊医学用途食品（FSMP）的法规和标准

国家（组织）	法规和标准
国际食品法典委员会	《特殊医用食品标签和声称法典标准》（CODEX STAN180—1991） 《婴儿配方及特殊医用婴儿配方食品标准》（CODEXSTAN72—1981，Amended2007）
欧盟	《特殊医用食品指令》（1999/21/EC） 《可用于婴幼儿、FSMP 和体重控制代餐类食品中的营养物质名单》（EU NO. 609/2013）
美国	《医用食品的生产和监管的指导原则》
澳大利亚/新西兰	《特殊医学用途食品标准》（Standard2. 9. 5） 《婴儿配方食品（含特殊医学用途婴儿配方食品）》
日本	《健康增进法》 《全营养食品标准》 《低蛋白质食品标准》 《无乳糖食品标准》 《除过敏原食品标准》

2. 国内发展现状

在我国，特殊医学用途配方食品也就是常说的肠内营养制剂，一直作为药品管理。EN 在我国已经有约 40 年的使用历史，据报道，1974 年，EN 就已经在北京应用于临床，并取得了良好的效果。很多研究表明，EN 可以维护和改善患者的营养状态，有效地降低患者的医疗成本，提高康复速度，减少由营养不良导致的并发症发生率和住院天数。其与肠外营养（如静脉营养）相比，具有操作技术简单、易掌握，改善和维持患者的肠道功能，刺激消化液分泌等优点。

目前，我国的 EN 主要分为氨基酸型、整蛋白型、模块型三种类型。从组成特点，EN 又分为普通型、疾病代谢型和免疫强化型等。患者主要是在住院期间，在医生或临床营养师的指导下使用。目前上市的 EN 产品主要以国外产品为主，包括 Nutricia、Abott、NestleNutriton、RossLaboratories 等，国内产品相对较少，且大部分为技术含量相对较低的产品。

我国现有的极少的产品类型和数量与患者的极大需求存在着巨大的不平衡，导致我国肠内肠外营养支持应用比例失调。与发达国家以肠内营养为营养支持的主要手段不同，我国临床上仍以肠外营养为主。由于长期以来对肠内营养缺乏足够重视，我国住院患者中发生营养不良和有营养风险的比例分别达12.0%和35.5%，特别是在老年住院患者中营养不良的发生率更高达29%～61%，这无疑对患者的康复带来了非常不利的影响。

当然，随着对肠内营养作用的不断认识，近年来，我国肠内营养产品也有了一定的发展。据某医院2008—2010年外科住院患者EN的用药金额统计显示，2008—2010年该院外科EN用药金额逐年上升，2009年、2010年EN用药金额与2008年相比分别增长52.3%和66.1%。由此可见，肠内营养制剂，也就是特殊医学用途配方食品的临床需求在逐年增加。我国一直将这类产品作为药品管理，但其实质是食品，主要为患者提供营养支持作用，基本不具有治疗功能，因此药物注册的许多要求无法满足，致使国外已经有很长使用历史并且使用效果良好的产品无法服务于我国消费者。而国内产品面临没有标准、无法监管和生产的问题，极大地影响了该类产品的发展。各方均呼吁从产品实际和临床需求出发，改变既往管理模式，参考发达国家经验，出台特殊医学用途配方食品相关标准，为这类产品的生产、销售、监管提供相应的法律依据。

在有关专家的大力呼吁下，为解决我国医用食品缺乏的情况，保障医用食品的安全，国家卫生和计划生育委员会（以下简称卫生计生委）提出了"2+1"的标准管理模式，即制定GB25596－2010《食品安全国家标准特殊医学用途婴儿配方食品通则》（以下简称《特殊医学用途婴儿配方食品通则》）和GB29922－2013《食品安全国家标准特殊医学用途配方食品通则》（以下简称《特殊医学用途配方食品通则》）2项产品标准和GB29923—2013《食品安全国家标准特殊医学用途配方食品良好生产规范》（以下简称《特殊医学用途配方食品良好生产规范》）1项生产规范标准。

GB25596－2010《特殊医学用途婴儿配方食品通则》于2010年12月发布，2012年1月正式实施，是针对1岁以下特殊医学状况婴儿的营养需求而设计制定的粉状或液态配方食品标准。为各方更好地理解和执行该标准，卫生部于2012年2月发布了《特殊医学用途婴儿配方食品通则》官方问答，进一步详细解释了产品类别、营养素的调整依据和范围等，方便企业和监管部门使用。

GB29922－2013《特殊医学用途配方食品通则》于2013年12月发布，2014年7月1日正式实施。该标准主要针对1岁以上人群使用。标准主要参考了欧盟指令中对于特殊医学用途配方食品的分类，将其分成三类，即全营养配方食品、特定全营养配方食品和非全营养配方食品。根据国内外的科学依据、我国疾病现状和临床需求、国外产品使用经验，标准列出了13类常见的特定全营养配方食品类型。

GB29923－2013《特殊医学用途配方食品良好生产规范》于2013年12月发布，2015年1月1日实施。该标准对特殊医学用途配方食品的生产过程提出了要求，规定了原料采购、加工、包装、贮存和运输等环节的场所、设施、人员的基本要求和管理原则，并重点关注整个生产过程中微生物的控制。该标准的出台为特殊医学用途食品的生产设定一定的准入门槛，以进一步保证产品质量。

综上所述，我国目前已经形成了“2项产品标准+1项生产规范标准”的特殊医学用途配方食品标准体系，涵盖从出生到老年的产品类别，在一定程度上可满足市场和消费者的需求。从标准体系来看，我国已经与发达国家基本接轨。

二、分类

（一）根据GB25596－2010《特殊医学用途婴儿配方食品通则》，常见特殊医学用途婴儿配方食品如下

1. 无乳糖配方或低乳糖配方食品

无乳糖或低乳糖配方食品适用于原发性或继发性乳糖不耐受的婴儿。根据《预包装食品营养标签通则》（GB28050）的规定，粉状无乳糖配方食品中乳糖含量应低于0.5g/100g，粉状低乳糖配方食品中乳糖含量应低于2g/100g。液态产品可以按照稀释倍数做相应折算。

2. 乳蛋白部分水解配方食品

乳蛋白部分水解配方食品是将牛奶蛋白经过加热和（或）酶水解为小分子乳蛋白、肽段和氨基酸，以降低大分子牛奶蛋白的致敏性。根据不同配方，此类产品的碳水化合物既可以完全使用乳糖，也可以使用其他碳水化合物部分或全部替代乳糖。其他碳水化合物指葡萄糖聚合物或经过预糊化的淀粉，但不能使用果糖。

3. 乳蛋白深度水解配方或氨基酸配方食品

食物蛋白过敏是婴儿对食物中蛋白质不恰当的免疫应答引起的不良反应。婴儿早期食物以乳类为主，因此乳蛋白过敏是婴儿出生后最常见的食物蛋白过敏。乳蛋白深度水解配方食品通过一定工艺将易引起过敏反应的大分子乳蛋白水解成短肽及游离氨基酸。氨基酸配方食品由单体氨基酸代替蛋白质。上述配方食品将过敏原去除或不含过敏原，适用于食物蛋白过敏婴儿。婴儿食物蛋白过敏时通常伴有腹泻等症状，因此乳蛋白深度水解配方食品或氨基酸配方食品不应含有食物蛋白，以减少对婴儿胃肠的刺激。同时，应当根据婴儿代谢状况调整部分维生素、矿物质等营养素。

4. 早产/低出生体重婴儿配方食品

临床上，孕37周前出生的婴儿称为早产儿，出生体重低于2500g的婴儿称为低出生体重儿，早产儿多为低出生体重儿。早产/低出生体重儿与足月儿在生理状况、营养需求以及营养物质的消化吸收方面有较大差异，为满足其追赶生长的营养需求，此类婴儿配方食品中能量、蛋白质以及一些维生素和矿物质的含量应明显高于足月儿配方食品。

5. 母乳营养补充剂

母乳营养补充剂是为了补充早产/低出生体重儿母乳中能量、蛋白质、维生素和矿物质不足而特别设计的，需加入到母乳中使用的液态或粉状特殊医学用途婴儿配方食

品。在提倡母乳喂养的同时，为早产/低出生体重儿提供充足的能量和营养素。在母乳营养补充剂配方设计时，对于母乳中含量已能够满足早产/低出生体重儿需求的营养成分，无须另外补充；对于母乳中含量尚不足以满足早产/低出生体重儿快速生长需求的营养成分，则需要额外添加，主要体现在能量、蛋白质、部分维生素和矿物质等方面。母乳营养补充剂不是全营养配方食品，是对早产/低出生体重儿母乳喂养的补充。

6．氨基酸代谢障碍配方食品

氨基酸代谢障碍是指由于遗传因素造成某些酶的缺陷，使一种或几种氨基酸在婴儿体内代谢发生障碍，导致患儿体格生长发育迟滞、智力发育障碍，严重时可导致不可逆的损害。常见的氨基酸代谢障碍有苯丙酮尿症、枫糖尿症、丙酸血症/甲基丙二酸血症、酪氨酸血症、高胱氨酸尿症、戊二酸血症Ⅰ型、异戊酸血症、尿素循环障碍等。氨基酸代谢障碍配方食品是指不含或仅含少量代谢障碍氨基酸的特殊配方食品，用于代替普通婴儿配方食品，以改善患儿症状，减轻智力损害，同时为患儿提供必要的、充足的营养素以维持其正常生长发育的需求。

（二）根据GB29922－2013《特殊医学用途配方食品通则》，1岁以上人群配方食品可分为三类

1．全营养配方食品

全营养配方食品是可作为单一营养来源满足目标人群营养需求的特殊医学用途配方食品。《特殊医学用途配方食品通则》分别定义了1～10岁和10岁以上人群的全营养配方食品标准。

2．特定全营养配方食品

特定全营养配方食品是可作为单一营养来源满足目标人群在特定疾病或医学状况下营养需求的特殊医学用途配方食品。特定全营养配方食品是在相应年龄段全营养配方食品的基础上，依据特定疾病的病理生理变化而对部分营养素进行适当调整的一类食品，单独食用时即可满足目标人群的营养需求。符合特定全营养配方食品技术要求的产品，可有针对性地适应不同疾病的特异性代谢状态，更好地起到营养支持作用。特定全营养配方食品的适用人群一般指单纯患有某一特定疾病且无并发症或合并其他疾病的人群。对于伴随其他疾病或并发症的患者，均应由医生或临床营养师根据患者情况决定是否可以选用此类食品。特定全营养配方食品主要包括糖尿病全营养配方食品，呼吸系统疾病全营养配方食品，肾病全营养配方食品，肿瘤全营养配方食品，肝病全营养配方食品，肌肉衰减综合征全营养配方食品，创伤、感染、手术及其他应激状态全营养配方食品，炎性肠病全营养配方食品，食物蛋白过敏全营养配方食品，难治性癫痫全营养配方食品，胃肠吸收障碍/胰腺炎全营养配方食品，脂肪酸代谢异常全营养配方食品，肥胖、减脂手术全营养配方食品。

3．非全营养配方食品

非全营养配方食品是可满足目标人群部分营养需求的特殊医学用途配方食品，不适用于作为单一营养来源，主要包括蛋白质（氨基酸）组件、脂肪（脂肪酸）组件、碳水

化合物组件、电解质配方、增稠剂组件、流质配方和氨基酸代谢障碍配方等。非全营养配方食品是按照产品组成特征来进行分类的。由于非全营养配方食品不能作为单一营养来源满足目标人群的营养需求，应在医生或临床营养师的指导下，按照患者个体的特殊医学状况，与其他特殊医学用途配方食品或普通食品配合使用。

《特殊医学用途配方食品通则》中明确了不同配方食品的能量密度（kcal/100ml）、蛋白质、脂肪和碳水化合物的含量标准，维生素、电解质、微量元素和膳食纤维的含量标准或范围，配方中需特定限制或增加的营养成分，并指明了可用于FSMP的食品原料和配方。

三、应用

（一）满足临床需要

食品对患者和健康人的生存都是必需的。当患者体重丢失10%就会增加手术风险，机体蛋白丢失30%就会致命。延迟或限制营养素的摄入会增加发病率和死亡率。由此可见，对临床患者给予及时的、适合的营养支持是非常重要的。特殊医学用途配方食品正是这样一种食品，其主要目的就是为目标人群提供营养支持。当疾病人群无法通过正常膳食管理满足其营养需求，如手术后患者无法正常进食时，特殊医学用途配方食品可作为一种“特别的食品”，给患者提供其需求的营养素。对于一些患病婴儿，在其生命早期或相当长的时间内，特殊医学用途婴儿配方食品成为其赖以生存的唯一食物。同时，针对不同疾病的特异性代谢状态，该类产品还可以有针对性地调整相应的营养素含量，更好地适应特定疾病状态或疾病某一阶段的营养需求，为患者提供有针对性的营养支持。如糖尿病手术后患者，FSMP可以帮助患者更好地控制血糖，在为患者提供营养的同时，保证其食用的安全性。

目前，特殊医学用途配方食品在我国临床应用，特别是三级甲等医院应用较为广泛，主要用于营养不良患者围手术期的营养支持，肠胃功能不良患者、老年患者、中风昏迷患者、口腔及耳鼻喉科手术后流质饮食的患者、苯丙酮尿症患者等。营养支持在疾病治疗中发挥的作用得到了一致认可。

此外，欧洲的统计数据显示，住院时表现出营养不良特征的患者占总患者的25%～30%，当中七成的人在住院期间，营养状况反而恶化。营养不良使患者的感染率和失能率增加，康复情况不理想，住院时间延长，寿命缩短，增加家庭的负担，增加医疗系统的成本。我国也有报道指出营养不良在住院患者中极为常见，可导致患者免疫功能受损、创口愈合延迟、肌力减退及心理障碍等，从而使住院时间延长（可比正常营养者延长至少5天），增加医药费用。

由此可见，无论从治疗效应还是经济效应来说，在临床上特殊医学用途配方食品都有其存在的必要性。

（二）适应老龄化社会要求

随着我国人口老龄化程度的不断加深，急需一种适合老年营养不良人群需求的、基于科学的个性化营养解决方案。这正是特殊医学用途配方食品所能发挥的重要作用。据中国营养学会老年营养分会2013年发布的《中国五大城市老年人营养风险调查报告》，上海、北京、广州、成都、重庆这五大城市65岁以上的老年人，总体营养不良和营养风险的发生率高达53%。日常生活能力差、咀嚼能力差、血红蛋白浓度低和血白蛋白浓度低都是老年人发生营养不良的危险因素。营养不良又常常会引发痴呆、帕金森病等慢性病，两者相互影响、互为因果，形成恶性循环。特殊医学用途配方食品作为一种预包装食品，其形态与食品相似，食用方便，且具有科学、均衡和全面的配方，可以方便地长期或短期为患者提供全面的营养，在老龄化日益严重的今天，为医疗保健系统提供支持。

总的来说，特殊医学用途配方食品在我国才刚刚起步，还需要开展大量的标准配套工作，如特定全营养配方食品的规定、营养素的规定、食品添加剂和营养强化剂的使用等。与相关标准的衔接和配套工作都需要进行深入的研究和探讨。另外，加强对特殊疾病人群营养需求的研究、探讨营养在疾病过程中的作用等都是非常有意义的。

第四节　营养教育与营养咨询

一、营养教育

营养教育是营养干预的一种有效手段，具有容易实施、成本低、效益高、受益面广等特点，对居民营养状况的改善和健康水平的提高具有重要作用。

（一）营养教育的定义及目的

世界卫生组织将营养教育定义为："营养教育（Nutrition Education）是通过改变人们的饮食行为而达到改善营养状况目的的一种有计划活动。"营养教育已被各国政府和营养学家认为是改善人群营养状况的主要有效手段之一。营养教育是健康教育的一个重要分支。健康教育（Health Education）通过有组织、有计划、有系统的教育和社会活动，帮助个人和群体掌握卫生保健知识，树立健康观念，促使人们自觉地采纳有益于健康的行为和生活方式，消除或减少影响健康的危险因素，预防疾病、促进健康，提高生活质量。

营养教育的目的是通过普及营养知识，提高人群对营养与健康的认识，消除或减少不利于健康的膳食营养因素，倡导健康行为和生活方式，合理利用天然食物资源，纠正营养缺乏和不平衡，促进人群的营养健康状况改善，减少各种营养相关性疾病的发生。按照现代健康教育的观点，营养教育不仅向人群传播营养知识，还可以通过有计划、有组织、有系统和有评价的干预活动，为个体、群体和社会提供能够促使其改变膳食行为的必要的操作知识、技能和社会服务，从而增强人们的营养意识，养成良好的饮食行为与生活方式，使人们在面临营养与食品卫生方面的问题时，有能力做出有益于健康的选择，最终达到预防疾病、促进健康、提高生活质量的目的。

(1) 利用各种宣传媒介，开展营养宣传活动，倡导合理的膳食模式和生活方式，纠正不良饮食习惯。

(2) 有计划地对餐饮业、农业、医疗卫生、疾病控制等部门的有关人员进行营养知识培训。

(3) 将营养工作纳入初级卫生保健服务体系，提高初级卫生保健人员和居民的营养知识水平和意识，合理利用当地食物资源改善营养状况。

大量调查研究表明，营养教育具有多途径、低成本和覆盖面广等特点，对提高广大群众的营养知识水平、合理调整膳食结构以及预防营养相关性疾病切实有效，对于提高国民健康素质、全面建设小康社会具有重要意义。

（二）营养教育的对家和主要内容

1. 营养教育的对象

营养教育可面向所有人群，按照营养教育层面将营养教育对象分为以下 4 种。

(1) 个体层，指公共营养和临床营养工作者的工作对象。

(2) 各类组织机构层，包括学校、部队和企业。

(3) 社区层，包括餐馆、食品店、医院、诊所等各种社会职能机构。

(4) 政策和传媒层，包括政府部门、大众传播媒介等。

营养教育的主要目的是帮助群众建立健康的饮食行为。我国营养教育应首先关注重点人群，即营养弱势群体和对膳食与营养具有影响力的人群。营养弱势群体主要包括儿童青少年、孕妇、乳母、老年人、慢性病患者、社会弱势群体，他们或处在生长发育的关键时期，或处在特殊的生理时期，或是健康状况不良的人群，或是营养状况较差的群体；对膳食与营养具有影响力的人群主要包括家庭主妇、团体膳食制作及管理人员、医务工作者等。营养教育应从这些重点人群入手，提高其膳食营养意识，普及基本营养知识，改善大众营养状况，提高生命质量。

2. 营养教育的主要内容

(1) 基础营养知识。

(2) 健康生活方式。

(3)《中国居民膳食指南》、“中国居民平衡膳食宝塔”、《中国居民膳食营养素参考摄入量》。

(4) 我国人群的营养状况、现存的膳食营养相关性疾病的状况和变化趋势。

(5) 膳食营养相关性慢性疾病的预防与控制。

(6) 营养相关的法律、法规和政策。

（三）营养教育的方法和步骤

1. 营养教育的方法

营养教育可利用营养学术会、营养知识研讨会等方式，通过报纸、电视、网络等媒体和宣传标语、宣传画、展板、专栏等形式，充分利用国家科技周和科普活动日等大型活动，结合营养现场调查、检测等工作，采取人际传播的方法传播营养知识、营养改善措施和营养改善政策。在进行营养教育时，应针对不同人群选择不同的营养教育方法。只有通过营养教育，使受众先对营养知识在态度上发生转变，才有可能使健康行为发生变化，才能真正达到营养教育的目的。

营养信息交流是营养教育的主要方法，交流模式多样，根据教育对象及内容选择合理的交流模式是营养教育效果的重要保障。交流模式主要有以下几种：

（1）单向交流：由教育者向教育对象进行单向信息传播，缺乏互动沟通与问题反馈。

（2）双向交流：教育者与教育对象面对面进行交流，能及时获取信息反馈。

（3）大众交流：通过电视、网络、报纸等途径向人群传播营养知识，具有多向性。

（4）参与式交流：所有参与者，包括教育者及教育对象，都有同等的表达各自意见、经验及感受的机会。

2. 营养教育的步骤

（1）确定存在的营养问题，制订营养教育计划。为保证营养教育活动有依据、有针对性、有目标地进行，必须制订一个有针对性、可行性的营养教育计划。制订营养教育计划之前，首先，应确定营养教育拟解决的营养问题，包括目标人群中存在哪些营养相关性问题或疾病，这些问题的发生情况或相关性疾病的发病率、患病率、死亡率以及对生活质量的影响等。其次，还应更深层次地分析现存营养问题或疾病与目标人群知识、态度、行为的相关性。最后，还应评估开展营养教育活动所需的人力资源、财力资源、物力资源和政策资源等条件，全面分析营养教育的可行性，制订营养教育活动的目标及评价计划。教育目标应该是明确的、具体的、可量化的。评价计划包括评价方法、评价指标、实施评价的机构和人员、实施评价的时间等。营养教育计划常由专题小组通过多次讨论、全面分析来制订。

（2）确定营养教育对象及其特点。了解目标人群的数量、年龄、性别、种族、教育程度、经济水平等人口学特征，以及营养相关知识、态度、行为，营养需求，生活习惯，接受信息渠道等特点，有助于营养教育活动顺利进行。

（3）确定营养教育的内容及教育途径。营养教育的内容多种多样，根据目标人群及营养问题，教育内容的重点有所不同。对于健康人群，如小学生，营养教育内容多为健康的生活方式、膳食原则，目标人群为医务人员时，营养教育内容则应侧重于基础营养知识以及膳食指南、膳食营养素参考摄入量等，教育对象若为政府、学校等机构，则教育内容重点应为营养问题或疾病的国内外现状、流行趋势、影响因素以及防治措施等。

选择正确的教育途径，如讲课、讨论、传媒（电视、网络等），有助于教育对象更好地接受营养教育，这是营养教育顺利实施的前提。教育途径的选择应与所选择的传播途径协调一致，如面对面方式（如家访、演示、上课、医务工作者对患者等）、大众媒介（如广播、电视、报纸、杂志等）或是联合应用所有这些途径。每种途径各有优点，几种营养教育途径的优先顺序：电视、家访、图书、报纸、杂志、广播、上课、医院宣传及其他。随着网络技术的发展，互联网成为一种新的教育途径。选择合适的教育方法是保证教育效果的前提。有研究证明，孕期不同形式的营养健康教育对提高孕妇营养知识水平，改善胎儿、孕妇各项指标及妊娠结局有不同程度的影响，其中专题讲座加个体化营养指导的效果最佳。

(4) 选择或制作营养教育和指导所需的材料并进行预试验。根据教育目标、教育对象选择或制作相关的营养教育材料，要求内容科学、重点突出、通俗易懂、图文并茂，同时还应具有科学性、时效性。有效的营养宣传材料，如海报、宣传手册、幻灯片等，可以更直观、简洁地向教育对象表达营养教育的重点，更有助于营养教育目标的达成。如对幼儿进行营养教育时，教育方式应该灵活多样、寓教于乐，利用他们的好奇心，让他们参加有趣、新奇的配餐操作，看图说话，讲故事，猜谜语，做游戏。对医务人员进行教育时，则应提供专业、准确、更新及时的内容，也可以通过案例讨论的方式使其进一步对教育内容进行理解。

为了使宣传内容准确、合适，在大多数设计工作完成后，需要将准备好的宣传材料进行预试验，以便得到教育对象的反馈意见，将宣传材料修改完善。预试验除了能评价教育材料，还能发现材料中哪一部分最富有感染力，是否需要增加新内容，哪些内容意义不大而应删除。预试验可通过问卷调查、采访、分组试验、专题小组讨论等形式进行，具体选择哪种形式由材料的性质以及教育对象特征决定。根据预试验的结果，修改和完善教育材料，然后再进行预试验，再修改，重复多次后定稿。中国营养学会《中国居民膳食指南》的不同人群的宣传资料就是按此程序完成的。

(5) 实施营养教育。完成以上工作后，应制作活动时间表，并通过所确定的传播途径把计划中要宣传的营养内容传播给教育对象，按照计划进行营养教育。在实施营养教育的过程中，可以及时接收教育对象的反馈，积累经验，为以后的营养教育活动做准备。教育活动完成后，通常采用问卷的方式来了解营养教育的效果。

(6) 营养教育的效果评价。营养教育效果评价的重点是目标人群营养知识、态度、信息和行为的变化，主要是通过确认教育目标是否完成来进行评价，包括近期效果评价、中期效果评价和远期效果评价。近期效果一般指目标人群的知识、态度、信息、服务的变化，中期效果主要指行为和危险目标因素的变化；远期效果指人们营养健康状况和生活质量的变化。通过营养教育项目的效果评价，最后写出评价报告，这对于项目本身和将来指导社区营养教育工作的开展都是非常有用的。

（四）营养教育实践

计划名称：降低四川农村断乳期婴儿佝偻病发病率的营养教育计划。

以我国四川某县为例，调查发现该县 389 名 4～12 个月婴儿中，佝偻病患病率高达 17.5%。该地婴儿佝偻病的发生与经济状况、父母文化程度、婴儿生长情况、贫血、腹泻或呼吸系统疾病无关，但与婴儿是否受母乳喂养有很明显的关系。在此基础上，针对如何降低该社区断乳期婴儿的佝偻病发病率，营养工作者认为采用营养教育是一个比较合适的干预措施。以下为开展营养教育项目的过程，包括 6 个方面。

1. 确定存在的营养问题，制订营养教育计划

(1) 确定营养问题。通过调查，了解婴儿患佝偻病的主要原因是断乳期喂养不当。

(2) 确定教育目标。要求在营养教育项目结束时，受教育的父母预防婴儿患佝偻病

的知识和行为有明显改善，婴儿佝偻病患病率降低至10%。具体做到：

1）90%的父母亲至少能说出两种可以预防婴儿患佝偻病的方法（晒太阳和一种饮食方法）。

2）90%的母亲在婴儿4个月以前只进行母乳喂养。

3）90%的母亲每天至少把她们的婴儿带到露天或阳光下活动60分钟。

（3）确定评价计划。根据教育目标制订评价计划，通过问卷调查以下问题。

1）营养教育随访婴儿的佝偻病发病率。

2）受教育后的父母对预防婴儿患佝偻病知识的了解程度，如能说出预防婴儿患佝偻病的方法的人数。

3）受教育后父母亲做到每天至少把婴儿带到露天或阳光下活动的人数、活动时长等。

2. 确定营养教育对象及其特点

通过调查了解到该地区婴儿父母年龄多为20～30岁，教育水平较低，多为高中及以下，经济较为贫困，平时主要通过广播、电视接收信息。此外，还了解到一部分母亲相信豆腐会阻碍婴儿牙齿的正常生长发育，不知道婴儿在室外晒太阳的合适时间，有的父母认为一个白白胖胖的孩子很漂亮，怕晒太阳将孩子皮肤晒黑了难看。确定教育对象是婴儿的父母及孕妇。

3. 确定营养教育内容及教育途径

根据现存的营养问题，拟定的教育内容主要包括：

（1）婴儿佝偻病的表现及危害。

（2）正常婴儿身长、体重变化的规律。

（3）预防婴儿患佝偻病的方法如下。

1）增加母乳喂养的时间。母乳是婴儿最好的食物来源，母乳喂养至少6个月以上。

2）4～6个月后，为了使婴儿健康成长，保持良好的体质和促进大脑发育，添加辅食应增加富含维生素D和钙的食物，如蛋黄、猪肝、豆制品、绿叶蔬菜等。

3）每天要在阳光下至少活动1小时，及时补充安全量的鱼肝油，有助于预防婴儿佝偻病。

（4）对营养状况良好的母亲进行指导和培养，使其成为左邻右舍的义务营养教育员。

该项目执行过程中很多人对于营养教育途径的第一选择是电视，但只有49%的人拥有电视，其中只有68%的人一天至少看一次电视。最后决定选择集中讲课作为主要途径，同时结合家访、市场赶集等途径进行营养宣教。半年后随访一次进行评价。

4. 选择或制作营养教育和指导所需的材料以及预试验

教育材料主要包括婴儿佝偻病临床表现、婴幼儿生长曲线、婴幼儿营养需求、婴幼儿膳食喂养指南、预防婴儿佝偻病方法，根据教育内容制作相应的幻灯片、宣传手册、展报等宣传材料，宣传材料尽量配合教育对象，主要增加图形、表格、数字等简单直观的表达方式，尽量使用通俗易懂的语言。教育材料主要参考妇幼保健系统、联合国儿童基金会或某些婴幼儿食品企业已有的有关材料制作而成。

预试验抽取10个家庭的父母进行教育，教育后及时沟通反馈，对教育方式、内容等进行修改。预试验发现教育对象对婴儿患佝偻病的原因十分感兴趣，且整个教育过程中气氛活跃，其认为这个教育很有用，愿意配合。故做以下调整：

（1）增加婴儿佝偻病发病原因的教育内容。

（2）增加小组讨论、现场提问及问答等方式，加强教育对象的学习能力。

（3）延长随访时间，以便更好地调查营养教育的效果。

5. 实施营养教育

与该地村委会协商后，确定活动时间、地点，通过村委会广播通知。同时村委会提供各家庭成员名单及联系方式，保证最大限度地让所有教育对象参与进来。讲课开始前，将准备好的宣传小册子、反馈问卷分发给大家。讲课时，注意观察大家的反应，大多数家长能够认真聆听，部分家长会提问。每个内容讲完后进行提问，应答率约为80%，反应积极。最后10分钟大家分小组讨论后提问，展开激烈的探讨，气氛融洽。教育结束后，讲解填写反馈问卷的方法，及时回收反馈问卷。

6. 营养教育的效果评价

营养教育的效果主要针对以下7个问题进行评价。

（1）是否达到了预期的目的？

（2）发生行为改变的原因是教育计划，还是别的因素？

（3）计划的设计、实施以及评价等各阶段进行得怎么样？（包括各阶段的活动是否按时完成、实施过程是否符合要求、经费使用是否合理等。）

（4）为什么此计划是成功的或是不成功的？

（5）是否需要对计划做些改动？

（6）从中可以吸取什么经验教训从而使下一次计划更成功？

（7）教育对象在营养宣教前后的营养知识、态度、行为发生了哪些变化？

最后，针对本次教育活动，撰写评价报告，为将来指导社区营养教育工作的开展提供基础。

二、营养咨询

营养咨询（Nutrition Consultation）是营养教育的一种形式，是一个调查过程。它通过对个人或家庭膳食、生活方式和健康史的调查，并运用营养学知识、营养状况的体格检查及必要的化验检查等，帮助咨询者发现营养问题及其根源，提出解决问题的方案，提高人群营养意识，普及营养知识，提供个性化的营养膳食指南，调整膳食结构，达到平衡膳食，维持生命健康，延长寿命。

营养咨询的对象多数为住院患者或者门诊患者，也可以是健康的正常人，或尚无症状的亚临床患者，对儿童、老年人或者重病患者来说，也可以是他们的家人。不同的人群营养咨询的侧重点不一样，对健康者和处于亚临床状况者主要是帮助他们合理地安排自身的饮食，使其处于最佳的营养状况。对门诊患者主要是帮助他们发现营养问题，并有针对性地进行饮食指导；对住院患者则应给予相应的治疗饮食，并观察饮食治疗的效果。营养咨询的方式已由简单的口头咨询发展到书面和利用计算机软件以及电话甚至电视等媒体进行。

随着高收入人群的扩大、人们健康观念的改变及营养教育的开展和营养知识的普及，人们的营养意识逐渐增强，人们想了解自身营养状况的愿望越来越迫切。加强营养咨询实际上也是对国民的营养与健康状况进行干预的手段，是全面建设小康社会、保证居民身体健康的重要工作。

（一）营养咨询形式

1. 面对面咨询

营养专业人员与咨询者面对面地交流，可在医院的门诊、社区卫生服务中心进行。住院患者的会诊也属于这种形式。面对面咨询有利于营养专业人员与咨询者的沟通，简单快捷，营养专业人员通过对咨询者的直接观察发现一些临床症状和体征及形态学方面的异常。虽然这种形式速度较慢，能够获得帮助的人较少，但通过这种形式可以完成整个咨询程序。

2. 电话咨询

电话咨询指通过专门设置的营养咨询热线电话进行的营养咨询。电话咨询方便、迅速，特别适合于针对某些具体的问题寻求指导的咨询者。但这种形式不似面对面交流那么形象，无法利用语言以外的媒介进行讲解。

3. 广播电视咨询

广播电视咨询指通过广播电台和电视台的专栏节目进行的营养咨询，通常为现场直播。这种形式的优点是可同时有许多听众或观众参与，覆盖面广，受益面大；缺点是节目的时间有限，没有充足的时间交流，影响听众或观众参与的积极性。这种形式要求被咨询者具有较高的专业知识水平、语言表达能力和应变能力。

4. 书信咨询

书信咨询包括通过普通书信和电子邮件进行咨询。因空间距离和其他条件限制不能进行面对面咨询时，可采用这种形式。这种形式简便易行、成本低，但无法保证双方交流的信息可靠、真实。

5. 计算机咨询

计算机咨询利用营养咨询软件在计算机上进行，甚至利用网络工作环境进行。将咨询者的饮食情况输入电脑进行营养分析，根据分析结果进行营养指导，提出有针对性的意见。

（二）营养咨询方法

SOAP营养咨询方法是国外较为流行的营养咨询方法。此法方便、简单、易行。SOAP指主观询问（Subjective）、客观检查（Objective）、评价（Assessment）和营养支持计划（Plan）。

1. 询问饮食情况

询问饮食史、过去和现在的饮食习惯和嗜好、餐次和分配比例、有无偏食的习惯以及烹调加工的方法等。

2. 客观检查营养状况

可根据咨询者的饮食情况或根据其咨询目的有针对性地选择一些反映营养状况的客观指标。

3. 营养评价

根据饮食情况和反映营养状况的客观指标进行综合评价。

4. 饮食营养计划

结合经济条件和饮食习惯，在饮食营养原则方面给予指导，包括饮食宜忌、参考食谱及注意事项。对一些为特殊的目的而来的咨询者，要有针对性地回答问题，提出解决问题的方案。

（三）营养咨询步骤

1. 一般资料及病史的收集

营养状况受生理、心理和社会等因素影响，包括健康状况、体重变化、排便情况、活动情况、吸烟、饮酒、经济状况、职业、生活习惯、服药情况、营养相关性急性和慢性疾病等。此外，近期接受的疾病治疗手段如外科手术、化学治疗、放射治疗等均对营养状况产生影响。这些情况都需要认真了解。

2. 饮食资料的收集

饮食资料的收集是营养咨询的基础。收集内容主要是咨询者的饮食喜好和饮食方式等资料，包括食物购买力、吃零食、进餐地点、饮食嗜好、食物过敏史、饮食制度、营养补充剂的使用、口味的变化等情况。通过这些资料可以了解咨询者的饮食习惯和饮食方式是否科学合理，并从中找出问题，拟定有针对性的解决方案。这些资料对营养教育计划的制订也有重要的意义。食物摄入量的资料可用膳食调查的方法收集，如常用24小时回忆法。

食物摄入量的资料可采用人工和计算机软件两种方法进行计算。在人工计算中，应根据《食物成分表》计算每人每天各种营养素的平均摄入量，与《中国居民每日膳食营养素参考摄入量》比较进行评价。计算机软件方法可快速地计算出结果，并能显示和打印，已被广泛地应用于营养咨询工作中。

3. 临床检查

临床检查指包括症状和体征及人体测量学指标在内的体格检查和实验室检测。形态学指标有身长、体重、体脂、皮下脂肪厚度、上臂围、头围、胸围等常用指标，同时可进行营养缺乏症的检查。实验室检测可在临床或亚临床症状未出现之前为早期发现营养缺乏的种类和程度提供依据。随着人们健康和营养意识的提高，人体营养水平的鉴定作为早期发现营养问题的手段越来越受欢迎。

4. 分析并做出评价

对前述几步收集的资料进行分析和评价是提出指导意见的基础。分析师应注意资料的取舍，充分考虑混杂因素的影响，采用营养状况评价方法全面、综合、客观、合理地对咨询者当前的营养状况做出评价。指出哪些营养素（包括能量）过多或过少，同时分析其食物结构是否合理。在营养咨询门诊，可以利用营养软件，通过身高、体重、皮褶厚度等营养监测指标对患者进行综合营养评价。

5. 提出指导意见

营养咨询的目的是从饮食行为、膳食结构、膳食质量等方面发现问题及其根源，提出解决问题的方案，进行膳食干预，以改善咨询对象的营养状况。提出指导意见的原则：结合咨询对象的实际情况，做到切实可行、具体、重点明确。可以通过发给咨询对象关于疾病的营养治疗手册等资料，宣传和普及营养知识，解答患者提出的营养方面的问题。

6. 追踪与反馈

提出指导意见并不意味着营养咨询的结束，还需进行定期的随访，以观察方案的执行情况和效果。对营养相关性疾病的患者可建立个人的营养和健康档案。

（四）营养咨询实践

例：邓先生，51 岁，2 年做 8 次肠镜，非常痛苦，而且担心大肠多发腺瘤复发来医院门诊进行营养咨询。

1. 一般资料及病史的收集

男，51 岁，职业为经商；便秘史 20＋年，长期肠胃功能不好，伴上腹胀痛，间有腹泻 3 年。2008 年在广州因直肠腺瘤行电切手术。2009 年，复查肠镜时发现乙状结肠腺瘤，行手术切除。父母亲都没有肠胃病；儿子 12 岁，有十二指肠球部溃疡及慢性肾炎；吸烟 20＋年，每日 1 包；饮酒 20＋年。

2. 饮食资料的收集

生活不规律，上午 11 点起床，晚 3、4 点睡觉；不吃早餐，晚餐半数以上时间外出就餐应酬，肉类摄入多，蔬菜摄入非常少，晚上经常吃夜宵，以粥、面条、方便面、肠粉为主；牛奶 1 或 2 次/周，每次 250ml；豆制品 1 或 2 次/周；鸡蛋 2 或 3 次/周；进食水果后胃肠出现不适，很少吃水果；食物种类 10～12 种/天。

3. 临床检查

血压为 115/74 mmHg，体重为 51 kg，身高为 159 cm，腰围为 77 cm，体脂含量为 20％。

4. 分析并做出评价

存在的营养问题主要有：

(1) 每天摄入的食物种类较少，食物多样化不足。

（2）三餐分配不合理。不吃早饭，晚饭、夜宵摄入过多，容易增加胃肠负担。

（3）膳食结构不合理。主食精细，肉类摄入过多，豆类、蔬菜、水果摄入严重不足。

（4）钙摄入过少。《中国居民膳食营养素参考摄入量》指出，50岁以上人群每日钙摄入量为1000mg。

（5）生活习惯差，比如喜欢抽烟、爱打麻将、熬夜多、不吃早餐、没有运动、饮酒过量。

5. 提出指导意见

（1）调整生活规律，按时作息，不熬夜，按时进食三餐，保证三餐能量比为3∶4∶3。

（2）调整膳食结构，增加豆类、蔬菜、水果的摄入量，保证机体必须营养素的摄入量。

（3）每日摄入奶类及其制品，多食含钙丰富的食物，保证充足的钙摄入量。

（4）戒烟、禁酒，禁食或少食油腻、油炸食物。

（5）增加运动，保持心情愉快。

6. 追踪与反馈

建立门诊健康档案，每半年随访一次。

第五节　药物与营养素相互作用

一、概述

（一）定义

众所周知，许多疾病都需要药物治疗，并且常常是多种药物联合使用。因此，营养素和药物之间的相互作用关系在临床上普遍受到关注。这种相互作用既可能对身体有利，也可能对健康造成危害，故用药时明确其是否与某些营养素发生相互作用，不但可以减少对身体的伤害，还可以促进药物吸收代谢，使其发挥最大的作用。

药物与营养素相互作用（Drug-Nutrient Interactions，DNI）是指药物和营养素在体内相互作用，彼此发生药动学和药效学变化，或药物引起营养状况改变的现象。药物与营养物质相互作用的研究以药物和营养素为基础，同时须考虑两方面的基本物质、研究采用模型、疾病或器官功能紊乱及其他状况等。全面评价药物与营养素的相互作用，对于指导患者合理用药、减少药物与营养素不良反应、改善患者营养状况有着重要的临床意义。

（二）相互作用机制

营养素和药物之间的相互作用主要发生在以下几种情况：①药物同食物一起服用；

②药物同营养补充剂一起服用；③药物和酒一起服用；④药物与营养素之间的特殊作用；⑤多种药物联合使用，其中至少有一种药物可能与膳食相互作用而产生副作用；⑥长期服用消耗营养素的药物。

其在机体内相互作用的主要途径：①药物明显影响营养素的吸收和代谢；②营养素及患者营养状况影响药物的吸收和利用。其机制主要是影响药物代谢过程中的各种酶活性。

1. 药物代谢的两相反应

药物代谢主要是在肝微粒体混合功能氧化酶系统进行，主要参与的酶为细胞色素P450。在药物Ⅰ相反应（氧化、还原或水解反应）中，需要蛋白质、烟酸、B族维生素、泛酸、维生素E、铁、铜、锌、镁及磷脂胆碱等多种营养物质参与。而在Ⅱ相反应（结合反应）中，也需要脂肪酸、叶酸、B族维生素和硫辛酸等物质参与。当营养不良或缺乏时，会导致药酶活性降低，影响药物正常代谢，降低疗效和增加药物毒性。

2. 药物首过效应

药物首过效应的高低决定了药物的有效利用率。首过效应高时，可用的有效药物量明显减少，反之可利用的有效药物多。

3. 直接理化反应

有些营养素可以和药物在胃肠内发生螯合、吸附、氧化还原、沉淀等，影响药物在肠道的吸收。例如，膳食纤维可以减少地高辛吸收；脂肪可以减慢胃排空，影响药物吸收。

（三）高危人群

除营养素、药物本身的理化特点，进食服用时间，剂量等影响因素外，个体的年龄、性别、营养状况、体型、生活方式、疾病等自身因素也影响着营养素与药物的相互作用。

1. 特殊生理状态人群

胎儿、婴儿、孕妇及老年人因其特殊的生理状态，更容易发生药物与营养素之间的不良作用。发育中的胎儿、婴儿和孕妇对许多营养素的需要都有所增加，如果妇女在口服避孕药后，又想要怀孕，则应该通过膳食或补充剂的方式增加叶酸摄入量。老年人由于慢性病发生率较高，接触药物的机会增加，且身体脂肪增多，蛋白质减少，因而对药物的耐受降低，容易发生药物不良反应。如老年人使用苯巴比妥可能会出现兴奋、烦躁，但对β受体激动药反应则明显减弱。

2. 营养不良者

营养不良者多伴有多种疾病，服药的人也较多。他们用药时，须根据其消化道反应（如呕吐、腹泻、胃酸过少等）进行调整。营养不良者由于体内蛋白质和体成分的改变可影响药效。尤其是蛋白质－能量营养不良的患者，药物不良反应十分明显。

特别的营养素缺乏可影响混合功能氧化酶系统的代谢。缺铁可增加细胞色素P450依赖型混合功能氧化酶系统的活性，缺镁则相反。硒和铬参与谷胱甘肽对外来物质的解毒过程，锌对于与药物生物转化有关的酶至关重要。

3. 肥胖者

在确定药物反应方面，体成分是一个重要因素。肥胖个体脂肪含量过多，脂肪组织与瘦体质的比例较其他人大，脂溶性药物的分布有所增加，对药物作用比较敏感；同时药物及其代谢产物的过度蓄积可能会增加药物毒副作用。

4. 慢性病患者

疾病本身可破坏机体的生理功能，影响药物代谢以及机体对药物的反应。例如，各种原因导致的低蛋白血症，血浆白蛋白降低可增加血中游离药物，从而增加药物的浓度及毒副作用。肾衰竭时，也可以产生类似作用，因此，需根据患者的肝肾功能适量减少药物使用剂量。

5. 其他

遗传因素是营养素与药物相互作用的重要影响因素。比如亚甲基四氢叶酸还原酶的基因多态性可以影响B族维生素（维生素 B_6、维生素 B_{12}、维生素 B_2）及叶酸需要量。

其他包括有特别饮食习惯、限食、慢性贫血、嗜酒、吸毒、联合用药者。

二、营养素对药物的影响

（一）药物作用于人体的特点

药物作用于人体一般可分为3个阶段：①药物分解阶段；②药物动力学阶段（Pharmcokinetic Stage），包括药物的吸收、分布、代谢及排泄；③药效学阶段（Pharmacodynamic Stage），机体对一种或多种药物的生理和心理反应。

药物的吸收受到药物剂型、吸收点的溶解度、离子化程度以及给药方式（口服、管饲、静脉滴注）的影响。药物在体内的分布通常以心、肝、肾和脑的浓度最高，其余分布到肌肉、皮肤和脂肪组织，药物进入中枢神经系统的量则十分有限，多经过排泄器官（肾、肺）排出体外。

（二）营养素对药物吸收的影响

药物的吸收可能是影响营养素与药物相互作用最关键的环节。经口给药时，药物与胃内营养素相互作用，影响其吸收。主要影响吸收的因素有胃和小肠的pH值、运动能力、肠腔内容物、细胞吸收能力及内脏血流速度等。

胃排空率受摄入食物种类和膳食模式的影响。暴饮暴食、吃油脂食品、过烫的食品和黏度过高的食品都可以使胃排空受阻。一方面，大多数药物在胃排空较慢时吸收较好。因为它们与胃内酸性内容物接触时间长，如呋喃妥因；另一方面，对酸敏感的药物在到达小肠吸收点前就在胃里被降解和失活，如左旋多巴和青霉素G的药效在胃排空延长时会减弱。虽然有效的转运、胞饮作用和淋巴吸收都是药物吸收的可能途径，但药物主要是通过被动扩散经消化道上皮转运入血液循环。该过程依赖于消化道pH值和药物的离子化程度，其中pH值是重要因素，导致胃酸pH值改变的任何情况都会影响药物的吸收。某些营养素也可能抑制或增加药物的吸收。

营养素可以直接抑制一些药物的作用，比如蛋白质可以抑制左旋多巴的作用，降低普萘洛尔的生物利用度。维生素 B_6 可促使左旋多巴脱羧形成不能通过血－脑屏障的多巴胺，降低药效。维生素 A 可破坏可的松类药物的抗炎或抗过敏作用。维生素 K 抑制华法令、双香豆素等抗凝药的效果。膳食纤维则可以吸附药物使其吸收率下降：膳食纤维降低地高辛 10%的吸收率、阿莫西林 21%的吸收率，同时影响铁、锌和钙等补充剂的利用。青霉素、红霉素与阿司匹林在酸性环境下容易被破坏，故含酸性成分的食物和这类药一起食用时可以减少药物的吸收。

营养素同时也可以增加某些药物的吸收。其促进吸收主要通过增加药物的溶解性、减慢胃排空速度和药物的协同作用实现。比如脂肪可以增加脂溶性药物的溶解度，促进吸收。利尿剂如双氢克尿噻、螺内酯（安体舒通）会因延长胃排空时间而增加吸收。安定和双香豆素可因为高脂肪食物和延迟胃排空时间而增加吸收。食物中也有促进药物吸收的成分，如膳食纤维可增加肠道蠕动，增强驱虫药的效果，还可以提高降压药普萘洛尔的生物利用度。糖类可以增加苯妥英钠的吸收。维生素 E 促进铁的吸收。

（三）营养素对药物生物利用的影响

机体营养不足可影响肝脏混合功能氧化酶系统活性继而干扰药物正常代谢，降低药物效果；同时降低机体对药物的清除能力，增加药物毒副作用。研究表明，在一些减肥项目或术后仅采用静脉给予葡萄糖治疗时，主要膳食成分的调整会导致临床改变。营养素的缺乏，可导致药物代谢系统功能减弱，进而减少药物的生物转化。

蛋白质，尤其是血清蛋白，作为很多药物体内代谢的载体，缺乏时，药物转变所需的肝脏药酶减少，容易引起药物蓄积中毒。当碳水化合物和脂肪供给不足或出现肝病时，蛋白质作为能量被分解，血清蛋白减少使药物代谢的酶类减少，容易引起药物中毒。此时增加饮食蛋白质，可以恢复药酶数量。同时，蛋白质可稳定药物，对营养不良患者，若在饮食中增加蛋白质，可减少药物代谢物的排除而稳定药物疗效。

碳水化合物过多或过少均可导致药物的代谢率发生改变。高碳水化合物膳食可以减弱肝酶活性，增强巴比妥类药物的作用。维生素作为细胞色素 P450 的组成成分，缺乏时，可影响该酶活性，如维生素 C 可刺激药物羟化酶活性，降低药物不良反应。矿物质作为肝脏药物的辅助因子之一，对药物代谢有重要影响。例如铁的缺乏可以引起安替比林的 N－去甲基化反应。钴抑制血红蛋白酶类的生物合成，影响依赖血红蛋白类酶系药物的代谢。钾缺乏者，洋地黄中毒风险增加，钙的增加则会加强洋地黄反应。

影响药物代谢的其他因素还有小肠吸收率、药物进入肝脏情况、是否有其他疾病（包括营养不良）、肝功能、联合用药情况等。

（四）营养素对药物排泄的影响

食物和营养素可通过改变尿液 pH 值来影响药物排泄。需要酸性媒介的药物，在碱性尿液中排泄加快。在药物肾排泄方面，营养素对治疗范围窄的药物影响最大。如高蛋白膳食提高苯巴比妥、茶碱和苯妥英钠的肾排泄，摄入高纤维能增加脂溶性化合物的排泄，产生酸性尿的食物能增加碱性药物（安非他明等）的排泄，产生碱性尿的食物能增加酸性药物（苯巴比妥等）的排泄。

（五）乙醇与药物的相互作用

乙醇（酒精）与药物的相互作用普遍存在，但结果存在差异，主要取决于药物的药理作用、剂量、给药方式及乙醇摄入量等。急性大量饮酒可以很快抑制药物分解，从而提高药效；慢性饮酒能刺激某些药物代谢而降低其作用。乙醇和药物相互作用的反应常见以下 4 种。

1. 脸红反应

摄入酒精性饮料的同时服用中枢抑制药，容易出现脸红反应，同时伴有头痛及呼吸困难症状。这主要是由于酒精与药物的中枢镇静作用加强，导致中枢过度抑制。常见中枢抑制药物为镇静催眠药、镇痛药、麻醉药和抗组胺药。

2. 低血糖反应

降糖药与酒精同时摄入，会出现虚弱、神志模糊、意识丧失等低血糖反应。其机制主要是酒精可刺激胰岛素分泌，抑制糖异生，导致血糖水平降低，发生低血糖反应。产生低血糖反应的药物有氯磺丙脲、醋酸己脲等。

3. 戒酒硫反应

当使用戒酒硫者饮用含酒精饮料时，一般在 15 分钟后出现脸红、头痛和恶心等症状，这主要是乙醛在体内增加的结果。由于这些症状令人不适，常用此方法戒酒。

4. 双硫仑反应

抑制乙醛脱氢酶或乙醇氧化酶的药物和酒精同时摄入，会发生面色潮红、头痛心悸、出汗、恶心、呕吐、胸腹痛不适及低血压等反应，称为双硫仑反应。产生的机制为摄入抑制乙醛脱氢酶的代谢或乙醇氧化酶的药或酒精后，乙醛脱氢酶的代谢或乙醇氧化酶被药物抑制，乙醇代谢中间产物乙醛或是乙醇代谢受阻，导致乙醛或乙醇在体内蓄积，引起不良反应。甲硝唑、呋喃唑酮、酮康唑、头孢哌酮和藿香正气水、氢化可的松均可发生双硫仑反应。

（六）葡萄柚汁与药物的相互作用

葡萄柚（Grapefruit）也称胡柚或西柚，为甜橙和柚的天然杂交种，适合于在亚热带地区生长，原产美洲，因果实成串如葡萄得名。葡萄柚汁（Grapefruit Juice，GFJ）富含果胶、黄酮类、呋喃香豆素及其他许多化学成分。研究表明，葡萄柚汁区别于其他柑橘类果汁，可以和药物发生相互作用。其机制是葡萄柚汁中的呋喃香豆素可以抑制细胞色素 CYP3A4 酶的活性、药物转运蛋白和有机阴离子转运肽（Organic Anion Transporting Polypeptide，OATP）的活性，从而抑制第五药物的代谢，减少药物的排泄，增加生物利用度，导致药物蓄积，增强效用和不良反应。

但葡萄柚汁同时存在很多潜在的积极效果。①节约药物成本。一些研究表明，葡萄柚汁能提高环孢霉素 A 的生物利用度，但研究结果尚未统一。②维持药物效应。③增强药效。

（七）营养素与药物的特殊反应

1. 酪胺反应

在服用单胺氧化酶抑制剂类药物时，同时服用富含酪胺的食物如奶酪、扁豆及红葡萄酒，会产生头疼、恶心、呕吐、不安等症状，严重时可发生血压剧增和脑血管破裂的现象，即酪胺反应。反应机制是酪胺能刺激交感神经系统，导致血压升高。由于单胺氧化酶抑制剂类药物的作用，酪胺在体内脱氢基代谢受到抑制，导致酪胺在体内积聚，造成中枢神经系统去甲肾上腺素和儿茶酚胺浓度迅速上升，从而造成急性高血压和高肾上腺素危象。常见的导致酪胺反应的单胺氧化酶抑制剂有呋喃唑酮、异烟肼和奋乃静等。

2. 锂反应

锂常被用于治疗躁狂症。钠对锂的排泄有很大影响。限制钠盐摄入会导致体内锂的积累引起中毒，增加钠的摄入则可以增加尿锂的排出。此外，咖啡也会影响锂代谢，停用咖啡后锂排泄减少使机体中毒。

3. 钠盐反应

过多摄入钠盐可以导致盐敏感型患者血压升高。因此，高血压患者或者有高血压风险的患者需要减少钠盐的摄入。

4. 钾反应

利尿剂通常增加钾的排出。如果膳食中不注意补充钾，就很容易导致低钾血症发生或加重原有低钾血症症状，引起服用洋地黄类药物中毒。

5. 对抗凝药物的影响

膳食和肠道菌群中维生素 K 来源的改变，可以导致服用维生素 K 拮抗性抗凝剂治疗的患者处于药物过量或不足状态。长期服用抗生素而膳食不足的患者容易因维生素 K 缺乏引起出血。华法林和高剂量维生素 E 可导致皮肤发生瘀斑及凝血酶原时间延长。

三、药物对营养素的影响

药物几乎对所有营养素都有潜在的影响，尤其是对钙、叶酸、维生素 B_6 和维生素 A 的影响。根据影响的环节，药物主要影响营养素摄入、吸收、代谢和排泄等过程。

（一）药物对营养素摄入的影响

1. 改变食欲

药物既可降低食欲，也可增加食欲。大多数药物对食欲是有抑制作用的，这种抑制可以是有益的，也可以是有害的。如洋地黄类、抗惊厥类、口服抗生素、磺胺类及化疗药物可以抑制食欲，从而减少患者的营养摄入，引起相应营养素缺乏及产生营养不良。临床上用于抑制小儿多动症的苯丙胺类药物，由于抑制食欲，可以造成多动症儿童生长迟缓。中等到大剂量的镇静剂可因降低人的意识水平，导致食欲下降。厌食剂能有效地降低食欲，通常用于治疗肥胖症。如麻黄碱对动物或人具有潜在的生热和抗肥胖能力，与咖啡因合用可有效降低体重。常见的增加食欲的药物主要是胰岛素、类固醇激素、烟酸赛庚啶、安定、氯丙嗪、二三环抗抑郁药（如阿米替林）及单胺氧化酶抑制剂类抗抑郁药等，可显著刺激食欲，增加体重。近年来，食欲亢进药物用于治疗艾滋病和癌症引起的营养不良。如醋酸甲地孕酮（Megestrol Acetate）能使艾滋病、厌食症和癌症患者增强食欲、增加食物摄入量和体重。常见影响食欲的药物见表8－3和表8－4。

表8－3　常见增加食欲的药物

药物种类	作用	举例
消化系统药物	改善消化不良，治疗厌食、异食及生长发育不良	复方铝酸秘片，甘草锌，微生态药如双歧杆菌、嗜酸乳杆菌、场球菌三联活菌
生长激素类药物	促进骨骼、内脏和全身生长，促进蛋白质合成，影响脂肪和矿物质代谢	生长激素
糖皮质激素	促进糖代谢、蛋白质分解	泼尼松、地塞米松
雄激素及同化激素	促进蛋白质合成、骨骼生长	美雄酮、苯丙酸诺龙、羟基烯龙
抗组胺药	阻断H1受体，刺激食欲	赛庚啶、苯噻啶、奥莎米特、司奎那定
抗精神病和抗抑郁药	中枢多巴胺受体阻断剂，抑制去甲肾上腺素和5－羟色胺的再摄取，促进食欲和进食	氯丙嗪、阿米替林
抗肿瘤激素类药物	黄铜衍生物，增强食欲	甲羟孕酮、甲地孕酮

资料来源：王陇德，马冠生．营养与疾病预防［M］．北京：人民卫生出版社，2015。

表8－4　常见抑制食欲的药物

药物种类	举例
精神兴奋药	哌甲酯
口服降糖药	二甲双胍、格列吡嗪
强心苷	洋地黄
抗生素	头孢类、四环素类、大环内酯类、喹诺酮类
抗结核药	异烟肼
抗真菌药	两性霉素B、特比萘芬
抗病毒药	阿糖腺苷、奥司他韦
解热镇痛药	阿司匹林、对乙酰氨基酚、吲哚美辛、布洛芬
抗癫痫药	丙戊酸钠
抗震颤麻痹药	左旋多巴、溴隐亭
抗肿瘤药	卡莫司丁、氮芥
减肥药	奥利司他、西布曲明

资料来源：王陇德，马冠生．营养与疾病预防［M］．北京：人民卫生出版社，2015。

2. 改变味觉

药物可引起味觉异常，味觉敏感性下降或残留药味，从而影响食物和营养素的摄入。如D-青霉胺，氯贝丁酯（安妥明）可使味觉改变或消失，氨苄西林则令人感到食物味道改变，引起不适。通过调整膳食，食用清淡饮食可提高患者的进食量，减少恶心、呕吐等症状。

3. 引起消化道反应

有些药物可引起恶心、呕吐、饱胀感等消化道反应，进而影响营养素摄入。常见的有抗癌药物、洋地黄类药物。如泻药甲基纤维素和羧甲基纤维素可产生饱胀感，降脂药氯贝丁酯可产生腹胀和腹痛，从而影响进食的快感，减少食物的摄入。

4. 抑制中枢神经系统功能

中等到大剂量的镇静剂可降低人的意识水平，从而使其食欲下降。

（二）药物对营养素吸收的影响

因大部分药物和营养素都是在小肠吸收，因此药物和营养素间的相互作用普遍发生在该部位。其作用取决于药物剂量、类型，食物量，时间，所患疾病或营养不良程度等。药物既可以减少营养素的吸收，也可促进其吸收。因此，长期服用某种药物时，应注意其对某些营养素吸收的影响，及时补充营养素，避免出现营养素缺乏。一般而言，药物可直接在小肠内发挥作用，也可通过影响消化道黏膜的吸收能力而引起营养不良。

1. 小肠内作用

在小肠内作用的药物通过不同作用机制影响营养素在小肠内的吸收。常见的机制如下：

（1）缩短营养素转运时间，减少葡萄糖和矿物质的吸收，如导泻剂、缓泻剂。

（2）改变小肠内pH值，减少铁的吸收，如抗酸剂。

（3）影响胆酸活性，减少脂肪、胆固醇和脂溶性维生素吸收，如降脂药、新霉素。

（4）结合营养素，干扰吸收，如新霉素结合胆盐，四环素结合钙、铁和镁。

（5）直接抑制营养素的吸收，如苯妥英钠抑制叶酸、维生素C的吸收。

（6）杀灭肠道菌群，减少维生素B和维生素K的合成，如抗生素。

有些药物也可以增加营养素的吸收，如抗胃酸分泌药西咪替丁可使患者胃酸分泌减少，减少胃排除物、十二指肠内容物与空肠中的流动食物，使粪便中的脂肪、氮减少，粪便体积减小，从而改善蛋白质和糖类的吸收。

2. 黏膜作用

小肠黏膜是药物和营养素吸收的共同通道。药物对营养素吸收的最大影响是破坏小肠黏膜，通过破坏小肠绒毛和微绒毛抑制刷状缘上的酶和参与营养素吸收的小肠转运系统，不同程度地损伤肠道黏膜完整性和肠道黏膜的转运机制，影响营养素的吸收，导致不同程度的营养不良。如服用新霉素后不到6小时即可引起肠腔黏膜的组织学改变，导致脂肪、蛋白质、钠、钙和钾可逆性吸收不良。阿司匹林和其他酸性药物也可引起黏膜破坏，改变消化道对矿物质特别是铁和钙的吸收能力。化疗和长期使用抗生素也能破坏肠黏膜。

（三）药物对营养素代谢的影响

药物和营养素经小肠吸收后，均需要进入肝脏等器官进行代谢。维生素和矿物质参与了机体各种代谢反应，因此当药物对维生素和矿物质的代谢有影响时，就会影响到各种营养素的代谢。

不同药物对维生素的代谢有不同程度的影响。新霉素可抑制胰脂肪酶，降低维生素Ar吸收；具有肝微粒体酶诱导剂作用的药物如苯巴比妥可加速维生素D降解；华法林和高剂量维生素E可致皮肤发生瘀斑及凝血酶原时间延长；抗凝剂双香豆素可降低凝血酶原时间及凝血因子水平；固醇类避孕药物可通过加速维生素C代谢使血浆维生素C浓度下降；口服避孕药、抗结核药环丝氨酸可增加叶酸在体内的转化及损失，影响叶酸的利用。

药物对矿物质等电解质的代谢也有不同程度的影响。药物不仅影响铁的吸收，对铁与血红蛋白的结合也有影响。长期服用阿司匹林可损伤胃黏膜，故容易导致隐性出血；导致缺铁性贫血，维生素B_6拮抗剂可抑制卟啉中铁的吸收过程，造成高铁巨幼红细胞性贫血。

（四）药物对营养素排泄的影响

很多药物都可以增加营养素的排出量，从而引起某些营养素的缺乏。比如静脉给予EDTA可治疗铅中毒，但同时也导致尿锌过量排出。使用抗生素如头孢菌素会消耗维生素K，导致凝血时间延长。因此在此类药物治疗过程中应补充维生素K。抗结核药异烟肼可促进维生素B_6排出。药物也可通过干扰肾重吸收增加营养素排泄。口服利尿剂后钙重吸收减少引起高钙血症，若长期使用可导致钾、镁、锌经肾的排出量增加。噻嗪类药物能增加尿中钠的排出。在治疗过程中必须密切监测血清电解质水平。

（五）药物与肠内营养的不相容性

1. 物理性不相容

肠内营养对于那些进食困难的人群，是提供营养素的有效方法。但是通过管饲给药可能会出现问题。当液体药物与肠内营养配方混合时，可能发生不相容现象。物理不相容指形成颗粒、凝胶和出现分层，易堵塞管子，影响营养素进入机体。当把酸性药剂糖浆加到肠内营养配方中时，原有的乳剂状态就会破坏，这种情况一般多发生在全蛋白配方中，较少发生在水解蛋白或游离氨基酸配方。

2. 药理性不相容

随着药物或肠内营养配方的改变可能发生药理学方面的不相容现象，从而导致药效的改变。胶囊、缓释剂型和舌下药都不应压碎后服用。为了避免药理学方面的不相容现象，使用液体剂型或选择一个替换给药方式。如果液体与固体作用不同，则需要改变剂量，特别是茶碱或苯妥英类药物。

3. 生理性不相容

生理性不相容指的是药物的非药理作用，能改变对营养支持的耐受性。肠内营养不耐受常与服用高渗药物有关，高渗溶液进入小肠导致大量电解质和水进入肠腔，当超过小肠吸收能力时便会引起腹泻。作为液体配方的商品制剂的渗透压范围是 450～10950mOsm/L。为了防止腹泻，药物需先用水稀释，胃管在使用前后均应进行冲洗。对于管饲患者，药液中山梨醇量是导致腹泻的另一因素。

4. 药物动力学不相容

当肠内营养配方改变了药物的生物利用、分布、代谢或排泄时，就会发生药物动力学方面的不相容。有研究表明，膳食蛋白质和脂肪的改变可以影响人和动物肝脏和小肠的药物代谢。研究人员通过探讨不同的蛋白质、脂肪和碳水化合物的量对药物的影响，指出营养配方的组成可能对肝功能有明显作用，尤其是脂类的存在对于保持肝脏药物代谢的正常水平十分重要。

（六）与营养素有关的药物

1. 抗惊厥药

常见的抗惊厥药（Anticonvulsant Drugs，ACDs）如苯妥英、苯巴比妥和去氧苯巴比妥可以诱导生物素、叶酸和维生素 D 的生化或临床指标浓度降低。长期服用苯妥英治疗会引起叶酸缺乏，使用 ACDs 的患者容易出现巨幼红细胞性贫血。由于苯妥英导致消化道 pH 值改变，可以通过直接抑制叶酸转运入小肠黏膜或抑制叶酸连接酶活性使叶酸减少。ACDs 治疗的患者，其维生素 A、视黄醇结合蛋白、铜和血浆铜蓝蛋白含量均高于平均水平。

2. 口服避孕药

口服避孕药（Oral Contraceptives）可降低血中脯氨酸、甘氨酸、丙氨酸、缬氨酸和酪氨酸的浓度，血三酰甘油浓度升高。口服避孕药与皮质类固醇联合使用，可使血糖浓度升高，引起化学性糖尿病。口服避孕药对微量营养素代谢也有一定程度的影响。如可降低体内维生素 B_6、维生素 B_{12}、维生素 C 和叶酸及锌的水平，增加血维生素 A 的含量。

3. 糖皮质激素

糖皮质激素作为抗炎药（Anti-Inflammatory Drugs）、免疫抑制剂和细胞毒物质在临床上使用。但其存在的一系列副作用，限制了临床应用。主要的副作用之一即为 50％长期服药者可能发生骨质疏松，在用药后的 8～10 天即出现钙吸收减少、排泄增加。长期用药导致成人骨密度下降、儿童生长抑制。因此，建议尽可能低剂量使用半衰期短的糖皮质激素，坚持一定的体力活动，摄入充足的钙和维生素 D 以及限钠。

4. 抗高血压药

高血压患者常使用的利尿剂可以影响矿物质的代谢。对于这类患者，特别是钾摄入量低并且经常使用泻药的患者，应注意避免钾缺乏。这类患者常因长期使用利尿剂而导致钙、镁、锌减少。在使用利尿剂的患者中，50%出现低钾血症，因此所有患者在治疗中都应监测钾。其中，有一半的低钾血症患者伴随有低镁血症，因为镁对保持细胞内钾浓度起着十分重要的作用。所以接受高血压治疗的患者应同时补充镁和钾。对于使用利尿剂的老年高血压患者，长时间使用低钠管饲配方饮食可能引起钠耗竭。低钠血症在老年患者中较常见。

此外，降低血压的β-肾上腺素阻断药能增加血清三酰甘油和降低高密度脂蛋白浓度，影响葡萄糖耐量和减低糖尿病患者对口服降糖药的反应。

5. 草药

草药（Botanical）一般被认为毒性较低，但实际生活中对于草药对处方药或营养素的影响了解甚少。许多草药属于泻剂，通过腹泻可以降低某些营养素的吸收，如芦荟、女贞、蒲公英和人参等。有些草药可引起消化道症状（如恶心、呕吐），进而影响食欲。当医务工作者询问患者膳食史时，应同时询问其草药使用情况以便评价其对营养状况的影响。

（胡雯　饶志勇　李鸣　曾果　李润）

参考文献

[1] 黄承钰. 疾病营养治疗 [M]. 成都：四川大学出版社，2006.

[2] 焦广宇，蒋卓勤. 临床营养学 [M]. 第3版. 北京：人民卫生出版社，2010.

[3] Andresen AF. Immediate Jejunal Feeding after Gastro-Enterostomy [J]. AnnSurg，1918，67 (5)：565-566.

[4] Greenstein JP，Birnbaum SM，Winitz M，et al. Quantitative nutritional studies with water-soluble，chemically defined diets. I. Growth，reproduction and lactation in rats [J]. Arch Biochem Biophys，1957，72 (2)：396-416.

[5] Birnbaum SM，Greenstein JP，Winitz M. Quantitative nutritional studies with water-soluble，chemically defined diets. Ⅱ. Nitrogen balance and metabolism [J]. Arch Biochem Biophys，1957，72 (2)：417-427.

[6] Birnbaum SM，Winitz M，Greenstein JP. Quantitative nutritional studies with water-soluble，chemically defined diets. Ⅲ. Individual amino acids as sources of non-essential nitrogen [J]. Arch Biochem Biophys，1957，72 (2)：428-436.

[7] Winitz M，Birnbaum SM，Greenstein JP. Quantitative nutritional studies with water-soluble，chemically defined diets. Ⅳ. Influence of various carbohydrates on growth，with special reference to D-glucosamine [J]. Arch Biochem Biophys，1957，72 (2)：437-447.

[8] Winitz M，Greenstein JP，Birnbaum SM. Quantitative nutritional studies with water-soluble，chemically defined diets. Ⅴ. Role of the isomeric arginines in growth [J]. Arch Biochem Biophys，1957，72 (2)：448-456.

[9] Greenstein JP，DuRuisseau JP，Winitz M，et al. Studies on the metabolism of amino acids and related compounds in vivo. Ⅶ. Ammonia toxicity in partially hepatectomized rats and the effect of

L-arginine, HCI thereon [J]. Arch Biochem Biophys, 1957, 71 (2): 458－465.

[10] Barron J. Tube feeding of postoperative patients [J]. Surg Clin North Am, 1959, 39: 1481－1491.

[11] 韩军花. 特殊医学用途配方食品系列标准实施指南 [M]. 北京: 中国质检出版社/中国标准出版社, 2015.

[12] 王秀荣, 马恩陵, 雷芙蓉, 等. 临床营养用药专题研讨会报道: 肠内营养制剂分类及其依据 [J]. 中国临床营养杂志, 2003, 11 (2): 153.

[13] 蒋朱明, 于康. 为什么要研讨肠内营养制剂的分类 [J]. 临床外科杂志, 2004, 12 (5): 263－264.

[14] 石汉平, 余红兰, 吴承堂. 普通外科营养学 [M]. 北京: 人民军医出版社, 2012.

[15] Montejo JC, Minambres E, Bordeje L, et al. Gastric residual volume during enteral nutrition in ICU patients: the REGANE study [J]. Intensive Care Med, 2010, 36 (8): 1386－1393.

[16] Kuppinger DD, Rittler P, Hartl WH, et al. Use of gastric residual volume to guide enteral nutrition in critically ill patients: A brief systematic review of clinical studies [J]. Nutrition, 2013, 29 (9): 1075－1079.

[17] Williams TA, Leslie GD. Should gastric aspirate be discarded or retained when gastric residual volume is removed from gastric tubes? [J]. Aust Crit Care, 2010, 23 (4): 215－217.

[18] Mentec H, Dupont H, Bocchetti M, et al. Upper digestive intolerance during enteral nutrition in critically ill patients: frequency, risk factors, and complications [J]. Crit Care Med, 2001, 29 (10): 1955－1961.

[19] Lochs H, Allison SP, Meier R, et al. Introductory to the ESPEN Guidelines on Enteral Nutrition: Terminology, definitions and general topics [J]. Clin Nutr, 2006, 25 (2): 180－186.

[20] Loser C, Aschl G, Hebuterne X, et al. ESPEN guidelines on artificial enteral nutrition——percutaneous endoscopic gastrostomy (PEG) [J]. Clin Nutr, 2005, 24 (5): 848－861.

[21] Bartlett JG. How to identify the cause of antibiotic-associated diarrhea [J]. J CritIlln, 1994, 9 (12): 1063－1067.

[22] Bartlett JG. Clinical practice. Antibiotic-associated diarrhea [J]. N Engl J Med, 2002, 346 (5): 334－339.

[23] Brunschwing A, Bigelow RR, Nichols S. Intravenous nutrition for eight weeks; partial enterectomy, recovery [J]. Journal of the American Medical Association, 1945, 129 (6): 441－442.

[24] Dudrick SJ, Wilmore DW, Vars HM, et al. Long-term total parenteral nutrition with growth, development, and positive nitrogen balance [J]. Surgery, 1968, 64 (1): 134－142.

[25] Shafiroff BG, Frane C. A Homogeneous Emulsion of Fat, Protein, and Glucose for Intravenous Administration [J]. Science, 1947, 106 (2759): 474－475.

[26] Berry IM, Ivy AC. The tolerance of dogs to intravenously administered fatty chyle and synthetic fat emulsion [J]. Fed Proc, 1948, 7 (1 Pt 1): 7.

[27] Everson TC, Laws JF. Evaluation of a balanced amino acid solution for parenteral use [J]. Surg Forum, 1955, 5: 462－465.

[28] 中华医学会. 临床诊疗指南·肠外肠内营养分册 [M]. 北京: 人民卫生出版社, 2009.

[29] Romieu C, Solassol C, Pujol H, et al. Long-term parenteral hypernutrition. Use in cancerous cachexia [J]. Chirurgie, 1972, 98 (10): 600－605.

[30] Fomuso LB, Corredig M, Akoh CC. Metal-catalyzed oxidation of a structured lipid model emulsion [J]. J Agric Food Chem, 2002, 50 (24): 7114－7119.

[31] Lin MT, Yeh SL, Tsou SS, et al. Effects of parenteral structured lipid emulsion on modulating

the inflammatory response in rats undergoing a total gastrectomy [J]. Nutrition, 2009, 25 (1): 115-121.

[32] Chen J, Yan J, Cai GL, et al. Structured lipid emulsion as nutritional therapy for the elderly patients with severe sepsis [J]. Chin Med J (Engl), 2013, 126 (12): 2329-2332.

[33] Babcock T, Helton WS, Espat NJ. Eicosapentaenoic acid (EPA): an antiinflammatory omega-3 fat with potential clinical applications [J]. Nutrition, 2000, 16 (11-12): 1116-1118.

[34] Yamamori H, Takagi K, Tashiro T. omega-3 Polyunsaturated fatty acid fat emulsion [J]. Nihon Rinsho, 2001, 59 (Suppl 5): 914-918.

[35] Hagi A, Nakayama M, Shinzaki W, et al. Effects of the omega-6: omega-3 fatty acid ratio of fat emulsions on the fatty acid composition in cell membranes and the anti-inflammatory action [J]. JPEN J Parenter Enteral Nutr, 2010, 34 (3): 263-270.

第九章　体重管理与肥胖

第一节　超重与肥胖

一、概述

随着现代社会文明的发展和物质生活条件的不断改善，肥胖发病率在世界范围内呈逐年上升趋势，目前肥胖已经成为全球性的严重健康问题和社会问题。肥胖不仅是一种独立的疾病，而且还是一种能导致多种慢性疾病发生的危险因素，不仅对患者的身心有较大的损害，而且还给个人、家庭和社会带来沉重的经济负担。

（一）定义与分类

1. 定义

肥胖病（Obesity）主要是指体内脂肪堆积过多和（或）分布异常，通常伴有体重增加。肥胖作为一种由多因素引起的慢性代谢性疾病，早在 1948 年世界卫生组织就将其列入疾病分类名单，并认为是 2 型糖尿病、心血管疾病、高血压、中风和多种癌症的危险因素。

2. 分类

肥胖按病因可分为单纯性肥胖和继发性肥胖。绝大多数肥胖者无内分泌疾病或其他明显的特殊病因。单纯由营养过剩造成脂肪过量积累者称为单纯性肥胖，单纯性肥胖者占肥胖总人数的 95%以上。继发性肥胖指因其他疾病如内分泌疾病或遗传疾病引起的肥胖。

（1）单纯性肥胖。单纯性肥胖患者一般体态匀称，皮下脂肪分布均匀，多数患者喜食油腻及甜味食品，且不爱活动，有胸闷、汗多、气短等症状。肥胖儿童中约 99%属于单纯性肥胖。目前普遍认为，能量摄入和消耗之间的不平衡是其发生发展的主要原因，遗传因素也是单纯性肥胖发生的一个重要危险因素。还有部分学者认为，情绪紧张、忧郁等心理因素可能也与肥胖发生相关。单纯性肥胖可发生于个体发育的不同阶段，婴幼儿时期的肥胖已被认为是成年人期肥胖的危险因素，由于成年人期肥胖可带来糖尿病、高血压、脑血管意外等多种并发症，因此，在儿童期预防肥胖以避免成年人期疾病的发生已成为共识。某些特殊情况下，由于人体自身的需要，也可使个体处于脂肪蓄积过多的状态，这种状态在某种意义上来说有利于机体，如妊娠期及哺乳期的肥胖。另外，个别特殊职业也需要机体有较多的脂肪蓄积，如相扑运动员、举重运动员等，仍属于单纯性肥胖之列。

（2）继发性肥胖。继发性肥胖主要指继发于某种疾病的肥胖，一般均有明显的疾病因素可寻。其包括的范围较广，临床上继发于神经－内分泌－代谢紊乱的肥胖病或遗传性疾病所致的肥胖主要有：①下丘脑病变，各种原因引起的下丘脑综合征均有可能引起肥胖病。②垂体病变，如垂体前叶功能减退症、垂体瘤等。③甲状腺功能减退症，原发或继发于下丘-垂体病变者均可引起肥胖，患者代谢率低下，脂肪动员相对较少，且常伴有黏液性水肿。④皮质醇增多症，由多种原因引起体内皮质醇过多所致。由于体内各部位脂肪组织对皮质激素的敏感性不同，故出现面部、颈背、躯干部脂肪沉积增多，四肢脂肪组织分布相对减少，形成典型的向心性肥胖。⑤胰岛素病变，包括胰岛素瘤、功能性自发性低血糖症。反复发作的低血糖，迫使患者通过增加进食来缓解症状。食欲亢进加之高胰岛素血症使合成代谢增加，导致患者肥胖，皮下脂肪丰满。胰岛素瘤患者约40%伴有肥胖。⑥性腺功能减退症及其他，如女性更年期综合征及少数多囊卵巢综合征、男性无睾或类无睾综合征，以及一些与遗传相关的综合征均可引起肥胖。⑦某些遗传性疾病，如 Laurence-Moon-Bardet-Biedl 综合征、Alstrom 综合征、Prader-Willi 综合征及 Down 综合征等。

（二）诊断标准

1. 体质指数

体质指数（BMI）是目前临床上最常用的初步判断肥胖与否的快速、简便指标。具体的 BMI 计算公式及评价标准请参见第七章第二节“营养状况评价”的内容。

2014 年，美国临床内分泌医师学会（AACE）和美国内分泌学会（ACE）联合发布肥胖诊断和管理的新框架，提出基于 BMI 的肥胖诊断定义需要更新，肥胖诊断模式应由“以 BMI 为中心”转为“以肥胖相关并发症为中心”，按照 BMI 及有无肥胖相关并发症将肥胖分为 5 个阶段，以此制订肥胖的治疗方案。肥胖相关并发症几乎涉及全身各个系统，包括代谢综合征、糖尿病或者糖尿病前期、脂质代谢异常、高血压、非酒精性脂肪性肝病、睡眠呼吸暂停、多囊卵巢综合征、骨关节炎、胃食管反流、压力性尿失禁等。依据其对身体的影响，肥胖可分为 0 级（无并发症）、1 级（轻至中度并发症）、2 级（严重并发症）。AACE 新框架中的肥胖诊断和分级见表 9－1。

表 9－1　AACE 新框架中的肥胖诊断和分级

诊断	人体测量指标	临床指标
正常体重	BMI＜25kg/m²（某些人种 BMI＜23）	
超重	25kg/m²≤BMI＜29.9 kg/m²（某些人种 BMI 为 23～25，伴腰围升高达代谢综合征）	无肥胖相关并发症
0 级肥胖	BMI≥30 kg/m²	无肥胖相关并发症
1 级肥胖	BMI≥25kg/m²（某些人种 BMI 为 23～25，伴腰围升高达代谢综合征）	存在 1 种或多种轻度至中度肥胖相关并发症
2 级肥胖	BMI≥25kg/m²（某些人种 BMI 为 23～25，伴腰围升高达代谢综合征）	至少存在 1 种重度肥胖相关并发症

资料来源：美国临床内分泌医师学会/美国内分泌学会. 肥胖诊断和管理新框架（2014）。

通常情况下，BMI 能反映出身体的肥胖程度，但在有些特殊群体中应用 BMI 却有一定局限性。比如肌肉很发达的运动员用 BMI 标准衡量可能属于肥胖，但实际上并不肥胖；对于处在衰老时期的老年人来说，由于他们的肌肉组织不断减少，取而代之的是脂肪组织不断增加，即使 BMI 在正常范围内，也很可能属于肥胖。BMI 不能反映局部脂肪的分布，不适用于儿童、孕妇、老年人和肌肉发达者。所以，这样的特殊群体不能单纯依靠 BMI 来确定肥胖程度。

2. 腰围

腰围（WC）测量是一种简便实用的方法，能反映腹部脂肪积累的程度，但不适用于儿童、孕妇及腹膜腔积液（腹水）患者。

腰围超标可以作为独立诊断肥胖的指标，也就是说，只要腰围超过正常标准，即使体重正常也一样被视为肥胖。很多流行病学调查研究结果显示，腰围增大会增加心脑血管疾病、2 型糖尿病的患病及死亡的风险。我国有研究表明，腰围是预测 2 型糖尿病的最佳指标。国际糖尿病联盟也将腰围作为代谢综合征的判断指标之一。

3. 腰臀比

腰臀比（WHR）是腰围（cm）和臀围（cm）的比值，臀围为经臀部最隆起的部位测得的身体水平周径。腰臀比是 WHO 最早推荐用于中心性肥胖的指标，一般认为腰臀比超过 0.9（男）或 0.8（女）可视为中心性肥胖。但其分界值随年龄、性别、人种不同而不同，而且腰臀比是一个比值，所以并不能反映腰围和臀围的绝对值，腰臀比相同的人其腰围可能有很大差异。腰臀比与肥胖相关疾病的关联程度并不优于腰围，臀围在现场调查中测量较为复杂并难以保证质量，因此在公共卫生实践和相关研究中，腰臀比逐渐被腰围取代。

4. 腰围身高比

腰围身高比（WHtR）是腰围（cm）与身高（cm）的比值，由 Hsieh 等于 1995 年提出，2007 年 Parikh 等将其命名为中心性肥胖指数（Index of Central Obesity，ICO）。腰围身高比与腰围、身高相关，且无 BMI 标准的种族、性别、年龄差异，是评价中心性肥胖的理想指标。同时腰围身高比可作为预测单纯肥胖人群代谢综合征发病风险的指标。近年来，越来越多的国内外研究结果表明，腰围身高比在预测2型糖尿病、冠心病等疾病上优于腰围、腰臀比和BMI等指标，特别是在按照BMI和腰围标准评价都正常的"健康人"，以及身材过高或过矮人群中，用腰围身高比评价中心性肥胖的效果要优于腰围的评价效果。目前国际上比较公认的腰围身高比诊断切点为0.5，我国多个研究也支持腰围身高比大于0.5可作为我国中年人群中心性肥胖评价的适宜诊断切点。在健康教育中，以"腰围不超过身高一半"作为预防和控制肥胖的理念，简单实用。

5. 体脂含量

评价肥胖最准确的方法是测定身体内的实际脂肪含量，可采用双能X线吸收法、生物电阻抗方法、磁共振成像术等方法。体脂肪含量测定结果与BMI、腰围等指标相比，能更准确地评价肥胖程度和体脂肪分布状况。目前一些有条件的医院营养科都配有人体成分检测仪，测定人体四肢、躯干不同部位的体成分状况。体成分仪利用生物电阻抗原理，根据电流通过的难易程度了解肌肉的重量，由此计算出体内脂肪含量。体脂肪率的判断标准见表9－2。

表9－2　体脂肪率的判断标准

性别	年龄	轻度肥胖	中度肥胖	重度肥胖
男性	不分年龄	≥20%	≥25%	≥30%
女性	6～14岁	≥25%	≥30%	≥35%
	≥15岁	≥30%	≥35%	≥40%

资料来源：日本肥胖学会. 肥胖体脂肪率的判断标准（2004）。

（三）流行趋势

1. 全球肥胖广泛流行

近20年来，超重肥胖在世界范围内快速增长，已成为当前最大的流行病和全球共同面临的重大公共卫生挑战之一。1980—2013年，全球肥胖调查研究表明：全球有近30%的人口超重或肥胖，人数高达21亿；肥胖及超重女性由29.8%增至38.0%，男性由28.8%增至36.9%；无论发达国家还是发展中国家，单纯肥胖患者的发病率都在逐年上升。

2. 我国肥胖增长迅速

中国慢性病及其危险因素监测项目2004年、2007年和2010年的三次调查数据显示，我国18～69岁成年人3个时点的超重率和肥胖率（中国标准）分别为23.1%、27.3%、30.6%和7.1%、8.0%、12.0%，增长趋势明显。该项目组还利用2010年的监测数据，分析发现我国成年人中心性肥胖率为40.7%，城市（44.6%）明显高于农村（38.4%），东部城市最高，西部农村最低。研究人员对其中49 320名体重正常者（BMI为18.5～23.9 kg/m^2）进行分析，发现我国成年人体重正常人群中心性肥胖率为14.8%（男性为12.5%、女性为17.2%），有随年龄增长的趋势，其中18～29岁组最低，为 9.4%，大于或等于 70 岁组高达 25.7%。《中国居民营养与慢性病状况报告（2015 年）》显示，全国 18 岁及以上成年人男性和女性的平均体重分别为 66.2kg 和 57.3kg。全国 18 岁及以上成人超重率为 30.1%，肥胖率为 11.9%，比 2002 年上升了 7.3 个百分点和 4.8 个百分点，6～17 岁儿童青少年超重率为 9.6%，肥胖率为 6.4%，比 2002 年上升了 5.1 个百分点和 4.3 个百分点。不论成人还是儿童青少年，超重肥胖的增长幅度都高于发达国家。

我国人群超重肥胖的流行现状和趋势有以下特点：①近 20 年来，全人群的患病及发病概率快速增长，且存在较大的地区、城乡、性别和年龄差异。②就总体患病水平而言，我国肥胖率尚低于欧美发达国家，在世界范围内居中等水平。③在青少年人群中的增速和增幅明显，并已形成未来成年人肥胖的巨大潜在人群，其防治形势和任务异常艰巨；④由于我国人口构成的特点和老龄化的加快，≥60 岁老年人群中超重/肥胖的增长趋势仍将持续一段时间。⑤城市地区的增幅已趋缓，农村地区却快速增长，加之农村地区巨大的人口基数和医疗保健资源的不均衡性，农村人群将成为未来 10～20 年超重/肥胖的重点人群。⑥在体重正常人群中有近五分之一的中心性肥胖者伴有心脑血管疾病危险因素的聚集，提示在进行肥胖监测与干预时，不应片面强调体重或 BMI，应结合腰围、腰臀比、腰高比、体脂含量等指标评价人群中心性肥胖的流行状况及趋势。

（四）危害

1. 超重肥胖与相关疾病

肥胖可以导致一系列并发症或者相关疾病（见表 9–3），进而影响预期寿命或者导致生活质量下降。在较为严重的肥胖患者中，心血管疾病、糖尿病和某些肿瘤的发生率及死亡率明显上升。BMI 在 25～30kg/m^{2}的人群，上述风险增加的程度较轻，此时脂肪的分布可能起着更为重要的作用。中心性肥胖者要比全身性肥胖者具有更高的疾病危险。国际生命科学学会中国办事处中国肥胖问题工作组根据我国大规模的人群测量数据，汇总分析了 BMI 与相关疾病患病率的关系，结果表明：BMI≥24kg/m^{2}者，患高血压的风险是体重正常者（BMI 为 18.5～23.9 kg/m^2）的 3～4 倍，患糖尿病的风险是体重正常者的 2～3 倍，具有二项及以上危险因素（即危险因素聚集，主要的五个危险因素包括血压高、血糖高、血清总胆固醇高、血清甘油三酯高和血清高密度脂蛋白胆固醇降低）者患糖尿病的风险是体重正常者的 3～4 倍。BMI≥28 kg/m^{2}的肥胖者中，90%以上患上述疾病或有危险因素聚集。男性腰围≥85 cm，女性腰围≥80cm 者，患高血压的风险约为腰围低于此界限者的 3.5 倍，其患糖尿病的风险约为 2.5 倍，有二项及以上危险因素聚集者患糖尿病的风险约为正常体重者的 4 倍以上。因此，防治肥胖的目的不仅在于控制体重本身，更重要的是肥胖与许多慢性病有关，控制肥胖是降低慢性病发病率和死亡率的关键措施。

表 9－3 肥胖相关健康问题

代谢并发症	糖尿病、胰岛素抵抗、脂代谢紊乱、代谢综合征、痛风、高尿酸血症
心血管疾病	高血压、冠心病、充血性心力衰竭、脑卒中、静脉血栓形成
呼吸系统疾病	哮喘、低氧血症、睡眠呼吸暂停综合征、肥胖通气不足综合征
肿瘤	食管癌、结肠癌、直肠癌、肝癌、胆囊癌、胰腺癌、肾癌、白血病、多发性骨髓瘤、淋巴瘤
	女性：子宫内膜癌、宫颈癌、卵巢癌、绝经后乳腺癌
	男性：前列腺癌
肌肉骨骼系统	骨关节炎（膝关节等负重关节）
消化系统	胆囊疾病、非酒精性脂肪性肝病（炎）、胃食管反流、疝
泌尿系统	尿失禁
生殖系统疾病	月经失调、不育症、女性多毛症、多囊卵巢综合征、流产、妊娠期糖尿病、子痫和先兆子痫、巨大儿新生儿窘迫综合征、畸胎、难产
其他疾病	特发性颅内压增高、蛋白尿、皮肤感染、淋巴水肿、麻醉并发症、牙周病

资料来源：中华医学会内分泌分会肥胖学组．中国成人肥胖症防治专家共识（2011）。

2．超重、肥胖导致的社会和心理问题

由于文化背景、种族等的差异，人们对肥胖的态度不同，例如在经济不发达时期，我国曾把肥胖称为“发福”并作为富裕的象征。在发达国家和迅速发展的国家中，肥胖者必须与来自社会和环境的偏见和歧视做斗争。肥胖者也往往受社会观点、新闻媒介宣传的影响，对自身的体形不满，总认为在社交中会受到排斥，尤其是接受过中、高等教育的年轻女性更易受这种心理驱使，把减肥作为时尚，有人甚至因此患厌食症。从小就发胖的儿童容易产生自卑感，对各种社交活动感到畏惧而不愿积极参与，造成心理问题。

暴饮暴食是肥胖患者中常见的一种心理病态行为。其主要特点是常常出现无法控制的食欲亢进，大多发生于傍晚或夜间，在夜里醒来后想吃东西。越来越多的观察发现，饮食习惯不良有时与肥胖患者的节食行为有关，如在上顿少吃或不吃后下顿大量进食严重影响治疗效果。还有人怕发胖，在大量进食美餐后自行引吐，这些与肥胖相伴的心理变化都有害于身心健康。

3．超重、肥胖与经济发展

肥胖不但有害于患者健康，而且对社会经济的发展也有较大阻碍。美国一项医疗保险机构的调查表明，肥胖者每年用于肥胖及其并发症的治疗费用均在700亿美元以上。美国肥胖研究人员认为，这些高额花费并没使减肥者明显瘦身。西方发达国家所面临的肥胖问题，在许多发展中国家也相继出现。贫困地区经济改善后接踵而至的肥胖人群迅速增加，使人群的健康水平下降、医药费用大幅度增加，导致经济水平再度下降。

肥胖造成的经济负担包括直接经济负担和间接经济负担。直接经济负担主要是指肥胖相关疾病所造成的经济负担（含门诊费用、住院费用以及为获得卫生服务机会所产生的交通费、食宿费等)，这些疾病包括高血压、高胆固醇血症、非胰岛素依赖型糖尿病、脑卒中（中风)、抑郁症、血栓、多囊卵巢综合征、睡眠呼吸暂停、冠心病、肌肉骨骼系统疾病以及某些癌症等。此外还包括用于治疗重度肥胖的医疗费用。有研究显示，5种主要的肥胖相关疾病（高血压、高脂血症、2型糖尿病、冠心病、中风）占据了肥胖直接经济负担的85%。间接经济负担主要是指由肥胖引起的劳动能力降低、误工、失业甚至早死等所造成的经济损失。通常肥胖所致的间接经济负担显著低于直接经济负担。超重和肥胖是造成主要慢性病经济负担的重要原因。

鉴于此，发达国家和发展中国家都投入了大量的人力、物力对肥胖进行研究，以期制定出控制肥胖的对策，而且把肥胖一级预防的重点放到儿童期，作为保护社会生产力的战略措施。然而，虽然各国肥胖研究机构均在致力研究肥胖的病因与防治，但全球肥胖发生率一直居高不下，甚至呈持续上升趋势。肥胖已经成为一个严重威胁健康的全球性问题。

（五）影响因素

1. 遗传因素

多项研究表明，单纯性肥胖具有遗传倾向，肥胖者的基因可能存在多种变化或缺陷。一些对双胞胎、领养子女家庭和家系的调查发现，肥胖有一定的家族聚集性。双亲均为肥胖者，子女中有70%～80%的人表现为肥胖，双亲之一（特别是母亲）为肥胖者，子女中有40%的人较胖。人群的种族、性别和年龄不同，对致肥胖因子的易感性不同。研究表明，遗传因素对肥胖形成产生20%～40%的作用。众所周知，遗传变异是非常缓慢的过程，但是在20世纪后期，肥胖却已成为全球最受关注的疾病之一，从另一个角度说明肥胖症发生率的快速增长主要不是遗传基因发生显著变化的结果，而主要是生活环境转变所致。因此，改变环境和生活方式是预防肥胖的关键。

2. 生活方式因素

(1) 膳食。随着我国经济发展和食物供应越来越丰富，人们对食物能量的基本需求满足以后，膳食模式发生了很大变化：高蛋白质、高脂肪食物的消费量大增，能量的总摄入往往超过能量消耗。与我国传统的膳食模式相比，很多城市，尤其是大城市的人们摄入的高能量的动物性脂肪和蛋白质增多，而谷类食物减少，富含膳食纤维和微量营养素的新鲜蔬菜和水果的摄入量也偏低。已有研究证明，含脂肪多而其他营养素密度低的膳食，引起肥胖的可能性最大。因此限制总能量和脂肪摄入量是控制体重的基本措施。

(2) 身体活动。随着现代交通工具的日渐完善，职业性体力劳动量和家务劳动量减轻，人们处于静态生活的时间增加。大多数肥胖者相对不爱活动，坐着看电视是许多人在业余时间的主要休闲消遣方式，这是发生肥胖的主要原因之一。经常性活动或运动不仅可增加能量消耗，而且可使身体的代谢率增加，有利于维持机体的能量平衡，还可以增强心血管系统和呼吸系统功能。高强度剧烈运动不易长时间坚持，而且在此高强度运动的短期内，主要以体内碳水化合物（肌糖原、肝糖原等）消耗所提供的能量为主，而不是首先消耗脂肪。在进行中、低强度身体活动时，会动员更多体内脂肪分解以提供能量。由于中、低强度的身体活动可坚持的时间长，被氧化的脂肪总量比高强度剧烈运动多，因此，应强调多进行有氧的中、低强度身体活动，如走路、慢跑、扫雪、打羽毛球等。另外，经常参加锻炼者比不经常锻炼者的静息代谢率高；在进行同等能量消耗的运动时，经常锻炼者能更多地动员和利用体内储存的脂肪，有利于预防超重和肥胖。

(3) 睡眠。越来越多的研究显示，睡眠不足或睡眠质量差是引起肥胖的重要原因。睡眠不足通过影响瘦素、胃饥饿素等激素在体内的动态平衡，使个体食欲增加、能量消耗减少。而且睡眠不足可引起疲劳感，使身体活动减少，静态活动增多，并增加了食用零食的机会，从而导致超重/肥胖的发生。美国睡眠基金会推荐成人每天最佳睡眠时间为 7～9 小时。因此为避免肥胖，至少保证每天睡眠 7 小时。

3. 社会环境因素

全球肥胖患病率的普遍上升与社会环境因素的改变有关。经济发展和现代化生活方式对进食模式有很大影响。在中国，随着家庭成员减少、经济收入增加和购买力提高，食品生产、加工、运输及贮藏技术有了改善，可选择的食物品种更为丰富。随着妇女更广泛地进入各行各业，在家为家人备餐的机会日益减少，加上家庭收入增加，在外就餐和购买现成的加工食品及快餐食品的情况增多，其中不少食品的脂肪含量过多。特别是经常上饭店参加宴会和聚餐者，常常过量进食。在遇到不顺心事时，有人往往以进食消愁。此外，经常性吃肉过多（尤其是猪肉，含较多脂肪和蛋白质）容易导致消化器官（肠道、肝脏）和肾脏负担过重和脂肪在体内蓄积，不利于健康。

政策、新闻媒体、文化传统以及科教宣传等，对膳食选择和身体活动都会产生很大影响。新闻媒体（包括电视、广播和印刷的宣传材料）在现代消费群体中有举足轻重的作用。然而广告中所宣传的食品，许多是高脂肪、高能量和高盐的方便食品和快餐食品。目前有些广告对消费者，尤其是对儿童饮食行为的误导不容忽视。

二、营养与超重肥胖

肥胖是一种多因素作用导致的慢性代谢性疾病，在诸多因素中，营养与超重肥胖的关系最为密切。

（一）高能量密度食物

食物的能量密度是近年来提出的，用于评价食物供能多少的一个新概念，指平均每克食物摄入后可供能的热卡数。食物的能量密度与食物中各种产能营养素的关系十分密切。脂肪是重要的产能营养素之一，每克脂肪可产能 37.62kJ（9kcal），因此脂肪含量较高的食物往往具有较高的能量密度。炸土豆片、软饮料、糖等属能量密度较高的食物，其主要成分虽是碳水化合物，但能量密度高达 12.55～16.74kJ/g（3～4kcal/g），甚至以上。酒精能量密度较高，每克酒精可以产生 7kcal 能量，容易通过肝脏吸收并转化为脂肪储存在体内。白酒、啤酒、红酒等各种酒类，除可以提供能量以外，其他营养素含量极少，因此其对肥胖发生有着诱导作用。

（二）营养素

高脂肪、高碳水化合物特别是高蔗糖膳食是肥胖的主要致病因素。越来越多的研究已经相当肯定其对肥胖形成的作用。

1. 脂肪

大量的流行病学研究提示，随着居民膳食中脂肪占总能量的百分比增加，肥胖患病率明显升高。实验研究还提示，高脂肪膳食的色、香、味往往诱发人的食欲，这意味着高脂肪膳食容易导致进食过量。体内的能量消耗首先取自储存的碳水化合物，脂肪的氧化分解要比碳水化合物慢得多。就动物实验而言，低脂饮食很难造就出肥胖模型，即使动物被圈养在一个很小的空间而无法通过活动增加能量消耗也是如此。在高脂饲养（35%以上的能量来源于脂肪）的动物体内，脂肪的储积量与进食的脂肪量呈正相关，肥胖模型极易制备。这种现象在人类肥胖研究中也得到证实，即当过多的能量摄入主要来源于脂肪时，机体内脂肪储积速度就明显加快。

脂肪摄入过多在肥胖发生中具有特殊意义。脂肪的能量密度远远高于其他营养素，同时脂肪摄入量似乎也是难以控制的问题，即可能通过某些行为或心理因素加速肥胖进程。国外学者研究报告，6个月的自愿试验结果显示，喜食高脂食物者体重增加明显，喜食低脂食物者因无过多的能量摄入而体重不增。因此对高脂食物摄入进行有意识的自我控制显然能有效控制肥胖的发生。

2. 碳水化合物

近年来，伴随着碳水化合物摄入增加，美国等发达国家人群的肥胖发生率加速上升，碳水化合物与肥胖的关系成为研究的新热点。然而膳食中碳水化合物的含量及种类对肥胖者减轻体重的确切影响，目前还存在争议。有关碳水化合物和肥胖的系统评价表明，肥胖者的体重减轻与低糖饮食并无明显关系。在碳水化合物的选择上，究竟是低血糖指数（GI）还是高GI更有利于控制体重，意见也不统一。多数学者认为，低GI食物能延缓饥饿感，并减少额外的能量摄入。也有学者认为，尽管高GI食物可能增加2型糖尿病、心血管疾病的发生风险，但长期研究并未显示低GI食物能更有效控制体重。虽然存在以上争议，但较为一致的意见是，在糖类食物的选择上，应尽量多摄入复合碳水化合物（如谷类等）。精制碳水化合物由于GI高、能量密度大、营养成分少，应限制摄入。特别是高蔗糖膳食，引起胰岛素浓度升高，可促进肝脏合成甘油三酯，引起血浆甘油三酯浓度增高。高胰岛素血症导致脂蛋白脂肪酶活性增加，使脂肪细胞内的甘油三酯存积增多。

3. 其他营养素

由于谷类、水果、新鲜蔬菜等食用偏少而致膳食纤维摄入不足与肥胖发生也有一定关系。谷类、蔬菜和水果含有大量不被人体消化吸收的膳食纤维。膳食纤维被人体摄入后，极易吸收水分迅速膨胀，不仅增加饱腹感，而且释放出来的能量少，具有防止能量摄入过多、预防肥胖的作用。有研究发现，在饮食中增加14g/d的膳食纤维能使每日能量摄入下降10%，3.8个月后体重下降1～9kg。

最近研究发现，微量营养素中钙的缺乏与肥胖发生相关。当膳食中缺钙时，机体在钙营养性激素（如甲状旁腺素和活性维生素 D）作用下，细胞（尤其是脂肪细胞）内的钙浓度升高，脂肪细胞内的钙积聚能抑制脂肪分解和促进脂肪合成，导致肥胖发生。

（三）膳食模式

随着我国经济的快速发展，供应食物的不断丰富，人们的膳食结构发生了很大变化。偏离平衡膳食的食物消费行为，造成动物性食物和油脂消费过度增加，膳食脂肪供能比急剧上升。《中国居民营养与慢性病状况报告（2015 年）》指出，我国城市居民的脂肪供能比为 35%，城市高达 38.4%，大大超过了我国膳食指南的上限 30%。与此同时，谷类和蔬菜消费在不断减少，城市居民膳食中的谷类供能比为 48.5%，大城市仅为 41.4%，大大低于平衡膳食的合理比例 60%～65%。多项研究证明，高能量、高脂肪膳食引起肥胖的可能性最大。膳食脂肪供能比与空腹血糖、血清 TC 和 TG 水平呈正相关，超重肥胖、糖尿病、高胆固醇血症的患病风险也随脂肪供能比增加而增加。

（四）进食行为

进食行为是影响肥胖发生的重要因素。不吃早餐常常导致午餐和晚餐摄入的食物较多，导致一日的食物总量增加。我国的膳食指南提出，三餐的食物能量分配及间隔时间要合理，一般早、晚餐各占 30%，午餐占 40%。晚上吃得过多而运动相对较少，会使多余的能量在体内转化为脂肪储存起来。现在很多快餐食品因方便快捷而受人们青睐，但快餐食品往往富含脂肪和能量，且其食物种类过于单一，经常食用会导致肥胖，并有引起某些营养素缺乏的可能。超重肥胖者的进食速度一般较快。进食速度较慢时，传入大脑摄食中枢的信号可使大脑做出相应调节，较早出现饱足感而减少进食。此外，经常在外就餐、暴饮暴食、夜间加餐、喜欢高能量零食，尤其是在看电视时，进食过多零食，也是引起许多人肥胖的原因。

（五）妊娠期营养因素

妊娠期营养对胎儿的影响主要集中在两个方面：一是对出生体重的影响，二是母亲肥胖与子女肥胖的关系。

有研究表明，妊娠最后 3 个月和产后第一个月营养较差的母亲，其子女发生肥胖者较少，妊娠前 6 个月营养较差的母亲其子女肥胖的发生率较高，提示胚胎生长发育早期孕妇食物摄入量对胎儿出生后的营养状况存在较大影响，其作用机制尚未明确。

较常见的现象是，肥胖母亲生的孩子亦较肥胖，大约有 1/3 肥胖母亲所生婴儿出生体重超过 4000g，但目前尚无证据表明母亲的肥胖与胎儿大小直接相关。同时研究发现，母亲在孕期突然变得肥胖，其子女日后发生肥胖的机会可能增加，这可能是孕期胎盘转移大量脂肪、代谢率降低、子宫内运动减少的缘故。有研究认为，如果母亲为肥胖者，新生儿皮下脂肪厚度超过正常，那么儿童日后就非常可能发生肥胖。

（六）人工喂养及辅食添加

目前认为，人工喂养会导致母亲失去母乳喂养所特有的奶量自动调节机制，人工喂养的母亲会按照自己的意志和营养知识水平喂养儿童。同时，人工喂养的母亲较母乳喂养的母亲可能过早地给儿童添加固体食物。这种过早添加固体食物的倾向在美国普遍存在。但研究发现，在生后 4 周内就喂以固体食物将造成儿童 27.7%超重、16.7%肥胖。另有文献报道，人工喂养并过早添加固体食物的儿童，其皮下脂肪厚度要明显高于母乳喂养或单纯人工喂养的儿童，这种现象值得注意。近年来有关肥胖病因的研究表明，过食、人工喂养、过早添加固体食物的喂养模式均是引起肥胖的高危因素。20 世纪六七十年代，英国较为流行使用高能量和高渗奶粉喂养婴幼儿。奶中能量较高直接影响儿童的增重速度，尤其是生后头 6 周内喂以高能量奶粉将使儿童体重急速增加，为日后发生肥胖打下基础。高渗奶粉不但可以诱发渴感从而增加水的摄入，还会造成儿童在发育早期便养成进食高渗饮食的习惯。

三、预防

（一）预防原则

1. WHO 预防肥胖的总策略：首先考虑预防幼儿和儿童肥胖

幼儿和儿童肥胖预防措施包括提倡单独用母乳喂养；喂液体食品时避免使用添加糖和淀粉的食品；指导母亲接受其孩子调节能量吸收的能力，而不是把盘子里的东西吃光为止；确保所需的微量元素的摄入量，以促进最佳的身高增长。

儿童和青少年肥胖预防措施包括提倡活跃的生活方式，限制看电视，提高水果和蔬菜摄入量，限制高热能、低微量营养素食品（如包装快餐）的摄入量，限制含添加糖饮料的摄入。

其他措施包括改变环境，加强在学校和社区的身体活动，为家庭干预措施（如吃家里做的饭）创造更多的机会，避免儿童大量接触销售高热能、低微量元素食品的营销活动，以及为其选择健康食品提供必要的信息和技能。

在发展中国家，应特别注意避免让矮小人群吃得过多。在经济转型期的国家，人们比较习惯于久坐，并且易于获得高能食品，需要保持传统膳食的健康成分（如蔬菜、水果和非淀粉多糖的高摄入量）。向母亲以及社会经济地位低、食品无保障的群体提供的教育应强调超重和肥胖并不代表身体好。

2. 中国成人超重和肥胖症预防控制指南（2003）

该指南提出成人超重肥胖的干预原则如下：

（1）必须坚持预防为主，从儿童青少年开始，从预防超重入手并须终生坚持。

（2）采取综合措施预防和控制肥胖，积极改变人们的生活方式，包括改变膳食、增加身体活动、矫正引起过度进食或活动不足的行为和习惯。

（3）鼓励摄入低能量、低脂肪、适量蛋白质和碳水化合物、富含微量元素和维生素的膳食。

(4) 控制膳食和增加运动相结合以克服因单纯减少膳食能量所产生的不利作用。二者相结合可使基础代谢率不致因能量摄入过少而降低，达到更好的减重效果。

(5) 积极运动可防止体重反弹，还可改善心肺功能，产生更多、更全面的健康效益。

(6) 应长期坚持减重计划，速度不宜过快，不可急于求成。

(7) 必须同时防治与肥胖相关的疾病，将防治肥胖作为防治相关慢性病的重要环节。

(8) 树立健康体重的概念，防止为美容而过度减肥的误区。

（二）预防策略

1. 一般人群预防策略

首先是群体预防，把监测和控制超重与预防肥胖发展以降低肥胖患病率作为预防慢性病的重要措施之一。定期监测抽样人群的体重变化，了解其变化趋势。积极做好宣传教育，使人们更加注意膳食平衡，防止能量摄入超过能量消耗。膳食中蛋白质、脂肪和碳水化合物摄入的比例更合理，特别要减少脂肪摄入量，增加蔬菜和水果在食物中的比例。在工作和休闲时间，有意识地多进行中、低强度的身体活动。大力传播健康的生活方式，戒烟、限酒和限盐。个人预防应做到经常注意自己的体重，预防体重增长过多、过快。成年人后的体重增长最好控制在5公斤以内，超过10公斤则相关疾病危险将增加。要提醒有肥胖倾向的个体（特别是腰围超标者）定期检查肥胖相关疾病危险指标，尽早发现高血压、血脂异常、冠心病和糖尿病等，及时治疗。

2. 高危人群预防策略

有肥胖高危险因素的个体和人群，应重点预防肥胖进一步加重和出现肥胖相关并发症。高危险因素指存在肥胖家族史、有肥胖相关疾病、膳食不平衡、身体活动少等。预防及控制高危个体和人群发生超重肥胖的目标是增加该群体的知识和技能，以减少或消除并发症的发生风险。其措施：改变高危人群的知识、观念、态度和行为；让他们了解，在大多数情况下，不良环境或生活方式对肥胖的发生可起促进作用并激活这一趋势；改变膳食、加强身体活动对预防肥胖是有效的。可以通过对学校、社团、工作场所人群的筛查发现高危个体。强调对高危个体监测体重和对肥胖患者进行管理的重要性和必要性。

（三）治疗策略

肥胖治疗主要包括减轻和维持体重的措施和对伴发疾病及并发症的治疗。平衡膳食、身体活动和行为治疗是肥胖管理的基础，也是贯穿始终的治疗措施。相当一部分患者通过这些措施可以达到治疗目标，只有当综合生活方式干预无法达到或维持减重目标时，才可以使用减肥药物或减重手术进行治疗。

1. 营养治疗

营养治疗的总体原则：减少食品和饮料中能量的摄入；减少总摄食量；避免餐间零食；避免睡前进餐；避免暴饮暴食；能量限制应考虑个体化原则，兼顾营养需求、身体活动强度、伴发疾病以及原有饮食习惯。

限制饮食中热量摄入是减重的基础，应当给予患者明确的饮食指导，包括详细的饮食处方建议。应根据个体活动强度、年龄、标准体重及身体健康状况计算每日所需要的热卡，制订个体化饮食方案，使摄入量持续低于机体的消耗量，以达到减轻体重的目的。《2013 ACC/AHA 成人超重及肥胖管理指》南建议：能从减重治疗中获益的超重及肥胖患者，女性及男性每天的热量摄入应分别控制在 1200～1500 千卡和 1500～1800 千卡，并根据其具体体重适当调整热量摄入水平，使其每天热量摄入减少 500 千卡或 750 千卡。

特别要注意，不要轻易选择极低热卡饮食（Very Low Calories Diets，VLCD），VLCD 指每日总能量低于 800kcal 的饮食。尽管这种方法减重速度快，但因其限制饮食过于严格，难以保证机体营养需要，时间长了容易造成营养不良。而且 VLCD 会给体内能量代谢调节系统带来错觉，保护性地将能量代谢的平衡点调低，减少能量消耗。况且每天面对种类单一的饮食，很难坚持，恢复原有饮食后体重易急速反弹。长期采用 VLCD 对以葡萄糖供能为主的大脑和心肌代谢会带来不利影响，甚至导致心肌损伤、心源性猝死；同时，肥胖常伴脂肪性肝病，也常伴高血压甚至肥胖性肾病，因此长期采用 VLCD 可能加重肝肾损害。重度肥胖或采用低能量平衡饮食治疗 6 个月无效的肥胖者，只有在医院里有专业医务人员指导和监护的情况下才可考虑 VLCD，其治疗时间不宜超过 1 个月。VLCD 不适用于儿童青少年、老年人、妊娠妇女、哺乳妇女。

2. 身体活动

增加身体活动与适当控制膳食总能量摄入，促进能量负平衡，是世界公认的减重良方。每天安排身体活动的量和时间应按减体重目标计算。对于需要减少的能量，一般多考虑采用增加身体活动量和控制饮食相结合的方法。其中 50%应该由增加身体活动的能量消耗来实现，其他 50%可由减少饮食总能量来达到需要亏空的总能量。

与一般健身运动相比，以减肥为目的的运动时间应延长些。但是运动量可循序渐进，由小运动开始，每日安排 30 分钟，待适应后再逐步增加至所应达到的目标。每天应有 30～60 分钟甚至更多时间进行活动，不要求一定是连续的，每次活动的总时间可以累加，但每次活动时间最好不少于 10 分钟。实施运动计划时，应注意逐渐增加运动量和强度，避免过量，以预防急性和慢性肌肉关节损伤，过量的运动负荷会使免疫功能下降。对有心肺疾病的患者或近亲中有严重心血管病史者，在决定进行剧烈活动前，最好按照医生的建议逐步增加活动量。在剧烈活动前应有充分的热身和伸展运动，逐渐增加肌肉收缩和放松的速度，从而改善心肌氧供应，增加心脏的适应性。运动后要有放松活动，让体温慢慢下降，使肌张力逐渐降低，以减少肌肉损伤和酸痛的概率。肥胖者运动中产热多，更容易发生脱水和中暑。在大量出汗的情况下，应合理安排补液。

由于运动消耗能量有限，单纯靠运动减低体重很难达到预期目标。因此必须结合饮食控制才能成功减肥。减肥速度不宜过快，多数情况下，每周减少 0.5～1kg 比较适宜。

3. 认知行为治疗

认知行为治疗（Cognitive Behavioural Therapies，CBT）的目的在于改变患者对肥胖和体重控制的观点和知识，建立信念；同时鼓励患者采取有效减轻并维持体重的行为措施。

一种方法是建立节食意识，每餐食不过饱，尽量减少暴饮暴食的频度和程度；同时注意挑选脂肪含量低的食物，细嚼慢咽以延长进食时间，使在进餐尚未完毕以前大脑即发出饱足信号，以助于减少进食量。另一种方法就是进食时使用较小的餐具，使得中等量的食物看起来也不显得单薄；也可按计划用餐，即在进餐前将一餐的食物按计划分装，自我限制进食量，使每餐达到七分饱，使漏餐者不致在下一餐过量进食。餐后加点水果可以满足进食欲望。改变进食行为有助于减少进食量。

医务人员应协助肥胖制定规划并支持和指导减肥措施的执行。医务人员需要了解肥胖者的肥胖史、曾做过哪些处理、减肥措施受到过哪些挫折、存在的问题，以及肥胖对其生活有何影响，以示对患者的关心。应向肥胖患者说明肥胖对健康带来的可能危险，建立共同战胜肥胖的伙伴关系。应让患者主动、积极地参与制定改变行为的计划和目标，不能由医务人员单方面制定。

教会需要减肥者进行自我监测。观察并记录每天摄入食物的种类、量和摄入时间，进行了哪些运动，使用哪些药物，改变行为后所得到的结果等，经常量体重对长期保持适当体重是非常重要的。对行为的自我监测通常可以使患者向所希望的目标努力。

4. 药物治疗

2003年《中国成人超重和肥胖症预防控制指南（试行）》给出中国人采取药物治疗肥胖的建议：食欲旺盛、餐前饥饿难忍、每餐进食量较多；合并高血糖、高血压、血脂异常和脂肪肝；合并负重关节疼痛；肥胖引起呼吸困难或有阻塞性睡眠呼吸暂停综合征；BMI≥24 kg/m^{2}有上述并发症情况，或BMI≥28 kg/m^{2}不论是否有并发症，经过3～6个月的单纯控制饮食和增加活动量处理仍不能减重5%，甚至体重仍有上升趋势者，可考虑药物辅助治疗。

2015年，美国内分泌学会（TES）发布首部肥胖药物治疗临床指南，针对如何处方减肥药物提出建议。指南主要推荐如下：①截至目前，美国食品药品监督管理局（FDA）共批准了6种药物用于治疗肥胖。除了奥利司他和非处方型奥利司他外，过去的两年时间里共有4种药物获得批准，包括氯卡色林、芬特明/托吡酯、环丙甲羟二羟吗啡酮/安非他酮、利拉鲁肽。②FDA批准的减重药物治疗的条件是，BMI≥27 kg/m^{2}且有至少一项体质量相关合并症（如糖尿病、高血压），或者BMI≥30 kg /m^2。③即使临床医生在治疗时选择了这些减肥药物，指南仍强调饮食、运动和行为调整的重要性，生活方式干预措施是肥胖管理不可或缺的部分。通过生活方式干预，患者将获得更好的整体体质量减轻效果和减重维持效果。④对于满足条件并在体重管理计划中开始用药的患者，临床医生应密切随访。

药物减重的目标：使原体重减轻5%～10%，减重后维持体重不反弹，使降血压、降血糖、调脂药物能更好地发挥作用。不适宜用药物减重的情况：儿童、孕妇和乳母，原有对该类药物有不良反应者，正在服用其他选择性血清素再摄取制剂者，用于美容的目的。药物治疗效果评价：建议采用药物治疗3个月后对疗效进行评价。如果体重下降在非糖尿病患者大于5%，在糖尿病患者大于3%，则被视为有效，可以继续药物治疗；对于无效患者则宜停药，并对整体治疗方案重新评估。

值得指出的是，只有在采取了充分的饮食、运动和行为治疗的前提下才考虑药物治疗。如果使用药物最大剂量治疗 12 周后患者体重降低小于基础体重的 5%，要评估患者药物治疗的利益－风险比，考虑停药。

5. 手术治疗

2013 年美国心脏病学会（ACC）、美国心脏协会（AHA）和肥胖学会（TOS）发布的《成人超重和肥胖管理指南》推荐 BMI≥40kg/m^2 或 BMI≥35kg/m^2 并伴有一种合并症的患者进行减重手术治疗。但该 BMI 切点不符合中国人，IDF 推荐亚洲人减重手术指证为上述 BMI 切点分别降低 2.5 kg/m^2。

虽然减重手术死亡风险较一般手术低，但是仍然存在一定的死亡率，而且术后还有发生肠梗阻、吻合口漏、深静脉血栓等近期并发症，以及胆石症、胃轻瘫、营养不良等远期并发症的可能。因此，采用手术治疗肥胖必须严格把握适应证和禁忌证。无论是胃肠手术还是局部去脂术，都需在有专业水平的医院中进行，不是任何医院和任何医生都能做这种手术的。对于大多数肥胖患者，应当反对手术治疗，尤其反对没有适应证而盲目进行手术治疗，合理饮食和运动加上规范的药物治疗是最佳的选择和基本原则。

第二节　体重管理

一、概述

体重管理是通过准确的体格测量评价患者的肥胖程度，结合膳食调查分析其肥胖的原因，在营养师的指导下给予合理营养指导与适当运动处方调控身体能量与代谢平衡，结合适当的心理支持和定期的随访反馈，不断评价及调整体重管理方案，最终培养其良好的饮食行为和生活方式，达到并保持理想体重，促进全面健康的个体化，有针对性的健康管理模式。

二、原则

（一）饮食指导

1. 蛋白质适量

饮食中适量蛋白质是非常必要的，可按每千克理想体重每天 1～1.2g，所提供的能量应占总能量的 10%～15%，优质蛋白质应占 50%以上。不宜摄入过多的蛋白质，因其超过人体需要时，只能作为能量燃烧，增加肝、肾负担。如果摄入的蛋白质食物中含有很多脂肪，如肥肉、炸鸡腿等，饮食中的能量也会增加。

饮食中的蛋白质主要来源于各种肉类、鱼虾、蛋类、奶类、豆类、坚果、谷薯类食物。为更好地控制能量，建议选择脂肪少的纯瘦肉、脱脂或低脂奶、鱼虾、大豆及豆制品来满足身体对蛋白质的需要。

2. 适当减少碳水化合物

碳水化合物是身体所需能量的主要来源。每 1g 碳水化合物可以产生 4kcal 能量，如果饮食中的碳水化合物过多，能量就难以控制。适当减少碳水化合物并不意味着越少越好，因为葡萄糖是唯一能为大脑提供能量的营养物质，如果饮食当中缺少碳水化合物，身体中储存的糖会很快被消耗殆尽。一旦血液中的葡萄糖得不到及时补充，就会直接影响大脑的能量供应，出现低血糖表现。

薯类、豆类、块茎类蔬菜、水果等是碳水化合物的主要食物来源。不同食物因其所含碳水化合物的种类不同，对体重控制的影响有明显差别。结构简单的碳水化合物，如蔗糖、果糖、麦芽糖、葡萄糖，摄入后可以迅速被分解、吸收，在体内更容易以脂肪的形式储存。结构复杂的多糖，特别是富含膳食纤维的多糖类食物（如粗杂粮、豆类等），在体内的消化、分解过程相对缓慢，有益于控制血糖、血脂，并具有能量密度低、食物体积大、含有较多种类其他营养素的特点，能在满足人饱腹感的同时，减少能量摄入，提供较丰富的营养，更有利于控制体重。

碳水化合物供能应占总能量的 50%～65%，每日 150～250g，以结构复杂的多糖类食物为主，限制结构简单的糖类食物摄入。

3. 减少脂肪摄入

脂肪在三大产能营养素中产生能量最大，1g 脂肪可产生 9kcal 能量，是蛋白质、碳水化合物的 2 倍。脂肪赋予食物香气和美味，高脂肪食物常常令人难以控制食欲而过量食用。由此可见，控制饮食中的脂肪是控制能量的重点。

不同脂肪对血液中胆固醇含量的影响不同。饱和脂肪酸能增加血液中低密度脂蛋白胆固醇（LDL-C）浓度，增加患心脑血管疾病的风险，这类食物包括肥肉、带皮的畜禽肉类、猪油、牛油、羊油等。动物内脏、动物卵黄等高胆固醇食物可使血胆固醇增加。此外，反式脂肪酸也会升高血胆固醇浓度，含有反式脂肪酸的食物包括人造黄油、植物奶油、起酥油及用反式脂肪制作的油炸食品和焙烤食品等。不饱和脂肪酸与之相反，可以降低 LDL-C 浓度，特别是单不饱和脂肪酸，在降低 LDL-C 浓度的同时，不会降低高密度脂蛋白胆固醇（HDL-C）浓度，对心血管有保护作用。大部分植物油都富含不饱和脂肪酸，其中橄榄、茶油、菜籽油、花生油含单不饱和脂肪酸较多。无论哪种脂肪，摄入多了都会导致体脂肪增多。因此，饮食中的脂肪总量应控制在总能量的 30%以下，适当限制饱和脂肪酸和胆固醇含量高的食品，尽量选择植物油作为烹调油。全日脂肪摄入 30～60g，其中烹调用油 15～25g。

4. 增加膳食纤维摄入

膳食纤维有助于平稳血糖，调节血脂，促进肠道蠕动，增加胆固醇排泄，增大食物体积，增加饱腹感等。每日饮食中膳食纤维应尽量达到 25～30g，富含膳食纤维的食物包括粗杂粮、薯类、豆类、蔬菜、水果、菌藻类食物等。

5. 保证维生素和矿物质摄入

由于饮食中的能量摄入受限，易使某些维生素和矿物质摄入不足，如 B 族维生素、钙、铁等。因此，需要注意在饮食中合理搭配新鲜蔬菜、水果、豆类、脱脂牛奶等富含维生素和矿物质的食物。必要时可以服用多种维生素和矿物质补充剂，以弥补饮食中的不足。

6. 限制高能量食物

含糖饮料、奶油蛋糕、糖果、糕点、蜜饯、冰激凌等食物含能量较高，微量营养素相对缺乏，故应限制摄入。

谷类、豆类、蔬菜、水果、菌藻类、瘦肉类、低脂奶制品等食物含能量较低，含蛋白质、维生素、矿物质较高，可经常选用。

（二）运动锻炼

1. 增加身体活动

运动的好处包括降低心脏病风险、锻炼心肺功能、强健肌肉和关节、缓解骨质流失以及更好地缓解压力。

小贴士：

- 养成散步的习惯，特别是快走，上班、上学途中用步行或骑车代替坐车。
- 闲暇时间或工作间隙增加身体活动。
- 将身体活动作为日常生活的一部分，养成习惯，比如爬楼梯而不是坐电梯。
- 避免运动之后摄食过量。
- 每天坚持锻炼，做有氧运动，如散步、跑步、跳舞、打球、游泳等。
- 减少屏幕时间和静坐时间，每天不超过 2 小时。

2. 限制烟酒，保证充足的睡眠

抽烟、喝酒会导致能量摄入过多。酒精是营养素以外的一种能量来源。每克酒精可以产生 7kcal 能量。酒精容易通过肝脏吸收并转化为脂肪储存在体内。

研究证实，睡眠不足会导致肥胖、2 型糖尿病等多种慢性疾病。美国睡眠基金会建议成年人每天至少保证 7 小时睡眠。

3. 养成良好的饮食习惯

合理分配一日三餐的进食量，纠正不吃早餐、晚餐过量进食、睡前夜宵等坏习惯，三餐比例合理分配，改掉暴饮暴食、偏食及嗜甜食等不良饮食习惯。

小贴士：

- 清晨起床空腹喝一杯温白开水。
- 进餐时，可先吃菜喝汤，并注意细嚼慢咽。
- 选择健康的烹调方式，以煮、炖、拌、蒸为主，尽量少用油煎炸。
- 切忌饭后静坐，适当站立或走动。
- 避免边看电视边吃零食。
- 喝白开水而不是含糖饮料。
- 周末或假期维持良好的饮食和运动习惯。
- 健康食物也不宜过多食用。

（三）心理支持

肥胖患者最为突出的问题是自我意识问题，肥胖患者往往自信心不足，缺乏自尊，对自我形象的不满。由于可能受到身边人的嘲笑和周围人群的排斥，肥胖患者往往承受很大的心理压力，这些压力很可能表现为没精神、不愿集体活动、孤僻、抑郁、焦虑、脾气暴躁等。肥胖患者自信心降低，可能会影响到他们的社会适应能力。

1. 认知疗法

认识到肥胖与体重控制存在关系，了解与肥胖有关的心理社会因素都有助于体重的控制。研究提示，肥胖是一种防御、自发性机制，对抗情绪不稳定。保持良好的心情，学会做自己情绪的主人尤为重要。此外，合理饮食既是治疗肥胖的需要，也是保持健康的需要，改善膳食结构，生活习惯有助于体重的控制。

2. 增强患者战胜肥胖的信心

Grembowski 等研究发现，在慢性病患者中，能力信心高的患者更能坚持健康行为，并能尽快康复。鼓励患者积极表达内心感受。患者亲属、朋友和医务工作者应适时给予心理支持，对于患者每一次进步给予明确的鼓励，鼓励患者参与各种支持性团体，可帮助患者改善人际关系，减少离群等现象。肥胖患者之间的互相激励也有利于共同保持健康的体重。

（四）体重监测

（1）记录每日身体活动的类型及时间。

（2）记录每日膳食摄入的种类及数量。

（3）每周准确测量体重一次。

要求：定时、清晨、排空膀胱、校准体重秤、穿着同样的衣物、赤脚。根据体重变化和自我感觉情况调整饮食和运动计划。

（五）方案再调整

根据体重监测结果的比较，了解患者饮食及运动方案的执行情况，阶段性地调整体重管理的方案，不断加强患者坚持体重管理的信心，从而保证整体体重管理方案的良好效果。

第三节　身体活动

一、概述

（一）定义

身体活动（Physical Activity，PA）是指由于骨骼肌收缩导致能量消耗明显增加的各种活动。2002 年 WHO 建议，身体活动应包括职业性身体活动、与交通有关的身体活动、家务劳动及闲暇时间的身体活动几个方面。

（二）分类

1. 按能量代谢分类

（1）有氧运动。有氧运动是指以躯干、四肢等大肌肉群参与为主的，有节律，时间较长，能够维持在一个稳定状态的身体活动。这类活动需要氧气参与能量供应，以有氧代谢为主要供能途径，也叫耐力运动（如跑步、步行、骑车、游泳等）。有氧运动有助于增进心肺功能、降低血压和血糖、增加胰岛素的敏感性、改善血脂和内分泌系统的调节功能、提高骨密度、减少体内脂肪蓄积、控制体重。

（2）无氧运动。无氧运动是指以无氧代谢为主要供能途径的身体活动，一般为肌肉的强力收缩活动，因此不能维持一个稳定的状态，运动中用力肌群的能量主要靠无氧酵解供应（如拎、抬重物，俯卧撑，100 米短跑等）。无氧运动同样有促进心血管健康和改善血糖调节能力等作用，特别是对骨骼、关节和肌肉的作用更大，不仅可以保持或增加瘦体重，延缓身体运动功能丧失，而且有助于预防老年人的骨折和跌倒。骨骼肌的代谢调节作用与糖尿病、肥胖和心血管疾病的发生发展有关，因此肌肉力量的锻炼有助于多种慢性疾病的预防和控制。

2. 按生理功能和运动方式分类

（1）关节柔韧性活动。关节柔韧性活动指通过躯体或四肢的伸展、屈曲和旋转的活动锻炼关节的柔韧性和灵活性。此类活动循环、呼吸和肌肉的负荷小，能量消耗低，可以起到保持或增加关节的活动范围等作用。对预防跌倒和外伤、提高老年人的生活质量会有一定帮助。

（2）抗阻力活动（力量训练）。抗阻力活动指肌肉对抗阻力的重复运动，具有保持或增强肌肉力量和体积的作用（如举哑铃、俯卧撑等）。抗阻力活动可以改善肌肉功能，有助于保持和促进代谢健康，刺激骨骼系统的形成，有益于骨健康。抗阻力活动可以延缓老年人肌肉萎缩引起的力量下降的过程，改善血糖调节能力，对预防跌倒、提高独立生活能力有帮助。

（3）身体平衡和协调性训练。身体平衡和协调性训练指改善人体平衡和协调性的组合活动（如体操、舞蹈等），可以改善人体运动能力，预防跌倒和外伤，提高生活质量。

（三）身体活动水平

身体活动对健康的促进作用需要一定的活动总量。身体活动水平取决于活动的频率、时间和强度。同样的身体活动水平，强度高的活动可以在较低频率和短时间内完成，强度低的活动则需要较高的频率和较长时间。

1. 频率

躯体活动频率指一段时间内进行身体活动的次数，一般以周为单位。

2. 时间

身体活动时间指进行一次某种活动所持续的时间，通常以分钟表示。身体活动时间累积指为达到某种身体活动目标时间，将一定时间内每一次特定的身体活动时间合计。例如，每周 5 天、每天 2 次、每次 15 分钟的活动可以表示为每周 150 分钟。

3. 强度

身体活动强度指单位时间内身体活动的能量消耗水平或对人体生理刺激的程度，分为绝对强度和相对强度。

（1）绝对强度。绝对强度又称为物理强度，一般指某种身体活动的绝对物理负荷量，不考虑个人生理的承受能力。代谢当量（Metabolism Equivalent，METs）指相对于安静休息时身体活动的能量代谢水平。代谢当量是目前国际上反映身体活动绝对强度的常用单位。一般以≥6METs 为高强度，3～5.9METs 为中等强度，1.6～2.9 为低强度，1～1.5 为久坐。不同代谢当量身体活动举例见表 9－4。

表 9－4　不同代谢当量身体活动举例

METs	身体活动
1～1.5	静坐、看电视、阅读、伏案工作
1.6～2.9	开车、穿衣、坐便、刷碗、收拾盘子
3.0～5.9	太极拳、乒乓球、抗阻运动、快走（4.5～5.1km/h）、水上运动
≥6.0	骑车（>16km/h）、慢跑、舞蹈、网球、篮球、足球

资料来源：中华人民共和国卫生部疾病预防控制局．中国成人身体活动指南［M］．北京：人民卫生出版社，2011。

（2）相对强度。相对强度属于生理强度的范畴，更多考虑了个体生理条件对某种身体活动的反应和耐受能力。有氧运动时，生理强度常表达为个人最大耗氧量或最大心率的百分比（当人体剧烈运动时，人体消耗的氧量和心率可达极限水平，此时的耗氧量称为最大耗氧量，相应的心率即为最大心率）。通常情况下，个体的最大心率可以用公式进行简单的估计：最大心率＝220－年龄。一般认为，当心率达到或超过其最大值的 80％为高强度，心率达到其最大值的 60％～75％为中等强度；低强度指对心率仅有轻微的影响；久坐对心率几乎无影响。

（四）身体活动与健康

全球范围内心血管疾病、癌症、糖尿病等慢性病发病率的上升与生活方式的改变密切相关。这些改变主要包括不健康的膳食、吸烟和身体活动不足。2002 年 WHO 健康报告《健康的风险——促进健康生活》强调了这些危险因素对健康的影响，包括身体活动不足对整个慢性非传染性疾病负担的影响。2004 年 5 月，第 57 届世界卫生大会通过了《饮食、身体活动与健康全球战略》，敦促成员国制定本国的身体活动行动计划和政策，以增加国民的身体活动水平。2008 年 5 月，第 61 届世界卫生大会又通过了预防和控制慢性非传染性疾病的决议和行动计划。缺乏身体活动已成为全球范围死亡的第四位主要危险因素（占全球死亡归因的 6%），仅次于高血压（占 13%）、烟草使用（占 9%）和高血糖（占 6%）。身体活动不足对世界各国人民的总体健康状况以及心血管疾病、糖尿病和癌症等慢性病患病状况具有重要影响，并成为世界各国共同面临的挑战。

身体活动对健康尤为重要，经验以及科学证据均表明规律的、适宜的身体活动能够使各年龄段、各种生理状况，包括残疾人在内的个体在身体、精神和社会上处于健康状态。对于个体而言，身体活动是预防疾病最有效的方法；对于国家而言，身体活动是提高全民健康水平最具有成本效益的措施。世界卫生组织认为，规律的身体活动具有以下健康益处：

（1）降低早死的风险。

（2）降低死于心血管疾病和脑卒中的风险，心血管疾病和脑卒中造成的死亡占到全部死亡的 1/3。

（3）降低患 2 型糖尿病的风险。

（4）降低患结肠癌的风险。

（5）降低患乳腺癌的风险。

（6）有助于预防高血压的发生，高血压影响着世界上 1/5 成年人的健康。

（7）有助于控制体重，降低肥胖风险。

（8）有助于预防骨质疏松的发生，降低妇女髋骨骨折的风险。

（9）有助于构建和维持健康的骨骼、肌肉和关节，改善慢性病患者、残疾者的精神状态，促心理健康，减轻压力、焦虑和沮丧。

二、身体活动指南

鉴于身体活动与健康的密切关系，近年来，国内外政府或机构陆续制定和颁布了身体活动指南。2010 年，世界卫生组织于发布了《针对身体活动有益的全球建议》。美国健康与公众服务部也出版了《2008 美国身体活动指南》，此外，澳大利亚（2014 年）、英国（2011 年）等分别颁布了相应的身体活动指南。我国卫生部疾病预防控制局于 2011 年发布了《中国成人身体活动指南》。

（一）一般人群身体活动指南

目标人群：18～64 岁一般人群。

指南推荐：

（1）所有成人应避免处于静止状态，进行一些运动比什么都不做好。

（2）如果没有锻炼的习惯，应逐步达到推荐量。

（3）每周至少完成 150 分钟中等强度有氧运动，或每周累计至少 75 分钟高强度有氧运动，或中等和高强度两种活动相当量的组合。

（4）有氧运动应每次至少持续 10 分钟，最好一周内均匀分配。

（5）为获得更多的健康效益，成人应增加有氧活动量，达到每周 300 分钟中等强度或每周 150 分钟高强度有氧运动，或中等和高强度两种活动相当量的组合。

（6）每周至少 2 天进行大肌群参与的肌肉强度训练。

《中国成人身体活动指南》推荐：健康成人每日身体活动量应达到 6～10 个千步当量。此推荐指每日各种身体活动的总量，包括工作、交通、家务及闲暇时的身体活动。但在各种身体活动中，每日至少应有 4～6 个千步当量中等强度有氧运动。1 个千步当量相当于普通人中等速度（4km/h）步行 10 分钟（约 1 个千步）。每种活动的强度不同，所以达到 1 个千步当量所需时间也不同。达到千步当量时间短，意味着活动强度高，反之，则活动强度低。完成等同于 1 个千步当量身体活动所需时间见表 9−5。

表 9−5　完成等同于 1 个千步当量身体活动所需时间

活动项目	时间（分钟）
步行（4km/h）、下楼、下山	10
骑车（<12km/h）	10
整理床铺、搬桌椅	10
跳舞（华尔兹、慢速舞蹈）	10
步行（5.6km/h）、中慢速上楼	8
骑车（12～16km/h）	8
扫地、拖地板、吸尘	8
乒乓球、太极等	8
和孩子游戏、中度用力	7
高尔夫、快舞（迪斯科、民间舞）、瑜伽	7
爬山（5.6km/h）	5
走跑结合（慢跑成分少于 10 分钟）	5
一般健身房运动、起蹲、集体舞（骑兵舞、邀请舞）	5
慢跑、轮滑旱冰、跳绳（慢速）、游泳	4
游泳、滑冰	4

资料来源：中华人民共和国卫生部疾病预防控制局. 中国成人身体活动指南 [M]. 北京：人民卫生出版社，2011。

需要注意的是，开始运动之前，应该咨询健康相关人员，全面评估包括疾病史、膳食摄入、BMI 等情况，制订一个个体化的身体活动计划，并从小量身体活动循序渐进，逐渐达到理想的身体活动量。在进行中等强度及以上的有氧运动前，都应按照运动前热身、正式运动和运动后放松三个阶段进行，运动前进行 5～10 分钟伸展活动，运动后可做 5～10 分钟慢走、深呼吸及肌肉按摩。运动时应穿着宽松轻便的衣服和舒适的鞋子，以防受伤。

（二）特定人群身体活动指南

人体在处于特殊生理阶段时，对运动的耐受力可能发生改变。因此，个体在不同的生理阶段，其运动锻炼的方式也会有所不同。应根据个体情况确定适当的身体活动目标，选择适宜的运动形式、强度、时间、频率和总量，运动锻炼过程中应加强管理和采取措施来避免运动意外伤害。

1. 儿童青少年身体活动指南

儿童青少年处于生长发育阶段，积极的身体活动不仅可以增强体质，而且有助于智力的发育。目前，经常参加身体活动可以充分改善儿童青少年的体质与健康状况已成定论。相对于缺乏活动的儿童青少年，积极进行体力体活动的儿童青少年具有较高的心肺健康水平、肌肉耐力和肌肉力量。明确报道的健康效益包括降低体脂含量、减少心血管疾病和代谢性疾病风险、增进骨骼健康、减少焦虑和抑郁症状等。

目标人群：5～17 岁。

指南推荐：

（1）每天累计至少 60 分钟中等强度到高等强度的身体活动。

（2）大于 60 分钟的身体活动可以提供更多的健康效益。

（3）活动形式多样化，以有氧运动为主。

（4）强健肌肉活动应包含在每天 60 分钟身体活动当中，而且每周至少 3 天进行该类活动。

（5）强健骨骼活动应包含在每天 60 分钟身体活动当中，而且每周至少 3 天进行该类活动。

（6）减少久坐不动的时间，每天不超过 2 小时。

2. 老年人身体活动指南

老年阶段，躯体各功能经历着退行性变化，运动锻炼的最大益处是可以延缓这一过程。老年阶段常伴随各种慢性疾病，运动锻炼也是辅助治疗和康复的重要手段。

基于目前有关老年人身体活动量与健康效益的证据，同时考虑多数老年人身体活动的耐受能力，老年人的身体活动推荐量与一般成人基本一致。但是进入老年阶段后，不同个体衰老的速度快慢不一，患病情况各不相同，因而运动能力也不同。因此，对老年人的身体活动指导更需结合个体的条件，强调以相对强度来控制体力负荷。此外，老年人是发生运动伤害的高危人群，需采取相应的防范和保护措施。

目标人群：65 岁及以上。

指南推荐：

（1）每周至少完成 150 分钟中等强度有氧运动，或每周累计至少完成 75 分钟高强度有氧运动，或中等和高强度两种活动相当量的组合。

（2）有氧运动应每次至少持续 10 分钟，最好一周内均匀分配。

（3）每周至少 2 天进行大肌群参与的肌肉强度训练。

（4）活动能力较差的老年人每周至少应有 2 天进行增强平衡能力和预防摔倒的活动。

（5）由于健康原因不能完成所建议身体活动量的老年人，应在能力和条件允许范围内尽量多活动。

（6）患有慢性病的老年人应根据自身身体状况选择安全、规律的身体活动。

老年人身体活动注意事项如下：

（1）老年人参加运动期间，应定期做医学检查和随访。患慢性病且病情不稳定的情况下，应与医生一起制定运动处方。

（2）感觉和记忆力下降的老年人，应反复掌握动作的要领，老年人宜参加个人熟悉并有趣的运动项目。

（3）老年人应学会识别过度运动的症状。运动中体位不宜变换太快，以免发生体位性低血压。

（4）体质较弱和适应能力较差的老年人，应慎重调整运动计划，延长准备活动的时间。

（5）合并有骨质疏松和下肢骨关节病的老年人，不宜进行高冲击性活动，如跳绳、跳高和举重等。

（6）老年人在服用某些药物时，应注意药物对运动反应的影响。

3. *孕产妇身体活动指南*

（1）孕妇身体活动指南。孕期适当的身体活动有助于控制孕期增重，降低妊娠并发症的风险，改善妊娠不适感并降低母婴未来肥胖的发生率。孕妇是一个特殊的群体，妇女怀孕之后心血管系统会发生一系列适应性改变，包括心率增快、心排血量增加、全身血管阻力下降等，使子宫血流量增加，以便于母胎之间的血氧供应。随着孕妇基础代谢率逐渐增高，耗氧量增加10%～20%，心肺功能处于高负荷状态，孕妇运动之后生理反应较孕前妇女更为明显。此外，孕期激素水平发生改变使孕妇关节韧带松弛，加上增大的子宫影响身体平衡功能，若运动不当容易造成创伤。因此，孕妇在达到同龄推荐身体活动量之前，需采取特别的预防措施并寻求医学咨询。

目标人群：孕妇。

指南推荐：

1）任何正常的、无病理性并发症的孕妇应同正常人一样，最大区别是在孕期可选择一些较温和的中等强度身体活动。

2）孕期应进行每周至少150分钟中等强度身体活动，最好保证活动量在一周内均匀分配。

3）孕期应避免进行有跌倒或碰撞风险的运动（如骑马、篮球、滑冰等）。

4）孕期应避免进行仰卧位运动、潜水以及长时间站立或静坐。

5）孕期应避免在高热或潮湿的环境下进行运动。

6）孕期应避免在海拔超过1800米的高原地区进行运动。

孕妇能从身体活动中获得大量益处见表9-6。孕期身体活动的禁忌证包括绝对禁忌证和相对禁忌证。对于符合绝对禁忌证的孕妇，任何中等强度身体活动都是不推荐的；对于符合相对禁忌证的孕妇，身体活动带来的风险可能会超过从中获得的益处，因此需要咨询医生后谨慎选择。

表 9-6 孕期身体活动禁忌证及停止运动的指证

绝对禁忌证	相对禁忌证	停止身体活动的指证
持续性阴道出血	贫血	阴道出血
心血管疾病（重度）	控制不佳的 1 型糖尿病	呼吸困难
宫颈内口松弛	控制不佳的甲状腺疾病	晕厥
多胎妊娠（排除双胎）	病态肥胖	腹部疼痛
子痫前期	饮食失调	羊水泄露
先兆早产	慢性支气管炎	呼吸短促
胎膜早破	心血管疾病（轻、中度）	小腿疼痛或肿胀
前置胎盘	过度消瘦	疲劳、虚弱
	胎儿宫内生长受限	胎动减少

（2）产妇身体活动指南。我国有“坐月子”的风俗，认为产后 1 月内忌下床活动，忌吃蔬菜、水果，宜摄入高蛋白食物、高油脂肉汤等。这对产后体重恢复造成极大影响，极易造成日后超重肥胖，成为女性糖尿病、高血压、心血管疾病等的重要危险因素。

目标人群：产妇。

指南推荐：

1）产后尽早适当活动，经阴道自然分娩的产妇，产后 6～12 小时即可起床轻微活动，于产后第 2 日可在室内随意走动。行会阴后-侧切或剖宫产的产妇可适当推迟活动时间。

2）产后运动应循序渐进。

3）从每周 3～5 次，每次至少 15 分钟中等强度身体活动，逐渐过渡至每周 150 分钟中等强度身体活动。

4）产后规律的身体活动和锻炼不会影响母乳喂养的效果。

（芮溧　曾果　李鸣　李润　张慧娟）

参考文献

[1] 牛胜田．肥胖的防治［M］．北京：人民卫生出版社，2001.

[2] 王维夫，孟庆跃．肥胖相关疾病经济负担研究现状［J］．中国卫生经济，2009，28（7）：22-24.

[3] 张娟，施小明，梁晓峰．2010 年中国城乡居民超重和肥胖的直接经济负担分析［J］．中华流行病学杂志，2013，34（6）：598-600.

[4] Bowman BA，Ressell RM．现代营养学［M］．第 9 版．荫士安，汪之顼，王茵，主译．北京：人民卫生出版社，2008.

[5] Sobotka L．临床营养基础［M］．第 4 版．蔡威，主译．上海：复旦大学出版社，2013.

[6] 中华医学会内分泌分会肥胖学组．中国成人肥胖症防治专家共识［J］．中华内分泌代谢杂志，2011，27（9）：711-716.

[7] 王陇德，马冠生. 营养与疾病预防 [M]. 北京：人民卫生出版社，2015.

[8] 中国肥胖问题工作组. 中国成人超重和肥胖症预防与控制指南（试行）[R]. 中华人民共和国卫生部疾病控制司，2003.

[9] 李立明，饶克勤，孔灵芝，等. 中国居民在 2002 年营养与健康状况调查 [J]. 中华流行病学杂志，2005，26（7）：478－484.

[10] 中华人民共和国卫生部疾病预防控制局. 中国成人身体活动指南 [M]. 北京：人民卫生出版社，2011.

[11] An EASO Position Statement on multidisciplinary Obesity Management in Adults. Obesity Facts，2014，7（2）：29－40.

[12] Obesity：Preventing and Managing. The Global Epidemic. World Health Organization. Geneva 2000.

[13] Health Care Guideline：Prevention and Management of Obesity for Children and Adolescents. 2013 by Institute for Clinical Systems Improvement.

[14] World Gastroenterology Organisation Global Guidelines on Obesity. JClinGastroenterol Volume 46，Number 7，August 2012.

[15] Jensen MD，Ryan DH，Apovian CM，et al. 2013 AHA/ACC/TOS guideline for the management of overweight and obesity in adults [J]. Journal of the American College of Cardiology，2014，63（25）：2985－3023.

[16] Bao Y，Lu J，Wang C，et al. Optimal waist circumference cutoffs for abdominal obesity in Chinses [J]. Atherosclerosis，2008，201：378－384.

[17] Hirshkowitz M，Whiton K，Albert S M，et al. National Sleep Foundation's sleep time duration recommendations：methodology and results summary [J]. Sleep Health，2015，1（1）：40－43.

第十章　营养相关慢性病

世界卫生组织对慢性非传染性疾病（Non-communicable Diseases，NCD）（简称慢性病）的定义：慢性病是指一类起病隐匿、病程长且病情迁延不愈、缺乏确切的传染性生物病因证据、病因复杂且有些尚未被完全确认的疾病的概括性总称。慢性病主要包括肥胖病、心脑血管疾病、糖尿病和肿瘤等。病痛和伤残不仅影响患者本人的劳动能力和生活质量，威胁公众的生命与健康，而且严重阻碍社会经济的发展。随着城市化、工业化、老龄化进程的加速，以及人们行为生活方式的改变，慢性病已成为全世界公共卫生问题。有证据显示，慢性病的共同危险因素是不合理的膳食模式、身体活动不足和烟酒摄入等，尤其是随着社会经济的发展、疾病模式和膳食模式的转变，膳食营养因素对慢性病的影响更加显著。因此，从营养学和疾病防治的角度将这些与膳食营养因素密切相关的慢性病称为营养相关慢性病。本章涉及的营养相关慢性病包括心脑血管疾病、糖尿病、肿瘤和痛风。

第一节　心脑血管疾病

心脑血管疾病是心脏血管和脑血管疾病的统称，泛指由高脂血症、动脉粥样硬化、高血压等所导致的心脏、大脑及全身组织发生的缺血性或出血性疾病。心脑血管疾病是一种严重威胁人类，特别是 50 岁以上中老年人健康的常见病，具有高患病率、高致残率和高死亡率的特点，全世界每年死于心脑血管疾病的人数高达 1500 万，是全球头号死因。目前，越来越多的证据证实营养与该类疾病密切相关。

一、高血压

（一）概述

1. 定义

高血压（Hypertension）是一种以体循环动脉收缩期和（或）舒张期血压持续升高为主要特点的心血管疾病。高血压是心脑血管疾病最主要的危险因素，主要并发症为脑卒中、心肌梗死、心力衰竭及慢性肾脏病等。按照《中国高血压防治指南（2010）》，成人高血压的定义为在未使用抗高血压药物的情况下，非同日 3 次测量，收缩压≥140mmHg（18.612kPa）和（或）舒张压≥90mmHg（12kPa）；患者既往有高血压史，现正在服抗高血压药，虽血压<140/90mmHg，仍诊断为高血压。

2. 分类

根据《中国高血压防治指南（2010）》，18 岁及以上成人血压水平的定义和分级见表 10－1。

表 10－1　血压水平的定义和分级（单位：mmHg）

级别	收缩压	/	舒张压
正常血压	<120	和	80
正常高值血压	120～139	和（或）	80～89
高血压	≥140	和（或）	≥90
1 级高血压（轻度）	140～159	和（或）	90～99
2 级高血压（中度）	160～179	和（或）	100～109
3 级高血压（重度）	≥180	和（或）	≥110
单纯收缩期高血压	≥140	和	<90

注：①若患者的收缩压与舒张压分属不同级别，则以较高的级别为准。②单纯收缩期高血压也可按照收缩压水平分为 1、2、3 级。

高血压患者除根据血压水平分为正常、正常高值血压和 1、2、3 级高血压之外，还可根据危险因素、靶器官损害和临床疾病综合评估，划分为低危、中危、高危。

低危：1 级高血压，且无其他危险因素。

中危：2 级高血压；1 级高血压并伴 1 或 2 个危险因素。

高危：3 级高血压；高血压 1 或 2 级伴 3 个及 3 个以上危险因素；高血压（任何级别）伴任何一项靶器官损害（左心室肥厚、颈动脉内膜增厚、血肌酐轻度升高）；高血压（任何级别）并存任何一项临床疾病（心脏病、脑血管疾病、肾脏病、周围血管疾病、糖尿病等）。

临床上高血压可分为两类：一类是发病原因不明，以血压升高为主要临床表现的独立疾病，被称为原发性高血压，占所有高血压患者的 90%以上。另外一种继发于肾脏、内分泌系统和神经系统疾病，这类疾病病因明确，高血压仅是该种疾病的临床表现之一，血压可暂时性或持久性升高，被称为继发性高血压。

3. 诊断

血压测量是评估血压水平、诊断高血压以及观察降压疗效的主要手段。主要采用诊室血压监测、动态血压监测以及家庭血压监测 3 种方法。诊室血压由医护人员在诊室按统一规范进行测量，是评估血压水平和临床诊断高血压并进行分级的标准方法和主要依据。动态血压监测采用自动的血压测量仪器，测量次数较多，可测量夜间睡眠期间的血压，无测量者误差，可避免“白大衣效应”，也可评价昼夜节律。家庭血压监测因在熟悉的家庭环境中进行，有助于增强患者的参与意识，改善患者的治疗依从性。家庭血压≥135/85 mmHg，动态血压白天平均值≥130/80 mmHg 为高血压诊断的阈值。

（二）营养与高血压

高血压发病的主要危险因素包括年龄、高血压家族史、不良膳食营养因素、缺乏体力活动、精神紧张等。不良膳食营养因素在高血压的发病中有重要的作用。

1. 高盐

人群中，钠盐摄入量与血压水平和高血压患病率呈正相关，而钾盐摄入量与血压水平呈负相关。高盐（钠）能够增加高血压的发病风险，降低盐（钠）摄入能够降低血压水平，证据等级为 A。《中国高血压防治指南》修订委员会（2013 年）总结我国 14 组人群研究发现，膳食钠盐摄入量平均每天增加 2g，SBP 和 DBP 分别增高 2.0mmHg 和 1.2mm Hg。Mente 等对 35～70 岁来自亚洲、非洲、欧洲等 18 个国家的 102216 人进行的队列研究发现，高钠摄入增加高血压的发病风险，在没有大量出汗的情况下，尿钠排出量可以精确反映机体的钠摄入量。研究显示，尿钠排除量每增加 1g，收缩压和舒张压分别增加 2.11mmHg（95%*CI*：2.00～2.22）和 0.78mmHg（95%*CI*：0.71～0.85）。进一步分析发现，对高血压患者和老年人的发病风险增加更为显著。高盐摄入引起高血压的主要机制：钠盐摄入过多，引起水钠潴留，可使血容量增加而引起血压升高；高钠摄入可通过提高交感神经兴奋性而提高心排血量和外周血管阻力；细胞内钠离子增加后，抑制血管平滑肌钠－钙交换，使细胞钙排出减少，增加细胞内钙含量，引起血管平滑肌收缩；增加血管对儿茶酚胺类缩血管因子的敏感性；干扰血管内皮细胞一氧化氮的合成而使血管收缩性增强，增加外周阻力。

2. 低钾

钾摄入量与血压水平呈负相关。膳食补充钾对高钠引起的高血压降压效果明显，可能机制为钾促进尿钠排泄、抑制肾素释放、舒张血管、减少血栓素的产生。

高钠低钾膳食是我国大多数高血压发病的主要危险因素之一。膳食钠/钾比值与血压的相关性更强，在盐与血压的国际协作研究中，反映膳食钠、钾量的 24 小时尿钠/钾比值，我国人群在 6 以上，而西方人群仅为 2～3。

3. 低钙

膳食钙摄入不足可使血压升高，低钙摄入使得钠盐升高血压的作用加强。每日钙摄入低于 600mg 与高血压的发生有很强的相关性。

4. 能量过剩

随着我国社会经济发展和生活水平提高，人群中超重和肥胖的比例与人数均明显增加。在城市中年人群中，超重者的比例已达到 25%～30%。超重和肥胖将成为我国高血压患病率增长的又一重要危险因素。BMI 增高是高血压升高的独立危险因素，人群中 BMI 与血压水平呈正相关。我国 24 万成人随访资料的汇总分析显示，BMI≥24 kg/m^2 者发生高血压的风险是体重正常者的 3～4 倍。肥胖者易患高血压的原因：血容量增加，心排血量增加而外周阻力没有相应下降，胰岛素抵抗，交感神经兴奋性增加。

5. 饮酒过量

过量饮酒是高血压发病的危险因素，人群高血压患病率随饮酒量增加而升高。中度以上饮酒量与血压呈显著正相关，并且饮酒可拮抗药物的降压作用，过量饮酒可诱发脑出血或心肌梗死。目前认为饮酒所致的高血压是可逆的，只需戒酒或减少饮酒量就可使血压降低或恢复正常。酒精导致高血压的可能原因：刺激交感神经；抑制血管舒张物质；使钙、镁消耗，血管平滑肌中细胞内钙增加。如果每天平均饮酒超过 3 个标准杯（1 个标准杯相当于 12 g 酒精），SBP 与 DBP 分别平均升高 3.5 mm Hg 与 2.1 mm Hg，且血压上升幅度随着饮酒量增加而增大。

（三）防治策略

坚持预防为主、防治结合的方针，提出符合我国人群特点的防治策略，从控制危险因素、早诊早治和患者规范化管理入手，加强对公众的健康教育和高血压的社区防治，努力提高人群高血压的知晓率、治疗率和控制率。

应对高血压患者进行全面检测评估，根据患者心血管总危险度决定治疗措施，并告知高血压患者改变不良生活方式的必要性、长期平稳控制血压的重要性。降低高血压患者的血压是降低心脑血管疾病发生率的关键。对于一般高血压患者，降压目标是 140/90mmHg 以下，对于合并糖尿病或肾病等的高危患者，血压应在患者能耐受的情况下酌情降至更低一些。

1. 高血压的管理

（1）管理目标。

1）面对公众，创建支持性环境，改变不良行为和生活习惯，针对高血压的危险因素开展健康教育，防止高血压发生，倡导人人知晓自己的血压。

2）针对高血压易患人群，实施高血压危险因素控制，定期监测血压，做到高血压的早期发现、早期诊断和早期治疗。对血压 130～139/85～89mmHg、超重/肥胖、长期高盐膳食、过量饮酒者进行重点干预，积极控制相关危险因素，预防高血压的发生。

3）针对高血压患者，定期随访并测血压。长期甚至终生治疗高血压（药物治疗与非药物治疗并举），努力使血压达标，控制并存的其他心血管疾病的危险因素，如吸烟、高胆固醇血症、糖尿病等，减缓靶器官损害，预防心、脑、肾并发症的发生，降低致残率及死亡率。

（2）中国高血压基层管理。《中国高血压基层管理指南》修订委员会于 2014 年组织修订了国家心血管病中心和中国高血压联盟组织有关临床、预防、社区防治专家编制的基层版《中国高血压防治指南（2009）》，再次强调了定期测量血压、高血压患者全面评估、长期坚持改善生活方式是高血压治疗的基石等要点。

基层高血压防治工作效果评估的基本指标如下：

1）管理率是指某年龄段已管理的高血压患者人数占辖区该年龄段高血压患者总人数的比例。计算公式：

管理率＝已管理高血压人数÷辖区高血压总人数×100%。

辖区高血压总人数的估算：

辖区高血压总人数=辖区某年龄段常住（户籍）人口总数×该年龄段人群高血压患病率

该年龄段人群高血压患病率通过当地居民普查或抽样调查获得，也可选用本省（全国）近期该年龄段人群高血压患病率指标。

2）规范管理率是指按规范要求（进行药物及非药物治疗并定期随访）实施规范管理的高血压人数占登记管理的高血压总人数的比例。计算公式：

规范管理率=规范管理的高血压人数÷登记管理的高血压总人数×100%

3）管理人群血压控制率是指接受管理的高血压患者中血压控制达标的人数占登记管理的高血压总人数的比例。计算公式：

管理人群血压控制率=血压达标人数÷登记管理的高血压总人数×100%

血压控制达标是指收缩压小于140和舒张压小于90mm Hg，即收缩压和舒张压同时达标。

血压达标可分为时点达标和时期达标。时点达标指高血压患者最近一次血压控制在140/90mmHg以下者；时期达标指选定时期（一般选用1年）不同时段测量的血压值，同一患者70%以上血压控制在140/90mm Hg以下者。

（3）高血压分级管理。分级管理可有效地利用基层卫生服务机构的现有资源，重点管理未达标的高血压患者，提高血压控制率。基本目标是血压达标，根据不同管理级别，定期进行随访和监测。对心血管高危患者，应积极进行综合干预，必需时增加随访次数。随访的主要内容是观察血压水平、治疗措施、不良反应；指导生活方式；同时关注心率、血脂、血糖等其他因素，靶器官损害和临床疾病处理等。高血压分级随访管理内容见表10-2。

表10-2　高血压分级随访管理内容

项目	一级管理	二级管理
管理对象	血压已达标患者（<140/90mm Hg）	血压未达标患者（≥140/90mm Hg）
非药物治疗	长期坚持	强化生活方式干预并长期坚持；加强教育，改善治疗依从性
随访频率	3个月1次	2～4周1次
药物治疗	维持药物治疗，保持血压达标	①在一种药物小剂量的基础上，增加剂量至常规治疗目标量；②在一种药物的基础上，增加另外一种降压药；③开始两种药联合治疗，或开始用复方制剂

2. 高血压营养防治

高血压常伴有其他危险因素、靶器官损害或临床疾病，需要进行综合干预。抗高血压治疗包括药物治疗和非药物治疗两种方法，大多数患者需要长期甚至终生坚持治疗。定期测量血压；规范治疗，改善治疗依从性，尽可能降压达标；坚持长期平稳、有效地控制血压。高血压确诊后，所有患者均应长期坚持生活方式干预，大多数患者需要长期坚持降压药治疗，生活方式干预是高血压预防和治疗的基石。

(1) 减少食盐摄入，每人食盐摄入量逐步降至低于 6g/d。日常生活中食盐主要来源于烹饪用盐以及腌制、卤制、泡制的食品，应尽量少食用；建议在烹调时尽可能用有计量单位的容器，如盐勺；改变烹饪方法，减少用盐量。利用其他佐料；宣传高盐膳食的危害。

(2) 合理膳食，减少膳食脂肪，均衡营养，控制总能量。总脂肪占总能量的比例小于 30%，饱和脂肪酸占总能量的比例小于 10%，食用油小于 25g/d；摄入瘦肉类 50~100g/d，奶类 300g/d；蛋类每周 3~4 个，鱼类每周 3 次左右；少吃甜食；摄入新鲜蔬菜 400~500g/d，水果 100g/d；适当增加膳食纤维的摄入。

(3) 规律运动。中等强度，5~7 次，约 30 分钟/次或累计 30 分钟。运动是预防心血管疾病的重要手段。高血压患者适宜进行有氧运动。有氧运动是指中低强度、有节奏、可持续时间较长的运动形式，是降血压有效、安全的措施。运动的形式可以根据自己的爱好灵活选择，步行、快走、慢跑、游泳、太极拳等均可；运动的强度可通过心率来反映，运动时上限心率（次/分钟）=170－年龄；运动对象为没有严重心血管疾病的患者；应注意量力而行，循序渐进；一次运动时间不足 30 分钟时，可以累计。

(4) 控制 BMI。BMI 小于 $24kg/kg/m^2$，腰围男性小于 85cm、女性小于 80cm。减少脂类食物的摄入；减少总的食物摄入量；增加新鲜蔬菜和水果的摄入；增加足够的运动量，至少保证每天摄入能量与消耗能量的平衡；肥胖者若非药物治疗效果不理想，可考虑辅助用减肥药物。

(5) 限制饮酒。尽量不饮酒；如饮酒，则少量，白酒小于 50ml/d（1 两/天），葡萄酒小于 100ml/d（2 两/天），啤酒小于 250ml/d（5 两/天）；宣传过量饮酒的危害；酗酒者逐渐减量；酒瘾严重者，可借助药物戒酒；家庭成员应帮助患者解除心理症结，使之感受到家庭的温暖；成立各种戒酒协会，进行自我教育及互相约束。

(6) 高血压防治饮食（DASH）。强调蔬菜、低脂奶制品，多吃全谷类、鱼类、坚果和家禽，限制脂肪、红肉、糖果和含糖饮料。用植物性蛋白替代一些碳水化合物，如黄豆。但是，对于肾衰竭的老年人不推荐 DASH，无肾衰竭的老年人能从该膳食中获益很多。

二、冠心病

（一）概述

冠心病（Coronary Artery Heart Disease，CHD）是冠状动脉性心脏病的简称，是一种由冠状动脉器质性（动脉粥样硬化或动力性血管痉挛）狭窄或阻塞，发生冠状循环障碍，引起心肌氧供需之间失衡而导致的心肌缺血缺氧（心绞痛）或心肌坏死（心肌梗死）的心脏病，亦称缺血性心脏病。

冠心病的发生发展是一个缓慢渐进的过程，主要的病理基础是冠状动脉粥样硬化，使冠状动脉血流减慢、狭窄或阻塞，导致心肌缺血缺氧。冠心病分型如下：

(1) 隐匿性冠心病。患者无症状，静息时或负荷后有心肌缺血的心电图改变，病理检查无改变。

（2）心绞痛型冠心病。有发作性胸骨后疼痛，为一时性心肌供血不足，病理检查无改变。

（3）心肌梗死型冠心病。患者有持久的胸骨后剧烈疼痛、发热、白细胞计数和血清心肌酶增高以及心电图进行性改变，可发生心律失常、休克或心力衰竭，属冠心病的严重类型。

（4）心力衰竭和心律失常型冠心病。表现为心脏增大、心力衰竭和心律失常，由长期心肌缺血导致心肌纤维化引起。

（5）猝死型冠心病。原发性心脏骤停而猝然死亡，多缺血心肌局部发生电生理紊乱引起严重心律失常所致。

（二）营养与冠心病

冠心病的主要的危险因素为年龄、家庭史、男性、高血压、吸烟、血清总胆固醇（TC）浓度升高、血清低密度脂蛋白胆固醇（LDL-C）浓度升高、血清高密度脂蛋白胆固醇（LDL-C）浓度降低、糖尿病、肾功能受损。潜在危险因素有超重和肥胖、血清甘油三酯（TG）浓度升高、胰岛素抵抗和糖代谢异常、血清载脂蛋白 a［apolipoprotein a，Lp（a）］浓度升高、血管内皮功能受损、凝血因子浓度升高、慢性炎症（高敏 C－反应蛋白浓度升高）、氧化应激、血浆同型半胱氨酸（HCY）浓度升高、缺乏身体活动、睡眠呼吸障碍等。冠心病的发生与膳食营养因素相关。

1. 合理膳食模式

合理膳食模式可降低心血管疾病的发病风险。观察中国、欧洲、美国、日本和韩国共 769723 人的 Meta 分析提示，合理膳食模式是心血管的保护因素，特别是地中海膳食模式，能显著降低心血管疾病的发病风险（38%）。地中海膳食模式由蔬菜、水果、海产品、五谷杂粮、坚果和橄榄油以及少量的牛肉和乳制品、酒类等组成，是以高膳食纤维、高维生素、低饱和脂肪为特点的饮食结构。以富含 MUFA 的油脂代替富含饱和脂肪酸的油脂，可显著降低血浆 LDL-C 浓度和 TG 浓度，且并不降低 HDL-C 浓度。

2. 碳水化合物

碳水化合物的摄入量和种类与冠心病发生的关系更为密切。进食大量碳水化合物，特别是缺乏膳食纤维素、能量密度高的单糖类或双糖，可使糖代谢增强，脂肪合成增加。研究发现，蔗糖消耗量与冠心病的发病率和死亡率相关。膳食纤维的摄入量与心血管疾病的危险性呈负相关，可溶性膳食纤维比不溶性膳食纤维更能降低心血管疾病的危险性。同时，全谷物摄入可降低心血管疾病的发病风险。根据国内外相关文献，观察美国、英国、荷兰等超过 400 万人的 meta 分析显示，增加全谷物摄入量可降低心血管疾病的发病风险，证据等级为 B。

3. 鱼类

膳食中海洋鱼类的摄入量与心血管疾病的发病率和死亡率呈负相关。鱼类不仅含有较多的优质蛋白质、矿物质和维生素，还含有 n－3 系列的多不饱和脂肪酸二十碳五烯酸（EPA）和二十二碳六烯酸（DHA）。鱼类对心血管的保护作用主要由 n－3 不饱和脂肪酸介导，能抑制肝内脂质及脂蛋白合成，能降低血胆固醇浓度、TG浓度、LDL浓度、VLDL浓度，增加HDL浓度，参与花生四烯酸代谢。EPA和DHA具有舒张血管、抗血小板聚集和抗血栓的作用。2013年纳入5项队列研究的系统评价提示，每天每增加20g鱼类，心脏衰竭发病的危险度可降低约6%。

4. 脂肪

反式脂肪酸会增加心血管疾病的发生风险。研究表明，反式脂肪酸摄入量增加可升高低密度脂蛋白浓度，降低高密度脂蛋白浓度，增加患动脉粥样硬化和冠心病的危险性。摄入来源于氢化植物油的反式脂肪酸可能使冠心病的发病风险增加16%。研究发现，女性若将反式脂肪酸摄入量降至总能量的2%，可使冠心病的危险性下降53%。反式脂肪酸致动脉粥样硬化的作用比饱和脂肪酸更强。膳食中反式脂肪酸大多来自于氢化的植物油，建议反式脂肪酸摄入量应低于总能量的1%。

饱和脂肪酸可以显著升高血清TC浓度，但是不同长度碳链的饱和脂肪酸对血脂的作用不同。碳原子少于12、大于或等于18的饱和脂肪酸对血清TC浓度无影响，而含12～16个碳原子的饱和脂肪酸，如月桂酸、肉豆蔻酸、棕榈酸可明显升高血清TC、LDL-C浓度。饱和脂肪酸可以通过抑制低密度脂蛋白受体活性，升高LDL-C浓度导致动脉粥样硬化。我国营养学会推荐SFA的摄入量低于总能量的8%。

总油脂和动物脂肪摄入量的增加可增加肥胖的发病风险。超重、肥胖是冠心病发生确定的危险因素。一篇纳入14项以中国人群为研究对象的研究的荟萃分析发现，中国超重、肥胖人群冠心病的发生风险是正常体重人群的2.49倍。一般认为，总脂肪的摄入量不应超过总能量的30%。膳食中脂肪的种类对冠心病发病风险的影响比总脂肪摄入量更大。

5. 坚果类

所有的坚果可降低心血管疾病的发病风险。纳入美国、巴西、英国和希腊，接近3万人的4个系统综述评价均显示坚果摄入可以降低心血管疾病的发病风险。Luo等纳入的6个队列研究显示坚果的与几乎不摄入坚果的人群比较，每天摄入坚果28g可使心血管疾病的发病风险降低28%。

6. 蛋类

适量摄入蛋类与心血管疾病的发病无关。蛋类的各种营养成分比较齐全，营养价值高，虽然胆固醇含量高，但适量摄入不会显著影响血清胆固醇浓度。2013年对16项研究中的22个独立的队列进行系统评价，与从不吃鸡蛋或者每周吃少于一个鸡蛋的人群相比，每天吃一个鸡蛋及以上者，其心血管疾病的发病风险无增加。

7. 蔬菜和水果

蔬菜和水果的摄入量增加可降低心血管疾病的发病风险。蔬菜、水果中富含抗氧化营养素如维生素C，而胆固醇代谢，均需要维生素C参与，如缺乏维生素C，则胆固醇在血中堆积，引起动脉粥样硬化。维生素C可增加血管韧性，使血管弹性增强、脆性减少，预防出血。蔬菜与心血管疾病发病风险的分析结果显示，每天每增加摄入1份（约80g）蔬菜，心血管疾病的死亡风险下降4%研究发现，与每天摄入水果少于120g

的人群相比，每天摄入量 200～317g 和大于 320g 的人群缺血性心脏病的发生风险分别降低 22%和 21%，进一步的研究发现，水果和蔬菜同时摄入对心血管具有保护作用。

8. 饮酒

适度饮酒对心脏具有保护作用，可降低冠心病和缺血性脑卒中的发生危险，但是长期大量饮酒（>60g/d）使总死亡率和各种类型脑卒中的危险性增加。15 篇文献（7 篇系统综述和 8 篇队列研究）进行的综合评价研究显示，饮酒与心血管疾病危险性呈 J 型曲线关系，酒精摄入 5～25g/d 可对心血管起保护作用，过量饮酒可增加心血管疾病的风险。

9. 身体活动

适量的身体活动可降低心血管疾病的发病风险。一篇纳入 21 个队列研究的荟萃分析显示，与低水平休闲身体活动相比，高水平身体休闲活动可降低总心血管疾病发生风险，男性为 24%，女性为 27%，证据等级为 B。

（三）防治策略

1. 膳食原则

在合理膳食的基础上控制总能量的摄入，重点限制饮食中的饱和脂肪酸和反式脂肪酸的摄入，增加身体活动，保持能量平衡，维持理想体重，增加全谷类摄入，减少钠盐和酒精摄入，以降低冠心病发生的风险。

合理膳食模式具有食物多样化，以谷类食物为主，高膳食纤维摄入，低盐、低糖、低脂肪摄入的特点。摄入较多的水果、蔬菜、豆类及其制品、鱼类和海产品等，红肉类及饱和脂肪酸的摄入较少。

2. 膳食预防措施

（1）平衡能量摄入和体力活动，保持正常体重。限制总能量摄入，BMI 控制在 18.5～24.9kg/m^2。鼓励超重或肥胖者减重，每日至少进行 30 分钟中等强度的体力活动，如快走。

（2）食物多样化，以谷物为主。选择全谷物、高纤维的食物，全谷物和杂豆可提供更多的 B 族维生素、矿物质、膳食纤维等营养成分，增加全谷物摄入可减少体重增加的风险，有利于降低冠心病的发病风险。《中国居民膳食指南》建议，一般成年人每天摄入谷薯类 250～400g，全谷物和杂豆类 50～150g，薯类 50～100g。粗细搭配，少食单糖、蔗糖和甜食。限制单糖和双糖含量高的食品。尽量少食用添加糖的饮料和食物，建议每天摄入糖不超过 50g，最好控制在 25g 以下。

（3）多吃蔬菜、水果。增加蔬菜、水果的摄入，可降低心血管疾病的发病及死亡风险。新鲜蔬菜、水果能量低，微量营养素含量丰富，富含植物化合物。提倡餐餐有蔬菜，推荐每天摄入 300～500g，深色蔬菜应占 1/2，深色蔬菜富含胡萝卜素和维生素 C，且蔬菜体积大，可增加饱腹感，含膳食纤维多。天天吃水果，推荐每天摄入 200～350g 的新鲜水果，果汁不能代替鲜果。

（4）多吃鱼类。根据调查，高危人群摄入海鱼 40～60 g/d（或 200～300g/w）可提供 200mg EPA 和 DHA，冠心病死亡率下降约 50%。多吃鱼（每周 1 或 2 次），有助于预防冠心病。以谷类、根茎类和乳类为主的素食者应保证摄入适量植物来源的α-亚麻酸，如植物油、大豆、绿叶蔬菜和坚果等。

（5）选择瘦肉，少吃肥肉与煎炸食品。膳食中总脂肪的摄入一般不超过总能量的30%；饱和脂肪酸（主要为动物脂肪）的摄入少于总能量的8%，减少动物油的使用，如猪油、黄油等；反式脂肪酸（主要来源于用于煎炸和烘烤的商业用氢化油）的摄入量小于总能量的1%；多不饱和脂肪酸的摄入占总能量的6%～10%，n－6与n－3多不饱和脂肪酸比例为（4～6）：1，使用多不饱和脂肪酸较高的植物油，如花生油、菜籽油等。MUFA丰富的食物有橄榄油、茶油、花生、核桃、榛子等坚果。

（6）常吃奶类、豆类及其制品。奶类含丰富的钙，缺钙可加重高钠引起的血压升高，故宜常摄入脱脂奶类。大豆蛋白富含异黄酮，多吃大豆有利于调节血脂和抗动脉粥样硬化。有资料显示，每天摄入25g或以上含大豆异黄酮的大豆蛋白，可降低心血管疾病的发生风险。

（7）饮食清淡，少盐限酒。培养清淡饮食习惯，成人每日盐（氯化钠）摄入小于6g/d。适量摄入葡萄酒有保护作用，每日少饮酒，是指每天摄入酒精20～30g，或白酒不超过50g。一天酒精的量，男性不超过25g，女性不超过15g。

三、血脂代谢异常

（一）概述

1. 定义

血脂是血浆中的胆固醇、甘油三酯和类脂等的总称。循环血液中的胆固醇和TG必须与载脂蛋白结合形成脂蛋白，才能被运输至组织进行代谢。胆固醇和TG在血浆中都是以脂蛋白的形式存在。血脂异常通常指血浆中胆固醇和（或）TG浓度升高，俗称高脂血症。高脂血症表现为高胆固醇血症、高甘油三酯血症，或两者兼有（混合型高脂血症）。严格地说，高脂血症应称为高脂蛋白血症。另外，血浆中HDL浓度降低也是一种血脂代谢紊乱，并多与胆固醇和甘油三酯浓度升高同时存在，故称为血脂异常。

应用超速离心方法，可将血浆脂蛋白分为乳糜微粒（Chylomicron，CM）、极低密度脂蛋白（Very Low Density Lipoprotein，VLDL）、中间密度脂蛋白（Intermediate Density Lipoprotein，IDL）、低密度脂蛋白（Low Density Lipoprotein，LDL）和高密度脂蛋白（High Density Lipoprotein，HDL）。CM的主要功能是将食物中的TG和胆固醇从小肠转运至其他组织；VLDL转运TG至外周组织，经脂酶水解后释放游离脂肪酸；LDL是胆固醇的主要载体，经LDL受体介导摄取而被外周组织利用，与冠心病直接相关；HDL促进胆固醇从外周组织移去，转运胆固醇至肝脏或其他组织再分布，HDL-C与冠心病呈负相关。

2. 分类

（1）原发性或继发性高脂血症。

1）原发性高脂血症：在排除了继发性高脂血症后，即可诊断为原发性高脂血症。

已知部分原发性高脂血症是由先天性基因缺陷所致，另一部分原发性高脂血症的病因目前还不清楚。

2）继发性高脂血症：指由全身系统性疾病所引起的血脂异常，如糖尿病、肾病综合征、甲状腺功能减退症、肾衰竭、肝脏疾病、系统性红斑狼疮、糖原累积症、骨髓瘤、脂肪萎缩症、急性卟啉病、多囊卵巢综合征等。此外，一些药物如利尿剂、β受体阻滞剂、糖皮质激素等也可能引起继发性血脂升高。

（2）高脂蛋白血症的表型分型法。根据《中国成人血脂异常防治指南（2007）》的判断标准，临床上将血脂异常分为高胆固醇血症、高甘油三酯血症、混合型高脂血症和低高密度脂蛋白血症。血脂异常的临床分型见表 10－3。

表 10－3　血脂异常的临床分型

临床分型	TC	TG	HDL-C
高胆固醇血症	↑↑		
高甘油三酯血症		↑↑	
混合型高脂血症	↑↑	↑↑	
低高密度脂蛋白血症			↑

（3）高脂血症的基因分型法。一部分高脂血症患者存在单一或多个遗传基因的缺陷。基因缺陷所致的高脂血症多具有家族聚积性，有明显的遗传倾向，故临床上通常称为家族性高脂血症，如家族性 apo B 缺陷症。

3. 诊断

大量临床和流行病学研究证明，血脂代谢异常是缺血性心血管疾病的重要危险因素。人群血清 TC 浓度与缺血性心血管疾病呈正相关，HDL-C 浓度与缺血性心血管疾病呈负相关。TC 浓度与缺血性心血管病发病危险的关系是连续的，并无明显的转折点。我国居民血脂代谢状况主要依据血清中 TG、TC、LDL-C、HDL-C 的浓度进行评价。中国血脂水平判断标准见表 10－4。

表 10－4　中国血脂水平判断标准

指标（mmol/L）	降低	合适范围	边缘升高	升高
TC		＜5.18	5.18～6.19	≥6.22
TG		1.70	1.70～2.25	≥2.26
LDL-C		＜3.37	3.37～4.12	≥4.14
HDL-C	＜1.04	≥1.04		≥1.55

资料来源：《中国成人血脂异常防治指南（2007）》。

（二）营养与血脂代谢异常

血脂代谢异常是一类较常见的疾病，其发病原因除人类自身遗传基因缺陷外，主要与饮食因素有关，肥胖、年龄、性别等也是重要因素。

1. 对胆固醇和LDL-C的影响

(1) 饱和脂肪酸。构成膳食脂肪的脂肪酸种类不同，其对血脂代谢的影响也不同。膳食饱和脂肪酸对血清LDL-C的影响最强。大规模的流行病学调查已证实，人群血清TC含量与膳食总脂肪及饱和脂肪酸供能比呈显著正相关。Meta分析显示，饱和脂肪酸供能比在10%以下时，LDL-C降低12%，供能比在7%以下时，LDL-C减低幅度达到16%。饱和脂肪酸的摄入额外每增加1%供能比，LDL-C增加0.02~0.04 mmol/L(0.8~1.6mg/dl)。与其他饱和脂肪酸(如月桂酸、肉豆蔻、软脂酸)不同，硬脂酸并不升高血清TC。如果1%供能比的饱和脂肪酸用MUFA替代，LDL-C降低0.041mmol/L(1.6mg/ dl)；如果用n-6 PUFA替代，LDL-C降低0.051 mmol/L(2.0mg/ dl)；用碳水化合物替代，LDL-C降低0.032 mmol/L(1.2mg/ dl)。饱和脂肪酸可通过抑制LDL-C受体活性，抑制胆固醇在肝脏中的代谢。

(2) 多不饱和脂肪酸。多不饱和脂肪酸中n-3系列的PUFA对血清胆固醇的降低作用存在争议。有研究提示，摄入鱼类降低心血管疾病的发病风险。2篇系统评价和13篇随机对照研究结果显示，适量摄入坚果可改善血脂异常，主要降低TC和LDL-C的浓度。Sabate等的系统评价纳入25个随机临床对照试验，研究对象为583人，每天给予67g坚果，与对照组比较，TC降低10.9mg/dl，LDL-C降低10.2mg/dl。

(3) 反式脂肪酸。反式脂肪酸有升高LDL-C的作用。含43%反式脂肪酸的氢化玉米油可升高血浆TG、TC、LDL和VLDL-C，主要机制是抑制肝脏LDL受体活性，导致肝脏中TG堆积，刺激VLDL中TC和TG分泌。

(4) 胆固醇。人体内的胆固醇主要有两个来源：一是内源性的，人体内每天合成胆固醇1~1.2g，是人体内胆固醇的主要来源；二是外源性的，通过膳食摄入的胆固醇仅占体内合成胆固醇的1/7~1/3。膳食胆固醇的吸收及其对血脂的影响因遗传因素和代谢状态而存在较大的个体差异，部分个体的胆固醇摄入量高时可反馈抑制自身胆固醇的合成。脂肪酸的性质对胆固醇合成速率和血中脂质水平的影响更明显，特别是饱和脂肪酸。

(5) 碳水化合物。碳水化合物对血清LDL-C的作用是中立的，可用于替代饱和脂肪酸的膳食。膳食纤维(特别是可溶性膳食纤维)存在于豆类、水果、蔬菜和全谷物中，有直接的降低血清胆固醇的作用。用复合碳水化合物替代饱和脂肪酸可降低LDL-C浓度。全谷类食物如全麦、燕麦、糙米，富含膳食纤维。膳食纤维可缩短食物通过小肠的时间，减少胆固醇的吸收，在肠与胆酸形成络合物，减少胆酸重吸收。高膳食纤维饮食可使血浆胆固醇降低，高膳食纤维可使胆固醇绝大部分转变成胆酸，少量进入血液循环；低膳食纤维素仅使少量胆固醇变成胆酸，绝大部分进入血液循环，使血清胆固醇浓度增高。

(6) 体重。体重的下降对TC和LDL-C也有一定的影响。过度肥胖者体重每降低10kg，LDL-C浓度下降0.2mmol/L(8 mg/ dl)。

2. 对甘油三酯的影响

(1) 碳水化合物。我国膳食中碳水化合物的含量较高，人群中高甘油三酯血症较为常见。进食大量碳水化合物，特别是能量密度高、缺乏膳食纤维的双糖或单糖类，使糖代谢增强，细胞内ATP增加，脂肪合成增加。摄入高血糖生成指数/低膳食纤维的碳水化合物可升高 TG 浓度。膳食果糖可升高 TG 浓度，每日的摄入量在 15%～20%之间，血清 TG 浓度增加 30%～40%。蔗糖（含有葡萄糖和果糖的双糖）是重要的果糖来源。

（2）不饱和脂肪酸。MUFA 可以降低 TG 浓度。高剂量的 n－3 系列的 PUFA 对 TG 的作用，通过膳食摄入的方法很难达到临床的效果。

（3）体重。降低体重可提高胰岛素敏感性，降低 TG 浓度。

（4）饮酒。对于高 TG 者，即使很少量的酒精摄入也可引起 TG 浓度进一步升高。通常当饮酒超量时，酒精会表现出有害的升高 TG 浓度的作用。

3. 对 HDL-C 的影响

（1）脂肪酸。饱和脂肪酸可在升高血清 HDL-C 浓度的同时升高血清 LDL-C 浓度，相反，反式脂肪酸降低血清 HDL-C 浓度且升高血清 LDL-C 浓度。MUFA 替代饱和脂肪酸对 HDL-C 仅有很小作用或没有作用。n－6 系列的 PUFA 引起轻度 HDL-C 浓度下降。n－3 PUFA 对 HDL-C 浓度仅有有限作用（<5%）。

（2）碳水化合物。用等能量的碳水化合物替代脂肪，与 HDL-C 浓度的降低显著相关（每替代 10%能量比，下降 0.1mmol/L）。当碳水化合物为低血糖生成指数和高膳食纤维食物时，对 HDL-C 没有或者很少有降低作用。

（3）饮酒和戒烟。适量的酒精摄入（男性：20～30g/d；女性：10～20g/d）与 HDL-C 浓度升高相关。戒烟后血清 HDL-C 浓度升高。

（4）体重。体重的降低有利于升高 HDL-C 浓度。当体重持续下降时，体重每降低 1kg，HDL-C 浓度升高 0.01mmol/L（0.4mg/dl）。

（5）运动。相当于总能量消耗 1500～2200 kcal/w 的有氧运动，例如每周 25～30km 的快步走（或相当的活动），可增加 HDL-C0.08～0.15 mmol/L（3.1～6mg/ dl）。

4. 膳食补充剂或功能性食品对血脂的影响

（1）植物甾醇。植物甾醇主要包括谷甾醇、菜油甾醇、豆甾醇，天然存在于菜籽油，少量存在于蔬菜、新鲜水果、坚果、谷类和大豆类。在小肠，植物甾醇与胆固醇竞争吸收，因此具有调节胆固醇浓度的作用。每天摄入 2g 植物甾醇能有效降低 TC 和 LDL-C 达 7%～10%，对 HDL-C 和 TG 几乎没有作用。长期的安全性仍需要进一步研究。

（2）大豆蛋白。大豆蛋白对 LDL-C 有轻度的降低作用。

（3）膳食纤维。可溶性膳食纤维具有有效降低 TC 和 LDL-C 的作用。摄入可溶性膳食纤维 5～15g/d 具有降低 LDL-C 浓度 的作用。燕麦籽粒中可溶性膳食纤维β－葡聚糖含量约为 5%。10 篇文献，包括 2 篇系统评价（48 篇随机对照研究）和 8 篇人群研究（4 篇随机对照研究、3 篇交叉对照研究、1 项自身前后对照研究）综合评价结果显示，增加燕麦摄入量可降低人体 LDL-C 和 TC 浓度，对血脂异常有显著改善作用，可信等级为 B。

（4）n－3 系列多不饱和脂肪酸。在正常血脂和高脂血症患者中，摄入鱼油 2～3g/d（富含长链 n－3 脂肪酸），可降低 25%～30% 的 TG。α-亚麻酸（中链脂肪酸，存在于坚果、一些蔬菜和植物油中）对 TG 作用很小。

（三）防治策略

血脂代谢异常与饮食和生活方式有密切关系，所以控制饮食和改善生活方式是血脂代谢异常治疗的基础措施。无论是否进行药物调脂治疗，都必须坚持控制饮食和改善生活方式。

血脂代谢异常的营养防治原则主要为去除病因，控制能量、饱和脂肪酸、胆固醇的摄取，增加 PUFA 的摄取，以降低血脂水平。应根据机体血脂代谢异常的情况采取不同的营养防治方法。

1. 血脂代谢异常的营养防治

营养措施：饱和脂肪酸摄入小于总能量的 7%，至少小于总能量的 10%。反式脂肪酸的摄入小于总能量的 1%，碳水化合物供能占 45%～55%，多食全谷类及富含膳食纤维的食品。蔬菜 400～500g/d，水果 200g/d。

(1) 维持体重和身体活动。维持正常 BMI、腰围。超重、肥胖常伴有血脂代谢异常，需要减少能量摄入，增加能量消耗。体重的下降，即使是 5%～10%基础体重的下降，也可改善血脂代谢异常，降低心血管疾病的发生风险。可通过摄入能量密度低的食物，每天减少 300～500kcal。推荐每天 30 分钟中等强度身体活动。对于准备降低体重者，需要更高的运动量，每周 250～300 分钟，或每周大于 2000kcal 的休闲身体活动。

(2) 膳食脂肪的选择。成人总脂肪供能比为 25%～35%。鼓励摄入 n−6 和 n−3 系列的 PUFA。饱和脂肪酸占供能量比为小于 7%。PUFA 占供能比小于 10%，以避免血浆中脂蛋白的脂质过氧化和 HDL-C 浓度下降。减少加工来源的反式脂肪酸的摄入，使反式脂肪酸占供能比小于 1%。

(3) 碳水化合物和膳食纤维。碳水化合物供能比为 45%～55%。鼓励摄入蔬菜、豆类、水果、坚果和全谷物，以及其他高膳食纤维低血糖生成指数的食物。我国传统饮食习惯中作为主食的稻米、小麦、玉米、大麦、燕麦、黑麦、黑米、高粱、青稞、小米、燕麦、薏米等，如果加工合理则是全谷物的良好来源。美国心脏协会（American Heart Association，AHA）建议一种有益于心脏健康的饮食习惯，强调水果、蔬菜、全谷物和其他有营养的食物，特别是至少一半的粮食消费应该来自全谷物。全谷物可提供许多营养物质，如膳食纤维、B 族维生素和矿物质，而在精制加工过程中，这些物质会被去除。所以，应用全谷物替换精制谷物。25～40g 膳食纤维的食物中至少要包括 7～13g 可溶性膳食纤维。添加糖的摄入不超过总能量的 10%，这对维持体重或降低 TG 浓度非常有益。普通人群合理选择软饮料，高 TG 者应限制饮用。

(4) 戒烟限酒。对于 TG 浓度正常者，可适量饮酒，但不鼓励不饮酒者饮酒。戒烟对 HDL-C 浓度的升高起作用。

(5) 倡导健康的膳食。食物多样化，多摄入不同种类的水果和蔬菜，以获得足量和多种抗氧化营养素。每周至少摄入 2 或 3 次鱼类，常吃富含 n−3 系列 PUFA 的食物如坚果、海产品及大豆。盐摄入量<5g/d，减少盐腌制品的食用。

2. 治疗性生活方式改变

治疗性生活方式改变（Therapeutic Life-style Change，TLC）是针对已明确的可改变的危险因素如不良饮食、缺乏身体活动和肥胖，采取积极的改善措施。

(1) 基本原则。TLC 是个体策略中控制血脂的基本和首要措施。TLC 包括戒烟、减轻体重、减少饱和脂肪酸和胆固醇摄入、增加不饱和脂肪摄入、增加有规律的身体活动、选择能够降低 LDL-C 浓度的食物。

(2) TLC 的基本要素。应减少摄入影响 LDL-C 浓度的营养素。饱和脂肪低于总能量的 7%；增加能降低 LDL-C 浓度的膳食成分，如植物甾醇 2g/d，可溶性纤维素 10～25g/d；调节总能量到能够保持理想的体重或能够预防体重增加的水平；体力活动：足够时间的中等强度锻炼，每天至少消耗 200kcal 能量。

(3) TLC 的措施。临床干预试验表明多种手段相结合的 TLC 措施可获得降低 LDL-C 浓度的效果，有助于升高 HDL-C 浓度。主要措施：饱和脂肪低于总能量的 7%，LDL-C 浓度下降 8%～10%；体重减轻 4.5kg，LDC-C 浓度下降 5%～8%。可选用措施：摄入可溶性纤维 5～10g/d，LDL-C 浓度下降 3%～5%；摄入植物甾醇 2g/d，LDL-C 浓度下降 6%～15%。

3. 人群血脂异常管理措施

《世界卫生组织 2013—2020 年预防和控制非传染性疾病全球行动计划》旨在通过 9 项全球自愿目标，到 2025 年将由非传染性疾病造成的过早死亡数降低 25%。烟草使用、有害使用酒精、不健康饮食和缺乏身体活动等可加大罹患这些疾病的危险。具体目标包括 15 岁以上人群目前烟草使用流行率相对减少 30%；根据本国国情，有害使用酒精现象相对减少至少 10%；人群平均食盐摄入量（钠摄入量）相对减少 30%；遏制糖尿病和肥胖的上升趋势；身体活动不足流行率相对减少 10%。

控制烟草的使用、减少有害使用酒精、用 PUFA 代替反式脂肪酸、减少盐的摄入、增加身体活动被世界卫生组织列为“最划算的减轻负担措施”。

第二节 糖尿病

一、概述

（一）定义及分类

糖尿病（Diabetes Mellitus，DM）是一组由机体胰岛素分泌缺陷和（或）其生物学障碍引起的以高血糖为特征的代谢性疾病。1985 年，WHO 将糖尿病分为胰岛素依赖型（1 型）和非胰岛素依赖性（2 型）。随着对糖尿病发病机制和原因的深入了解，1997 年，美国糖尿病协会（American Diabetes Association，ADA）根据糖尿病的病因将糖尿病的分类进行了调整，WHO 于 1999 年认可了此调整。

1. 1 型糖尿病

1 型糖尿病（Type 1 Diabetes Mellitus，T1DM）：胰腺 β 细胞破坏导致胰岛素分泌绝对不足。其主要特点：①起病较急；②典型病例见于小儿和青少年，但任何年龄均可发病；③必须依赖胰岛素治疗，一旦骤停胰岛素则易发生酮症酸中毒，甚至威胁生命；

④血浆胰岛素和C肽水平低，服糖刺激后仍呈低平曲线。

2. 2型糖尿病

2型糖尿病（Type 2 Diabetes Mellitus，T2DM）：胰岛素抵抗和（或）胰岛素分泌障碍，是最常见的糖尿病类型。主要表现：①起病较慢；②典型病例见于中老年人，偶见于幼儿；③血浆胰岛素水平仅相对性不足，且在糖刺激后延迟释放，有时肥胖患者空腹血浆胰岛素基值可偏高，糖刺激后胰岛素亦高于正常人，但较相同体重的非糖尿病肥胖者低；④胰岛素效应较差；⑤早期单用口服抗糖尿病药物，一般可以控制血糖。

3. 妊娠期糖尿病

妊娠期糖尿病（Gestational Diabetes Mellitus，GDM）指妊娠期间首次发生或发现的不同程度葡萄糖耐量异常。已知是糖尿病的患者妊娠时不属此型。大部分患者分娩后血糖可恢复正常，近30%患者于5～10年随访中发展为糖尿病。

4. 特殊类型糖尿病

特殊类型糖尿病指由某些内分泌疾病（如肢端肥大症、库欣综合征、胰高糖素瘤）、胰腺疾病（胰岛素基因突变、胰岛素受体缺陷A型胰岛素抵抗、脂肪萎缩性糖尿病）、感染（如风疹、巨细胞病毒）、药物及化学制剂（如杀鼠药、烟草酸、糖皮质激素、甲状腺激素及噻嗪类药物）等引起的糖尿病，国内一般较为少见。

（二）诊断

2017年，ADA发表了新的糖尿病诊断标准，见表10－5。专家委员会将FPG范围在5.6～6.9mmol/L（100～125mg/dl）称为空腹血糖受损（Impaired Fasting Glucose，IFG），将OGTT中2小时静脉血浆葡萄糖（2hPG）范围在7.8～11.0mmol/L（140～199mg/dL）称为糖耐量受损（Impaired Glucose Tolerance，IGT）。

表10－5　2017年ADA糖尿病诊断标准

1. 空腹静脉血浆葡萄糖（FPG）≥7.0mmol/L（126mg） 空腹：禁食至少8小时
2. OGTT时，2小时静脉血浆葡萄糖（2hPG）≥11.1mmol/L（200mg）。OGTT采用WHO建议，成人口服相当于75g无水葡萄糖的水溶液（或是含结晶水葡萄糖82.5g溶于250～300ml），饮第一口时开始计时，于5分钟内服完
3. 糖化血红蛋白（HbA1c）≥6.5%（48mmol/mol）。此项测试应在美国国家糖化血红蛋白标准化计划（NGSP）认证的实验室，通过标准的检测方法进行
4. 对于有明显高血糖症状或高血糖危象加随意静脉血浆葡萄糖≥11.1mmol/L（200mg）

注：在没有明确高血糖症的情况下，应再次进行试验。儿童葡萄糖服用量按1.75g/kg体重计算，计算总量超过75g时以75g为准。

部分国家将HbA1c作为筛查糖尿病高危人群和诊断糖尿病的方法。HbA1c较OGTT简便易行，结果稳定，变异性小，且不受进食时间及短期生活方式改变的影响，患者依从性好。2010年，ADA指南将“HbA1c＝6.5%”作为糖尿病诊断标准之一。2011年，WHO建议在条件具备的国家和地区采用这一切点诊断糖尿病。但HbA1c检测在我国尚不普遍，检测方法的标准化程度不够，测定HbA1c的仪器和质量控制尚不能符合目前糖尿病诊断标准的要求。2013版《中国2型糖尿病防治指南》不推荐在我国采用HbA1c诊断糖尿病。

（三）危害

糖尿病患者早期不易察觉，通常为偶然间发现，不利于患者早期发现和治疗。随着病程发展，糖尿病患者可出现糖尿病的典型症状：多饮、多尿、多食、体重减轻和易疲劳。糖尿病患者不能充分利用葡萄糖，身体就需要用蛋白质和脂肪来补充能量，导致体内蛋白质及脂肪消耗增多，加上因多尿丢失大量的水分和葡萄糖，患者容易出现体重减轻、消瘦乏力等症状。此外，糖尿病患者容易出现多种并发症或伴随症状，从而对患者健康造成严重危害。

1. 急性并发症

（1）糖尿病酮症酸中毒（Diabetic Ketoacidosis，DKA）。由于胰岛素相对或绝对缺乏导致高血糖、脂肪分解增加、脂肪酸氧化增加，产生大量酮体（乙酰乙酸、β-羟丁酸和丙酮）并在血中聚集，造成酮症酸中毒。患者出现典型的酸中毒性大呼吸，呼吸加速、加深，呼气带有烂苹果味，严重者可出现昏迷，甚至危及生命。

（2）糖尿病高血糖高渗状态（Hyperglycemic Hyperosmolar Status，HHS）。HHS常见于未经诊断的老年2型糖尿病患者。发病多有诱因，如感染（以肺部感染最常见）、用药不当、暴饮暴食等。患者原有糖尿病症状加重，出现脱水和神经系统症状，后期神志不清、嗜睡甚至昏迷，病死率较高。

（3）乳酸性酸中毒。正常情况下，机体代谢产生的乳酸主要在肝中氧化利用，或被转变成糖原储存，少量经肾排出。而在肝肾疾病的情况下，乳酸利用和排出减少，可诱发和加重乳酸性酸中毒。乳酸性酸中毒可分为先天性乳酸性酸中毒和获得性乳酸性酸中毒两大类。先天性乳酸性酸中毒是由遗传性酶的缺陷造成乳酸、丙酮酸代谢障碍引起的。获得性乳酸性酸中毒主要分为A型和B型两类。

2. 慢性并发症

糖尿病慢性并发症已成为糖尿病致残、致死的主要原因，其发病机制涉及多元醇旁路、蛋白激酶C、己糖胺激活及晚期糖基化产物（AGEs）的多寡。近年来发现，高血糖诱导线粒体反应性氧化产物（ROS）生成增加可能是糖尿病慢性并发症的共同基础。

（1）心血管病变。心血管病变包括心脏和大血管上的微血管病变、心肌病变、心脏自主神经病变和冠心病。心血管病变是T2DM患者的主要死亡原因，也是糖尿病直接和间接费用增加的主要原因。研究显示，糖尿病患者冠心病的死亡风险比非糖尿病人群高3～5倍，与非糖尿病的心肌梗死者相似。糖尿病冠心病的常见危险因素有高血糖、高收缩压、高胆固醇、低密度脂蛋白增高、高密度脂蛋白下降等。

（2）糖尿病肾病（Diabetic Nephropathy，DN）。约30%的T1DM和20%～50%的T2DM患者发生糖尿病肾病。DN包括慢性肾病（Chronic Kidney Disease，CKD）和糖尿病肾脏病变（Diabetic Kidney Disease，DKD）两部分。DN有较大的种族差异：美

国土著人、西班牙裔人以及非洲裔美国人 T2DM 终末期肾病的危险性显著高于非西班牙裔白种人，亚洲糖尿病肾脏病变的发生率最高。

(3) 糖尿病神经病变（Diabetic Neuropathy）。糖尿病神经病变是糖尿病的主要慢性并发症之一，其最常见的类型为慢性远端对称性感觉运动性多发性神经病变和自主神经病变，部分糖尿病患者在新诊断时已存在糖尿病周围神经病变。

(4) 糖尿病足（Diabetic Foot）。糖尿病足指糖尿病患者由于合并神经病变及不同程度的血管病变而导致下肢感染、溃疡形成和（或）深部组织损伤。全球约 15%的糖尿病患者在其生活的某一时间发生过足溃疡或坏疽，糖尿病足造成的截肢是非糖尿病患者的 15 倍。

(5) 糖尿病视网膜病变（Diatetic Retinopathy，DR）。糖尿病视网膜病变主要包括视网膜微血管瘤、出血斑、渗出、新生血管、视网膜前体和玻璃体出血、视网膜剥离等。致盲概率显著高于正常人。

3. 感染

糖尿病常引起皮肤化脓性感染，如疖、痈等；皮肤真菌感染，如足癣；尿路感染，如肾盂肾炎、膀胱炎、肾乳头坏死等；女性糖尿病患者常并发真菌性阴道炎、巴氏腺炎等。

（四）流行特点

糖尿病患病率呈现逐渐上升的趋势。2015 年，国际糖尿病联盟报告全球糖尿病的流行趋势：全球范围内 14 岁以下的青少年中超过 50 万人患有 1 型糖尿病；20～79 岁成年人中 4.15 亿人患有 2 型糖尿病，3.18 亿成年人被诊断为糖耐量受损。2015 年内，糖尿病已造成 500 万人死亡，并耗费了 67.3 亿～119.7 亿美元的卫生保健费用。如果糖尿病的流行趋势不能得到有效控制，预计 2040 年全球糖尿病患者将达到 6.42 亿。在我国，糖尿病患病率呈明显上升趋势，2010 年我国开展的全国性横断面调查显示，成人糖尿病的患病率为 11.6%，糖尿病前期患者比例达 50.1%，高于 2007—2008 年中华医学会糖尿病学分会（Chinese Diabetes Society，CDS）在我国部分地区开展的糖尿病流行病学调查中显示的 20 岁以上人群糖尿病患病率（9.7%）及 2002 年全国营养调查显示的 18 岁以上人群糖尿病患病率（2.6%）。但需指出的是，这几次调查的方法和诊断标准并不一致。因此，如果采用最近的诊断标准，前几次的调查结果患病率是被低估的。

我国糖尿病的发病特点如下：

(1) 在我国患病人群中，2 型糖尿病占 90%以上，1 型糖尿病约占 5%，其他类型糖尿病仅占 0.7%。城市 GDM 的患病率接近 5.0%。

(2) 经济发达程度与糖尿病患病率有关。在 1994 年的调查中，高收入组的糖尿病患病率是低收入组的 2～3 倍。最新的研究发现，发达地区的糖尿病患病率仍明显高于不发达地区，城市仍高于农村。

(3) 未诊断的糖尿病比例高于发达国家。2007—2008 年全国调查 20 岁以上成人糖尿病患者中，新诊断的糖尿病患者占总数的 60%，尽管较过去调查有所下降，但远高于发达国家（美国约为 48%）。

(4) 男性、低教育水平是糖尿病的易患因素。在 2007—2008 年的调查中，在调整其他危险因素后，男性患病风险比女性增加 26%，文化程度在大学以下的人群糖尿病发病风险增加 57%。

（5）我国 2 型糖尿病患者的平均体质指数约为 25 kg/m²，高加索人糖尿病患者的平均 BMI 多超过 30 kg/m²。餐后高血糖比例高，在新诊断的糖尿病患者中，单纯餐后血糖升高者占近 50%。

（6）国内缺乏儿童糖尿病的流行病学资料，临床上发现，近年来，20 岁以下的人群中 2 型糖尿病患病率显著增加。

（7）糖尿病常合并心脑血管疾病。由于我国糖尿病患者平均病程短，特异性并发症如 DR 和 CKD 是未来巨大的挑战。

（五）危险因素

糖尿病的发生受遗传因素和环境因素等的共同作用，其具体机制尚未明确。

1. 遗传因素

糖尿病具有家族遗传性。有糖尿病家族史的群体糖尿病发生率明显高于无糖尿病家族史的群体。

2. 环境因素

（1）饮食因素。摄入不合理“西方化”膳食，能量摄入过高，造成身体脂肪过度堆积，出现胰岛素抵抗，导致糖尿病发生风险增高。

（2）生理因素。糖尿病发病率随年龄的增长呈明显上升趋势，大多数糖尿病患者的发病年龄在 50～70 岁。

（3）病理因素，如高血脂、高血压、肥胖、感染、应激、化学毒物等。

（4）生活方式改变。体力活动能减轻胰岛素抵抗。研究表明，体力活动与糖尿病的发生呈明显的负相关。不良生活方式如吸烟也可影响糖尿病的发生，研究显示，即使从未吸烟者，经常被动吸烟也会增加糖尿病发生风险。

（5）社会因素。轻体力劳动、生活富裕、享受增多等使能量消耗减少，其他社会因素包括社会竞争激烈、思想负担加重等。

二、营养与糖尿病

（一）营养与糖尿病的关系

1. 膳食模式

研究表明，不同膳食模式与糖尿病的发生密切相关，通过改善不良的膳食模式，可以预防糖尿病的发生。以饱和脂肪酸摄入量低、不饱和脂肪酸摄入量高，膳食含大量复合碳水化合物，蔬菜、水果摄入量较高为突出特点的地中海膳食模式，不仅可预防糖尿病的发生，而且对心血管疾病的发生也有预防作用。美国 2010 年膳食指南提及的 DASH，可通过提高机体对胰岛素的敏感性来预防糖尿病的发生。其他研究表明，坚果类的摄入可以改善糖耐量受损情况，因此建议将其作为健康饮食模式的一部分。

2. 营养素

（1）碳水化合物。糖尿病患者碳水化合物代谢异常主要表现为肝脏中葡萄糖激酶和糖原合成酶减少，肝糖原合成减少，糖原分解增加，进而引起高血糖。高血糖作为糖尿病代谢紊乱的主要标志，可引起全身性代谢紊乱，造成一系列急性并发症，并在糖尿病慢性并发症的形成中起重要作用。因此，糖尿病患者应将摄入碳水化合物的量控制在适宜范围内。

餐后高血糖是糖尿病控制中的主要问题。食物中碳水化合物的分子量及结构不同，致餐后血糖升高的快慢和幅度不同，其影响程度可用血糖生成指数 GI 来衡量。GI 指食入含 50g 碳水化合物的食物后在一定时间（一般为 2 小时）体内血糖反应水平，与食入相当量的葡萄糖后血糖反应水平的百分比值，反映食物与葡萄糖相比升高血糖的速度和能力。通常将葡萄糖的 GI 值定为 100。一般 GI 小于或等于 55 为低 GI 食物，55～70 为中 GI 食物，大于或等于 70 为高 GI 食物。低 GI 食物可有效控制餐后血糖，有利于血糖浓度保持稳定。常见食物的 GI 值见表 10－6。但 GI 值仅反映碳水化合物的质，并没有反映碳水化合物的实际摄入量，因此引入血糖负荷（Glycemic Load，GL）的概念，GL 等于食物 GI 值与其碳水化合物含量乘积的百分比，可更好地反映餐后血糖的变化情况。GL 值小于 10 为低 GL 值，11～19 为中 GL 值，GL 大于 20 为高 GL 值。

表 10－6 常见食物的 GI 值

食物名称	GI 值	食物名称	GI 值	食物名称	GI 值
大米饭	83.2	馒头	88.1	面条	81.6
荞麦面条	59.3	荞麦	54.0	面包	87.9
烙饼	79.6	甘薯（生）	54.0	甘薯（熟）	76.2
苕粉	34.5	大麦粉	66.0	藕粉	32.6
油条	74.9	玉米粉	68.0	玉米片	78.5
熟土豆	66.4	小米	71.0	绿豆	27.2
大豆	18.0	四季豆	27.0	扁豆	28.0
胡萝卜	71.0	南瓜	75.0	山药	51.0
苹果	36.0	梨	36.0	鲜桃	28.0
柑	43.0	柚子	25.0	葡萄	43.0
香蕉	52.0	猕猴桃	52.0	菠萝	66.0
西瓜	72.0	酸奶	48.0	牛奶	27.6
花生	14.0	可乐	40.3	闲趣饼干	47.1

数据来源：杨月欣，王光亚．中国食物成分表 2002［M］．北京：北京大学出版社，2002。

膳食纤维可延缓葡萄糖的消化和吸收，降低餐后血糖及改善糖耐量，是降低 2 型糖尿病发病风险的重要膳食成分。因此 DM 患者的膳食纤维摄入量应达到并超过健康人群的推荐摄入量。

（2）脂肪。人体摄入高脂膳食时，脂肪的氧化分解消耗大量葡萄糖分解的中间产物，阻断葡萄糖彻底氧化分解，血糖浓度上升，胰岛素分泌增加；同时游离脂肪酸的浓度较高，使得葡萄糖氧化供能的比例减少。长期暴露于高浓度的游离脂肪酸下，胰岛β细胞的功能可能受损，使糖尿病发生风险增加。正常人脂类代谢处于动态平衡状态，糖尿病患者由于糖尿代谢异常，大量葡萄糖从尿中丢失，出现能量供应不足，脂肪动员增加，导致过多酮体积聚而产生高酮血症和酮尿，严重者表现为酮症酸中毒和高渗性昏迷。

（3）蛋白质。蛋白质代谢与碳水化合物和脂肪代谢密切相关。为了补充糖代谢异常导致的能量来源不足，部分蛋白质发生氧化分解，蛋白质分解代谢增加，可能进一步导致负氮平衡，影响身体健康。

（二）运动与糖尿病的关系

2型糖尿病的发生与缺乏运动密切相关。研究显示，无论行走还是剧烈运动均能降低糖尿病的发病风险，且运动强度越大，发生糖尿病的相对风险越低。我国的一项大型临床流行病学研究表明，不论休闲运动还是规律锻炼，均能显著降低糖尿病发病率。国外有关糖尿病预防的研究也证实了运动对预防糖尿病的发生有积极作用。运动可以改善葡萄糖耐量减低和空腹血糖受损状态。研究显示，每天坚持30分钟以上任何类型运动干预，均能降低葡萄糖耐量减低进展为糖尿病的风险，对空腹血糖异常者，也能明显降低其进展为糖尿病的风险。由于糖尿病患者特殊的病理生理特点，不恰当的运动可能对患者造成不良反应，常见的有低血糖反应、骨骼肌损伤、关节损伤、蛋白尿、心肌缺血等。因此，运动时，应考虑到个体差异，在预防糖尿病发生的同时避免出现身体损伤。

（三）益生菌与糖尿病的关系

益生菌是一种活的微生物，在给予足够剂量时，对宿主的健康有利。研究显示，糖尿病的发生由遗传因素和环境因素相互作用共同导致。其中肠道菌群失调也可能导致糖尿病发生。

人类肠道菌群由超过500种细菌组成，主要有厚壁菌门、拟杆菌门、放线菌门及变形杆菌等。肠道菌群一方面利用人体消化的食物残渣和胃肠作为其生存的条件和环境；另一方面参与宿主能量代谢，为人体提供维生素、抗生素及多肽等多种有益成分，并参与任意肠上皮的生长、分化及肠道免疫系统的发育成熟。肠道菌群失调不仅会产生多种胃肠道疾病，还可诱发肥胖、心血管疾病、T2DM等慢性病，多发性硬化、红斑狼疮等自身免疫性疾病。有关菌群失调导致糖尿病的可能机制：①胰岛B细胞被自身免疫系统破坏，引发T1DM；②增加炎症细胞因子的表达，导致胰岛素抵抗及T2DM发生。

动物研究发现，通过特定种类饮食干预、添加益生菌等方式可调整肠道菌群的结构分布，预防或延缓糖尿病发生。同时，其他研究也表明，益生菌可以调节肠道菌群紊乱，有效防止胰岛素抵抗，在预防和治疗糖尿病方面有着重要的作用。

三、防治策略

(一) 糖尿病的筛查

为预防糖尿病，应做好糖尿病的风险评估筛查工作。其中最重要的是做好高危人群的筛查工作。糖尿病高危人群包括血糖正常性高危人群和糖尿病前期人群。

1. 血糖正常性高危人群

(1) 成年人中糖尿病高危人群的定义。在成年人（>18 岁）中，具有下列任何一个及以上的糖尿病危险因素者：①年龄≥40 岁；②有糖调节受损史；③超重（BMI≥24kg/m^2）或肥胖（BMI≥28kg/m^2），和/或中心型肥胖（腰围男≥90cm，女≥85cm）；④静坐生活方式；⑤一级亲属中有 2 型糖尿病家族史；⑥有巨大儿（出生体重≥4kg）生产史或妊娠糖尿病病史的妇女；⑦高血压［收缩压（SBP）≥140mmHg 和/或舒张压（DBP）≥90mmHg（1mmHg = 0.133 kPa）］，或正在接受降压治疗；⑧血脂异常［高密度脂蛋白胆固醇（HDL－C）≤0.91mmol/L（≤35mg/dl）］，甘油三酯≥2.22 mmol/L（≥200mg/dl），或正在接受调脂治疗；⑨动脉粥样硬化性心脑血管疾病患者；⑩有一过性类固醇糖尿病病史者；⑪PCOS 患者；⑫长期接受抗精神病药物和/或抗抑郁药物治疗的患者。

在上述各项中，糖调节异常人群是最重要的 2 型糖尿病高危人群，每年有 1.5%～10.0%的糖耐量减低患者进展为 2 型糖尿病。

(2) 儿童和青少年中糖尿病高危人群的定义。在儿童和青少年（≤18 岁）中，超重（BMI>相应年龄值、性别的第 85 百分位）或肥胖（BMI>相应年龄值、性别的第 95 百分位）且合并下列任何一个危险因素者：①一级或二级亲属中有 2 型糖尿病家族史；②存在胰岛素抵抗（IR）相关的临床状态，如黑棘皮病、高血压、血脂异常、PCOS；③母亲怀孕时有糖尿病病史或被诊断为 GDM。

2. 糖尿病前期人群

糖尿病前期指空腹血浆葡萄糖和（或）口服葡萄糖耐量试验（OGTT）2 小时血浆葡萄糖（2hPG）升高但未达到糖尿病的诊断标准，即存在空腹血糖受损或糖耐量受损或两者兼具。

无糖尿病病史者，首先根据高危因素进行初筛，对于具有一项危险因素者进一步进行空腹血糖或任意点血糖筛查。建议以“空腹血糖＝5.6mmol/L”作为行 OGTT 的切点。

(二) 糖尿病的综合治疗

糖尿病是一种与多因素发展相关的慢性代谢性疾病，其治疗是一个长期的过程，治疗效果取决于患者对疾病性质的了解和对治疗的配合程度。近年来，根据实践经验的总结，公认的糖尿病综合治疗原则包括医学营养治疗、健康教育、运动疗法、药物治疗、自我监测、手术治疗。糖尿病患者多并发高血压、高血脂，故糖尿病患者也需降压、调脂。因此，糖尿病的治疗是一个系统工程，糖尿病控制目标见表 10-7。

表 10-7 糖尿病控制目标*

指标	控制目标
1. 血浆葡萄糖（mmol/L）	空腹 4.4～6.1（良好），≤7.0（一般） 非空腹 4.4～8.0（良好），≤10.0（一般）
2. HbA1c（%）	<7.0（需个别化考虑）
3. 血压（mmHg）	<130/80
4. 血脂（次要目标）	总胆固醇（mmol/L）<4.5 HDL-C（mmol/L）>1.0 LDL-C（mmol/L）<2.5 甘油三酯（mmol/L）≤1.5
5. 尿白蛋白 尿白蛋白/肌酐比值（mg/mmol） 尿白蛋白排泄率	男性<2.5（22mg/d）　女性<3.5（31mg/d） <20μg/min（30mg/d）
6. 主动有氧活动（分钟/周）	150

*：血糖控制目标必须个体化，对生活自理能力差者以及老年患者，尤其是易发生低血糖症者，不必勉强追求理想控制目标，以不发生危害性更大的低血糖症为宜。

数据来源：陈灏珠，林果为，王吉耀. 实用内科学［M］. 第 14 版. 北京：人民卫生出版社，2013

1. 医学营养治疗

（1）医学营养治疗的定义及目标。营养治疗是糖尿病治疗的基础，是糖尿病自然病程中任何阶段预防和控制必不可少的措施。1971 年，ADA 首次颁布了《糖尿病患者营养与饮食推荐原则》，并提出医学营养治疗（Medical Nutrition Therapy，MNT）的概念。我国于 2010 年制定了首个糖尿病医学营养治疗指南，2013 年中华医学会糖尿病学分会和中国医师协会营养医师专业委员会对其进行修订，并于发布了《中国糖尿病医学营养治疗指南（2013）》（以下简称《指南》）。此外，中华医学会糖尿病学分会也于 2013 年出版了《糖尿病医学营养治疗专家共识》（以下简称《共识》）。

MNT 指临床条件下对糖尿病的营养问题采取的特殊干预措施的总称，包括对患者进行个体化营养评估、营养诊断，制订相应的营养干预计划并在一定时期内实施及监测。调整营养素结构，控制能量摄入，有利于控制及改善血糖水平、促进胰岛素分泌、维持理想体重并预防营养不良发生。MNT 的目标是在保证患者正常生活和儿童青少年正常生长发育的前提下，纠正已发生的代谢紊乱，减轻胰岛 β 细胞负荷，从而延缓糖尿病及并发症的发生发展，进一步提高其生活质量。

（2）医学营养治疗策略。医学营养治疗主要是在评估患者营养状况的情况下，设定合理的治疗目标，在医生和营养师的指导下接受个性化营养治疗。

《指南》建议糖尿病患者遵循平衡膳食原则，膳食总能量摄入应符合体重管理目标。在保证宏量营养素的供能比适当的前提下，可结合患者的代谢目标和个人喜好制定个体化的膳食结构。《共识》建议，低能量饮食（减肥餐）可每天少摄取 250～1000kcal 能量。目标为超重/肥胖患者减重 5% ～ 10%，3 级肥胖（BMI≥40kg/m²）患者减重 15%。

(3) 合理选择食物。

1) 每日能量需要量估算。《指南》建议：糖尿病前期或糖尿病患者应接受个体化能量平衡计划，目标是既达到或维持理想体重，又满足不同情况下的营养需求；对于所有患糖尿病或有糖尿病患病风险的肥胖或超重个体，应建议减重；在超重或肥胖的胰岛素抵抗个体中，适当减轻体重可改善胰岛素抵抗；就减重效果而言，限制能量摄入较单纯调节营养素比例更关键；不推荐 T2DM 患者长期接受极低能量（<800kcal/d）的营养治疗。

选择食物时应注意能量平衡，既要调整能量摄入以控制体重在合理范围，并改善不同疾病阶段的代谢状况，同时也要满足个体在不同生命阶段的营养需要，预防营养不良。可按照每人 25～30 kcal/kg IBW/d 计算推荐能量摄入，根据患者身高、体重、性别、年龄、体力劳动强度、运动量、应激状况调整为个体化能量标准（见表 10－8、表 10－9）。

表 10－8 不同劳动强度评价

劳动强度	劳动种类
轻体力活动	以坐位或站立为主的工作：办公室职员、教师、售货员、钟表修理工、装配工、酒店服务员、实验室工作人员、洗衣人员、做饭人员、缓慢行走者等
中体力活动	司机、电工、外科医生、搬运轻东西者、持续长距离行走者、环卫工、管道工、电焊工、采油工等
重体力活动	农民、建筑工、搬运工、伐木工、舞蹈演员、铸造人员、收割人员、挖掘人员、钻井人员、采矿人员、木工等

表 10－9 不同体力劳动强度能量需要量［单位：kcal/（kg・d）］

劳动强度	体重不足/消瘦	正常体重	超重/肥胖
休息状态	20～25	15～20	15
轻体力活动	35	30	20～25
中体力活动	40	35	30
重体力活动	45～50	40	35

数据来源：葛可佑．中国营养科学全书［M］．北京：人民卫生出版社，2004．

2）营养素的分配和摄入量。碳水化合物是人体获取能量的主要来源，亦是体内多个器官系统的主要能源物质。碳水化合物摄入过多易影响血糖控制，并增加胰岛负担。因此，对糖尿病患者，推荐每日碳水化合物供能比为 45%～60%，其来源若为低 GI 食物，其供能比可达 60%。有研究提示，糖尿病患者每日膳食中碳水化合物供能比不应低于 45%，避免高脂肪的摄入，对降低慢性病发病风险有积极意义。谷物膳食纤维可增强胰岛素敏感性从而改善体内胰岛素抵抗。建议糖尿病患者的膳食纤维摄入量应达到并超过健康人群的推荐摄入量，具体推荐量为 25～30g/d 或 10～14g/1000 kcal。

蛋白质占 15%～20%。推荐每日摄入 0.8～1.2g/kg，处于生长发育阶段的儿童、糖尿病患者合并感染、妊娠者、哺乳者、营养不良者以及慢性消耗性疾病患者，这一比例应适当增加，可每日1.2～1.5g/kg，儿童每日2g/kg。研究提示，高蛋白膳食能在短期内（平均3个月）使体重及腰围减少，但长期作用并不理想。因此，不建议超重或肥胖人群使用高蛋白膳食作为长期的减重方式。

参考指南推荐，脂类每日摄入量应占总能量的25%～35%，超重或肥胖患者应控制在30%以内。增加植物脂肪的比例，同时限制饱和脂肪酸与反式脂肪酸的摄入量。饱和脂肪酸<10%，单不饱和脂肪酸>12%，多不饱和脂肪酸<10%。针对n－3与n－6脂肪酸的适宜比例，目前尚无确切证据，专家推荐比例为1∶10～1∶4。

（4）糖尿病食谱制作。

1）确定能量需要量。结合患者年龄、性别、身高、体重、体力活动等资料，计算出理想体重，参考表10－9，计算一日能量需要量。

2）确定碳水化合物、蛋白质、脂肪的需要量。每克碳水化合物或蛋白质均产热16.7kJ（4kcal），每克脂肪产热37.7kJ（9kcal）。按照每日所需总能量和各营养素比例，确定每日三大宏量营养素的需要量。

3）膳食内容与食物用量计算。将确定的三大营养素需要量换算成食物重量后制作食谱。常用的食谱制作方法有食物成分表计算法、碳水化合物计数法、食物交换份法。食物成分表计算法一般需要借助营养计算软件；碳水化合物计数法更适于1型糖尿病患者使用，但未考虑膳食总能量；食物交换份法虽然没有食物成分表计算法准确，但不需要使用营养软件，方便快捷，易推广。食谱设计时应注意个体化、多样化的原则。食谱应符合患者的饮食习惯、经济条件及市场供应情况。烹调方法多采用蒸、煮、烩、烧、烤和凉拌等，避免食用油炸食物。

4）餐次能量分配。确定三餐能量分配，并考虑是否需要加餐，若需加餐，则将总能量合理分配至三餐和加餐中。三餐能量分配可按3∶4∶3或1∶2∶2或1∶1∶1等进行分配。可根据个人饮食习惯、运动情况、病情和配合药物治疗的需要适当调整。

5）食谱举例。患者，男，55岁，身高175cm，体重80kg，公务员（轻体力劳动）。参考表10－8，按照食物交换份法计算食谱，应注意表中所有重量均为去皮、骨等后的可食部生重。

首先，计算每日能量需要量。患者BMI＝体重（kg）÷身高（m）^{2}＝26.1kg/m^2，属于超重。结合其轻体力活动类型，参考10－9得出每日能量需要量为20～25kcal/kg，计算结果为1400～1750kcal/d。建议一日能量供给量为1500kcal。

其次，确定宏量营养素供给量按照每日1500kcal，碳水化合物、蛋白质和脂肪供能比依次为50%、20%和30%。碳水化合物供给量：（1500×50%）÷4＝187.5g；蛋白质供给量：（1500×20%）÷4＝75g；脂肪供给量：（1500×30%）÷9＝50g。

简易食物交换份表见表10－10。

表 10－10　简易食物交换份表

类别	每份重量（g）	能量（kcal）	蛋白质（g）	脂肪（g）	碳水化合物（g）
谷薯类	25	90	2.0	—	20.0
蔬菜类	500	90	5.0	—	17.0
水果类	200	90	1.0	—	21.0
大豆类	25	90	9.0	4.0	4.0
奶类	160	90	5.0	5.0	6.0
蛋类	50	90	9.0	6.0	—
瘦肉类	50	90	9.0	6.0	—
油脂类	10	90	—	10.0	—
坚果类	15	90	4.0	7.0	2.0

具体计算步骤：先计算碳水化合物，其次计算蛋白质的量，然后计算脂肪的量，最后用烹调用油补足脂肪的需要量。首先确定牛奶 1.5 份、鸡蛋 1 份、蔬菜 1 份、水果 1 份，根据表 10－10，以上食物可提供碳水化合物 9＋17＋21＝47g，每份谷薯类为 25g，含碳水化合物 20g，主食量（谷薯类）＝（187.5－47）/20≈7 份。蛋、奶、菜、水果及主食可提供蛋白质＝9＋8＋5＋1＋14＝37g，肉类＝（75－37）/9≈4 份。烹调用油＝50－8－6－24＝12g。最后，根据患者日常进食量及生活习惯，安排一日参考食谱举例见表 10－11。

表 10－11　一日参考食谱举例

餐次	食谱
早餐	牛奶 250ml、粗粮馒头 1 个（面粉 55g）、鸡蛋 1 个、蒜蓉海带（湿海带 100g）
中餐	杂粮米饭（大米 30g、糙米 30g）、苦瓜肉片（瘦猪肉 100g、苦瓜 100g）、拌木耳（水发木耳 100g）
加餐	水果（苹果 100g）
晚餐	杂粮米饭（大米 30g、玉米糁 30g）、清蒸鱼（鲈鱼 150g）、拌黄瓜（100g）、素炒生菜（100g）
加餐	水果（橙子 100g）
全天用烹调油 12g、盐 6g	

也可以大豆类代替部分肉类或奶类，计算步骤及方法同上。此外，应注意监测患者体重及血糖等指标的变化，并据此调整食谱。

2. 健康教育

健康教育对于血糖的长期良好控制是至关重要的。健康教育的队伍应包括多种不同专业人员，如专科医生、护士、营养师及社会学家等。健康教育应使患者清楚了解糖尿病的性质和可能危害，鼓励其主动参与疾病控制，在生活中控制饮食，适当进行体育锻炼，按需口服药物或注射胰岛素等。同时掌握相关知识技能，如测定血糖、注射胰岛素、配制糖尿病食谱等。

3. 运动治疗

运动可以通过改善环境因素和行为因素起到防治糖尿病的作用。研究表明，进行规律运动的糖尿病患者低于5%，而在身体积极活动的人群中T2DM发生率显著下降。研究表明，运动对有效控制糖尿病患者的血糖和代谢紊乱，以及预防和延缓并发症有积极作用。随着科学的发展，生活质量评估作为评价糖尿病病情的重要指标之一，已广泛应用于糖尿病领域。随机抽取T2DM患者进行运动干预后，前后对照观察发现运动干预可提高T2DM患者的生活质量。并且运动治疗成本低，节约了社会医疗资源，无形中增加了经济效益和社会效益。由此可见，运动在糖尿病治疗中有重要地位。

但因个体差异的存在，糖尿病患者在开始运动治疗前，应由专业人员进行评估，避免出现低血糖、酮症酸中毒等并发症。参考《中国糖尿病运动治疗指南》，糖尿病运动治疗的原则安全性、科学性及有效性、个体化、专业人员指导、全方位管理、运动治疗的监测及治疗计划调整。

糖尿病患者运动治疗的目的是通过运动增强骨骼肌对葡萄糖的利用，增加机体组织对胰岛素的敏感性，使机体糖代谢得到改善，以缓解糖尿病症状。为了达到治疗目的，患者应从项目运动、强度、时机、持续时间和频率等方面进行综合选择。糖尿病运动治疗的形式主要有步行、慢跑、游泳和太极拳等。患者可根据自身情况选择，其中步行是国内外最常用的，应作为首选。运动强度一般用运动时摄氧量占最大摄氧量的百分数来表示，有氧运动通常维持在40%～70%，身体状况欠佳的患者应从40%～50%开始。合理的运动频率为每周3～5次，若次数过多，出现运动损伤的概率会显著增加。糖尿病患者同时应注意运动时机，避免在胰岛素或降糖药物发挥最大效应时做运动训练，避免低血糖发生。

4. 药物治疗

糖尿病的药物治疗主要包括口服降糖药物治疗和胰岛素治疗两类。其中常见的口服降糖药物主要有双胍类、促胰岛素分泌剂、胰岛素增敏剂、α－葡萄糖苷酶抑制剂、二肽激酶－4抑制剂等，一般首选双胍类药物。但使用药物应明确每类药物的建议使用和不建议使用条件。使用胰岛素治疗糖尿病时，建议仍可使用口服降糖药，睡前注射中效或长效胰岛素。

5. 血糖监测

血糖监测是糖尿病管理中的重要组成部分，其结果有助于评估糖尿病患者糖代谢紊乱的程度，制订合理的降糖方案，同时反映降糖治疗的效果并指导治疗方案的调整。随着科技的进步，血糖监测技术有了飞速的发展，血糖监测越来越准确、全面、方便、痛苦少。目前临床上血糖监测方法包括利用血糖仪进行的毛细血管血糖监测、动态血糖监测（CGM）、反映2～3周平均血糖水平的糖化白蛋白（GA）和2～3个月平均血糖水平的糖化血红蛋白（HbA1c）的检测等。毛细血管血糖监测包括患者自我血糖监测（SMBG）及在医院内进行的床边快速血糖检测（POCT），是血糖监测的基本形式。HbA1c是反映长期血糖控制水平的金标准，CGM和GA反映近期血糖控制水平，是上述监测方法的有效补充。近年来，反映1～2周内血糖情况的1,5－脱水葡萄糖醇（1,-5－AG）也逐渐应用于临床。为了规范糖尿病诊疗行为、加强糖尿病的有效管理，2011 年中华医学会糖尿病学分会血糖监测学组发布了符合中国国情的《中国血糖监测临床应用指南(2011 年版)》。但现况调查显示，目前我国临床医护人员对血糖监测的关注仍然不够，糖尿病患者仍缺乏针对血糖监测的系统的指导和教育，部分临床医师也缺乏根据血糖监测结果规范治疗行为的指导和训练。

6. 糖尿病手术治疗

已有研究结果显示，外科减重手术可有效治疗 2 型糖尿病，当前常用的减重手术包括胃切除术、胃绕道术或胃旁路术、胆胰分流术、胃束带术等。其中腹腔镜可调控性胃束带术（Laparoscopic Adjustable Gastric Banding，LAGB）对于轻度至中度肥胖者有着良好的近期疗效。FDA 已批准 LAGB 适用于 BMI 在 30～35 kg/m^2 合并 2 型糖尿病或有其他肥胖相关合并症的患者。这也得到了国际糖尿病联盟（IDF）的认同。目前，代谢手术已成为治疗 T2DM 的选择之一。但代谢手术也存在一定的风险，客观看待手术治疗的适应证及潜在临床风险尤为重要。

（1）适应证。

1）BMI≥35 kg/m^2 的有或无合并症的 T2DM 亚裔人群中，可考虑行减重/胃肠代谢手术。

2）BMI 为 30～35 kg/m^2 且有 T2DM 的亚裔人群中，生活方式和药物治疗难以控制血糖或合并症时，尤其具有心血管风险因素时，减重/胃肠代谢手术应是治疗选择之一。

3）BMI 为 28.0～29.9 kg/m^2 的亚裔人群中，如果其合并 T2DM，并有向心性肥胖（女性腰围＞85 cm，男性腰围＞90 cm）且至少额外符合 2 条代谢综合征标准：高甘油三酯、低高密度脂蛋白胆固醇水平、高血压。对于上述患者，减重/胃肠代谢手术也可考虑为治疗选择之一。

4）对于 BMI≥40kg/m^2 或≥35 kg/m^2 伴有严重合并症；且年龄≥15 岁，骨骼发育成熟，按 Tanner 发育分级处于 4 或 5 级的青少年，在患者知情同意情况下，LAGB 或胃肠 Roux－en－Y 分流术（RYGB）也可考虑为治疗选择之一。

5）对于 BMI 为 25.0～27.9 kg/m^2 的 T2DM 患者，应在患者知情同意的情况下进行手术，严格按研究方案进行。

6）年龄＜60 岁或身体一般状况较好，手术风险较低的糖尿病患者。

（2）手术管理。代谢手术的临场风险主要表现为手术死亡风险及术后的近远期并发症两方面。近期并发症主要有肠梗阻、吻合口漏、肺栓塞、深静脉血栓、门静脉损伤呼吸系统并发症，远期并发症主要有消化系统疾病、营养不良等。为有效减少代谢手术的死亡风险及术后并发症发生率，严格进行代谢手术管理尤为重要，代谢手术的管理应主要从术前筛选及评估、手术治疗和术后随访三个方面进行。术后需要由熟悉本领域的减重手术医生和内科医生及营养师团队对患者进行终身随访。饮食指导是保证手术治疗效果、避免术后远期并发症、改善患者术后各种不适的至关重要的一环，其目的是促进患者形成新的饮食习惯来促进并维持糖代谢的改善，同时又能补充必需的营养，避免患者不适。主要措施为饮用足量的液体、进食足够的蛋白质、补充必需的维生素和矿物质。

第三节　肿　瘤

一、概述

（一）定义

肿瘤是指机体在各种致癌因素作用下，局部组织的某一个细胞在基因水平上失去对其生长的正常调控，导致其克隆性异常增生而形成的新生物。其病因非常复杂，截至目前，大多数肿瘤的病因还没有被完全了解。

（二）流行趋势

2014 年《全球癌症报告》指出，全球癌症病例将呈现迅猛增长态势，由 2012 年的 1400 万人，逐年递增至 2025 年的 1900 万人，到 2035 年将达到 2400 万人。报告还显示，非洲、亚洲和中南美洲的发展中国家癌症发病形势最为严峻。《中国居民营养与慢性病状况报告（2015）》指出，2013 年全国癌症发病率为 235/10 万，死亡率为 144.3/10 万，肺癌和乳腺癌分别为男女发病首位。现在普遍认为，绝大多数肿瘤是环境因素与宿主机体因素相互作用引起的。

（三）影响因素

1. 环境因素

（1）化学致癌因素。目前已经公认的化学致癌物有 200 多种，包括苯并芘、黄曲霉毒素等。据估计，在环境因素引起的人类癌症中，化学致癌因素占主要地位。对人类总的癌症风险而言，最重要的化学致癌物是香烟中的许多致癌成分。世界上每年大约有 120 万人得肺癌，其中 90％是由吸烟引起的。其次是建筑装修材料中的许多致癌成分，例如甲醛。自然环境中化学污染物的增加也成为人类肿瘤发病率升高的一个重要原因。例如在农业生产中广泛使用杀虫剂和农药，当人们经常接触这一类污染物后，其后代患白血病和中枢神经系统肿瘤的风险增加。

（2）物理致癌因素。物理致癌因素主要包括电离辐射和紫外线两种。电离辐射可以引起白血病、淋巴癌、乳腺癌和甲状腺癌等。如医疗过程中用于诊断和治疗的 X 射线，其致癌性与照射的年龄相关。青春期少女多次接受 X 射线照射，其患乳腺癌风险增加。太阳光是紫外线的主要来源。长期的紫外线照射可以引起皮肤癌，尤其是高度暴露的白种人人群。此外，紫外线还与低纬度地区的恶性黑色素瘤发病增加相关。目前，学者还在研究极低频或超低频电磁波的致癌作用。这类电磁波主要由电线、手机等电器产生。目前已经证实，长期大量接触电磁波容易导致儿童白血病的发生。

（3）微生物致癌因素。2004 年的一项统计表明，全世界发生的肿瘤大约有 16％与病毒感染相关。病毒主要分为DNA病毒和RNA病毒。在西方发达国家，人乳头状瘤病毒和乙型肝炎病毒是最常见的致瘤病毒，人乳头状瘤病毒主要与宫颈癌相关，乙型肝炎病毒主要与肝癌相关。RNA病毒中，丙型肝炎病毒可以通过诱导产生慢性炎症，间接造成肝细胞病变。细菌和寄生虫感染也与某些肿瘤的发生相关，现在已知幽门螺旋杆菌可导致胃癌的发生，血吸虫则是导致中东和非洲某些国家原发性肝癌发生的常见病因。

2. 机体因素

（1）遗传因素与肿瘤。肿瘤流行病学、肿瘤临床统计学资料提示，肿瘤的发生与宿主遗传因素有一定关系，例如广东的鼻咽癌发生率高，日本的松果体癌比其他民族高11～12倍。其他肿瘤如胃癌、乳腺癌、肝癌等也有家族聚集现象。法国报告一家系中连续五代24个女性成员中有10人患乳腺癌。尽管遗传易感性有着不少客观资料，但符合孟德尔遗传规律的单基因肿瘤（视网膜母细胞瘤、Wilm瘤等）或者肿瘤综合征毕竟是少见的。90%以上的肿瘤估计是环境与遗传因素相互作用的结果。

（2）免疫与肿瘤。在肿瘤细胞出现早期，机体免疫系统可发挥一定的免疫监视作用，可以特异性识别并杀伤肿瘤细胞。但是，当机体免疫力低下或受限制时，肿瘤发生率增高。总之，免疫和肿瘤形成之间的关系十分复杂，肿瘤细胞在各种免疫因素的相互作用下不断平衡与失衡，最终得以生长或被消灭。

（3）内分泌与肿瘤。体内激素水平与癌症发生相关，例如雌激素可能促进乳腺癌、宫颈癌等的发生，甲状腺激素减少可促进甲状腺癌的发生等。

二、肿瘤患者的代谢特点

肿瘤患者的营养代谢与正常人相比发生很大的变化，表现在肿瘤细胞及宿主代谢改变两方面。

首先，肿瘤细胞的一些基因结构与功能改变，导致肿瘤细胞发生以Warburg效应为主要特征的一系列代谢改变。Warburg效应即肿瘤细胞在有氧条件下通过糖酵解过程获取ATP，是肿瘤细胞区别于正常细胞的主要代谢特点。其他代谢改变包括有氧糖酵解增强、葡萄糖摄取和消耗增加、脂类和蛋白质合成加强，以及谷氨酰胺摄取和分解代谢增强等，有利于肿瘤恶性增殖、侵袭转移和适应不利生存环境。Warburg效应发生的机制包括线粒体损伤、糖酵解异常、癌基因激活及抑癌基因失活、信号转导通路异常及肿瘤微环境改变等。

肿瘤宿主方面的变化包括糖异生增加、糖原合成减少，胰岛素抵抗或分泌减少、血糖升高，脂肪动员和脂肪酸分解增加、外源性脂肪利用障碍、血脂升高，蛋白质周转加强，肝脏急性期C-反应蛋白合成增加而白蛋白合成较少，骨骼肌分解增加，血清氨基酸谱改变，低蛋白血症。

三、营养与肿瘤

（一）营养素与肿瘤

1. 脂肪与肿瘤

脂肪主要由脂肪酸、甘油及其他醇类酯化组成，其与肿瘤的关系目前研究比较多的主要是乳腺肿瘤、结肠直肠瘤、子宫内膜癌及前列腺癌等。有研究显示，总脂肪量高和含饱和脂肪酸多的膳食可能增加这几种肿瘤发生的风险，n－3 多不饱和脂肪酸可能会抑制肿瘤的发生，n－6 多不饱和脂肪酸可能会促进乳腺癌等的发生，饱和脂肪酸、反式脂肪酸和胆固醇对肿瘤的影响尚存争议。但是就目前来说，减少膳食总脂肪包括动物性脂肪和植物性脂肪、动物性胆固醇和总能量的摄入，增加鱼及鱼油的摄入比例，并维持血清胆固醇于一般人群水平，有利于肿瘤的预防。

2. 蛋白质与肿瘤

蛋白质是一切生命的物质基础，广泛存在于动、植物性食物中，除与碳水化合物和脂肪共同为机体提供能量外，还参与机体其他重要生理过程。近几十年来，对蛋白质在肿瘤发生和防治中所起的作用及机制的研究逐渐增多。一些研究结果提示，不同膳食来源的蛋白质可能与肿瘤的发生发展有一定关联性。有研究显示，奶类蛋白质的摄入增加是前列腺癌及乳腺癌发生的危险因素，豆类蛋白质却具有保护作用，但其作用机制还有待进一步研究。

3. 碳水化合物与肿瘤

碳水化合物是日常饮食中首要的能量来源，主要功能是提供热能，维持体内能量代谢的平衡。随着我国社会经济的快速发展，近年来，居民的膳食状况得到了明显改善，但基础供能构成中碳水化合物的比例明显下降，尤其是膳食纤维和果胶摄入不足，而精制糖、精米、精面相对摄入过多。这些食物的摄入过量易造成肥胖、胰岛素抵抗及代谢紊乱等，进而可能会引起某些肿瘤的发生。迄今为止，许多流行病学研究证实，高 GI、GL 碳水化合物饮食可能会增加多种肿瘤的发生率，如乳腺癌、结肠/直肠癌、子宫内膜癌、肺癌等。大量研究显示，碳水化合物中的膳食纤维由于其独特的生物特性，对预防肿瘤的发生发展起到了较好的作用。目前的研究有较为充足的证据表明高膳食纤维摄入可降低乳腺癌的发病风险。膳食纤维摄入与其他肿瘤的关系尚不明确。同时，功能性寡糖、活性多糖也是保护性因子，能够预防并在一定程度上遏止肿瘤的发生发展。

4. 维生素与肿瘤

维生素是维持人体生命活动必需的一类微量的低分子有机化合物。多项流行病学研究发现，人群中维生素 A、维生素 D、维生素 E、维生素 C 及叶酸摄入不足，或其血清中浓度过低可能增加多种肿瘤的发病风险。维生素 B_6、维生素 B_{12} 及维生素 K 亦被证实与肿瘤存在一定的关联。

5. 矿物质与肿瘤

矿物质与肿瘤的关系十分复杂，既有致肿瘤作用，也有对肿瘤的抑制作用。同种元素在体内的数量不同，对肿瘤的发生发展产生不同的影响。目前，流行病学、临床及基础研究表明，每日钙摄入量与结肠/直肠癌的发病有关；镁与胃癌的发生相关；体内铁储存过多，多种器官肿瘤的发生率增加。此外，锌暴露与乳腺癌的关系，硒的防癌、抗癌作用等也陆续被证实。

（二）食物与肿瘤

1. 蔬菜、水果

近一个世纪以来，探索蔬菜、水果和癌症关系的流行病学研究大幅度增加，而且研究范围进一步拓展到不同的蔬菜水果种类和癌症类型。虽然研究结果仍存在一定的异质性，目前仍缺乏确切的证据（如实验流行病学证据）证实蔬菜、水果的抗癌作用，但大量的病例对照研究和队列研究提示，富含蔬菜、水果的膳食可使许多类型癌症的发病风险降低。

2. 肉类与肿瘤

目前，大量队列研究证据表明，加工类肉制品与结肠/直肠癌的发生有关系。肉类和其他肿瘤的研究尚无统一结论，尚需更多研究证实。

3. 全谷类食物和肿瘤

全谷类食物一般是未经精细加工，或是加工后其主要结构仍保留着与其未加工时基本一致的比例的谷类食物。随着社会城镇化的不断推进，大多数人食用的谷类都是经过精细加工的，这一过程使谷类丢失了大量的膳食纤维、木酚素、B族维生素和矿物质等营养成分，并且有较高的能量密度和血糖生成指数，较多摄入此类精制谷类可威胁人们的健康。流行病学证据提示，谷类（尤其是未加工的）可预防慢性病，富含膳食纤维的谷类，更可降低癌症，尤其是结肠/直肠癌的发生率。总的说来，全谷类食物较可能预防上呼吸道、消化道癌症和结肠/直肠癌的发生，但是对其他癌症的影响情况仍需进一步探索。

4. 豆类与肿瘤

在我们日常的饮食中有很多经常食用且富有营养的食品，豆制品便是其中之一。豆制品的营养主要体现在它含有丰富的蛋白质、植物固醇，不含胆固醇。除此之外，它还含有人体必需的氨基酸、维生素 B_1、维生素 B_2、纤维素以及铁、钙、磷等矿物质。

大豆中的大豆皂苷和大豆异黄酮以及大豆蛋白中的大豆多肽均有抗癌、抑癌作用。体外试验均证实大豆皂苷可以抑制多种肿瘤细胞（结肠癌、肝癌、乳腺癌、肺癌等）的生长。

5. 奶及奶制品与肿瘤

奶类主要包括牛奶、羊奶和马奶，其中，牛奶的食用量最大，进一步可加工成奶制品。奶及奶制品与肿瘤的研究主要集中在国外。目前，研究结果比较肯定的是牛奶及其制品对结肠癌有预防作用，且适量饮用牛奶及其制品并不会导致乳腺癌、大肠癌、卵巢癌及前列腺癌的发生。

6. 调料与肿瘤

调料通常指天然植物香辛料，是八角、花椒、桂皮、陈皮等植物香辛料的统称，日常生活中的葱、姜、蒜也属于调料。大蒜富含硫化物，具有抗突变、抗癌和提高免疫力的作用。大蒜中的二丙烯基一硫化物能够抑制致突变剂对食管、胃和肠黏膜上皮细胞的损伤，还可以抑制甲基亚硝胺和苯基亚硝胺所诱发的胃癌、食管癌的进展，对二甲基肼诱发的大鼠肝肿瘤和结肠癌也有明显的抑制作用。富含姜黄素的生姜根茎和咖喱具有较强的抗氧化和抗肿瘤作用。

（三）膳食模式与肿瘤

膳食模式是指膳食中各类食物的数量及其在膳食中所占的比重。评价膳食模式的意义在于，可以根据各类食物提供的能量及各种营养素的数量和比例来衡量膳食模式是否合理。

1. 西方膳食模式

以西方发达国家为代表的膳食模式中，谷类过少，动物性食品和食用糖占较大比例，因而膳食具有高热量、高脂肪、高蛋白质的特点。在该膳食模式下，乳腺癌、前列腺癌、结肠癌发生率高，胃癌、食管癌发生率低。

2. 地中海膳食模式

以希腊为代表的地中海沿岸国家，其心脑血管疾病和癌症的发病率、死亡率最低，该地区居民平均寿命比西方国家高17%。其膳食模式：食用油以橄榄油为主，这种脂肪有降低人体低密度脂蛋白、升高高密度脂蛋白的功能，同时还具有增强心血管功能及抗氧化、抗衰老的作用。动物蛋白以鱼类来源为主，鱼类蛋白质是最优质的蛋白质。豆类也对人体有多种益处。该膳食结构豆类的摄入高于东方膳食模式近两倍。水果、薯类加上蔬菜的总量远高于东方膳食模式。饮酒量高于东方、西方，以红葡萄酒为主。该膳食模式使得该地区人群癌症死亡率相对欧美国家低。

3. 东方膳食模式

以我国为代表的东方膳食模式以植物性食物为主，食品多不做精细加工。优点：膳食结构以谷类为主，谷类食品中碳水化合物含量高，而碳水化合物又是热能最经济、最主要的来源；丰富的蔬菜及粗粮的摄入，使得人们摄入了大量的膳食纤维，因此，消化系统疾病及肠癌的发病率极低；豆类及豆制品的摄入，补充了一部分优质蛋白和钙；糖的摄入少；丰富的调料，如葱、姜、蒜、辣椒、醋等，具有杀菌、降脂、增加食欲、帮助消化等诸多功能。缺点：牛奶及奶制品摄入不足；缺乏牛肉、羊肉、鱼类等动物性食品，导致优质蛋白质摄入不足；食盐摄入过高，每人每天食盐摄入量平均为13.5g，远高于世界卫生组织建议的6g以下的标准；白酒的消耗量过多，无节制地饮酒，会使食欲下降，以致多种营养素缺乏。该种膳食结构使得消化道的肿瘤发生率高，而乳腺癌、前列腺癌等的发生率低。但随着经济的发展和居民生活水平的提高，我国的膳食结构正逐步向西方转变，动物性食物和油脂消费过多，谷类食物消费过低，豆类制品摄入过低，使得乳腺癌、前列腺癌发病率快速上升。

4. 素食

从概念上，素食分三种：一是全素素食，二是奶素食，三是奶蛋素食。全素素食也称为严格素食或纯粹素食，是指饮食中只有植物性食物，没有任何动物性食物；奶素食则是指饮食中可以有奶的素食；奶蛋素食也称为不严格素食，是指饮食中可以有奶和蛋的素食。从营养均衡的角度看，不严格素食比严格素食要好。严格素食对老年人、儿童、孕妇、体质特别虚弱者及患者等不利，因为很难保证获得足够营养。然而不可否认，一些流行病学研究发现，素食者往往肿瘤发病率较低。这可能与植物性食物中含有丰富的抗癌营养素及植物化学物有关，素食者这些物质的摄入较正常膳食者更高。此外，亦可能与素食者避免了动物性食物高能量摄入及动物性食物尤其是红肉及加工肉中潜在致癌物的摄入有关。

英国癌症研究中心指出，与肉食者相比，素食者癌症发病风险降低 45%～50%，包括几乎所有恶性肿瘤，特别是淋巴以及造血组织的肿瘤。大量流行病学研究认为，全谷类、豆类、薯类、菌藻类、坚果类以及蔬菜、水果类可降低肿瘤发病风险，然而红肉和加工肉类是否增加肿瘤的发病风险尚有争议。日本一项含 122261 人的研究指出，吸烟人群中肉类摄入的增加可导致肺癌发病率的增加。前列腺癌是美国男性中的第二大恶性肿瘤，研究发现素食有保护作用。女性中严格素食者的乳腺癌、卵巢癌发生率均低于肉食者。与其他癌症相 比，结肠癌与饮食关系最为密切，素食者很少患结肠癌。

尽管现有流行病学资料表明素食在一定程度上可能会降低肿瘤发病率，但是不均衡膳食可能会增加个别营养素缺乏引起的相关亚健康及疾病的发生风险。从长远的健康方面考虑，还是提倡建立一种以植物性食物为主的健康、均衡的饮食，包括含有较多膳食纤维、植物化学物等抗癌成分的水果和蔬菜、全谷类、豆类及菌藻类等，较少饱和脂肪酸、盐、红肉及制品。

（四）其他生活方式与肿瘤

1. 超重和肥胖与肿瘤

在美国，肥胖和超重导致 14%～20%的肿瘤相关性死亡。过多的体脂肪致癌的机制：有额外体脂肪的人雌激素、胰岛素等激素和促炎因子水平较高，从而诱发肿瘤，尤其是激素相关性肿瘤；此外，过多的体脂肪也可能促进肿瘤细胞生长。研究发现，体脂肪与食管癌、胰腺癌、结肠癌、乳腺癌（绝经后女性）、子宫内膜癌和胆囊癌相关。

2. 体育锻炼与肿瘤

肿瘤专家通过大量的证据得出结论：身体活动对结肠癌具有预防作用，很可能对绝经后乳腺癌和子宫内膜癌有预防作用，对绝经前乳腺癌的预防作用证据有限。WHO 指出，每年 21%～25%的乳腺癌和直肠癌、27%的糖尿病以及 50%的缺血性心脏病可归因于缺乏体育锻炼。日常生活中，并不是每天去健身房才会受益，简单的体育锻炼如散步、慢跑，也有预防肿瘤发生的作用。

3. 吸烟与肿瘤

吸烟是最主要的肿瘤环境危险因素，长期吸烟或接触“二手烟”是导致肺癌的重要危险因素之一；此外，吸烟还会显著增加口腔癌、喉癌、胰腺癌、膀胱癌、乳腺癌等发生的风险。香烟致癌的原因主要与其燃烧分解后产生的有害物质有关，这些有害物质高达4000余种，其中有40多种是致癌物质，如烟碱、苯并芘、多环芳烃等，其中危害性较大的有焦油、一氧化碳和尼古丁三种物质。若吸烟伴随饮酒，将极大地增加口腔癌、喉癌的患病风险。防癌首先应从戒烟开始。

4. 睡眠与肿瘤

人的一生大约有1/3的时间在睡眠中度过。睡眠帮助人体恢复精力和体力，消除疲劳，有助于组织修复、提高免疫力。睡眠不足可以引起机体免疫力明显降低。动物实验表明，彻底剥夺小动物一周睡眠，小动物即可因免疫功能受损而导致感染死亡。长期睡眠不足导致免疫功能受损，使癌细胞容易逃脱免疫细胞的杀伤而癌变。美国国家肿瘤研究会在调查了马里兰州的5968位女性后发现，每晚睡眠时间少于7小时的女性的肿瘤发病率比积极锻炼身体、睡眠更为充足的女性高出47%。美国斯坦福大学医学研究中心的科学家研究证明，如果破坏了昼夜节律，会促使肿瘤的发生。

5. 其他

有研究显示，女性卫生习惯不好、性生活年龄过早等，使宫颈癌的危险性相应增加；经产妇与未生育女性相比，卵巢癌发生风险下降；哺乳时间与乳腺癌及子宫内膜癌均呈显著负相关；不注意清洁口腔、嚼槟榔等会导致口腔癌的发生风险提高。

四、防治策略

（一）肿瘤预防

大量的研究结果表明，多数肿瘤是可以预防的，膳食营养和运动因素在肿瘤预防方面起非常重要的作用。WHO指出，至少1/3的肿瘤是可以预防的，而预防肿瘤是控制肿瘤最经济、最长远的策略。美国、英国等从事20种不同类型癌症研究的9个学术机构，在对一系列文献进行综述的基础上，于2007年完成了《食物、营养、身体活动和癌症预防》的报告，该报告由世界癌症基金会（World Cancer Research Fund International，WCRF）及美国癌症研究所联合出版。美国癌症学会（American Cancer Society，ACS）在前面研究的基础上，考虑到最近的科学证据，于2012年提出《营养与运动预防癌症指南》。

1. 体重与肿瘤预防

世界癌症基金会建议，在正常体重范围内尽可能瘦。确保从童年期到青春期的体重增长趋势，到21岁使体重能处于正常BMI的低端，从21岁时起保持体重在正常范围，在整个成年人期避免体重增长和腰围增加。ACS还建议，目前超重/肥胖的人应适量减重。在美国，据估计，超重和肥胖导致所有癌症相关死亡的14%～20%。超重和肥胖与许多癌症的风险增长相关，包括绝经后女性的乳腺癌、结肠/直肠癌、子宫内膜癌、肾癌、食道癌和胰腺癌。另外，腹型肥胖已经明确与直肠癌相关，并且可能与患胰腺、子宫内膜、绝经后乳腺的肿瘤高风险相关。腰围每增加1英寸，患癌症风险将增加8倍。因此，在一生中保持健康体重是预防癌症的最重要方法之一。

2. 营养与肿瘤预防

(1) 限制能量密集型食品的摄入。能量超过 225～275kcal/100g 的食物即为高能量密度食物。快餐是指容易获得的方便食品，通常是高能量密度的，应少吃。该建议主要是为了预防和控制体重增加。

(2) 避免摄入含糖饮料。含糖饮料主要是指添加了糖的饮料。含糖饮料提供了能量但是难以使机体产生饱腹感或能补偿性地减少随后的能量摄入，因此导致能量摄入过多，使体重增加。

(3) 以植物来源食物为主。

1) 每日至少吃 5 份（至少 400g）不同种类的非淀粉蔬菜和水果。ACS 建议每日食用足量的多样化蔬菜、水果，同时保证蔬菜和水果的完整性，如果喝蔬菜汁和水果汁，要选择 100%的纯蔬菜汁和果汁。

2) 每餐都吃相对未加工的谷类和（或）豆类，限制精加工的淀粉食物的摄入，将淀粉类根或块茎食物作为主食的人要保证摄入足够的非淀粉蔬菜、水果和豆类。非淀粉类蔬菜包括绿色叶菜、西兰花、秋葵、茄子及油菜等。

(4) 限制红肉的摄入，避免加工的肉制品。红肉是指牛肉、猪肉、羊肉，红肉每人每周摄入量应少于 500g，尽可能少吃加工肉制品。红肉和加工肉制品是某些癌症的“充分的”或“很可能的”原因。红肉含大量动物脂肪，其能量通常也相对高，体重增加的危险性大。

(5) 限制含酒精饮料。如果饮酒，男性每天不超过 2 份（一份酒定义为含 10～15g 乙醇），女性不超过 1 份。儿童和孕妇不能饮用含酒精饮料。

(6) 限盐，不吃发霉的谷类或豆类。每人每天盐的摄入量不超过 6g，不吃或尽量少吃盐腌或过咸的食物，避免用盐腌保存食物。有力证据表明，盐和腌制食物很可能是胃癌发生的原因。

(7) 强调通过膳食本身满足营养需要，不推荐使用膳食补充剂预防癌症。有证据表明，高剂量营养素补充剂可能有保护作用，也可能诱发癌症。一般而言，对健康人，最好通过高营养素膳食来解决营养素摄入不足的问题，而不是通过补充剂，只在某些特定的情况下可以使用膳食补充剂。

(8) 纯母乳喂养 6 个月，而后添加辅食。母乳喂养对母亲和孩子均有保护作用，可以预防母亲的乳腺癌，也能防止婴儿期的感染，保护不成熟免疫系统的发育，预防其他儿童疾病。

3. 运动与肿瘤预防

在生命的任何一个阶段的适宜体力活动都是有益的，可能会减少某些癌症的风险，且时间更长、强度更大的体力活动更有益于身体健康。WCRF 建议每天至少进行 30 分钟中等强度体力活动，随着身体适应能力的增加，每天 60 分钟或以上的中等强度体力活动，或者 30 分钟或以上的中度体力活动，避免看电视等久坐习惯。ACS 在 WCRF 的基础上还提出儿童和青少年应保证每天至少 1 小时中强度或者高强度的运动，并保证每周至少 3 天高强度的体育锻炼。中等强度和高强度运动的类型见表 10－12。

表 10－12 中等强度和高强度运动的类型

	中等强度运动	高强度运动
运动和休闲	步行、跳舞、悠闲地骑车、滑冰和滑旱冰、骑马、划船、瑜伽	慢跑或跑步、快速骑自行车、循环式负重训练、游泳、跳绳、有氧舞蹈、武术
体育运动	滑雪、高尔夫、排球、垒球、棒球、羽毛球、网球双打	越野滑雪、足球、曲棍球、长曲棍球、网球单打、壁球、篮球
家务	除草、维护院子和花园	挖沟、搬运、石工行业、木工行业
职业活动	步行和举重是工作的一部分（物品保管工作，农活，汽车或机器维修）	重体力活（林业、建筑、消防）

数据来源：美国癌症协会指南《营养和运动对癌症的预防》（2012）。

4. 肿瘤患者体力活动建议

体力活动对肿瘤患者的益处几乎包括所有方面，主要表现为改善生理及心理状况、提高肿瘤治疗耐受力、提高生活质量、防治恶液质及肌肉减少症、延长生存时间等。2010 年美国运动医学学院推荐肿瘤患者每周至少 5 次中等强度至高等强度体力活动，每次 30～60 分钟。但是要根据患者的体力状态及肿瘤分期情况进行，每周至少 1 次 30 分钟以上的中强度体力活动是最低要求。对于不同年龄段的肿瘤患者，其要求有所差别，具体如下：

对成年人肿瘤患者，推荐在日常生活体力活动以外，每周至少 5 次，每次 30～60 分钟的中等强度及高等强度体力活动。每次 45～60 分钟的中等强度体力活动更好。Halle M 等报告，每周 7 小时体力活动可以将健康人群的结肠癌风险降低 40%，Ⅱ、Ⅲ期结肠癌患者每周 4 小时体力活动以上可以显著延长生存时间，少于 4 小时/周，无明显获益。这提示体力活动应该有一定的时间及 METs 保证，健康人群与肿瘤患者有不同的运动要求。

对儿童及青少年肿瘤患者，推荐在生活体力活动以外，每周至少 5 次，每次 60 分钟的中等强度及高等强度体力活动；同时减少在屏幕（如电脑、游戏机、电视）前的时间，每天不超过 2 小时。

美国国立综合癌症网络（National Comprehensive Cancer Network，NCCN）指南推荐患者从低强度、短时间的运动开始，逐步过渡到推荐的运动强度及运动时间，并根据患者的情况随时调整运动计划。开始运动最少要求 20～30 分钟，每周 3～5 次。

（二）肿瘤营养治疗

1. 肿瘤患者的营养筛查、评估及诊断

（1）营养风险筛查。营养风险筛查是为了早期发现存在营养问题的患者，可由办理入院手续的护士或门诊分诊台护士实施。现阶段应用最广泛的恶性肿瘤营养风险筛查及评估工具为营养风险筛查（NRS2002）及营养不良风险筛查（MST）。NRS2002 由欧洲肠内营养学会（European Society for Enteral Nutrition，ESPEN）及中华医学会肠内肠外营养学会（Society of Parenteral and Enteral Nutrition，CSPEN）推荐，适用对象为一般成年人住院患者，包括癌症患者、围手术期患者和老年患者。NRS2002 总分为 3 分提示营养风险存在，需要制订营养支持计划，是否需要营养支持应该进行进一步的营养评估。NRS 评分<3 分者虽然没有营养风险，但应在其住院期间每周筛查 1 次。其他营养不良风险筛查表有营养不良通用筛查工具（Malnutrition Universal Screening Tool，MUST）等，由英国肠外肠内营养协会研发并经多个学会推荐。

（2）营养评估。患者主观全面评价法（Patient-Generated Subjective Global Assessment，PG－SGA）是 1994 年 Ottery 在多伦多小组设计的主观全面评价的基础上，专门为肿瘤患者制定的营养评估工具。美国膳食协会认定 PG－SGA 可作为肿瘤患者营养评价的标准，澳大利亚营养师协会也推荐将 PG－SGA 用于肿瘤放疗后患者的营养评价。PG－SGA 大部分内容由患者填写，包括体重变化、症状、过去和目前的饮食摄入情况、活动能力。根据总得分可将营养状况分为 3 个等级，得分越高，说明营养不良程度越重，0～1 分表明无需营养干预，2～3 分表明可疑营养不良，4～8 分为中度营养不良，≥9 分为重度营养不良。PG－SGA 的特点是内容简单、易于理解。因包含患者的主观评定，护士可通过 PG－SGA 全面掌握患者的疼痛、食欲减退、呕吐、腹泻、便秘等肿瘤症状，便于综合分析。目前 PG－SGA 已广泛用于头颈部肿瘤、肺癌、妇科肿瘤、胃肠肿瘤及晚期恶性肿瘤患者的营养筛查与评估。临床研究提示，PG－SGA 是一种有效的肿瘤患者特异性营养评估工具，得到美国营养师协会（ADA）等的大力推荐，中国抗癌协会肿瘤营养与支持治疗专业委员会也推荐将其作为肿瘤患者营养评估的首选工具。中国抗癌协会肿瘤营养与支持治疗专业委员会推荐的肿瘤患者营养疗法临床路径如下：肿瘤患者入院后应该常规进行营养筛查、评估，根据积分将患者分为无营养不良、可疑营养不良、中度营养不良及重度营养不良四类。无营养不良者，无需营养干预，直接进行抗肿瘤治疗；可疑营养不良者，在营养教育的同时，实施抗肿瘤治疗；中度营养不良者，在营养治疗的同时，实施抗肿瘤治疗；重度营养不良者，应该先进行营养治疗 1～2 周，然后在继续营养治疗的同时，进行抗肿瘤治疗。无论有无营养不良，所有患者在完成一个疗程的抗肿瘤治疗后，应该重新进行营养筛查、评估（如图 10－1 所示）。

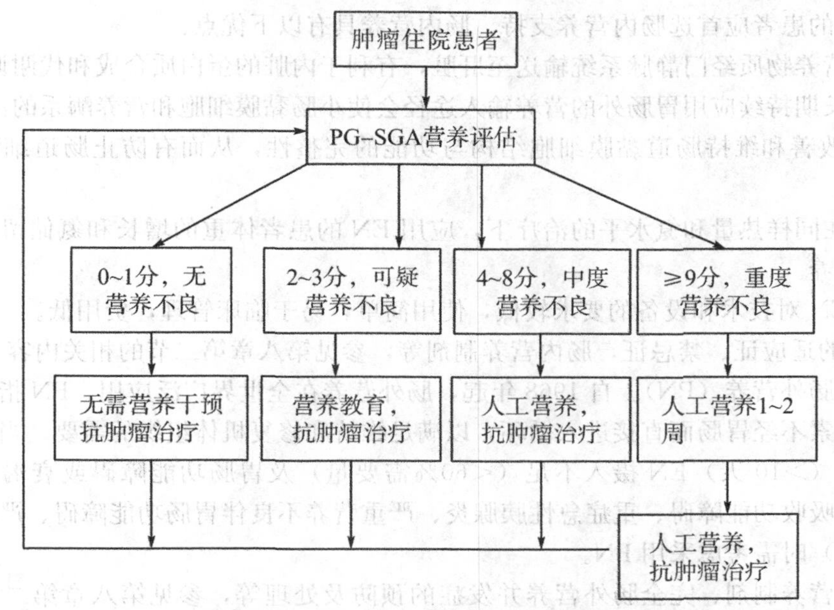

图 10－1　中国抗癌协会肿瘤营养与支持治疗专业委员会推荐的肿瘤患者营养治疗临床路径

资料来源：中国抗癌协会肿瘤营养与支持治疗专业委员会。

（3）营养诊断。目前国内的诊断包括能量营养不良、蛋白质营养不良、蛋白质－能量营养不良等。美国营养师协会对营养诊断有不同的定义：营养诊断并非一个医学诊断，主要是描述营养问题的类型及其相关因素，是介于营养评估及营养治疗之间的重要步骤。营养诊断的描述包括三个方面：营养问题及其定义、营养问题的病因及相关评估依据。营养诊断的范畴包括摄取量方面、临床方面、行为环境方面。具体诊断项目达几十种。

1）营养摄入：能量消耗增加、蛋白质摄入不足、预期能量摄取不足、经口进食不足、肠内营养过多、肠内营养组成或配方不理想、蛋白质－能量摄取不足、水分摄取不足、生物活性物质摄取过多、碳水化合物种类不理想等。

2）临床表现：吞咽困难、胃肠功能异常、营养素利用差、消瘦、肥胖、生长速度迟缓等。

3）个人行为：食物营养相关知识不足、食物选择不理想、身体活动不足或过多、摄取不安全的食物等。

2. 肿瘤患者营养支持治疗

营养支持治疗是肿瘤治疗的基础措施和常规手段，应用于肿瘤患者的全程治疗。营养支持治疗的最高目标是调节代谢、控制肿瘤、提高生活质量、延长生存时间，基本要求是满足肿瘤患者目标需要量的70％以上能量需求及100％蛋白质需求。

（1）肠内营养（EN）。肠内营养是指经胃肠用口服或管饲来提供代谢需要的营养素机制及其他各种营养素的营养支持方式。目前认为，自然营养摄入不足，但胃肠有消化吸收功能的患者应首选肠内营养支持。肠内营养具有以下优点：

1）营养物质经门静脉系统输送至肝脏，有利于内脏的蛋白质合成和代谢调节。

2）长期持续应用胃肠外的营养输入途径会使小肠黏膜细胞和营养酶系的活性退化，EN可以改善和维持肠道黏膜细胞结构与功能的完整性，从而有防止肠道细菌异位的作用。

3）在同样热量和氮水平的治疗下，应用EN的患者体重的增长和氮储留均优于完全肠外营养。

4）EN对技术和设备的要求较低，使用简单，易于临床管理，费用低。

EN的适应证、禁忌证，肠内营养制剂等，参见第八章第二节的相关内容。

（2）肠外营养（PN）。自1968年起，肠外营养在全世界广泛应用。PN指人体所需要的营养素不经胃肠而直接进入循环，以满足维持和修复机体组织的需要。当患者可能存在长期（>10天）EN摄入不足（<60%需要量）及胃肠功能障碍或衰竭（胃肠梗阻、胃肠吸收功能障碍、重症急性胰腺炎、严重营养不良伴胃肠功能障碍、严重分解代谢状态等）时需考虑采用PN。

肠外营养制剂、完全肠外营养并发症的预防及处理等，参见第八章第二节的相关内容。

（3）营养支持监测与评估。

1）监测内容：生命体征、液体出入量、食物及营养摄入量、人体测量指标（体重、体成分等）、实验室指标（血浆蛋白、肝肾功能、电解质、血糖、血脂等）、功能指标（食欲、吞咽功能、胃肠功能）、肠道耐受及其他并发症等。

2）效果评估：营养指标（摄入量、人体测量指标、实验室指标）、功能指标（食欲、吞咽功能）、临床结局指标（并发症、住院时间、住院费用）、安全性指标（耐受性、并发症）等。

3. 肿瘤患者的家庭膳食指导

（1）品种多样化。运用科学的烹调方法，做到色、香、味、形俱全，以增进食欲并促进消化。

（2）能量及营养素。

1）能量：根据基础能量消耗、食物特殊动力学作用、体力活动与肿瘤应激状态下的疾病消耗等计算每日所需能量。

2）蛋白质：癌症患者通常比平时需要更多的蛋白质。在手术治疗、化疗或放疗之后，他们的身体通常需要额外的蛋白质来修复组织和抵御感染。其中动物蛋白应达到蛋白质总量的30%。优质蛋白质应占蛋白质总量的40%以上。

3）碳水化合物：碳水化合物是人体能量的重要来源。最好的碳水化合物来源是水果、蔬菜和全谷物。它们除了提供碳水化合物外，还供应人体细胞所需的维生素、矿物质、植物营养素等。

4）脂肪：鉴于脂肪对心脏和胆固醇水平的影响，宜选择单不饱和脂肪和多不饱和脂肪，限制饱和脂肪和反式脂肪。来自于饱和脂肪的热量应低于10%。

5）水：水对健康至关重要。所有细胞都需要水来维持其功能。一个人每天应该喝

8杯水（每杯237ml），以确保身体所有的细胞得到所需要的水。如果患者存在呕吐或腹泻，还需补充额外的水。所有液体（汤、牛奶甚至冰激凌等）都被计入一天的需水量中。

6）维生素及矿物质：人体需要少量的维生素和矿物质，以确保机体的正常运作。大多数维生素和矿物质存在于天然食品中。若在治疗期间，饮食难以均衡，可以和医生商量服用膳食补充剂。

4. 肿瘤患者的家庭营养治疗。

对于在家生活的肿瘤患者，如果经过筛查和评估，具有营养风险和营养治疗的指证可考虑给予营养治疗，如家庭肠内营养（Home Enteral Nutrition，HEN）和家庭肠外营养（Home Parenteral Nutrition，HPN）。目前由于HEN操作相对简单，严重并发症较少，使用较多。

（1）家庭肠内营养。HEN指在专业营养小组人员的指导下，在家庭中对病情较平稳的患者进行肠内营养的营养支持方式，主要包括经口和管饲两种方式，适用于无法经口摄取满足营养需求的患者。目前，HEN在欧洲已经广泛使用，但是国内发展不够完善，仍处于摸索阶段，缺乏对HEN患者的系统监测、随访及指导。如有需要，应与主治医师协商，联合制订HEN计划。

（2）家庭肠外营养。HPN是指将肠外营养的实施地点由医院转入家中，具有明显的社会效益与安全性。我国HPN起步较晚，1986年上海报道了我国首例HPN患者。目前认为，HPN主要应用于不能通过进食、管饲来维持营养的，消化功能严重减退的患者。HPN的实施是靠营养支持小组完成的，完整的NST应包括医师、护士、营养师、药剂师和心理医师等。主要工作如下：判定患者的客观条件是否可行HPN；决定营养支持方案及输注途径；对患者家属进行培训；定期随访，监测患者的营养状况，并根据结果及时调整营养支持方案；及时发现并处理并发症。国内这一系统还不完善。

第四节　痛　风

一、概述

痛风（Gout）是由于嘌呤代谢紊乱，导致尿酸生成过多和（或）排泄减少，引起尿酸盐沉积在组织的代谢性疾病。临床表现为无症状高尿酸血症、急性痛风性关节炎、间歇期痛风、慢性痛风石病变（病变部位主要在关节和肾脏）。

（一）尿酸的来源

尿酸是嘌呤核苷酸的分解代谢产物，人体尿酸可分为内源性尿酸和外源性尿酸两大类。内源性尿酸：体内嘌呤可通过从头合成及补救合成而来，从头合成时，首先5－磷酸核糖合成1－焦磷酸－5－磷酸核糖（PRPP），由PRPP合成酶催化，是合成的关键步骤，再经若干步骤合成次黄嘌呤核苷酸。补救合成在腺嘌呤磷酸核糖转移酶（APRT）

和次黄嘌呤－鸟嘌呤磷酸核糖转移酶（HGPRT）的催化作用下进行，成核苷酸。内源性的嘌呤核苷酸多用于合成 DNA、RNA。少部分则经分解代谢在黄嘌呤氧化酶的催化作用下生成尿酸，80%的尿酸来源于这种途径。外源性：食物中的核蛋白在肠道内经蛋白水解酶分解为核酸和蛋白质，核酸在胰核酸酶、多核苷酸酶、磷酸酶的作用下分解为单核苷酸，进一步被 碱性磷酸酶、核苷酸酶水解为核苷。90%以上的核苷被吸收入肠黏膜细胞，另有 10%被核苷酶分解为嘌呤、嘧啶碱基而吸收。进入肠黏膜细胞再转运入血的过程中也存在核苷的合成与分解。实验证明，摄入富含嘌呤的食物，可使血尿酸增加 60～120μmol/L，摄入低嘌呤食物 5～7 天即可使血尿酸下降 60～120μmol/L，说明食物中的嘌呤含量能影响血尿酸水平。在一些低等动物（鼠、猫、犬等）中，尿酸酶可催化尿酸经氧化反应生成尿囊素，尿囊素水溶性强，容易从尿中排除。人和猿类缺少尿酸酶，过剩的尿酸易形成尿酸盐结晶沉积在关节、软组织和肾脏，造成这些组织器官的损伤。

在嘌呤合成和分解代谢过程中，PRPP 合成酶、HGPRT、黄嘌呤氧化酶的活性对尿酸生成有很大影响。如 PRPP 合成酶活性增加，促进体内嘌呤合成增加，导致尿酸生成增加；HGPRT 活性降低，鸟嘌呤不能进入补救合成途径，导致尿酸生成增加。

嘌呤代谢与尿酸生成如图 10－2 所示。

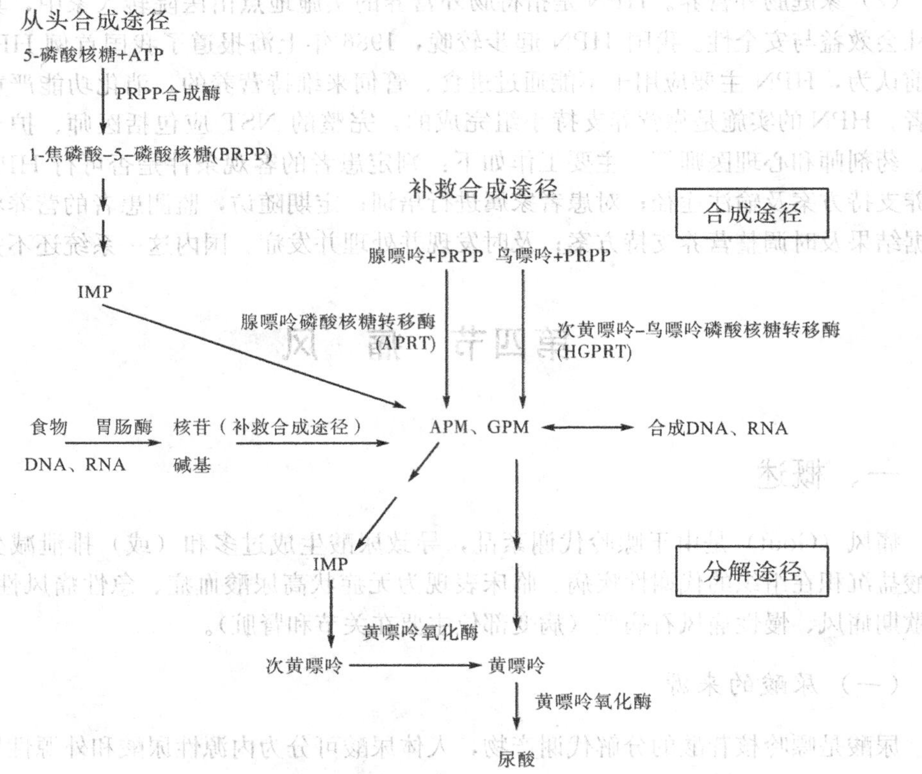

图 10－2 嘌呤代谢与尿酸生成

（二）尿酸的排泄

在体内70%～75%尿酸从尿排出，还有20%～25%从肠道随粪便排出，其余2%左右在自身细胞内分解。正常情况下，体内的尿酸大约有1200mg，每天新生成约600mg，同时排泄掉600mg，处于动态平衡的状态。如果尿酸生成过多或排泄减少时，尿酸代谢紊乱，则会形成高尿酸血症（High Urate Acid，HUA），长时间的高尿酸血症则会增加痛风发作的危险性。

（三）痛风的危害

痛风按病因可分为原发性痛风和继发性痛风，两者临床症状基本相同，其自然病程可分为无症状高尿酸血症、急性痛风性关节炎、间歇期痛风、慢性痛风石病变4个阶段，严重时会发展成痛风性肾病。无症状高尿酸血症患者没有自觉症状，往往是体检或其他原因检查时发现的。长期尿酸过高，尿酸盐结晶析出，在关节囊中趋化白细胞，并被白细胞吞噬，释放一系列炎性因子，导致炎症发生。一旦出现发作症状即进入急性痛风性关节炎阶段，发作常在夜间，以急性单关节或多关节疼痛为首发症状。疼痛进行性加重，为剧痛。局部发热、红肿及明显触痛等。以累及大趾的跖趾关节最为常见（痛风足），足弓、踝关节、膝关节、腕关节和肘关节等也是常见发病部位。全身表现包括发热、心悸、寒战、行走活动困难。开始几次发作通常只累及一个关节，一般只持续数日，后来则可同时或相继侵犯多个关节。若未经治疗可持续数周。最后局部症状和体征消退，关节功能恢复进入无症状间歇期。无症状间歇期长短差异很大，随着病情的进展越来越短。如果不进行预防，每年会发作多次，出现慢性关节症状，骨边缘增生，关节周围纤维化，发生永久性骨关节畸形，手足关节活动受限。在少数病例，骶髂、胸锁或颈椎等部位关节亦可受累。黏液囊壁与腱鞘内常见尿酸盐沉积。手、足可出现增大的痛风石。尿酸盐沉积在肾脏，造成肾脏病变或肾结石，临床表现为腰痛、浮肿、高血压、轻度蛋白尿或血尿，形成肾结石时，可由尿中排出白垩样尿酸盐结晶碎块，结石可导致患者出现肾绞痛，同时伴有面色苍白、出冷汗。除以上典型表现外，患者多有肥胖、高血压、高脂血症和心血管疾病。

近年来，随着我国人口老龄化的加速、生活方式和饮食结构的改变，痛风的发生率逐年升高，发病年龄趋于年轻化。此外，血尿酸增高还会并发或加重心、脑、肾等多器官疾病，已有许多流行病学调查提示高尿酸血症与高血压、冠心病、糖尿病密切相关。这些慢性病是严重损害人群健康并导致死亡的主要原因。

（四）痛风与高尿酸血症

高尿酸血症（Hyperuricemia，HUA）是痛风发生的最重要的生化基础和最直接病因。痛风特指急性痛风性关节炎和慢性痛风石疾病，可并发肾脏病变，重者可出现关节破坏、肾功能受损。随着血尿酸水平的增高，痛风的患病率逐渐升高，但是大多数HUA并不发展为痛风，只有尿酸盐结晶在机体组织中沉积下来造成损害时才出现痛风；少部分急性期患者，血尿酸水平也可在正常范围。因此，HUA不能等同于痛风。

仅依据血尿酸水平，既不能确定诊断，也不能排除诊断。

高尿酸的国际诊断定义：正常嘌呤饮食状态下，非同日 2 次空腹血尿酸水平，男性>420μmol/L，女性>360μmol/L。分型诊断：HUA 患者低嘌呤饮食 5 天后，留取 24 小时尿检测尿尿酸水平。根据血尿酸水平和尿酸排泄情况分为以下三型：①尿酸排泄不良型，尿酸排泄<0.48mg·kg^{-1}·h^{-1}，尿酸清除率<6.2ml/min；②尿酸生成过多型，尿酸排泄≥0.51 mg·kg^{-1}·h^{-1}，尿酸清除率≥6.2ml/min；③混合型，尿酸排泄>0.51 mg·kg^{-1}·h^{-1}，尿酸清除率<6.2ml/min。临床研究结果显示，90%的原发性 HUA 属于尿酸排泄不良型。

慢性痛风的诊断依据是典型的疼痛病史和痛风石。诊断标准：血尿酸浓度女性≥357μmol/L，男性≥417μmol/L；有痛风石；关节腔液镜检可见尿酸盐针状结晶或组织内有尿酸钠沉积；有两次以上典型发作；用秋水仙碱试验治疗，对急性发作有特效。以上标准中有两项符合即可诊断为痛风。

生活方式指导、避免引起 HUA 的因素是预防 HUA 的核心策略。HUA 的高危人群包括高龄者、男性者、肥胖者、静坐生活方式者、一级亲属中有痛风史者等。对于高危人群，建议定期进行筛查，通过检测血尿酸及早发现 HUA。HUA 治疗前建议进行分型诊断，以利于治疗药物的选择。痛风是与 HUA 直接因果相关的疾病，应严格控制血尿酸在 360μmol/L 以下，最好达 300μmol/L，并长期维持。对于无症状的 HUA，也应予以积极地分层治疗。

血尿酸的控制目标：血尿酸<360μmol/L（对于有痛风发作的患者，血尿酸<300μmol/L）。溶解尿酸盐结晶必须降低血尿酸水平。干预治疗切点：血尿酸男性>420μmol/L，女性>360μmol/L。

（五）流行趋势

近年来，流行病学研究结果显示，痛风的患病率呈现不断上升趋势。

血尿酸浓度增高是引起痛风的重要原因，其发生率随着人们生活水平的提高，有不断增高的趋势，且被认为与很多慢性疾病的发生相关联，受到研究者的广泛关注。在全球范围内，高尿酸血症患病率在不同种族和地区存在一定差异。过去认为 HUA 在欧美地区高发，20 世纪 90 年代，欧美人群中高尿酸血症的患病率为 2%～24%。近 20 年来，随着经济的快速发展及人民生活方式和饮食习惯的不断变化，中国高尿酸血症呈现高流行、年轻化、男性高于女性、沿海高于内地的趋势。2009 年，上海地区高尿酸血症患病率为 10.0%，其中男性为 11.1%，女性为 9.4%；2012 年，成都地区成年人居民高尿酸血症的总患病率上升为 20.14%，其中男性患病率为 28.53%，女性为 8.44%；2013 年，Ling Qiu 等报道，中国北方城市高尿酸血症的患病率为 13.7%。资料显示，高尿酸血症的检出率日益增高，应引起人们的高度重视。

（六）影响因素

1. 遗传因素

父母双方或是家族存在痛风病史，发生痛风的危险性增加。痛风具有一定的遗传倾向。目前已知次黄鸟嘌呤磷酸核糖转移酶（HGPRT）缺陷和磷酸核糖焦磷酸合成酶（PRPPS）的活性过高都会导致痛风发生。这两种酶的先天异常是性连锁遗传的，女性为携带者，男性发病。但是这两种酶的异常在原发性高尿酸血症和痛风的病因中仅占20%，80%为多基因遗传缺陷。

2. 性别、年龄

数据统计显示，痛风好发于男性，痛风患病率男性与女性之比约为20：1，高尿酸血症男性与女性之比约为10：1。其主要原因与女性体内激素有关，雌激素可帮助体内尿酸排泄，故减低了该症的发生率。随着年龄增加，一方面肾功能降低，尿酸盐排出减少，另一方面女性雌激素水平降低，血尿酸浓度增加，因此男女在50岁之后痛风与高尿酸血症的发病均有增加。

3. 生活饮食不规律

生活不规律、过度劳累、在外进餐频率过高都会因代谢紊乱而导致血尿酸浓度增加和痛风发作。长期大量摄取畜禽肉类、海鲜、饮酒、果糖及含果糖饮料可引起血尿酸浓度增加，是痛风发作的促进因素。

4. 肥胖与代谢综合征

痛风与代谢综合征有密切的关联性。美国第三次国家健康与营养调查结果显示，在痛风人群中代谢综合征的患病率为62.8%，在非痛风人群中为25.4%。同时还发现，痛风与代谢综合征中各组分也有关，随着BMI增加，发生痛风的危险性增加。在英国健康改善（The Health Improvement Network，THIN）项目中，BMI在25～29和≥30两组人群与正常组（BMI为20～24）比较，发生痛风的危险性均增加（*OR*值分别是1.62、2.34）。多项研究表明，痛风与高血脂、高血压相关，也有研究提示血尿酸与血糖之间呈负相关，痛风、高尿酸血症与高血糖之间的关系一直存在争议。

5. 药物

利尿剂、阿司匹林、抗高血压药、β受体阻滞剂等会增加血尿酸浓度。

6. 肾脏疾病

痛风与肾脏疾病的关系较复杂，并可能互为因果。多项流行病学调查表明，肾脏疾病是痛风的危险因素。美国有登记的肾脏疾病患者在第一年痛风发生率为5.4%，第五年为15.4%，明显高于非肾脏疾病人群。痛风和血尿酸浓度增高，尿酸盐结晶会沉积在肾脏引起肾损伤。

二、营养与痛风

（一）高嘌呤和高蛋白质食物

富含蛋白质的肉类、海产品同样富含嘌呤。前瞻性流行病学调查（HPFS）表明，肉类、海产品的消费量与发生痛风的风险相关，在调整年龄、体质指数、高血压、肾功能障碍、饮酒和其他膳食因素后，肉类、海产品摄入高四分位人群发生痛风的相对危险性（RR）分别是低四分位人群的1.41和1.51。富含嘌呤的蔬菜与痛风的发生无关。奶产品是保护性因素，原因可能是奶类本身嘌呤含量低，它所含的酪蛋白、乳清蛋白、乳清酸有促进尿酸盐排泄的作用。

（二）高脂、高能量食物

长期摄入高脂、高能量食物导致肥胖。前瞻性队列研究表明，肥胖与高尿酸血症和痛风密切相关。降低体重可明显降低血尿酸浓度。肥胖时常伴有代谢紊乱、胰岛素抵抗，最终可能通过降低肾排除尿酸盐及增加尿酸盐的产生而导致高尿酸血症。

（三）咖啡

HPFS项目研究结果表明，每天摄入6杯及以上咖啡是痛风的保护因素。咖啡降低血尿酸浓度的可能机制：①咖啡因是甲基化黄嘌呤，能竞争性地抑制黄嘌呤氧化酶，减少尿酸的合成；②咖啡中含有抗氧化成分绿原酸，可增加胰岛素敏感性，促进肾脏排出尿酸盐。该项结果显示，每日饮用4杯及以上茶水对痛风没有作用。

（四）果糖

近年来，以高果糖玉米糖浆为原料生产的饮料消费逐年上升，这种高果糖饮料的消费与高尿酸血症、肥胖、代谢综合征、糖尿病等的关系越来越受到关注。多项调查表明，果糖饮料摄入增加与血尿酸浓度增加一致。HPFS研究中报道每天2份及以上甜饮料和果糖摄入增加痛风的危险性。果糖促进ATP分解为AMP，AMP是产生黄嘌呤，最终形成尿酸的中间产物。

（五）饮酒

HPFS研究发现，在调整了HUA的其他危险因素后，乙醇的摄入与血尿酸浓度增加有显著的相关性。乙醇导致HUA的机制：①过量乙醇代谢能使血液中乳酸浓度增高，乳酸抑制了肾小管分泌尿酸，降低了尿酸的排泄；②酒精饮料中啤酒含有大量的嘌呤，为尿酸的合成提供了大量原料，同时饮酒多伴有摄入高嘌呤食物，这些因素都增加了尿酸的合成；③长期饮酒，乙醇在体内转变成乙酸，再转变为乙酰辅酶A，此过程使三磷酸腺苷降解为单磷酸腺苷，嘌呤合成增加，进一步使尿酸合成增加；④酒中的微量铅可导致肾尿酸盐排出降低，并最终导致HUA的发生。

（六）维生素

有研究显示，维生素C摄入量高是保护性因素，每日摄入维生素C500mg 2个月，血尿酸浓度降低0.5mg/dl。维生素C通过促进尿酸盐排出，降低血尿酸浓度。由此可见，合理饮食对痛风及其并发症的防治具有十分重要的意义。

（七）植物化学物

近年来，有关植物化学物对预防慢性病的作用已经受到广泛关注，很多植物化学物具有很好的抗氧化作用，对预防慢性病的发生发展起到有利的作用。有关血尿酸浓度或痛风与植物化学物关系的研究如下：樱桃和樱桃提取物中含樱桃黄酮素和大樱桃素，能抑制尿酸合成，有助于尿酸排泄，降低血尿酸浓度。百里香叶粉含有很高的百里酚，能止痛消炎、利尿，可排泄体内过多的尿酸。芹菜种子粉含有丰富的异黄酮，能抗氧化，减少自由基对关节组织的损伤，促进关节及组织健康，抑制尿酸合成。薄荷叶提取物有很强的利尿作用，促进尿酸排出，还含有黄嘌呤氧化酶抑制剂，减少尿酸合成，降低血尿酸浓度。泽泻提取物能增加肾血流量，促进尿酸排泄，同时抑制肾小管重吸收，加快尿中成分的排泄，降低血尿酸浓度。

三、防治策略

积极控制外源性嘌呤的摄入，采取一切措施促进尿酸从体内排泄。痛风急性发作时要尽快消除急性发作症状，防止痛风急性关节炎复发。对于继发性痛风症，要查清病因，积极对症对因治疗。最后通过饮食控制，逐步改善体内嘌呤代谢，降低血中尿酸的浓度，减少尿酸盐沉积在关节、肾脏及其他部位，防止并发症的发生。目前痛风尚无根治手段，急性发作时给予秋水仙碱可迅速缓解病情，同时给予促进尿酸排泄和减少尿酸生成的药物对发作期和慢性期痛风也有帮助。可用清热利湿、通络止痛的中药，如滑石、薏苡仁、蚕砂、赤小豆、连翘、半夏、防己、山栀、泽泻、杏仁等。饮食调整是基础，原则上采用“三低一高”饮食，即低嘌呤、低能量、低脂饮食和高摄水量。

（一）选择低嘌呤膳食

膳食中若嘌呤摄入过多，会使体内尿酸生成增加。正常人每天嘌呤摄入量为600～1000mg。痛风患者应长期限制膳食中嘌呤的摄入量，痛风急性期患者应选择低嘌呤膳食，每日嘌呤摄入量应严格控制在150mg以内。间歇期可适当放松，选择低至中等嘌呤含量的食物，但高嘌呤食物（动物内脏、海鲜、浓肉汤等）仍应禁止。以下是不同嘌呤含量的食物分类：

1. 低嘌呤食物，每100g食物中嘌呤含量小于50mg

（1）谷类、薯类：大米、米粉、小米、小麦、荞麦、面粉、面条、馒头、麦片、马铃薯等。

（2）蔬菜类：白菜、卷心菜、芹菜、青菜叶、空心菜、黄瓜、苦瓜、冬瓜、南瓜、丝瓜、西葫芦、茄子、豆芽菜、青椒、萝卜、胡萝卜、洋葱、番茄、莴苣等。

（3）水果类：橙、橘、苹果、梨、桃、西瓜、哈密瓜、香蕉等。

（4）各种鲜奶、乳酪、酸奶、炼乳等，以及各种蛋类。

（5）其他：海参、海蜇皮、海藻、猪血、木耳、蜂蜜、枸杞、大枣、茶、咖啡、碳酸氢钠、可可、瓜子、杏仁、莲子、花生、核桃仁。

2. 中等嘌呤食物，每100g食物中嘌呤含量为50～150mg

（1）植物类：米糠、麦麸、麦胚、绿豆、红豆、花豆、豌豆、菜豆、豆腐干、豆腐、青豆、豌豆、黑豆、菠菜等。

(2) 畜禽肉类：猪肉、牛肉、羊肉、鸡肉、兔肉、鸭肉、鹅肉、鸽子肉等。

(3) 水产类：鳝鱼、鳗鱼、鲤鱼、草鱼、鳕鱼、鲈鱼、大比目鱼、龙虾、螃蟹等。

3. 高嘌呤食物，每 100g 食物中嘌呤含量为 150～1000mg

高嘌呤食物有猪肝、牛肝、牛肾、猪小肠、脑、胰脏、沙丁鱼、凤尾鱼、鲢鱼、鲱鱼、小鱼干、牡蛎、蛤蜊、浓鸡汤及肉汤、火锅汤、酵母粉等。

（二）低能量饮食

痛风与肥胖、高血压、糖尿病及高脂血症等密切相关，因此痛风患者应限制总能量的摄入。肥胖者每天总能量摄入应较正常人减少 10%～15%，碳水化合物供能应占总能量的 50%～60%，每月减少体重 0.5～1.0kg，使体重逐渐降至理想范围。切忌体重减轻过快，否则容易引起痛风的急性发作。

（三）低蛋白质饮食

蛋白质类食物中含有大量嘌呤，因此痛风患者除了需控制嘌呤含量高的食物，还应适当减少膳食中蛋白质的摄入量，以每日每公斤体重 0.8～1.0g 为宜。蛋白质供给应以植物性蛋白为主，动物蛋白可选用牛奶、鸡蛋，因为它们既是富含必需氨基酸的优质蛋白，又含嘌呤较少。豆腐中的嘌呤含量低于畜禽肉类，对间歇期的痛风患者是很好的蛋白质来源。

（四）低盐低脂饮食

由于痛风患者易患高血压、高脂血症和肾病等，应限制钠盐摄入，每日用盐量以 2～5g 为宜。有研究表明，脂肪有阻碍肾脏排泄尿酸的作用，在痛风急性发作期应加以限制，一般脂肪摄入量建议控制在每日 40～50g。多选择富含 γ－亚麻酸的植物油和富含 EPA 的鱼油。

（五）供给充足的维生素

维生素可促进血液循环，使组织中沉积的尿酸溶解，有利于尿酸的排出，故膳食中维生素一定要充足。维生素 B_1、维生素 B_{12} 和烟酸有降低尿酸排泄的作用，因此在满足 DRIs 的基础上不主张额外补充。

（六）多食碱性食物

因尿酸在碱性环境中容易溶解，故多摄入在体内最后代谢产物呈碱性的食物，可以促进尿酸溶解，增加尿酸排出，如白菜、马铃薯、胡萝卜等新鲜蔬菜。冬瓜、西瓜、薏苡仁有很好的利尿作用，有利于尿酸盐排出。

（七）供给大量水分

多饮水有利于尿酸排出，预防尿酸性肾结石，延缓肾脏进行性损害。因此，一般痛风患者提倡每日饮水 2000ml 以上。为防止夜间尿液浓缩，还可在睡前适量饮水，但肾功能不全时摄入水分宜适量。虽然研究没发现饮茶对痛风的作用，但茶中富含茶多酚，有很好的抗氧化作用，且茶水有较强的利尿作用，能促进尿酸盐从尿中排除。

（八）禁止饮酒

酒精代谢可使血中乳酸浓度升高，乳酸可竞争性抑制尿酸排泄，尤其是啤酒本身即含有大量嘌呤，可使血中尿酸浓度增高，故临床上常可见到一次性过量饮酒伴进食高嘌呤、高脂肪食物后诱使痛风急性发作的案例。

（九）选择合理的烹调方法

合理的烹调方法可以减少食物中的嘌呤含量，如将肉类食物煮后弃汤再行烹调。辣椒、胡椒、花椒、芥末、生姜等调料均能兴奋自主神经，诱使痛风急性发作，应尽量避免食用。

（十）规律饮食，坚持运动

一日三餐要定时定量，避免暴饮暴食。鼓励痛风患者每日坚持适量的运动，以微出汗为度，防止剧烈运动。保持理想体重，超重或肥胖者应该减轻体重。需注意的是，减轻体重应循序渐进，否则容易导致痛风急性发作。

（何更生　曾果　程改平　孙晓红　刘丹　周凤鸣）

参考文献

[1] WHO. Preventing chronic diseases: a vital investment [M]. Geneva: World Health Organization Press, 2005.

[2] WHO. Global status report on non-communicable diseases 2010 [M]. Geneva: World Health Organization Press, 2011.

[3] 陈竺. 全国第三次死因回顾抽样调查报告 [M]. 北京：中国协和医科大学出版社，2008.

[4] 翟凤英. 公共营养 [M]. 北京：中国轻工业出版社，2009.

[5] Bowman BA，Ressell RM. 现代营养学 [M]. 第9版. 荫士安，汪之顼，王茵，主译. 北京：人民卫生出版社，2008.

[6] Sobotka L. 临床营养基础 [M]. 第4版. 蔡威，主译. 上海：复旦大学出版社，2013.

[7] 牟新，周旦阳. 低血糖症的研究进展 [J]. 实用糖尿病杂志，2008，4 (1)：5-6.

[8] Bai J, Ding X, Du X, et al. Diabetes is associated with increased risk of venous thromboembolism: A systematic review and meta-analysis [J]. Thrombosis research, 2015, 135 (1): 90-95.

[9] Zaccardi F, Khan H, Laukkanen J A. Diabetes mellitus and risk of sudden cardiac death: A systematic review and meta-analysis [J]. International journal of cardiology, 2014, 177 (2): 535-537.

[10] Sun X M, Tan J C, Zhu Y, et al. Association between diabetes mellitus and gastroesophageal reflux disease: A meta-analysis [J]. World journal of gastroenterology: WJG, 2015, 21 (10): 3085.

[11] Tsilidis K K, Kasimis J C, Lopez D S, et al. Type 2 diabetes and cancer: umbrella review of meta-analyses of observational studies [J]. BMJ, 2015, 350: g7607.

[12] Gong Y, Wei B, Yu L, et al. Type 2 diabetes mellitus and risk of oral cancer and precancerous lesions: A meta-analysis of observational studies [J]. Oral oncology, 2015, 51 (4): 332-340.

[13] IDF Diabetes Atlas. 7th edition. International Diabetes Federation, 2015.

[14] 林晓斐. 中国居民营养与慢性病状况报告 (2015) [J]. 中医药管理杂志, 2015, 23 (13): 89-89.

[15] Zuo H, Shi Z, Hussain A. Prevalence, trends and risk factors for the diabetes epidemic in China: a systematic review and meta-analysis [J]. Diabetes research and clinical practice, 2014, 104 (1): 63-72.

[16] 王超. 中国成人超重和肥胖及主要危险因素对糖尿病发病的影响 [D]. 北京: 北京协和医学院, 2014.

[17] Aune D, Norat T, Leitzmann M, et al. Physical activity and the risk of type 2 diabetes: a systematic review and dose-response meta-analysis [J]. European journal of epidemiology, 2015, 30 (7): 529-542.

[18] Wei X, Meng E, Yu S. A meta-analysis of passive smoking and risk of developing Type 2 Diabetes Mellitus [J]. Diabetes research and clinical practice, 2015, 107 (1): 9-14.

[19] Balti E V, Echouffo-Tcheugui J B, Yako Y Y, et al. Air pollution and risk of type 2 diabetes mellitus: A systematic review and meta-analysis [J]. Diabetes research and clinical practice, 2014, 106 (2): 161-172.

[20] Wang B, Xu D, Jing Z, et al. Effect of long-term exposure to air pollution on type 2 diabetes mellitus risk: a systemic review and meta-analysis of cohort studies [J]. European Journal of Endocrinology, 2014, 171 (5): R173-R182.

[21] Li C, Fang D, Xu D, et al. Mechanisms in Endocrinology: Main air pollutants and diabetes-associated mortality: a systematic review and meta-analysis [J]. European Journal of Endocrinology, 2014, 171 (5): R183-R190.

[22] Askari G, Iraj B, Salehi-Abargouei A, et al. The association between serum selenium and gestational diabetes mellitus: A systematic review and meta-analysis [J]. Journal of Trace Elements in Medicine and Biology, 2015, 29: 195-201.

[23] 李利平, 姜宏卫, 陈治珉, 等. 国际糖尿病妊娠研究组新诊断标准调查妊娠期糖尿病患病率及其危险因素分析 [J]. 中国糖尿病杂志, 2015, 4: 2.

[24] Bellamy L, Casas JP, Hingorani AD, et al. Type 2 diabetes mellitus after gestational diabetes: a systematic review and meta-analysis [J]. Lancet, 2009, 373: 1773-1779.

[25] Report of the Expert Committee on the Diagnosis and Classification of Diabetes Mellitus [J]. Diabetes Care, 1997, 20 (7): 1183-1197.

[26] American Diabetes Association. Diagnosis and classification of diabetes mellitus [J]. Diabetes Care, 2010, 33 (Suppl1): S62-S69.

[27] Esposito K, Kastorini C M, Panagiotakos D B, et al. Prevention of type 2 diabetes by dietary patterns: a systematic review of prospective studies and meta-analysis [J]. Metabolic syndrome and related disorders, 2010, 8 (6): 471-476.

[28] Esposito K, Maiorino M I, Bellastella G, et al. A journey into a Mediterranean diet and type 2 diabetes: a systematic review with meta-analyses [J]. BMJ open, 2015, 5 (8): e008222.

[29] Koloverou E, Esposito K, Giugliano D, et al. The effect of Mediterranean diet on the development of type 2 diabetes mellitus: a meta-analysis of 10 prospective studies and 136, 846 participants [J]. Metabolism, 2014, 63 (7): 903-911.

[30] Schwingshackl L, Missbach B, König J, et al. Adherence to a Mediterranean diet and risk of diabetes: a systematic review and meta-analysis [J]. Public Health Nutr, 2014, 18: 1292−1299.

[31] Shirani F, Salehi-Abargouei A, Azadbakht L. Effects of Dietary Approaches to Stop Hypertension (DASH) diet on some risk for developing type 2 diabetes: a systematic review and meta-analysis on controlled clinical trials [J]. Nutrition, 2013, 29 (7): 939−947.

[32] Luo C, Zhang Y, Ding Y, et al. Nut consumption and risk of type 2 diabetes, cardiovascular disease, and all-cause mortality: a systematic review and meta-analysis [J]. The American journal of clinical nutrition, 2014, 100 (1): 256−269.

[33] Gómez M L, Beltrán R L M, García P J. Sugar and cardiovascular disease [J]. Nutricion hospitalaria, 2013, 28: 88−94.

[34] Schwarz P E, Lindström J, Kissimova-Scarbeck K, et al. The European perspective of type 2 diabetes prevention: diabetes in Europe−prevention using lifestyle, physical activity and nutritional intervention (DE-PLAN) project [J]. Experimental and clinical endocrinology & diabetes: official journal, German Society of Endocrinology and German Diabetes Association, 2008, 116 (3): 167−172.

[35] Villegas R, Shu X O, Li H, et al. Physical activity and the incidence of type 2 diabetes in the Shanghai women's health study [J]. International journal of epidemiology, 2006, 35 (6): 1553−1562.

[36] Harati H, Hadaegh F, Momenan A A, et al. Reduction in incidence of type 2 diabetes by lifestyle intervention in a middle eastern community [J]. American journal of preventive medicine, 2010, 38 (6): 628−636.

[37] Meisinger C, Löwel H, Thorand B, et al. Leisure time physical activity and the risk of type 2 diabetes in men and women from the general population [J]. Diabetologia, 2005, 48 (1): 27−34.

[38] Ramachandran A, Snehalatha C, Mary S, et al. The Indian Diabetes Prevention Programme shows that lifestyle modification and metformin prevent type 2 diabetes in Asian Indian subjects with impaired glucose tolerance (IDPP-1) [J]. Diabetologia, 2006, 49 (2): 289−297.

[39] Burtscher M, Gatterer H, Kunczicky H, et al. Supervised exercise in patients with impaired fasting glucose: impact on exercise capacity [J]. Clinical Journal of Sport Medicine, 2009, 19 (5): 394−398.

[40] 孙子林，刘莉莉. 中国糖尿病运动治疗指南 [J]. 国际内分泌代谢杂志，2013，33 (6)：373−375.

[41] 2011 WGO 全球指南：益生菌和益生元（中文版）.

[42] Zak-Golab A, Olszanecka-Glinianowicz M, Kocelak P, et al. The role of gut microbiota in the pathogenesis of obesity [J]. Postepy Hig Med Dosw, 2014, 68: 84−90.

[43] Cho I, Blaser M J. The human microbiome: at the interface of health and disease [J]. Nature Reviews Genetics, 2012, 13 (4): 260−270.

[44] Karlsson F, Tremaroli V, Nielsen J, et al. Assessing the human gut microbiota in metabolic diseases [J]. Diabetes, 2013, 62 (10): 3341−3349.

[45] 朱路，李华荣. 益生菌对糖尿病作用的相关研究进展 [J]. 实用药物与临床，2015，18 (7)：860−864.

[46] 姚旻，赵爱源，李红涛. 肠道菌群与 1 型糖尿病 [J]. 中华糖尿病杂志，2015 (2)：120−122.

[47] Ejtahed H S, Mohtadi-Nia J, Homayouni-Rad A, et al. Probiotic yogurt improves antioxidant status in type 2 diabetic patients [J]. Nutrition, 2012, 28 (5): 539−543.

[48] Hsieh F C, Lee C L, Chai CY, et al. Oral administration of Lactobacillus reuteri GMNL-263 improves insulin resistance and ameliorates hepatic steatosis in high fructose-fed rats [J].

Nutrition & metabolism, 2013, 10 (1): 1.

[49] 刘健敏，朴建华，杨晓光. 双标水法在能量代谢测定中的研究及应用现状 [J]. 科学技术与工程，2008，8 (5)：1671－1819.

[50] Committee on Practice Bulletins-Obstetrics. Practicebulletinno. 137: gestational diabetes mellitus [J]. Obstet Gynecol, 2013, 122 (2 Pt 1): 406－416.

[51] Blumer I, Hadar E, Hadden DR, et al. Diabetes and pregnancy: an endocrine society clinical practice guideline [J]. J Clin Endocrinol Metab, 2013, 98 (11): 4227－4249.

[52] 李伟，谭恩洁. 运动疗法与 2 型糖尿病的防治 [J]. 实用糖尿病杂志，2010 (2)：8－9.

[53] 廖志红，周凤琼. 生存质量是评价糖尿病治疗的重要指标 [J]. 中国糖尿病杂志，2000，8 (5)：304－305.

[54] 刘志文，周智广，陈小燕，等. 多因素强化干预对新诊 2 型糖尿病患者生活质量和药物成本效果比的影响 [J]. 中国循证医学杂志，2005，5 (5)：386－390.

[55] 江钟立. 运动疗法与糖尿病及肥胖症 [J]. 中国临床康复，2004，8 (6)：1105－1107.

[56] 步斌，侯乐荣，周学兰，等. 运动处方研究进展 [J]. 中国循证医学杂志，2010，10 (12)：1359－1366.

[57] 杨文龙. 运动对糖尿病患者血糖变化的影响 [J]. 中国当代医药，2010，17 (15)：143－144.

[58] O'Donovan G, Blazevich A J, Boreham C, et al. The ABC of Physical Activity for Health: a consensus statement from the British Association of Sport and Exercise Sciences [J]. Journal of sports sciences, 2010, 28 (6): 573－591.

[59] Bierman E L, Albrink M J, Arky R A, et al. Principles of nutrition and dietary recommendations for patients with diabetes mellitus: 1971 [J]. Diabetes, 1971, 20 (9): 633－634.

[60] 中华医学会糖尿病学分会. 中国糖尿病医学营养治疗指南 (2013) [J]. 中华糖尿病杂志，2015，7 (2)：73－88.

[61] International Diabetes Federation. LeadingNGOs call for international action to combat epidemic of non－ communicable diseases, 2009－05－18.

[62] American Diabetes Association. Standards of medical care in diabetes 2013 [J]. Diabetes Care, 2013, 36 (Suppl 1): S11－66.

[63] Harati H, Hadaegh F, Momenan A A, et al. Reduction in incidence of type 2 diabetes by lifestyle intervention in a middle eastern community [J]. American journal of preventive medicine, 2010, 38 (6): 628－636.

[64] Tuomilehto J, Lindström J, Eriksson J G, et al. Prevention of type 2 diabetes mellitus by changes in lifestyle among subjects with impaired glucose tolerance [J]. New England Journal of Medicine, 2001, 344 (18): 1343－1350.

[65] Institute of Medicine, Food and Nutrition Board. Dietary Reference Intakes for Energy, Carbohydrate, Fiber, Fat, Fatty Acids, Cholesterol, Protein, and Amino Acids [M]. Washington DC: National Academies Press, 2002.

[66] Santesso N, Akl EA, Bianchi M, et al. Effects of higher- versus lower-protein diets on health outcomes: a systematic review and meta-analysis [J]. Eur J Clin Nutr, 2012, 66 (7): 780－788.

[67] Yang B, Chen Y, Xu T, et al. Systematic review and meta-analysis of soy products consumption in patients with type 2 diabetes mellitus [J]. Asia Pacific journal of clinical nutrition, 2011, 20 (4): 593.

[68] Krebs J D, Elley C R, Parry-Strong A, et al. The Diabetes Excess Weight Loss (DEWL) Trial: a

randomised controlled trial of high－protein versus high-carbohydrate diets over 2 years in type 2 diabetes [J]. Diabetologia，2012，55 (4)：905－914.

[69] 中国高血压防治指南修订委员会. 中国高血压防治指南 2010 [J]. 中国医学前沿杂志（电子版），2011，3 (5)：42－93.

[70] 中国高血压基层管理指南修订委员会. 中国高血压基层管理指南（2014 年修订版）[J]. 中华高血压杂志，2015，23 (1)：24－43.

[71] Lawrence RC，Hochberg MC，Kelsey JL，et al. Estimates of the prevalence of selected arthritic and musculoskeletal diseases in the United States [J]. J Rheumatol，1989，16：427－441.

[72] Lawrence RC，Helmick CG，Arnett FC，et al. Estimates of the prevalence of arthritis and selected musculoskeletal disorders in the United States [J]. Arthritis Rheum，1998，41：778－799.

[73] Lawrence RC，Felson DT，Helmick CG，et al. Estimates of the prevalence of arthritis and other rheumatic conditions in the United States. Part Ⅱ [J]. Arthritis Rheum，2008，58：26－35.

[74] Juraschek SP，Miller ER，3rd，Gelber AC. Body mass index，obesity，and prevalent gout in the United States in 1988—1994 and 2007—2010 [J]. Arthritis Care Res (Hoboken)，2013，65：127－132.

[75] Zhu Y，Pandya BJ，Choi HK. Prevalence of gout and hyperuricemia in the US general population：the National Health and Nutrition Examination Survey 2007—2008 [J]. Arthritis Rheum，2011，63：3136－3141.

[76] Wallace KL，Riedel AA，Joseph-Ridge N，et al. Increasing prevalence of gout and hyperuricemia over 10 years among older adults in a managed care population [J]. J Rheumatol，2004，31：1582－1587.

[77] Currie WJ. Prevalence and incidence of the diagnosis of gout in Great Britain [J]. Ann Rheum Dis，1979，38：101－106.

[78] HarrisCM，Lloyd DC，Lewis J. The prevalence and prophylaxis of gout in England [J]. J Clin Epidemiol，1995，48：1153－1158.

[79] Annemans L，Spaepen E，Gaskin M，et al. Gout in the UK and Germany：prevalence，comorbidities and management in general practice 2000—2005 [J]. Ann Rheum Dis，2008，67：960－966.

[80] Elliot AJ，CrossKW，Fleming DM. Seasonality and trends in the incidence and prevalence of gout in England and Wales 1994—2007 [J]. Ann Rheum Dis，2009，68：1728－1733.

[81] Lennane GAQ，Rose BS，Isdale IC. Gout in the Maori [J]. Ann Rheum Dis，1960，19：120－125.

[82] Klemp P，Stansfield SA，Castle B，et al. Gout is on the increase in New Zealand [J]. Ann Rheum Dis，1997，56：22－26.

[83] Winnard D，Wright C，Jackson G，et al. Gout，diabetes and cardiovascular disease in the Aotearoa New Zealand adult population：co-prevalence and implications for clinical practice [J]. NZ Med J，2012，126：53-64.

[84] Nan H，Qiao Q，Dong Y，et al. The prevalence of hyperuricemia in a population of the coastal city of Qingdao，China [J]. J Rheumatol，2006，33：1346－1350.

[85] Miao Z，Li C，Chen Y，et al. Dietary and lifestyle changes associated with high prevalence of hyperuricaemia and gout in the Shandong coastal cities of Eastern China [J]. J Rheumatol，2008，35：1859－1864.

[86] Choi HK，Atkinson K，Karlson EW，et a1. Purine-rich foods，dairy and protein intake，and the risk of gout in men [J]. N Engl J Med，2004，350 (11)：1093－1103.

[87] Grundy SM，Brewer HB Jr，Cleeman JI，et a1. Definition of metabolic syndrome：Report of the

National Heart, Lung, and Blood Institute/American Heart Association conference on scientific issues related to definition [J]. Circulation, 2004, 109 (3): 433—438.

[88] Choi HK, Gao X, Curhan G. Vitamin Cintake and the risk of gout in men: a prospective study [J]. Arch Intern Med, 2009, 169 (5): 502—507.

[89] Zhang Y, Neogi T, Chen C, et al. Cherry consumption and decreased risk of recurrent gout attacks [J]. Arthritis Rheum, 2012, 64: 4004—4011.

[90] Choi HK, Willett W, Curhan G. Coffee consumption and risk of incident gout in men: a prospective study [J]. Arthritis Rheum, 2007, 56: 2049—2055.

[91] Choi HK, Curhan G. Soft drinks, fructose consumption, and the risk of gout in men: prospective cohort study [J]. BMJ, 2008, 336: 309—312.

[92] Juraschek SP, Miller ER, 3rd, Gelber AC. Effect of oral vitamin Csupplementation on serum uric acid: a meta-analysis of randomized controlled trials [J]. Arthritis Care Res (Hoboken), 2011, 63: 1295—1306.

[93] 石汉平. 肿瘤营养学 [M]. 北京: 人民卫生出版社, 2012.

[94] 万德森. 临床肿瘤学 [M]. 北京: 科学出版社, 2005.

[95] 林晓斐. 中国居民营养与慢性病状况报告 (2015) [J]. 中医药管理杂志, 2015, 23 (13): 89.

[96] Raphael J, Ahmedzai S, Hester J, et al. Cancer pain: part 1: pathophysiology; oncological, pharmacological, and psychological treatments: a perspective from the British Pain Society endorsed by the UK Association of Palliative Medicine and the Royal College of General Practitioners [J]. Pain Medicine, 2010, 11 (5): 742—764.

[97] Popoutchi P, Lemos C R R, Nogueira A A, et al. Postmenopausal intestinal obstructive endometriosis: case report and review of the literature [J]. Sao Paulo Medical Journal, 2008, 126 (3): 190—193.

[98] Shama L, Connor N P, Ciucci M R, et al. Surgical treatment of dysphagia [J]. Physical medicine and rehabilitation clinics of North America, 2008, 19 (4): 817—835.

[99] Hopkinson J B. The emotional aspects of cancer anorexia [J]. Current opinion in supportive and palliative care, 2010, 4 (4): 254—258.

[100] Belpomme D, Irigaray P, Hardell L, et al. The multitude and diversity of environmental carcinogens [J]. Environmental research, 2007, 105 (3): 414—429.

[101] Belpomme D, Irigaray P, Hardell L. Electromagnetic fields as cancer-causing agents [J]. Environmental Research, 2008, 107 (2): 289—290.

[102] Zhang L, Steinmaus C, Eastmond D A, et al. Formaldehyde exposure and leukemia: A new meta-analysis and potential mechanisms [J]. Mutation Research/fundamental & Molecular Mechanisms of Mutagenesis, 2009, 681 (2—3): 150—168.

[103] Sales, Kurt J. Human Papillomavirus and Cervical Cancer [J]. Lancet, 2004, 10 (11): 2031—2032.

[104] Warburg O. Origin of Cancer Cells [J]. Science, 1956, 3191 (123): 309—303.

[105] Kroemer G, Pouyssegur J. Tumor Cell Metabolism: Cancer's Achilles' Heel [J]. Cancer Cell, 2008, 13 (6): 472—82.

[106] 查锡良. 生物化学 [M]. 第7版. 北京: 人民卫生出版社, 2009.

[107] Sandler R S, Lyles C M, Peipins L A, et al. Diet and risk of colorectal adenomas: macronutrients, cholesterol, and fiber [J]. Journal of the National Cancer Institute, 1993, 85 (11): 884—891.

[108] Wang J B, Erickson J W, Fuji R, et al. Targeting mitochondrial glutaminase activity inhibits oncogenic transformation [J]. Cancer cell, 2010, 18 (3): 207—219.

[109] Kaadige M R, Looper R E, Kamalanaadhan S, et al. Glutamine-dependent anapleurosis dictates glucose uptake and cell growth by regulating MondoA transcriptional activity [J]. Proceedings of the National Academy of Sciences, 2009, 106 (35): 14878−14883.

[110] Schmidt B L, Hamamoto D T, Simone D A, et al. Mechanism of cancer pain [J]. Molecular interventions, 2010, 10 (3): 164.

[111] Raphael J, Ahmedzai S, Hester J, et al. Cancer pain: part 1: pathophysiology; oncological, pharmacological, and psychological treatments: a perspective from the British Pain Society endorsed by the UK Association of Palliative Medicine and the Royal College of General Practitioners [J]. Pain Medicine, 2010, 11 (5): 742−764.

[112] Hopkinson J B. The emotional aspects of cancer anorexia [J]. Current opinion in supportive and palliative care, 2010, 4 (4): 254−258.

[113] Morton G J, Cummings D E, Baskin D G, et al. Central nervous system control of food intake and body weight [J]. Nature, 2006, 443 (7109): 289−295.

[114] Emami M H, Raisi M, Amini J, et al. Achalasia and thyroid disease [J]. World Journal of Gastroenterology, 2007, 13 (4): 594.

[115] Drossman D A. The functional gastrointestinal disorders and the Rome Ⅲ process [J]. Gastroenterology, 2006, 130 (5): 1377−1390.

[116] Tan L, Liu J, Liu X, et al. Clinical research of Olanzapine for prevention of chemotherapy-induced nausea and vomiting [J]. Journal of Experimental & Clinical Cancer Research, 2009, 28 (1): 131.

[117] Willett W C. Diet and cancer [J]. The Oncologist, 2000, 5 (5): 393−404.

[118] Sieri S, Krogh V, Ferrari P, et al. Dietary fat and breast cancer risk in the European Prospective Investigation into Cancer and Nutrition [J]. The American journal of clinical nutrition, 2008, 88 (5): 1304−1312.

[119] Rodiguez J, Huttunen J K, Kardinaal A F M, et al. Adipose fatty acids and cancers of the breast, prostate and colon: an ecological study [J]. Differences, 1997, 72: 587−591.

[120] Chapkin R S, McMurray D N, Lupton J R. Colon cancer, fatty acids and anti-inflammatory compounds [J]. Current opinion in gastroenterology, 2007, 23 (1): 48−54.

[121] Sandhu M S, White I R, McPherson K. Systematic review of the prospective cohort studies on meat consumption and colorectal cancer risk a meta-analytical approach [J]. Cancer Epidemiology Biomarkers & Prevention, 2001, 10 (5): 439−446.

[122] Kabat G C, Cross A J, Park Y, et al. Meat intake and meat preparation in relation to risk of postmenopausal breast cancer in the NIH−AARP diet and health study [J]. International journal of cancer, 2009, 124 (10): 2430−2435.

[123] Hoppe C, Mlgaard C, Vaag A, et al. High intakes of milk, but not meat, increases-insulin and insulin resistance in 8-year-old boys [J]. European Journal of Clinical Nutrition, 2005, 59 (3): 393−398.

[124] Melnik B C. Milk-the promoter of chronic Western diseases [J]. Medical hypotheses, 2009, 72 (6): 631−639.

[125] 冯晓慧，葛声．糖，膳食纤维与肿瘤［J］．肿瘤代谢与营养电子杂志，2014 (3): 14.

[126] 徐铭，张彩霞．膳食纤维摄入与恶性肿瘤的关系［J］．肿瘤代谢与营养电子杂志，2015 (3): 42−48.

[127] Key T J, Spencer E A. Carbohydrates and cancer: an overview of the epidemiological evidence [J]. European journal of clinical nutrition, 2007, 61: S112−S121.

[128] 林俊，李萍，陈靠山. 近5年多糖抗肿瘤活性研究进展 [J]. 中国中药杂志，2013，38 (8)：1116-1125.

[129] 孙长颢. 营养与食品卫生学 [M]. 北京：人民卫生出版社，2012.

[130] Veronesi U, Mariani L, Decensi A, et al. Fifteen-year results of a randomized phase III trial of fenretinide to prevent second breast cancer [J]. Annals of oncology, 2006, 17 (7): 1065-1071.

[131] Hartman T J, Albanes D, Pietinen P, et al. The association between baseline vitamin E, selenium, and prostate cancer in the alpha-tocopherol, beta-carotene cancer prevention study [J]. Cancer Epidemiology Biomarkers & Prevention, 1998, 7 (4): 335-340.

[132] Holick M F. Vitamin D deficiency [J]. New England Journal of Medicine, 2007, 357 (3): 266-281.

[133] Walsh P C. Effects of long-term vitamin E supplementation on cardiovascular events and cancer: a randomized controlled trial [J]. The Journal of urology, 2005, 174 (5): 1823-1824.

[134] Lippman S M, Klein E A, Goodman P J, et al. Effect of selenium and vitamin E on risk of prostate cancer and other cancers: the Selenium and Vitamin E Cancer Prevention Trial (SELECT) [J]. Jama, 2009, 301 (1): 39-51.

[135] Block G. Vitamin Cand cancer prevention: the epidemiologic evidence [J]. The American journal of clinical nutrition, 1991, 53 (1): 270S-282S.

[136] Garland C F, Garland F C, Gorham E D, et al. The role of vitamin D in cancer prevention [J]. American journal of public health, 2006, 96 (2): 252-261.

[137] Ma J, Stampfer M J, Christensen B, et al. A polymorphism of the methionine synthase gene: association with plasma folate, vitamin B12, homocyst (e) ine, and colorectal cancer risk [J]. Cancer Epidemiology Biomarkers & Prevention, 1999, 8 (9): 825-829.

[138] Blot W J, Li J Y, Taylor P R, et al. Nutrition intervention trials in Linxian, China: supplementation with specific vitamin/mineral combinations, cancer incidence, and disease-specific mortality in the general population [J]. Journal of the National Cancer Institute, 1993, 85 (18): 1483-1491.

[139] Monteith G R, McAndrew D, Faddy H M, et al. Calcium and cancer: targeting Ca^{2+} transport [J]. Nature Reviews Cancer, 2007, 7 (7): 519-530.

[140] Garland C, Barrett-Connor E, Rossof A H, et al. Dietary vitamin D and calcium and risk of colorectal cancer: a 19-year prospective study in men [J]. The Lancet, 1985, 325 (8424): 307-309.

[141] Weinberg E D. The role of iron in cancer [J]. Eur J Cancer Prev, 1996, 5 (1): 19-36.

[142] Connor J R, Lee S Y. Iron and cancer [M] //Bioactive Compounds and Cancer. Humana Press, 2010.

[143] Leone N, Courbon D, Ducimetiere P, et al. Zinc, copper, and magnesium and risks for all-cause, cancer, and cardiovascular mortality [J]. Epidemiology, 2006, 17 (3): 308-314.

[144] Yang C Y, Cheng M F, Tsai S S, et al. Calcium, magnesium, and nitrate in drinking water and gastric cancer mortality [J]. Japanese Journal of Cancer Research, 1998, 89 (2): 124-130.

[145] 李琼，张卫华. 微量元素与恶性肿瘤关系的探讨 [J]. 实用预防医学，2005，12 (5)：1134-1135.

[146] Lee D H, Anderson K E, Harnack L J, et al. Heme iron, zinc, alcohol consumption, and colon cancer: Iowa Women's Health Study [J]. Journal of the National Cancer Institute, 2004, 96 (5): 403-407.

[147] Hunter D J, Morris J S, Stampfer M J, et al. A prospective study of selenium status and breast

cancer risk [J]. Jama, 1990, 264 (9): 1128－1131.

[148] Kushi L H, Doyle C, McCullough M, et al. American Cancer Society guidelines on nutrition and physical activity for cancer prevention [J]. CA: a cancer journal for clinicians, 2012, 62 (1): 30－67.

[149] Arends J, Bodoky G, Bozzetti F, et al. ESPEN guidelines on enteral nutrition: non-surgical oncology [J]. Clinical nutrition, 2006, 25 (2): 245－259.

[150] Bozzetti F, Arends J, Lundholm K, et al. ESPEN Guidelines on Parenteral Nutrition: non-surgical oncology [J]. Clinical nutrition, 2009, 28 (4): 445－454.

[151] 中国抗癌协会. 肿瘤恶液质营养治疗指南 [J]. 肿瘤代谢与营养电子杂志, 2015 (3): 27－31.

[152] 石汉平，许红霞，李苏宜，等. 营养不良的五阶梯治疗 [J]. 肿瘤代谢与营养电子杂志，2015 (1): 29－33.

[153] 中国抗癌协会，等. 中国肿瘤营养治疗指南 [M]. 北京：人民卫生出版社，2015.

[154] Cataldo C B, DeBruyne L K, Whitney E N. Nutrition and diet therapy: principles and practice [M]. West Publishing Company, 1992.

[155] Delegge M H. Practical nutritional support techniques [J]. Gastroenterology, 2004, 127 (2): 685.

[156] Anderson K R, Norris D J, Godfrey L B, et al. Bacterial contamination of tube-feeding formulas [J]. Journal of Parenteral and Enteral Nutrition, 1984, 8 (6): 673－678.

[157] Rock C L, Doyle C, Demark-Wahnefried W, et al. Nutrition and physical activity guidelines for cancer survivors [J]. CA: a cancer journal for clinicians, 2012, 62 (4): 242－274.

[158] DiBaise J K, Scolapio J S. Home parenteral and enteral nutrition [J]. Gastroenterology Clinics of North America, 2007, 36 (1): 123－144.

第十一章　衰老相关疾病

第一节　骨质疏松症

一、概述

（一）定义

骨质疏松症（Osteoporosis，OP）是一种以骨量低下、骨微结构损坏、骨脆性增加、易发生骨折为特征的全身性骨病。

（二）分类

1. 原发性骨质疏松症

（1）Ⅰ型：即绝经后骨质疏松症，一般发生在妇女绝经后5～10年，为高转换型骨质疏松症，即骨吸收和骨转换均很活跃，但以骨吸收为主，发生部位多见于脊柱和桡骨远端。

（2）Ⅱ型：老年性骨质疏松症，一般指老年人70岁后发生的骨质疏松，为低转换型骨质疏松症，即骨吸收和骨转换均很活跃，但以骨吸收为主，主要发病部位为椎体和髋骨。

2. 继发性骨质疏松症

继发性骨质疏松症指由任何影响骨代谢的疾病和（或）药物导致的骨质疏松。

3. 特发性骨质疏松症

特发性骨质疏松症包括青少年骨质疏松症（主要发生在8～14岁青少年，多受遗传因素影响，女性多于男性），青壮年成人骨质疏松症，妊娠妇女、哺乳期女性的骨质疏松症。

（三）诊断

临床上用于诊断骨质疏松症的通用指标是发生脆性骨折、骨密度低下。脆性骨折即非外伤或轻微外伤发生的骨折，这是骨强度下降的明确体现，也是骨质疏松症的最终结果及合并症。无论骨密度值高低，发生脆性骨折即可诊断为骨质疏松。骨密度检测通常采用双能X线吸收测定法（DXA）。

绝经后妇女、50岁及以上男性依据测定的T值进行诊断。T值是将受试者的骨密度值与一个正常参考人群的平均峰值骨密度和标准差比较，计算公式：

T值=（测定值−骨峰值）÷正常成人骨密度标准差

儿童、未绝经妇女及50岁以下男性用Z值表示其骨密度，计算公式：

Z值=（测定值−同龄人骨密度均值）÷同龄人骨密度标准差

参照世界卫生组织在1998年和2004年发布的骨质疏松症的诊断标准，基于DXA测定，骨密度值低于同性别、同种族正常成人的骨峰值不足1个标准差为正常；降低1～2.5个标准差为骨量低下（骨量减少）；降低程度≥2.5个标准差为骨质疏松；骨密度降低程度符合骨质疏松诊断标准，同时伴有一处或多处骨折时为严重骨质疏松。

必要时，应进行椎体影像学检查以诊断无症状椎体骨折。由于大多数患者首次腰椎骨折时往往无症状，因此诊断常常被延误。发生椎体骨折可以直接诊断为OP并启动抗骨质疏松药物治疗。

（四）临床表现

1. 疼痛

疼痛是原发性骨质疏松症最常见、最主要的症状，当骨量丢失12%以上时即可出现骨痛，以腰背痛多见，疼痛沿脊柱向两侧扩散，晨起时最明显，弯腰、肌肉运动、咳嗽等时加重，以后腰背痛可转为持续性。其他依次为膝关节、肩背部、手指、前臂、上臂，主要是由骨转换过快，骨吸收增加，骨小梁破坏、消失及骨膜下皮质骨的破坏引起。

2. 身长缩短或驼背

身长缩短或驼背多在疼痛后出现。脊椎椎体前部多由骨松质组成，而且此部位是身体的支柱，负重量大，尤其第11、12胸椎及第3腰椎，骨质疏松时椎体骨量丢失明显，骨小梁变细，数量减少，强度减弱，易致椎体变形，使脊椎前倾，背曲加剧，形成驼背。随着年龄增长，骨质疏松加重，驼背曲度加大，使关节挛拘显著。正常人每一椎体的高度约为2cm，老年人骨质疏松时椎体压缩，每一椎体缩短约2mm，身长平均缩短3～6cm。

3. 骨质疏松性骨折

骨质疏松性骨折是退行性骨质疏松最常见和最严重的并发症，有时可因轻微活动，如咳嗽、打喷嚏、下楼梯等发生骨折。骨折不仅增加患者的痛苦，加重经济负担，而且严重限制患者活动，甚至缩短寿命。据我国统计，老年人骨折发生率为6.3%～34.4%，尤以高龄（>80岁）女性老年人为甚。骨质疏松性骨折多由轻度外伤引起，一般骨量丢失20%以上时易发生骨折。骨折好发部位为胸椎体、桡骨远端和股骨颈部位。髋部骨折危害最大，据报道，50%会致残，病死率可达10%～20%，椎体骨折可引起驼背和身材变矮。

4. 内脏功能障碍

胸、腰椎压缩性骨折，脊柱后弯，胸廓畸形，使肺活量和最大换气量显著减少，患者往往会出现胸闷、气短和呼吸困难等症状。另外，胸廓的变形还可影响消化系统和血液循环系统的正常活动，出现腹胀、便秘等。

（五）流行趋势

1. 国外流行趋势

据2010年《欧盟骨质疏松医疗管理、流行病学与疾病负担报告》，共有2200万女性和500万男性患有骨质疏松；50岁以上人群女性患病率为22.1%，男性患病率为6.6%，总人群患病率为5.5%；60～64岁女性患病率为10.2%，男性患病率为5.8%；70～74岁女性患病率为18.9%，男性患病率为7.8%；80岁及以上女性患病率为36.8%，男性患病率为16.6%。

2. 国内流行趋势

2009年国际骨质疏松症基金会首次针对亚洲14个国家的人群的骨骼健康状况和骨质疏松症进行的综合性研究报告显示，中国骨质疏松症或低骨密度患者2020年将达到2.866亿，2050年上升至5.333亿。我国2015年一项回顾性研究分析数据显示，40～50岁年龄段，女性骨质疏松发病率为6.37%，男性发病率为4.11%；50～60岁年龄段，女性发病率为21.75%，男性发病率为12.90%；60～70岁年龄段，女性发病率为46.38%，男性为19.90%。70～80岁年龄段，女性发病率为64.32%，男性发病率为28.97%；80～90岁年龄段，女性发病率为76.74%，男性发病率39.78%。

二、营养与骨质疏松

（一）营养素与骨质疏松

1. 钙与骨质疏松

钙是体内最丰富的矿物质，其中99%的钙储存在骨骼中，是形成骨骼的主要矿物质，对于预防和治疗骨质疏松至关重要。钙主要在小肠部位吸收，特别是十二指肠和空肠近端。通常4小时内完成钙的吸收，骨骼快速生长期的儿童，钙吸收率可达75%，成人降低到30%。骨骼成熟时所达到的骨峰值，是防止骨质疏松危险性的主要因素。峰值骨量增加10%，可使骨质疏松导致的骨折发病率降低50%。成人钙的推荐量为800mg/d，青春期的女孩、孕妇和哺乳期妇女、未服用雌激素的绝经后女性，以及50岁以上的男性和女性的钙需求量较成人高。鉴于我国居民钙摄入量普遍偏低，仅达推荐摄入量的50%左右，在儿童青少年时期，应加强高钙食品（如牛奶）或钙强化剂的摄入，以尽量提高峰值骨量，预防和延缓成年后骨质疏松症的发生；在成年和老年时期，应多摄入钙质，延缓骨钙的丢失；对于已经患有骨质疏松者，单纯补钙不能起到治疗的效果。

2. 蛋白质与骨质疏松

动物蛋白摄入量对骨密度的影响具有双重性，适量的蛋白质有利于钙的吸收，摄入蛋白质过多或过少均对骨健康不利。研究提示，高蛋白质摄入与髋骨骨折有关，蛋白质消耗量大，特别是肉类和乳制品来源蛋白质的消耗量大的国家，其髋骨骨折更为常见。原因可能是，高蛋白质饮食使肾小管对钙的重吸收率降低，增加尿钙的排泄，从而影响骨小梁相对面积和骨小梁数量，使得骨密度下降，长期下去会导致骨质疏松。随着我国居民生活水平的日益提高以及饮食结构的改变，高蛋白质膳食对骨骼健康的危害更值得关注。目前我国 2013 版 DRIs 针对健康老年人的蛋白质推荐量按 1g/（kg·d）计算，女性 RNI 为 55g/d，男性 RNI 为 65g/d，从预防肌衰症、改善骨健康的角度，蛋白质的推荐量应维持在 1.0～1.5g/（kg·d）。植物性蛋白，特别是大豆蛋白对骨健康有益。Horiuchi 等评价了大豆蛋白摄入对绝经后妇女骨密度及骨生化指标的影响，大豆蛋白摄入量与腰椎骨密度显著正相关，大豆中含有异黄酮类物质，该物质具有雌激素样化学结构，具有潜在的预防骨质疏松的作用。动物蛋白和植物性蛋白摄入比例应保持在适宜范围内。Sellmeyer 等对 1035 名年龄大于 65 岁的白人妇女进行的队列研究发现，动物蛋白与植物性蛋白摄入量比值高者，比比值低者股骨颈骨量丢失加速，且有更高的髋部骨折率。

3. 维生素 D 与骨质疏松

维生素 D 可与肠黏膜细胞中特异性受体结合，促进肠黏膜上皮细胞合成钙结合蛋白，从而有利于钙在肠道的吸收；可促进肾近曲小管对钙的重吸收；可促进成骨作用，使骨钙沉积。摄入充足的维生素 D 是有效预防和治疗骨质疏松的基础。维生素 D 属于脂溶性维生素，过量摄入有中毒的风险，但准确的中毒剂量还不清楚，其适宜的摄入量目前也存在争议。最近一项调查强调维生素 D 缺乏症是一种广泛分布的流行病。国内维生素 D 推荐摄入量：65 岁以下人群为 10μg/d（400IU/d），65 岁以上人群为 15μg/d，可耐受最高摄入量为（UL）50μg/d。美国推荐每日 400～800IU 维生素 D 可保证骨健康，也可通过每日 15 分钟的日晒，保证个体通过皮肤合成同样数量的维生素 D。但就目前的居住条件来看，通过日晒获得充足的维生素 D 是不实际的。另外，老年人通过日晒合成维生素 D 的能力是年轻人的一半，过度日晒可能增加其患皮肤癌的风险。

4. 脂肪与骨质疏松

钙在被吸收入血前，首先会溶于酸性的消化液并与脂类结合。只有通过这种形式钙才能被胃黏膜吸收并进入循环系统。但过多的脂肪摄入将会出现相反的效果，即钙和磷的流失，随之带来骨减少。目前，我国居民的食用油脂主要为大豆油、花生油、玉米油，这些油脂富含 ω－6 多不饱和脂肪酸而几乎不含 ω－3 多不饱和脂肪酸，ω－3 多不饱和脂肪酸主要包括 ∂－亚麻酸、二十碳五烯酸（EPA）、二十二碳六烯酸（DHA）等。这种食用油习惯导致膳食结构中，ω－3 多不饱和脂肪酸的消费量太少。因此，推荐每周至少进食富含 ω－3 多不饱和脂肪酸的鱼类 2 次，或服用鱼油类膳食补充剂，既有益于心脏健康，也对骨骼健康有益。

5. 维生素C与骨质疏松

维生素C作为一种重要的还原剂，在骨盐代谢及骨质生成中具有重要作用，是胶原质成熟必需的物质，胶原蛋白结构及数量的改变与骨质疏松的发生发展、严重程度密切相关。一方面，维生素C可以刺激成骨细胞和提高钙吸收，促进钙盐沉积。维生素C缺乏会引起胶原合成障碍，可致骨有机质形成不良而导致骨质疏松。流行病学研究表明，维生素C和骨质量之间有正向相关。另一方面，维生素C作为预防和治疗儿童铅中毒的药物之一，在肠道内能与铅结合形成溶解度较低的抗坏血酸铅，可降低铅的吸收，减轻或消除铅对成骨细胞功能的抑制，从而避免重金属铅引起的骨骼代谢异常。维生素C最好的来源是柑橘类水果，每日60mg维生素C是预防坏血病的最小需要量，但不足以获得维生素C可能带来的其他方面的益处。理想情况下，每日应摄入100mg维生素C。

6. 维生素K与骨质疏松

尽管对于维生素K，人们更多的是关于凝血方面的研究，但它在骨钙素的合成过程中同样起到重要作用，是构建骨的重要组成部分。维生素K可以介导钙与蛋白质在骨形成基质上合成羟基磷灰石结晶，对于骨折愈合也是必需的。观察性研究表明，女性血清维生素K浓度较高者，骨密度也较高，经常骨折的患者血清维生素K浓度较低。成人每日膳食维生素K的需要量为80μg。维生素K由肠道细菌产生。深绿色蔬菜富含维生素K，由于维生素K为脂溶性维生素，与少量脂肪和植物油一起食用会促进其吸收。

（二）食物与骨质疏松

1. 奶及奶制品与骨质疏松

奶及奶制品指牛奶、羊奶等鲜奶，以及以其为主要原料经过加工制成的各种食品。目前，人们普遍认为奶及奶制品是钙的最好来源。牛奶酪蛋白水解会产生在中性或者碱性环境下阻止磷酸钙沉淀的磷酸肽，从而保持溶解钙在一个较高水平，促进钙的吸收利用。此外，乳糖也会起到帮助肠道吸收钙的作用。研究发现，在排除其他钙补充剂等的干扰后，摄入一定量的奶制品能增加骨强度，尤其是女性人群，高摄入者的骨强度显著高于低摄入者，奶制品的摄入量与骨强度呈正相关。因此，充足的奶制品摄入十分重要，尤其是低脂奶、高钙奶和硬奶酪，奶酪越硬，所含的钙就越多，软奶酪往往强化了钙元素。对于乳糖不耐受的人，可以选用硬奶酪、酸奶和一些特殊加工的低乳糖奶制品。

2. 大豆及豆制品与骨质疏松

常见的大豆包括黄豆、黑豆、青豆等，富含钙、铁、维生素B_1、维生素B_2、维生素E等，其中特殊的营养成分——大豆异黄酮具有弱雌激素作用，能够与雌激素受体结合，表现出两种重要的生物学活性：雌激素活性和抗雌激素活性。对于雌激素水平低者，大豆异黄酮表现为弱雌激素作用，与成骨细胞内的雌激素受体结合，加强成骨细胞的活性，促进骨基质的产生、分泌和骨矿化过程，可预防骨质疏松症的发生，同时减轻一些与雌激素水平降低有关的疾病，如更年期综合征、动脉粥样硬化及细胞衰老等；对于雌激素水平较高者，它表现为抗雌激素作用，当异黄酮与雌激素受体结合后，更具活性的体内雌激素不能再与之结合产生激素效应，避免了过多的雌激素对细胞的破坏，对与雌激素有关的乳腺癌、子宫出血等疾病有一定的抑制作用。大豆异黄酮是纯天然食品成分，对人体没有任何副作用，对于那些不适于用雌激素治疗或不愿接受雌激素疗法的骨质疏松症患者来说，服用异黄酮是一个较好的方法。亚洲国家食用大豆有近五千年的历史，同美国及欧洲国家相比，亚洲妇女患骨质疏松症的比例较低，说明大豆中含有抑制骨质丢失的成分。临床已采用人工合成的异丙黄酮治疗骨质疏松症，效果明显，对于广大妇女，异黄酮还起到预防和保健作用。

3. 新鲜蔬菜、水果与骨质疏松

新鲜蔬菜和水果富含多种矿物质、微量元素、维生素、植物化学物及膳食纤维，其与骨质疏松也有密切的联系。Zalloua 等报道，每周摄入 250g 水果就可以明显地增加男性和女性的骨密度。水果中矿物质含量丰富，其中尤以钾含量较多。钾可以降低骨的脱钙作用，减少尿钙的排出，从而有效防止骨质疏松的发生。此外，水果中含有丰富的维生素。研究证实，维生素 C 可以促进钙的吸收；深色蔬菜富含 β-胡萝卜素、B 族维生素、叶酸及矿物质，它们与机体骨代谢密切相关。国内也有研究发现，绝经后妇女骨质疏松症（PMOP）人群水果和蔬菜的日均摄入量低于对照人群，表明多吃蔬菜和水果可能有益于预防骨质疏松。但这种相关性的结论并不一致，M. Hamidi 认为对于绝经期女性，蔬菜、水果在预防骨质疏松性骨折、改善骨密度、减缓骨量丢失方面的作用并不明确，因目前的研究数量有限，仍存在设计或统计学方面的缺陷，还有待进一步的研究。

（三）膳食模式与骨质疏松

在膳食与疾病关系的研究中，传统的方法主要是探讨单一营养素或者食物与人体健康的关系，没有考虑营养素或食物之间的相互作用，具有一定的局限性。为了克服传统研究方法的不足，近年来使用膳食模式研究方法，对整体膳食进行分析，从而更全面实际地反映食物和营养素的综合效应，更有效地研究膳食与人体健康的关系。

膳食模式的分类目前尚无统一标准，因膳食分析方法不同而有所差异。近年来，膳食模式与骨骼健康之间的关系来越受到关注。一项针对北爱尔兰 20～25 岁青年人的研究显示，在 5 种膳食模式（健康型、传统型、精制型、社会型、富含坚果和肉制品型）中，采用富含坚果和肉制品型模式的女性较其他模式者有更高的骨密度和骨矿物质含量，精制型模式不利于男性的骨骼健康。一项来自韩国的研究发现，富含奶及奶制品的膳食相较于其他膳食模式（传统型、西餐型、零食型）更有利于促进骨骼健康。我国研究也显示，采用健康的膳食模式可以防止髋部骨折，高脂膳食模式会增加髋部骨折的危险性。但值得注意的是，有研究通过多因素回归分析发现，总的来说，体重与骨密度的关系最为密切，能解释其中的 23.3%，不同膳食模式只能解释 0.2%～0.3%，其解释能力同吸烟、体力活动水平相似。

已被广泛认同，但不同研究采用的方法各异，饮食习惯、人群、膳食调查方法的差异及分析过程的主观性都会对膳食模式的结果产生影响，因此得到的结论差异较大。目前，针对膳食模式还没有一种公认的最好的研究方法，所以很难面向公众提出膳食模式与健康的相关建议。

膳食模式研究方法还处在发展中。今后，应重点评价不同膳食模式研究方法的有效性和稳定性，进一步改善这些方法的使用性。随着研究的深入和统计方法的进步，更全面合适的膳食模式研究方法会运用于营养流行病学中，这将有助于理解和探索膳食在疾病发展过程中的重要性。

三、防治策略

根据中国《原发性骨质疏松症诊治指南（2011年）》，骨质疏松症的防治策略如下。

（一）基础措施

基础措施属于初级预防和二级预防，需要贯穿骨质疏松症预防和治疗的始终，即在骨质疏松症药物治疗和康复治疗期间依旧需要保持。

1. 调整生活方式

（1）选择高钙、低盐和适量蛋白质的均衡膳食。

（2）适当的户外活动和日照，有助于骨健康。

（3）避免嗜烟、酗酒，慎用影响骨代谢的药物。

（4）采取防止跌倒的各种措施，注意增加跌倒危险的疾病和药物。

（5）加强自身和环境的保护措施（包括各种关节保护器）等。

（6）评估患骨质疏松症及相关骨折的风险。

（7）推荐规律的负重及肌肉强化运动以改善身体的灵活性、力量及平衡性等。

2. 骨健康基本补充剂

（1）钙剂。成人每日钙摄入800mg（元素钙）是获得理想骨峰值、维护骨骼健康的适宜剂量。如果饮食中钙供给不足，可选用钙剂补充，绝经后妇女和老年人每日钙摄入推荐量为1000mg。目前的膳食营养调查显示，我国老年人平均每日从饮食中获钙约400mg，故平均每日应补充的元素钙量为500～600mg。钙摄入可减缓骨丢失，改善骨矿化。用于治疗骨质疏松症时，应与其他药物联合使用。目前尚无充分证据表明单纯补钙可以替代其他抗骨质疏松药物治疗。选择钙剂时要考虑安全性和有效性，高钙血症时应该避免使用钙剂。此外，应注意避免超大剂量补充钙剂潜在增加肾结石和心血管疾病的风险。

（2）维生素D。维生素D能够增加骨吸收，成人推荐剂量为400IU（10μg）/d，老年人因缺乏日照以及摄入和吸收障碍常有维生素D缺乏，故推荐剂量为400～800IU（10～20μg）/d。维生素D用于治疗骨质疏松症时，剂量可为800～1200IU，还可与其他药物联合使用。建议有条件的医院酌情检测患者血清25OHD浓度，以了解患者维生素D的营养状态，适当补充维生素D。国际骨质疏松基金会建议老年人血清25OHD≥30ng/ml（75nmo/L），以降低跌倒和骨折风险。此外，临床应用维生素D制剂时应注意个体差异。

（二）营养防治

国际骨质疏松基金会（IOF）《2015 年世界骨质疏松日报告》的主题为“健康营养，健康骨骼”，阐述了生命各个阶段的营养因素对肌肉与骨骼健康的影响。在生命各个阶段，骨骼的大小和骨质含量会有显著的变化，所以，在骨质疏松症的治疗和预防中特别强调年龄段。在生命最初 10～12 年中，骨量会不断增加，青春期骨量累积的速度加快，28 岁左右达到骨量峰值。此后骨量逐年下降，女性绝经后会经历几年的骨质流失加速期，直到老年后下降速度逐渐趋于平缓。骨骼在我们的一生中始终处于更新的状态，这个过程被称为骨再造循环，整个骨架每 10 年就会彻底更换一次。在生命各个阶段，依据不同的生理特点，我们要建立不同的骨健康相关目标以达到或保持最佳骨量。良好的营养，包括充足的钙、维生素 D 和蛋白质是在所有生命阶段建立和保持骨骼健康必不可少的条件。值得一提的是，70 岁以上的老年人通过综合治疗来延缓骨量丢失是可以办到的。

1．孕期与哺乳期

（1）孕期与哺乳期的骨健康目标。孕期营养的目的在于“抢得生命先机”。孕期营养摄取不足引起的早期发育不良与日后成年人后骨峰值和骨矿物质含量减少以及髋部骨折风险增加之间有直接的关系。

（2）重要营养素生理代谢特点及推荐量。大部分胎儿的骨骼发育发生在孕晚期，共需要 30g 钙质。孕期和哺乳期会发生一系列的适应性改变以保证胎儿生长、产奶、乳母骨重建过程中钙的供应。在孕期，血清 1,25－（OH）$_2$D 浓度的增加会使小肠对钙的吸收增加。西班牙研究人员探索了孕晚期钙摄取量与血清钙水平、过渡乳（哺乳期 13～14 天）和成熟乳（哺乳期 40 天）中钙质含量的关系。在怀孕或哺乳期间钙摄取量低的母亲（＜1100mg/d），血清钙和过渡乳中钙含量未发现下降，但成熟乳中钙含量相对较低。然而，其他研究表明，即便在钙摄取量很低的女性中，母乳的钙含量是独立于母体钙的摄取量的。哺乳期出现的生理机制会保证母乳中钙含量适合婴儿的生长。但出于对母亲和婴儿两者的健康考虑，孕期保证适宜的钙摄入是必要的。2013 年，WHO 针对孕妇钙补充剂的指南中提出，孕妇在怀孕第 20 周至分娩，应每日摄入钙 1500～2000mg，我国 DIRs 推荐孕中期开始每日钙的适宜摄入量为 1000mg。

相对于钙，维生素 D 更易缺乏，所以，妊娠期与子女骨骼发育最密切的微量营养素是维生素 D。研究报告显示，哺乳期母亲维生素 D 吸收与母乳维生素 D 浓度有关，但母乳中的维生素 D 对婴儿来说仍然是不够的。母亲孕期维生素 D 缺乏会影响新生儿钙稳态和胎儿骨骼发育，但这些影响在母亲膳食摄入钙和维生素 D 水平远低于推荐量时才会显现。目前，并不推荐孕妇补充维生素 D。

2．儿童青少年

（1）儿童青少年的骨健康目标。儿童青少年时期骨健康相关的主要目标是为未来蓄积骨量，实现骨峰值的最大潜力，塑造强壮的骨骼。在很大程度上，我们一生的骨骼健康在 20 岁以前就决定了。在儿童青少年时期是否采取健康的生活方式决定了一个人是否能实现其峰值骨量的最大潜力，峰值骨密度每增加 10%，可以使骨质疏松症的发生推后 13 年。人群中骨密度的差异高达 80%的因素来自遗传影响，不过，一些可变因素对孩子的骨骼生长轨迹也会有影响。美国儿科学在 2014 年发表的一份临床报告中指出了影响儿童青少年骨量累积的可改变因素：营养、运动与生活习惯、体重与组成、激素状态等。与骨健康密切相关的营养素主要有钙、维生素 D 和蛋白质。

(2) 重要营养素生理代谢特点及推荐量。钙缺乏与儿童软骨病、青春期生长突增时骨质疏松性骨折、青年期骨峰值不足有关。青春期生长突增时微量元素和蛋白质的需求量最高，以保证长期的骨生长和骨膜延伸。儿童青少年 80%的膳食钙来自奶及奶制品。法国、德国以及美国儿童青少年的奶及奶制品消费呈现下行趋势，同时伴随着含糖饮料消费的增加，这一点需要引起家长的注意。钙是一种存在阈值的营养素，满足各个时期生长发育的膳食钙的推荐量可参照《中国居民膳食营养素参考摄入量（2013 版）》，青春期的钙适宜摄入量为 1000~1200mg/d。

亚洲、欧洲、北美和大洋洲的报道显示，儿童中维生素 D 水平低是非常普遍的现象，即使是健康的儿童也普遍存在维生素 D 的轻度缺乏。儿童是维生素 D 缺乏的潜在高危人群，维生素 D 缺乏可使儿童易患佝偻病，引起生长迟缓和骨骼变形，并可能增加成人后骨质疏松及老年髋部骨折的危险性。儿童维生素 D 缺乏，首先因为所获得的有效日照不足，人体皮肤可在紫外线照射下合成维生素 D，但即使在阳光充沛的地区，如果大部分皮肤被衣服遮盖，不直接暴露在阳光下，合成维生素 D 的量也不足。防晒剂的使用也会影响对紫外线的吸收。其次，食物中维生素 D 严重不足，即使婴儿的最好食品——母乳，其维生素 D 也远远不能满足生理需要。母乳中维生素 D 约为 20IU/L，维生素 D 缺乏的母亲给婴儿提供的维生素 D 更少。目前在国际上得到较广泛公认的婴幼儿维生素 D 生理需要量为 400~800IU/d，我国推荐量为 10μg/d（400IU/d），按此计算，每天单纯靠摄入母乳满足对维生素 D 的需求是不可能的。而且，天然食物中极少含有维生素 D。研究表明，肥胖、甲状腺功能亢进的儿童，维生素 D 代谢也发生某些变化，造成维生素 D 缺乏。

儿童青少年处于生长发育期，新陈代谢旺盛，除了保证自身细胞的正常更新，还需要不断形成新的细胞组织以实现体格的增长变化。膳食蛋白质是形成骨基质的必需氨基酸来源。牛奶含有丰富的优质蛋白质，如酪蛋白和促进生长的乳清蛋白。有研究表明，与对照组相比，健康的孩子们在饮食中食用更多的牛奶，即摄入了额外分量的蛋白质。

3. 成人

(1) 成人骨健康目标。成年人时期需维持骨量，遏制骨质流失趋势。成人的主要目标是避免过早骨质流失，同时保持健康的骨骼。要想在成人期保持健康的骨骼，均衡饮食是必不可少的，需要继续保持丰富的钙、维生素 D 和蛋白质以及其他重要微量元素的摄入量。经常负重性运动对于确保成人骨骼健康非常重要。

(2) 重要营养素生理代谢特点及推荐量。基于钙平衡的研究证据，美国医学研究所推荐 50 岁以上的男性和女性每天应摄入钙 1000~1200mg 以保证骨质量，在特殊情况下可以额外增加 500mg 的钙摄入。我国正常 50 岁以上人群钙的推荐量为 1000mg/d。

钙首先要尽可能从食物中获取，在必要的时候通过补充剂来达到钙的推荐量。通过补充剂摄入过多的钙可能增加肾结石和心脏病的风险。

维生素D与骨骼、肌肉功能、平衡能力及降低跌倒风险都有关。一些对照试验证明了补充维生素D能够降低20%的跌倒风险，日照不足的人需要补充维生素D制剂。2009年，国际骨质疏松基金会公布了全球维生素D现状，维生素D水平较低的问题在世界各地非常普遍。对于普通人群，推荐600～800IU/d以降低骨折风险；日照较少和有肥胖问题的人，可以适当提高摄入量；大多数补充剂是以维生素D_3的形式组成的，相对于维生素D_2，可以保证更好的25－（OH）D浓度。同样也要防止维生素D摄入过多。维生素D补充剂需要每天、每周或者每月服用，应避免不连续的服用，因为这样同样会增加跌倒和骨折的风险。

营养不足和营养过剩：BMI是衡量人体胖瘦程度的一个标准，可用于评估骨质疏松症风险。通常认为18.5～23.5kg/m^2的BMI是最理想的。BMI过低或过高都是骨质疏松症的危险因素。最近的数据还表明，肥胖可预防骨质疏松症的说法是不可信的。全球女性骨质疏松症纵向研究（GLOW）报告显示，与非肥胖女性相比，骨折的肥胖女性住院治疗期更长，身体机能状态较差，且与健康相关的生活质量较差。

4. 老年人

（1）老年人骨健康目标。随着老年人口增多，骨折发生数量也在增加，因此保证良好的健康状态以最大限度地减少骨折非常重要。老年人骨健康的主要目标是预防和治疗骨质疏松症。充足的营养摄入有助于老年人对抗虚弱，减少跌倒和骨折。

（2）重要营养素生理代谢特点及推荐量。钙、维生素D和蛋白质相关的营养不良在老年人当中非常普遍，直接影响骨骼健康。主要原因：老年人机体功能退化，胃肠消化吸收能力减弱，导致其总体膳食能量摄入偏低，相应的含钙丰富的食物摄入减少，加之肠道对钙的吸收不足，最终导致钙摄入不足；另外，老年人活动能力减弱，或为了避免跌倒而长期在室内活动，较少接触阳光，皮肤合成维生素D的量和能力均下降，加之老年人肾脏代谢能力降低，维生素D转化为活性形式的数量减少，易造成维生素D的缺乏。

仅靠日照是不足以改善老年人维生素D水平的，单独服用钙或者维生素D补充剂对于降低老年人骨折风险效果有限，但两者结合使用效果较好，这点已在护理机构居住的老年人中被观察到。可能因为维生素D缺乏较为普遍，钙的摄入量也通常低于推荐量。65岁以上男性钙推荐量为1000mg/d，为预防和改善骨质疏松症，可适量增加；2011年内分泌学会专职小组发表了关于维生素D缺乏的评估、治疗以及预防的《临床实务指南》（Clinical Practice Guideline）。本指南对老年人的主要建议：年龄为50～70岁或者70岁以上的成年人每天需要维生素D至少600IU和800IU。然而，为了把血液中25－（OH）D的浓度提高到30ng/ml（75nmol/L）以上，可能需要每天补充至少1500～2000IU。另外，通过口服营养补充剂补充蛋白质对于住院患者和康复期患者短期改善健康结局是最有效的，但是长期服用对健康的影响因证据有限，尚未达成共识。目前我国老年人蛋白质推荐量按1g/（kg·d）计算，女性RNI为55g/d，男性RNI为65g/d，从预防肌衰症、改善骨健康的角度，蛋白质的推荐量应维持在1.0～1.5g/（kg·d）。

加强老年人营养状况的其他途径有待进一步研究。

（三）运动康复疗治

许多基础研究和临床研究证明，康复期运动是保证骨骼健康的措施之一，针对骨质疏松症制订的以运动疗法为主的康复治疗方案已被大力推广。运动可以从两个方面预防脆性骨折，即提高骨密度和预防跌倒。

运动治疗方案的制订遵循以下原则：个体原则、评定原则、产生骨效应的原则、运动强度和频率原则。众多的基础研究和临床研究建议高强度低重复的运动可以提高效应骨的骨量，因此建议：负重运动每周4或5次，抗阻运动每周2或3次。强度以每次运动后肌肉有酸胀和疲乏感，休息后次日这种感觉消失为宜。四肢瘫、截瘫和偏瘫的患者，由于神经的损伤和肌肉的失用容易发生继发性骨质疏松，这些患者应增强未瘫痪肢体的抗阻运动以及负重站立和功能性电刺激。《原发性骨质疏松症诊治指南（2011年）》中关于康复治疗仅给出了原则性指导，详细预防和治疗方案可参考《运动防治骨质疏松专家共识（2015）》。

（四）药物干预

骨质疏松症的治疗药物按其作用机制分成三大类，即促进骨矿化类药物、促进骨形成类药物和抑制骨吸收类的药物。抗骨质疏松药物有多种，目前国内已批准的治疗骨质疏松症的药物有双膦酸盐类药物（阿伦膦酸钠、依替膦酸钠、依班膦酸钠、利塞膦酸钠以及唑来膦酸）、降钙素、雌激素、选择性雌激素复合物（雷洛昔芬）。

一般来说，只有当骨密度丢失达到骨质疏松症的诊断区域时，才开始治疗。作为特殊的情况，即由更年期等骨代谢以外的原因引起的骨质疏松，施行激素补充疗法。在启动药物治疗前需要排除继发性骨质疏松症的可能性，并完成骨折风险评估、病史采集、体格检查、BMD及椎体影像学检查、骨转换标志物测定等。具备以下情况之一者，需考虑药物治疗：①确诊骨质疏松症患者（骨密度：$T\leqslant -2.5$），无论是否有过骨折；②骨量低下患者（骨密度：$-2.5<T\leqslant -1.0$），并存在一项以上骨质疏松危险因素，无论是否有过骨折；③无骨密度测定条件时，具备以下情况之一者，也需考虑药物治疗：已发生过脆性骨折，OSTA筛查为“高风险”，FRAX工具计算出髋部骨折概率=3%或任何重要的骨质疏松性骨折发生概率=20%。

（五）特殊疾病者骨质疏松预防策略

1. 炎症性肠病骨质疏松预防策略

炎症性肠病（Inflammatory Bowel Disease，IBD）是指一系列以肠道炎症为特点的疾病，最常见的此类病症是克罗恩病和溃疡性结肠炎，前者可引起整个小肠和大肠的溃疡，后者通常会导致大肠的下部溃疡。多项因素可能会导致IBD患者骨损失和脆性骨折的风险增加：饮食及营养状况不良，受损肠道营养吸收不良（包括钙、维生素D、蛋白质），手术切除部位小肠、为缓解炎症的糖皮质激素药物治疗、胃肠疾病诱发的激素修饰、炎症过程中的细胞因子释放等。骨质疏松症患者的总体护理策略中应当涵盖骨质疏松症的预防措施，包括通过膳食或保健品确保摄取充足的钙和维生素 D。其他防治骨质流失的措施包括避免过量饮酒和吸烟、进行定期的负重运动。对某些患者，如长期进行糖皮质激素治疗的老年患者以及曾经历脆性骨折的患者，可以遵照医嘱，服用治疗骨质疏松症的药物。

2. 乳糖消化不良和不耐受骨质疏松预防策略

乳糖消化不良指无法消化吃进去的全部乳糖，原因是乳糖分解酶不足，这种酶在小肠中产生，负责将乳糖（牛奶中发现的主要糖类）分解成更简单的糖，然后被人体吸收。乳糖不耐受指因为无法消化乳糖而导致的腹部症状（如绞痛、腹胀）。

美国国家卫生研究院（NIH）称，乳糖不耐受并不必从饮食中排除所有乳制品。一些有这种疾病的人可以喝少量牛奶而不会出现任何症状，或可选择低乳糖牛奶。带有活性益生菌的酸奶通常是可耐受的，因为益生菌可以产生乳糖酶。一些硬质奶酪含有的乳糖量几乎可以忽略，也是很好的选择。另一种选择是在食用乳制品时，加入乳糖酶滴剂，或者服用乳糖酶片剂。其他食品也可以是钙的良好来源，如绿叶蔬菜、坚果。乳糖不耐受的人应该向营养医生咨询，讨论保证摄取充足的钙质的最佳途径，最好可以通过饮食，如有必要，可食用营养补充剂。

3. 乳糜泻骨质疏松预防策略

乳糜泻（Celiac Disease，CD）是一种通过基因遗传的自身免疫性疾病，病理表现为小肠内壁绒毛细胞损伤，其特征是对小麦、黑麦和大麦等谷物中的麸质（蛋白质组）不耐受，有时也被称为口炎性腹泻、麸质敏感性肠病或麸质不耐受，发病率为 0.5%～1%。症状包括腹泻、体重减轻、贫血、疲劳、肌痉挛和营养不良。该病症可通过严格遵守无麸质饮食来控制。患有乳糜泻的人如果未得到确诊或控制不良，由于从食物中吸收的营养（包括钙和维生素 D）不足，可能导致患骨质疏松症的风险增加，有时还会引起营养不良。通常情况下，乳糜泻在骨质疏松症患者中的发病率高于其他人群。2014 年，英国胃肠病学会（BSG）发表了关于成人乳糜泻诊断和治疗的指导方针，与骨骼健康相关的建议包括：骨质疏松症高危人群或者年龄 55 岁以上的患者，应在规定饮食一年后测定骨密度；患有乳糜泻的成年人患者每天应摄取至少 1000mg 的钙；无麸质饮食是预防骨质疏松症的核心管理策略。

第二节　肌衰症

一、概述

肌肉衰减综合征，简称肌衰症，是与增龄相关的进行性骨骼肌量减少，伴有肌肉力量和（或）肌肉功能减退的综合征。随着我国人口快速老龄化和生活方式转变，老年人肌衰症的发病率预计会有较快增长。老年人肌衰症会影响其生活自理能力和多种疾病的预后，致使老年人发生骨折、跌倒的风险增加，严重影响其生活质量。营养和运动治疗是防治肌衰症的有效手段。充分认识肌衰症并开展积极防治，对改善老年人生活质量、降低并发症具有重要意义。

（一）定义、病因及诊断标准

1. 定义

1989 年，Rosenberg 首次提出"肌衰症"一词，其后 Evans 和 Campbell 描述它为与年龄相关的身体成分和功能异常的老年综合征。2010 年，欧洲老年人肌衰症工作组（European Working Group on Sarcopenia in Older People，EWGSOP）正式将其定义为"老年人骨骼肌质量和（或）骨骼肌力量、功能下降的一种综合征，并伴有躯体残疾、生活质量差及死亡等不良结局的风险"。

肌衰症是随年龄增加而逐渐出现的一种生理性改变。人体在 40 岁左右开始出现肌肉量的减少，在 70 岁以前每十年大概会丢失 8%，此后肌肉丢失的速度明显增快，可达每十年 15%。有文献报道：在 60～70 岁的人群中，肌衰症的发生率为 5%～13%，而在 80 岁以上的人群中则为 11%～50%。研究表明，老年人肌衰症患者发生代谢综合征的风险明显升高，发生肢体残疾的风险较普通人群高 3～4 倍；肌衰症还可导致骨质疏松的风险增加，是老年人跌倒和死亡的独立危险因素。

2. 病因

肌衰症是一种老年综合征，其致病原因错综复杂。根据病因，一般将肌衰症分成两类，即原发性肌衰症和继发性肌衰症。由增龄而非其他原因所致的老年性肌衰症，通常是原发性的；若由一个或多个确切病因所导致的，则为继发性的。继发性肌衰症又可进一步分成活动相关肌衰症（由卧床、静坐生活方式、失重环境引起）、疾病相关肌衰症（与器官功能衰竭、炎症性疾病、恶性肿瘤或内分泌疾病相关）、营养相关肌衰症（由能量蛋白质摄入不足引起，如吸收不良、胃肠疾病、服用导致厌食的药物等）。

3. 诊断标准

不同种族肌衰症的诊断标准有所差异，目前我国尚无统一的诊断标准。2010 年，欧洲老年人肌衰症工作组提出了目前广泛使用的肌衰症诊断标准。诊断肌衰症要测定肌肉质量、肌肉力量和躯体功能，肌肉质量较同种族、同性别的年轻人下降 2 个标准差（SD）为截点；肌肉力量鉴于握力方便易测量，且与全身其他部位的肌肉力量有很好的相关性，推荐以握力为测定肌肉力量的指标；躯体功能以寻常步速为测量指标。亚洲肌衰症工作组（AWGS）也采用了类似的诊断标准。但亚洲人群的肌衰症相关研究刚刚起步，已完成的肌衰症相关研究多未采用现代肌衰症的诊断标准，在研究设计和选取指标方面尚缺乏统一的标准，因而尚无统一的诊断截断值。

（二）危害

1. 直接危害

肌衰症可影响机体的免疫力、运动功能和日常生活能力，与老年人的功能状态和生活质量密切相关。肌衰症对老年人健康的影响是多方面的，取决于肌肉减少的数量和程度。当肌肉组织减少10%时，可引起免疫功能降低而增加感染的风险；当肌肉组织减少20%时，可出现肌肉无力而导致日常生活能力下降，老年人的骨质疏松、骨折风险上升，伤口愈合延迟；当肌肉组织减少30%时，可出现肌肉功能进一步严重下降而致残，生活需要照顾，患者会虚弱得不能独立坐起，伤口不能愈合，很容易发生压疮和肺炎；当肌肉组织减少40%时，机体死亡风险明显增加，如死于肺炎。

2. 间接危害

与肌肉流失相伴的常常还有机体脂肪含量的逐渐增加，即肌衰症性肥胖。随着年龄增长，老年人体重可能不会下降，甚至会有所上升，但肌肉量却逐渐减少。目前国内尚缺乏对肌衰症性肥胖相关危害的研究。

肌衰症不但会影响老年人的生活自理能力，还会诱发其他疾病。肌衰症会导致2型糖尿病、肥胖等代谢综合征的发病率上升，也会导致骨质疏松、骨折风险上升。同时在已有疾病卧床期间发生的肌衰症，会影响疾病预后，使住院期延长。

（三）流行趋势

由于缺乏肌衰症的统一定义及诊断共识，国内外研究采用的测量方法不同，研究人群的年龄结构、性别、种族及生活环境有所差异，已发表的数据显示，各地区肌衰症发病率差异较大。总体来说，肌衰症在老年人群中发病率为10%～20%。随年龄增长，发病率增高，并且男性发病率高于女性。亚洲研究数据显示，不同国家差异较大，一般在10%～50%。

国内的流行病学调查资料较少，一项依据亚洲肌衰症工作组的诊断标准的最新研究表明，我国老年人肌衰症的发病率存在城乡差异，城市老年人发病率约为7%，农村地区老年人约为13%。随着我国人口老龄化加剧以及城市化、工业化带来的生活方式改变，肌衰症的发病率预计会快速增长。

（四）影响因素

1. 年龄

随着年龄增加，老年人各个系统和器官功能会逐渐减退。骨骼肌肉系统的表现尤为突出。受机体激素水平的变化影响，蛋白质合成速度下降，蛋白质分解速度却在随年龄增长而加快。与此同时，线粒体染色体损伤、钙损稳态失衡、自由基氧化损伤等一系列损伤累积，导致骨骼肌的修复受损、神经-肌肉功能衰退和运动单位重组，使肌肉细胞凋亡增加。随年龄增加，人体摄入的蛋白质不能高效地用于肌肉合成，加之疾病等影响，最终导致肌肉量的流失。

2. 营养状况

充足的能量、蛋白质，尤其是优质蛋白质，是肌肉蛋白质合成的物质基础。机体从食物中吸收的蛋白质可促进其自身肌肉蛋白质的合成。然而，随年龄增加，老年人牙齿逐渐脱落，对食物的咀嚼吞咽效率降低；味觉、嗅觉及对食物刺激产生生理反应的敏感性下降；加之老年人胃肠消化吸收功能减退，致使老年人食欲下降，饭量减少；机体对蛋白质等营养物质的消化吸收能力下降，致使许多老年人由于蛋白质摄入不足，导致肌肉质量和力量明显下降。脂肪酸、维生素D、维生素E、维生素C、类胡萝卜素和硒等也都与肌衰症的发生密切相关。

3. 身体活动水平

随着城市化和工业化的加速，人们身体活动的总水平呈下降趋势，日常生活中静态行为时间逐年上升。身体活动减少本身会引起肌肉蛋白合成刺激减少，并且会使肌肉细胞对胰岛素、睾酮、肾上腺皮质激素和生长激素等合成激素的反应敏感性降低。老年人由于常常受多种疾病影响，身体活动是各年龄组最少的，静态行为（久坐）时间却是各年龄组最多的，这是导致老年人肌衰症发生的重要因素。

4. 疾病状态

消耗性疾病，如大面积创伤，会增加肌肉的分解代谢，从而引起肌衰症的发生。另外，骨折、残疾等引起机体活动减少的疾病也会导致肌肉流失和肌力减退。

一些慢性疾病，如2型糖尿病、慢性心力衰竭、慢性阻塞性肺疾病、慢性肾脏疾病、关节炎以及恶性肿瘤，也会引起肌衰症发生。此外，一些激素失调疾病，如甲状旁腺激素水平过高，也会引起肌肉分解加快。

5. 其他

前瞻性队列研究表明，吸烟、饮酒、缺乏身体活动等不良生活习惯是肌衰症发生的重要因素。一些药物因素也会影响老年人的肌肉力量。肌衰症的发生还与遗传因素有关。

二、营养与肌衰症

充足的蛋白质和能量摄入结合适宜的运动是预防和治疗肌衰症的核心组成部分。参照《肌肉衰减综合征中国专家共识》，营养对肌衰症的作用主要体现在以下几个方面。

（一）蛋白质与肌衰症

1. 蛋白质摄入量

蛋白质摄入量与肌肉的质量和力量呈正相关。机体从食物中吸收的蛋白质可促进其自身肌肉蛋白质合成。老年人膳食中蛋白质的摄入量与肌衰症的发生呈负相关。相较于一般成人，老年人蛋白质需要量更高。欧洲肠外肠内营养学会推荐：健康老年人每日蛋白质适宜摄入量为1.0～1.2g/kg，急、慢性病老年患者为1.2～1.5g/kg，其中优质蛋白质最好占一半。

2. 蛋白质来源及种类

动物蛋白如牛肉和乳清蛋白增加机体肌肉蛋白质合成以及瘦体重的作用比酪蛋白或优质植物性蛋白（大豆分离蛋白）更强。必需氨基酸是促进肌肉合成的主要诱导物，亮氨酸则是这些氨基酸中最有效的。乳清蛋白富含亮氨酸和谷氨酰胺，亮氨酸促进骨骼肌蛋白合成的效果最强，谷氨酰胺可增加肌肉细胞体积，抑制蛋白分解。因此，乳清蛋白是所有蛋白质中促肌肉合成效果最好的。

3. 蛋白质三餐分配

研究显示，将蛋白质均衡分配到一日三餐比集中在晚餐能获得更大的肌肉蛋白质合成率。当每餐蛋白质含量少于20g时，老年人肌肉蛋白质的合成速度会比成人慢。

4. 蛋白质消化利用率

体内蛋白质消化利用率会影响肌肉蛋白质合成。如进行抗阻锻炼后给予含有乳清蛋白和酪蛋白的牛奶，其消化利用率高于含有大豆蛋白的豆浆。为预防肌衰症，建议给老年人提供充足的、易于消化吸收的优质蛋白质。

（二）其他营养素与肌衰症

其他营养素如碳水化合物、n－3系列脂肪酸、维生素D、微量元素（钙、硒等）及一些抗氧化营养素（如维生素E、维生素C、硒等）摄入不足会直接或间接导致肌衰症的发生。

长链多不饱和脂肪酸通过增加抗阻运动及与其他营养物质联合使用可延缓肌衰症的发生。研究表明，在力量训练中补充鱼油能使老年人肌力和肌肉蛋白的合成能力显著提高，但单纯补充鱼油没有效果。

队列研究显示，65岁的老年人血清基线维生素D水平低，与其活动能力降低、握力和腿部力量下降、平衡能力降低等密切相关。血清25－（OH）D小于50ng/ml与低瘦体重、低腿部力量存在明显正相关关系。

维生素C与某些氨基酸的合成有关，缺乏可能影响身体活动能力，严重的可发展成贫血。

血清维生素E浓度低与老年人虚弱、身体活动能力与肌肉力量的下降有关，血清维生素E浓度低于25μmol/L的老年人3年内身体活动能力下降的风险增加62%。

血浆中硒浓度降低是老年人骨骼肌质量和强度下降的独立危险因素，膳食硒摄入量与老年人握力呈正相关。老年女性中虚弱者较非虚弱者的血浆硒浓度更低。

三、防治策略

（一）营养干预

营养对肌衰症的治疗至关重要，尤其是老年人在活动受限、残疾、虚弱或疾病的情况下时。参照《肌肉衰减综合征中国专家共识》的推荐意见，肌衰症的营养干预如下。

1. 蛋白质

（1）食物蛋白质能促进肌肉蛋白质的合成，有助于预防肌肉衰减综合征。

（2）老年人蛋白质的推荐摄入量应维持在1.0～1.5 g/（kg·d），优质蛋白质比例最好能达到50%，并均衡分配到一日三餐中。

（3）富含亮氨酸等支链氨基酸的优质蛋白质，如乳清蛋白及其他动物蛋白，更有益于预防肌肉衰减综合征。

2. 脂肪酸

（1）对于肌肉量丢失和肌肉功能减弱的老年人，在控制总脂肪摄入量的前提下，应增加深海鱼油、海产品等富含 n−3 多不饱和脂肪酸的食物摄入。

（2）推荐 EPA+DHA 的 AMDR 为 0.25～2.00 g/d。

3. 维生素 D

（1）有必要检测所有肌肉衰减综合征老年人体内维生素 D 浓度，当老年人血清 25−（OH）D低于正常值范围时，应补充。

（2）建议维生素 D 的补充剂量为 15～20 μg/d（600～800IU/d）。维生素 D_2 与维生素 D_3 可以替换使用。

（3）增加户外活动有助于提高老年人血清维生素 D 浓度，预防肌肉衰减综合征。

（4）适当增加海鱼、动物肝脏和蛋黄等维生素 D 含量较高的食物摄入。

4. 抗氧化营养素

（1）鼓励增加深色蔬菜和水果以及豆类等富含抗氧化营养素的食物摄入，以减少肌肉有关的氧化应激损伤。

（2）适当补充含多种抗氧化营养素（维生素 C、维生素 E、类胡萝卜素、硒）的膳食补充剂。

5. 口服营养补充（ONS）

（1）口服营养补充（ONS）有助于预防虚弱老年人的肌肉衰减和改善肌肉衰减综合征患者的肌肉量、强度和身体组分。

（2）每天在餐间、餐时或锻炼后额外补充 2 次营养制剂，每次摄入 15～20 g 富含必需氨基酸或亮氨酸的蛋白质及 200 kcal（836.8 kJ）左右的能量，有助于克服增龄相关的肌肉蛋白质合成抗性。

（二）运动

身体活动减少会导致老年人肌衰症的发生。在平衡膳食的基础上进行运动可预防和控制肌衰症。系统综述显示，中−高强度抗阻运动持续 3～18 个月可增加 60～95 岁老年人的肌肉质量和力量，改善身体功能。随机对照研究结果显示，中等强度的综合运动同时补充必需氨基酸或优质蛋白质可显著增加肌衰症患者的腿部肌肉量和力量，改善身体功能，效果优于单纯运动或单纯营养干预。足量的身体活动可降低肌衰症发生风险，而且能使部分肌衰症状况恢复正常，尤其是近期诊断为肌衰症的患者。

《肌肉衰减综合征中国专家共识》推荐的运动如下：

（1）以抗阻运动为基础的运动（如坐位抬腿、静力靠墙蹲、举哑铃、拉弹力带等）能有效改善肌肉力量和身体功能，同时补充必需氨基酸或优质蛋白效果更好。

（2）每天进行累计 40～60 分钟的中高强度运动（如快走、慢跑），其中抗阻运动 20～30 分钟，每周大于或等于 3 天。肌肉衰减综合征患者需要更多的运动量。

（3）减少静坐、静卧的时间，增加日常身体活动量。

（三）药物

流行病学研究显示，随年龄增加，老年人肌肉量和肌肉功能状况的减退与体内促进肌肉合成的激素水平下降有关。合成类激素可以增加老年人的肌肉量，甚至可以增加一部分老年人的肌力。老年住院患者能量蛋白质补充结合睾酮的使用可以缩短老年住院患者的住院时间。

生长激素（GH）替代疗法被证明是不成功的，因为它只增加肌量，身体活动能力并未得到改善。另一些研究着力于用雄性激素和脱氢表雄酮（DHEA）治疗肌衰症，但是结果尚无定论。

新型的药物治疗措施还包括拮抗肌肉生长抑制因子（Myostatin）作用的一些药物。这类药物通过作用于促进肌肉生长和分化的肌源性调控因子发挥作用。但其安全性及有效性尚不明确。其他的治疗方法还包括电刺激法、血管紧张素转化酶抑制剂等，但其有效性证据不足。

肌衰症的治疗方案首先是饮食和运动指导，药物治疗因尚缺少大样本临床试验论证其安全性和有效性，故不作为常规推荐。

第三节 老年痴呆

一、概述

（一）定义

痴呆是一种以认知功能缺损为核心症状的获得性智能损害综合征。认知损害涉及记忆、学习、定向、理解、判断、计算、语言、视空间等功能，其智能损害的程度足以干扰日常生活能力或社会职业功能。痴呆通常具有慢性或进行性的特点。

（二）流行趋势

流行病学是研究人群中疾病与健康状况的分布及其影响因素，以及如何防治疾病及促进健康的科学。痴呆是一种由大脑病变引起的获得性和持续性智能障碍综合征，分为阿尔茨海默症（Alzheimer's Disease，AD）、血管性痴呆（Vascular Dementia，VD）和其他原发性或继发性影响脑功能的各种疾病所致的痴呆。

1. 国外痴呆的流行病学特征

世界各国报告痴呆的患病率有所不同。早期患病率研究中，Berr 等对 1993—2002 年间的 13 项报道欧洲痴呆患病率的文献进行系统荟萃分析，结果显示，60～74 岁痴呆发病率为 1.2%～4.7%，75～84 岁痴呆发病率为 4.5%～18.3%。近年来，研究显示，葡萄牙地区 60 岁以上人群痴呆的患病率达到 5.91%。Myriam Alexander 等人对欧洲地区1995年以来的有关痴呆的26篇文献和轻度认知障碍的10篇文献做了年龄分层的综述研究，发现痴呆的患病率基本上每隔5年会增加一倍，60～64岁、65～69岁、70～74岁、75～79岁、80～84岁、85～89岁、90～94岁、95岁及以上，对应的患病率分别为0.15%、1.22%、3.62%、7.58%、13.38%、21.31%、31.65%和44.70%。

根据Ki Woong Kim等人对韩国痴呆的调查，其患病率大约为8.1%，轻度认知障碍的患病率高达24.1%。Majid Kiaei关于日本痴呆患病率的研究表明，痴呆的患病率为12.4%，疑似痴呆状态的总体估计患病率为23.6%，并且随年龄增长，痴呆的患病率大幅增加。

2. 我国痴呆的流行病学特征

中国作为世界上人口最多的国家，受社会、经济和人口政策等因素的影响，其老龄化的速度比西方发达国家快。2010年第六次人口普查结果表明，我国60岁以上人口已达13.3%（1.8亿）。伴随着快速老年化，疾病模式的变迁将导致我国面临慢性非传染性疾病和新发、再发传染病的双重挑战。毫无疑问，痴呆作为老年人常见的神经精神障碍性疾病，其发病率和患病率将随着快速的人口老龄化而逐渐增加。

总的来看，我国60岁及以上人口的痴呆患病率平均为3.5%，且患病率随年龄增长而增加。以5岁为一组，60～64岁、65～69岁、70～74岁、75～79岁、80～84岁、85～89岁、90～94岁及以上，相应的痴呆患病率分别为1.4%、1.89%、3.12%、5.95%、9.82%、16.62%和37.9%。

近年来，痴呆的发病率有增加的趋势。从地区上看，Mingxian Guo等人调查西安地区痴呆的发病率是13.3%。在Yong Ji等人关于中国北方地区的痴呆患病率研究中，发现60岁以上人群的患病率达到7.7%，其中AD的患病率为5.4%，血管性痴呆的患病率为1.7%。Jianping Jia等人的研究显示，65岁及以上的痴呆患病率是5.14%，AD的患病率是3.21%，血管性痴呆的患病率为1.50%。

Hongwei Nie等人收集了22篇关于轻度认知障碍的文献，进行了系统综述。结果显示，老年人轻度认知障碍的患病率是12.7%，东部地区的患病率是9.6%，西部地区的患病率是14.7%。

（三）影响因素

随着社会日益老龄化，AD的患病率日益增加。了解其中的影响因素对公众健康有重要作用。

1. 人口统计学因素

（1）年龄。年龄是AD的重要危险因素。AD的患病率随年龄增长几乎是成倍增加，认知功能也随着年龄的增长而下降。流行病学研究显示，AD的发病率在85岁之前随年龄的增长而增加，约每6.1年增加1倍，85岁之后保持稳定。

（2）性别。女性的痴呆患病率高于男性。

（3）文化程度。多数研究结果显示，受教育程度与AD成反比关系，受教育程度低是AD的危险因素。文化程度越低，患病率越高，文盲、小学及初中组AD标化患病率分别为1.91%、0.92%和1.00%。但也有学者认为，受教育水平低本身并非AD的主要危险因素，更可能是儿童期不良社会经济状况和环境因素（如居住于农村）的伴随现象，两种因素同时存在与AD的患病风险增高有关。

（4）家庭因素。独居、丧偶且不再婚也是导致痴呆的重要原因。良好、稳定的婚姻生活能有效降低痴呆患病率，配偶健在是保护因素。相反，空巢现象的日益严重和离婚率的普遍上升，将增加痴呆发生风险。有研究表明：居住情况良好是保护因素，居住条件好、与配偶同住的老年人患痴呆的可能性较低。

2. 生物遗传和疾病因素

（1）家族及遗传因素。痴呆家族史是痴呆的一个重要危险因素。据统计，老年性痴呆者近亲的发病率为一般人群的4倍多。家族中若有AD患者，其一级亲属的发病率较普通人高3.5倍，大约60%直系亲属在进入80岁时可发展为AD。

（2）头部外伤。头部外伤是AD的致病因素。头部外伤并不直接引起痴呆，但是有些统计发现，年轻时有中或重度头部外伤可能增加老年时患痴呆的风险，患病危险性随严重程度增加而增加。

（3）血管性因素。血管性因素不仅与认知损害和VD有关，而且也参与AD的发生发展，一次血管性事件可促使AD从临床前期进入临床期或加重其临床表现。近年来，AD的血管性危险因素越来越受到重视。各种血管性因素，包括高血压、低血压、糖尿病、动脉粥样硬化、高脂血症、高胰岛素血症、冠心病、房颤、短暂性脑缺血发作等，均可促进脑组织的变性改变、认知损害和痴呆发生。研究显示，30.3%的AD患者伴有动脉性高血压，23.6%伴有低血压，64.8%伴有冠状动脉疾病，21.6%伴有2型糖尿病。防治血管性危险因素可通过增加AD患者的脑血流量，降低AD的发病危险并改善预后。因此，减少血管性危险因素的治疗可有效防治AD，改善或增加患者的脑灌注可有暂时的疗效。

（4）其他疾病因素。内分泌疾病，如甲状腺功能低下可引起痴呆；营养及代谢障碍造成脑组织及其功能受损而导致痴呆；糖尿病患者的并发症引起脑梗死及脑出血，导致血管性痴呆。

3. 行为因素和心理因素

（1）饮酒、吸烟。有研究表明，55岁以上的人群每天少量饮酒可有效降低AD的发病。适度饮酒者AD的发生率较不饮酒者低80%。该效应与饮酒种类无明显的关系。这种保护作用可能与酒制品的抗毒性成分相关。研究表明，吸烟者患AD的概率是吸烟者的2倍。

（2）外向型性格是保护因素，心理健康状态差、遭受精神创伤、抑郁则是痴呆的危险因素。例如，排除文化程度本身的差异性影响，采用Logistic多元逐步分析87例患者的相关因素，结果发现：性格（内向、外向）对患病率有较大影响，内向的老年人易患病。

4. 社会环境和工作因素

农村痴呆患病率高于城市。例如，汤哲等运用分层、分段、随机整群的抽样方法对北京宣武区、大兴区及怀柔区的60岁及以上老年人（2788人）进行问卷调查，结果发现：山区农民患病率最高（7.8%），郊区农民其次（7.1%），城区农民最低（2.7%）。

痴呆在南北地区和东西部地区也存在较大差异。南方地区痴呆患病率高于北方地区，西部内陆地区患病率高于东部沿海地区。例如，张新庆等对山东半岛沿海地区65岁以上人群痴呆患病率进行调查，结果发现：地区分布以胶南（0.200%）为高，荣成（0.076%）为低，呈现东部海滨向西部内陆逐渐增高的趋势。

职业暴露（如工业溶剂、铅、杀虫剂、除草剂、油漆、电磁场等）与AD关联性的研究结果多不一致。

（四）危害

随着年龄增长，老年痴呆的患病率明显增加。老年痴呆导致生活活动能力及生活质量下降，病死率升高，预期寿命和健康预期寿命都会缩短。痴呆的危害包括：

（1）记忆障碍。最初的AD的症状是记忆障碍，主要表现为近期记忆的健忘，同一内容无论向他述说几遍也会立即忘记。

（2）生活质量下降。导致老年人生活依赖（即生活不能自理）的慢性病中，痴呆排在第一位，即72.7%的AD都是生活不能自理的，日常生活能力下降。

（3）理解力和判断力下降。表现为对周围的事物不能正确地理解，直接影响对事物的推理和判断，因此不能正确地处理问题。

（4）对时间和地点的定向力逐渐丧失。严重时连简单的加减计算也无法进行，甚至完全丧失数的概念。

（5）精神方面的并发症包括抑郁、焦虑与偏执狂反应等。

（6）行为方面的并发症包括不友善、激动、迷路与不合作。

（7）容易继发肺部感染、尿路感染等。

AD不仅给患者本人带来诸多不利影响，还会给家庭和社会造成沉重的负担。据估计，一个老年痴呆患者10年花费高达40万。

二、营养与老年痴呆

老年痴呆的发病机制复杂，病因尚不十分清楚，但饮食作为一种干预措施，影响老年的病情发生发展和AD患者的生存质量。人群研究发现，均衡适量的营养摄入能够预防认知功能衰退，过度营养或营养不足则可能引起认知功能衰退。营养物质与认知功能的关系尚处于人群观察、动物实验与理论构建阶段，其机制尚不十分清楚，但是饮食干预作为相对安全和容易实现的方法，是值得探究的一个方向。

（一）饮食方式与老年痴呆

研究不同饮食方式的人群中患AD比例的大小，有助于了解饮食方式与老年痴呆之间的联系。目前的研究发现，均衡饮食并且适当增加一些抗氧化食物的摄入能够保护大脑健康。Ziqi Wang等人的研究发现，轻微认知功能下降的老年人与正常老年人相比，豆类和动物油脂两类食物摄入较少的结论。北京戈改真等人也做过老年人轻度认知障碍与饮食习惯的相关性研究，通过单因素分析发现常喝绿茶的老年人轻度认知障碍的患病率显著降低，认为喝茶可能是认知功能的保护因素；同时还发现经常喝牛奶，吃禽蛋、肉、新鲜水果的老年人群，其轻度认知障碍患病率明显下降，说明营养状况会影响老年人的认知功能。

研究发现，患有认知功能障碍的老年人群偏向于进食大量高脂、高蛋白及精制糖食品；健康老年人群中各类食物均衡摄入，营养均衡供给。这提示良好的饮食方式可能能够预防认知功能衰退，过度营养或营养不足则可能引起认知功能衰退。

（二）营养素与老年痴呆

人体日常进食过程中摄入的某些营养素及抗氧化剂可达到预防老年痴呆及认知功能减退的作用，如蔬菜、水果、茶中含有的维生素、抗氧化剂、不饱和脂肪酸，鱼油、海产品中含有的某些微量元素，葡萄酒、橄榄油中含有的类黄酮等。因此有学者提出，补充单一或复合的脂肪酸、矿物质、维生素可能有利于维持老年人群的认知状态。

提高二十二碳六烯酸（DHA）、大豆异黄酮等的摄入量对认知功能有保护作用，大量摄入金属离子、胆固醇等能够引起认知功能紊乱。Trent D Lund 等人通过在鼠身上做实验发现，膳食中添加大豆异黄酮的母鼠在视觉空间记忆上有明显的提高，然而喂食相同量的大豆异黄酮的雄鼠的视觉空间记忆却被抑制了，结果提示鼠喂食大豆异黄酮能够影响学习和记忆，改变蛋白质的表达。Gabrieal A. Salvador 等人认为铁这种具有氧化还原活性的过渡金属元素是促成AD的重要因子之一，认为铁离子参与了脑神经的氧化作用和蛋白质的聚合作用。方传勤等人通过研究高胆固醇饮食对AD大鼠空间学习和记忆的影响，发现高胆固醇饮食加重AD大鼠模型海马齿状回神经元损伤，进而加剧AD大鼠认知功能的损害。

部分营养物质在机体中的作用如下：

（1）B族维生素是神经元膜磷脂、神经递质、DNA合成的甲基供体，若体内缺乏B族维生素将增加高同型半胱氨酸血症发生率，进而增加神经元及血管结构损伤概率。

（2）维生素C、维生素E、锌等物质是典型的抗氧化营养素，可起到显著的神经保护作用，有效拮抗自由基氧化损伤。

（3）脂肪酸在机体中可直接或间接参与突触发育、神经元生长及增殖的基因表达等过程，且具有显著的调节神经细胞分化的作用。

（4）多不饱和脂肪酸是大脑中枢神经系统的必须结构成分，摄入足够的多不饱和脂肪酸可改变大脑中若干基因表达状态，反之，若人体缺乏多不饱和脂肪酸则可造成认知功能损伤。近期有研究对中老年志愿者（年龄≥55周岁）进行调查，每天摄入20g鱼肉可显著降低痴呆发生率，鱼肉中含有丰富的多不饱和脂肪酸（二十二碳六烯酸和二十碳五烯酸），这些物质是脑细胞和细胞网络的主要组成部分，能调节体内脂肪代谢、改善大脑功能、提高记忆力和思维能力、清除自由基等，有助于脑脂质保持年轻状态，延缓和减轻动脉硬化，有效防止脑卒中等心脑血管疾病。因此，提供充足的多不饱和脂肪酸有利于预防AD。

（5）叶酸来源于高等植物及微生物合成，属于水溶性B族维生素，主要由对氨基苯甲酸、蝶呤啶、谷氨酸组成，人体常通过食物摄取或肠道内菌群合成获得。Hu 等研究发现，对轻中度 AD 患者每日补充大于或等于 50 mg 的叶酸后，其短时记忆状态获得明显提高，提示高剂量叶酸有助于改善早期认知损伤的 AD 患者的短时记忆，此项研究对 AD 患者的临床治疗及预后具有重大积极意义。

（三）饮食干预提高老年痴呆患者的生存质量

AD 患者由于认知功能缺损和自理能力缺陷，在饮食方面无法自我调节，加上老年人器官功能逐渐衰退，容易发生代谢紊乱，导致营养缺乏病和慢性非传染性疾病的危险性增加。有些 AD 患者无节制地进食，导致营养失衡，不利于糖尿病等的控制；有些 AD 患者没有饥饿感，不主动进食或拒食，有的还伴有不同程度的吞咽障碍，需要他人协助进食，进食量少，导致消瘦、营养不良等。对 AD 患者开展基本的饮食干预有助于提高其生存质量。

AD 患者需要照顾者细心照顾其饮食营养，做到老年人的营养均衡供给，日常营养供给以老年人膳食指南为基础：少量、多餐、细软，预防营养缺乏；主动足量饮水，积极进行户外活动；延缓肌肉衰减，维持适宜体重；摄入充足食物；鼓励陪伴进餐。AD 合并其他营养及代谢疾病者需要更加细致的饮食照顾，这对提高其生存质量、减少一些并发症等有很好的作用。如杨丽英等人对老年痴呆合并糖尿病患者的饮食护理制订并严格执行个体饮食计划，对食物热量、营养成分及三餐比例做好安排，忌食简单糖和动物脂肪，限制胆固醇摄入，并采取一定的护理措施，在入院 1 周后患者的空腹及餐后 2 小时血糖得到了显著改善。王爱华通过对 35 例营养不良的老年痴呆患者进行全方位的饮食干预，发现实施饮食干预后能够改善患者的营养状况，减少感染并发症的发生。

三、防治策略

我国目前痴呆的患病人数约占全世界痴呆患者的 1/4，但与我国痴呆患病率较高形成鲜明对比的是，这些患者的就诊率非常低。据初步研究，患者即使去医院就诊，近半数（46%）的痴呆患者不在神经和精神科就诊，医师的神经心理检查的应用率低（15%），诊断符合率低（26.9%），反映出我国医师对痴呆的认识不足。因此，唤起全社会对这一群体的重视，早期诊断、早期干预，已经是不容忽视的任务。

（一）预防痴呆的概念

由于目前尚无治疗痴呆的理想方法，一旦患病，不但给患者带来极大的痛苦，也将给其家庭和社会造成沉重的负担。因此，预防痴呆具有十分重要的意义。

预防的目的不仅仅在于帮助人们建立和健全防病意识，提高对预防痴呆发病意义的认识，增强人们主动防范痴呆的能力，而且在于动员全社会力量，通过科学、合理、有效的途径，防止和减少痴呆的发生。预防可以通过三个层次来实现：①通过各种途径提高人们对痴呆的认识，减少危险因素，保护易感人群，防治痴呆的发生；②指导、帮助患有或可能患有痴呆的老年人及时就诊，使其及时得到医疗帮助；③建立切实可行的社会支持系统，帮助并指导患者的生活照料者对痴呆患者进行科学的料理和看护，防止并发症的发生，延长生命，提高患者的生命质量。

（二）预防策略

1. 建立防治网络

痴呆的预防工作是各级政府的责任，政府重视是此项工作能够广泛、持久开展的保证。各级政府要根据本地区的实际情况制定区域内痴呆的防治规划，建立痴呆的防治网络，该网络可依附于各地的精神疾病防治网和初级卫生保健网络。防治网络负责本地区防治规划和方案的实施、组织协调、检查评估、总结推广等工作。规划和兴建多元化的社会化养老机构，落实防治工作经费。

2. 全社会参与和社会保障

痴呆的防治工作是一项巨大的系统工程，全社会参与和社会保障是痴呆防治工作的基础。因此，要在各级政府的重视下，形成政府领导、多部门合作、社会团体参与和人人重视的良好氛围，并制定相关政策，使老年人在社会、工作、家庭、经济、安全等方面的权利得到保障，能够得到基本的医疗帮助、良好的生活照料、足够的保护和尊严。尤其应重视对贫困的老年人及痴呆患者的政策支持。支持家庭和社区通过各种努力照料老年人和痴呆患者，支持志愿者和社会团体为老年人和痴呆患者提供各种服务，减轻照料负担。

3. 专业人员指导

建立技术指导网络，由既有专业知识又有实践经验的专业人员参与规划和方案的制订、业务技术指导、管理工作指导和家庭照料指导，是开展好痴呆防治工作的关键。

4. 健康教育

健康教育是传播痴呆防治知识的重要途径，是实施痴呆防治工作的重要环节。健康教育的对象是广大群众，重点是中老年人群，通过各种途径（声像、网络、语言、文字、书画、图片、文艺等）提高人群对痴呆防治知识的知晓率和对痴呆的识别率，提高人们的自我保健能力，在必要时给予他人或得到他人的适当帮助，从而达到主动预防、早期发现、及时就医、积极治疗和提高生活质量的目的。

开展健康教育要结合本地区的实际情况制定目标、规划（计划）和切实可行的方案。注重方法上的全员性和双向性，即依靠全社会的力量开展全民性的健康教育，在对人群全面了解的基础上制订工作计划和方案，在实施的过程中反馈群众的意见并及时修改方案；注重内容上的服务性和实用性，即建立为民服务的意识，考虑群众的接受能力，重实用，讲实效，满足群众的需求；注重形式上的灵活性和趣味性，即采用灵活多样的形式，让群众喜闻乐见，达到提高教育质量的目的。

（三）预防措施

AD或多发性脑梗死性痴呆都伴有不同程度的脑部慢性退化性病变，因发病者较多，目前医院尚不能完全收治。因此大多数患者必须由家庭成员照顾护理。护理过程中必须注意以下几点：

1. 加强患者营养

对年老体弱伴有躯体合并症的患者，应给予营养丰富、易于消化吸收的食物，进食要慢，防止噎食。

2. 鼓励患者参加锻炼

在家属陪同下增加户外活动，督促其进行力所能及的体育锻炼，如体操、太极拳、散步，以增强体质，促进食欲，改善睡眠。

3. 加强观察

AD 患者感觉迟钝，同时缺乏主述能力，要善于发现躯体并发症，若不仔细观察会造成严重后果。要经常观察患者的体温、脉搏、呼吸和血压，随时做好记录。对患者的细小病情变化要引起重视，如合并肝、肺疾病时，常有食欲减退、乏力等症状，这要与懒散的精神症状和药物反应相区别。

4. 保持大便通畅

老年人肠蠕动减弱，易出现便秘，痴呆患者又需服药者，会引起麻痹性肠梗阻，如发现呕吐、腹胀和食欲不佳，应警惕，平常要保持大便通畅。

5. 加强基础生活护理

(1) 创造一个舒适的环境，保持室内空气新鲜，湿温度合适，根据季节变化为患者更换衣、被，冬天应经常晒被子。

(2) 注意个人卫生的护理，督促患者每天洗脸刷牙，经常洗头洗澡，患者不能自理时应给予帮助，保持床褥平整、清洁、干燥。

(3) 长期卧床患者应加床单，每 2 小时翻身一次，预防压疮，定时按摩肢体、活动关节，预防肢体肌痉挛，影响功能。

(4) 注意安全，防止意外发生。

(5) 适当劳动，加强思维，训练计算能力。劳动既是技能训练，也是辅助治疗，项目要适合患者的年龄和职业特点，使其努力可以完成，时间由少到多，逐渐培养患者兴趣，增强克服困难的意志和信心。

四、营养治疗

AD 患者的营养与其年龄、性别、体重、活动量及气候有关。老年痴呆患者活动量一般都减少，因此热能需要也降低，甚至接近基础代谢。

正常成人基础代谢为每千克体重每日约需 125.5 kJ (30kcal)，那么在 55 岁以前正常人的每日热能需要为 10460～12552kJ (2500～3000kcal)。国外有人测定 146 名老年人的热能消耗，女性基础代谢约需 5020.8kJ (1200kcal)，男性约需 5857.6kJ (1400kcal)。

AD 患者需要每日每千克体重 1～1.5g 蛋白质；脂肪的供给量按每日每千克体重 1g 安排（某些心血管疾病患者可适当减少）；我国膳食中约有 70%热量来自于碳水化合物，因老年人所需热量减少，碳水化合物的摄入量需相应减少。

根据科学统计，老年痴呆患者饮食中蛋白质、脂肪、碳水化合物三者在热量中所占比例以蛋白质15%～25%，脂肪20%～25%，碳水化合物50%～55%为宜。

AD患者的饮食中应有维生素A及维生素C，维生素D与维生素E对老年人健康亦较重要，应保证充分供给。

老年人每天需要钙600mg、铁12mg、钾3～5 g，以及少量食盐（氯化钠）。

水是人体代谢过程中不可缺少的，最好能使一天尿量保持在1500ml以上。热天出汗多，排尿少，每天可供水2000ml。

AD患者除给予合理营养外，在膳食设计及饮食护理中需注意以下几点：

（1）提供合理均衡的膳食，包括较多的优质蛋白质、充足的维生素、新鲜蔬菜、豆制品；饮食应低脂肪、低碳水化合物、低盐；选择应多样化，粗细搭配，使不同食物所含的营养成分在体内互相补充，发挥更大的生物效应。

（2）烹调上应适应AD患者的特点，切碎煮软，注意色、香、味，避免油炸食品、黏性食物，保证易咀嚼、易吞咽、易消化。忌用强刺激性调味品，如辣椒、胡椒等。

（3）了解患者的个性、心理特点、饮食习惯和精神症状，有的放矢做好心理护理和饮食安排。

（4）进餐环境应空气清新、通风，餐桌、餐具应清洁无污并进行消毒，患者在餐前洗手。

（5）对严重痴呆患者，在进餐时应有人照顾，定时定量，督促进餐或必要时协助喂饲，防止食物梗阻导致窒息。

（6）对咀嚼功能不全的患者可给予流汁饮食。调整食物性质，避免进食黏稠食物，正常食物加入稀液，碎状食物加浓液，糜状食物加糊状液体。进食体位以90°坐姿为宜，避免头部后仰或低下，进食完成后保持该体位30分钟，有利于降低误咽、胃内容物反流等的发生率。

（7）进食量应控制在每次2～20 ml，待前次进食完全吞咽后实施下次喂食，每次喂食应给予充足间隔时间（约30秒），以利于口腔中的食物充分下咽。

（8）鼻饲者应严格控制鼻饲速度，严密监测鼻饲管情况，防治堵塞、移位、溢出等异常情况；提供肠内营养粉口服或鼻饲，每100 g中含有脂肪15.9g/L、蛋白质15.9g/L、碳水化合物60.7g/L，以及多种维生素及矿物质。鼻饲初始速度为20ml/h，之后可根据患者实际情况增加流速，最大速度不应超过125ml/h。

（9）每日实施必要的功能训练，如摄食－吞咽功能训练防止误咽、交互吞咽及侧方吞咽增强控制协调能力等。进食完成后应及时清理口腔，降低炎症发生率。每日对患者进食情况进行详细记录，分析可能发生的营养素缺乏情况，若食物中摄取量无法达标，则应告知医生并遵医嘱。

（曾果　李鸣　张慧娟　赵蓉萍）

参考文献

[1] 牟新，周旦阳. 低血糖症的研究进展 [J]. 实用糖尿病杂志，2008，4 (1)：5－6.

[2] Bai J，Ding X，Du X，et al. Diabetes is associated with increased risk of venous thromboembolism：A systematic review and meta-analysis [J]. Thrombosis research，2015，135 (1)：90－95.

[3] Zaccardi F，Khan H，Laukkanen J A. Diabetes mellitus and risk of sudden cardiac death：A systematic review and meta－analysis [J]. International journal of cardiology，2014，177 (2)：535－537.

[4] Zhou M，Wang W，Huang W，et al. Diabetes mellitus as a risk factor for open-angle glaucoma：a systematic review and meta-analysis [J]. 2014.

[5] Sun X M，Tan J C，Zhu Y，et al. Association between diabetes mellitus and gastroesophageal reflux disease：A meta-analysis [J]. World journal of gastroenterology：WJG，2015，21 (10)：3085.

[6] Tsilidis K K，Kasimis J C，Lopez D S，et al. Type 2 diabetes and cancer：umbrella review of meta-analyses of observational studies [J]. BMJ，2015，350：g7607.

[7] Gong Y，Wei B，Yu L，et al. Type 2 diabetes mellitus and risk of oral cancer and precancerous lesions：A meta-analysis of observational studies [J]. Oral oncology，2015，51 (4)：332－340.

[8] IDF Diabetes Atlas. 7th edition. International Diabetes Federation，2015.

[9] 林晓斐. 中国居民营养与慢性病状况报告（2015）[J]. 中医药管理杂志，2015，23 (13)：89－89.

[10] Zuo H，Shi Z，Hussain A. Prevalence，trends and risk factors for the diabetes epidemic in China：a systematic review and meta-analysis [J]. Diabetes research and clinical practice，2014，104 (1)：63－72.

[11] 王超. 中国成人超重和肥胖及主要危险因素对糖尿病发病的影响 [D]. 北京：北京协和医学院，2014.

[12] Aune D，Norat T，Leitzmann M，et al. Physical activity and the risk of type 2 diabetes：a systematic review and dose-response meta-analysis [J]. European journal of epidemiology，2015，30 (7)：529－542.

[13] Wei X，Meng E，Yu S. A meta-analysis of passive smoking and risk of developing Type 2 Diabetes Mellitus [J]. Diabetes research and clinical practice，2015，107 (1)：9－14.

[14] Balti E V，Echouffo-Tcheugui J B，Yako Y Y，et al. Air pollution and risk of type 2 diabetes mellitus：A systematic review and meta－analysis [J]. Diabetes research and clinical practice，2014，106 (2)：161－172.

[15] Wang B，Xu D，Jing Z，et al. Effect of long-term exposure to air pollution on type 2 diabetes mellitus risk：a systemic review and meta-analysis of cohort studies [J]. European Journal of Endocrinology，2014，171 (5)：R173－R182.

[16] Li C，Fang D，Xu D，et al. Mechanisms in Endocrinology：Main air pollutants and diabetes-associated mortality：a systematic review and meta-analysis [J]. European Journal of Endocrinology，2014，171 (5)：R183－R190.

[17] Askari G，Iraj B，Salehi-Abargouei A，et al. The association between serum selenium and gestational diabetes mellitus：A systematic review and meta-analysis [J]. Journal of Trace Elements in Medicine and Biology，2015，29：195－201.

[18] 李利平，姜宏卫，陈治珉，等. 国际糖尿病妊娠研究组新诊断标准调查妊娠期糖尿病患病率及其危险因素分析 [J]. 中国糖尿病杂志，2015，4：2.

[19] Bellamy L，Casas JP，Hingorani AD，et al. Type 2 diabetes mellitus after gestational diabetes：a systematic review and meta-analysis [J]. Lancet，2009，373：1773－1779.

[20] Report of the Expert Committee on the Diagnosis and Classification of Diabetes Mellitus [J].

Diabetes Care, 1997, 20 (7): 1183－1197.

[21] American Diabetes Association. Diagnosis and classification of diabetes mellitus [J]. Diabetes Care, 2010, 33 (Suppl1): S62－S69.

[22] Esposito K, Kastorini C M, Panagiotakos D B, et al. Prevention of type 2 diabetes by dietary patterns: a systematic review of prospective studies and meta-analysis [J]. Metabolic syndrome and related disorders, 2010, 8 (6): 471－476.

[23] Esposito K, Maiorino M I, Bellastella G, et al. A journey into a Mediterranean diet and type 2 diabetes: a systematic review with meta-analyses [J]. BMJ open, 2015, 5 (8): e008222.

[24] Koloverou E, Esposito K, Giugliano D, et al. The effect of Mediterranean diet on the development of type 2 diabetes mellitus: a meta-analysis of 10 prospective studies and 136, 846 participants [J]. Metabolism, 2014, 63 (7): 903－911.

[25] Schwingshackl L, Missbach B, König J, et al. Adherence to a Mediterranean diet and risk of diabetes: a systematic review and meta-analysis [J]. Public Health Nutr, 2014, 18: 1292－9.

[26] Shirani F, Salehi-Abargouei A, Azadbakht L. Effects of Dietary Approaches to Stop Hypertension (DASH) diet on some risk for developing type 2 diabetes: a systematic review and meta-analysis on controlled clinical trials [J]. Nutrition, 2013, 29 (7): 939－947.

[27] Luo C, Zhang Y, Ding Y, et al. Nut consumption and risk of type 2 diabetes, cardiovascular disease, and all－cause mortality: a systematic review and meta-analysis [J]. The American journal of clinical nutrition, 2014, 100 (1): 256－269.

[28] Gómez M L, Beltrán R L M, García P J. Sugar and cardiovascular disease [J]. Nutricion hospitalaria, 2013, 28: 88－94.

[29] Schwarz P E, Lindström J, Kissimova-Scarbeck K, et al. The European perspective of type 2 diabetes prevention: diabetes in Europe－prevention using lifestyle, physical activity and nutritional intervention (DE-PLAN) project [J]. Experimental and clinical endocrinology & diabetes: official journal, German Society of Endocrinology and German Diabetes Association, 2008, 116 (3): 167－172.

[30] Villegas R, Shu X O, Li H, et al. Physical activity and the incidence of type 2 diabetes in the Shanghai women's health study [J]. International journal of epidemiology, 2006, 35 (6): 1553－1562.

[31] Harati H, Hadaegh F, Momenan A A, et al. Reduction in incidence of type 2 diabetes by lifestyle intervention in a middle eastern community [J]. American journal of preventive medicine, 2010, 38 (6): 628－636. e1.

[32] Meisinger C, Löwel H, Thorand B, et al. Leisure time physical activity and the risk of type 2 diabetes in men and women from the general population [J]. Diabetologia, 2005, 48 (1): 27－34.

[33] Ramachandran A, Snehalatha C, Mary S, et al. The Indian Diabetes Prevention Programme shows that lifestyle modification and metformin prevent type 2 diabetes in Asian Indian subjects with impaired glucose tolerance (IDPP－1) [J]. Diabetologia, 2006, 49 (2): 289－297.

[34] Burtscher M, Gatterer H, Kunczicky H, et al. Supervised exercise in patients with impaired fasting glucose: impact on exercise capacity [J]. Clinical Journal of Sport Medicine, 2009, 19 (5): 394－398.

[35] 孙子林，刘莉莉. 中国糖尿病运动治疗指南 [J]. 国际内分泌代谢杂志，2013，33 (6)：373－375.

[36] WGO全球指南：益生菌和益生元（中文版）. 2011.

[37] Zak-Golab A, Olszanecka-Glinianowicz M, Kocelak P, et al. The role of gut microbiota in the pathogenesis of obesity [J]. Postepy Hig Med Dosw, 2014, 68: 84－90.

[38] Cho I, Blaser M J. The human microbiome: at the interface of health and disease [J]. Nature Reviews Genetics, 2012, 13 (4): 260−270.

[39] Karlsson F, Tremaroli V, Nielsen J, et al. Assessing the human gut microbiota in metabolic diseases [J]. Diabetes, 2013, 62 (10): 3341−3349.

[40] 朱路，李华荣. 益生菌对糖尿病作用的相关研究进展 [J]. 实用药物与临床，2015，18 (7)：860−864.

[41] 姚旻，赵爱源，李红涛. 肠道菌群与 1 型糖尿病 [J]. 中华糖尿病杂志，2015 (2)：120−122.

[42] Ejtahed H S, Mohtadi-Nia J, Homayouni-Rad A, et al. Probiotic yogurt improves antioxidant status in type 2 diabetic patients [J]. Nutrition, 2012, 28 (5): 539−543.

[43] Hsieh F C, Lee C L, Chai C Y, et al. Oral administration of Lactobacillus reuteri GMNL-263 improves insulin resistance and ameliorates hepatic steatosis in high fructose-fed rats [J]. Nutrition & metabolism, 2013, 10 (1): 1.

[44] 李伟，谭恩洁. 运动疗法与 2 型糖尿病的防治 [J]. 实用糖尿病杂志，2010 (2)：8−9.

[45] 廖志红，周风琼. 生存质量是评价糖尿病治疗的重要指标 [J]. 中国糖尿病杂志，2000，8 (5)：304−305.

[46] 刘志文，周智广，陈小燕，等. 多因素强化干预对新诊 2 型糖尿病患者生活质量和药物成本效果比的影响 [J]. 中国循证医学杂志，2005，5 (5)：386−390.

[47] 江钟立. 运动疗法与糖尿病及肥胖症 [J]. 中国临床康复，2004，8 (6)：1105−1107.

[48] 步斌，侯乐荣，周学兰，等. 运动处方研究进展 [J]. 中国循证医学杂志，2010，10 (12)：1359−1366.

[49] 杨文龙. 运动对糖尿病患者血糖变化的影响 [J]. 中国当代医药，2010，17 (15)：143−144.

[50] O'Donovan G, Blazevich A J, Boreham C, et al. The ABC of Physical Activity for Health: a consensus statement from the British Association of Sport and Exercise Sciences [J]. Journal of sports sciences, 2010, 28 (6): 573−591.

[51] Bierman E L, Albrink M J, Arky R A, et al. Principles of nutrition and dietary recommendations for patients with diabetes mellitus: 1971 [J]. Diabetes, 1971, 20 (9): 633−634.

[52] American Diabetes Association. Standards of medical care in diabetes-2013 [J]. Diabetes Care, 2013, 36 (Suppl 1): S11−66.

[53] Tuomilehto J, Lindström J, Eriksson J G, et al. Prevention of type 2 diabetes mellitus by changes in lifestyle among subjects with impaired glucose tolerance [J]. New England Journal of Medicine, 2001, 344 (18): 1343−1350.

[54] Institute of Medicine, Food and Nutrition Board. Dietary Reference Intakes for Energy, Carbohydrate, Fiber, Fat, Fatty Acids, Cholesterol, Protein, and Amino Acids [M]. Washington DC: National Academies Press, 2002.

[55] Santesso N, Akl EA, Bianchi M, et al. Effects of higher- versus lower-protein diets on health outcomes: a systematic review and meta-analysis [J]. Eur J Clin Nutr, 2012, 66 (7): 780−788.

[56] Yang B, Chen Y, Xu T, et al. Systematic review and meta-analysis of soy products consumption in patients with type 2 diabetes mellitus [J]. Asia Pacific journal of clinical nutrition, 2011, 20 (4): 593.

[57] Krebs J D, Elley C R, Parry-Strong A, et al. The Diabetes Excess Weight Loss (DEWL) Trial: a randomised controlled trial of high-protein versus high-carbohydrate diets over 2 years in type 2 diabetes [J]. Diabetologia, 2012, 55 (4): 905−914.

[58] 中国高血压防治指南修订委员会. 中国高血压防治指南 2010 [J]. 中国医学前沿杂志（电子版），2011，3 (5)：42−93.

［59］中国高血压基层管理指南修订委员会．中国高血压基层管理指南（2014 年修订版）［J］．中华高血压杂志，2015，23（1）：24－43．

［60］中国成人血脂异常防治指南制订联合委员会．中国成人血脂异常防治指南［J］．中华心血管病杂志，2007，35（5）：390－412．

［61］中国营养学会．中国居民膳食营养素参考摄入量（2013 版）［M］．北京：人民卫生出版社，2016．

［62］中国营养学会．中国居民膳食指南 2016［M］．北京：人民卫生出版社，2016．

［63］Catapano AL，Reiner Z，De Backer G，et al．European Society of Cardiology（ESC），European Atherosclerosis Society（EAS）．ESC/EAS Guidelines for the management of dyslipidaemias The Task Force for the management of dyslipidaemias of the European Society of Cardiology（ESC）and the European AtherosclerosisSociety（EAS）［J］．Atherosclerosis，2011，217（1）：3－46．

［64］孙建琴．营养与膳食［M］．上海：复旦大学出版社，2015．

［65］石汉平．肿瘤营养学［M］．北京：人民卫生出版社，2012．

［66］万德森．临床肿瘤学［M］．北京：科学出版社，2005．

［67］Raphael J，Ahmedzai S，Hester J，et al．Cancer pain：part 1：pathophysiology；oncological，pharmacological，and psychological treatments：a perspective from the British Pain Society endorsed by the UK Association of Palliative Medicine and the Royal College of General Practitioners［J］．Pain Medicine，2010，11（5）：742－764．

［68］Popoutchi P，Lemos C R R，Nogueira A A，et al．Postmenopausal intestinal obstructive endometriosis：case report and review of the literature［J］．Sao Paulo Medical Journal，2008，126（3）：190－193．

［69］Shama L，Connor N P，Ciucci M R，et al．Surgical treatment of dysphagia［J］．Physical medicine and rehabilitation clinics of North America，2008，19（4）：817－835．

［70］Hopkinson J B．The emotional aspects of cancer anorexia［J］．Current opinion in supportive and palliative care，2010，4（4）：254－258．

［71］Belpomme D，Irigaray P，Hardell L，et al．The multitude and diversity of environmental carcinogens［J］．Environmental research，2007，105（3）：414－429．

［72］Belpomme D，Irigaray P，Hardell L．Electromagnetic fields as cancer-causing agents［J］．Environmental Research，2008，107（2）：289－290．

［73］Zhang L，Steinmaus C，Eastmond D A，et al．Formaldehyde exposure and leukemia：A new meta-analysis and potential mechanisms［J］．Mutation Research/fundamental & Molecular Mechanisms of Mutagenesis，2009，681（2－3）：150－168．

［74］Sales，Kurt J．Human Papillomavirus and Cervical Cancer［J］．Lancet，2004，10（11）：2031－2032．

［75］Warburg O．Origin of Cancer Cells［J］．Science，1956，3191（123）：309－303．

［76］Kroemer G，Pouyssegur J．Tumor Cell Metabolism：Cancer's Achilles' Heel［J］．Cancer Cell，2008，13（6）：472－82．

［77］查锡良．生物化学［M］．第 7 版．北京：人民卫生出版社，2009．

［78］Sandler R S，Lyles C M，Peipins L A，et al．Diet and risk of colorectal adenomas：macronutrients，cholesterol，and fiber［J］．Journal of the National Cancer Institute，1993，85（11）：884－891．

［79］Wang J B，Erickson J W，Fuji R，et al．Targeting mitochondrial glutaminase activity inhibits oncogenic transformation［J］．Cancer Cell，2010，18（3）：207－219．

［80］Kaadige M R，Looper R E，Kamalanaadhan S，et al．Glutamine-dependent anapleurosis dictates glucose uptake and cell growth by regulating MondoA transcriptional activity［J］．Proceedings of the National Academy of Sciences, 2009, 106 (35): 14878−14883.

[81] Schmidt B L, Hamamoto D T, Simone D A, et al. Mechanism of cancer pain [J]. Molecular interventions, 2010, 10 (3): 164.

[82] Raphael J, Ahmedzai S, Hester J, et al. Cancer pain: part 1: pathophysiology; oncological, pharmacological, and psychological treatments: a perspective from the British Pain Society endorsed by the UK Association of Palliative Medicine and the Royal College of General Practitioners [J]. Pain Medicine, 2010, 11 (5): 742−764.

[83] Hopkinson J B. The emotional aspects of cancer anorexia [J]. Current opinion in supportive and palliative care, 2010, 4 (4): 254−258.

[84] Morton G J, Cummings D E, Baskin D G, et al. Central nervous system control of food intake and body weight [J]. Nature, 2006, 443 (7109): 289−295.

[85] Emami M H, Raisi M, Amini J, et al. Achalasia and thyroid disease [J]. World Journal of Gastroenterology, 2007, 13 (4): 594.

[86] Tan L, Liu J, Liu X, et al. Clinical research of Olanzapine for prevention of chemotherapy-induced nausea and vomiting [J]. Journal of Experimental & Clinical Cancer Research, 2009, 28 (1): 131.

[87] Willett W C. Diet and cancer [J]. The oncologist, 2000, 5 (5): 393−404.

[88] Sieri S, Krogh V, Ferrari P, et al. Dietary fat and breast cancer risk in the European Prospective Investigation into Cancer and Nutrition [J]. The American Journal of Clinical Nutrition, 2008, 88 (5): 1304−1312.

[89] Rodiguez J, Huttunen J K, Kardinaal A F M, et al. Adipose fatty acids and cancers of the breast, prostate and colon: an ecological study [J]. Differences, 1997, 72: 587−591.

[90] Chapkin R S, McMurray D N, Lupton J R. Colon cancer, fatty acids and anti-inflammatory compounds [J]. Current Opinion in Gastroenterology, 2007, 23 (1): 48−54.

[91] Sandhu M S, White I R, McPherson K. Systematic review of the prospective cohort studies on meat consumption and colorectal cancer risk a meta-analytical approach [J]. Cancer Epidemiology Biomarkers & Prevention, 2001, 10 (5): 439−446.

[92] Kabat G C, Cross A J, Park Y, et al. Meat intake and meat preparation in relation to risk of postmenopausal breast cancer in the NIH-AARP diet and health study [J]. International Journal of Cancer, 2009, 124 (10): 2430−2435.

[93] Hoppe C, Mlgaard C, Vaag A, et al. High intakes of milk, but not meat, increase s-insulin and insulin resistance in 8-year-old boys [J]. European Journal of Clinical Nutrition, 2005, 59 (3): 393−398.

[94] Melnik B C. Milk-the promoter of chronic Western diseases [J]. Medical Hypotheses, 2009, 72 (6): 631−639.

[95] Key T J, Spencer E A. Carbohydrates and cancer: an overview of the epidemiological evidence [J]. European Journal of Clinical Nutrition, 2007, 61: S112−S121.

[96] 林俊，李萍，陈靠山. 近 5 年多糖抗肿瘤活性研究进展 [J]. 中国中药杂志，2013，38 (8)：1116−1125.

[97] 孙长颢. 营养与食品卫生学 [M]. 北京：人民卫生出版社，2012.

[98] Veronesi U, Mariani L, Decensi A, et al. Fifteen-year results of a randomized phase Ⅲ trial of fenretinide to prevent second breast cancer [J]. Annals of Oncology, 2006, 17 (7): 1065−1071.

[99] Hartman T J, Albanes D, Pietinen P, et al. The association between baseline vitamin E,

selenium, and prostate cancer in the alpha-tocopherol, beta—carotene cancer prevention study [J]. Cancer Epidemiology Biomarkers & Prevention, 1998, 7 (4): 335—340.

[100] Holick M F. Vitamin D deficiency [J]. New England Journal of Medicine, 2007, 357 (3): 266—281.

[101] Walsh P C. Effects of long-term vitamin E supplementation on cardiovascular events and cancer: a randomized controlled trial [J]. The Journal of Urology, 2005, 174 (5): 1823—1824.

[102] Lippman S M, Klein E A, Goodman P J, et al. Effect of selenium and vitamin E on risk of prostate cancer and other cancers: the Selenium and Vitamin E Cancer Prevention Trial (SELECT) [J]. Jama, 2009, 301 (1): 39—51.

[103] Block G. Vitamin Cand cancer prevention: the epidemiologic evidence [J]. The American Journal of Clinical Nutrition, 1991, 53 (1): 270S—282S.

[104] Garland C F, Garland F C, Gorham E D, et al. The role of vitamin D in cancer prevention [J]. American Journal of Public Health, 2006, 96 (2): 252—261.

[105] Ma J, Stampfer M J, Christensen B, et al. A polymorphism of the methionine synthase gene: association with plasma folate, vitamin B12, homocyst (e) ine, and colorectal cancer risk [J]. Cancer Epidemiology Biomarkers & Prevention, 1999, 8 (9): 825—829.

[106] Blot W J, Li J Y, Taylor P R, et al. Nutrition intervention trials in Linxian, China: supplementation with specific vitamin/mineral combinations, cancer incidence, and disease-specific mortality in the general population [J]. Journal of the National Cancer Institute, 1993, 85 (18): 1483—1491.

[107] Monteith G R, McAndrew D, Faddy H M, et al. Calcium and cancer: targeting Ca^{2+} transport [J]. Nature Reviews Cancer, 2007, 7 (7): 519—530.

[108] Garland C, Barrett-Connor E, Rossof A H, et al. Dietary vitamin D and calcium and risk of colorectal cancer: a 19-year prospective study in men [J]. The Lancet, 1985, 325 (8424): 307—309.

[109] Weinberg E D. The role of iron in cancer [J]. Eur J Cancer Prev, 1996, 5 (1): 19—36.

[110] Connor J R, Lee S Y. Iron and cancer [M]//Bioactive Compounds and Cancer. Humana Press, 2010.

[111] Leone N, Courbon D, Ducimetiere P, et al. Zinc, copper, and magnesium and risks for all-cause, cancer, and cardiovascular mortality [J]. Epidemiology, 2006, 17 (3): 308—314.

[112] Yang C Y, Cheng M F, Tsai S S, et al. Calcium, magnesium, and nitrate in drinking water and gastric cancer mortality [J]. Japanese Journal of Cancer Research, 1998, 89 (2): 124—130.

[113] 李琼，张卫华. 微量元素与恶性肿瘤关系的探讨 [J]. 实用预防医学，2005，12 (5)：1134—1135.

[114] Lee D H, Anderson K E, Harnack L J, et al. Heme iron, zinc, alcohol consumption, and colon cancer: Iowa Women's Health Study [J]. Journal of the National Cancer Institute, 2004, 96 (5): 403—407.

[115] Hunter D J, Morris J S, Stampfer M J, et al. A prospective study of selenium status and breast cancer risk [J]. Jama, 1990, 264 (9): 1128—1131.

[116] Kushi L H, Doyle C, McCullough M, et al. American Cancer Society guidelines on nutrition and physical activity for cancer prevention [J]. CA: A Cancer Journal for Clinicians, 2012, 62 (1): 30—67.

[117] Arends J, Bodoky G, Bozzetti F, et al. ESPEN guidelines on enteral nutrition: non-surgical oncology [J]. Clinical nutrition, 2006, 25 (2): 245—259.

[118] Bozzetti F, Arends J, Lundholm K, et al. ESPEN Guidelines on Parenteral Nutrition: non-surgical oncology [J]. Clinical Nutrition, 2009, 28 (4): 445－454.

[119] 中国抗癌协会. 肿瘤恶液质营养治疗指南 [J]. 肿瘤代谢与营养电子杂志, 2015 (3): 27－31.

[120] 石汉平, 许红霞, 李苏宜, 等. 营养不良的五阶梯治疗 [J]. 肿瘤代谢与营养电子杂志, 2015 (1): 29－33.

[121] 中国抗癌协会等. 中国肿瘤营养治疗指南 [M]. 北京: 人民卫生出版社, 2015.

[122] Cataldo C B, DeBruyne L K, Whitney E N. Nutrition and diet therapy: principles and practice [M]. West Publishing Company, 1992.

[123] Delegge M H. Practical nutritional support techniques [J]. Gastroenterology, 2004, 127 (2): 685.

[124] Anderson K R, Norris D J, Godfrey L B, et al. Bacterial contamination of tube-feeding formulas [J]. Journal of Parenteral and Enteral Nutrition, 1984, 8 (6): 673－678.

[125] Lawrence RC, Hochberg MC, Kelsey JL, et al. Estimates of the prevalence of selected arthritic and musculoskeletal diseases in the United States [J]. J Rheumatol, 1989, 16: 427－441.

[126] Lawrence RC, Helmick CG, Arnett FC, et al. Estimates of the prevalence of arthritis and selected musculoskeletal disorders in the United States [J]. Arthritis Rheum, 1998, 41: 778－799.

[127] Lawrence RC, Felson DT, Helmick CG, et al. Estimates of the prevalence of arthritis and other rheumatic conditions in the United States. Part Ⅱ. Arthritis Rheum, 2008, 58: 26－35.

[128] Juraschek SP, Miller ER, 3rd, Gelber AC. Body mass index, obesity, and prevalent gout in the United States in 1988—1994 and 2007—2010 [J]. Arthritis Care Res (Hoboken), 2013, 65: 127－132.

[129] Zhu Y, Pandya BJ, Choi HK. Prevalence of gout and hyperuricemia in the US general population: the National Health and Nutrition Examination Survey 2007—2008 [J]. Arthritis Rheum, 2011, 63: 3136－3141.

[130] Wallace KL, Riedel AA, Joseph-Ridge N, et al. Increasing prevalence of gout and hyperuricemia over 10 years among older adults in a managed care population [J]. J Rheumatol, 2004, 31: 1582－1587.

[131] Currie WJ. Prevalence and incidence of the diagnosis of gout in Great Britain [J]. Ann Rheum Dis, 1979, 38: 101－106.

[132] Harris CM, Lloyd DC, Lewis J. The prevalence and prophylaxis of gout in England. J Clin Epidemiol [J], 1995, 48: 1153－1158.

[133] Annemans L, Spaepen E, Gaskin M, et al. Gout in the UK and Germany: prevalence, comorbidities and management in general practice 2000—2005 [J]. Ann Rheum Dis, 2008, 67: 960－966.

[134] Elliot AJ, CrossKW, Fleming DM. Seasonality and trends in the incidence and prevalence of gout in England and Wales 1994—2007 [J]. Ann Rheum Dis, 2009, 68: 1728－1733.

[135] Lennane GAQ, Rose BS, Isdale IC. Gout in the Maori [J]. Ann Rheum Dis, 1960, 19: 120－125.

[136] Klemp P, Stansfield SA, Castle B, et al. Gout is on the increase in New Zealand [J]. Ann Rheum Dis, 1997, 56: 22－26.

[137] Winnard D, Wright C, Jackson G, et al. Gout, diabetes and cardiovascular disease in the Aotearoa New Zealand adult population: co-prevalence and implications for clinical practice [J]. NZ Med J, 2012, 126: 53－64.

[138] Nan H，Qiao Q，Dong Y，et al. The prevalence of hyperuricemia in a population of the coastal city of Qingdao，China [J]. J Rheumatol，2006，33：1346－1350.

[139] Miao Z，Li C，Chen Y，et al. Dietary and lifestyle changes associated with high prevalence of hyperuricaemia and gout in the Shandong coastal cities of Eastern China [J]. J Rheumatol，2008，35：1859－1864.

[140] Choi HK，Atkinson K，Karlson EW，et a1. Purine-rich foods，dairy and protein intake，and the risk of gout in men [J]. N Engl J Med，2004，350 (11)：1093－1103.

[141] Grundy SM，Brewer HB Jr，Cleeman JI，et a1. Definition of metabolic syndrome：Report of the National Heart，Lung，and Blood Institute/American Heart Association conference on scientific is-sues related to definition [J]. Circulation，2004，109 (3)：433－438.

[142] Choi HK，Gao X，Curhan G. Vitamin Cintake and the risk of gout in men：a prospective study [J]. Arch Intern Med，2009，169 (5)：502－507.

[143] Zhang Y，Neogi T，Chen C，et al. Cherry consumption and decreased risk of recurrent gout attacks [J]. Arthritis Rheum，2012，64：4004－4011.

[144] Choi HK，Willett W，Curhan G. Coffee consumption and risk of incident gout in men：a prospective study [J]. Arthritis Rheum，2007，56：2049－2055.

[145] Choi HK，Curhan G. Soft drinks，fructose consumption，and the risk of gout in men：prospective cohort study [J]. BMJ，2008，336：309－312.

[146] Juraschek SP，Miller ER，3rd，Gelber AC. Effect of oral vitamin Csupplementation on serum uric acid：a meta－analysis of randomized controlled trials [J]. Arthritis Care Res (Hoboken)，2011，63：1295－1306.

[147] Choi HK，Gao X，Curhan G. Vitamin Cintake and the risk of gout in men：a prospective study [J]. Arch Intern Med，2009，169：502－507.

[148] 葛可佑. 中国营养科学全书 [M]. 北京：人民卫生出版社，2004.

[149] RosenbergI H. Sarcopenia：origins and clinical relevance [J]. J Nutr，1997，127 Suppl5：$990－991.

[150] Evans WJ，Campbell WW. Sarcopeniaandage-related changesinbody compositionandfunctional capacity [J]. J Nutr，1993，123：465－468.

[151] Cruz-Jentoft M，Baeyens JP，Bauer JM，et a1. Sarcopenia：European consensus on definition and diagnosis：report of theEuropean Working Grouponsarcopenia inolder people [J]. Age Ageing，2010，39：412－423.

[152] Chen LK. I，Liu LK，WOO J，et al. Sarcopenia in Asia：consensus reportof the Asianworking groupfor sarcopenia [J]. J Am Med Dir ASSOC，2014，15：95 101.

[153] 王秋梅，陈亮恭. 肌少症的亚洲诊断共识：未来的发展与挑战 [J]. 中华老年医学杂志，2015，34 (5)：461－462.

[154] 金菊香，孙丽娟，张丽玲，等. 肌少症的流行病学和诊断评估研究进展 [J]. 中华老年医学杂志，2015，34 (10)：1154－1157.

[155] Gao L，Jiang J，Yang M，et al. Prevalence ofSarcopenia and Associated Factors in Chinese Community-Dwelling Elderly：Comparison Between Rural and Urban Areas [J]. Journal of the American Medical Directors Association，2015，16 (11)：1003.

[156] Alfonso J，Cruz-Jentoft，John E. Morley. Sarcopenia [M]. The United States：Wiley-Blackwell，2012.

[157] Rodaki CL, Rodaki AL, Pereira G, et al. Fish oil supplementation enhances the effects of strength training in elderly women [J]. Am J Clin Nutr, 2012, 95: 428－436.

[158] Saito K, yokoyama T, Yshida H, et al. A significant relationship between plasma vitamin Cconcentration and physical performance among Japanese elderly women [J]. J Gerontol A Biol Sci Med Sci, 2012, 67: 295－301.

[159] Bartali B, Frongillo EA, Guralnik JM, et al. Serum micronutrient concentrations and decline in physical function among older persons [J]. JAMA, 2008, 299: 308－315.

[160] Laurentani F, Semba RD, Bandinellis, et al. Low plama carotenoids and skeletal musle strength decline over 6 years [J]. J Gerontol A Biol Sci Med Sci, 2008, 63: 376－383.

[161] Chen YL, Yang KC, Chang HH, et al. Low serum selenium levels is associated with lowmusle mass in the community-dwelling elderly [J]. Age Aging, 2011, 40: 181－186.

[162] Ferrando A A, Lane H W, Stuart C A, et al. Prolonged bed rest decreases skeletal muscle and whole body protein synthesis [J]. American Journal of Physiology-Endocrinology And Metabolism, 1996, 270 (4): E627－E633.

[163] Joseph C, Kenny A M, Taxel P, et al. Role of endocrine-immune dysregulation in osteoporosis, sarcopenia, frailty and fracture risk [J]. Molecular Aspects of Medicine, 2005, 26 (3): 181－201.

[164] Szulc P, Duboeuf F, Marchand F, et al. Hormonal and lifestyle determinants of appendicular skeletal muscle mass in men: the MINOS study [J]. American Journal of Clinical Nutrition, 2004, 80 (2): 496－503.

[165] 孙建琴，张坚，常翠青，等. 肌肉衰减综合征营养与运动干预中国专家共识（节录）[J]. 营养学报，2015，4：7.

[166] Morley J E, Argiles J M, Evans W J, et al. Nutritional recommendations for the management of sarcopenia [J]. Journal of the American Medical Directors Association, 2010, 11 (6): 391－396.

[167] Paddon-Jones D, Rasmussen B B. Dietary protein recommendations and the prevention of sarcopenia: protein, amino acid metabolism and therapy [J]. Current Opinion in Clinical Nutrition and Metabolic Care, 2009, 12 (1): 86.

[168] Lang T, Streeper T, Cawthon P, et al. Sarcopenia: etiology, clinical consequences, intervention, and assessment [J]. Osteoporosis international, 2010, 21 (4): 543－559.

[169] Srinivas-Shankar U, Roberts S A, Connolly M J, et al. Effects of testosterone on muscle strength, physical function, body composition, and quality of life in intermediate-frail and frail elderly men: a randomized, double-blind, placebo-controlled study [J]. The Journal of Clinical Endocrinology & Metabolism, 2010, 95 (2): 639－650.

[170] Bradley L, Yaworsky P J, Walsh F S. Myostatin as a therapeutic target for musculoskeletal disease [J]. Cellular and Molecular Life Sciences, 2008, 65 (14): 2119－2124.

[171] 张燕坤. 饮食与老年痴呆关系研究进展 [J]. 中国民康医学，2012，5：587－588.

[172] 陈传锋，何承林，陈红霞，孙亚菲，潘鑫. 我国老年痴呆研究概况 [J]. 宁波大学学报（教育科学版），2012，2：45－50.

[173] 马宁，边陋. 老年痴呆营养干预的研究现状 [J]. 中国老年学杂志，2015，16：4711－4712.

[174] 王东臣，邢涛，祝子鹏. 脑痴呆的临床治疗 [M]. 北京：人民军医出版社，2012.

第十二章　肾脏疾病

第一节　概　述

一、肾脏功能

肾脏是维持内环境相对恒定的重要器官之一，负责维持正常的酸碱度、渗透压、电解质浓度以及氧分压、二氧化碳分压等，从而确保机体新陈代谢所需。该作用主要通过三个途径来完成：排泄新陈代谢产物，特别是含氮产物、有机酸等代谢废物；调节水、电解质、酸碱平衡，保证体液容量、渗透压、离子浓度等恒定；内分泌功能，产生作用于肾内、肾外的不同激素和生物活性物质，同时作为靶器官接受来自全身的众多神经内分泌的调节。前两者最终以尿液形式完成。

二、肾脏疾病分类

肾脏疾病根据不同临床表现，可分为相应临床综合征群，如急性肾炎综合征、急性肾（衰）损伤综合征、肾病综合征、急慢性小管间质病、肾血管性疾病、肾乳头坏死性疾病、慢性肾脏病（Chronic Kidney Disease，CKD），包括终末期肾脏疾病（End Stage of Renal Disease，ESRD）。

免疫异常是肾脏疾病的重要病因之一，这是由于肾脏是一个很大的过滤器。此外，肾脏组织中很多结构如基底膜，一旦损伤，被暴露在血液背景下，可以具有抗原性，进一步在原位生成抗原抗体复合物，以致免疫机制激发。肾脏又是一个重要的代谢器官，需要消耗大量氧气，糖代谢过程非常旺盛，所以糖尿病患者由于糖代谢不充分，可在肾脏产生大量超氧化物，容易损伤肾脏。一些病理情况在造成全身病变的同时可造成肾脏损伤，如肾脏淀粉样变、结缔组织病等。另外，一些血流动力学改变造成肾脏低灌注，也可产生肾脏损伤，大多数为急性肾损伤。其他肾脏疾病包括先天或遗传性疾病（多囊肾、遗传性肾炎）、代谢异常（尿酸性肾病等）、肾血管病变（如肾动脉硬化病、肾硬化、肾动脉栓塞、肾血管性高血压和肾静脉血栓形成等）以及药物和毒物等所致的肾脏损伤。本章主要介绍慢性肾脏病。

三、慢性肾脏病

（一）定义

目前广泛使用美国肾脏病基金会－肾脏疾病生存质量临床实践指南［National Kidney Foundation-Kidney Disease Outcome Quality Initiative（NKF-K/DOQI）］在2000年首次提出的慢性肾脏病（CKD）的定义，是指：①肾脏损伤（肾脏结构或功能异常≥3个月，可以有或无肾小球滤过率（GFR）下降，临床上表现为病理学检查异常或肾损伤（包括血、尿成分异常或影像学检查异常）；②GFR＜60ml/（min・1.73m^2）≥3个月，有或无肾脏损伤证据。此外，根据GFR将CKD分为1～5期。1期为肾功能正常，GFR≥90 ml/（min・1.73m^2）；2期为肾功能轻度下降，GFR为60～89 ml/（min・1.73m^2）；3期为肾功能中度下降，GFR为30～59ml/（min・1.73m^2）；4期为肾功能重度下降，GRF为15～29 ml/（min・1.73m^2）；5期为肾衰竭，GFR＜15ml/（min・1.73m^2）。CKD是绝大多数原发性肾脏疾病或继发性肾脏疾病（如肾小球肾炎、隐匿性肾炎、肾盂肾炎、过敏性紫癜肾炎、红斑狼疮肾炎、痛风肾、IgA肾病、肾病综合征、膜性肾病、高血压肾病、多囊肾肾病）的临床统称。大多数CKD都呈现进展性，表现为肾小球滤过率降低、血肌酐升高、糖尿病肾病患者蛋白尿加重。

近年来，CKD的病因与不良结局的关系越来越受到重视。KDIGO指南工作组发现，随着白蛋白尿分期，CKD患者的全因死亡率、心血管死亡率、终末期肾脏疾病（ESRD）急性肾损伤、CKD进展的风险相应增加，这一现象独立于eGFR水平。因此，KDIGO指南在K/DOQI指南的基础上又新增了两个分期指标：病因和白蛋白尿，“病因－肾小球滤过率－白蛋白（Cause－GFR－Albuminuria，CGA）”分期。

CGA分期除了强调病因和白蛋白尿的重要意义外，还将GFR分期的G3期分为G3a和G3b期，这是基于2009年KDIGO发起的一项包括1555332名研究对象的Meta分析。该研究包括了正常人群、高危人群和肾脏疾病人群，研究发现尿白蛋白和GFR水平与CKD患者的总不良结局均具独立相关性，而且通过分层分析发现，G3期患者GFR较低组［30～44ml/（min・1.73m^2）］与较高组［45～59ml/（min・1.73m^2）］相比，不良结局风险显著升高。分类标准见表12－1。

表 12-1 根据 GFR 和蛋白尿分类判断 CKD 预后

根据 GFR 和蛋白尿判断 CKD 预后：（KDIGO2012）				蛋白尿分类		
				A1	A2	A3
				正常到轻度增加	中度增加	严重增加
				<30mg/g <3mg/mmol	30～300mg/g 3～30mg/mmol	>300mg/g >30mg/mmol
GFR 分类［ml/(min·1.73m²)］	G1	正常或增高	≥90	低风险	中等风险	高风险
	G2	轻度下降	60－89	低风险	中等风险	高风险
	G3a	轻到中度下降	45－59	中等风险	高风险	极高风险
	G3b	中到重度下降	30－44	高风险	极高风险	极高风险
	G4	严重下降	15－29	极高风险	极高风险	极高风险
	G5	肾衰竭	<15	极高风险	极高风险	极高风险

（二）流行病学

随着糖尿病、高血压等发病率的增加，其所导致的肾损害人群的数量也在上升。目前中国 CKD 患病率已与世界水平相当。全国流行病学调查提示，中国 CKD 患病人数约有 1.19 亿。由于整个 CKD 人群不断增加，进入到终末期的 CKD 患者数量剧增。1988 年到 2002 年，美国 ESRD 的年发病率从 39.4/100 万上升到 98.3/100 万。韩国 2011—2013 年全国居民健康与营养调查（Korean National Health and Nutrition Examination Survey in 2011—2013）显示，韩国 20 岁以上成年人中 CKD 发病率为 8.2%。我国 ESRD 患者的数量大，且呈现出快速增长的趋势。国内目前有超过 150 万尿毒症患者，每年新增 10 万～15 万患者。目前我国的透析登记已经开始，但仅在少数几个地方得到了坚持，有限的透析登记数据提示，糖尿病、高血压所致的 ESRD 正逐年上升。更为严重的是，国内对此的知晓率非常低，全社会重视程度还远不够。

（三）病因

在西方国家，CKD 以继发性因素为主，其中糖尿病和高血压是公认的两大主要因素。在我国仍然以 IgA 肾病为主的原发性肾小球肾炎最为多见，其次为糖尿病肾病、高血压肾病、狼疮性肾炎、梗阻性肾病以及多囊肾等。此外，心血管疾病、吸烟、白蛋白尿、高脂血症及 CKD 家族史等流行病学因素也导致了 CKD 进展的风险增加。

第二节 营养与肾脏疾病

一、营养问题

营养状态的衰退在 CKD 早期就会出现，因此患者常在慢性透析开始前或开始时就已经存在蛋白质-能量营养不良（PEM），而 PEM 是临床预后差的重要标志。所以，预防和纠正 CKD 患者的 PEM 尤为重要。研究提示，接受医学营养治疗（Medical Nutrition Therapy，MNT）者开始透析的时间较未接受 MNT 者显著延迟，而且显著改善了营养指标。

正常人蛋白质的合成与分解代谢始终保持一种平衡状态。蛋白质代谢过程主要产生肌酐、尿酸、尿素氮等含氮代谢产物。慢性肾脏病患者由于肾脏功能仅残余少半，甚至更低，无法将蛋白质分解后的废物排出体外，毒素在人体内堆积，导致一系列病症，如食欲变差、恶心呕吐、皮肤瘙痒。长期如此，患者蛋白质合成代谢减少而分解代谢增加，必需氨基酸缺乏，患者易出现消瘦、营养不良等，使病情进一步恶化，死亡率增加。

饮食治疗的主要问题之一是决定蛋白质和必需氨基酸摄入的理想剂量，但目前对患者还没有一个理想允许量的确切值，有人认为应严格限制每日蛋白质摄入量，约计每人每日 20～30g，并应采用含必需氨基酸较多的优质蛋白质食品，例如牛奶、鸡蛋、瘦肉、鱼、鸡等。但是很难在保持其他各种营养素充足摄入的同时又将经口进食的蛋白质摄入量限制在如此低的水平。在限量范围内，为了使患者尽量获得优质蛋白质，应限制谷类蛋白质，用淀粉为主食代替小麦粉及稻米。

二、血浆蛋白和多肽类激素在肾脏的代谢过程

肾脏是血浆蛋白的主要代谢场所。大多数分子量较低的多肽类激素是通过肾脏代谢的。肾脏对多肽类激素的代谢主要是通过配体与特异性受体结合，结合部位在肾小管内皮细胞膜的基底部。通过肾小球滤过的物质会被肾小管重吸收，在此过程中将合成氨基酸，氨基酸重新回到血液循环中。多肽激素经肾小球滤过的过程主要依赖于分子量的大小和形态，以及分子所带的电荷。例如，生长激素相对分子质量为 215000，滤过系数为 0.7，而胰岛素相对分子质量为 6000，则可以自由经过肾小球滤过。如果多肽类激素与大分子蛋白质结合，将会影响滤过过程。

此外，其他因素如肾脏损伤、肾脏以外的激素降解过程或者激素的异常分泌，都会影响多肽类激素的代谢过程，这些情况在肾脏疾病中常常出现。经过肾小球滤过的多肽在近端肾小管被重吸收，因此只有＜2%的多肽会在尿中被检测出来。体内研究证实，单侧肾脏切除的动物，血浆中胰岛素、前胰岛素、胰高血糖素、PTH 和生长激素等激素的半衰期延长。肾功能不全的患者血液循环中多种多肽类激素水平也升高，然而，在肾移植术后循环中的上述激素水平迅速降到正常水平。

第三节　治疗策略

对于各种原因所致的 CKD，治疗应注意两个方面。首先要重视原发病和加重因素的治疗，这是控制和阻止肾脏病进展、保护肾脏功能的关键。其次要给予 CKD 患者一体化治疗，以进一步延缓疾病的进展，减少并发症，提高患者生活质量。CKD 的治疗

原则就是不同阶段选择不同的防治策略。

一体化治疗包括饮食治疗、并发症治疗（控制高血压、纠正贫血、纠正水电解质和酸碱平衡紊乱、控制感染、防止心血管并发症等）和肾脏替代治疗。肾脏替代治疗是终末期肾衰（ESRD）的有效治疗手段，包括肾移植、血液透析和腹膜透析。

CKD的膳食疗法历来被认为是其基本的治疗措施。以往的膳食疗法一般仅限于低蛋白膳食，但长期低蛋白膳食会影响患者的营养状况。研究表明，慢性肾脏病营养不良发生率高达20%~50%。现在认为营养不良是CKD发生的独立危险因素，直接同患病率与死亡率呈正相关。因此，目前的膳食疗法更倾向于给患者制订更合理的营养治疗方案。

1997年美国肾脏基金会（NKF）发表透析患者生存质量指导（Dialysis Outcome Quality Initiative，DOQI），1999年NKF将DOQI扩展至整个肾脏病领域，发表新的指南（Kidney Disease Outcome Quality Initiative，K/DOQI）。2012年对指南再次进行更新。指南指出，摄入减少是CKD营养不良的主要因素，当GFR<60 ml/（min·1.73m^2）时，应评估患者蛋白质能量摄入和营养状态；膳食摄入不足或营养不良患者应接受膳食调整、咨询和教育。定期营养随诊对于维持患者长期的营养治疗效果是非常重要的。

第四节 营养治疗

CKD患者的营养治疗方案，应根据患者肾功能水平、病因、营养状况、进食量及消化能力、膳食习惯等来制订，遵循个体化原则。

营养目标为保持患者良好的营养状况，或是营养不良得到改善；对透析前患者来说，还应考虑到有利于控制肾脏基础疾病，保护肾功能。高蛋白膳食可通过增加肾小球内压力、增强肾小管代谢、增加蛋白尿而促进慢性病的进展，因此，透析前CKD患者应控制膳食蛋白质的摄入量（Dietary Protein Intake，DPI），并根据肾功能损害程度对摄入量进行调整。在控制DPI的同时，应注意摄入蛋白质的质量，给予适量富含优质蛋白的食物。

一、营养风险筛查、营养评估

营养风险筛查采用NRS2002营养风险筛查工具。具体内容如前所述。

有效监测和评估营养状态是预防和治疗CKD或者营养不良的基础。对CKD患者进行营养状况监测和评估的方法很多，常用的方法包括膳食调查、人体测量、实验室检查、主观整体营养评估（SGA）等。这些方法也可以用来作为营养治疗效果的评价，各有一定的局限性，应综合考虑。

（一）膳食调查

膳食调查是了解CKD患者每日能量和蛋白质等营养素摄入情况的有效方法。可以采用24小时膳食回顾法或膳食日记了解患者每日膳食情况。对门诊患者，可定期进行膳食记录，并由营养师或其他医护人员（要求接受过膳食回顾和计算营养物质摄入方面专业训练，有治疗肾脏病经验的人员）对患者进行膳食咨询。应了解患者能量、蛋白质（优质蛋白和非优质蛋白）、碳水化合物、脂肪、钾、钠、钙、磷等营养素摄入情况，同时了解患者的膳食习惯，为营养治疗提供依据。

（二）人体测量

人体测量可反映身体的组成，尤其是对人体肌肉和脂肪含量的测量，可提供与营养状态相关的信息，是临床有效反映CKD患者营养状态的指标。人体测量指标通常包括体重、身高、腰围、皮褶厚度、上臂围、上臂肌围、小腿围，以及人体成分（人体脂肪量、肌肉量、水分等）。这些指标反映了人体组成的不同信息，因此最好同时测量，进行综合评价。

人体测量指标也用于评估透析患者的营养状态。研究发现，大部分透析患者的肌肉含量显著减少。但是透析患者理想的人体测量指标尚未明确。有研究表明，BMI越大的透析患者，生存的可能性越大，BMI低于中位数的患者，生存率则明显降低。但普通人群的数据却显示低BMI与生存率增高有关。由于缺乏大样本的研究，这一矛盾现象有待于进一步探讨。

人体测量要求有适当的仪器和正确的测量方法，否则就无法得到准确的数据。长期监测同一人群的人体测量指标可得到有更高价值的营养状态相关信息。

目前人体成分测定方法有双能X线吸收测量（DXA）、生物电阻抗法（BIA）、电子计算机断层扫描（Computed Tomography，CT）、核磁共振等。对人体组成的评估，尤其是连续的评估，可以提供关于蛋白质-能量摄入充分性的信息。

双能X线吸收测量（DXA）是利用X线产生稳定的、双能的光子束，通过身体组织吸收后以直线方式被反射回来。不同组织减弱X线的程度不同。根据被减弱和未被减弱光束的自然对数值的比值计算身体组成。DXA测得的身体成分在临床上能有效地反映患者蛋白质-能量营养状态，它受CKD患者水负荷异常因素的影响较小，且无创、可信度高。身体成分主要评估身体三个方面的组成情况：脂肪量、去脂组织量、骨骼量和密度。关于DXA的研究表明，DXA的精确性和准确性明显高于生物电阻抗法（BIA）等其他人体测量法。

但是DXA的缺点是仪器昂贵，需要一定条件的机器存放空间，不能很好地区分细胞内液和细胞外液。在身体组成的精确测量方面，DXA优于传统的人体测量法和BIA，但在临床上难以常规使用。

BIA是目前应用较广的一种体成分测定方法，根据人体不同组分的阻抗值进行测定，可以得到身体肌肉量、脂肪和水分等指标，简单易行，费用较低。缺点是准确度较CT或DXA低。

（三）实验室检查

1. 血清白蛋白

目前尚无单一的反映营养状态的理想指标，研究显示，血清白蛋白与营养状态相关，此外，由于血清白蛋白的测定方法简单、易于操作，因此在临床得以广泛应用。目前，血清白蛋白被广泛用于反映 CKD 患者的营养状态。尤其在 ESRD 人群中，营养不良现象更为普遍。慢性透析开始前以及透析中出现低白蛋白血症，预示着死亡率高。因此，采用营养干预，使血清白蛋白水平维持稳定甚至上升，与患者良好的长期预后相关。

感染或炎症、脱水或水肿、经腹膜透析液或尿液丢失蛋白质和酸中毒等因素都可影响血清白蛋白指标的敏感性和特异性，当合并炎症或急、慢性疾病时，血清白蛋白可能会急剧下降，只有在病情恢复时白蛋白水平才会上升，血清白蛋白水平还与急性期蛋白质水平呈负相关。因此，低白蛋白血症不一定都标志着营养不良，同时还应该考虑患者的临床因素。

2. 血清前白蛋白

血清前白蛋白也是营养状况的评估指标，其半衰期（2～3 天）短于血清白蛋白（20 天），可以反映近期的营养状况。但是，前白蛋白和白蛋白一样，受上述许多因素影响，如在炎症或感染时血清前白蛋白水平降低，而肾衰竭时，可因肾脏对前白蛋白的降解能力减弱，使其水平升高。基于目前所能获得的证据，血清前白蛋白可被认为是反映 CKD 患者蛋白质－能量营养状态的良好指标。但缺乏足够证据说明它比白蛋白更为敏感或精确。

3. 血清转铁蛋白

血清转铁蛋白对膳食中蛋白质摄入是否充足很敏感，其半衰期较短（约 10 天），同血清白蛋白一样，也受许多其他因素影响。某些慢性炎症状态如恶性肿瘤、类风湿关节炎或感染时，铁储备可减少，此时血清转铁蛋白水平会升高。

4. 血清胆固醇

血清胆固醇水平是判断慢性蛋白质－能量摄入不足的有效指标。研究显示，透析前血清胆固醇水平与其他营养指标如血清白蛋白、前白蛋白、肌酐和年龄等有高度的线性相关关系。但 CKD 患者的血清胆固醇和其他营养指标一样可能受非营养因素如炎症的影响。

5. 其他

有研究发现，补体、免疫球蛋白可能反映营养状态的改变，但仍有待深入研究。

（四）主观整体营养评估与患者主观整体营养评估

主观整体营养评估（Subjective Global Assessment，SGA）是一种基于病史和体格检查进行的简单主观评估方法，最初用于胃肠道手术患者营养状态评估，之后用于其他人群。其优点是经济、检测迅速、易操作，可对蛋白质－能量营养状态进行综合评估。缺点是仅着重于营养摄入和人身体组成评估，未考虑到内脏蛋白质水平。患者主观整体评估（Patient-Generated Subjective Global Assessment，PG－SGA）是 1994 年 Ottery 在多伦多小组设计的主观整体评价的基础上，专门为肿瘤患者制订的营养评估工具。我国的肾病营养治疗共识介绍了 PG－SGA，目前有学者将其用于 CKD 患者评估。

（五）氮表现率蛋白相当量

氮表现率蛋白相当量（Protein Nitrogen Appearance Rate，PNA）是反映 CKD 患者营养状况和蛋白质摄入水平的较好指标。对于稳定的患者，PNA 可以有效估计蛋白质摄入。由于总蛋白降解和蛋白质摄入受体重影响，因此 PNA 常以体重进行标准化，即“标准化的氮表现率蛋白相当量（Normalized Protein Nitrogen Appearance，nPNA）”。应注意，只有当患者病情相对稳定、无高分解代谢等因素时，才可应用 nPNA 计算蛋白质相当量。当患者发生明显高分解代谢时，用 nPNA 推算饮食蛋白质摄入，应注意避免过高估计 nPNA，因为这时蛋白质实际摄入量往往低于 nPNA 数值。

美国 KDOQI 指南推荐，CKD 患者营养状态的评估应采用多个营养指标，其中至少有 1 个指标是：①血清白蛋白；②去除水肿的实际体重，标准体重%或 SGA；③氮表现率蛋白相当量或膳食记录。推荐每 1～3 个月测 1 次血清白蛋白、实际体重或标准体重、SGA。应每 3～4 个月进行 1 次膳食记录和（或）nPNA 测定。对于进展的慢性肾衰竭［GFR<15ml/（min·1.73m^2）］、出现并发症、营养物质摄入不足、营养状态变差或明显的营养不良者，营养评估次数应增多。

二、营养治疗实施方案

基于国内外的研究，我国肾脏病和糖尿病界专家组成小组在 2004 年 2 月制定了《慢性肾脏病蛋白营养治疗共识》，并于 2005 年 3 月对该共识进行了修订，对营养治疗方案提出了具体建议。2017 年 8 月 1 日颁布（2018 年 2 月 1 日实施）的中华人民共和国卫生行业标准（WS/T557－2017）《慢性肾脏病患者膳食指导》规定了慢性肾脏病患者膳食指导原则、能量和营养素推荐摄入量（与共识有较大不同）、膳食处方的制定、营养摄入监测与评估，以下简称“2017 行标”。

糖尿病和 CKD 密切相关，糖尿病肾病（Diabetic Nephropathy，DN）是糖尿病最常见的微血管并发症之一，也是导致 CKD 和终末期肾脏疾病的首要原因。2007 年 NKF－KDOQI 首次制定了关于糖尿病合并 CKD 的临床实践指南，并于 2012 年根据新的循证证据进行了更新。2015 年欧洲肾脏最佳临床实践（European renal best practice，ERBP）委员会制定了糖尿病合并 CKD 3b 期或更高阶段老年患者的管理指南，指出营养管理的重要性。中华医学会糖尿病学分和中国医师协会营养医师专业委员会 2015 年发布的《中国糖尿病医学营养治疗指南（2013）》中也对糖尿病肾病进行了专门的阐述。

（一）慢性肾脏病患者能量和营养素推荐量

1. 能量

根据中国“2017 行标”建议，CKD 1～3 期患者，能量摄入以达到和维持目标体重为准。目标体重可以参考国际推荐适用于东方人的标准体重计算方法：男性标准体重＝［身高（cm）－100］×0.9（kg）；女性标准体重＝［身高（cm）－100］×0.9（kg）－2.5（kg）。当体重下降或出现其他营养不良表现时，还应增加能量供给。对于 CKD 4～

5期患者，在限制蛋白质摄入量的同时，能量摄入需维持在146 kJ（35 kcal）/（kg·d）（年龄≤60岁）或126～146 kJ（30～35 kcal）/（kg·d）（年龄>60岁）。再根据患者的身高、体重、性别、年龄、活动量、饮食史、合并疾病及应激状况进行调整。

日本肾脏学会2012年的建议为25～35 kcal/（kg·d）。KDOQI指南建议CKD患者的热量摄入量一般应为30～35 kcal/（kg·d）。儿童应达到同年龄儿童DPI的100%～120%。

2. 蛋白质

根据中国“2017行标”建议，CKD 1～2期患者，不论是否患有糖尿病，蛋白质摄入推荐量为0.8～1.0 g/（kg·d）[其中包含0.8g/（kg·d）]。对于CKD3～5期没有进行透析治疗的患者，蛋白质摄入推荐量为0.6～0.8g/（kg·d）。血液透析及腹膜透析患者，蛋白质摄入推荐量为1.0～1.2g/（kg·d），当合并高分解代谢急性疾病时，蛋白质摄入推荐量增加到1.2～1.3 g/（kg·d）。其中至少50%来自优质蛋白质。可同时补充复方α-酮酸制剂0.075～0.12 g/（kg·d）。再根据患者的体重、年龄、饮食史、合并疾病及应激状况进行调整。

《糖尿病医学营养治疗指南（2013）》指出，蛋白质的质和量对肾功能均有影响，以白肉（鱼和鸡肉类）、蔬菜和奶类为主要来源的低蛋白质膳食，可能有改善蛋白尿的作用；出现显性蛋白尿可适量限制膳食蛋白，推荐蛋白质摄入量为0.8 g/（kg·d）。CKD3期患者建议实施低蛋白膳食配合酮酸膳食，推荐蛋白质摄入量为0.6 g/（kg·d），复方α-酮酸制剂为0.12 g/（kg·d）；严格的或极低蛋白膳食存在蛋白质-能量营养不良的风险，应考虑其施行的安全性或在营养（医）师的监测和指导下进行；采用低蛋白膳食配合α-酮酸制剂能够延缓肾功能损害的进程，减少蛋白尿，改善营养状况，有助于调节钙磷代谢，减轻氮质血症及代谢性酸中毒，并能减轻胰岛素抵抗，改善高胰岛素血症及增加能量生成率；适量大豆蛋白可通过改善总胆固醇、低密度脂蛋白胆固醇和甘油三酯，改善炎性标志物C反应蛋白（CRP），减轻蛋白尿。

日本肾脏病学会建议从第3期开始限制蛋白至0.8～1.0g/（kg·d），第4～5期为0.6～0.8/（kg·d）。KDOQI指南建议成年人无论伴随糖尿病或不伴糖尿病者，GFR<30ml/（min·1.73m^2）者均应采用低蛋白摄入0.8g/（kg·d）；同时应接受适当教育。对成年CKD患者在病情有进展风险时应避免蛋白摄入高于1.3 g/（kg·d）。过量的蛋白质摄入会导致尿毒性物质的累积，而蛋白摄入不足又可能导致瘦体质损失和营养不良。

一些证据表明，在婴儿中，低蛋白膳食未能起到延缓CKD进程的作用，相反还会影响儿童的生长发育。但同时，CKD患儿也应避免高蛋白膳食。KDOQI对儿童CKD患者的建议：对于CKD3期的患儿，应维持蛋白摄入量在膳食参考摄入量（dietary reference intakes，DRI）的100%～140%，以便维持理想体重。对3～4期的患儿中应给予100%～120%DPI。

在限制蛋白质总量的同时，应注意增加优质蛋白质所占比例，多选择不含蛋白质的主食，如藕粉、粉条和淀粉等，代替传统主食。富含优质蛋白质的食物包括鸡蛋、牛奶、禽肉、鱼虾肉、畜类瘦肉和大豆类等。安排一日膳食时须避免将高蛋白食物集中于一餐。

3. 脂肪

根据中国“2017 行标”建议，CKD 患者每日脂肪供能比为 25%～35%，其中饱和脂肪酸不超过 10%，反式脂肪酸不超过 1%。可适当提高 n－3 脂肪酸和单不饱和脂肪酸摄入量。

4. 碳水化合物

根据中国“2017 行标”建议，在合理摄入总能量的基础上应适当提高碳水化合物的摄入量，碳水化合物供能比应为 55%～65%。有糖代谢异常者应限制精制糖摄入。

5. 矿物质

根据中国“2017 行标”建议，各期 CKD 患者钠摄入量应低于 2000 mg/d，磷摄入量应低于 800mg/d，钙摄入量不应超过 2000 mg/d。当 CKD 患者出现高钾血症时，应限制钾的摄入量。当出现贫血时，应补充含铁量高的食物。其他微量元素以维持血液中正常范围为宜，避免发生血液电解质异常。

KDOQI 推荐，若无禁忌，成人降低盐摄入量到每日小于 2g 钠，（相当于 5g 氯化钠）。同时，推荐 CKD 伴有高血压或者高血压前期的儿童限制钠摄入量。遵循基于年龄的每日推荐摄入量，推荐 CKD 和多尿的儿童补充自来水（Free Water）和钠补充剂，避免慢性血管损伤，并促进合理的生长发育。日本肾脏学会建议 CKD 各期均限制盐在每日 6g 以内。

6. 维生素

长期接受治疗的 CKD 患者需适量补充天然维生素 D，以改善矿物质和骨代谢紊乱。必要时可选择推荐摄入量范围内的多种维生素制剂，以补充日常膳食的不足，防止维生素缺乏。

7. 膳食纤维

根据每日摄入能量，推荐膳食纤维摄入量为 14 g/4180 kJ（1000 kcal）。

8. 液体

CKD 患者出现少尿（每日尿液量小于 400 ml）或合并严重心血管疾病、水肿时需适当限制水的摄入量，以维持出入量平衡。

（二）慢性肾脏病患者膳食处方的制定

根据中国“2017 行标”建议，采用五步法，根据患者身高、体重、活动强度、CKD 分期等，计算患者每日需要总能量及蛋白质，并计算出以食物蛋白质为基础的交换份的份数，最终分配至全日各餐。

（三）慢性肾脏病患者营养摄入监测与评估

1. 营养状态监测

CKD3～5 期患者受疾病和营养素摄入限制的影响易发生营养不良，应定期监测患者营养状态。在控制蛋白质摄入时，应对患者的依从性及营养状况进行密切监测，防止营养不良发生。如果已有营养不良发生，应每月监测 1 次。

2. 饮食依从性监测

应定期检测患者 24 小时尿尿素排泄量以评估患者蛋白质实际摄入量，保持氮平衡状态。采用三日膳食回顾法定期评估膳食摄入能量及营养素量。

3. 营养评估

定期采用多种方法监测患者营养状况并综合分析，包括人体测量，如体重、体质指数、肱三头肌皮褶厚度和上臂肌围以及握力、小腿围等；人体成分组成分析；常用生化指标，包括血清总蛋白、白蛋白、前白蛋白及总胆固醇等；综合评估法，如主观全面评估法（Subjective Global Assessment，SGA）等进行综合评估。

三、其他

KDOQI 指南推荐 CKD 患者进行有益于心血管健康和耐受性的身体活动（目标是每周 5 次至少 30 分钟的活动），达到健康体重，并且停止吸烟。其他膳食建议：推荐 CKD 患者接受专业的膳食建议和教育信息，根据 CKD 的严重程度，对盐、磷酸盐、钾和蛋白质摄入量进行调整。日本肾脏病学会对 CKD 各期均建议禁止吸烟，并且控制 BMI<$25kg/m^2$。我国“2017 行标”未对生活方式进行了建议。

（程改平 曾果 刘丹 张慧娟）

参考文献

［1］KDIGO. KDIGO 2012 Clinical Practice Guideline for the Evaluation and Management of Chronic Kidney Disease. Kidney International Supplements，2013，3（1）.

［2］Nephrology，J. S. O. Clinical Practice Guidebook for Diagnosis and Treatment of Chronic Kidney Disease 2012. Nihon Jinzo Gakkai Shi，2012，54（8）：1031－1189.

［3］Luxia Zhang，F. W. L. W.，J. Z. Z. H. Nan Chen and X. L. H. W. Weiming Wang，Prevalence of chronic kidney disease in China：a cross－sectional survey. 2012：815－822.

［4］林善锬，等. 慢性肾脏病蛋白营养治疗共识［J］. 实用糖尿病杂志，2005，1（5）：3－6.

［5］Foundation，N. K，KDOQI Clinical Practice Guideline for Nutrition in Children with CKD：2008 update. Am J Kidney Dis［J］. 2009，53（3 Suppl 2）：p. S11－104.

［6］Park，J. I.，H. Baek，H. H. Jung，Prevalence of Chronic Kidney Disease in Korea：the Korean National Health and Nutritional Examination Survey 2011—2013. Journal of Korean Medical Science［J］. 2016，31（6）：p. 915.

［7］Sarnak，M. J，et al.，KDOQI US Commentary on the 2013 KDIGO Clinical Practice Guideline for Lipid Management in CKD. American Journal of Kidney Diseases［J］. 2015，65（3）：p. 354－366.

［8］Coresh，J，et al. Prevalence of Chronic Kidney Disease in the United States. 2007，2038－2947.

［9］王吉耀，陈灏珠，林果为. 实用内科学［M］. 北京：人民卫生出版社，2013.

［10］Levey，A. S，et al. The definition，classification，and prognosis of chronic kidney disease：a KDIGO Controversies Conference report［J］. Kidney Int，2011，80（1）：17－28.

第十三章　营养缺乏病

第一节　概　述

一、营养不良的定义

营养不良（Malnutrition）的定义在不断发展和丰富。早期的营养不良定义完全等同于营养不足（Under-Nutrition or Undernourishment），定义为：食物或某种营养素摄入不足或营养素吸收和利用障碍导致的一种机体状态。随着人类营养过剩的出现，学术界提出营养不良定义的两个方面，即相对于身高，体重低于或超出正常标准就为营养不良。2006 年 ESPEN 明确地将营养不良分为营养低下（Under-Nutrition）和营养过剩（Over-Nutrition）两种。广义的营养不良定义被广泛接受，即营养不良是指能量、蛋白质和其他营养素缺乏或过剩（或失衡）的营养状况，可对组织机体的形态（体型、体格和人体组成）、机体功能和临床结局产生可观察到的不良反应。随着营养科学的发展，人类对营养不良的认识又有新进展。2015 年 ESPEN 发表了专家共识，提出了营养紊乱（Nutrition Disorder）的概念及其诊断体系，将营养紊乱分为 3 类：营养不良、微量营养素异常（Micronutrients Abnormalities）及营养过剩。实际上是将微量营养素异常、营养过剩从以前的营养不良中剥离出来，将营养不良重新回归最初的定义。因此，本章采用营养不良的狭义定义，即食物或某种营养素摄入不足、营养素吸收或利用障碍导致的一种机体状态。机体长期缺乏一种或多种营养素可造成营养低下，严重营养低下并出现各种临床症状则称为营养缺乏病。

营养不良的诊断标准尚在不断完善中，针对不同年龄、性别、生理状况的个体，诊断指标和方法不一。如反映儿童营养不良或发育状况的人体测量学指标：反映儿童时期营养不良累积效应的年龄别身高、反映近期营养状况（每周或每月）的身高别体重、反映近期和长期营养状况综合效应的年龄别体重。营养不良的患病率与所采用的不同临界值（确定正常或异常/低危险性或高危险性）有关。在进行营养不良的流行病学研究前，首先应确定营养不良的诊断标准。

二、营养不良的流行趋势

世界范围内，营养缺乏状况在改善，但是在近撒哈拉一带的非洲地区、贫困国家，营养缺乏仍是最主要的公共卫生问题。世界粮农组织（Food and Agriculture Organization，FAO）报告，2007 年全世界有 9.23 亿人营养不良。世界卫生组织 2013 年报告，营养不良是全世界儿童死亡的最主要原因，全世界死于营养不良的儿童占全因死亡儿童的 45%。根据陈春明等的研究报告结果，西部贫困乡村地区是我国儿童营养不良患病率最高的地区，国家级贫困县乡村地区群体的长期营养不良（生长迟滞）现象很严重。西南地区检出率最高，5～12 岁男童和女童营养不良患病率分别为 38.0%和 38.2%。近年来我国农村居民经济状况不断好转，但贫困地区儿童仍存在较为严重的营养不良。在欧美等经济发达国家，年长儿童和成人中发生的营养不良以继发于疾病者多见。在住院患者中营养不良发病率高，可达 28%～80%。

三、饥饿与营养不良

机体摄取食物是一个间断的过程，但是能量的消耗却是一个持续的过程。因此，人们需要利用体内贮存的碳水化合物、脂肪和蛋白质，通过减少能量消耗和动用蛋白质储存对短期或长期饥饿做出良好的适应。在摄入食物之后，这些被消耗掉的能量被重新储存补充（增加糖原储存和脂肪酸再酯化）。机体对禁食的反应受能量贮存、饥饿的持续时间，以及其他应激因素的影响。长期部分或完全停止能量摄入会导致消耗性消瘦。尽管曾有报道，一些非常肥胖的个体禁食 249 天和 382 天仍然能够存活，但是对于那些开始时机体成分正常的个体，持续饥饿超过 3 个月，体重将丢失 40%，当女性 BMI 低于 10 或男性低于 11 时，则很少能够存活。

当停止摄取食物时，机体开始消耗内源性底物（碳水化合物、脂肪、蛋白质）。在起初 24 小时内，碳水化合物主要来源于肝脏和肌肉组织中糖原的分解。接下来，肝脏组织三酰甘油降解生成前体物质，被用来合成葡萄糖。在肾脏组织中，葡萄糖作为前体来合成谷氨酰胺。能量通过直接或间接的途径，绝大部分（>90%）来源于脂肪氧化。长期饥饿状况下葡萄糖代谢被调整，氨基酸异生为葡萄糖的途径受到限制，这可能是机体在进化压力下的生存策略。对于那些先前营养状况良好的人群，在饥饿状态下脂肪储存量并不是其存活的关键因素，如果超过 40%的可利用蛋白丢失，机体就会死亡。

第二节　蛋白质–能量营养不良

一、概述

（一）定义及流行特点

蛋白质–能量营养不良（Protein-Energy Malnutrition，PEM）是因食物中蛋白质和（或）能量不足或疾病等因素引起的营养不良，表现为消瘦、水肿、各器官功能紊乱及免疫力低下，严重的蛋白质–能量营养不良可以直接导致死亡。除了能量和蛋白质缺乏以外，往往也缺乏维生素和矿物质，患者常伴有感染。该病在成人和儿童均可发生，但以婴幼儿最为敏感。

蛋白质–热量营养不良在世界各地都有发生，是全球性公共卫生问题之一。在不发达国家发病比较普遍，特别是在自然灾害与战争时期，粮食供应不足时发病率更高，是影响小儿健康和导致死亡的严重疾病之一。很少有文献专门报道蛋白质–热量营养不良的患病率，常见的报道是5岁以下、老年人和住院患者的营养不良患病率。

（二）病因

PEM可由严重蛋白质缺乏和（或）严重能量摄入绝对或相对不足引起。原因有以下几种：①食物短缺，饥荒、战争或经济落后造成食品匮乏或不平衡。②低蛋白低能量膳食，如婴幼儿喂养不当，摄入蛋白质过少；长期流质、软食的患者未及时采用高蛋白高能量食物；医院静脉输注葡萄糖作为维持能量来源等。③疾病导致不能进食，如精神失常、神经性厌食和上消化道梗阻等疾病患者不能如常人正常摄食。④消化吸收不良，伴发于其他疾病的顽固而长期的呕吐、腹泻及消化吸收障碍。⑤机体需要增加而供给不足，多见于婴幼儿、妊娠及哺乳期妇女。此外，甲状腺功能亢进症、肿瘤、结核、糖尿病等消耗性疾病均增加体内各种营养物质的消耗，若补充不足也可发生蛋白质–热量营养不良。

（三）对机体健康的影响

蛋白质缺乏对所有的机体器官都有不利影响。在对死于营养不良患者的尸检中发现，心脏和肝脏的重量大约减少了30%，脾脏、肾脏以及胰腺的重量也受到影响。营养不良导致肌肉力量和持久力下降。长期和严重的营养不良导致心肌损伤，包括心排血量的减少、心动过缓和低血压。营养不良会引起肾血流速和肾小球滤过率降低，浓缩尿和酸排泄能力下降，同时排泄多余盐和水的能力降低，细胞外液在身体成分中的比例增高，这些因素以及其他营养不良相关改变可导致饥饿性水肿。机体蛋白质消耗超过20%就会影响呼吸肌肉的结构和功能。这与膈肌的重量降低、呼吸肌最大通气和力量同时下降有关。食物存在于肠腔是肠细胞更新的主要刺激因素，急性和慢性食物缺乏对小肠最明显的影响是吸收面积减少。重度衰竭患者对脂肪、双糖和葡萄糖的吸收发生障碍，同时胃液、胰液和胆汁的分泌减少，这些也与吸收不良有关。严重营养不良患者往往出现腹泻，会加重营养不良的程度。所有这些与营养不良有关的胃肠变化会损害肠道的屏障功能。慢性期改变可能导致肝脏脂肪变性，或者更严重的发展为脂肪性肝炎。饥饿和体重减轻都容易导致体温过低。体温只要降低1～2℃就会引起认知功能障碍、共济失调、精神错乱以及肌肉无力等症状。营养不良本身几乎影响免疫防御系统的所有方面，特别是损害机体细胞免疫和对感染的抵抗力。营养不良尤其是近期营养摄入不足可导致外科手术患者创伤愈合过程延长。

（四）临床表现

1. 消瘦型

消瘦型以能量摄入不足为主，脂肪储备丢失，以消瘦为主要特点。表现为体重明显下降，皮下脂肪减少，皮肤干燥松弛、皱纹多、失去弹性和光泽，头发松稀、失去固有光泽，面若猴腮，体弱无力，缓脉，低血压，低体温，易哭闹。

2. 水肿型

蛋白质严重缺乏，能量摄入基本满足，外周组织水肿及腹水是主要特征。轻者见于下肢、足背，重者见于腰背部，外生殖器及面部也见水肿。儿童身高可正常，体内脂肪未见减少，肌肉松弛，似满月脸，眼睑水肿，有易剥落的漆皮状皮肤病，指甲脆弱有横沟，表情淡漠，易激惹和任性，常伴发脂肪肝。

3. 混合型

单纯型蛋白质或能量营养不良较少见，多数病例为蛋白质和能量同时缺乏，表现为混合型蛋白质-能量营养不良。

（五）诊断

除了病史和临床表现外，体格测量指标是重要的诊断依据。

1. 儿童生长评价是评价儿童健康与营养状态的一种简单的测量方法

(1) 体重不增或减轻是最早出现的症状。

(2) 年龄别身高代表线性生长，本质上是测量长期生长不良的指标。

(3) 身高别体重可反映身体比例或生长协调性，尤其对急性生长障碍特别敏感。

(4) 年龄别体重既代表线性生长，又代表身体比例。

我国参照世界卫生组织关于儿童营养不良体格测量的评估标准：①体重低下。根据年龄别体重，与同年龄、同性别正常参照值相比，低于中位数减2个标准差，但高于或等于中位数减3个标准差者为中度体重低下；低于中位数减3个标准差者为重度体重低下。此指标反映儿童过去和（或）现在有慢性和（或）急性营养不良，但单凭此项不能区别急性营养不良和慢性营养不良。②生长迟缓。按年龄别身高，与同年龄、同性别正常参照值相比，低于中位数减2个标准差，但高于或等于中位数减3个标准差者为中度生长迟缓；低于中位数减3个标准差者为重度生长迟缓。此指标主要反映过去或长期慢性营养不良。③消瘦。按身高别体重，与同年龄、同性别正常参照值相比，低于中位数减 2 个标准差，但高于或等于中位数减 3 个标准差者为中度消瘦；低于中位数减 3 个标准差者为重度消瘦。此指标反映儿童近期、急性营养不良。

2. 成人

(1) 体质指数。青少年和成人可用 BMI 来评价。BMI<18.5 为营养不良，BMI<17.5 为中度营养不良，BMI<16.5 为重度营养不良。

(2) 体重改变。由于我国目前尚无统一的标准体重值，故采用体重改变作为指标更合理，并将体重变化的幅度与速度结合起来考虑。计算公式：

体重改变（%）＝［平时体重（kg）－现时体重（kg）］÷平时体重（kg）×100%

体重变化的评价标准见表 13－1。

表 13－1　体重变化的评价标准

时间	中度体重减轻	重度体重减轻
1 周	1%～2%	>2%
1 个月	5%	>5%
3 个月	7.5%	>7.5%
6 个月	10%	>10%

蛋白质缺乏患者的血清白蛋白和总蛋白值明显下降，当血浆总蛋白<45g/L，白蛋白<28g/L 时会出现水肿。临床上采用血清前白蛋白、血清转铁蛋白、结合蛋白、免疫指标等综合判断 PEM。

二、防治策略

防治蛋白质－能量营养不良要从多方面抓起，包括营养教育、社会政策措施等。

（一）营养教育

经济贫穷和营养无知是导致蛋白质－能量营养不良的两个主要原因。某研究组在某西部贫困地区小学的调查发现，受调查的学校无一例外地将提供猪肉作为改善伙食的最常用方法，价格便宜又好吃的鸡蛋的食用频率大大低于猪肉，虽然当地不缺少鸡蛋，但“从来不吃鸡蛋”和“很少吃鸡蛋”的学生占 81.8%。在有限的经济条件下，指导人们合理选择食物是营养教育工作者的一大挑战，教育对象不仅是易患人群，还包括医生、护士在内的健康工作者。

（二）社会政策措施

多数患者是 2 岁以下的低社会经济阶层儿童，蛋白质－能量营养不良的发生有复杂的社会因素，这些问题需要国家和社会的政策措施来解决。我国政府很重视贫困地区学生营养改善工作。中央政府通过实施多项教育工程，努力改善学校食堂等生活设施，为解决学生在校用餐问题提供基础条件，如教育部、财政部和国家发改委在实施农村寄宿制学校建设工程时，明确将食堂建设作为工程建设的重要内容，寄宿制工程共新增食堂159.2万平方米，占工程建设总面积的10.6%。2007年启动的中西部农村初中校舍改造工程同样把食堂作为工程建设的重要内容。目前，即使在最贫困地区的学校，校舍、宿舍、厕所等基本设施良好，而且均有食堂，学校的硬件已基本改善。为进一步改善农村学生营养状况，提高农村学生健康水平，我国政府从2011年秋季学期起，在特困地区启动农村义务教育学生营养改善计划试点工作（《国务院办公厅关于实施农村义务教育学生营养改善计划的意见》〔2011〕54号）。中央财政为试点地区农村义务教育阶段学生提供营养膳食补助，标准为每生每天3元，所需资金全部由中央财政承担。2014年，国家进一步将对试点地区学生提供的营养膳食补助从每日3元提高到每日4元。这些措施将大大改善我国儿童青少年的营养状况，减少蛋白质-营养不良的发生。

三、营养治疗

（一）去除病因

积极查清病因，治疗消化道疾病、慢性消耗性疾病、感染性疾病等，以去除病因。

（二）合理调整饮食和营养支持

针对患者营养不良程度、消化道能力的强弱以及对食物耐受的情况调整饮食，选择合适的营养补充途径，补充足够的营养物质。胃肠功能良好时，应尽量经口摄入；如不能正常进食而胃肠功能尚可，可管饲喂养；当肠内喂养明显不足或胃肠功能严重障碍时，则可提供静脉营养支持。

当轻度营养不良患者的消化功能和食物耐受能力均接近正常时，在维持原有膳食的基础上，添加含高蛋白质和高热能的食物。小儿能量供给可从100～120kcal/（kg·d）开始，以后逐渐递增，当供给达到140～150kcal/（kg·d）时，体重常获得满意的追赶增长，然后再恢复到正常需要量。

当中度和重度营养不良患者的食物耐受能力和全身情况均较差时，食欲非常低下甚至丧失。热能供给要逐渐递增，对重度营养不良患者更要缓慢递增，必要时可提供适量的管饲喂养或静脉营养。通常开始时提供正常需要量的30%～50%，逐渐增加，待食欲和消化功能恢复，可超过平时生理需要量。食物补充以高蛋白质饮食为主，同时脂肪和碳水化合物的补充也应逐渐保证，以及补充足够的各种维生素和微量元素。在增加过程中，应观察患者胃肠耐受性和全身症状，勿操之过急。对于严重营养不良的小婴儿，经口喂养的能量供给可自40～60kcal/（kg·d）开始，根据胃肠耐受情况可逐渐增加至100～140kcal/（kg·d），必要时可再提高至150～170kcal/（kg·d），以促进体重增长。如体重增长良好，体重与身高的比例接近正常，能量的供给应再恢复到每日正常生理需要量。

（三）增进食欲

可口服胃蛋白酶、胰酶或多酶制剂，以提高食欲和消化能力。口服肠道微生态制剂，有助于促进机体对营养物质的分解和吸收。补充锌元素具有提高味觉的阈值、增加食欲的作用。补充某些激素如生长激素、小剂量胰岛素或蛋白同化类固醇，有促进蛋白质合成、增进食欲的作用。

（四）治疗并发症

蛋白质−能量营养不良患者常并发贫血、水和电解质紊乱等，需采用相应措施积极治疗。

第三节　缺铁性贫血

一、概述

（一）定义及流行趋势

缺铁性贫血（Iron Deficiency Anemia，IDA）是铁缺乏症的最终阶段，铁缺乏导致血红蛋白合成减少，临床上以小细胞低色素性贫血、血清铁蛋白减少和铁剂治疗有效为特点。铁作为构成血红蛋白、肌红蛋白、细胞色素以及某些呼吸酶的成分，参与体内氧的运送和组织呼吸的过程，并与红细胞的形成和成熟有关，红细胞中约含机体总铁的2/3。

缺铁性贫血是世界范围内最常见的营养缺乏症，以生后6个月至3岁的小儿发生率最高。西部贫困地区儿童的贫血率不容乐观，某研究组2011年对西部贫困地区6～14岁小学生的调查结果发现，其贫血患病率为20.5%，远高于2005年报道的上海市7～14岁学生的贫血患病率（5.52%）。

（二）病因

1. 食物铁摄入不足

婴幼儿喂养不当，没有及时添加含铁丰富的辅食；经济状况低下，使含铁丰富的肉类食品摄入较少；不良的饮食习惯如偏食、挑食，使富含铁的食物摄入不足等。

2. 膳食铁的生物利用率较低

食物中铁可分为血红素铁（二价铁）和非血红素铁（三价铁）。血红素铁存在于富含血红蛋白及肌红蛋白的肉类食物中，吸收率较高，为20%～25%；非血红素铁主要存在于植物性食物中，需要在胃酸的作用下还原为二价铁后才能被吸收，吸收率较低，一般为3%～5%，不超过10%，其吸收过程还受多种膳食因素的影响，如植酸、草酸、膳食纤维。

3. 机体对铁的需要量增加

婴儿期、青春发育期生长速度快，铁的需要量增加、育龄妇女月经失血过多、妊娠期和哺乳期对铁的需要量增加而摄入量未相应增加等。

4. 疾病因素

各种疾病导致的消化吸收不良如慢性胃炎、慢性肠炎、胃大部切除等；钩虫感染、胃肠出血导致铁的丢失等。各类疾病导致的营养不良常常伴发缺铁性贫血。

（三）缺铁的分期

理论上，机体缺铁状态可以根据铁耗竭的不同阶段分为三期。

1. 储存铁减少期

储存铁减少期（Iron Depletion，ID）仅有储存铁减少，除骨髓细胞外铁减少、血清铁蛋白低于正常外，其他如骨髓铁粒幼细胞、血清铁、转铁蛋白饱和度、血红蛋白等均正常。

2. 红细胞生成缺铁期

红细胞生成缺铁期（Iron Deficiency Erythropoiesis，IDE）的特点为储存铁减少或消失，血清铁蛋白低于正常，骨髓铁粒幼细胞减少（一般<10%），红细胞原卟啉高于正常，血清铁及转铁蛋白饱和度可降低，总铁结合力可增高，但血红蛋白及红细胞比积正常，红细胞为正色素。

3. 缺铁性贫血期

缺铁性贫血期（Iron Deficiency Anemia，IDA）患者除上述指标异常外，血红蛋白或红细胞比积也下降，出现不同程度的低色素性贫血。

前两期机体虽然已经缺铁，但血红蛋白值仍在正常范围内，被称为隐形贫血或亚临床贫血。研究表明，人在隐形贫血期就会出现疲劳、工作能力与智能行为下降。据报道，隐性贫血要比 IDA 患病率高一倍以上。

（四）缺铁的临床表现和对机体的影响

铁缺乏对机体影响广泛，但缺少特异的临床表现。很多贫血患者是因其他原发疾病就诊，检查时发现有贫血。也有不少患者是因出现贫血症状就诊。早期缺铁性贫血常无症状或有一些非特异性症状如容易疲劳乏力，这些症状不一定和贫血程度平行。

1. 临床表现

临床表现有疲乏无力、心慌、气短、头晕、眼花等；皮肤黏膜逐渐苍白，以唇、口腔黏膜、睑结膜及甲床较明显；由于髓外造血，肝脾可轻度肿大，年龄越小，病程越久，贫血越重，肝脾肿大越明显；明显贫血时心率加快，继发贫血性心脏病时易发生左心衰竭；毛发干枯脱落，指（趾）甲缺乏光泽、变薄、脆而易折，出现直的条纹状隆起，重者指（趾）甲变平，甚至凹下呈勺状即反甲，这是严重缺铁性贫血的特殊表现之一，目前这种体征已很少见。

2. 对精神运动和生长发育的影响

大量研究已证明，缺铁最主要的影响是不利于儿童行为和生长发育。缺铁可能是行为异常，如易怒、注意力不集中等的原因。患有缺铁性贫血的婴儿和儿童存在明显的精神运动测试障碍，在某种程度上能通过铁剂治疗被纠正，但相当一部分患儿已不能用铁剂来逆转，婴幼儿期如果患了较严重的缺铁性贫血，虽经积极补铁纠正，到儿童期的智商测定结果仍低于正常儿童，所以强调预防铁缺乏导致的不可逆性精神运动损害是至关重要的。小儿在缺铁时还可出现屏气发作，待纠正后屏气发作即消失。有些铁缺乏患者有嗜食泥土、煤炭、石灰、墙泥、生米等异食癖，用铁剂治疗后这些异食行为可以消失。

另外，铁缺乏将促使铅中毒。动物和人的研究证明，严重铁缺乏常伴有胃肠铅的吸收上升，而且吸收入体内的铅又抑制铁络合酶，阻止铁与原卟啉的络合过程，使原卟啉在体内堆积，血红蛋白的合成更少。临床和流行性病学调查结果也显示了血铅水平和缺铁的相关性。由于铅中毒是神经系统和儿童发育障碍的主要原因，故铁缺乏直接或间接地通过增加铅的吸收而促成这一病变。

3. 对免疫系统的影响

患者免疫力降低，常合并感染。

（五）诊断

根据病史，特别是饮食或喂养史、临床表现和血象特点，一般可以做出初步诊断。进一步进行有关铁代谢的生化检查有确诊意义。必要时可以进行骨髓检查。用铁剂治疗有效可以证实诊断。

为提高对铁缺乏和缺铁性贫血诊断的准确性，国内外都制定了相应的诊断标准。1982 年，全国小儿血液病学学术会议（洛阳）提出小儿铁缺乏的诊断标准，国内成人尚缺乏统一的诊断标准。

1. 缺铁性贫血的诊断标准

（1）男性 Hb 小于 130 g/L，女性 Hb 小于 120 g/L，孕妇 Hb 小于 110 g/L；MCV 小于 80 fl，MCH 小于 26 pg，MCHC 小于 310 g/L；红细胞形态有明显低色素表现。

（2）有明显的缺铁病因和临床表现。

（3）血清铁（SI）小于 10.7 μmol/L，总铁结合力（TIBC）大于 64.4 μmol/L。

（4）血清运铁蛋白饱和度（TS）小于 15%。

（5）骨髓铁染色显示骨髓小粒可染铁消失，铁粒幼红细胞小于 15%。

（6）红细胞游离原卟啉（FEP）大于 0.9 μmol/L（全血），或血液锌原卟啉（ZPP）大于 0.96 μmol/L（全血），或 FEP/Hb 大于 4.5 μg/gHb。

（7）血清铁蛋白（SF）小于 14 μg/L。

（8）铁剂治疗有效。

符合第（1）条和（2）～（8）条中任意两条以上者可诊断为缺铁性贫血。

2. 储存铁减少期的诊断标准

（1）血清铁蛋白（SF）小于 14 μg/L。

（2）骨髓铁染色显示骨髓小粒可染铁消失。

符合以上任何一条即可诊断为储存铁减少期。

3. 红细胞生成缺铁期的诊断标准

（1）血清运铁蛋白饱和度（TS）小于 15%。

（2）红细胞游离原卟啉（FEP）大于 0.9 μmol/L（全血），或血液锌原卟啉（ZPP）大于 0.96 μmol/L（全血），或 FEP/Hb 大于 4.5 μg/gHb。

（3）骨髓铁染色显示骨髓小粒可染铁消失，铁粒幼红细胞小于 15%。

符合储存铁减少期的诊断标准，同时又有以上任意一条即可诊断为红细胞生成缺铁期。

4. WHO 制定的铁缺乏诊断标准

血清铁（SF）小于 8.95μmol/L，血清运铁蛋白饱和度（TS）小于 15%，血清铁蛋白（SF）小于 12μg/L，红细胞游离卟啉（FEP）大于 1.26μmol/L。

二、防治策略

由于铁缺乏对儿童大脑的发育，特别是学习和行为能力的影响已经得到公认，而且这种影响不能通过以后补充铁来逆转，所以铁缺乏的预防非常重要。健康教育是最有效、最经济的预防措施。做好卫生宣教工作，使全社会，尤其是家长认识到缺铁对小儿的危害。对防治儿童缺铁性贫血而言，应提倡母乳喂养，母乳中的铁吸收利用率高；做好喂养指导，无论是母乳还是人工喂养的婴儿，均应及时添加含铁丰富且铁的吸收利用率高的辅助食品，如动物肝脏、瘦肉、动物血等；婴幼儿食品中谷类食品或牛奶等应加入适量铁剂强化。对成年人应加强饮食指导，保证足够食物铁摄入，增加富含维生素 C 的食物摄入促进铁吸收，减少摄入抑制铁吸收的植酸等。

有不少国家和地区在高危人群的食品（主要是谷类食品）中加入一定量药用铁，采用铁强化食品预防缺铁的发生。我国有铁强化酱油，国外有用铁强化面粉等，都可以起到一定的防治效果。

（一）WHO 婴幼儿、育龄期妇女及少女补铁指南（2016）

该指南给出了婴幼儿及育龄期妇女贫血率大于或等于 40%地区的婴幼儿及育龄期妇女的预防性补铁标准（见表 13－2）。

表 13－2 WHO 婴幼儿及育龄期妇女预防性补铁推荐标准（2016）

目标人群	剂量	频率	剂型	持续时间
6～23 月龄婴幼儿	10～12.5mg	每日	滴状或糖浆铁元素	3 个月/年
24～59 月龄婴幼儿	30mg	每日	滴状或糖浆或片状铁元素	3 个月/年
5～12 岁儿童	30～60mg	每日	片状或胶囊铁元素	3 个月/年
育龄期妇女	30～60mg	每日	片状铁元素	3 个月/年

（二）中华医学会儿科学分会儿童保健学组儿童缺铁和缺铁性贫血防治建议（2008）

预防儿童缺铁和缺铁性贫血应从指导合理喂养和饮食搭配开始。应从孕期开始加强营养，摄入富含铁的食物。从妊娠第3个月开始，按元素铁60 mg/d口服补铁，必要时可延续至产后，同时补充小剂量叶酸（400μg/d）及其他维生素和矿物质。

对于早产儿和低出生体重儿应提倡母乳喂养。纯母乳喂养者应从2～4周龄开始补铁，剂量为1～2 mg/（kg·d）元素铁，直至1周岁。人工喂养的婴儿应采用铁强化配方乳，一般无须额外补铁。牛乳含铁量和吸收率低，1岁以内不宜采用单纯牛乳喂养。

对于足月儿来说，由于母乳铁生物利用率高，应尽量母乳喂养6个月。此后如继续母乳喂养，应及时添加富含铁的食物，必要时可按每日1 mg/kg元素铁补铁。未采用母乳喂养、母乳喂养后改为混合部分母乳喂养或不能母乳喂养的人工喂养婴儿，应采用铁强化配方乳，并及时添加富含铁的食物。1岁以内应尽量避免单纯牛乳喂养。

幼儿喂养应注意食物的均衡和营养，纠正厌食和偏食等不良习惯；鼓励进食蔬菜和水果，促进肠道铁吸收；尽量采用铁强化配方乳，不建议单纯牛乳喂养。

青春期儿童，尤其是女孩往往由于偏食、厌食和月经增多等原因易于发生缺铁甚至IDA。因此应注重青春期心理健康和咨询，加强营养，合理搭配饮食，鼓励进食蔬菜、水果等，以促进铁的吸收。一般无须额外补充铁剂，对拟诊为缺铁或IDA的青春期女孩，可口服补充铁剂，剂量为30～60mg/d元素铁。

根据我国现阶段的社会经济现状，建议仅对缺铁的高危儿童进行筛查，如早产儿、低出生体重儿、生后4～6个月仍纯母乳喂养儿（未添加富含铁的食物、未采用铁强化配方乳补授）、不能母乳喂养的人工喂养婴儿以及单纯牛乳喂养婴儿。早产儿和低出生体重儿建议在生后3～6个月进行Hb检测，其他儿童可在9～12个月时检查Hb。具有缺铁高危因素的幼儿，建议每年检查Hb。青春期儿童，尤其是女孩应常规定期进行Hb检测。

（三）中华医学会围产医学分会妊娠期铁缺乏和缺铁性贫血诊治指南（2014）

所有孕妇应在首次产前检查时检查血常规，每8～12周重复检查血常规，并给予饮食指导，以最大限度地提高铁摄入和吸收。一旦储存铁耗尽，仅仅通过食物难以补充足够的铁，通常需要补充铁剂建议，血清铁蛋白小于30μg/L的孕妇口服补铁。诊断明确的IDA孕妇应补充元素铁100～200mg/d，治疗2周后复查Hb评估疗效，治疗至Hb恢复正常后，应继续口服铁剂3～6个月或至产后3个月。患血红蛋白病的孕妇如果血清铁蛋白小于30μg/L，可口服铁剂。非贫血孕妇如果血清铁蛋白小于30μg/L，应摄入元素铁60mg/d，治疗8周后评估疗效。不能耐受口服铁剂，依从性不确定或口服铁剂无效者，妊娠中期以后可选择注射铁剂，注射铁剂的剂量取决于孕妇体重和Hb水平，目标是使Hb达到110g/L。不能检测血清铁蛋白的医疗机构，根据孕妇所在地区IDA的患病率，确定妊娠期和产后补铁剂的剂量和时间。

此外，建议进食前1小时口服铁剂，与维生素C共同服用增加吸收率，避免与其他药物同时服用。

三、营养治疗

（一）去除病因

查明缺铁原因，饮食不当者应纠正不合理的饮食习惯和食物组成，纠正偏食习惯。如有慢性失血性疾病，如钩虫病、消化道隐性出血性疾病等应及时治疗。

（二）饮食疗法

增加膳食含铁量并注意合理配合，补充含血红素丰富的红色肉类、动物肝脏和血液等。母乳中含铁量虽不高（0.3～0.5mg/L），但吸收率高达50%；血红素含铁量高（铁3.4mg/g），其吸收率也较高（10%～26%）；黄豆比其他植物类食物的含铁量高（铁11mg/100g），吸收率也有7%。上述食品和铁强化食品是较理想的防治缺铁的食品。

（三）铁剂治疗

1. 口服铁剂

铁剂是治疗缺铁性贫血的特效药，若无特殊原因，应采用口服法给药。二价铁容易吸收，故临床均选用二价铁盐制剂。常用制剂有硫酸亚铁（含元素铁20%）、富马酸亚铁（含元素铁33%）、葡萄糖酸亚铁（含元素铁35%）、琥珀酸亚铁（含元素铁35%）等。剂量为元素铁4～6mg/（kg·d），分三次口服，以两餐之间口服为宜。为减少胃肠不良反应，可从小剂量开始，如无不良反应，可在1～2日内加至足量。不良反应有食欲下降、恶心、呕吐、腹痛、腹泻等。一般治疗后3～4周有效，可维持巩固4～8周。同时服用维生素C可使铁吸收率增加3倍。牛奶、茶、咖啡及抗酸药等与铁剂同服可影响铁的吸收。

2. 注射铁剂

注射铁剂较容易发生不良反应，甚至可发生过敏反应致死，故应慎用。应用指证：①诊断肯定，但口服铁剂后无治疗反应者；②口服有严重不能耐受的不良反应；③长期腹泻、呕吐或大部分小肠切除后不能应用口服铁剂或口服铁剂吸收不良者。常用注射铁剂有山梨醇枸橼酸铁复合物，专供肌肉注射用；右旋糖酐铁复合物，为氢氧化铁与右旋糖酐铁复合物，可供肌内注射或静脉注射；葡萄糖氧化铁，供静脉注射用。

（四）输红细胞

一般不必输红细胞。特殊情形下考虑采用此法，如贫血严重、发生心力衰竭、合并感染、急需外科手术者。

第四节　维生素A缺乏病

一、概述

（一）定义及流行趋势

维生素A又称为视黄醇，是人类必需的一种脂溶性维生素。维生素A在人体具有广泛而重要的生理功能，是构成视觉细胞内感光物质的成分，维生素A缺乏时，对弱光敏感度降低，暗适应障碍，重症者产生夜盲。维生素A是维持一切上皮组织健全所必需的物质，其中对眼、呼吸道、消化道、尿道及生殖系统等上皮的影响最显著。维生素A对免疫功能、生殖系统、生长发育等均有重要作用。

维生素A缺乏病（Vitamin A Deficiency，VAD）好发于6岁以下婴幼儿，1～4岁为发病高峰。原发性维生素A缺乏一般由膳食长期匮乏所引起，它是以大米为主食、缺少胡萝卜素食物来源的南亚和东亚地区的地方性流行病。据WHO报道，因维生素A缺乏，全世界每年有50万名学龄前儿童患有活动性角膜溃疡，600万人患干眼症，患夜盲症的孕妇高达500万人。中国的数据表明，亚临床VAD（血清视黄醇浓度<0.70μmol或≤20μg/dl）在1988—2009年逐步从约40%下降到10%左右，但边缘性VAD（血清视黄醇浓度>0.70～1.05μmol或20～30μg/dl）的变化不大，1989—2009年一直居于20%～45%。我国农村地区儿童发生VAD的危险性大于城市，以西部省市更甚。无论城市还是农村，社会经济状态良好的家庭中的儿童，血清视黄醇水平明显高于社会经济状态差的儿童。疾病或特殊情况可导致维生素A缺乏，如治疗肥胖的手术、胰腺十二指肠切除术、腹膜透析、吸烟等。

（二）发病因素

1. 摄入相对或绝对不足

母乳中的维生素A含量丰富，一般母乳喂养的小儿不会发生维生素A缺乏病，故提倡母乳喂养。但是，乳母维生素A摄入不足也是婴儿VAD的危险因素。长期以糕、面糊等谷物或脱脂乳炼乳喂哺小儿而未及时添加辅食品，或病后“忌嘴”及长期素食皆容易导致维生素A缺乏症。早产儿肝脏内维生素A的贮存量更少，且脂肪吸收能力也有限，生长发育的速度又较快，故更容易发生维生素A缺乏病。患某些疾病，如急性或慢性肾炎，大量蛋白从尿排出，亦易造成维生素A的丢失，体内维生素A的贮存量减少，造成维生素A缺乏。各种急慢性传染病、长期发热和肿瘤等均可使肌体对维生素A的需要增多，如此时未及时补充，则造成维生素A的血浆浓度降低。长期静脉输液未补充维生素A，也将导致维生素A缺乏。

2. 吸收和利用障碍

吸收和利用障碍多见于某些疾病状态，如吸收障碍综合征、慢性腹泻等消化系统疾病可影响维生素A的吸收。长期服用通便或某些减肥药（脂肪酶抑制剂如奥利司他）也可影响维生素A的吸收。患有肝脏、肾脏、甲状腺疾病，胰腺囊性纤维变性，蛋白质-能量营养不良时可导致血浆中视黄醇结合蛋白（RBP）代谢异常，进而导致维生素A缺乏。

（三）临床表现

维生素A持续缺乏数周或数月后出现临床症状。

1. 眼部症状

（1）暗适应能力下降和夜盲症。维生素A缺乏病首先表现为暗适应能力下降，最初为暗适应时间延长，以后在暗光下视力减退，黄昏时视物不清继而发展为夜盲症。

（2）眼部损害。眼干燥不适，经常眨眼，因泪腺管被脱落的上皮细胞堵塞使眼泪减少，继而眼结膜和角膜失去光泽和弹性，眼球向两侧转动时可见球结膜折叠形成与角膜同心的皱纹圈。在球结膜暴露部位，眼球巩膜近角膜缘外侧，由脱落的角膜上皮、上皮碎屑和分泌物形成浅表的泡沫状小白斑，不易擦去，即为毕脱斑（Bitot）。角膜干燥、混浊而软化，继则形成溃疡，易继发感染，愈合后可留下白斑，影响视力。重者可发生角膜穿孔，虹膜脱出以致失明。通常为双侧性的，单侧发病少见。

2. 皮肤病变

维生素A缺乏也可引起皮肤的改变，开始时皮肤较正常干燥，以后由于毛囊上皮角化，发生角化过度的毛囊性丘疹，主要分布在大腿前外侧、上臂后侧，后逐渐扩展到上下肢伸侧、肩和下腹部，很少累及胸、背和臀。丘疹坚实而干燥，色暗棕，多为毛囊性，针头大至米粒大，圆锥形。丘疹的中央有棘刺状角质栓，触之坚硬，去除后留下坑状凹陷，无炎症，无主观症状，丘疹密集犹似蟾蜍皮，称蟾蜍皮病。皮疹发生在面部，可有许多黑头。患者毛发干燥，缺少光泽，易脱落，呈弥漫稀疏，指甲变脆，表面有纵横沟纹或点状凹陷。

3. 骨骼生长障碍

维生素A缺乏对骨骼生长，特别是对长骨的生长有明显影响，使骨变得又短又厚。亚临床维生素A缺乏可致骨骼发育停止，颅骨和脊柱骨生长受到影响，而且可使骨骼失去正常结构。

4. 免疫功能受损，感染性疾病的患病率和死亡率升高

维生素A缺乏可导致机体细胞和体液免疫功能降低，因呼吸道、胃肠、泌尿生殖道黏膜上皮增生、角化、脱屑，防御功能减弱，容易引起感染，导致感染性疾病的患病率和死亡率升高，尤其是在发展中国家。

（四）诊断

仔细询问病史，如患者存在维生素A摄入不足，或存在维生素A的吸收利用障碍、引起维生素A消耗过多的疾病，同时合并暗适应障碍、夜盲、结膜干燥、角膜软化，或四肢伸侧有毛囊性角化丘疹，通过暗适应检查和血浆维生素A浓度的测定可基本做出诊断。若血清维生素A水平在正常低值，此时肝内维生素A的储存也可能已耗竭。

在这种可疑的情况下，可采用敏感而可靠的相对剂量反应试验来进一步确定亚临床维生素A的缺乏。表13－3为人体维生素A营养状况常用评价指标和判定界值。RBP指视黄醇结合蛋白测定，近来有人认为RBP与人体维生素A水平呈正相关，RBP含量可反映人体维生素A的营养水平。当血清中维生素A浓度在正常范围时，肝脏维生素A已有耗尽的可能，因此采用相对剂量反应（RDR）间接评价个体体内维生素A的贮存量。测定方法为先测定空腹血清维生素A浓度（A0），随早餐服维生素A450μg，5小时后于午餐前测定血清维生素A（A5）浓度。RDA＝（A5－A0）÷A5×100％。若服后5小时的血清维生素A浓度增高幅度，即RDR率≥20％，表示肝脏内维生素A的贮存已处于临界状态。用此方法可以进一步确定亚临床状态维生素A缺乏。

表13－3　人体维生素A营养状况常用评价指标和判定界值

	正常	边缘缺乏	缺乏
	无维生素A缺乏体征，有直接或间接的依据表明生理功能完好	生理盲点扩大，暗适应时间延长，视网膜电图异常，可能有点毕脱斑及维生素A缺乏的其他特征	视觉功能降低，暗适应时间延长，有明显的维生素A缺乏临床特征
血浆/血清视黄醇浓度			
成人	≥200μg/L（≥0.70μmol/L）	100～200μg/L（0.35～0.70μmol/L）	<100μg/L（<0.35μmol/L）
儿童	≥300μg/L（≥1.05μmol/L）	200～299μg/L（0.70～1.05μmol/L）	<200μg/L（<0.70μmol/L）
血浆RBP[1]			
成人	40～90mg/L（1.9～4.28μmol/L）		
学龄前儿童	25～35mg/L（1.19～1.6μmol/L）		
脱氢视黄醇/视黄醇	<0.03	>0.03	
相对剂量反应试验	<20％	≥20％	
肝脏维生素A含量	>20mg（70μmol）/kg	5～20mg（17.5～70μmol）/kg	<5mg（17.5μmol）/kg

二、防治策略

无论何种类型的维生素A缺乏，只要早期发现并及时治疗，其预后都良好。

（一）保证足量维生素A摄入

维生素A最好R来源是动物性食品，如各种动物肝脏、肉类、蛋黄、鱼油、奶油和乳制品，富含预先形成的维生素A（类视黄醇）；富含维生素A原类胡萝卜素最突出的食物有胡萝卜、红心甜薯、菠菜、水芹、羽衣甘蓝、绿芥菜、南瓜、莴苣西兰花等，维生素A原类胡萝卜素在人体内能够转变为视黄醇，发挥维生素A的生理功能。应养成不偏食、不挑食的习惯，保证足量维生素A摄入。

（二）监测易感人群的维生素A营养状况并行预防性干预

对婴幼儿、儿童、孕妇、乳母等易感人群进行暗适应能力、眼部症状、血清视黄醇含量等方面的监测，及时发现亚临床缺乏者。对婴幼儿等易感人群，可以服用维生素A进行预防。WHO在维生素A缺乏病高发的发展中国家，推广一次口服维生素A 20万IU，6~8个月再重复一次，结果证实服药组小儿干眼病以及呼吸道、胃肠疾病的发病率及死亡率均较不服药组明显降低。定期补充维生素A制剂是快速改善维生素A状况的方法。对于维生素A严重缺乏地区，WHO（2011）和UNCEF推荐的各类人群维生素A补充剂量建议见表13－4。

表13－4 各类人群维生素A补充剂量建议

年龄	补充剂量
＜6月龄	50000 IU口服
6～12月龄	100000 IU口服，每4～6个月
＞12月龄儿童	200000 IU口服，每4～6个月
产妇及哺乳期妇女	200000 IU口服，产后8周内

WHO提出维生素A补充剂不作为降低母体和婴儿发病率和死亡率的常规推荐。但在维生素A严重缺乏的地区，维生素A补充剂应作为孕期的常规推荐，以避免发生夜盲症。孕妇维生素A补充建议见表13－5。

表13－5 孕妇维生素A补充建议

目标人群	剂量	频率	剂型	持续时间
孕期妇女	每日最高不超过10000单位或每周最高不超过25000单位	每日或每周	口服液、棕榈酸视黄酯及视黄醇乙酸酯类	孕12周直到分娩

（三）选用维生素A强化食品

选用维生素A强化食品是一种防治维生素A缺乏病最直接有效的方法。作为维生素A载体的食物有很多，如糖、味精、大米、面粉、饼干、食用油等。

三、营养治疗

（一）去除病因

由疾病引起的维生素A缺乏，应首先去除病因，治疗原发病。

（二）补充维生素A

除了饮食补充富含维生素A的食物外，有条件的地方可以采用维生素A强化的食品，如婴儿的配方奶粉和辅食。用维生素 A 制剂治疗维生素 A 缺乏病，迅速而有效。儿童按体重口服 5000U/（kg·d），或每日补充维生素 A 2.5 万 IU（1IU 的维生素 A=0.3μg 的视黄醇），口服 2 天，然后于 7～10 天后再服 1 次，通常可见效。或肌注，共 1～2周（或大剂量 1 次 20 万 IU），同时给予高蛋白质饮食，以后再给予预防量。

对于育龄妇女，可使用每天 10000IU（3030RAE）或者每周 25000IU（7575RAE）的剂量治疗夜盲症和毕脱斑。角膜损伤的治疗同其他成人。

在营养恢复期的患者，应该每日给予 RDA 水平的维生素 A。如果患者在上个月已经接受了常规预防性补充剂量，则禁止再次大剂量补充。

（三）眼局部治疗

严重的维生素 A 缺乏患者常需要眼局部治疗。为预防结膜和角膜发生继发感染，可以采用抗生素眼药水或眼膏治疗。如有角膜软化和溃疡时，可采用抗生素眼药水与消毒鱼肝油交替滴眼。

第五节　维生素 D 缺乏病

一、概述

（一）定义及流行趋势

维生素 D 是高等动物生命所必需的营养素，是体内钙代谢最重要的生物调节因子之一。近年来，维生素 D 除了作为营养素外，也被认为是一种类固醇激素，对健康具有广泛的影响。多种证据表明，维生素 D 缺乏不仅造成骨骼疾病，还与多种骨骼外疾病密切相关，包括心血管疾病、代谢综合征、恶性肿瘤、感染、过敏性疾病及哮喘、精神及神经疾病、自身免疫性疾病、慢性肾脏疾病等。本章节重点介绍最典型的维生素 D 缺乏病——佝偻病。

佝偻病（Rickets）是维生素 D 缺乏病（Vitamin D Deficiency，VDD）的临床表现之一，也是最早被认识的维生素 D 缺乏症状，主要见于 3 岁以下婴幼儿。成人阶段的维生素 D 缺乏则形成骨软化症（Osteomalacia）。与骨软化症相比，佝偻病具有很高的发病率，是最常见的维生素 D 缺乏表现。

在 20 世纪，北欧和美国佝偻病发病率很高，后来常规给婴幼儿补充维生素 D 使其发病率明显下降，但目前在发展中国家仍是一个重要问题。我国婴幼儿，特别是小婴儿是高危人群，北方佝偻病患病率高于南方。近年来，随着社会经济文化水平的提高，我国营养性维生素 D 缺乏性佝偻病发病率逐年降低，病情也趋向轻度。2011 年报道南京城区 0～10 岁的健康儿童中冬季严重维生素 D 缺乏患病率为 1.3%。上海交通大学医学院 2011 年 11 至 12 月对广西乐业县、云南寻甸县两地共 2216 名小学生的调查结果显示，两地区平均贫血患病率为 20.2%。通过对两地学生的体格检查发现，幼时患佝偻病后遗留不同程度的骨骼畸形，如鸡胸、漏斗胸、串肋珠、肋膈沟、O形腿、X形腿等，两地佝偻病后遗症检出率高达35.9%。

（二）维生素D体内来源及代谢特征

人体维生素D可从两个途径获得，即经皮肤转化形成和经口摄入获得，也称内源性维生素和外源性维生素D。内源性维生素D是人体皮肤内的7－脱氢胆固醇经日光中的紫外线照射后产生没有活性的维生素D_3；外源性维生素D来自食物，如鱼、肝、蛋、乳类等含有较丰富的维生素D_3。膳食中的维生素D_3在胆汁的协助下，在小肠内形成乳糜微粒被吸收入血浆，与内源性维生素D_3一起经维生素D_3结合蛋白（血浆内的一种α－球蛋白）转运至肝脏。在肝内经25－羟化酶的催化氧化成为25 $(OH)_2D_3$，此时，虽已具有抗佝偻病活性，但作用不强，再被转运至肾脏后，经1－羟化酶的催化，进一步被氧化成具有较强抗佝偻病活性的1,25 $(OH)_2D_3$，最后经血液循环输送到相关靶器官而发挥其生理作用。

转运至小肠组织的1,25 $(OH)_2D_3$先进入肠黏膜上皮细胞内，与胞浆中的特异性受体形成复合体，作用于核内染色质，诱发合成特异的钙结合蛋白，后者的作用是把肠腔表面的钙离子转运入黏膜细胞，从而进入血液循环使血钙浓度升高，促进骨中钙的沉积。除此以外，1,25 $(OH)_2D_3$对肾脏也具有直接作用，促进肾小管对钙和磷的重吸收，以减少钙和磷的丢失。

（三）佝偻病的发病机制和病理改变

维生素D缺乏时，钙、磷经肠道吸收减少，血钙浓度降低刺激甲状旁腺激素（PTH）分泌增多。PTH能诱导破骨细胞生成，从而对骨质进行溶解和吸收，临床上出现骨样组织钙化障碍的表现；同时成骨细胞代偿性增生，局部骨样组织堆积，碱性磷酸酶分泌增多，临床上同样产生一系列相应的骨骼改变和生化改变。另外，PTH反馈促进肾脏形成1,25 $(OH)_2D_3$，从而增加小肠和肾小管对钙的吸收，而PTH抑制肾小管对磷的重吸收，此时尿磷大量排出，尿钙则趋于正常或稍偏低。故当维生素D缺乏时临床常发生低磷血症。

佝偻病的主要病理改变是骨样组织增生，骨基质钙化不良。维生素D缺乏时，钙、磷沉积于骨受阻，成骨作用发生障碍，长骨干骺端的骨骺软骨中成熟软骨细胞及成骨细胞不能钙化而继续增殖，形成骨骺端骨样组织堆积，临时钙化带增厚，骨骺膨大，形成临床上常见的肋串珠、手镯征、脚镯征等，使骨的生长发育停滞不前。长骨骨干因骨质脱钙，骨皮质被不坚硬的骨样组织代替，故骨干容易弯曲畸形，甚至发生病理性骨折。颅骨骨化障碍表现为颅骨软化，颅骨骨样组织堆积造成方颅和骨骼畸形。

（四）佝偻病的病因

1. 日光照射不足

天然食物中维生素D的含量普遍较少，日光照射下皮肤内维生素D的合成是体内维生素D的主要来源。日光紫外线照射不足是世界各地发生维生素D缺乏的主要原因。

日光照射与地理条件、季节和大气环境关系密切。热带、亚热带光照充足，一般不易发生佝偻病；温带、寒带日照时间短，特别在多雨、多雾和大气污染严重的地区容易发生佝偻病。人们日常所穿的衣服、所使用的防晒措施会阻碍皮肤接收紫外线，普通玻璃也能将大部分日光紫外线吸收，这些因素均能影响皮肤生物合成足够量的维生素D。

2. 维生素D和钙、磷摄入不足

天然食物含维生素D很少。动物性食品是天然维生素D的主要来源，海水鱼如鲱鱼、沙丁鱼，动物肝脏，鱼肝油等都是维生素D_3的良好来源。尽管从普通的食物如鸡蛋、牛肉、黄油和植物油中也可获得少量的维生素D_3，但日常一般膳食中所含的维生素D是不能满足机体需要的。因此，对于日光暴露不理想的人群，尤其在冬季，维生素D的补充显得特别重要。2岁以内的婴幼儿，由于暴露阳光不充足，乳类含维生素D不足，且处于快速生长阶段，容易造成体内维生素D缺乏，因此建议多晒太阳，同时补充鱼肝油或其他维生素D强化食品。

另外，食物中钙、磷含量不足以及比例不当均可影响钙、磷的吸收。人乳中钙、磷含量虽低，但比例（2∶1）适宜，容易被吸收；牛乳钙、磷含量较高，但钙磷比例（1.2∶1）不是最佳比例，故牛乳中的钙吸收率没有人乳高。

3. 钙和维生素D需要量增多

早产儿因生长速度快和体内储钙不足而易患佝偻病。婴儿生长发育快，对维生素D和钙的需要量增多，故易引起佝偻病。2岁后因生长速度减慢，且户外活动增多，佝偻病的发病率逐渐减少。重度营养不良婴儿生长迟缓，发生佝偻病者不多。

4. 疾病和药物影响

胃肠或肝胆疾病影响维生素D的吸收。小儿胆汁郁积、胆总管扩张、先天性胆道狭窄或闭锁、脂肪泻、胰腺炎、难治性腹泻等疾病均可影响维生素D、钙、磷的吸收而引起佝偻病。肝、肾严重损害可导致维生素D羟化障碍，1,25（OH）$_2$D$_3$生成不足而引起佝偻病。长期使用苯妥英钠、鲁米那等药物，可加速维生素D的分解和代谢而引起佝偻病。

（五）佝偻病的临床表现

维生素D缺乏性佝偻病的主要临床表现为骨骼的改变及非特异性的精神神经症状。重症佝偻病可影响消化系统、呼吸系统、循环系统及免疫系统，同时对小儿的智力发育也有影响。

维生素D缺乏性佝偻病在临床上分为初期、激期、恢复期和后遗症期。初期和激期统称为活动期。

1. 初期

多数从3个月左右开始发病，此期以精神神经症状为主，患儿有睡眠不安、好哭、易出汗等现象，出汗后头皮痒而在枕头上摇头摩擦，出现枕部秃发。

2. 激期

除初期症状外，患儿以骨骼改变和运动机能发育迟缓为主。用手指按在3～6个月患儿的枕骨及顶骨部位，感觉颅骨内陷，随手放松而弹回，称乒乓球征。8～9 个月以上的患儿头颅常呈方形，前囟大及闭合延迟，严重者 18 个月时前囟尚未闭合。两例肋骨与肋软骨交界处膨大如珠子，称肋串珠。胸骨中部向前突出形似“鸡胸”，或下陷成“漏斗胸”，胸廓下缘向外翻起为“肋缘外翻”。会站、走的小儿由于体重压在不稳固的下肢长骨上，两腿会形成向内或向外弯曲畸形，即 O 形腿或 X 形腿。

患儿的肌肉韧带松弛无力，因腹部肌肉软弱而使腹部膨大，平卧时呈“蛙状腹”，因四肢肌肉无力，学会坐、站、走的年龄都较晚，因两腿无力容易跌跤。出牙较迟，牙齿不整齐，容易发生龋齿。大脑皮层功能异常，条件反射形成缓慢，患儿表情淡漠，语言发育迟缓，免疫力低下，易并发感染、贫血。

3. 恢复期

经过一定的治疗后，各种临床表现均消失，肌张力恢复，血液生化改变和 X 线表现恢复正常。

4. 后遗症期

多见于 3 岁以后小儿，经治疗或自然恢复后临床症状消失，仅重度佝偻病遗留下不同部位、不同程度的骨骼畸形。

（六）佝偻病的诊断

根据病史、症状、体征、血液生化学检查及骨 X 线检查的改变可做出诊断。维生素 D 缺乏性佝偻病各期的血液生化学检查及 X 线检查见表 13－6。对可疑病例应测定血钙、磷、碱性磷酸酶，同时行骨龄 X 线检查，血清 25－$(OH)_2D_3$ 和 1,25 $(OH)_2D_3$ 在佝偻病活动早期就明显降低，血浆中 cAMP 浓度和尿的排泄量均增高，尿钙的测定也有助于佝偻病的诊断。

表 13－6　维生素 D 缺乏性佝偻病各期的血液生化学检查及 X 线检查

分期	血清				X 线改变
	钙	磷	钙磷乘积	碱性磷酸酶	
初期	正常或稍低	降低	30～40 (mg/dl)	增高或正常	无明显变化
激期	稍低	明显降低	＜30 (mg/dl)	明显增高	长骨干骺端临时钙化带模糊或消失，边缘不整呈云絮状、毛刷样或杯口状改变，骨骺软骨明显增宽，骨干骨质稀疏，密度下降
恢复期	正常	正常	正常	4～6 周恢复正常	2～3 周后即有改变并逐渐恢复
后遗症期	正常	正常	正常	正常	正常

二、防治策略

维生素 D 缺乏病最好的预防是晒太阳。人体所需维生素 D 约 80%靠自身合成，有人测定，阳光直晒后，每平方厘米皮肤在 3 小时内能合成维生素 D 18 IU。据报道，婴儿预防佝偻病所需日光浴的时间为每周 30 分钟，穿衣不戴帽为每周 120 分钟。春夏季出生的孩子满月后就可抱出户外，秋冬季出生的孩子 3 个月后也可抱出户外，开始每次外出逗留 10～15 分钟，以后可适当延长时间，如在室内应开窗。

预防佝偻病要从孕妇妊娠后期开始，此时胎儿对维生素 D 和钙、磷的需要增加，要鼓励孕妇晒太阳，使用富含维生素 D、钙、磷及蛋白质的食品。

正确喂养对预防佝偻病有重要意义。新生儿应提倡母乳喂养，尽早开始晒太阳。母乳喂养的婴儿自出生后 2 周左右每日补充维生素 D 400IU，早产儿每日补充 800IU。及时添加辅食，断奶后要培养良好的饮食习惯，不挑食、偏食，保证小儿各种营养素的需要。对于早产儿、双胎儿及人工喂养儿，补充维生素 D 是预防佝偻病的重要方法。

2011 年美国内分泌协会制定维生素 D 临床实践指南，指出针对高危人群的维生素 D 补充建议（见表 13－7）。

表 13－7　高危人群维生素 D 建议补充摄入量

维生素 D 缺乏的风险人群		生理需要量（IU/d），维持最佳骨骼和肌肉功能	维生素 D 补充上限（IU/d）	维持 25－(OH)D_3 ＞ 30ng/ml 的补充量	纠正维生素 D 缺乏补充上限（IU/d）
0～1 岁	0～6 个月	400	1000	1000	2000
	6～12 个月	400	1500	1000	2000
1～18 岁	1～3 岁	600	2500	1000	4000
	4～6 岁	600	3000	1000	4000
	9～18 岁	600	4000	1000	4000
19～50 岁		600	4000	1500～2000	10000
51～70 岁		600	4000	1500～2000	10000
＞70 岁		800	4000	1500～2000	10000
妊娠、哺乳妇女		600	4000	1500～2000	10000

三、营养治疗

营养治疗的目的在于控制活动期，防止骨骼畸形。主要的治疗措施是使用维生素 D 制剂。

（一）补充维生素 D

不主张采用大剂量维生素 D 治疗，治疗应以口服为主，一般剂量为每日 50～125μg（2000～5000IU），持续 4～6 周；之后小于 1 岁婴儿改为 400IU/d，大于 1 岁婴儿改为

600IU/d，同时给予多种维生素。治疗1个月后应复查效果，如临床表现、血生化与骨骼X线改变有无恢复征象，应与抗维生素D佝偻病相鉴别。

（二）补充钙剂

维生素D治疗期间应保证充足的钙摄入。主张从膳食牛奶、配方奶和豆制品补充钙和磷。婴儿只要有足够牛奶不需要补充钙剂，但在有低血钙表现、严重佝偻病和营养不足时需要补充钙剂。

（三）其他

激期阶段勿使患儿久坐、久站，防止骨骼畸形。轻度骨骼畸形在治疗后或在生长过程中可自行矫正。应加强体格锻炼，可采取某些主动或被动运动方法进行矫正。例如俯卧撑或扩胸动作使胸部扩张，纠正轻度鸡胸及肋外翻。严重者，4岁后可考虑手术矫行。

第六节　碘缺乏病

一、概述

（一）定义及流行趋势

碘是人体不可缺少的一种营养素，是甲状腺素的必需成分。机体因缺碘所导致的一系列障碍统称为碘缺乏病（Iodine Deficiency Disorders，IDD）。机体缺碘与所生存的自然环境的碘缺乏有关，该病的分布呈现明显的地方性，曾被称为地方病。地方性甲状腺肿因缺碘而起，可以通过补充碘来预防。瑞士和美国于20世纪20年代首先采用了食盐加碘的方式预防民众的甲状腺肿大，我国从1995年开始实施食盐加碘来预防和控制碘缺乏病。

1990年以后，随着碘盐的广泛使用，碘缺乏现象迅速得到改观。我国在20世纪90年代估计全国有7.2亿人仍生活在缺碘地区，亚克汀病患者估计有数百万之多。从1995年起全民实施食用碘化盐后取得了历史性的成就，2000年我国宣布已基本实现消除IDD的阶段目标。

（二）碘的消化吸收和排泄

人体碘80%～90%来自食物，10%～20%来自饮水。消化道、皮肤、呼吸道和黏膜均可以吸收碘。食物中的碘很容易被吸收。进入体液的碘主要被甲状腺摄取和浓集，以甲状腺激素和其他碘化物的形式储存于甲状腺组织中，储存至一定量后，多余的碘主要从尿排出，但过量碘摄入对甲状腺有抑制作用。乳腺能从血浆中浓集碘，通过乳汁分泌，故乳母每日可因哺乳至少损失30μg碘，这可能是乳母易发生甲状腺肿的原因之一。

（三）碘的生理作用

迄今为止，尚未发现碘的独立生理作用，碘的生理功能是通过甲状腺激素完成的。甲状腺激素的主要功能如下：

1. 促进生长发育

甲状腺激素和生长激素具有协同作用，其促进生长发育作用最明显是在婴儿时期，在出生后头5个月内影响最大。它主要促进骨骼、脑和生殖器官的生长发育。先天性或幼年时缺乏甲状腺激素，引起呆小病。呆小病患者的骨生长停滞，身材矮小，上、下半身的长度比例失常，上半身所占比例超过正常人；又因神经细胞树突、轴突、髓鞘以及胶质细胞生长障碍，脑发育不全而智力低下，他们性器官也不能发育成熟，没有正常的生殖功能。新生儿甲状腺功能低下时，应在一岁之内适量补充甲状腺激素，这对中枢神经系统的发育和脑功能的恢复有效。迟于此时期，以后即使补充大量T3或T4，也不能恢复正常功能，治疗往往无效。

2. 调节新陈代谢

通过促进物质分解代谢，增加耗氧量，产生能量，增加产热效应，影响基础代谢率，甲状腺功能亢进患者的基础代谢率可增高35%左右，甲状腺功能低下患者的基础代谢率可降低15%左右。总的来说，在正常情况下，甲状腺激素主要是促进蛋白质合成，特别是使骨、骨骼肌、肝等蛋白质合成明显增加，这对幼年时的生长发育具有重要意义。然而甲状腺激素分泌过多，反而使蛋白质，特别是骨骼肌的蛋白质大量分解，因而消瘦无力。在糖代谢方面，甲状腺激素有促进小肠黏膜对糖的吸收和促进肝糖原分解的作用，同时它还能促进外周组织对糖的利用。甲状腺功能亢进时血糖升高，有时出现尿糖。总之，它加速了糖和脂肪代谢，特别是促进许多组织的糖、脂肪及蛋白质的分解氧化过程，从而增加机体的耗氧量和产热量。

3. 对其他系统的影响

甲状腺激素对机体几乎所有系统都有不同程度的影响，如心血管系统、神经系统、消化系统等，但多数影响是继发于甲状腺激素的产热效应和对代谢的影响。

（四）碘缺乏导致甲状腺肿大的病理生理机制

当机体较长时期缺碘时，甲状腺组织将会发生由代偿到病理损伤的过程。碘不足，甲状腺激素水平降低，引起垂体分泌促甲状腺素（TSH）增加，刺激甲状腺滤泡上皮增生。甲状腺组织中可见增生的滤泡，滤泡上皮增多，滤泡腔小，胶质储存减少，甲状腺体积增大，机能增强，随着持续时间的延长，反复如此，则出现弥漫性甲状腺肿大。弥漫性甲状腺肿在补碘后可在数月或数年内复原，但结节一旦形成是不可能复原的，结节性甲状腺肿形成是持续性缺碘进一步发展的结果。

（五）病因

环境缺碘导致饮食与饮水缺碘是碘缺乏病的主要原因。世界大部分地区的土壤中缺碘，尤其是冰川冲刷地带和洪水泛滥的平原。人类活动对土壤的破坏、滥砍滥伐、水土流失、也造成了环境缺碘。山区缺碘的文献报道众多。我国地方性甲状腺肿也多分布在山区，主要是因为山区坡度大，雨水冲刷，碘从土壤中丢失。我国东北地区黑龙江的三江平原缺碘可能是因为历史上频繁的洪水泛滥，以及地下水的运动活跃。人体碘的供给约有60%来源于植物性食品，土壤中的碘缺乏可导致植物性食品中碘含量不足。居住在缺碘环境中的居民，如不有意识地补充碘很容易导致碘缺乏病。

（六）临床表现

碘缺乏病的临床表现取决于缺碘的程度、持续时间和患病年龄。胎儿期缺碘可致死胎、早产及先天性畸形；新生儿期则表现为甲状腺功能减退；儿童和青春期则引起地方性甲状腺肿、地方性甲状腺功能减退症，主要表现为儿童智力损害、身体发育及性发育障碍。成人期如碘缺乏，即可发生甲状腺肿。

碘缺乏病除了较为典型的地方性甲状腺肿、地方性克汀病以外，尚存在大量亚临床患者。

1. 地方性甲状腺肿

正常甲状腺呈H型，分左右两叶，附着于喉及气管起始部的两侧，于皮肤外较难触到或看到。地方性甲状腺肿主要表现为甲状腺肿大，甲状腺常呈轻度或中度弥漫性肿大，质地较软，无压痛。随着病情进展，甲状腺可逐渐增大，甚至引起压迫症状，如压迫气管引起咳嗽和呼吸困难，压迫食管引起咽下困难，压迫喉返神经引起声音嘶哑，胸骨后甲状腺肿可使头部、颈部、上肢静脉回流受阻，表现为面部青紫、浮肿。

2. 地方性克汀病

1754年，克汀病首次出现，当时是指聋哑并伴有巨大甲状腺肿的低能者。克汀病神经型表现为智力呈中度及重度减退，甲状腺轻度肿大，身高可正常，表情淡漠，聋哑，多有精神缺陷，眼多斜视，痉挛或瘫痪，膝关节屈曲，膝反射亢进，可出现病理反射，甲状腺功能正常或轻度低下。克汀病黏液性水肿型表现为轻度智力低下，有的能说话，侏儒状态明显，生长发育和性发育落后，有甲状腺肿大和严重的甲状腺功能低下表现，有典型的面容，便秘及黏液性水肿较突出，某些患者呈家族性发病。克汀病混合型则上述两者均有。大多数患儿表现为混合型。

除了明显的甲状腺功能减退和甲状腺肿外，还存在着许多亚临床患者。De Quarrain与Wegelin首先用类甲状腺功能减退症来描述亚临床患者，并做如下规定：如有可疑甲状腺功能低下、可疑智力低下或两者均有，只要有其中一项，则考虑为类甲状腺功能减退症。亚临床体格发育落后症候群：主要是身高和体重低于正常儿童，某些生理检查指标如握力、肺活量和血压等也偏低，少数人还有轻度骨骺发育落后，性发育落后一般不明显。

（七）诊断

评估人群碘营养状况，推荐使用尿碘、甲状腺肿大率和激素 TSH。碘缺乏病有以下诊断标准：

1. 地方性甲状腺肿

我国制定的诊断标准有三条：

（1）居住在碘缺乏地区。

（2）甲状腺肿大超过受检者拇指末节，或小于拇指末节而有结节者。

（3）排除其他甲状腺疾病，如甲状腺功能亢进症、甲状腺炎和甲状腺癌等。此外，实验室检查表现为尿碘偏低，血浆中 TSH 可有不同程度增高，血浆中 T4、T3 浓度多正常，但严重患者 T4 低于正常，T3 稍高，甲状腺扫描也可见弥漫性或结节性甲状腺肿大。

2. 地方性克汀病的诊断标准

（1）出生、居住于低碘地方性甲状腺肿病地区。

（2）有精神、神经发育不全，主要表现为不同程度的智力障碍、语言障碍和运动神经障碍。

（3）有不同程度的体格和性发育障碍、特殊的典型面容。

（4）辅助检查：T3、T4、TSH 的水平异常。X 光表现为骨龄落后，以成骨中心及骨骺不能按时出现为多见，颅骨脑回压迹增多，颅底短小，蝶鞍偶见增大。

如具有上述任何一项症状或体征，再加上一项辅助检查指标，而又可排除分娩损伤、脑炎、脑膜炎及药物中毒等者，即可诊断为地方性克汀病。

二、防治策略

（一）食盐加碘

食盐加碘是全世界防治碘缺乏病的简单易行、行之有效的措施。从 1995 年起，我国开始实施食盐加碘来预防和控制碘缺乏病，目前我国已经全面推行食盐加碘。

由于碘是微量营养素，碘缺乏和碘过量均可以对机体造成不同程度的影响。随着普遍食盐加碘措施的深入实施，学者对碘过量的问题日益关注。总体而言，碘缺乏的危害远远高于碘过量，因此，碘缺乏和碘过量的预防中，碘缺乏的预防要放在首位。我国自实施食盐加碘以来，进行了 7 次全国大规模监测和 4 次碘浓度的调整，2012 年国家出台的最新碘盐标准已由全国一个碘盐浓度，改为推荐 30mg/kg、25mg/kg、20mg/kg 三种碘盐强化水平，并由各省依据当地碘营养状况进行选择。

（二）重点人群（孕妇和哺乳期妇女）的碘营养水平

孕妇和哺乳期妇女是补碘的重点人群，碘摄入量不足会影响下一代的脑发育等，因此需特别关注孕妇和哺乳妇女的碘营养，并采取综合措施提高其碘营养水平。美国儿科学会于2014年针对孕妇和哺乳期妇女进行了碘的推荐。中国碘缺乏病防治策略研讨会工作组也于2015年制定《中国碘缺乏病防治策略研讨会专家共识》。《中国碘缺乏病防治策略研讨会专家共识》建议：①为了保证我国居民碘摄入量处于适宜水平（避免碘缺乏和碘过量），应继续保持合格碘盐食用率在90%以上；②保障人群碘足量供应；③用国际标准和指标评价中国碘缺乏病防治情况是必要和有效的；④在水源性高碘地区，有碘过量风险，应该通过改水减少水中碘的含量。

三、营养治疗

（一）去除病因

首先去除病因如由膳食因素引起，应先调整饮食；如为药物引起，要停药或换另一种药物代替。

（二）饮食疗法

大多数食物和饮料的天然含碘量较低，海产品含碘量较高，因为海产动植物可富集海洋中的碘，包括海带、紫菜、海蜇、海鱼、海虾、干贝等。碘的推荐摄入量：1～10岁为90μg/d，11～13岁为110μg/d，14岁以上为120μg/d；孕妇在非孕基础上增加110μg/d，乳母则在成年人女性基础上增加120μg/d。

（三）药物治疗

可通过碘化油的口服或注射来满足机体对碘的需要。

（沈秀华　曾果　张琚　李媛媛）

参考文献

［1］Cederholm T，Bosaeus I，Barazzoni R，et al. Diagnostic criteriafor malnutrition-An ESPEN Consensus Statement ［J］. Clin Nutr，2015，34（3）：335－340.

［2］Josserand H，Gunjal K，Gürkan A，et al. The State of Food Insecurity in the World 2008. Foodand AgricultureOrganization（FAO）.

［3］Children：reducing mortality. WorldHealthOrganization（WHO）.

［4］Bowman BA，Ressell RM. 现代营养学［M］. 第9版. 荫士安，汪之顼，王茵，主译. 北京：人民卫生出版社，2008.

［5］Sobotka L. 临床营养基础［M］. 第4版. 蔡威，主译. 上海：复旦大学出版社，2013.

［6］蔡威，邵玉芬. 现代营养学［M］. 上海：复旦大学出版社，2010.

［7］葛可佑. 中国营养科学全书［M］. 北京：人民卫生出版社，2004.

［8］王卫平. 儿科学［M］. 第8版. 北京：人民卫生出版社，2013.

［9］中国营养学会. 中国居民膳食营养素参考摄入量（2013版）［M］. 北京：科学出版社，2014.

［10］陈春明，季成叶，王玉英. 我国贫困乡村儿童青少年营养不良状况分析报告［M］. 北京：中国发展出版社，2009.

[11] 王梦奎. 为了国家的未来——改善贫困地区儿童营养状况试点报告 [M]. 北京：中国发展出版社，2009.

[12] 财政部. 中央财政安排资金 9.4 亿元提高农村义务教育学生营养改善计划补助标准 [EB/OL]. (2014-10-31). http://jkw.mof.gov.cn/zhengwuxinxi/gongzuodongtai/201410/t20141031_1155364.html.

[13] 中国发展研究基金会. 中国贫困地区寄宿制学校学生营养改善政策研究 [EB/OL]. (2009-08-24). http://www.pndc.gov.cn/?thread-190-1.html.

[14] 沈秀华，唐文静，毛绚霞，等. 广西云南贫困县小学生饮食相关影响因素分析 [J]. 中国学校卫生，2013，34 (7)：788-790.

[15] 唐文静，沈秀华，毛绚霞，等. 广西及云南贫困地区小学生的营养现状及学校膳食情况 [J]. 卫生研究，2013，42 (4)：571-575.

[16] Wong A Y S, Chan E W, Chui C S L, et al. The phenomenon of micronutrient deficiency among children in China: a systematic review of the literature [J]. Public Health Nutrition, 2014, 17 (11): 2605-18.

[17] Wang YL, Zhang ZL, Ge PF, et al. Iodine deficiency disorders after a decade of universal salt iodization in a severe iodine deficiency region in China [J]. Indian J Med Res, 2009, 130: 413-417.

[18] Ma G, Jin Y, Li Y, et al. Iron and zinc deficiencies in China: what is a feasible and cost-effective strategy? [J]. Public Health Nutrition, 2008, 11 (6): 632-638.

[19] Zimmermann M B, Boelaert K. Iodine deficiency and thyroid disorders [J]. Lancet Diabetes & Endocrinology, 2015, 3 (4): 286-295.

[20] 中华人民共和国卫生部. 中国居民营养与健康状况（调查报告）2002 [M]. 北京：人民卫生出版社，2005.

[21] The Carolina Population Center at the University of North Carolina at Chapel Hill and the National Institute of Nutrition and Food Safety at the Chinese Center for Disease Control and Prevention [EB/OL]. China Health and Nutrition Survey. http://www.cpc.unc.Edu/projects/china/proj_desc/survey.

[22] 国发办〔2011〕54 号. 国务院办公厅关于实施农村义务教育学生营养改善计划的意见 [EB/OL]. http://wenku.baidu.com/view/d036d9330b4c2e3f5727632b.html.

第十四章 饮食失调

第一节 饮食行为与健康

一、概述

(一) 饮食行为的定义

行为是指受思想支配而表现在外的活动。饮食行为（Eating Practice）是指受有关食物和健康观念支配的人们的摄食活动，包括食物的选择、购买等。这些行为会影响到营养素的摄入，从而对健康产生影响。

人们从外界摄取营养物质，以维持生命，促进健康。一般来说，人们需要的营养物质种类是一样的，只是由于种族、年龄、性别和体力活动的差异，使得人们对能量和营养素所需要的量不同。生活在不同环境中的人通过不同的食物来获取营养物质。摄取食物的结果是生物学上的，食物摄入直接并不断地影响个体一生的生物学功能。人们吃什么、如何吃、何时吃、在哪里吃、吃多少，则是一个受经济、政治和文化影响的过程。从这个意义上讲，营养不仅仅是一个简单的生理、生化过程，而且是一个生物文化过程。

在开展营养教育、调整和改变人们有关食物和营养的观念和行为之前，了解不同文化对食物的认识和分类方式非常重要。这里说的食物分类和营养学中的食物分类是完全不同的，它是以文化而不是以营养为标准的。这种食物分类在营养学上的意义在于，它严格限制什么食物是“可以食用”的，什么食物是“不可以食用”的。

(二) 饮食行为的产生

人类所需营养物质来自于各种各样的食物，生活在不同社会、不同环境中的人通过不同的方式从不同食物中获取这些营养物质。从这个意义上讲，摄食的功能不仅局限于生物学，还具有增加人们的味觉体验、满足情感交流等社会功能。

一个人的饮食行为是从幼儿期到儿童青少年时期形成和发展起来的。一般而言，从出生开始到6月龄，母乳是婴儿唯一（或主要）的食物。母乳喂养不仅能为6月龄以内的婴儿提供所需要的全部营养素，而且能增近母婴感情，使婴儿获得安全感。6个月后婴儿开始添加辅食，此期的重要任务之一是让婴儿尝试各种各样的食物，以培养其将来对新食物的接受能力，此时也是培养儿童良好饮食行为的好时机。8个月以后才开始添加辅食会使孩子错过学习咀嚼、吞咽的最佳时期。

幼儿期是饮食行为建立的开始时期，此期应注意引导幼儿形成良好的饮食习惯。3～5岁学龄前期是培养良好饮食行为和生活方式的重要时期。此期的儿童模仿能力强，家长及教师应以身作则，教育和引导儿童正确认识食物的特点，帮助儿童建立有益于健康的饮食行为。6～12岁学龄期儿童在校时间较长，饮食行为受学校环境的影响大，此期学校为学生提供健康的食物及科学的饮食行为教育有利于学龄期儿童健康饮食行为的形成。13～17岁儿童青少年处于青春期发育阶段，是体格和智力发育的关键时期，也是饮食行为形成的关键点，此期儿童青少年对食物选择的自主性、独立性强，饮食行为易发生较大改变，应加强健康饮食行为教育，培养良好的生活方式，避免盲目节食、暴饮暴食。

二、饮食行为影响因素

（一）个人因素

1. 生物学因素

（1）性别与年龄。男女性饮食行为具有一定差异。例如，男生喝碳酸饮料较女生多，女生吃甜食比男生多。

不同年龄段人群由于生理的差异，对食物的偏好各不相同，如老年人由于消化系统的退化，牙齿松动、味觉不敏感，偏爱柔软、易消化和调味重的食物。不同年龄阶段人群存在的主要饮食行为问题各不相同，例如学龄前儿童最大的饮食行为问题是偏食和挑食，中学生最大的饮食行为问题为含糖碳酸饮料摄入较多。此外，不同年龄阶段人群在外就餐的频率也各不相同，其中青年人比例最高，中年人次之，老年人最低。15～17.9岁、18～44.9岁、45～59.9岁和60岁及以上各年龄组每日在外就餐的比例分别为30.8%、19.5%、11.1%和4.2%。

（2）食欲和对食物的喜好。食欲泛指想要摄食的欲望，包含两种情况：一指空腹时想进食的欲望，二指想吃某种特定食物的欲望。食欲受内外环境的双重影响。一方面，食欲与遗传因素有关，婴儿时期便已具备根据能量需要调节进食量的能力，但后天干预可削弱这种能力。过分要求儿童进食，忽视其自身饥饿感和饱足感的调控，会削弱儿童自身内部调节能量摄入的能力，而这种能力的丧失可能导致肥胖的发生和发展。另一方面，食欲还受外在环境的影响，食物的色、香、味会诱发人进食的欲望，其中以味觉和嗅觉的作用最强。

食物喜好是指人们对某种食物喜欢或不喜欢的程度。随着社会的进步，人们的购买力增强，食物种类也越来越丰富，人们对食物的喜好在很大程度上决定着人们对食物的选择。人们对食物的喜好，特别是对口味的偏好，自婴幼儿时期就开始形成，并可延续到成年人期，影响人的一生。对儿童而言，食物的味道、食用频率、质地和温度在很大程度上决定了他们对食物的好恶。然而，对食物的喜好并不是一成不变的，随着社会化的进程和对各种食物的体验，个体对食物的喜好进一步形成。在这个过程中，由于受食物的气味、味道、外观和对食物的熟悉程度等因素的影响，人们对食物的喜好还会不断改变。

（3）健康状况。健康状况对饮食行为有一定的影响，如发烧会降低人的食欲，进而造成摄食量减少，饮食喜好偏向清淡；甲状腺功能亢进症患者基础代谢增强，其摄食量也相应增加。

（4）知识与观念。与食物、营养、健康有关的知识与观念对人们饮食行为有重要的影响，是人们选择和摄取食物的重要依据。我国传统观念将饮食与养身联系在一起，对我国居民健康起到一定的作用，但其中不乏一些误区，影响人们的健康，如产妇产后“多吃少动”的传统观念，往往造成产妇能量过剩，引起肥胖。

2. 心理和情绪

情绪可以影响人们对食物的选择和消费。生气、紧张、孤独、忧郁时人的食欲和饮食行为会发生变化，这些情绪状态对食欲和行为的影响在不同个体间存在差别。忧郁的老年人经常会忘记吃饭，很多肥胖的人经常通过大量进食来宣泄情绪；中小学生在复习备考和考试期间，学习压力大、睡眠不足及缺乏体力活动等均可以通过影响神经内分泌活动来影响其饮食行为，甚至出现不良的饮食行为；有些家长在就餐时批评、指责孩子，结果导致孩子精神紧张，唾液、胃液分泌减少，食欲下降，从而影响食物的摄入、消化和吸收。愉快的心情也会影响食物的选择和饮食行为，如孩子受到表扬和奖励时，食欲会大增。

（二）家庭因素

1. 家庭购买力

家庭购买力、家庭规模和人员组成是影响家庭消费行为的3个既定因素。人们需要的食物大部分是从市场上购买来的，吃什么食物取决于买了什么食物，而人们购买食物的能力取决于他们的收入。不论收入高低，所有的人都需要决定如何支配他们的收入，是用于购买食物、服装、住宅，还是用于旅游、孩子的教育或者投资。

19世纪，德国统计学家恩格尔根据统计资料，对消费结构的变化得出一个规律：一个家庭收入越少，家庭收入（或总支出）中用来购买食物的支出所占的比例就越大，随着家庭收入的增加，家庭收入（或总支出）中用来购买食物的支出则会下降。推而广之，一个国家越穷，每个国民的平均收入（或平均支出）中用于购买食物的支出所占比例就越大，随着国家变得富裕，这个比例呈下降趋势，这一定律被称为恩格尔定律，反映这一定律的系数被称为恩格尔系数（Engel Index）。其公式表示为：

恩格尔系数（%）＝食品支出总额÷家庭或个人消费支出总额×100%

恩格尔定律主要表述的是食品支出占总消费支出的比例随收入变化而变化的一定趋势，揭示了居民收入和食品支出之间的相关关系，用食品支出占消费总支出的比例来说明经济发展、收入增加对生活消费的影响程度。国际上常用恩格尔系数来衡量一个国家和地区人民生活的状况。根据联合国粮农组织提出的标准，恩格尔系数在59%以上为贫困，50%~59%为温饱，40%～50%为小康，30%～40%为富裕，低于30%为最富裕。

近年来经济和国民收入快速增长的同时，我国居民的恩格尔系数正在不断下降。城镇居民的恩格尔系数已从1990年的54.2%下降至2002年的37.7%，农村地区的这一数值也从58.8%下降至46.2%；1997年、1998年、1999年、2000年、和2001年我国城市恩格尔系数分别为44.5%、41.9%、39.2%、37.9%和37.7%，农村分别为53.4%、52.6%、49.1%、47.7%和46.2%。这表明从整体水平来看，中国居民在收入水平提高的同时，食品支出的比重正在下降。

2. 家庭成员的相互影响

父母亲承担着满足儿童青少年营养需要的责任，在儿童青少年饮食行为的发展和形成过程中起着极其重要的作用。父母亲对儿童青少年饮食行为的影响一般有以下几个方面：

(1) 口头提示和（或）教育。父母亲或照看人对儿童青少年饮食行为的提示和（或）教育大多在就餐时间进行，并且母亲提示的频率多于父亲。父母提示吃的食物和儿童实际吃这种食物的百分数之间有显著的正相关关系。

然而，过分注意儿童青少年的饮食会导致其饮食行为发生变化，从而降低他们对某些食物的喜好。特别是对青春期女生的饮食行为进行干涉和指责时，她们的饮食质量会下降。

(2) 家长的饮食行为。父母亲的饮食行为会直接影响儿童青少年的饮食行为。首先，父母亲在吃某种食物时，孩子经常也在吃这种食物。儿童对食物的接受往往模仿父母和家中的其他成年人，与单纯让孩子进食某种食物相比，孩子更愿意接受他们所看见的成年人吃的食物。其次，父母的饮食行为可以影响儿童的营养摄入。父母摄入饱和脂肪酸量高，孩子摄入的饱和脂肪酸量也高。

(3) 非营养目的食物的使用。父母亲或照看人经常使用食物当作奖励、惩罚或安慰，食物也常常被作为一种前提条件。这种非营养目的食物的使用，可以影响儿童青少年对食物的喜恶。当食物被用作完成某件事的奖励时，如“你把自己的房间打扫得很干净，来吃块巧克力吧”，可以增加孩子对这种食物的喜好；但是如果把食物当作获得另外一种食物或做某件事的前提条件时，如“你喝完牛奶后才能出去玩”，则会降低儿童对这种食物的喜好。

（三）社会因素

食物的可获得性包括两方面的含义：一方面指有无食物提供；另一方面是文化层面上的，即虽然有食物提供，但要从文化上看食物是否有害、可以接受、可食等。

1. 食物供给

食物的可获得性首先取决于食物的生产，食物生产又受地理、气候等环境因素，耕种、收割、运输、保存、加工等技术因素，还有经济和社会因素的影响。在我国的西部地区，由于土地贫瘠、气候恶劣、生产技术落后，食物的生产存在很大问题，仍有一部分人得不到足够的食物。食物的种植、保存和运输等同样影响到人们的饮食行为。随着新技术的推广，20 世纪 80 年代以后，我国粮食、蔬菜、水果等各种食品的产量不断增加，食物保存的新技术，如罐装、真空保鲜、冷冻保鲜、冷冻干燥等的应用，使得原来买不到的食品现在很方便就可以得到。

以速冻食品发展为例。自 1924 年以来，速冻食品成为世界上发展最快的食品工业之一。资料显示，目前发达国家人均年消费冷冻食品一般在 20kg 以上，世界速冻食品总产量超过 6000 万吨，品种为 3500 种左右，其贸易量以每年 10%～30%的速度递增。美国、欧洲及日本等是世界上速冻食品产量最高、花色品种最多、人均消费最高的国家和地区。在美国，速冻食品多达 2700 多种，速冻食品从早餐、中餐、晚餐到各式点心、汤料、甜食，还有低盐、低糖、低脂肪食品等，应有尽有。日本的速冻食品据说有 3100 多种。

我国速冻食品产业起步于 20 世纪 70 年代。随着人民生活水平的提高，生活节奏加快，电子化、微波化逐渐在城乡居民家庭生活中实现，冰箱、冰柜成了人们生活必需品，这些都为我国速冻食品的迅速发展提供了条件。从 1995 年起，我国速冻食品的年产量以 20%的幅度递增，成为 20 世纪 90 年代发展最快的食品加工业，速冻食品年产量接近 1000 万吨。据不完全统计，近年来，我国现有各类速冻食品生产厂家近 2000 家，年销售额达 100 亿元。

一项在北京等 4 个城市进行的调查表明，半数以上的城市居民喜爱速冻食品，有近 60%的家庭在最近半年内购买过速冻食品。最受欢迎的速冻食品是饺子，选择率超过 80%；其次为汤圆，选择率为 58%；接下来为包子、馄饨、馒头、花卷、烧麦、粽子等。选择速冻食品最主要的原因是方便，可以大大节省做饭的时间。

从营养的角度来看，速冻食品除了保留了传统小吃的风味外，在营养保持方面，目前来讲是最好的。与其他储藏食品的方式比较，冷冻食品比罐头食品、腌制食品保存的营养素还要多，但长久食用仍然会出现营养不均衡的情况，迫不得已必须食用冷冻食品的人，最好能够注意每天蔬菜及水果的摄入量，以避免 B 族维生素、维生素 C 和膳食纤维摄入不足。

2. 文化因素

种族、风俗习惯等社会文化因素对食物选择和消费的影响也不可忽视。由于种族、宗教、信仰和各地风俗习惯不同，人们对“什么是可食的”有着不同的定义，人们之间选择食物的方式也不同，如中国大多数汉族人喜欢吃猪肉、美国人喜欢牛排、和尚只吃素食等。

3. 时间因素

不同的就餐时间决定了人们选择食物的不同，我们通常不会选用大鱼大肉做早餐，也不会选用水果来做晚餐。因此，时间在食物选择方面起着重要作用，尤其在某些特定的节日里更加明显，比如春节时北方人通常会包水饺，南方人则会用吃年糕来欢庆节日；端午节吃粽子；中秋节吃月饼等。另外，乘飞机做跨国旅行的乘客，在到达新目的地后，到了他生活所在当地的就餐时间时他们仍然会感到饥饿。

4. 进餐环境

若进餐环境安静、清洁卫生，心情则会感到愉悦，往往会引起食欲大增；如果进餐环境嘈杂、肮脏，消化系统则会受到影响，如唾液、胃液无法正常分泌，造成食欲下降。

5. 地域因素

我国地域辽阔，南方以大米为主食，北方以面粉为主食。不同地区形成的不同菜系各有特点，与其地理位置密切相关。以川菜为例，川菜主要由重庆、成都及川北、川南地方风味名特菜肴组成。素有“天府之国”之称的四川，位于长江上游，气候温和，雨量充足，盛产粮油，蔬果四季不断，家畜家禽品种齐全，江河湖泊有许多淡水鱼佳品，如江团、岩鲤、雅鱼、长江鲟等以四川产为珍。优越的自然环境、丰富的特产资源，为川菜的形成和发展提供了有利条件，故川菜取材广泛，调味多变，菜式品繁多。历史上，四川地处山区，山高路险，道路崎岖，交通极为不便，缺油少盐，为了解决这一难题，只得用酸与辣来调味，以解决油盐不足的难题，长此以往，经常食用辣椒、能吃辣椒、爱吃辣椒也就成为一种特殊的饮食习惯。

（四）大众传媒

传播媒体包括报纸、杂志、书籍、音像、收音机、电视、电影以及互联网等。在工业发明新产品、营养学家宣传营养知识的时候，媒体的作用是使人们记住了这些产品和信息并使其成为社会的一部分。传播媒体不仅可以用于公共福利和国家发展，而且可以影响人们的习惯和行为，改变他们的生活方式。

大众传媒尤其是广告对食物的选择和消费的影响很大，看电视时人们经常处于一种被动消极的状态，儿童更是如此，往往在不自觉中便接受了某些食品广告宣传的概念，从而决定了对这些食品的态度。孩子喜欢某种食品，其原因可能就是该食品广告经常在孩子所喜爱的卡通片前播放，电视广告中对某些食物美味的诱人描写往往会令人垂涎欲滴，而分泌唾液恰恰是消化过程的第一步反应。

三、日常饮食行为

（一）食物消费行为

1. 日常食物消费行为

食物消费行为包括是否食用、食用频率和食用量。2010—2012 年中国营养与健康监测结果显示，我国居民平均每标准人日水果的摄入量为 40.7g，大豆类及其制品摄入量为 10.9g，坚果类摄入量为 3.8 g，奶类为 24.7 g。我国居民水果、豆类、坚果和奶类的平均摄入量远低于《中国居民膳食指南》推荐量。

随着社会经济的发展，生活节奏改变，人们的食物消费行为也在发生改变。近 30

年来，我国居民谷类消费量逐年减少，谷类食物供能比由1992年的66.2%下降到2012年的55.0%。其中，城市居民谷物摄入量较农村居民下降明显，农村居民薯类摄入量下降幅度高于城市居民。与之相反，我国居民动物性食物和纯能量食物摄入比例逐年升高，动物性食物和脂肪的供能比例由1992年的9.3%和22.0%增加到2012年的15.3%和31.5%。全国平均膳食脂肪供能比已经超过合理范围30.0%的高限。

2. 零食行为

一般认为，零食是非正餐时间所吃的各种食物和（或）饮料，不包括水。从吃零食的时间上划分，可分为上午零食、下午零食和晚上零食。

我国城市儿童少年普遍存在吃零食的现象，81%的学龄前儿童、85%的小学生和90%的中学生吃零食。随着社会的发展、生活方式的改变，吃零食不再只是儿童少年的专利，许多成年人也喜欢吃零食。有人认为，就和追偶像、买品牌服一样，吃零食在某种程度上已成为一种时尚潮流。另外，吃零食也讲品牌，越是包装精美、价钱昂贵和新奇古怪的进口零食，有人越喜欢。

零食可以提供一定的能量和营养素，吃零食也是一种享受。因此，不能武断地说吃零食是一种不健康的行为。值得注意的是，零食所提供的能量和营养素不如正餐均衡、全面，所以不能用零食代替正餐，应当主要从一日三餐中获得所需要的营养物质。

（二）就餐行为

1. 正餐

我国居民的饮食大多数是一日三餐，占约94%，一日两餐的在5%左右，还有少部分人是一日四餐。在较贫困的农村地区，一日两餐的情况较为常见，约占25%。北方的一些农村地区，在农忙季节一般一日三餐，而在农闲季节是一日两餐。

（1）早餐。早餐是一天当中最重要的一餐，早餐所提供的能量和营养素在全天能量和营养素的摄入中占有重要地位，并很难从午餐和晚餐中得到补充。不吃早餐和早餐营养质量较差是引起全天能量和营养素摄入不足的主要原因。

我国居民吃早餐的时间一般在6点至8点之间，周末要晚一些。有少部分人把早餐和午餐合为一餐，称早午餐。就就餐地点而言，我国居民早餐的地点多是在家中，部分人选择到餐馆、工作单位或街头吃。早餐的食物种类地区差异很大，广州人比较重视早餐，称早餐为“早茶”，品种多，包括虾饺、包子、凤爪、青菜、油条和豆浆，北方以馒头、面包、粥、面条为主，还有包子、烧饼、油条等，大多数人的早餐中没有蔬菜和水果。此外，为了开辟市场、满足人们消费的需要，西式快餐也推出了一系列的早餐产品及组合，早餐品种包括菠菜鸡肉蛋汉堡、吉士蛋堡、香葱米饼、飞碟包和香米绿茶等。

我国居民在早餐行为上存在的问题主要有两点：一是不吃早餐，二是早餐的营养质量有待提高。

（2）午餐。午餐的时间一般在11：30至1：00点之间。在全国的大部分地区，大多数人仍有时间回家吃午饭，这个比例在90%左右。但是在大城市，由于工作单位离家较远，午餐的时间比较短，许多人自带午餐，头一天晚上多做一些，装在饭盒中，第二天带到单位吃；有的在单位食堂就餐；有的在单位附近的餐馆或快餐店里吃午饭。

(3) 晚餐。晚餐的时间一般在6：30至7：30点之间。我国居民吃晚餐的比例为99.4%。

在大中城市，晚餐是一天中一家人在一起吃饭的唯一机会。因此，晚餐一般准备得比较丰富，要有2～4个菜，1个汤。做饭的时间一般在1～2小时。

2. 在外就餐

在外就餐，是指不在家中进行食物的制作、烹调，而在其他场所进食的就餐方式。

随着收入的增加，人们的生活方式不断发生变化，在外就餐的机会越来越多，在外就餐成为许多家庭饮食生活中的一个重要组成部分。中国疾病预防控制中心营养与食品安全所在我国8省进行的调查发现，1989年、1991年、1993年和1997年我国城乡居民在外就餐（调查时3天中至少在外就餐1次）的比例分别为29.7%、27.6%、27.0%和41.2%。2002年中国居民营养与健康状况调查中我国居民每日在外就餐的比例为19.6%，男性在外就餐的比例（18.6%）高于女性（11.0%），年轻者高于年长者。

经常在外就餐虽是社交的需要，但也给居民的健康带来一定的威胁。首先，在外就餐机会的增多增加了疾病传播的机会。对健康的即时影响主要是食源性疾病，其潜伏期短、发病凶猛，常以腹泻等形式出现，预后虽大多较好，但其社会影响大。其次，在外就餐引起的饮食模式的变化是造成慢性非传染性疾病增加的因素之一。一般而言，与在家就餐相比，在外就餐所摄入的脂类增加，碳水化合物提供的能量占总能量的比例降低。经常或长期在外就餐会导致体脂含量增加，进而增加心脑血管疾病、非胰岛素依赖型糖尿病、高血压和高血脂等慢性非传染性疾病的发病风险。

（三）饮酒行为

地球上最早的酒，应是落地野果自然发酵而成的，所以，酒的出现不是人类的发明，而是天工的造化。伴随着酒的发现，人类也就有了饮酒的行为。在中国文化中，饮酒行为是被社会所接受的，是社交的一部分。在古代的中国社会中，一般在婚礼、乔迁之喜及春节等重要的时候才可饮酒。随着社会的发展，饮酒的情况变得很普遍，生日、节假日、升职、朋友相聚等都成为人们饮酒的理由。

饮酒时，大家坐在一起，按照特定的规则饮酒，确定和强化彼此的关系。不同的民族、地区饮酒的规矩大同小异，其目的是使气氛热闹、关系融洽。在重要的饮酒社交场合中，如果不饮酒，就很难融入这个社交圈子，如果想完全加入别人的生活圈子，就必须饮酒。

正常的饮酒行为首先要有菜肴，有人同饮；其次，饮酒时要遵循规则，尽管这种规则是不成文的，各地的规则也存在差异；最后，醉酒是可以被接受的，有的地区认为，有人醉酒说明主人好客、客人尽兴。

我国的酒文化中，以饮白酒为主，其次是黄酒。受西方文化的影响，啤酒自20世纪80年代以来、葡萄酒从20世纪90年代以来开始在我国流行。

（四）营养补充剂消费行为

营养补充剂是以补充人体所需营养素和预防疾病为目的的一种或多种以化学合成或从天然动植物中提取的营养素为原料制成的产品。虽然营养补充剂不能替代平衡膳食，但对于饮食摄入不足者和营养素需要量增加者起到重要作用。随着经济的发展和生活水平的提高，我国居民的保健意识日益增强，营养补充剂的使用率也逐渐增加。

处于生命不同阶段的人群，代谢状况各不相同，对营养补充剂的需要也不尽相同。《中国居民膳食指南》推荐育龄妇女应从孕前3个月开始补充叶酸并持续至整个孕期；婴儿应从生后数日开始补充维生素D；老年人适当选用营养补充剂能促进健康，预防疾病。2002年中国居民营养与健康状况调查报告表明，我国居民营养补充剂使用率总体水平较低，城市高于农村。育龄期妇女和孕妇服用叶酸能有效降低神经管畸形的发生率，我国孕妇叶酸补充剂使用率为20.5%，有相当一部分孕妇仍然处于叶酸缺乏状态，没采取补充叶酸的措施。婴幼儿时期是一生中生长发育最快的时期，然而人乳中维生素D含量低，母乳喂养儿不能通过母乳获得足够的维生素D，因此婴儿生后数日应开始每日补充。

应加强营养补充剂与健康关系的研究，科学地推广和使用营养补充剂以促进人群健康。

四、饮食行为与健康

（一）饮食行为与营养缺乏病的关系

营养缺乏病是由于人体摄入营养素不足和（或）吸收不良、利用减少、消耗过多而出现生长发育迟缓、代谢调节异常、抗感染力下降、组织再生和恢复延缓、并发症多发及死亡率增加的一类疾病，如蛋白质-热能营养不良、缺铁性贫血、佝偻病等。目前世界上约有500万儿童患营养不良。2015中国居民营养与健康监测报告显示，我国城市居民仍存在维生素A、硫胺素、核黄素、钙、锌等营养素摄入不足的情况。营养缺乏病给世界各国，尤其是发展中国家带来巨大的经济损失。

营养缺乏病的发生与饮食行为有着密切关系。首先，不同地区的食物来源及膳食模式不同，不同营养素缺乏的风险也不尽相同。在采用以植物性食物为主的膳食结构的国家中，人群蛋白质及脂肪摄入量普遍偏低，易导致铁、钙、维生素A摄入不足。其次，观念影响人们对食物的选择，食物选择不合理易造成营养缺乏病。世界上许多地方的人认为颜色浅的食物，如白面包或白米，比深色食物代表的社会地位高。为了满足人们对白米、白面和其他精制食品的需求，对食品的加工越来越细，使这些食品中维生素B_1和膳食纤维的量大大降低。人们膳食中某些维生素和膳食纤维的摄入减少，从而导致维生素B_1缺乏症以及结肠癌发病风险增加。近年来“以瘦为美”的观念让“节食减肥”行为在许多人，尤其是青春期少女中广为流行。盲目节食易造成多种营养素摄入不足，导致各种营养缺乏病，甚至死亡。

树立正确的饮食观念，培养健康的饮食行为对营养素缺乏病的预防起着重要作用。

（二）饮食行为与慢性病的关系

慢性病是指一类起病隐匿、病程长且病情迁延不愈、缺乏确切的传染性生物病因证据、病因复杂、有些尚未完全被确认的疾病的概括性总称。慢性病的危害主要是造成脑、心、肾等重要器官的损害，易造成伤残，影响劳动能力和生活质量，且医疗费用极其昂贵，增加了社会和家庭的经济负担。目前，严重威胁人类健康的慢性病，如心血管疾病、高血压、糖尿病、肿瘤等多是由营养摄入过剩和（或）饮食不均衡造成的，其发生发展及预后与饮食行为有着密切关系。

首先，饮食行为影响能量的摄入。在外就餐、经常吃西式快餐易造成过量的能量摄入，进而导致超重肥胖。其次，饮食行为影响产能营养素的分布。产能营养素分布是指膳食中脂肪、蛋白质和碳水化合物的比例。饮食行为影响膳食中产能营养素的分布，产能营养素分布不同，对健康的影响不同。欧美等经济发达国家和地区，膳食组成以动物性食品为主，脂肪、蛋白质供能比较高，易诱发高脂血症、冠心病、糖尿病等慢性病。最后，饮食行为影响饮食的频率和规律性。随着居民生活水平的提高，零食行为日益普遍。零食的不规律摄入不但会使进餐的频率增加，导致能量摄入增加，还会打乱饮食的规律性，导致一系列疾病。目前较为明确的是含糖零食摄入频率的增加与龋齿及肥胖的发生有关。

五、饮食行为培养

（一）婴幼儿期饮食行为培养

婴幼儿期营养状况对成年人后健康状况有着重要的意义。从营养学的角度，最常见的问题是随后发生的牙科疾病、肥胖及成年人期出现的与肥胖有关的动脉硬化、糖尿病、癌症等慢性病。婴幼儿饮食行为培养对其将来的健康起着至关重要的作用。家长在婴幼儿期饮食行为的培养方面起着关键的作用，因此，家长应正确喂养孩子，鼓励并帮助孩子建立良好的饮食行为，以确保孩子将来的健康。建议家长：

（1）孩子出生后前6个月采用纯母乳喂养，6个月后开始逐步添加辅食。

（2）保持对孩子饥饱信息的高度敏感性，避免过度喂养。

（3）进餐时将孩子的食物单独分装，以确保孩子进食食物的种类和量充足。

（4）逐渐让孩子自己用手或学习用勺进食，培养孩子的进食能力，必要时家长给予帮助。

（5）孩子可能边吃边玩，此时不要催促孩子，鼓励孩子进食需要耐心及幽默感。

（6）食物多样化。尽管孩子在第一次尝试时可能不会喜欢所有的食物，但是应该培养他们对食物敢于尝试的态度，这是长期良好营养的基础。

（7）当孩子拒食某些食物时，尝试调整食物的种类、搭配、性状、花色、口味，以提高孩子的进食兴趣。

（8）不要强迫孩子将瓶中或碗中的食物吃光，以培养孩子依据自身饥饱信息调整食物摄入的能力。

（9）不要用奶瓶安慰孩子，孩子哭闹可能并非饿了。

（10）创造良好的进餐环境，避免分心，多与孩子进行眼神、语言交流，帮其养成专心进食的好习惯。

（11）家长以身作则，用健康的饮食行为为孩子树立榜样。

（二）儿童期饮食行为培养

从学龄前期开始，儿童便具有一定的独立活动能力，模仿能力强，兴趣增加，容易出现饮食不规律，吃零食过多，挑食、偏食等不良饮食习惯。所以应特别注意儿童期良好饮食行为的培养。帮助儿童养成良好的饮食习惯，需要特别注意以下几方面：

（1）建立家庭进餐制度并长期坚持。规定早、中、晚餐的时间。只要有可能，家人尽量在一起就餐。

（2）合理安排饮食，一日三餐加 1 或 2 次点心，定时、定点、定量用餐。

（3）饭前不饮汽水，不吃糖果等零食。

（4）饭前洗手，饭后漱口，饭前不做剧烈运动。

（5）不要一次给孩子盛太多的饭菜，先少盛，吃完以后再添，以免养成剩菜剩饭的不良习惯。

（6）帮孩子养成自己进食的习惯。让孩子自己使用筷、匙等餐具，既可增加进食的兴趣，又可培养孩子的自信心和独立能力。

（7）细嚼慢咽，但也不能拖延时间，最好能在 30 分钟内完成进食过程。

（8）不要强迫孩子把盘子里的食物都吃光。相反，让他们自己决定吃多少和什么时候吃。这将帮助孩子调节他们自身内在的食欲暗示，避免过度饮食和肥胖的倾向。

（9）不要吃一口饭喝一口水或经常吃汤泡饭，这样容易稀释消化液，影响消化与吸收。

（10）专心进食，避免边看电视边吃或边玩边吃。

（11）家长为孩子提供健康的食物选择，由孩子自己选择吃什么和吃多少。

（12）用表扬和有趣的活动来奖励孩子而不用食物，以避免诱导孩子对某种食物产生偏好。

（13）让孩子参与计划和准备膳食。孩子更愿意吃自己准备的食物。当孩子完成很好（或至少进行了很好的尝试）时要表扬孩子，使孩子感到很自豪，这有助于孩子发展技能并对健康食物产生良好的感受。

（14）在购买和准备膳食时，教孩子各大类食物的营养价值以及平衡膳食的知识，使孩子从小形成健康的饮食观念。

（15）教孩子在外就餐（学校咖啡店、饭店、自动贩卖机等）时如何明智地选择食物。教他们选择食物时注意食物的质和量。分量大不一定就有好处，应该选择适合自己食量的食物。

（16）家长或看护人应以身作则、言传身教，帮助孩子从小养成良好的饮食习惯和行为。

小贴士　学龄前儿童的用餐技能发育过程

大块肌肉已发育的1～2岁的孩子能够：
①使用短柄的勺子。
②自己吃饭。
③自己拿杯子饮水。
④擦净、掰开、撕开、吸食食物。
手部中等肌肉发育的3岁的孩子能够：
①用叉子戳上食物。
②独立地吃饭。
③自己包装、倒、混合、摇晃或者分发食物。
④在指导下打开坚果。
小手指发育的4岁孩子能够：
①使用所有的餐具和餐巾。
②卷起食物、榨汁、捣碎或者剥皮。
③自己剥蛋壳。
手和5个指头的协调性发育的5岁孩子能够：
①量、碾磨、切割食物。
②在指导下使用手动打蛋器。

注：文中儿童的年龄近似，发育健康正常。

资料来源：英国营养网，http://www.nutrition.org.uk/home。

第二节　饮食失调症

一、概述

饮食失调症（Eating Disorder）又称进食障碍、摄食障碍等，是一种复杂的慢性病。常见的饮食失调症为神经性厌食症（Anorexia Nervosa，AN）和神经性贪食症（Bulimia Nervosa，BN）。饮食失调症在20世纪60年代后开始被人们认识，多数患者为青春期女性，但近年来男性及其他年龄女性的发病率也在不断上升。

（一）病因及临床表现

饮食失调症早在1874年就被提出，关于饮食失调症的病因有很多理论假说，如遗传学模式、家庭环境模式、心理学模式、社会文化模式、生理学模式、认知行为模式和重要事件应急模式等，但至今仍没有一个综合性的理论模式可以解释饮食失调症的病因。有学者认为饮食失调症就是简单的精神性疾病，也有学者提出饮食失调症与下丘脑或垂体功能障碍有关，但更多的学者认为饮食失调症的病因来源于生物学、心理学及社会学因素的结合。此外，也有学者提出饮食异常可能与遗传有关，具有某些遗传基因的人更易发展为饮食异常。

饮食失调症患者会呈现出异常的饮食行为。神经性厌食症起始年龄为16～17岁，患者往往对自身身体形象有不正确的认识，对肥胖有病态恐惧，拒不维持正常人体的最低体重。此类患者体重往往至少低于理想体重的15%，或体重指数至少低于17.5kg/m^2。

临床表现包括通过自愿选取禁食、拒绝油腻的食物、引吐、服用泻药及过量体育锻炼等方法过度追求减轻体重，甚至在明显消瘦的情况下还认为自己太胖。此类患者最终将导致严重的营养不良，内分泌功能紊乱，女性患者出现闭经，男性患者则出现性欲减退。此外，神经性厌食症患者常出现情绪障碍及社会活动障碍，包括焦虑、抑郁、娱乐活动减少、失去自理能力等。

神经性贪食症的起始年龄为18～19岁，临床表现为反复发作和不可控制的摄食欲望、暴食行为以及随后因担心发胖而采取的引吐、导泻、禁食和剧烈运动等行为。典型的暴食是指迅速摄入食物，尤其是高能量食品。每次暴食消耗食物的数量不同，有时甚至达上千卡能量。暴食发生呈周期性，常由心理紧张激发，有时可多至一日数次。尽管神经性贪食症患者表现出对肥胖的担忧，但大多数患者的体重在正常标准上下波动，他们的BMI一般高于17.5kg/m^2。虽然神经性暴食症患者不愿意公开自己的行为或寻求治疗，但与神经性厌食症患者相比，其更清楚自己的行为，对此更具悔恨和罪恶感。情绪障碍在此类患者中极其常见，经常会出现焦虑、紧张的情绪，患者常常厌恶自己暴食及其后清空体内食物的行为，易有冲动举措，易发生药物和乙醇滥用及抑郁症状。

（二）干预措施

对饮食失调症患者的评估应包括生理、心理、社会需要及个人风险等方面，筛查人群包括BMI低于正常范围的年轻女性、体重没达到超重却想减重的人群、月经紊乱或闭经的女性、出现胃肠症状的患者、有饥饿体征或反复呕吐者以及生长发育不良的儿童。此外，对于1型糖尿病及治疗依从性差的患者应进行饮食失调症的筛查和评估。

神经性厌食症是死亡率最高的精神疾病之一，约有10%的患者死于营养不良、电解质紊乱、免疫功能降低、器官衰竭等并发症。应尽早识别神经性厌食症患者并积极治疗，对于极度消瘦患者应给予优先干预。其治疗分为两个阶段：短期干预以恢复体重、挽救生命为目的，长期治疗以促进心理康复、防止复发为目的。神经性贪食症的治疗方法有两种：心理治疗和抗抑郁药治疗。心理干预在饮食失调症治疗过程中发挥着不可替代的作用，目前应用于饮食失调症的心理治疗方法包括认知行为治疗（Cognitive Behavior Therapy，CBT）、心理动力学治疗（Psychodynamic Therapy，PT）、动机强化治疗和家庭治疗。药物治疗也是治疗饮食失调症的重要手段。此外，饮食失调症患者的管理对于康复也起着重要作用。

1. 一般管理

（1）泻药滥用患者。泻药滥用患者应逐渐减少泻药用量，明确告诉患者泻药的使用并不会降低胃肠对能量的吸收。

（2）糖尿病患者。患有饮食失调症的1型糖尿病患者，患糖尿病性视网膜病变及其他并发症的风险大大增高，应加强常规体格监测。

（3）妊娠患者。应在妊娠期间和产后对患有或曾经患有饮食失调症的妇女进行密切监测。

（4）呕吐患者。应对呕吐患者进行口腔卫生教育，教育内容包括呕吐后不应立即刷牙、用非酸性漱口水进行漱口等。此外，定期进行口腔检查对于预防此类患者的口腔并发症有重要作用。

(5) 骨质疏松患者。患有饮食失调症的骨质疏松或他类似的骨骼疾病的患者应限制其体力活动，尤其是跌倒危险性较高的体力活动。

2. 儿童青少年饮食失调症的管理

(1) 各个家庭成员均应参与饮食失调症患儿的治疗，家庭成员的主要任务为多与患儿交流、分享相关信息、对其行为管理给予建议。

(2) 对正处于生长发育期的儿童青少年来说，应定期评估其生长发育情况，若出现发育迟缓情况应及时咨询儿科医生。

(3) 在评估饮食失调症患儿时，应注意其情绪、身体和性方面的变化指标。

(4) 饮食失调症患儿的隐私应该被尊重。

二、神经性厌食症

神经性厌食症是指个体因为害怕肥胖或追求瘦而控制体重，导致持续低体重的综合征。在对神经性厌食症患者进行干预前，应对其进行总体临床评估，包括体重丢失情况、儿童的生长发育情况等客观的体征及相关的实验室指标。神经性厌食症的干预应该在综合考虑患者心理、生理的基础上根据患者的具体情况（患者现存及潜在的风险及意愿）选取合适的方法。目前神经性厌食症患者的干预多在门诊机构进行，仅在特殊情况下才入院治疗。神经性厌食症患者的入院治疗包括心理治疗及普通治疗两方面。虽然到目前为止，尚没有足够的证据支持心理治疗的有效性，但仍然认为心理治疗在改善患者行为及认知方面起着不可替代的作用。对于儿童青少年患者来说，以家庭为基础的心理干预起着重要作用。神经性厌食症的普通干预包括营养干预和精神药物干预两方面，后者主要用于辅助心理治疗及改善伴随症状。在治疗过程中应鼓励患者积极参与，有研究表明，在为患者制定干预措施时与患者讨论，帮助其分析治疗过程中的常见问题，激起其战胜疾病的信心，可使治疗效果达到最大化。

（一）心理干预

最早的神经性厌食症的心理治疗模型为心理动力模型。20世纪60年代以来，神经性厌食症的行为治疗逐渐受到关注。近年来，神经性厌食症的动机治疗又引起研究热潮。至今为止，已经发展出许多关于神经性厌食症的心理治疗方法，但这些方法在治疗和管理上并未达成统一认识。目前常见的神经性厌食症心理治疗方法包括认知治疗(Cognitive Analytic Therapy，CAT)、认知行为治疗、人际心理治疗（Interpersonal Psychotherapy，IPT)、焦点心理治疗和关注于饮食障碍的家庭治疗。

心理治疗的目的是促进患者增重及健康饮食、减少饮食失调相关并发症、促进患者身心康复。但对于持久性神经性厌食症患者来说，其心理治疗首先应提高生活质量，维持稳定体重或安全体重，不强求达到最佳体重。心理治疗成功的前提是患者在治疗过程中积极参与。然而许多神经性厌食症患者不能认识到自身所存在的问题，往往拒绝治疗。因此，在心理治疗过程中应首先与患者建立移情、支持和协作的关系，结合患者及其照顾者的具体情况和意愿进行心理治疗措施的选择。需要特别注意的是，在进行心理治疗的同时，应常规监测患者的体征变化，以防危险发生。

（二）药物干预

食欲和饱腹感的产生受神经递质和激素网络的调节，药物主要通过与这些神经递质和激素的受体结合来发挥治疗神经性厌食症的作用。在应用药物治疗时应注意，不能以药物治疗作为神经性厌食症患者唯一或主要的治疗措施。神经性厌食症患者药物治疗的目的应为促进增重、提高生活质量。目前关于神经性厌食症药物治疗的证据较少，大多数药物主要用于治疗神经性厌食症出现的伴随症状，如抗抑郁药通常用来治疗患者的抑郁症状，抗精神病药、镇静药和抗组胺药常用于减轻患者的焦虑。虽然近年来有研究表明上述药物对体重的增加有一定作用，但不推荐将其作为促进体重增加的治疗措施。

神经性厌食症的治疗药物主要为三类：抗抑郁药（如阿米替林、氯米帕明、氟西汀，西酞普兰）、抗组胺药（如赛庚啶）和抗精神病药（如匹莫齐特）。在进行药物治疗前应充分考虑药物的副作用（特别是心脏方面的副作用）。在使用抗精神病药、三环类抗抑郁药、大环内酯类抗生素和抗组胺药时应注意观察心电图上有无 QT 间期延长的现象。对于存在心脏并发症风险的神经性厌食症患者，应尽可能避免给予对心功能有损害的药物，如必须使用，则须定期对患者进行心电图监测。

目前尚缺乏对于 18 岁以下的儿童青少年神经性厌食症治疗的用药证据。

（三）管理策略

评估患者近期和远期风险对于患者疾病管理有着重要的意义。神经性厌食症患者风险识别包括急性风险的识别及远期预后的预测。识别短期内具有受伤及死亡风险的患者对于临床实践有着重要的意义。有研究表明，神经性厌食症患者与相同年龄、相同性别健康人相比，死亡风险约增加 10 倍。饮食失调症患者死亡的原因主要为并发症（54%）和自杀（27%）。目前的研究表明，由于厌食造成的低体重（13kg/m^2）、脱水、电解质紊乱、心律失常、低血清白蛋白和低血糖等都是造成患者死亡的危险因素。目前对于神经性厌食症患者管理措施的研究较少，不同国家和地区对于神经性厌食症患者的管理各不相同。许多机构推荐将评估所得风险的大小作为入院及治疗的门槛。例如，美国精神病协会指南（2000）推荐，神经性厌食症患者入院的标准为 BMI 小于 16kg/m^2 或体重丢失大于 20%；英国则以 BMI 低于 13kg/m^2 作为入院治疗标准。识别患者远期预后对于改善患者生活质量、防止复发有着重要的意义。

1. 增重管理

恢复体重是神经性厌食症患者治疗的首要任务之一，然而必须明确的是，不能将饮食指导作为神经性厌食症的唯一干预措施。一般来说，神经性厌食症住院患者每周平均增重目标为 0.5～1kg，门诊患者为 0.5kg。为达到此目标，美国国家饮食失调协会推荐患者每周需要增加 3500～7000kcal 的能量。患者体重恢复过程中需要常规进行体格监测，并根据患者自身情况口服复合维生素、矿物质补充剂。除非患者患有严重的胃肠功能紊乱疾病，否则不建议给予神经性厌食症患者完全肠外营养支持。

对于儿童青少年神经性厌食症患者，在治疗时除考虑如何使患儿达到健康体重外，还应注意为其提供能保证生长发育的适宜能量及必需营养素。在对儿童青少年神经性厌食症患者进行营养干预时，应为患儿提供适合其年龄的健康教育和相关活动，并鼓励其监护人参与膳食教育及饮食计划。须注意的是，不应仅仅根据监护人的陈述对患儿进行治疗，应与患儿进行交流，对患儿的切实情况进行评估。

2. 饮食管理

神经性厌食症患者的饮食管理最好在医院进行，以便更好地控制进食环境及减少家人的干扰。部分患者在院内能更好地进食，因为在院内他们不需要决定吃什么和什么时候去吃。一般来说，大多数患者的膳食能量摄入，应从每日 1000～3000kcal 开始，以后每 3～4 天增加 200kcal，直到能量摄入达到能维持患者适宜增重的水平。因为流质饮食会给患者造成能量摄入较低的感受，流质饮食对于此类患者更为合适。对于配合的患者，除给予一日三餐外还可另加一餐。在进行饮食管理时需要注意随时观察患者饮食行为。

3. 长期风险管理

在管理神经性厌食症患者时，除考虑其近期可能存在的危险外，还要考虑长期的健康结局。长期饥饿会使患者出现雌激素缺乏、营养不良、低体重等不良结果，进而造成患者骨量减少和骨质疏松的发生。约有 60％的骨质增加是在青春期完成的，因此，对于儿童青少年来说，体重降低对健康造成的危害较成人更加严重。神经性厌食症患儿可能会出现生长发育迟缓的现象，因此，定期检测身高、体重对于神经性厌食症患儿的管理非常重要。在对神经性厌食症患儿进行治疗时，应避免采用雌激素治疗，以防患儿骨骺过早融合，造成生长发育障碍。神经性厌食症患者还会出现生殖系统的不良反应，包括不孕不育、持续性闭经、多囊卵巢等。青少年患者则可出现青春期延迟甚至发育停滞的情况。此外，由于部分患者存在经常呕吐和泻药滥用的现象，胃肠道及口腔并发症较为普遍。须注意的是，大多数神经性厌食症患者存在低体重及肌肉无力的现象，而低体重及肌肉无力会加重这些并发症，对健康造成更严重的危害。

医生在治疗前、中、后应评估神经性厌食症患者的风险。当风险增加时，应相应增加监测频率，并对评估内容做出相应调整：患 1 型糖尿病的神经性厌食症患者出现并发症及死亡的风险较高，应增加此类患者的监测频率；对于患有或曾患有神经性厌食症的孕妇应增加产检次数，密切监测胎儿营养及发育情况；在任何情况下，都应在患者出现极度消瘦前对其进行治疗，对于体重过低或出现体重降低的患者应优先进行监测和处理。

4. 神经性厌食症的干预

神经性厌食症的干预主要分为两部分：第一部分为短期干预，以恢复体重、挽救生命为目标；第二部分为心理干预。绝大多数神经性厌食症患者是通过门诊进行管理的，由专业人员对其进行心理治疗、体格监测和风险评估。一般来说，神经性厌食症门诊患者的心理治疗疗程至少为 6 个月。若门诊患者出现病情恶化或在完成相应疗程治疗后病情没有出现明显好转，则应考虑加强治疗强度（例如将个体治疗转为个体及家庭联合治疗，或进行日托或住院治疗）。住院治疗的目的在于改善患者身体状况，促进患者完全康复。前者主要在一般医疗机构进行，一般采取以体重恢复为目标的系统化治疗；后者主要在精神病医院进行，以心理治疗为主。住院患者的心理治疗应关注于患者的饮食行为、对体重和体形的认知及社会心理方面的问题。在干预过程中不应采取过于苛刻的方法强迫患者进行行为改变，在患者重新进食后应密切监测患者身体状况，及时评估疗效和风险。对于好转出院的患者应按门诊患者常规给予心理治疗措施，在治疗时依然要关注患者的饮食行为、对体重和体形的认知及社会心理方面的问题，并监测患者的身体和心理风险。出院患者门诊心理治疗及体格监测的时间至少要达到12个月。对于住院患者，尤其是儿童青少年患者，在进行住院治疗时应注意让他们的家人及照顾者参与，使患者与社会保持联系，以防患者出现角色转变困难。

对于儿童青少年神经性厌食症患者，应额外考虑以下问题：首先，应明确针对饮食障碍的家庭干预对患儿康复起着重要作用，因此，在治疗过程中应注意鼓励患儿的兄弟姐妹及家庭的其他成员参与。其次，应由其家人及照料者之外的另一名专家给予患儿个体化的指导。最后，神经性厌食症患儿的治疗，尤其是住院治疗及快速体重恢复治疗，应在权衡其教育需求及社会需求之后进行。

神经性厌食症的康复是长期的过程，可能需要6个月到一年甚至更长的时间。60%～70%的患者在几个月的治疗后康复。

三、神经性贪食症

神经性贪食症是指以反复发作的不可控制的暴食行为及随后为消除暴食引起的发胖而采取的引吐、导泻、禁食及体力活动等行为为特征的综合征。神经性贪食症最早在1979年被作为神经性厌食症的一种特殊类型提出。神经性贪食症的评估与神经性厌食症类似，其主要干预措施包括心理干预和抗抑郁药干预两方面。

（一）心理干预

目前关于神经性贪食症的研究主要关注心理治疗。在神经性贪食症被提出后的2年内，学者便提出了神经性贪食症的认知行为治疗（Cognitive Behavior Therapy For Bulimia Nervosa，CBT－BN）。随后一年，又有学者提出暴露与反应阻止疗法（Exposure with Response Prevention，ERP）。20世纪80年代中期，心理学疗法对神经性贪食症干预的随机对照研究开始出现，迄今关于神经性厌食症的研究多为小样本研究，证据力度不足。目前研究结果显示，CBT－BN为目前最有效的神经性贪食症治疗措施。成年人神经性贪食症患者的CBT－BN需要经历16～20个疗程，至少需要4～5个月。当患者拒绝进行认知行为治疗时，可为患者选择其他的心理治疗措施，如改用人际心理治疗（Interpersonal Psychotherapy for Bulimia Nervosa，IPT－BN）来代替认知行为治疗，但采用IPT－BN后疗程将会增加到8～12个月。

神经性贪食症患者心理治疗的第一步是鼓励其根据现有证据进行自我管理，在此过程中医生应鼓励和支持患者。对于部分患者，自我管理和医生的鼓励及支持足以达到满意的治疗效果。对于儿童青少年患者，应根据患者年龄、所处环境及生长发育水平进行

CBT-BN，最好结合家庭干预。

（二）药物干预

与神经性厌食症相同，神经性贪食症患者所用的药物也是通过与某些神经递质和激素受体结合来发挥治疗作用的。抗抑郁药是治疗神经性贪食症的一线药物，包括单胺氧化酶抑制剂（吗氯贝胺、苯乙肼）、选择性五羟色胺再摄取抑制剂（SSRIs）（氟西汀）、三环类抗抑郁药（去甲丙咪嗪、丙咪嗪）及其他抗抑郁药（安非他酮、曲唑酮、米安色林）。除抗抑郁药外，临床上也使用阿片受体拮抗剂（纳曲酮）和止吐药等对神经性厌食症进行干预。但须明确的是，只有抗抑郁药被明确推荐用于神经性贪食症的治疗。在临床实践中发现，每种药物的疗效均很难持续，需要经常更换药物以维持疗效。目前关于药物种类及显效剂量的研究不足。现有的证据支持选择性5-羟色胺再摄取抑制剂（特别是氟西汀）作为神经性贪食症治疗的首选药物。目前认为神经性厌食症患者氟西汀的有效剂量为60mg/d，高于治疗抑郁症的有效剂量。

相较于心理治疗，神经性贪食症患者更不愿意接受药物治疗，且对药物治疗的耐受性差。因此，在使用药物治疗时应密切观察患者情况。神经性贪食症患者存在自伤倾向，在给予药物干预时需注意过量服药的情况。此外，某些患者可能同时服用一些非处方药，在药物治疗时还应注意药物的交互作用。在为孕期及哺乳期患者选用药物时应特别注意药物禁忌，以免危害子代健康。18岁以下的神经性贪食症患者可选用的药物较少，且没有充足的证据支持其疗效，目前尚不推荐以抗抑郁药作为青少年神经性贪食症患者的一线治疗措施。

（三）管理策略

神经性贪食症的粗死亡率为0.4%。目前尚无针对神经性贪食症患者死因构成的研究。除存在营养缺乏风险外，神经性贪食症患者异常的饮食模式及清空食物的行为给其健康带来了其他风险。因此神经性贪食症患者治疗过程中应密切观察患者情况，积极预防和处理并发症。神经性贪食症患者的风险评估与神经性厌食症患者相同。

1. 饮食管理

此类患者的饮食管理不需要住院进行，应以营养教育和咨询优先。神经性贪食症患者每日膳食能量摄入不应少于1200～1500kcal。患者应多吃水果、蔬菜、粮谷类等富含膳食纤维的食物，产能营养素功能比例与普通人一致。吃食物时应用餐具装食物，尽量避免直接用手抓食物进食。

2. 风险管理

神经性贪食症的不良生理后果多由大量进食后的清空食物的行为（包括引吐、滥用泻药和利尿药）造成。有20%的神经性贪食症患者存在每日滥用泻药的现象，75%的患者偶尔会使用泻药。泻药滥用易造成的胃肠损伤及电解质紊乱，对于低体重患者尤为严重。呕吐和摄入过多的碳酸饮料易造成患者牙齿的损害。利尿剂的滥用，特别是噻嗪类利尿剂和袢利尿剂，会导致体内钾和钠大量丢失。

饮食失调症常见的不良并发症包括水和电解质紊乱、胃肠道损伤和口腔并发症。常见的水和电解质紊乱包括脱水、低钾血症、低氯血症和代谢性碱中毒。脱水可造成血容量降低，导致患者出现低血压和脉率增快等体征，患者可出现头晕、虚弱等症状，严重者可出现肾功能损害。低钾血症会导致肌无力，严重者引起心律失常，最终导致死亡。此外，低钾血症也会影响肾功能。低钠血症和低镁血症在神经性贪食症患者中并不常见，但一旦发生将会造成严重后果。严重的低钠血症会造成中枢神经系统功能障碍，低镁血症则会造成肌无力、心律失常和情绪改变。低镁血症常常与低钙血症和低钾血症伴随出现。代谢性碱中毒会增加钾的消耗，造成血钾降低，导致低钾血症。因此，经常呕吐或者服用大量泻药的患者（尤其是体重不足者）应定期监测水和电解质。

呕吐反射丧失和胃-食管反流在神经性贪食症患者中较为常见。频繁且严重的呕吐可能会造成食管穿孔、食管炎等严重并发症。龋齿是具有引吐行为的饮食失调症患者最常见的口腔问题。引吐会导致胃酸腐蚀牙齿，患者的牙齿可出现颜色及形状的改变，牙齿对冷热食物的敏感性也会增加。除呕吐外，神经性贪食症患者在暴食过程中大量进食酸性食物也是造成龋齿风险增加的原因。

一般来说，通过阻止患者引吐、滥用泻药等行为便可以纠正电解质紊乱。对于少数较为严重的电解质紊乱，建议先采用口服补盐液进行补充，若效果不佳再使用静脉治疗。门诊干预可满足大多数神经性贪食症患者的治疗需求，仅有极少部分的患者需要通过住院治疗来纠正其清空食物的行为。在纠正不良行为的过程中，可能会出现停药反应，应密切观察患者病情，及时解决出现的问题。如长期泻药滥用的患者，突然停药后会减少结肠蠕动，造成便秘。对于便秘患者应建议其通过规律进食、使用容积性泻药、摄入足够液体及合理运动纠正便秘。长期使用泻药或利尿剂的患者突然停药，易出现水钠潴留、体重增加及水肿等情况，造成患者焦虑并拒绝停用泻药。因此，对于泻药和利尿剂滥用的患者，应逐渐减少药物用量，切不可突然停药。

大多数神经性贪食症患者不会出现严重的药物治疗副作用。但对于患有糖尿病的神经性贪食症患者来说，禁食后大量摄入精制碳水化合物，尤其是进食后进行引吐，会造成胰岛素大量释放，血糖大幅度波动，这时患者出现严重药物治疗副作用的风险将大大增加。因此，对于患有糖尿病的神经性贪食症患者应加强监测。

四、非典型饮食失调症

没有达到神经性厌食症和神经性贪食症诊断标准的其他饮食失调症统称为非典型饮食失调症，其中包括暴食症（Binge eating disorder，BED）。暴食症是指与精神障碍有关的暴饮暴食的症状。目前关于非典型饮食失调症的研究较少，现有的研究推荐根据饮食问题相似原则选择相应的饮食失调症治疗措施对非典型饮食失调症患者进行治疗。有研究发现，可以通过 CBT、IPT 和自我管理等方法治疗暴食症。还有研究推荐运用抗抑郁药和抑制食欲的药对暴食症患者进行治疗。

（一）心理干预

目前关于非典型饮食失调症心理干预的研究较少。近十年来，有学者通过暴食症的认知行为治疗（Cgnitive Behavior Therapy for Binge Eating Disorder，CBT－BED）、暴食症的人际心理治疗（Interpersonal Psychotherapy for Bulimia Nervosa，IPT－BED）和简化的辨证行为疗法（Smplified Dialectical Behavior Therapy，Simplified DBT）对暴食症患者进行治疗。但这些证据均来源于肥胖患者，目前尚没有对于非肥胖患者的心理干预证据。此外，也有专家通过行为体重管理对肥胖的暴食症患者进行治疗。

非典型饮食失调症患者心理治疗的第一步是鼓励其根据现有证据进行自我管理，在此过程中医生应鼓励和支持患者。部分患者仅通过这种干预便达到满意的疗效。对于此法无显著疗效的暴食症患者可进行 CBT－BED，当患者拒绝 CBT－BED 时，可选择其他的心理治疗措施，如 IPT－BED。所有的心理治疗方法对暴食症患者体重改变的影响均不大，在对暴食症患者进行心理干预的同时应持续采取体重管理措施。

（二）药物干预

关于非典型饮食失调症患者药物干预的证据非常有限，当前的证据推荐使用抗抑郁药、抗癫痫药和抑制食欲的药物对患者进行治疗。目前研究较多的治疗暴食症的药物为 SSRIs。研究发现，SSRIs 可以减少暴食现象，但其长期效应尚未明确。有部分研究表明，部分患者通过抗抑郁药治疗便能达到满意的疗效。

（三）管理策略

暴食症患者最大的远期风险为肥胖。暴食症在所有饮食失调症中最易导致 2 型糖尿病，有将近 90%的暴食症患者出现了糖尿病。目前关于暴食症的治疗措施均不能帮助患者控制体重，因此对暴食症患者的体格监测及体重管理尤为重要。

除暴食症外的其他非典型饮食失调症患者的管理可参考神经性厌食症和神经性贪食症的管理策略。

（曾果　芮溧　杨柳青　李润）

参考文献

[1] 王陇德. 中国营养学研究发展报告（2002）[M]. 北京：人民卫生出版社，2005.
[2] 荫士安. 现代营养学 [M]. 北京：人民卫生出版社，2008.
[3] 蔡威. 现代营养学 [M]. 上海：复旦大学出版社，2010.
[4] 孙长颢. 营养与食品卫生学 [M]. 第 7 版. 北京：人民卫生出版社，2012.
[5] 蔡美琴. 公共营养学 [M]. 北京：中国中医药出版社，2006.
[6] 马冠生，赵丽云. 中国居民营养与健康状况监测报告（2010—2013）[C]. 中国营养学研究发展报告研讨会，2014.
[7] 何志谦. 疾病营养学 [M]. 北京：人民卫生出版社，2009.
[8] 中国卫生部疾病预防控制局. 中国儿童青少年零食消费指南 [M]. 北京：科学出版社，2008.
[9] 陈长文. 中国八大菜系 [M]. 长春：吉林文史出版社，2011.

第十五章 食物过敏与食物不耐受

第一节 营养与免疫

免疫功能是人体重要的生理功能之一，可抵御外界环境的侵袭和威胁，使人类繁衍生息。越来越多的研究表明，免疫与营养有着非常密切的关系，合理营养可以提高机体免疫力，增强免疫器官功能，两者之间的关系可用三个环节来表示，即“营养、免疫、疾病”。Chandra 认为，免疫功能是反映机体营养状况的较为敏感的指标，当机体处于营养缺乏的亚临床状态时，机体的某些生化指标与生命活动功能尚处于正常情况，但免疫指标可表现出异常变化。机体营养不良会导致免疫功能受损，疾病易感性升高。目前，研究比较多且大多数研究报道较一致的是蛋白质、某些维生素、微量元素以及脂肪酸与免疫功能的关系。

一、蛋白质与免疫

蛋白质、氨基酸是构成机体免疫防御系统的物质基础，与免疫系统的组织、器官发育有着密切关系。正常情况下，当抗原进入机体后，可刺激机体产生不同水平的免疫反应（细胞免疫和体液免疫），各种免疫细胞的生成和抗体的合成过程都需要蛋白质和氨基酸作为原料或参与其中，如黏膜、上皮、白细胞、肝脏、脾脏、胸腺等组织器官以及血清中的抗体和补体等。蛋白质营养不良，会不同程度地影响这些组织器官，使个体易感性升高。因营养不良而导致免疫功能障碍的营养性获得免疫缺乏综合征（Nutritionally Acquired Immunedeficiency Syndromes，NAIDS）已引起人们的普遍重视。

（一）免疫器官和组织

免疫系统分为中枢性淋巴系统（如骨髓、胸腺等）和周围性淋巴系统（如脾脏、淋巴结、扁桃体等）两部分。有研究表明，蛋白质－能量营养不良（Protein Energy Malnutrition，PEM）会影响小儿的整个免疫系统，如脾脏和淋巴结的大小、重量、组织结构、细胞密度等都有明显的退行性改变；对子宫内胎儿的胸腺发育也有重要影响，如胸腺的小叶萎缩，皮质和髓质的界限不清，胸腺细胞数减少，生发中心变小。淋巴细胞数也会减少，但浆细胞和吞噬细胞数量相对增多。

（二）细胞免疫

免疫细胞根据功能可分为两大类：特异性免疫细胞（T 细胞和 B 细胞）以及非特异性免疫细胞（K 细胞、NK 细胞、巨噬细胞等）。T 细胞是在胸腺形成的淋巴细胞。蛋白质能促进淋巴细胞的增殖、分化和迟发型过敏反应。此外，蛋白质能抑制肿瘤生长和脾脏的增大。当 PEM 发生时，可能导致免疫器官（如胸腺）萎缩，T 细胞尤其是辅助性淋巴细胞数量减少，对肿瘤细胞的杀伤性会下降。如长期摄入低蛋白质饮食，动物的吞噬细胞功能下降，临床上可见 PEM 患者的单核细胞分泌的 IL－1 减少；当 PEM 得到改善时，IL－1 又会增加。有研究表明，PEM 对细胞免疫的影响是可逆的，只要及时改善蛋白质和能量的供给，细胞免疫能力会很快修复。对非特异性免疫而言，营养不良者常合并感染，因此白细胞数会增高，但对感染局限化及病原处理的能力会减弱，对细菌攻击的应答反应可能是坏疽而不是化脓。此外，血浆和白细胞中的溶菌酶活性也会降低，意味着皮肤和黏膜表面的防御能力下降。

（三）体液免疫

以 B 细胞介导为主的免疫称为体液免疫，即 B 细胞在抗原的刺激下分化增殖为浆细胞，分泌抗体，形成特异性体液免疫的过程。免疫球蛋白（Ig）以及参与其合成过程的酶都是具有生物活性的蛋白质。因此，在体液免疫方面，蛋白质可以提高抗体的合成、活性及抗体对抗原的应答反应。有研究表明，膳食中蛋白质减少会导致血红蛋白和血清蛋白的浓度降低，血清免疫球蛋白的合成减少。氨基酸摄入不平衡也会导致不利影响，如色氨酸缺乏的大鼠，IgE 及 IgM 受到抑制，苯丙氨酸和酪氨酸缺乏可抑制大鼠免疫细胞对肿瘤做出反应，蛋氨酸和胱氨酸缺乏可降低血清凝集素抗体水平。

PEM 发生时，机体合成 Ig 的能力受影响不大，但如果发生在幼儿期，则免疫球蛋白的合成能力可受到损害，在营养状况改善后恢复。患蛋白质—能量营养不良时，上皮及黏膜组织分泌液中 sIgE 显著减少，因而不能与肠细菌和肠毒素结合，肠屏障作用大大降低。补体具有放大免疫应答的作用，包括对调理作用、免疫附着、吞噬作用、白细胞的化学趋化作用和中和病毒作用的影响。当感染发生时，补体消耗量增加。营养不良将导致补体合成速度减慢。

二、维生素与免疫

（一）维生素 A

1. 黏膜的局部免疫

完整的黏膜是机体防御微生物感染的重要屏障，维生素 A 对黏膜上皮细胞的正常分化及维持其完整性具有重要意义。维生素 A 缺乏时，黏膜屏障遭到破坏，肠道和上呼吸道黏膜的杯状细胞及黏液分泌减少，感染可导致严重的局部损失，对疾病的抵抗力下降，对各种微生物的易感性增加。更重要的是，维生素A缺乏会破坏局部特异性免疫反应。

2. 细胞免疫

维生素A缺乏对细胞免疫的影响表现在很多方面，如脾脏和胸腺退化、循环淋巴细胞数目和抗体减少等。有报道称，维生素A缺乏的小鼠胸腺和淋巴器官萎缩，胸腺淋巴细胞减少，脾脏重量减轻。在补充维生素A后，淋巴细胞数目、胸腺和脾脏重量均增加。维生素A缺乏使T细胞亚群数目减少及比例改变；在儿童，CD4T细胞、CD8T细胞亚群比例改变。也有研究认为，维生素A对T细胞活化诱导的细胞凋亡有抑制作用。

NK细胞可溶解杀灭肿瘤细胞、病毒感染的细胞及细菌。低维生素A水平可造成老龄鼠NK细胞数目和百分比下降，使其活力下降，补充维生素A可使其均恢复正常水平。早产儿服用维生素A2周后，血中NK细胞比例明显增加，提示维生素A可能促进NK细胞增殖。此外，维生素A能促进巨噬细胞活化，增强大鼠肺泡巨噬细胞的功能和杀肿瘤活性。

3. 体液免疫

维生素A为B淋巴细胞活化过程必需物质，可能是B淋巴细胞转化过程中的载体物质。维生素A缺乏时，受T淋巴细胞调控的抗原—抗体应答明显减弱。维生素A能通过促进和调节淋巴细胞产生某些细胞因子，从而促进B淋巴细胞产生抗体。维生素A缺乏影响B淋巴系统，使分泌型IgA减少。反复呼吸道感染患儿血清维生素A含量与IgA呈正相关，腹泻患儿维生素A与IgA含量明显低于对照组。

（二）维生素C

维生素C参与组织正常代谢，是细胞内外化学反应的一个电子供体，是天然的抗氧化剂。它是人体免疫系统所必需的维生素，能增强机体的免疫力，减少感染的发生。每天增加维生素C的摄入可提高豚鼠的T细胞活化率，并降低镉对其免疫系统产生的有害作用。维生素C缺乏可使血清中白细胞水平明显下降，低维生素C摄入可明显抑制迟发型超敏反应。维生素C在一定剂量范围内对体液免疫有促进作用，但过量或不足都有抑制作用，当维生素C在饵料中的浓度为100～120mg/100g时，虾血清中免疫球蛋白和补体C_3的含量都明显高于对照组。研究表明，维生素C可促进非特异性免疫功能，但有上下限和最适剂量。

（三）维生素E

维生素E是人体必需的脂溶性维生素，具有维持生物膜完整性和稳定性、抗氧化的作用，同时它又是一种有效的免疫调节剂，在维持机体免疫系统的正常功能中发挥重要作用。维生素E可改善免疫状况，调节免疫细胞的信号转导和基因表达。维生素E在一定范围内能促进免疫器官的发育，可明显提高小鼠脾脏系数、T细胞和Th细胞数量。维生素E使T细胞对植物血凝素和刀豆蛋白等抗原诱导的增生反应升高。维生素

E可提高网状内皮细胞的清除和吞噬指数，增强对感染的抵抗力并降低死亡率。增加维生素E的摄入量，可增强特异性免疫应答，提高脾脏抗体生成细胞（PFC）的形成和IgG、IgMD的血凝滴度。维生素E缺乏能引起多项免疫功能改变。其对机体的免疫作用，可能是通过降低前列腺素的合成和（或）减少自由基的形成实现的。

（四）维生素D

维生素D缺乏可导致小儿易患佝偻病，同时伴有免疫力低下，容易引起反复的呼吸道感染性疾病。新近研究指出，维生素D缺乏导致免疫功能受损进而致使反复呼吸道感染早于佝偻病，而且后果更严重。维生素D是一种新的神经－内分泌－免疫调节激素，具有介导单核细胞进一步分化成熟为巨噬细胞的免疫调节作用，并能促使单核—巨噬细胞或调节被激活的T淋巴细胞产生IL－1、IL－2、IL－3、IL－6、肿瘤坏死因子（TNF）－α、TNF－γ，增加γ－干扰素的合成，进而刺激巨噬细胞产生羟化酶，生成25－(OH)D_3的正反馈效应。有研究表明，维生素D主要影响细胞免疫，对体液免疫影响不明显。由于维生素D对免疫功能的影响是一种调控机制，即使轻微缺乏就足以损失正常的免疫功能。这种免疫损伤具有可逆性和暂时性，及时补充或纠正维生素D不足，免疫功能可恢复正常。

（五）维生素B_6

维生素B_6对动物和人的免疫系统都有影响。给老年人补充吡哆醇有利于淋巴细胞的增殖。维生素B_6缺乏会降低CD4细胞数目，加速疾病进展。另外，5′－磷酸吡哆醛（PLP）可抑制胸苷酸合成酶，通过这种抑制过程，维生素B_6缺乏会损害DNA的合成。

研究发现，较长期饲喂胆固醇饲料可使家兔细胞免疫反应下降，补充维生素B_6可恢复细胞免疫原有水平，并且大剂量维生素B_6还可改善家兔细胞免疫状态，但未发现对体液免疫反应的影响。

维生素B_6缺乏可明显抑制鼠血清蛋白依赖抗体（IgE、IgG_1、IgG_{2a}）的产生，肝脏中的丙氨酸转氨酶活性也被明显抑制，低剂量或正常剂量酪蛋白则可减轻这种抑制。饲料中过量的维生素B_6可引起肝中组织蛋白酶B的活性抑制，造成血清蛋白依赖抗体（IgE、IgG_1）产生减少。另有研究发现，用维生素B_6拮抗剂可减少机体细胞某些免疫因子的产生，证明维生素B_6在机体免疫反应中作为必需的辅助因子对机体整体免疫状态具有保护作用。

（六）维生素B_2

与维生素A、维生素E与免疫关系的研究相比，对维生素B_2与免疫功能关系的研究较少。维生素B_2是黄素单核苷酸（FMN）和黄素腺嘌呤二核苷酸（FAD）的前体，具有强氧化剂活性，同维生素C、维生素E一样，对维持免疫功能有益。临床可见反复呼吸道感染患儿血清维生素B_2浓度下降，经用β－胡萝卜素治疗后，维生素B_2浓度恢复正常，免疫功能增强。

三、微量元素与免疫

（一）铁

铁是人体必需的微量元素，又是较易缺乏的营养素，铁缺乏多见于儿童与生育期妇女，尤其是婴幼儿与儿童，其免疫系统发育尚不完善，易感染疾病，预防铁缺乏对这些人群具有重要的意义。亚临床铁缺乏的研究证实，铁缺乏主要影响T淋巴细胞功能，包括迟发型皮肤超敏反应和淋巴细胞增殖功能低下，IL－6活性和IL－4活性及中性粒细胞杀菌能力下降。补铁治疗1~2周后受损的免疫功能开始恢复正常。值得注意的是，并发感染的铁缺乏者补铁有加重病情的风险，因为补充的铁可能被病原体摄取，从而刺激它们的生长。铁过多会损害机体的免疫应答，血清铁浓度过高的患者，细胞毒T淋巴细胞活性受损，T抑制细胞活性增高，辅助细胞功能降低。

1．对免疫器官的影响

铁缺乏时，胸腺萎缩，表现为质量减轻、体积减小、胸腺淋巴组织分化不良、不成熟的T淋巴细胞增多。

2．对细胞免疫的影响

缺铁使外周血T淋巴细胞明显减少，T细胞对抗原诱导的增生反应减低，减低程度同铁缺乏程度相关。T淋巴细胞产生的淋巴因子减少，对肿瘤细胞的杀伤力降低。人体轻度缺铁可延缓过敏反应，中性粒细胞和吞噬细胞的功能也会降低。铁对中性粒细胞产生影响是由于这些细胞中的酶含铁，故铁缺乏可减少淋巴细胞的活性和反应。

（二）锌

锌是人体必需的微量元素之一，体内100多种金属酶需要锌的存在才能发挥其生物活性，其中胸腺激酶、DNA转移酶和DNA依赖性RNA合成酶与免疫活性细胞的代谢密切相关。因此锌对免疫系统的发育、维持和调节起着重要的作用。锌缺乏对免疫系统的影响十分迅速而明显。

1．免疫器官

锌缺乏可影响胸腺发育，造成胸腺萎缩、胸腺素分泌减少，补锌后可使胸腺萎缩逆转。临床上缺锌的患者胸腺素活性下降，还伴T细胞亚群和淋巴因子活性改变，补锌后胸腺素活性可恢复正常。目前认为，锌不足导致的胸腺素活性减低是免疫功能下降的首要原因。但是过多摄入锌同样会损害免疫系统，大鼠摄入超正常需要量锌的10倍可表现出生理紊乱，如胸腺重量减轻、胸腺素含量及活性降低，同时脾淋巴细胞也明显受到抑制。

2．细胞免疫

缺锌对细胞免疫的影响明显，表现为抑制T细胞的增生和分化，从而造成T细胞功能损害、NK细胞活性降低。锌缺乏的儿童淋巴细胞转化率低于正常儿童。锌对T细胞有很强的作用，可通过对淋巴细胞的DNA代谢、有丝分裂和膜的直接作用，在不同环境影响T淋巴细胞的功能和数量。缺锌使脾脏吞噬细胞的吞噬率、吞噬指数和杀菌活性降低，临床上肿瘤患者的血清锌含量也较低。锌的过量摄入可使T细胞的数量增加，中性粒细胞趋化受抑制，也有报道Th功能丧失。这种抑制作用可能与血清和细胞膜相关的低密度脂蛋白升高有关。

3. 体液免疫

锌缺乏可损害小鼠骨髓淋巴细胞的形成，中等和严重缺锌的小鼠骨髓会出现明显改变。锌影响免疫功能的机制，尚未完全阐明。一般认为，锌是多种金属酶的关键成分，这些酶在核酸代谢和机体蛋白的合成中发挥作用，锌对淋巴细胞增殖的影响可能与这些酶在核酸合成中的作用有关。另外，锌是胸腺激素的基本成分，在激发T淋巴细胞活性中发挥作用。

（三）硒

硒具有广泛的免疫调节作用，它能增强抗体对抗原的应答反应，促进淋巴细胞的增殖，使参加免疫应答的淋巴细胞数目增多，从而增强机体对感染的抵抗力。硒还能提高NK细胞对肿瘤的杀伤力。啮齿类动物的试验已证明，增加硒的摄入量，能预防试验动物癌症的发生。

硒对细胞免疫具有明显影响。硒缺乏可影响T淋巴细胞在免疫反应中的克隆放大作用，补充一定剂量的硒可使人和动物的Tc细胞和NK细胞活性明显增强，同时还可影响体内Tc细胞产生的数量。此外，硒能促进淋巴细胞分泌细胞因子，提高体外培养小鼠淋巴细胞分泌IL−2的能力。同时硒还能增强体液免疫，促进免疫球蛋白的形成和分泌，对体液免疫有一定的激活作用。缺硒时，许多动物体内抗体水平下降，而在体外培养的人外周血白细胞中加入一定剂量的硒，可以使IgG水平提高。

硒对非特异性免疫功能的作用表现为对巨噬细胞趋化、吞噬和杀灭能力的影响。缺硒动物可出现中性粒细胞和多形核白细胞游走能力和趋化能力下降、吞噬能力降低等。

四、脂肪酸与免疫

研究发现，脂肪酸有重要的免疫调节作用，主要表现在以下几个方面：①促进抗体的产生和抗体对抗原的应答反应；②增强淋巴细胞的增殖和分化，使体内淋巴细胞的数量和Th细胞/Ts细胞的比例升高；③提高免疫细胞介导的细胞毒作用，即免疫细胞释放细胞毒素溶解并致死靶细胞（如病毒感染细胞、肿瘤细胞）的作用；④促进细胞因子的产生。

（一）多不饱和脂肪酸与免疫

脂肪酸特别是不饱和脂肪酸对疾病的发生和肿瘤的生长具有明显的抑制作用。研究显示，饵料中添加鱼油能降低心血管疾病和肾小球性肾炎的发生率，抑制乳腺癌的生长，受抑制程度随鱼油浓度升高而增加。不同脂肪的免疫调节作用不同，许多实验证明，鱼油的作用明显高于玉米油和饱和脂肪酸。可能的机制是鱼油通过减少前列腺素

E_2合成或改变细胞膜的结构和流动性，影响免疫细胞的功能。但是，人体观察和动物实验也已证明，脂肪酸特别是多不饱和脂肪酸含量过高会抑制细胞免疫反应，增加对传染病和癌症的易感性。食物中缺乏脂肪酸，动物可能表现出生长缓慢或停止、淋巴细胞萎缩、抗体应答反应降低、淋巴细胞增殖和细胞毒作用受抑制现象。

创伤、感染等应激反应可损害机体的体液免疫与细胞免疫系统，如中性粒细胞的杀菌功能与吞噬作用受损，IgG、IgA、IgM 水平下降，T 淋巴细胞丝裂原反应及淋巴因子介导的反应均显著减弱。研究表明，膳食鱼油或静脉营养中添加 n－3 多不饱和脂肪酸（PUFAs）可避免免疫功能的损伤，增加机体抗应激和抗感染能力。n－3 PUFAs 产生这些作用的机制可能主要与其有效成分花生四烯酸（arachidonicacid，AA）代谢及个别免疫细胞膜磷脂结构有关。n－3 PUFAs 可能以竞争方式对 AA 代谢产生影响，改变与休克、感染、器官功能衰竭有关的炎性介质的类型，生成有效效能不高的“3 系列”的前列腺素（PGE3、PIG3）及“5 系列”的白三烯（LTB5），进而减轻机体的炎性反应，使免疫系统不受损害。研究发现，喂食鱼油的小鼠与同喂食玉米油及椰子油的小鼠相比，腹腔巨噬细胞释放 PGE2、血栓烷 A2（TXA2）的数量明显减少。

膳食脂肪的改变在影响白细胞前列腺素释放的同时，也对细胞因子的调控产生影响，从而可能对正常的免疫功能产生不利的影响。体外实验发现，在细菌刺激时，n－3 PUFAs 导致 TNF 及 IL－1（α 和 β）分泌显著减少。Meydani 也从类似实验中证实了 IL－6 和 IL－2 发生同样的变化，这可能与 n－3 PUFAs 改变白细胞膜、巨噬细胞膜的流动性有关，膜流动性的改变使其由受体及信号转导途径介导的对外部刺激的感应性及反应能力下降，导致整个细胞免疫活性的降低。n－3 PUFAs 对细胞因子产生能量的抑制可能导致全身性细胞因子释放减少，但是在动物模型及临床创伤感染的患者身上，尚缺乏介导这一改变的直接证据。

（二）多不饱和脂肪酸与免疫应答机制

1. 改变淋巴细胞膜流动性

淋巴细胞膜同其他细胞膜一样，主要由磷脂和蛋白质组成。其中，某些蛋白质是重要的激素受体和抗原受体。这些膜蛋白脂质受其周围脂质微环境的影响。脂质微环境中脂肪酸成分的改变可能与淋巴细胞的活化过程密切相关。

2. 影响前列腺素和磷脂酰肌醇的合成

组织细胞合成前列腺素的主要前体物质是花生四烯酸和亚油酸。在体内，亚油酸经脱饱和酶催化转变成花生四烯酸。正常情况下，花生四烯酸储存于细胞膜磷脂中，当组织活动需要时，花生四烯酸由磷脂中释放，合成前列腺素。此释放过程是花生四烯酸代谢的限速步骤，其限速酶有磷脂酶 A_2、甘油三酯酶、脂蛋白脂肪酶等。各种刺激可能通过激活这些酶来刺激花生四烯酸的释放，进而促进前列腺素的合成。

第二节 食物过敏

一、概述

（一）流行趋势

食物不良反应（Adverse Reaction To Food）是指由食物成分或者食品添加剂引起的一切不良反应，分为毒性反应和非毒性反应两类。前者由食入被细菌、霉菌或化学物质污染的食物引起，后者根据发病机制分为食物不耐受（Foodintolerance，FI）和食物过敏（Food Allergy，FA）。食物不耐受不涉及免疫机制，常由消化酶缺乏引起，最常见的为乳糖不耐受。食物过敏又称食物超敏反应或食物变态反应，是指食物变应原通过消化道、皮肤、呼吸道及其他方式接触人体所引发的特异性免疫反应，导致组织损伤或机体生理功能障碍，并引起一系列临床症状，主要包括哮喘、过敏性鼻炎、湿疹、荨麻疹、特应性皮炎、呕吐、腹泻、过敏性休克、口腔变态反应综合征及全身过敏反应等。根据发病机制可分为由 IgE 介导和非 IgE 介导两种类型，主要以 IgE 介导的Ⅰ型超敏反应最为常见。

食物过敏是常见的过敏性疾病之一，约 1/3 的过敏反应由食物诱发。世界过敏组织（World Allergy Organization，WAO）2010 年食物过敏指南指出，从出生起，当胃肠摄入牛奶蛋白后即可出现食物不良反应，其中包括牛奶蛋白过敏和牛奶蛋白不耐受。研究表明，对食物致敏原的早期过敏反应已被认为是预测后续其他形式过敏症发展的重要因素。

过敏性疾病在全世界范围内呈逐年增高趋势，WHO 已将过敏性疾病列为“二十一世纪重点防治的三大疾病之一”。世界变态反应组织对 30 个国家共 12 亿人口进行的过敏性疾病流行病学调查结果显示，约 2.5 亿（22%）人患 IgE 介导的过敏性疾病，如过敏性鼻炎、结膜炎、哮喘、湿疹、食物过敏、药物过敏等。

食物过敏患病率近年来明显升高，食物过敏具有婴幼儿及儿童的发病率高于成人、发病率随年龄的增长而降低、人群中的实际发病率较低等流行病学特征。小儿食物过敏多发病于出生后 1 年，18 个月后发病率急剧下降。调查显示，1%～2%的成人和 6%～8%的儿童有食物过敏问题。美国有 300 万人对花生和坚果过敏，28%的儿童在 3 岁前有食物不良反应，经食物激发试验证实其中 8%的儿童至少对一种食物过敏，6 岁以下儿童食物过敏患病率为 4%。大洋洲 3 岁以下儿童过敏患病率为 3%～7%，2 岁以下儿童对蛋类过敏者为 3.2%，对牛奶过敏者为 2%，对花生过敏者为 1.9%。国内研究显示，2 岁以下婴儿食物过敏率为 5.2%，0～12 月龄婴儿为 6.1%，4～6 月龄为食物过敏高发年龄段。香港地区儿童过敏反应和食物过敏报告的发生率都显著高于内地儿童。食物过敏与食物毒性反应、食物不耐受容易混淆，其真实发病率高于实际发病率。约三成家属认为自己的孩子至少对一种食物过敏。由于食物过敏的临床诊断方法不同，各国发生率差异较大。

（二）临床表现

食物过敏已成为严重过敏反应和过敏性休克的主要原因，美国每年因食物诱发的致死性过敏性休克达150例，我国各医院门诊患食物过敏的患者也明显增加。食物过敏的发病机制与变态反应性疾病发病的机制相同，过敏原为食物，其症状复杂，或轻或重。

1. 消化系统症状

胃肠症状主要表现为摄入某种食物后数分钟到2小时内出现恶心、呕吐、腹痛、腹泻，患者停止使用过敏食物后症状减轻或消失，通常情况下如再次摄入过敏食物，过敏症状则表现得更明显。食物过敏还可引起口唇痒、麻木、肿胀、舌体麻木肿胀等。部分花粉过敏者在食入与过敏花粉有交叉抗原的水果时出现一过性唇、舌、上颚瘙痒水肿，可自行缓解，这一现象称为口腔过敏综合征（Oral Allergy Syndrome，OAS）。如桦树花粉过敏性鼻炎患者食入苹果、榛子后诱发嘴唇水肿。婴幼儿消化系统症状主要表现为食物诱发的小肠结肠炎、吸收不良综合征（乳糜泻除外）等，多与牛奶蛋白、大豆蛋白、鸡蛋、小麦等食物有关。婴儿出生后12～24个月可耐受以上食物。

2. 皮肤黏膜症状

皮肤黏膜症状主要有荨麻疹、血管性水肿或血管炎、特应性皮炎（Atopic Dermantitis，AD）等。前两者是最常见的皮肤症状，常出现在摄入食物过敏原后的数分钟内，也可表现为局限于口咽部的接触性荨麻疹，短时间内即可自行缓解。食物过敏常诱发急性荨麻疹，对慢性荨麻疹患者来说，能发现过敏食物者不足5%。异位性皮炎症状与食物过敏有密切关系。

3. 呼吸道及眼部症状

呼吸道及眼部症状是IgE介导的食物过敏的常见表现，以眼眶红肿、眼痒、流泪、鼻痒、打喷嚏、流鼻涕最为常见。由于诊断方法不够完善，食物过敏引起的哮喘经常被忽视。食物还可引起过敏性鼻炎，但较为少见，多作为哮喘的前驱症状。

4. 全身过敏症状及其他

过敏性休克是食物过敏引起的严重全身反应之一，常危及生命，还可引起低血压、循环衰竭、心律失常等严重症状。食物运动诱发的过敏性休克（Food-Dependent Exercise-Induced Anaphylaxis，FSEIA）发生于进食后2～4小时内进行运动者，此病相关食物主要有小麦、甲壳类、水果、牛奶、芹菜和鱼等。我国国内首次报告的病例因食入菜花后运动诱发，以后又发现许多因小麦诱发的病例。

二、食物过敏诱发途径和常见致敏食物

（一）食物过敏诱发途径

食物过敏原存在于多种食物内，并可通过多种途径进入人体诱发食物过敏，主要包

括以下几种诱发途径。

(1) 胃肠途径是最常见的诱发途径，指直接食入含有食物过敏原的食物及其加工产品。

(2) 呼吸道途径，如吸入面粉引起面包师职业哮喘、吸入花生尘诱发哮喘。

(3) 皮肤途径。皮肤接触某种食物过敏原或皮试可诱发症状。

(4) 胎盘途径。母体的血清抗体意外通过胎盘使胎儿被动致敏及大分子食物抗原意外通过胎盘致敏胎儿，使极少数婴儿在出生后第一次进食即发生过敏反应。大量的研究认为，母亲孕晚期大量进食某种蛋白质食物如牛奶、鸡蛋、海产品等，易使小儿对该食物过敏。

(5) 人乳途径。母亲进食的强抗原性大分子物质在体内未被完全消化，经过几个生物屏障到达婴儿体内，导致婴儿过敏。如母亲进食鸡蛋可引起从未食入鸡蛋的婴儿过敏，并可在婴儿血清中检测到鸡蛋特异性 sIgE。

(二) 按照过敏原种类分类

引起食物过敏的过敏原种类繁多，多数食物过敏原为水溶性糖蛋白，分子量为10000～60000 D。从全球来看，鸡蛋、牛奶、花生、坚果和水果是最常见的致敏原，虾类和鱼类位居其后。有报道称虾类过敏在新加坡、泰国和中国香港较为常见。

1. 食物过敏蛋白质

食物中90%的过敏原是蛋白质，但并非所有的蛋白质都会引起过敏，这些蛋白质通常能耐受食品加工、加热和烹调，并能抵抗胃肠的消化作用。由蛋白质引起的过敏反应多为IgE介导的Ⅰ型变态反应。植物性食物中的过敏蛋白主要是醇溶谷蛋白家族的非特异性脂肪转运蛋白、α－淀粉酶或胰岛素抑制剂、双子叶植物种子2S储存蛋白等。牛奶里含有20多种蛋白质，其中5种可引起过敏反应，包括酪蛋白、α－乳白蛋白、β－乳球蛋白、牛血清蛋白和γ－球蛋白。

2. 食品添加剂

食品添加剂包括防腐剂、色素、抗氧化剂、香料、乳化剂、稳定剂、松软剂和保湿剂等，其中以人工色素、香料引起的过敏反应较为常见。为延长食品的货架期、改善感官性状和口感，这些化学物质被广泛用于各类食品中，但由于食品标签中标注不明确或没有标注，往往难以察觉。食品添加剂引起的过敏反应通常为非IgE介导的Ⅰ型免疫反应，皮肤针刺试验和特异性IgE测定常为阴性反应，临床上只能通过双盲食物激发试验来确诊。

3. 转基因食品

随着生物技术的迅速发展，转基因食品已不断进入人类社会。转基因生物中有些含有来自致敏性物种和人类不曾使用过的生物物种的基因，基因重组能够使宿主植物产生新的蛋白质，这些新蛋白质有可能对人体产生包括致敏性在内的毒性效应。

4. 某些发酵食品

某些患者对啤酒过敏，有些患者对食用酵母过敏，有些患者则对食用菌过敏。

（三）按照食物种类分类

同种食物常具有类似的致敏性，尤以植物性食物更为明显，如对花生过敏的患者常对其他豆科植物有不同程度的过敏。目前已经确定能导致敏感人群出现过敏性反应的食物总共有 70 多种。联合国粮食及农业组织（The Food and Agriculture Organization of the United Nations，FAO）将容易引起过敏的食物分为以下 8 类，它们占临床上食物过敏原的 90%以上。

1. 奶类及其制品

奶类是儿童重要的膳食蛋白来源，奶类及其制品过敏会严重危害儿童健康。牛奶及其制品是最常见的过敏原之一，1.6%～2.8% 的婴幼儿对其过敏。牛奶过敏主要是 IgE 介导的变态反应，也有非 IgE 介导的。症状主要表现为皮肤、呼吸道、胃肠症状及全身症状（如过敏性休克等）。牛奶中的主要过敏成分是酪蛋白、β－乳球蛋白、γ－乳清蛋白等，酪蛋白是乳蛋白中的主要组分，也是其中的主要过敏原，有文献发现，65%的牛奶过敏患者对酪蛋白过敏。β－乳球蛋白是乳清中含量最多的蛋白，属于 Lipocalin 蛋白，具有强的致敏性。α－乳白蛋白是单体，具有调节乳糖合成的生理功能，同时具有较高的钙亲和力，被认为是一种主要的牛奶过敏原，大约有 5.1%的牛奶过敏患者对这种蛋白过敏。牛奶中的微量蛋白，如牛血清蛋白、乳铁结合蛋白及免疫球蛋白在牛奶过敏中也起着非常重要的作用，有 35%～50%的过敏患者对这些微量蛋白过敏，而且其中一些患者只对这些微量蛋白过敏。

2. 蛋类及其制品

鸡蛋含有丰富的营养物质，是提供膳食蛋白质的主要食物之一。研究表明，鸡蛋过敏约占总过敏率的 30%，其中未成年人占大多数，可能导致该类人群膳食营养不均衡。蛋清中的卵类黏蛋白、卵清蛋白、卵转铁蛋白和溶菌酶是鸡蛋过敏的主要过敏原，其中以卵清蛋白为主。鸡蛋过敏症状无特异性，在临床诊断时常被忽略，主要表现为腹痛、腹胀、恶心、呕吐、皮肤瘙痒及疲倦。鸡蛋是许多加工食品的组分之一，所以鸡蛋过敏严重影响了人们的生活。对其他蛋类过敏的报道较少。

3. 鱼类（包括海水鱼、淡水鱼）

鱼类过敏原大部分为热稳定、水溶性的糖蛋白，分子质量为 10～70kDa，是一种钙结合蛋白。

4. 甲壳类水生动物（虾、蟹、蛤蜊等）

虾内含有 20%的蛋白质，是鱼、蛋、奶的几倍至几十倍。目前国际上已认定的虾过敏原有 5 种，包括 32～38 kD 的原肌球蛋白（TM）、60～80 kD 的血蓝蛋白（Hc）、40 kD 精氨酸激酶（AK）、21 kD 的肌质钙结合蛋白（SCP）和 17 kD 的肌球蛋白轻链（MLC）。TM 致敏性最强，是虾中最主要过敏物质。贝类中的主要过敏原是原肌球蛋白。在我国尤其是沿海地区，因食用虾蟹而引起的过敏案例逐年增多。研究表明，我国海虾、河虾、海蟹过敏的患病率分别高达 40.3%、39.0% 和 37.8%。

5. 花生

花生过敏通常在儿童时期引发并伴随终生，且过敏者吃下极微量的花生或花生油都会引发严重的过敏反应，发达国家花生过敏的发生率为0.6% ~1.0%。过敏性休克是其最主要的死亡原因。花生过敏原是花生种子蛋白，主要是花生球蛋白和花生半球蛋白，蛋白质分子量为0.7~100kDa。9种花生过敏蛋白成分：Ara h1~Ara h8以及一种油质蛋白。其中Ara h1和Ara h2被认为是主要的花生过敏原，这两种蛋白导致的花生过敏者占90%。中国主要的致敏蛋白是Ara h1、Ara h1亚基和3条Ara h3多肽，并且Ara h1和Ara h1亚基致敏性最强。

6. 大豆

大豆富含优质的蛋白质，具有很高的营养价值。大豆过敏原蛋白为热稳定性因子，分为种子储藏蛋白、结构蛋白和防御相关蛋白三大类，约占大豆总蛋白的70%，其中大豆种子储藏蛋白被认为是大豆过敏原蛋白中引发机体发生食物过敏反应的主要成分。大豆过敏者表现为剧烈腹痛、呕吐、水泻、干渴等。

7. 坚果类（杏仁、核桃、腰果、榛子、松子等）

坚果类食物营养成分相当丰富，蛋白质含量较高，多数为15%~30%。这类食物过敏者虽不多，但过量食用也可能引起过敏，产生面部红斑、刺痒难受、眼结膜充血等过敏症状，且过敏症状可以非常严重。

8. 小麦

小麦致敏会导致食物依赖性运动诱发的严重过敏反应、接触性荨麻疹、面包师哮喘或鼻炎等，全球有0.5%~9%的人群对小麦过敏，儿童发病率为0.4%~1%。小麦及其制品是我国居民的主要食物，也是膳食蛋白质的主要来源。小麦中的主要过敏原是储藏蛋白、抗氧化蛋白、可溶性蛋白等，大多数具有酸性等电点，其分子质量为10~80kDa。清蛋白和球蛋白是小麦皮肤过敏患者最主要的过敏原。其他许多谷物，如荞麦、燕麦、芝麻、向日葵籽、棉花籽、杂豆类等，都是潜在的过敏原食物。

此外，某些水果、蔬菜也能引起食物过敏。水果过敏与人体遗传、环境和水果种类等多因素相关，常与花粉过敏发生交叉反应，其症状包括轻微的口腔过敏综合征和较严重的全身系统性反应。水果中过敏蛋白是过敏疾病的诱因，主要为病程相关蛋白、抑制蛋白和一些酶类物质，水果过敏属于Ⅰ型或速发型超敏反应。常见的引发过敏反应的水果有苹果、桃等蔷薇科水果以及菠萝、芒果等。欧洲有2%~5%的人口对蔷薇科水果过敏，日本芒果过敏在食物过敏中发生率为12.5%。扁豆、黄瓜、豆芽菜、番茄、芹菜、胡萝卜等均可引起过敏，少有对白菜和青菜过敏者，对黄豆过敏者几乎都对黄豆芽过敏。

三、影响因素

（一）遗传因素

遗传因素在过敏性疾病中起主要作用。父母一方有过敏性疾病，其子女食物过敏患病率达30%～40%。若父母双方均患有过敏史，其子女患病率高达60%～80%。

（二）自身因素

1. 免疫缺陷

食物过敏常继发于选择性免疫球蛋白缺陷，尤其是选择性IgA缺陷。肠壁的浆细胞可合成抗体SIgA，存在于肠液中，覆盖在肠黏膜表面。许多报告提示SIgA的作用是保护肠上皮组织，使细菌、病毒及抗原等大分子不易黏附在肠黏膜表面，从而防止它们的吸收。当SIgA缺乏时，抗原就可能大量侵入机体。

2. 黏膜通透性改变

带有负电荷的多肽类，可促进肠黏膜对大分子的吸收，初乳增加大分子的吸收可能就是这个原因。细胞内溶酶体受维生素A缺乏、辐射及内毒素的影响，消化大分子的作用减低。过量饮酒、要素肠内营养，增高肠内渗透压、炎症、溃疡，都可能导致黏膜损伤，增加其通透性。严重的营养不良，可导致上皮细胞成熟缓慢，促进大分子的胞饮作用。这些都导致抗原侵入机体的机会增加。

3. 机体不成熟

婴儿胃肠消化及免疫功能都不够完善，胞饮吸收方式较成人相对多，同时小儿消化道黏膜柔嫩，血管通透性高，消化道屏障功能差，各种食物过敏原易通过肠黏膜入血。此外，3个月以下的婴儿IgA水平较低，黏膜固有层产生SIgE（分泌型IgA）的浆细胞数量较少，易引起婴幼儿变态反应。

4. 生理效应

副交感神经兴奋性增高、胃酸缺少、胰腺分泌不足、胃蛋白酶缺乏、胆碱酯酶缺乏或组胺酶缺乏时，抗体对抗原接触抗体后释放的生物活性物质的反应增强，易发生过敏反应。某些患者受过敏原刺激后，血清IgE大幅度增高，易引起过敏反应。

（三）食物因素

食物过敏原主要为食物中的大分子蛋白质，这些蛋白质具有耐受食品加工、加热、烹调及抵抗胃肠消化的特点。有食物过敏史或者家族食物过敏史者，应选择性地避免这类容易引起过敏的食物或者选择深加工食物，以防过敏的发生。

（四）其他

大量研究表明，母亲孕期摄食含有可致敏食物的膳食，新生儿发生食物过敏的危险性增加；孕期吸烟者所产婴儿患食物过敏的危险性增加；早产儿、足月低体重儿由于免疫屏障发育不完善，更易发生食物过敏的现象；母乳喂养4个月以上婴儿发生食物过敏的危险性较母乳喂养4个月的婴儿小；过早添加辅食的婴幼儿发生食物过敏的危险性是晚添加辅食者的1.35倍。此外，还有研究证明，剖宫产婴儿食物过敏发生率较顺产婴儿高。

四、防治策略

（一）预防策略

目前针对过敏性疾病尚无根治办法，应该以预防过敏性疾病的发生为主。过敏性疾病预防分为三级：初级预防是防止过敏性疾病的发生；二级预防是针对已经发生过敏的儿童，采取有效措施预防过敏症状加重；三级预防是针对慢性病患者采取有效的治疗方案，防止病情恶化和降低疾病对生活质量、学习能力的不良影响。

婴幼儿及儿童是食物过敏的高危人群，近年来有研究发现，过敏性疾病的发生可能始于胎儿时期，应将其作为重点预防对象。自身有过敏史或家族过敏史者，孕期、哺乳期应注意限制饮食，少食易引起过敏的食物，减少婴幼儿被动过敏。母乳中所含的各种酶及免疫球蛋白都符合婴儿的需要，蛋白质的种类也更适合婴儿，为预防婴幼儿食物过敏，不建议过早添加辅食，母乳喂养至少 6 个月。

（二）治疗策略

目前食物过敏的诊疗原则：明确变态反应原因，禁食致敏性食物。

1. 避免疗法

避免摄入含致敏物质的食物是预防及治疗食物过敏最有效的办法，经临床诊断或根据病史明确过敏原后，应当严格禁食过敏食物，尤其是对花生、坚果类、鱼和甲壳类海产品过敏及麸质敏感性肠病患者，往往需要终生禁食相关食物。对于一些从未吃过的水果、海鲜等，要慎食，尤其是外地水果和进口食品，因为这些食物在运输过程中，要进行保鲜、防腐、添加食用色素等处理，有可能引起严重的食物变态反应。

2. 对食品进行深加工

通过对食品进行深加工，可以去除或者减少食物中过敏原的含量。比如通过加热的方法破坏生食中的过敏原，也可以通过添加某种成分改善食品的理化性质、食物成分，从而达到去除过敏原的目的。如最常见的在牛奶中加入乳酸菌，分解其中的乳糖。牛奶高温加热 20 分钟或脱脂后或加入乳酸菌成为酸奶后，可降低抗原性，使症状减轻或无反应；鸡蛋经过长时间煮沸后，蛋清的抗原性降低。

3. 替代疗法

替代疗法指不食用含有过敏原的食物，选用不含过敏原的食物替代，如对牛奶过敏者可用豆浆代替。对牛奶过敏最好选择酪蛋白水解的低敏奶粉或豆类蛋白奶粉、马奶、豆浆等作为替代品，还可以采用米汁和油脂的混合物或鸡汤来替代。选择替代品时，要先进行激发试验。有报道发现 30％～40％对牛奶过敏的患儿会发生羊奶或豆奶过敏。

4. 脱敏疗法

脱敏治疗是指通过逐渐增加食物过敏原的摄入量，使患者对致敏食物达到耐受的特异性治疗方法，适用于致敏食物为人体营养所必需、日常生活中难以严格回避、症状严重的食物过敏患者。脱敏疗法主要针对的是某些易感人群。具体步骤：首先将含有过敏原的食物稀释 1000~10000 倍，食用后若无症状发生，可逐日或者逐周增加食用量，食用过程中不能盲目增加食用量。如果发生过敏反应则暂停一段时间，重新设计每次的摄入量，循序渐进，直至达到正常人的食用量。为避免食物过敏再次发生，尽量避免大量食用已适应的过敏食物。研究表明，对花生、牛奶和小麦这三种食物过敏的患儿，经口服免疫治疗后，均能使食物激发过敏的阈值升高，有一半以上的患儿能达到暂时耐受的状态。食物过敏口服免疫治疗过程中相关不良事件的发生率为 78% ~100%，其中绝大多数为局部不良反应。

5. 免疫疗法

免疫疗法主要有经典的免疫疗法（即特异性免疫疗法，SIT）、T 细胞肽免疫疗法、重组蛋白突变免疫疗法、抗 IgE 抗体疗法。SIT 主要用大量天然致敏原的提取物进行皮内注射，主要用于吸入性抗原导致的过敏，如尘螨、动物皮屑和花粉等，食物过敏治疗应用较少。T 细胞肽免疫疗法的治疗原理是 T 细胞肽可导致 T 细胞免疫性丧失或细胞因子含量的改变，从而诱导 T 细胞的免疫耐受，这种免疫疗法目前尚未应用于临床，但理论上该方法可降低 IgE 表位的结合力，有一定的临床应用前景。重组蛋白突变免疫疗法改变 IgE 抗原结合表位的主要氨基酸序列，保持 T 细胞的表位活性，促进 T 细胞增殖，降低 IgE 抗原结合表位结合能力，从而达到抗过敏的作用。目前抗 IgE 抗体疗法费用高，具体疗效还有待研究。

6. 益生菌疗法

肠道微生物菌群稳定，对宿主的健康和免疫系统的成熟有着重要的作用。益生菌具有免疫调节功能，能促进机体功能正向发展，且能诱导口服耐受，安全性高，对宿主细胞无侵袭性，故近年来应用益生菌疗法治疗过敏性疾病有研究者发现，益生菌如双歧杆菌和乳酸杆菌可增加 IgA 的产生，同时增强对有害抗原的 IgA 反应，明显地调节健康者和过敏者单核细胞的吞噬能力。有研究发现，鼠李糖乳杆菌 GG 株（Lactobacillus Rhamnosus GG Strain，LGG）能下调过敏婴儿抗体 IgE 的产生，缓解牛乳过敏儿过敏性皮炎的症状。Arslanoglu 和 Wickens 发现，食用含有短链低聚半乳糖和长链低聚果糖（sc-GOS/lcFOS）的低敏配方奶的 0~6 月龄婴儿，其特应性皮炎的发病率较对照组低，提示益生菌对食物过敏有预防作用。

第三节　食物不耐受

一、概述

（一）定义

食物不耐受是一种由非 IgE 介导的复杂的变态反应性疾病。当人体的免疫系统把进入人体的某种或多种食物当作有害物质时，会针对这些物质产生过度的保护性免疫反应，产生食物特异性 IgG 抗体，IgG 抗体与食物颗粒形成免疫复合物，可能引起所有组织产生炎症反应，并表现为全身系统的症状和疾病。由于食物不耐受起病较隐匿，涉及的食物较多，因此容易被忽视。但是，它给人们健康带来了长期的不良影响，尤其是对处在生长发育期的儿童构成了极大威胁。

（二）危害

英国过敏协会统计资料表明，人群中有高达 45%的人对某些食物产生不同程度的不耐受，婴儿与儿童的发生率比成人高。多数食物不耐受患者表现为胃肠道症状和皮肤反应，但不同的人对于同一种食物的不耐受反应可能极不相同，而且大多数系统的疾病都与食物不耐受有关。现有研究显示，明确的相关性疾病有肠易激综合征、皮炎和偏头痛等。

1. 食物不耐受与皮肤病

食物不耐受的皮肤速发型反应有风疹、血管神经型水肿、红斑，迟发型反应可观察到严重皮疹。

2. 食物不耐受与偏头痛

长期以来，许多临床医生都发现食物不耐受与偏头痛有关。在一项实验中，科学家选取 41 例偏头痛患者，38 例用饮食调整治疗，结果 25 例效果显著，其中 24 例激发试验证实找到食物过敏原。可引起偏头痛的食物有奶酪、巧克力、热狗、柑橘类水果、谷氨酸钠、脂肪食物、冰激凌、咖啡因提取物、巧克力饮料、白酒和啤酒等。由此可见，饮食调整、平衡膳食对改善偏头痛有很大帮助。

3. 食物不耐受与肠易激综合征

最近的证据表明，如果患者限制饮食，不吃那些使自身体内 IgG 抗体升高的食物，肠易激综合征症状会显著减轻。这些发现建议人们应进一步研究饮食抗原的 IgG 的产生机制以及 IgG 在引发肠易激综合征中的作用。

（三）流行趋势

国外研究显示，食物不耐受的患病率为 15%～30%，国内赛晓勇等报道的来自全国 34 个省、自治区、直辖市和特别行政区 12 766 名健康体检者的食物不耐受阳性率为 59.6%，明显高于 Zar 等和 Woods 等报道的 45%和 12%。该现象可能与研究人群有关。前者多为在各综合性医院健康体检中心主动进行食物不耐受项目检测的人群，后者为健康调查随机抽取的普通人群。王玲等通过酶联免疫方法（ELISA）检测食物过敏原特异性 IgG 抗体，发现人群普遍存在食物不耐受，不同性别、年龄的患病情况有所不同，其中女性及青少年程度较重。陈玉娟等的研究显示，食物不耐受排名前三位的是鸡蛋、螃蟹、牛奶，中、重度不耐受多见于鸡蛋、牛奶。该结果与国内其他地区的报道基本一致：既往研究报道阳性率排名前四位的是鸡蛋、螃蟹、虾、牛奶，中、重度食物不耐受主要见于鸡蛋和牛奶。

（四）影响因素

食物不耐受与遗传因素关系非常密切。对于那些父母双亲或单亲是食物不耐受患者的婴幼儿，其患病概率比其他婴幼儿要高。食物不耐受的影响因素较多，这些影响因素可能有累积效应，而且可能同时存在，因而对于食物不耐受的产生可能具有协同作用。导致食物不耐受的一些最常见的原因如下：①大量、频繁地吃同一种食物；②摄入食品添加剂、防腐剂、色素、风味增强剂；③进餐速度太快；④消化不良（低胃酸、低胰酶水平）；⑤肠道生态不平衡，如酵母、细菌或寄生虫过度繁殖；⑥服用处方药和非处方药；⑦肠道免疫力低下；⑧压力过大。

（五）饮食建议

饮食干预和改善饮食习惯是目前解决食物不耐受问题的最佳途径。通过进行食物不耐受的检测，判断产生不耐受的食物，依据检测的 IgG 浓度，将食物分为禁食（+2 和+3 级）、轮替食用（+1 级）和安全使用（0 级）三类分别对待，针对每个人制订科学的饮食计划，控制患者避免摄入引起不耐受的食物，患者和医师可以监测限制饮食的效果。多项临床饮食指导显示，对患者进行相应的饮食干预，能在一定程度上减轻患者的症状，甚至使症状消失。

通常做的食物不耐受 14 项检测包括：牛肉、鸡肉、鳕鱼、玉米、螃蟹、鸡蛋、蘑菇、牛奶、猪肉、大米、虾、大豆、西红柿和小麦。此组合是根据大量临床流行病学统计数据得出的结果，检测只需抽取 1ml 血液，抽血前可正常饮食，无须特殊要求。取血后分离血清，采用 ELISA 半定量检测。食物不耐受检测分级标准及饮食调节原则见表 15－1。

表 15－1 食物不耐受检测分级标准及饮食调节原则

检测值（U/ml）	分级	判断	建议
＜50	0	阴性	安全
50～＜100	+1	轻度不耐受	轮替
100～200	+2	中度不耐受	禁食
＞200	+3	重度不耐受	绝对禁食

资料来源：陶义训．免疫学和免疫学检验［M］．第 2 版．北京：人民卫生出版社，2001．

1．忌食和替代

要求患者严格忌食不耐受食物，且含有相关成分的食物也不能食用。如牛奶不能吃，则奶酪、冰激凌、蛋挞也不能吃。另外，提醒患者养成看包装上食物成分的习惯。在加工食物或添加剂中，凡含有不耐受食物者，均不能食用。如对鸡蛋不耐受，则应注意点心中是否添加蛋白或蛋黄。对一些成分标识不清楚的食品，可以询问厂家或销售人员，或忌食一段时间。为保证营养摄入平衡，在忌食期间，可选择含有相同成分的食物为替代品。如对大米或小麦不耐受，可选薏米、糙米、小扁豆、荞麦等为替代品，以补充碳水化合物；对牛奶不耐受，可选择酸奶、豆浆替代，以补充蛋白质和钙；对牛肉、羊肉等不耐受，可以吃菠菜替代，以补充铁，也可以吃鸡蛋、牛奶替代补充蛋白质。食用替代食物，要严密观察症状并做记录。

2. 轮替

轮替的食物，一般是 IgG 抗体水平较正常水平高，但没有达到必须忌食的食物，如轻度敏感的食物。归为此类的食物也不可随意进食，应间隔一段时间，一般两次进食的间隔时间为 4 天以上。如果需要轮替的食物较多，要尽量将同类的食物安排在同一天。如以下食物需要轮替：牛奶、大米、玉米、小麦、猪肉、黄豆，则第一天可为小麦、大米，第二天为玉米、黄豆，第三天为猪肉、牛奶。

3. 重新纳入

在食物不耐受过程中，IgO 抗体的“记忆”时间较短，通常 6 周后对敏感物质的记忆减半，3 个月后记忆消失。因此，敏感食物应坚持忌食半年，当症状消失或改善后，方可尝试重新纳入正常饮食。重新纳入的要点：先选择检测结果为轻度敏感的食物，因为在忌食一段时间之后，此级别食物的特异性 IgG 抗体将最早降回正常水平。其次才是中度敏感、高度敏感的食物，且每次只能选择一种。不同食物的重新纳入至少需要间隔一周。为保证重新纳入时更安全，有一些小技巧：欲将某种忌食食物重新纳入，应先选择这种食物的简单制品，如果重新出现不耐受症状，那这种忌食食物就不要尝试了。如忌食的是小麦，则先纳入麦片粥；忌食的是蛋类，则先纳入蛋黄，无不耐受症状，再纳入蛋清。对极强阳性（检验值> 400IU/ml）的食物，应忌食超过 6 个月才重新纳入，有条件者，重新进行 IgG 抗体检测，阴性方可考虑重新纳入。为安全起见，可每隔 10 天增加不耐受食物的 1/4 量，即第 10 日、第 20 日、第 30 日、第 40 日分别进食不耐受食物的 1/4、1/2、3/4、4/4，40 天后改为自然饮食。

二、乳糖不耐受

（一）定义

当人体乳糖酶缺乏或乳糖酶活性较低时，乳糖不能被消化、吸收，而是直接进入大肠，经大肠菌群的发酵，产酸产气，从而出现气多、肠鸣、腹胀、腹痛或腹泻等一系列消化道症状，该症状临床称为乳糖不耐受症（Lactose Intolerance，LI）。若乳糖被摄入人体后，未被完全消化吸收，仅引起一些生化性质的改变，未表现出上述一项或多项消化道症状时称为乳糖吸收不良（Lactose Malabsorption，LM）。

（二）流行趋势

据报道，乳糖不耐受症的发病率存在种族和年龄差异，不受性别因素的影响，据统计，亚洲人为 95%~100%，美洲印第安人为 80%~100%，美洲白人为 6%~22%，黑人为 60%~80%，犹太人为 60%~80%，西班牙人为 50%~80%，中欧人为 9%~23%，北欧人为 2%~15%。各国儿童乳糖酶活性降低或消失的年龄不同，日本发生乳糖酶缺乏的年龄在 7~8 岁，非洲国家在 3~5 岁，20%的西班牙人、亚洲人及黑人在 5 岁前即有乳糖酶缺乏和乳糖吸收不良，白种人通常 4、5 岁以后才有乳糖不耐受的症状。

中国人是乳糖吸收不良和乳糖不耐受的高发人群，我国汉族成人乳糖酶缺乏的发生率为75%～95.7%，少数民族人群乳糖酶缺乏的发生率为76.0%～95.5%，基本相近。我国儿童乳糖酶缺乏的发生率随年龄增长而升高，杨月欣等报道中国儿童乳糖不耐受和乳糖吸收不良的发病率在7、8岁时最高，达87.6%，3～5岁时为38.5%。自20世纪80年代起，乳糖不耐受导致的婴儿腹泻引起国内关注，有报道乳糖不耐受约占婴儿腹泻的46.9%～70.0%。黄承钰等报道，牛奶不耐受发生率比乳糖不耐受发生率低，成都市区成人乳糖酶缺乏发生率为92%，乳糖不耐受发生率为62.4%，牛奶不耐受发生率仅为39%。

（三）原因

1. 乳糖酶缺乏

这是乳糖不耐受发生的基本原因，但不是唯一原因。乳糖酶分布在小肠黏膜上皮细胞最表面的刷状缘上，故最容易遭受损伤。乳糖进入小肠后，由于乳糖酶缺乏，乳糖不能在小肠被分解吸收，未被小肠吸收的乳糖进入大肠，在结肠菌丛所含酶的作用下发酵分解生成CO_2、H_2和CH_4等气体，以及乙酸、丙酸、丁酸、乳酸和其他发酵产物等。产生的气体大部分可很快被弥散入血进入肺部，并随呼气排出体外。未被小肠吸收的乳糖及其酵解产物可使肠道内渗透压明显增高而引起肠鸣、胀气、腹痛、腹泻等。

2. 其他

乳糖不耐受的发生可能与遗传、种族、饮奶习惯、乳糖摄入量、年龄、疾病、胃肠因素等有关。多数学者认为乳糖不耐受是世世代代不饮奶的饮食习惯导致基因突变的结果，因此，在短时间内要诱导乳糖酶的活性几乎是不可能的。

（四）危害

乳糖在人体生长发育和新陈代谢中发挥着重要作用。乳糖吸收不良或乳糖不耐受不仅可诱发小儿佝偻病、成人骨质疏松，而且还可造成人体腹泻，影响婴幼儿脑组织和神经系统的构建，对婴幼儿的体格发育和智力发育造成损害。小儿长期处于骨矿化障碍状态易发生佝偻病，成人长期处于骨矿化障碍状态易发生骨质疏松。

（五）饮食建议

治疗乳糖不耐受的一般方法是避免食用乳糖，可食用代乳品及无乳糖乳品等，但会影响正处于生长发育中的儿童对营养物质和钙的吸收。为避免这些不足，许多研究找到了解决方法，包括乳制品中添加乳糖酶、应用发酵乳及益生菌等。

1. 无乳糖奶粉

饮食治疗是乳糖不耐受的主要治疗方法，避免使用乳糖及含乳糖的食物可以有效控制或减轻乳糖不耐受。可以依据临床症状轻重采用无乳糖或低乳糖牛奶（奶粉），目前市售无乳糖奶粉或水解蛋白牛奶均不含乳糖，是优质牛乳蛋白配方，能确保蛋白质的足量供应和良好利用，而且有天然奶味，含有婴儿正常所需的全部矿物质和维生素，但价格昂贵。也可使用大豆奶粉或米面制品，但因营养成分不足不宜久用。原发性乳糖不耐受患儿的临床症状与禁食乳糖的量密切相关，因而可以少量多次摄入乳制品，以增强肠道对乳糖的耐受性。

采用无乳糖饮食时，钙的吸收量明显减少，因而必须补充钙及维生素D。

2. 低乳糖饮食

乳糖酶缺乏症状的轻重与患者摄入的乳糖量、胃排空时间、结肠菌群等因素均有关。国外学者 Hertzler SR 等提出乳糖不耐受者能耐受的一次乳糖摄入量为6g。乔蓉等的研究表明，健康成人即使为乳糖不耐受者，也能饮用适量牛奶，大多数健康成人摄入25g 奶粉（含乳糖 6.25g）后不会出现任何乳糖不耐受症状，因此有人提出乳糖不耐受患者可采用低乳糖饮食。部分乳糖不耐受患者可根据自身情况，依据少量多次的原则摄入乳制品，逐步增强对乳糖的耐受。

3. 添加乳糖酶

在牛奶中加入乳糖酶，经过一定时间和温度的水解，利用乳糖酶（β－半乳糖苷酶）分解乳糖，达到降低乳糖的目的。利用乳糖酶水解生产的低乳糖牛奶，仅其中的乳糖被分解为半乳糖和葡萄糖，口感甜度大幅升高，蛋白质、脂肪和矿物质等其他成分并未发生变化，总体营养成分改变不大。这种方法成本很高，要求苛刻，在我国一直难以实现工业化生产。

4. 发酵乳及益生菌

发酵乳通过在牛奶中加入保加利亚乳杆菌和嗜热链球菌，利用乳酸的发酵作用制成。发酵法生产的发酵乳，通常称为酸奶，在酸奶中活菌的β－半乳糖苷酶作用下，牛奶中 25%～50% 的乳糖在发酵过程中被乳酸菌分解，使酸奶的乳糖水平降低，营养价值有所提高。发酵乳中的活菌可进入肠道，改善肠道菌群，在肠道中分泌β－半乳糖苷酶，使肠道表面的乳糖酶活性升高，改善机体对乳糖的代谢吸收状况。胃排空速率和肠转运时间的减慢可延长小肠内残存乳糖酶消化乳糖的时间，促进分解吸收。

5. 其他

在日常生活中，要注意合理饮奶，可通过以下几个方面入手：

（1）增加乳糖酶。每天饮酸奶，增加乳糖酶含量，或在牛奶中加入乳糖酶，以促进乳糖的分解。

（2）减缓乳糖的吸收。喝奶时摄入馒头、鸡蛋、锅魁、面包等能延缓消化吸收的食物，以减缓乳糖的吸收。

（3）摄入适量牛奶。摸索适合于自己的牛奶摄入量，以防止乳糖不耐受发生。

（4）坚持喝奶，不要喝太少奶甚至不喝牛奶。

（5）不要空腹喝奶。

（李鸣　曾果　张珺　李润　杨柳青）

参考文献

[1] 江汉湖. 食品免疫学导论 [M]. 北京：化学工业出版社，2006.
[2] 肖荣. 营养医学与食品卫生学 [M]. 北京：中国协和医科大学出版社，2003.
[3] 张燕坤. 饮食与老年痴呆关系研究进展 [J]. 中国民康医学，2012，5：587－588，609.
[4] 陈传锋，何承林，陈红霞，孙亚菲，潘鑫. 我国老年痴呆研究概况 [J]. 宁波大学学报（教育科学版），2012，2：45－50.
[5] 马宁，边瓯. 老年痴呆营养干预的研究现状 [J]. 中国老年学杂志，2015，16：4711－4712.
[6] 孙晓慧. 食物不耐受与人体疾病相关性的研究 [J]. 医学综述，2006，20：1266－1268.
[7] 廖立. 食物不耐受 IBS 患者的饮食调整探讨 [J]. 求医问药（下半月），2011，6：88－89.
[8] 王文建. 乳糖不耐受症的诊断与治疗 [J]. 实用儿科临床杂志，2012，19：1468－1470.
[9] 杜丽娜，徐珊，汪受传. 婴幼儿乳糖不耐受的治疗研究进展 [J]. 光明中医，2012，11：2367－2369.
[10] 黄永坤，杨娟. 乳糖不耐受症及其治疗 [J]. 实用儿科临床杂志，2010，7：463－465.

附录一 中国居民膳食营养素参考摄入量（2013）

表 1 中国居民膳食能量需要量（EAR）

人群（岁）	能量（MJ/d）						能量（kcal/d）					
	身体活动水平（轻）		身体活动水平（中）		身体活动水平（重）		身体活动水平（轻）		身体活动水平（中）		身体活动水平（重）	
	男	女	男	女	男	女	男	女	男	女	男	女
0～	—[a]	—	0.38MJ/(kg·d)	0.38MJ/(kg·d)	—	—	—	—	90kcal/(kg·d)	90kcal/(kg·d)	—	—
0.5～	—	—	0.33MJ/(kg·d)	0.33MJ/(kg·d)	—	—	—	—	80kcal/(kg·d)	80kcal/(kg·d)	—	—
1～	—	—	3.77	3.35	—	—	—	—	900	800	—	—
2～	—	—	4.6	4.18	—	—	—	—	1100	1000	—	—
3～	—	—	5.23	5.02	—	—	—	—	1250	1200	—	—
4～	—	—	5.44	5.23	—	—	—	—	1300	1250	—	—
5～	—	—	5.86	5.44	—	—	—	—	1400	1300	—	—
6～	5.86	5.23	6.69	6.07	7.53	6.9	1400	1250	1600	1450	1800	1650
7～	6.28	5.65	7.11	6.49	7.95	7.32	1500	1350	1700	1550	1900	1750
8～	6.9	6.07	7.74	7.11	8.79	7.95	1650	1450	1850	1700	2100	1900
9～	7.32	6.49	8.37	7.53	9.41	8.37	1750	1550	2000	1800	2250	2000
10～	7.53	6.9	8.58	7.95	9.62	9	1800	1650	2050	1900	2300	2150
11～	8.58	7.53	9.83	8.58	10.88	9.62	2050	1800	2350	2050	2600	2300
14～	10.46	8.37	11.92	9.62	13.99	10.67	2500	2000	2850	2300	3200	2550
18～	9.41	7.53	10.88	8.79	12.55	10.04	2250	1800	2600	2100	3000	2400
50～	8.79	7.32	10.25	8.58	11.72	9.83	2100	1750	2450	2050	2800	2350
65～	8.58	7.11	9.83	8.16	—	—	2050	1700	2350	1950	—	—
80～	7.95	6.28	9.2	7.32	—	—	1900	1500	2200	1750	—	—

续表1

人群（岁）	能量（MJ/d）						能量（kcal/d）					
	身体活动水平（轻）		身体活动水平（中）		身体活动水平（重）		身体活动水平（轻）		身体活动水平（中）		身体活动水平（重）	
	男	女	男	女	男	女	男	女	男	女	男	女
孕妇（早）	—	+0[b]	—	+0	—	+0	—	+0	—	+0	—	+0
孕妇（中）	—	+1.26	—	+1.26	—	+1.26	—	+300	—	+300	—	+300
孕妇（晚）	—	+1.88	—	+1.88	—	+1.88	—	+450	—	+450	—	+450
乳母	—	+2.09	—	+2.09	—	+2.09	—	+500	—	+500	—	+500

a：未制定参考值者用“—”表示。b：“+”表示在同龄人群参考值基础上额外增加量。

表 2　中国居民膳食蛋白质参考摄入量（DRIs）

人群（岁）	EAR（g/d）		RNI（g/d）	
	男	女	男	女
0～	—[a]	—	9（AI）	9（AI）
0.5～	15	15	20	20
1～	20	20	25	25
2～	20	20	25	25
3～	25	25	30	30
4～	25	25	30	30
5～	25	25	30	30
6～	25	25	35	35
7～	30	30	40	40
8～	30	30	40	40
9～	40	40	45	45
10～	40	40	50	50
l1～	50	45	60	55
14～	60	50	75	60
18～	60	50	65	55
50～	60	50	65	55
65～	60	50	65	55
80～	60	50	65	55
孕妇（早）	—	+0[b]	—	+0
孕妇（中）	—	+10	—	+15
孕妇（晚）	—	+25	—	+30
乳母	—	+20	—	+25

a：未制定参考值者用“—”表示。b：“+”表示在同龄人群参考值基础上额外增加量。

表 3　中国居民膳食碳水化合物、脂肪酸参考摄入量（DRIs）

人群（岁）	总碳水化合物（g/d）	亚油酸（%E[b]）	α－亚麻酸（%E）	EPA+DHA（g/d）
	EAR	AI	AI	AI
0～	60（AI）	7.3（0.15g[c]）	0.87	0.10[d]
0.5～	85（AI）	6.0	0.66	0.10[d]
1～	120	4.0	0.60	0.10[d]
4～	120	4.0	0.60	—
7～	120	4.0	0.60	—
11～	150	4.0	0.60	—
14～	150	4.0	0.60	—
18～	120	4.0	0.60	—
50～	120	4.0	0.60	—
65～	—[a]	4.0	0.60	—
80～	—	4.0	0.60	—
孕妇（早）	130	4.0	0.60	0.25（0.20[d]）
孕妇（中）	130	4.0	0.60	0.25（0.20[d]）
孕妇（晚）	130	4.0	0.60	0.25（0.20[d]）
乳母	160	4.0	0.60	0.25（0.20[d]）

a：未制定参考值者用“—”表示。

b：%E 为占能量的百分比。

c：为花生四烯酸。

d：DHA。

注：我国 2 岁以上儿童及成人膳食中来源于食品工业加工产生的反式脂肪酸的 UL 为<1%E。

表 4　中国居民膳食宏量营养素可接受范围（AMDR）

人群（岁）	总碳水化合物（%E[a]）	添加糖（%E）	总脂肪（%E）	饱和脂肪酸（U－AMDR）（%E）	n－6 多不饱和脂肪酸（%E）	n－3 多不饱和脂肪酸（%E）	EPA+DHA（g/d）
0～	—[b]	—	48（AI）	—	—	—	—
0.5～	—	—	40（AI）	—	—	—	—
1～	50～65	—	35（AI）	—	—	—	—
4～	50～65	<10	20～30	<8	—	—	—
7～	50～65	<10	20～30	<8	—	—	—
11～	50～65	<10	20～30	<8	—	—	—
14～	50～65	<10	20～30	<8	—	—	—
18～	50～65	<10	20～30	<10	2.5～9.0	0.5～2.0	0.25～2.0
50～	50～65	<10	20～30	<10	2.5～9.0	0.5～2.0	0.25～2.0
65～	50～65	<10	20～30	<10	2.5～9.0	0.5～2.0	0.25～2.0
80～	50～65	<10	20～30	<10	2.5～9.0	0.5～2.0	0.25～2.0
孕妇（早）	50～65	<10	20～30	<10	2.5～9.0	0.5～2.0	—
孕妇（中）	50～65	<10	20～30	<10	2.5～9.0	0.5～2.0	—
孕妇（晚）	50～65	<10	20～30	<10	2.5～9.0	0.5～2.0	—
乳母	50～65	<10	20～30	<10	2.5～9.0	0.5～2.0	—

a：%E 为占能量的百分比。

b：未制定参考值者用“—”表示。

表 5　中国居民膳食微量营养素平均需要量（EAR）

人群（岁）	钙 (mg/d)	磷 (mg/d)	镁 (mg/d)	铁 (mg/d)		碘 (μg/d)	锌 (mg/d)		硒 (μg/d)	铜 (mg/d)	钼 (μg/d)	维生素 A (μgRAE/d)[b]		维生素 D (μg/d)	维生素 B_1 (mg/d)		维生素 B_2 (mg/d)		维生素 B_6 (mg/d)	维生素 B_{12} (μg/d)	叶酸（μg DFE/d）[c]	烟酸 (mgNE/d)[d]		维生素 C (mg/d)
				男	女		男	女				男	女		男	女	男	女				男	女	
0～	—[a]	—	—	—		—	—		—	—	—	—		—	—		—		—	—	—	—		—
0.5～	—	—	—	7		—	2.8		—	—	—	—		—	—		—		—	—	—	—		—
1～	500	250	110	6		65	3.2		20	0.25	35	220		8	0.5		0.5		0.5	0.8	130	5	5	35
4～	650	290	130	7		65	4.6		25	0.30	40	260		8	0.6		0.6		0.6	1	150	7	6	40
7～	800	400	180	10		65	5.9		35	0.40	55	360		8	0.8		0.8		0.8	1.3	210	9	8	55
11～	1000	540	250	11	14	75	8.2	7.6	45	0.55	75	480	450	8	1.1	1	1.1	0.9	1.1	1.8	290	11	10	75
14～	800	590	270	12	14	85	9.7	6.9	50	0.60	85	590	450	8	1.3	1.1	1.3	1	1.2	2	320	14	11	85
18～	650	600	280	9	15	85	10.4	6.1	50	0.60	85	560	480	8	1.2	1	1.2	1	1.2	2	320	12	10	85
50～	800	600	280	9	9	85	10.4	6.1	50	0.60	85	560	480	8	1.2	1	1.2	1	1.3	2	320	12	10	85
65～	800	590	270	9	9	85	10.4	6.1	50	0.60	85	560	480	8	1.2	1	1.2	1	1.3	2	320	11	9	85
80～	800	560	260	9	9	85	10.4	6.1	50	0.60	85	560	480	8	1.2	1	1.2	1	1.3	2	320	11	8	85
孕妇（早）	+0[e]	+0	+30	—	+0	+75	—	+1.7	+4	+0.10	+7	—	+0	+0	—	+0	—	+0	+0.7	+0.4	+200	—	+0	+0
孕妇（中）	+160	+0	+30	—	+4	+75	—	+1.7	+4	+0.10	+7	—	+50	+0	—	+0.1	—	+0.1	+0.7	+0.4	+200	—	+0	+10
孕妇（晚）	+160	+0	+30	—	+7	+75	—	+1.7	+4	+0.10	+7	—	+50	+0	—	+0.2	—	+0.2	+0.7	+0.4	+200	—	+0	+10
乳母	+160	+0	+0	—	+3	+85	—	+3.8	+15	+0.50	+3	—	+400	+0	—	+0.2	—	+0.2	+0.2	+0.6	+130	—	+2	+40

a：未制定参考值者用“—”表示。

b：视黄醇活性当量（RAE，μg）＝膳食或补充剂来源全反式视黄醇（μg）＋1/2 补充剂纯品全反式 β—胡萝卜素（μg）＋1/12 膳食全反式 β—胡萝卜素（μg）＋1/24 其他膳食维生素 A 原类胡萝卜素（μg）。

c：膳食叶酸当量（DFE，μg）＝天然食物来源叶酸（μg）＋1.7×合成叶酸（μg）。

d：烟酸当量（NE，mg）＝烟酸（mg）＋1/60 色氨酸（mg）。

e：“＋”表示在同龄人群参考值基础上额外增加量。

表 6　中国居民膳食矿物质推荐摄入量（RNI）或适宜摄入量（AI）

人群（岁）	钙 (mg/d)	磷 (mg/d)	钾 (mg/d)	钠 (mg/d)	镁 (mg/d)	氯 (mg/d)	铁 (mg/d) RNI		碘 (μg/d)	锌 (mg/d) RNI		硒 (μg/d)	铜 (mg/d)	氟 (mg/d)	铬 (μg/d)	锰 (mg/d)	钼 (μg/d)
	RNI	RNI	AI	AI	RNI	AI	男	女	RNI	男	女	RNI	RNI	AI	AI	AI	RNI
0～	200 (AI)	100 (AI)	350	170	20 (AI)	260	0.3 (AI)		85 (AI)	2 (AI)		15 (AI)	0.3 (AI)	0.01	0.2	0.01	2 (AI)
0.5～	250 (AI)	180 (AI)	550	350	65 (AI)	550	10		115 (AI)	3.5		20 (AI)	0.3 (AI)	0.23	4	0.7	15 (AI)
1～	600	300	900	700	140	1100	9		90	4		25	0.3	0.6	15	1.5	40
4～	800	350	1200	900	160	1400	10		90	5.5		30	0.4	0.7	20	2	50
7～	1000	470	1500	1200	220	1900	13		90	7		40	0.5	1	25	3	65
11～	1200	640	1900	1400	300	2200	15	18	110	10	9	55	0.7	1.3	30	4	90
14～	1000	710	2200	1600	320	2500	16	18	120	11.5	8.5	60	0.8	1.5	35	4.5	100
18～	800	720	2000	1500	330	2300	12	20	120	12.5	7.5	60	0.8	1.5	30	4.5	100
50～	1000	720	2000	1400	330	2200	12	12	120	12.5	7.5	60	0.8	1.5	30	4.5	100
65～	1000	700	2000	1400	320	2200	12	12	120	12.5	7.5	60	0.8	1.5	30	4.5	100
80～	1000	670	2000	1300	310	2000	12	12	120	12.5	7.5	60	0.8	1.5	30	4.5	100
孕妇（早）	+0[b]	+0	+0	+0	+40	+0	—[a]	+0	+110	—	+2.0	+5	+0.1	+0	+1	+0.4	+10
孕妇（中）	+200	+0	+0	+0	+40	+0	—	+4	+110	—	+2.0	+5	+0.1	+0	+4	+0.4	+10
孕妇（晚）	+200	+0	+0	+0	+40	+0	—	+9	+110	—	+2.0	+5	+0.1	+0	+6	+0.4	+10
乳母	+200	+0	+400	+0	+0	+0	—	+4	+120	—	+4.5	+18	+0.6	+0	+7	+0.3	+3

a：未制定参考值者用“—”表示。

b：“+”表示在同龄人群参考值基础上额外增加量。

表 7　中国居民膳食维生素推荐摄入量（RNI）或适宜摄入量（AI）

人群（岁）	维生素 A（μgRAE/d）[c]		维生素 D（μg/d）	维生素 E（mgα−TE/d）[d]	维生素 K（μg/d）	维生素 B_1（mg/d）		维生素 B_2（mg/d）		维生素 B_6（mg/d）	维生素 B_{12}（μg/d）	泛酸（mg/d）	叶酸（μg DFE/d）[e]	烟酸（mgNE/d）[f]		胆碱（mg/d）		生物素（μg/d）	维生素 C（mg/d）
	RNI					RNI		RNI						RNI		AI			
	男	女	RNI	AI	AI	男	女	男	女	RNI	RNI	AI	RNI	男	女	男	女	AI	RNI
0～	300（AI）		10（AI）	3	2	0.1（AI）		0.4（AI）		0.2（AI）	0.3（AI）	1.7	65（AI）	2（AI）		120		5	40（AI）
0.5～	350（AI）		10（AI）	4	10	0.3（AI）		0.5（AI）		0.4（AI）	0.6（AI）	1.9	100（AI）	3（AI）		150		9	40（AI）
1～	310		10	6	30	0.6		0.6		0.6	1	2.1	160	6	6	200		17	40
4～	360		10	7	40	0.8		0.7		0.7	1.2	2.5	190	8	8	250		20	50
7～	500		10	9	50	1		1		1	1.6	3.5	250	11	10	300		25	65
11～	670	630	10	13	70	1.3	1.1	1.3	1.1	1.3	2.1	4.5	350	14	12	400		35	90
14～	820	630	10	14	75	1.6	1.3	1.5	1.2	1.4	2.4	5.0	400	16	13	500	400	40	100
18～	800	700	10	14	80	1.4	1.2	1.4	1.2	1.4	2.4	5.0	400	15	12	500	400	40	100
50～	800	700	10	14	80	1.4	1.2	1.4	1.2	1.6	2.4	5.0	400	14	12	500	400	40	100
65～	800	700	15	14	80	1.4	1.2	1.4	1.2	1.6	2.4	5.0	400	14	11	500	400	40	100
80～	800	700	15	14	80	1.4	1.2	1.4	1.2	1.6	2.4	5.0	400	13	10	500	400	40	100
孕妇（早）	—[a]	+0[b]	+0	+0	+0	—	+0	—	+0	+0.8	+0.5	+1.0	+200	—	+0	—	+20	+0	+0
孕妇（中）	—	+70	+0	+0	+0	—	+0.2	—	+0.2	+0.8	+0.5	+1.0	+200	—	+0	—	+20	+0	+15
孕妇（晚）	—	+70	+0	+0	+0	—	+0.3	—	+0.3	+0.8	+0.5	+1.0	+200	—	+0	—	+20	+0	+15
乳母	—	+600	+0	+3	+5	—	+0.3	—	+0.3	+0.3	+0.8	+2.0	+150	—	+3	—	+120	+10	+50

a：未制定参考值者用“—”表示。

b：“+”表示在同龄人群参考值基础上额外增加量。

c：视黄醇活性当量（RAE，μg）＝膳食或补充剂来源全反式视黄醇（μg）+1/2 补充剂纯品全反式β−胡萝卜素（μg）+1/12 膳食全反式β−胡萝卜素（μg）+1/24 其他膳食维生素 A 原类胡萝卜素（μg）。

d：α−生育酚当量（α−TE），膳食中总−α−TE 当量（mg）＝1×α−生育酚（mg）+0.5×β−生育酚（mg）+0.1×γ−生育酚（mg）+0.02×δ−生育酚（mg）+0.3×α−三烯生育酚（mg）。

e：膳食叶酸当量（DFE，μg）＝天然食物来源叶酸（μg）+1.7×合成叶酸（μg）。

f：烟酸当量（NE，mg）＝烟酸（mg）+1/60 色氨酸（mg）。

表 8　中国居民膳食营养素建议摄入量（PI－NCD）

人群（岁）	钾（mg/d）	钠（mg/d）	维生素 C（mg/d）
0～	—[a]	—	—
0.5～	—	—	—
1～	—	—	—
4 ～	2100	1200	—
7～	2800	1500	—
11～	3400	1900	—
14～	3900	2200	—
18～	3600	2000	200
50～	3600	1900	200
65～	3600	1800	200
80～	3600	1700	200
孕妇（早）	3600	2000	200
孕妇（中）	3600	2000	200
孕妇（晚）	3600	2000	200
乳母	3600	2000	200

a：未制定参考值者用“—”表示。

表 9　中国居民膳食微量营养素可耐受最高摄入量（UL）

人群（岁）	钙 (mg/d)	磷 (mg/d)	铁 (mg/d)	碘 (μg/d)	锌 (mg/d)	硒 (μg/d)	铜 (mg/d)	氟 (mg/d)	锰 (mg/d)	钼 (μg/d)	维生素 A[f] (μg RAE/d)[b]	维生素 D (μg/d)	维生素 E (mgα-TE/d)[c]	维生素 B_6 (mg/d)	叶酸[e] (μg/d)[c]	烟酸 (mgNE/d)[d]	烟酰胺 (mg/d)	胆碱 (mg/d)	维生素 C (mg/d)
0～	1000	—[a]	—	—	—	55	—	—	—	—	600	20	—	—	—	—	—	—	—
0.5～	1500	—	—	—	—	80	—	—	—	—	600	20	—	—	—	—	—	—	—
1～	1500	—	25	—	8	100	2	0.8	—	200	700	20	150	20	300	10	100	1000	400
4～	2000	—	30	200	12	150	3	1.1	3.5	300	900	30	200	20	400	15	130	1000	600
7～	2000	—	35	300	19	200	4	1.7	5	450	1500	45	350	25	600	20	180	1500	1000
11～	2000	—	40	400	28	300	6	2.5	8	650	2100	50	500	35	800	25	240	2000	1400
14～	2000	—	40	500	35	350	7	3.1	10	800	2700	50	600	45	900	30	280	2500	1800
18～	2000	3500	42	600	40	400	8	3.5	11	900	3000	50	700	55	1000	35	310	3000	2000
50～	2000	3500	42	600	40	400	8	3.5	11	900	3000	50	700	60	1000	35	310	3000	2000
65～	2000	3000	42	600	40	400	8	3.5	11	900	3000	50	700	60	1000	35	300	3000	2000
80～	2000	3000	42	600	40	400	8	3.5	11	900	3000	50	700	60	1000	30	280	3000	2000
孕妇（早）	2000	3500	42	600	40	400	8	3.5	11	900	3000	50	700	60	1000	35	310	3000	2000
孕妇（中）	2000	3500	42	600	40	400	8	3.5	11	900	3000	50	700	60	1000	35	310	3000	2000
孕妇（晚）	2000	3500	42	600	40	400	8	3.5	11	900	3000	50	700	60	1000	35	310	3000	2000
乳母	2000	3500	42	600	40	400	8	3.5	11	900	3000	50	700	60	1000	35	310	3000	2000

a：未制定参考值者用“—”表示，有些营养素未制定可耐受最高摄入量，主要是因为研究资料不充分，并不表示过量摄入没有健康风险。

b：视黄醇活性当量（RAE，μg）=膳食或补充剂来源全反式视黄醇（μg）+1/2 补充剂纯品全反式β-胡萝卜素（μg）+1/12 膳食全反式β-胡萝卜素（μg）+1/24 其他膳食维生素 A 原类胡萝卜素（μg）。

c：α-生育酚当量（α-TE），膳食中总 α-TE 当量（mg）=1×α-生育酚（mg）+0.5×β-生育酚（mg）+0.1×γ-生育酚（mg）+0.02×δ-生育酚（mg）+0.3×α-三烯生育酚（mg）。

d：烟酸当量（NE，mg）=烟酸（mg）+1/60 色氨酸（mg）。

e：指合成叶酸摄入量上限，不包括天然食物来源的也算量。

f：不包括来自膳食维生素 A 原类胡萝卜素的 RAE。

附录二　重要营养素的主要食物来源

表 1　高能量食物含量表（以 100g 可食部计）

食物名称	含量（kcal）	食物名称	含量（kcal）
棕榈油、辣椒油、混合油	900	腊肠	584
（菜籽油＋棕榈油）、胡麻油	900	猪肉（脖）	577
橄榄油、椰子油、棉籽油、麦芽油	899	炸素虾（豆制品）	576
葵花籽油、花生油、红花油	899	南瓜子（炒）	574
豆油、大麻油、茶油、菜籽油	899	西瓜籽（炒）	573
芝麻油、色拉油、玉米油	898～895	巧克力（维夫）	572
牛油（炼）、猪油（炼）	898～895	腰果	552
鸭油（炼）、羊油（炼）	898～895	牛肉干	550
黄油	888	曲奇饼	546
奶油	879	全蛋粉	545
酥油	860	木榧	539
牛油	835	芝麻南糖	538
猪油	827	鸭皮	538
羊油	824	芝麻籽（黑）	531
猪肉（肥）	807	焦圈	530
白脱（牛油）	744	维夫饼干	528
松子仁	698	麻花	524
蛋黄粉	644	白芝麻	517
松子（生）	640	开口笑	512
核桃（干）	627	凤尾酥	511
芝麻酱	618	香肠	508
葵花籽（炒）	616	奶油（食品工业用）	504
油炸土豆片	612	起酥（点心）	499

续表1

食物名称	含量（kcal）	食物名称	含量（kcal）
炸杏仁	607	猪头皮	499
山核桃（干）	601	全脂羊乳粉	498
杏仁（炒）	600	腊肉（生）	498
黄油渣	599	油面筋	490
葵花籽	597	全脂加糖奶粉	490
花生酱	594	桃酥	481
榛子（炒）	594	核桃脆饼	480
花生（炒）	594	全脂牛奶粉	478
羊肉干	588	方便面	472
巧克力	586	奶片	472

表2　低能量食物含量表（以100g可食部计）

食物名称	含量（kcal）	食物名称	含量（kcal）
灵蜜瓜	3	西葫芦	18
籽瓜	4	小水萝卜	18
黄河蜜瓜	5	苦瓜、红萝卜	19
玉米笋罐头	6	香菇	19
水浸地衣	6	芦笋、芥蓝、茄子	19
白醋	6	姜	19
芥菜（茎）	7	丝瓜、油菜苔	20
白瓜、西葫芦	10	木耳菜	20
冬瓜、油菜	11	芹菜（茎）	20
笋瓜、节瓜	12	空心菜	20
海带	12	茼蒿	21
西红柿	12	甜椒、南瓜	22
生菜	13	草菇、蘑菇	23
豆浆	14	辣椒、油菜	23
大白菜	14	葱、菜花	24
芥菜	14	菠菜、韭菜	24
芹菜	14	泡发蹄筋、海参	25
萝卜缨	14	西瓜（均值）	25

续表2

食物名称	含量（kcal）	食物名称	含量（kcal）
酸白菜	14	木瓜、四季豆	27
牛皮菜	14	苹果、红肖梨	30
软梨	14	豆奶	30
莴笋	14	草莓	30
豆腐脑	15	鲜橘汁	30
葫芦	15	醋、啤酒	31～32
小白菜	15	杏、李子	36
黄瓜	15	葡萄（均值）	43
瓢儿菜	15	梨（均值）	44
生菜	15	酸奶	48
佛手瓜	16	香蕉、苹果（金元帅）	49
大白菜（均值）	17	牛奶	51
菊苣	17	柑橘（均值）	51
莴笋叶	18	石榴	63
绿豆芽	18	柿、桂圆、荔枝	71

表3　高蛋白质食物含量表（以100g可食部计）

食物名称	含量（g）	食物名称	含量（g）
骆驼掌	72.8	油炸豆花	33.4
墨鱼干	65.3	香杏片口蘑（干）	33.4
鱿鱼	60.0	南瓜子仁	33.2
豆腐丝	57.7	西瓜子（炒）	32.7
扇贝（干）	55.6	蛋黄粉	31.6
奶酪（干）	55.1	奶酪	31.5
鲍鱼（干）	54.1	酱牛肉	31.4
脱脂奶豆腐	53.7	虾皮	30.7
海参（干）	50.2	鲮鱼（罐头）	30.7
贻贝（干）	47.8	榛子（炒）	30.5
干酵母	47.6	驴鞭	29.7
奶豆腐（鲜）	46.2	扒鸡	29.6
鱼片干	46.1	羊肉（手抓）	27.3

续表3

食物名称	含量（g）	食物名称	含量（g）
咖喱牛肉干	45.9	马牙大豆	27.2
牛肉干	45.6	驴肉（煮）	27.0
腐竹	44.6	蚕豆	27.0
豆腐皮	44.6	羊肚菌（干）	26.9
虾米（海米）	43.7	油面筋	26.9
鸡蛋粉	43.4	鸭掌	26.9
豆粕	42.4	紫菜（干）	26.7
味精	40.1	开花豆	26.7
口蘑	38.7	蝎子	26.2
肉松	38.6	羊肉串（烤）	26.0
丁香鱼（干）	37.5	白笋（干）	26.0
小麦胚粉	36.4	柿叶茶	25.8
南瓜子（炒）	36.0	奶酪（干）	25.7
黑豆	36.0	杏仁（炒）	25.7
猪蹄筋	35.3	骆驼蹄	25.6
牛蹄筋（熟）	35.2	酱山羊肉	25.4
黄豆	35.0	蚕豆（去皮）	25.4
青豆	34.5	扁豆	25.3
羊蹄筋（生）	34.3	福建肉松	25.1
酱驴肉	33.7	花生仁（生）	24.8

表4　低蛋白质食物含量表（以100g可食部计）

食物名称	含量（g）	食物名称	含量（g）
果汁、茶水	0.1	荔枝	0.8
葡萄酒	0.1	枇杷	0.8
糖	0.1	猕猴桃	0.8
白糖	0.1	黄瓜	0.8
藕粉	0.2	心里美萝卜	0.8
各种苹果	0.2	芸豆	0.8
各种梨	0.2～0.3	沙棘	0.8
粉皮	0.3	芹菜	0.8

续表4

食物名称	含量（g）	食物名称	含量（g）
金糕	0.2	西葫芦	0.8
凉粉	0.2	水萝卜	0.8
什锦籽果	0.3	地瓜	0.9
桃	0.3	蜜桃	0.9
葡萄	0.4	番茄	0.9
啤酒	0.4	杏	0.9
木瓜	0.4	红、胡萝卜	1.0
香蕉苹果	0.4	草莓	1.0
柿	0.4	苦瓜	1.0
白令瓜	0.4	甜菜根	1.0
豌豆	0.4	丝瓜	1.0
冬瓜	0.4	甜椒	1.0
蜂蜜	0.4	樱桃	1.1
苹果酱、桃酱	0.4	鲜枣	1.1
淀粉	0.5	茄子	1.1
粉条	0.5	玉米笋	1.1
黄桃	0.5	菊苣	1.2
菠萝	0.5	茭白	1.2
西瓜、菜瓜	0.5～0.6	辣椒、小萝卜	1.3
芒果、杨桃	0.5～0.6	芦笋、莴笋叶	1.4
久保桃	0.5～0.6	甘薯（白心）	1.4
西红柿、柑橘	0.6～0.7	酸枣、无花果	1.5
富士苹果、李子	0.7	蛇瓜、白菜	1.5
葫芦	0.7	水发木耳	1.5
南瓜	0.7	藕、山药	1.9

表5　高脂肪食物含量表（以100g可食部计）

食物名称	含量（g）	食物名称	含量（g）
植物油（16种）	99.9～100	花生（炒）	48.0
鸭、猪油	99.7	羊肉干	46.7
玉米油	99.2	黑芝麻	46.1

续表5

食物名称	含量（g）	食物名称	含量（g）
羊油（炼）	99.6	西瓜子仁	45.9
黄油	98.0	杏仁	45.4
奶油	97.0	母麻鸭	44.8
酥油	94.4	榛子（干）	44.8
牛油	92.0	西瓜子（炒）	44.8
板油、肥肉	88.6	猪皮	44.6
羊油	88.0	炸素虾	44.4
白脱（工业食品）	82.7	花生仁（生）	44.3
松子仁	70.6	黄油渣	43.8
松子（生）	62.6	木榧	42.0
猪肉（猪脖）	60.5	北京填鸭	41.3
猪肋条肉	59.0	巧克力	40.1
桃仁（干）	58.8	牛肉干	40.0
松子（炒）	58.5	白芝麻	39.6
奶油	55.5	维夫巧克力	38.4
油炸杏仁	55.2	桃仁	37.6
鸡蛋黄粉	55.1	广东香肠	37.3
葵花籽仁	53.4	腰果	36.7
花生酱	52.7	全蛋粉	36.2
炒葵花籽	52.8	咸肉	36.0
芝麻酱	52.7	芝麻南糖	35.6
炒杏仁	51.0	肉鸡（肥）	35.4
山核桃	50.8	猪肉（软五花）	35.3
炒榛子	50.3	维夫饼干	35.2
鸭皮	50.2	焦圈	34.9
葵花籽（生）	49.9	鸭蛋黄	33.8
腊肉（生）	48.8	春卷	33.7
马铃薯片（油炸）	48.4	起酥（点心）	31.7
腊肠	48.3	曲奇饼	31.6
南瓜子仁	48.1	麻花	31.5

表 6 低脂肪食物含量表（以 100g 可食部计）

食物名称	含量（g）	食物名称	含量（g）
各种淀粉	微、0.1	米饭	0.2
面粉类	0.1	苤蓝、芥菜头	0.2
豆汁	0.1	茄子（平均）	0.2
粉条	0.1	丝瓜	0.2
白、红萝卜	0.1	菜瓜	0.2
绿豆芽	0.1	冬瓜	0.2
芸豆	0.1	西葫	0.2
葫子	0.1	蒜黄	0.2
西红柿	0.1	大蒜	0.2
莴笋	0.1	瓢儿菜	0.2
佛手瓜	0.1	莴笋叶	0.2
芦笋	0.1	酸菜、小白菜	0.2
苦瓜	0.1	竹笋	0.2
南瓜	0.1	辣椒	0.3—0.4
韭菜	0.1	各种豆角	0.3—0.4
大白菜	0.1	洋葱	0.3
甜菜根	0.1	菠菜	0.3
韭苔	0.1	空心菜	0.3
萝卜缨	0.1	茼蒿	0.3
黄瓜	0.1	芥菜	0.3
各种苹果	0.1	芥蓝、冬寒菜	0.4
各种梨	0.1	生菜、香菜	0.4
桃	0.1	苋菜、茴香	0.4
杏	0.1	油菜	0.5
柑橘	0.1	脱水马铃薯	0.5
西瓜	0.1	枣（干）	0.5
甜瓜	0.1	赤豆、芸豆	0.6
海带	0.1	豆浆、绿豆面	0.7
鲜蘑	0.2	面条、小米粥	0.7
草菇、香菇	0.2	大米	0.8
木耳	0.2	绿豆、豆腐脑	0.8
各种萝卜	0.2	馒头、蚕豆	1
各种豆角	0.2	小麦粉	1.1

表 7 高胆固醇食物含量表（以 100g 可食部计）

食物名称	含量（mg）	食物名称	含量（mg）
鸡蛋黄粉	2850	鸭肝	341
猪脑	2571	羊肺	319
牛脑	2447	鱼片（干）	317
鸡蛋粉	2251	墨鱼干	316
鸡蛋黄（乌骨鸡）	2057	鱼片干	307
羊脑	2004	猪皮	304
鹅蛋黄	1696	牛肝	297
鸭蛋黄	1576	黄油	296
鸡蛋黄	1510	鸭肫	295
鸡蛋（土）	1338	火鸡肝	294
猪胆肝	1017	羊肾	289
鱿鱼干	871	猪肝	288
鹅蛋	704	鹅肝	285
咸鸡蛋	647	明虾	273
松花蛋（鸭蛋）	608	乌贼	268
松花蛋（鸡蛋）	595	河蟹	267
鸡蛋	585	虾脑酱	249
鸭蛋	565	乌鱼蛋	243
虾米（海米）	525	鲍鱼（杂色）	242
鹌鹑蛋	515	河虾	240
贻贝（干）	493	鸭胰	230
鸡肝（肉鸡）	476	酥油	227
蛏干	469	墨鱼	226
卤猪肝	469	扒鸡	211
虾皮	428	奶油	209
丁香鱼（干）	379	卤猪杂	208
银鱼	361	蝎子	207
骆驼掌	360	石螺	198
鸡肝	356	香海螺	198
猪肾	354	肯德基炸鸡	198
羊肝	349	鸡心	194
扇贝（干）	348	对虾	193
火鸡肫	342	猪蹄	192

表8　低胆固醇食物含量表（以100g可食部计）

食物名称	含量（mg）	食物名称	含量（mg）
豆奶	5	骆驼蹄	55
海蜇皮	8	午餐肉	56
海蜇头	10	牛肉（瘦）	58
牛蹄筋（发）	10	火鸡腿	58
人乳	11	羊蹄筋	58
酸乳	15	小泥肠	59
牛乳（平均）	15	兔肉	59
脱脂酸奶、果味奶	18	羊瘦肉	60
羊蹄筋（发）	28	狗肉	62
鲜牛乳	31	海参（干）	62
牛乳	32	花蛤蜊	63
鸭掌	36	牛肉里脊	63
脱脂奶豆腐	36	色拉油	64
鲜奶豆腐	36	猪肘棒	65
喜乐乳酸菌饮料	38	奶片	65
田鸡	40	大比目鱼	65
方腿	45	蟹肉	65
腊肉（培根）	46	叉烧肉	68
鸭皮	46	大马哈鱼	68
风干肠	47	海鲫鱼	70
午餐肠	47	鲨鱼	70
鸭翅	49	牛前腿	71
火鸡胸脯肉	49	咸肉	72
水发海参	50	比目鱼	73
猪血	51	糍粑	73
蒜肠	51	牛后腿	74
牛蹄筋（发）	51	驴肉	74
海参	51	鹅肉	74
杏仁露	52	小黄鱼	74
羊肉（青羊肉）	53	鲅鱼	75
牛肉（后腿）	54	带鱼	76
罗非鱼	54	黄鳝丝	77
猪肉（里脊）	55	平鱼	77

表 9 高碳水化合物食物含量表（以 100g 可食部计）

食物名称	含量（g）	食物名称	含量（g）
白砂糖	99.9	麦芽糖	82
冰糖	99.3	无核蜜枣	81.9
什锦糖	98.9	脱水洋葱（白）	81.9
绵白糖	98.9	籼米粉	81.5
酸梅晶	98.4	枣（干）	81.1
水晶糖	98.2	白薯粉	80.9
固体橘子饮料	97.5	脱水马铃薯	80.7
宝宝福	97.3	脱水洋葱（紫）	80.6
猕猴桃晶	97.1	白薯干	80.5
红糖	96.6	糜子米（炒）	80.5
橘子晶	96.5	牛奶饼干	80.3
山楂晶	95.9	香油炒面	80.1
藕粉	93	果丹皮（山楂）	80
山楂球	92.6	脱水蕨菜	79.7
豌豆粉丝	91.7	芡食米	79.6
泡泡糖	89.8	南瓜粉	79.5
麻香糕	88.7	脱水百合	79.3
麻烘糕	87.2	陈皮	79
米花糖	85.8	五谷香	78.9
团粉/淀粉	85.8～85.3	魔芋精粉	78.8
龙虾片	85.5	栗子（干）	78.4
苹果脯	84.9	红果（干）	78.4
奶糖	84.5	籼米	78.3
蜜枣	84.4	糯米（平均）	78.3
茯苓夹饼	84.3	江米条	78.1
豆腐粉	84.3	脱水胡萝卜	77.9
粉条	84.2	稻米（平均）	77.9
粉丝	83.7	小米面	77.7
葡萄干	83.4	干切面	77.7
南瓜果脯	83.3	桃脯	77.6
杏干	83.2	西瓜脯/青梅果脯	77.5
玉米片（即食）	82.3	马铃薯粉	77.4
杏脯	82	麦乳精	77

表 10　富含维生素 A 和胡萝卜素的食物（以 100g 可食部计）

食物名称	维生素 A（μgRE）	食物名称	维生素 A（μgRE）
羊肝	20972	白沙蒿	733
牛肝	20220	胡萝卜（红）	688
鸡肝	10414	胡萝卜（黄）	668
鹅肝	6100	独行菜	655
猪肝	4972	红茶	645
鸭肝（母麻鸭）	4675	沙棘	640
猪肝（卤煮）	4200	甜菜叶	610
辣椒粉	3123	脱水菠菜	598
脱水胡萝卜	2875	枸杞菜	592
鸡肝（肉鸡）	2867	脱水油菜	577
脱水甜椒	2818	芥蓝	575
鸭蛋黄	1980	全蛋粉	525
鹅蛋黄	1977	大蓟叶	508
枸杞子	1625	芹菜叶	488
萹蓄菜	1592	菠菜（赤根）	487
豆瓣菜	1592	刺梨	483
紫苏（鲜）	1232	脱水香菜	472
西蓝花	1202	豌豆尖	452
冬寒菜	1158	豌豆苗	445
低、地笋	1055	苜蓿	440
鸭肝	1040	鸡蛋黄	438
车前（鲜）	1028	荠菜	432
败酱（野菜）	1003	酥油	426
刺儿菜	998	番杏	425
白薯叶	995	豆瓣辣酱	417
车前子（鲜）	975	小叶桔	410
绿茶	967	茴香	402
地肤	953	河蟹	389
鸡心	910	苦苦菜	357
甲级龙井	888	苋菜（绿）	352
花茶	885	马兰头（鹅儿肠）	340
早桔	857	木耳菜	337
鸡蛋蛋粉	776	金针菜	307

表 11　富含维生素 C 的食物表（以 100g 可食部计）

食物名称	维生素 C（mg）	食物名称	维生素 C（mg）
刺梨	2585	蜜枣	55
酸枣	900	红果	53
柿叶茶	866	豆瓣菜	52
脱水甜椒	846	败酱	52
枣（鲜）	243	萝卜樱（小萝卜）	51
沙棘	204	芥菜	51
VC 橘汁	187	西兰花	51
脱水白菜	187	枸杞子	48
萹蓄菜	158	香菜	48
辣椒（红、小）	144	草莓	47
脱水油菜	124	苋菜（绿）	47
苜蓿	118	番杏	46
无核蜜枣	104	乌塌菜	45
脱水菠菜	82	芦笋	45
脱水菜花	82	水萝卜	45
脱水大蒜	79	刺儿菜	44
萝卜缨（白萝卜）	77	藕	44
芥蓝	76	白菜苔	44
脱水香菜	75	木瓜	44
酸刺	74	桂圆	43
芥菜	72	荠菜	43
甜椒	72	荔枝	41
番石榴	68	萝卜樱（青）	41
豌豆苗	67	胡萝卜樱	41
油菜苔	65	苤蓝	41
苦苦菜	62	毛核桃	40
中华猕猴桃	62	香椿	40
辣椒（青、尖）	62	甘蓝	40
菜花	61	豆角（白）	39
枸杞菜	58	黄麻叶	37
紫菜苔	57	油菜苔	36
白薯叶	56	金橘	35
苦瓜	56	蒜苗	35

表12　富含维生素 B_2 的食物表（以100g可食部计）

食物名称	含量（mg）	食物名称	含量（mg）
大红菇（干）	6.90	鲜酵母	0.81
酵母	3.35	小麦胚芽	0.81
香杏丁蘑	3.11	鸭胰	0.78
猪胆肝	2.50	苜蓿	0.73
羊肚蘑	2.25	郁李仁	0.71
蚕蛹	2.23	午餐肠	0.71
黄鳝丝	2.08	冬虫夏草	0.70
猪肝	2.08	南瓜粉	0.70
羊肾	2.01	奶豆腐	0.69
杏仁（大）	1.82	酸梅晶	0.69
羊肝	1.75	猪肾	0.69
松蘑	1.48	榛蘑	0.69
冬菇	1.40	麦维面包	0.68
柿叶茶	1.37	鸭蛋黄	0.62
山楂晶	1.34	桑葚	0.61
牛肝	1.30	豆腐丝（干）	0.60
香菇（干）	1.26	鹅蛋黄	0.59
婴儿奶粉	1.25	维生素面包	0.58
火鸡肝	1.21	鸡肝	0.58
猪肾	1.14	扁蓄菜	0.58
鸡肝	1.10	杏仁（大）	0.56
蘑菇（干）	1.10	藿香	0.54
蝎子	1.09	乌梅	0.54
鸭肝	1.05	发菜	0.54
桂圆肉	1.03	龙牙豆	0.54
黄螺	1.02	菊花	0.51
紫菜（干）	1.02	腊羊肉	0.50
黄蘑	1.00	金丝小枣	0.50
黄鳝	0.98	鹌鹑蛋	0.49
奶酪（干）	0.91	猪心	0.48
鸭心	0.87	枸杞子	0.46
牛肾	0.85	豆瓣酱	0.46
辣椒粉	0.82	木耳	0.44

表 13　高钙食物含量表（以 100g 可食部计）

食物名称	含量（mg）	食物名称	含量（mg）
石螺	2458	丁香鱼干	590
牛乳粉（多维）	1797	虾米（海米）	555
脱水香菜	1723	湖盐	552
芥菜干	1542	红螺	539
芝麻酱	1170	白沙蒿籽	505
石榴花茶	1143	脱水胡萝卜	458
发菜（干）	1018	花茶	454
田螺	1030	大车前	443
豆腐干（小香干）	1019	藿香	436
虾皮	991	酸枣	435
全蛋粉	654	铁观音	416
脱水白菜	908	脱水菠菜	411
脱水蕨菜	851	草虾、白米虾	403
甘草	832	甲级龙井	402
奶皮子	818	李广杏脯	397
榛子（炒）	815	西瓜子（话梅）	392
奶酪（干）	799	红茶	378
黑芝麻	780	北五味子叶	363
茴香籽	751	羊奶酪	360
豆腐干（卤干）	731	奶豆腐（脱脂）	360
奶酪干	730	洋葱（脱水紫皮）	351
螺（均值）	722	红萝卜樱	350
苜蓿	713	芸豆（杂、带皮）	349
虾脑酱	667	海带（干）	348
芥末	656	薄荷（鲜）	341
花椒	639	苦豆子	332
桑葚（干）	622	脑豆	327
白芝麻	620	绿茶	325
鲮鱼（罐头）	598	河虾	325
奶豆腐	597	素鸡	319
脱水油菜	596	千张	313
奶豆腐	597	红花	312
脱水油菜	596	白沙蒿	305

表14　高锌食物含量表（以100g可食部计）

食物名称	含量（mg）	食物名称	含量（mg）
生蚝	71.20	黑笋（干）	7.60
蝎子	26.71	太仓肉松	7.35
小麦胚芽	23.40	牛肉干	7.26
蕨菜（脱水）	18.11	酱牛肉	7.12
蛏干	13.63	南瓜子（炒）	7.12
山核桃	12.59	奶酪	6.97
马肉	12.26	牛肉（里脊）	6.92
羊肚菌	12.11	鸭肝（母麻）	6.91
扇贝（鲜）	11.69	榛蘑（干）	6.79
泥蚶	11.59	西瓜子（炒）	6.76
赤贝	11.58	贻贝（干）	6.71
猪肝	11.25	鸡蛋黄粉	6.66
鱿鱼（干）	11.24	山核桃（干）	6.42
山羊肉	10.42	中国鳖	6.30
螺蛳	10.27	蘑菇（干）	6.29
芝麻南糖	10.26	河蚌	6.23
墨鱼干	10.02	松蘑	6.22
腊羊肉	9.95	羊肉干	6.19
糌粑	9.55	蚕蛹	6.17
牡蛎	9.39	石螺	6.17
火鸡腿	9.26	桑葚（干）	6.15
口蘑（白）	9.04	黑芝麻	6.13
松子（生）	9.02	砂仁	6.07
香菇（干）	8.57	羊肉（瘦）	6.06
辣椒（红、尖、干）	8.21	葵花籽（生）	6.03
兔肉（野）	7.81	麸皮	5.98
香杏丁蘑（干、大）	7.78	鸡蛋粉	5.95
香醋	7.79	葵花籽（炒）	5.91
羊肉（冻）	7.67	话梅西瓜子	5.88
乌梅	7.65	榛子（干）	5.83
羊肉（前腿）	7.61	猪肝	5.78
香肠	7.61	梭子蟹	5.50
咖喱牛肉干	7.60	章鱼	5.18

表 15　高铁食物含量表（以 100 克可食部计）

食物名称	含量（mg）	食物名称	含量（mg）
苔菜（干）	283.7	车前子（鲜）	25.3
普中红蘑（干）	235.1	榛蘑	25.1
珍珠白蘑（干）	189.8	鸡血	25.0
猪胆肝	181.3	杀鸡	24.8
香杏片口蘑	137.5	石榴花茶	24.2
黑木耳（干）	97.4	墨鱼干	23.9
蛏干	88.8	甲级龙井	23.7
松蘑（干）	86.0	脱水蕨菜	23.7
发菜（干）	85.2	鸭肝	23.1
姜（干）	85.0	黑芝麻	22.7
菊花	78.0	鲍鱼（杂色）	22.6
冬虫夏草	66.5	猪肝	22.6
紫菜（干）	54.9	黄磨（干）	22.5
蘑菇（干）	51.3	脱水香菜	22.3
芝麻酱	50.0	辣椒粉	20.7
鸭肝	50.1	火鸡肝	20.7
桑葚（干）	42.5	田螺	19.7
青稞	40.7	胡麻籽	19.7
白沙蒿籽	40.4	白蘑	19.4
鸭血	35.7	脱水油菜	19.3
芥菜干	39.5	扁豆	19.2
鸭肝	35.1	黑笋（干）	18.9
五香粉	34.4	奶疙瘩	18.3
蛏子	33.6	羊血	18.3
蝎子	30.8	咖喱牛肉干	18.3
羊肚菌	30.7	酵母（干）	18.3
鸭血（白鸭）	30.5	藕粉	18.2
红花	29.1	花茶	17.9
红茶	28.1	荠菜	17.8
南瓜粉	27.8	腐竹	17.2
河蚌	26.6	豆瓣酱	16.4
脱水菠菜	25.9	白沙蒿	16.4
湖盐	25.4	牛肉干	15.6

表16　高硒食物含量表（以100克可食部计）

食物名称	含量（μg)	食物名称	含量（μg)
魔芋精粉	350.2	羊肾	58.9
马哈鱼子酱	203.1	鲐鱼	58.0
猪肾	156.7	贻鱼	57.8
鱿鱼（干）	156.1	鲜贝	57.4
海参	150.0	鸭肝	57.3
蛏干	121.2	鲨鱼	57.0
贻贝（干）	120.5	河蟹	56.7
中国鳖	113.5	海虾	56.4
墨鱼（干）	104.4	红茶	56.0
松蘑（干）	98.4	黄鱼	55.2
普中红蘑	91.7	蛏子	55.1
梭子蟹	91.0	蛤蜊（平均）	54.3
秋蛤蜊	87.1	鲅鱼	51.8
牡蛎	86.8	沙丁鱼	49.0
银蚶	86.3	鲮鱼	48.1
海蟹	82.6	虾虎	46.6
堤鱼	80.4	梅童鱼	45.1
香海螺	79.2	腊羊肉	44.6
珍珠白蘑	78.5	松花鸡蛋	44.3
花蛤蜊	77.1	猪肝	42.7
扇贝（干）	76.4	黄鱼	42.6
虾米	75.4	章鱼	41.9
红螺	74.8	泥蚶	41.4
虾皮	74.4	生蚝	41.4
花豆（紫）	74.1	丁香鱼（干）	41.2
牛肾	70.2	杂色蛤蜊	40.6
芥末	69.0	基围虾	39.7
毛蛤蜊	68.3	龙虾	39.4
鲍鱼（干）	66.6	蘑菇（干）	39.2
小麦胚芽	65.2	鸡肝	38.6
海参	63.9	乌贼（鲜）	38.2
黄菇鱼	63.6	羊脑	38.2
赤贝	60.0	乌鱼蛋	38.0

表17 高碘食物含量表（以100克可食部计）

食物名称	含量（μg）	食物名称	含量（μg）
海带（干）	36240	香菇片	39.0＊
海带浓缩液	22780	葵花籽（熟）	38.5＊
裙带菜	15878	热狗肠	38.5＊
紫菜	4323.0	开心果	37.9＊
海带菜	923	鹌鹑蛋	37.6
贻贝（浅菜）	346	肉酥	35.4＊
碘蛋	329.6＊	牛肉辣酱	32.5＊
咸海杂鱼	295.9＊	三明治火腿	32.2＊
鱼香海带酱	295.6	奶粉	30～150＊
海苔	289.6	咸鸭蛋	30.0
强力碘面	276.5＊	葵花籽（酱香）	31.4＊
杏仁咸菜	274.5＊	酱排骨	28.3＊
虾皮	264.5	熏烤小里脊	28.1＊
海藻饮料	184.5	鸡蛋	27.2
虾酱	166.6	鸡精粉	26.7＊
生姜粉	133.5	怪味胡豆	25.3＊
小香肠（广式）	91.6＊	脱水菠菜	24.0
烤鸭	89.7＊	豆豉鱼	24.1＊
海米	82.5	油浸沙丁鱼	23.0
碎米芽菜	64.8＊	羊肉串	22.7
叉烧肉	57.4＊	茄汁沙丁鱼	22.0
火腿心（全精肉）	56.3＊	山核桃	18.8
红烧鳗鱼	56.8＊	鸭蛋	18.5
丁香鱼	56.7＊	豆豉鲮鱼	18.4＊
芥末酱	55.9＊	茶树菇	17.1
脆皮香肠	49.6＊	凤尾鱼	17.0＊
清香牛肉	49.7＊	炸箭鱼	15.6
豆腐干	46.2＊	黄伞菇	12.6
火腿肠（洛阳）	46.2＊	腊肉	12.3
海鸭蛋	45.7	金鲨鱼翅	10.9

＊：食品中的含量高低与是否用碘盐有关。

表 18 高钾食物含量表（以 100 克可食部计）

食物名称	含量（mg）	食物名称	含量（mg）
口蘑	3106	茴香籽	1104
甲基龙井	2812	辣椒（红、尖、干）	1085
榛蘑	2493	蚕豆（烤）	1053
石榴花茶	2455	马铃薯粉	1075
白菜（脱水）	2269	扁豆（白）	1070
黄蘑（干）	1953	芸豆（杂）	1058
红茶	1934	绿豆面	1055
黄豆粉	1890	西瓜脯	1040
紫菜（干）	1796	脱水香菜	1031
白笋（干）	1754	葡萄干	989
羊肚蘑	1726	蚕豆（带皮）	992
绿茶	1661	番茄酱	985
花茶	1643	扇贝	969
刺楸	1641	脱水菠菜	919
银耳	1588	洋葱（紫、干）	912
小麦胚芽	1523	芥菜干	883
黄豆	1503	麦麸	862
铁观音茶	1462	赤小豆	860
甜椒（脱水）	1443	猪肝	855
豆粕	1391	一级酱油	848
黑豆	1377	莲子（干）	846
辣椒粉	1358	砖茶	844
桂圆（干）	1348	豌豆	823
墨鱼（干）	1261	芸豆（虎皮）	809
榛子（干）	1244	去皮蚕豆	801
腌龙须菜	1237	脱水大蒜	798
蘑菇（干）	1225	绿豆	787
芸豆（红）	1215	杏干	783
冬菇（干）	1155	豆瓣酱	772
五香粉	1138	豆浆粉	771
鱿鱼	1131	木薯	764
脱水胡萝卜	1117	海带（干）	761
蚕豆	1117	黑木耳（干）	757

表 19 低钠食物含量表（以 100 克可食部计）

食物名称	含量（mg）	食物名称	含量（mg）
白酒	0.1	香蕉	0.8
节瓜	0.2	香梨	0.8
刺儿菜	0.2	菠萝	0.8
早酥梨	0.2	粳米	0.9
小麦酒	0.3	橘	0.9
蜂蜜	0.3	石榴	0.9
竹笋	0.4	五香谷	1.0
青稞酒	0.4	佛手瓜	1.0
白砂糖	0.4	防风叶	1.0
玉米面（白）	0.5	韭苔	1.0
芸豆（红）	0.5	扁豆	1.0
晚桃（黄）	0.5	鸭广梨	1.0
二锅头（58°）	0.5	软梨	1.0
福橘	0.5	杏仁	1.0
雪花梨	0.6	鲜玉米	1.1
吊蛋	0.6	鲜枣、黑枣	1.2
葫芦	0.6	葡萄	1.3
古西湖瓜	0.6	杨桃	1.4
肉桂	0.6	柑橘	1.4
胡麻油	0.6	面条、富强粉	1.5
海棠果	0.6	糯米（均值）	1.5
黄元帅苹果	0.6	苹果	1.6
红富士苹果	0.7	葡萄酒	1.6
红元帅苹果	0.7	青豆	1.8
杨梅	0.7	黄豆、赤豆	2.2
高山白桃	0.7	筱麦	2.2
茶油	0.7	梨、杏	2.3
京白梨	0.7	薏米、苦荞粉	2.3
香蕉苹果	0.8	马铃薯	2.7
早、晚籼米	0.8	玉米（干、均值）	2.9
南瓜	0.8	绿豆	3.2
柿子	0.8	稻米（均值）	3.8

注：食物中的盐含量＝钠含量÷0.4；1 克盐约含钠 0.4 克。

附录三　国内外重要的营养相关网站

中国营养相关网站

国家发展和改革委员会	http://www.sdpc.gov.cn/
国家粮食局	http://www.chinagrain.gov.cn/
中国食品安全网	http://www.cfsn.cn/
国家食品药品监督管理局	http://www.sfda.gov.cn/
国家质量监督检验检疫总局	http://www.aqsiq.gov.cn/
国家中医药管理局	http://www.satcm.gov.cn/
国务院妇女儿童工作委员会	http://www.nwccw.gov.cn/
健康在线	http://www.shei.org.cn/
中华人民共和国卫生和计划生育委员会	http://www.nhfpc.gov.cn/
中华人民共和国科学技术部	http://www.most.gov.cn/
中华人民共和国农业部	http://www.agri.gov.cn/
中华人民共和国人力资源和社会保障部	http://www.mohrss.gov.cn/
中华人民共和国教育部	http://www.moe.edu.cn/
中国疾病预防控制中心	http://www.chinacdc.net.cn/
中国食品安全资源数据库	http://www.fsr.org.cn/
中华医学会	http://www.cma.org.cn/
中华预防医学会	http://www.cpma.org.cn/
联合国世界粮食计划署（中国）	http://www.wfp.org.cn/
亚洲营养学会	http://www.ananutrition.com/
中国营养学会	http://www.cnsoc.org/
学生营养餐网	http://www.xsyyc.org/
中国保健协会	http://www.chc.org.cn/
中国健康教育网	http://www.nihe.org.cn/
中国绿色食品网	http://www.greenfood.org.cn/

续表

中国食品营养网	http://www.neasiafoods.org/
中国饮料工业协会	http://www.chinabeverage.org/
中国营养学会妇幼营养分会	http://www.camcn-cns.org/
中国营养学会临床营养分会	http://www.clinicalnutrition.com.cn/
中国农产品加工网	http://www.csh.gov.cn/
中国农业科学院	http://www.caas.net.cn/caas/
国家食品安全监测信息系统	http://www.chinafoodsafety.net/
国家食品质量安全网	http://www.nfqs.com.cn/
国家食品质量监督监测中心	http://www.cfda.com.cn/
国家食物与营养咨询委员会	http://www.sfncc.org.cn/
中国医学协会	http://www.cha.org.cn/
中国消费者协会	http://www.cca.org.cn/
中华预防医学会儿童保健分会	http://www.cpma-soch.org.cn/
美国营养学会北京代表处	http://www.asns.org.cn/
香港卫生署	http://www.dh.gov.hk/cindex.ttml
香港卫生防护中心	http://www.chp.gov.hk/
香港食物及卫生局	http://www.fhb..gov.hk/
香港食物安全中心	http://www.cfs..gov.hk/
香港食物环境卫生署	http://www.fehd..gov.hk/
香港健康饮食专题网站	http://www.eatsmart..gov.hk/
香港卫生署中央健康教育组	http://www.cheu..gov.hk/
香港医院管理局营养咨询中心	http://www.ha.org.hk/dic/home.html/
香港营养师协会	http://www.hkda.com.hk/
香港营养学会	http://www.hkna.org.hk/
世界癌症研究基金会（香港）	http://www.wcrf-hk.org/
香港营养中心	http://www.hknutrition.org/
香港营养保健咨询师协会	http://www.hk-baker.com/
台湾营养学会	http://www.nutrition.org.tw/
行政院卫生署	http://www.doh.gov.tw/
高雄县政府卫生局国民营养专栏	http://www.khshb.gov.tw/
中华民国营养师公会全国联合会	http://www.dietitians.org.tw/indesl.htm/
台湾静脉暨肠道营养医学会	http://www.tspen.org.tw/

续表

台湾营养医学推广协会	http://www.nutraceutical.org.tw/
董式基金会	http://www.jtf.org.tw/
图像示范营养教育资讯网	http://www.140.137.70.177/
台北荣总营养部	http://www.homepage.vghtpe.gov.tw/~nutr/
中国医药大学营养学系	http://cmuntt.cmu.tw/

国外营养相关网站

各国营养学会

American DieteticAssosication (ADA)	http://www.eatright.org/
British DieteticAssosication (BDA)	http://www.bda.uk.com/
Dietitians Association of Australia (DAA)	http://www.daa.asn.au/
Dietitians of Canada	http://www.dietitians.ca/
New Zealand Dietetic Association (NZDA)	http://www.dietitians.org.nz/

国外肠外肠内营养学会

美国肠外肠内营养学	http://www.nutritioncare.org/
欧洲肠外肠内营养学	http://www.espen.org/
澳洲肠外肠内营养学	http://www.auspen.org.au/
亚洲肠外肠内营养学	http://www.pensa.org/
英国肠外肠内营养学	http://www.bapen.org.uk/
拉美肠外肠内营养学	http://www.felanpe.org/
南非肠外肠内营养学	http://www.saspen.com/
印度肠外肠内营养学	http://www.ispen.org/

与营养相关的政府组织/机构

Center for Disease Control and Prevention Department of Health and Human Service	http://www.cdc.gov/
Center for Nutrition Policy and Promotion	http://www.cnpp.usda.gov/
Food and Nutrition Service (FNS)	http://www.fns.usda.gov/
Food Standard Agency (FSA)	http://www.food.gov.uk/
National Institutes of Health (NIH)	http://www.nih.gov/
U. S. Food and Drug Administration	http://www.fda.gov/

与营养相关的非政府组织/机构

American Cancer Society	http://www.cancer.org/
American Diabetes Association	http://www.diabetes.org/
American Heart Association	http://www.americanheart.org/
American Society for Nutrition (ASN)	http://www.nutrition.org/
Australian Nutrition Foundation	http://www.nutritionaustralia.org/
British Dietetic Associatiom	https://www.bda.uk.com
Dietitians of Canada	http://www.dietitians.ca/
World HealthOrganizaiton	http://www.who.int/

附录四 中英文对照表

24h 回顾法	24－hour Recall
7d 食物登记法	7－day Food Record
α－糊精酶	α－dextrinase
	A
吸收	absorption
宏量营养素可接受范围	acceptable macronutrient distribution ranges，AMDR
主动转运	active transport
实际体重	actual body weight，ABW
三磷酸腺苷	adenosine triphosphate，ATP
适宜摄入量	adequate intake，AI
食物不良反应	adverse reaction to food
黄曲霉毒素	aflatoxin，AF
清蛋白	albumin
糊粉层	aleurone layer
蒜氨酸	alliin
阿尔茨海默病	Alzheimer's Disease，AD
美国糖尿病协会	American Diabetes Association，ADA
美国营养学会	American Dietetic Association，ADA
美国肠外肠内营养学会	American Society for Parenteral and Enteral Nutrition，ASPEN
美国癌症协会	American Cancer Society，ACS
氨基酸模式	amino acid pattern
氨基酸池	amino acid pool
氨基酸评分	amino acid score，AAS
淀粉酶	amylopsin
血管紧张素转换酶抑制剂	angiotensin converting enzyme inhibitors，ACEI

续表

血管紧张素受体拮抗剂	angiotensin receptor blockers，ARB
神经性厌食症	anorexia nervosa，AN
人体测量	anthropometry
抗生素相关性腹泻	antibiotic-associated diarrhea，AAD
抗惊厥药	anticonvulsant drugs，ACDs
抗高血压药	anti-hypertensives
抗炎药	anti-inflammatory drugs
抗生酮作用	antiketogenesis
表观消化率	apparent digestibility
食欲	appetite
上臂肌肉面积	arm muscle area，AMA
特应性皮炎	atopic dermatitis，AD
	B
基础代谢率	basal metabolic rate，BMR
基础能量消耗	basic energy expenditure，BEE
胆汁	bile
暴食症	binge eating disorder，BED
生物电阻抗分析法	bioelectrical impedance analysis，BIA
生物类黄酮	bioflavonoids
蛋白质生物价	biological value，BV
生物素	biotin
体质指数	body mass index，BMI
体重	body weight，BW
草药	botanical
英国肠外肠内营养协会	British Association for Parenteral and Enteral Nutrition，BAPEN
英国营养师协会	British Dietetic Association，BDA
布氏腺	Brunner's gland
神经性贪食症	bulimia nervosa，BN
	C
钙	calcium
小腿围	calf circumference，CC
碳水化合物	carbohydrate

续表

羧基肽酶	carboxypeptidase
心血管疾病	cardiac vascular diseases，CVDs
胡萝卜素	carotene
类胡萝卜素	carotenoid
纤维素	cellulose
中心静脉置管	central venous catheter，CVC
化学性消化	chemical digestion
胸围	chest circumference
食糜	chime
中国抗癌协会肿瘤营养支持与支持治疗专业委员会	Chinese Society Oncological Nutrition Supportive Care，CSONSC
缩胆囊素	cholecystokinin
胆固醇酯酶	cholesterol esterase
慢性肾脏病	chronic kidney disease，CKD
慢性非传染性疾病	chronic non-communicable disease，NCD
乳糜微粒	chylomicron
糜蛋白酶	chymotrypsin
糜蛋白酶原	chymotrypsinogen
临床检查	clinical examination
临床营养治疗	clinical nutrition therapy
食品法典委员会	Codex Alimentarius Commission，CAC
辅酶 R	coenzyme R
认知治疗	cognitive analytic therapy，CAT
认知行为治疗	cognitive behavior therapy，CBT
暴食症的认知行为治疗	cognitive behavior therapy for binge eating disorder，CBT－BED
神经性贪食症的认知行为治疗	cognitive behavior therapy for bulimia nervosa，CBT－BN
辅酯酶	colipase
菌落形成单位	colony forming unit，CFU
蛋白质互补作用	complementary action
炼奶	condensed milk
冠心病	coronary heart disease，CHD
肌酐-身高指数	creatinine height index，CHI
克汀病	cretinism

续表

	D
脱氧雪腐镰刀菌烯醇	deoxynivalenol，DON
理想膳食模模式	desirable dietary pattern，DDP
糖尿病	diabetes mellitus，DM
糖尿病酮症酸中毒	diabetic ketoacidosis，DKA
糖尿病高血糖高渗状态	diabetic hyperglycemic hyperosmolar status，DHHS
诊断试验膳食	diagnostic or testable diet
透析病人生存质量指导	dialysis outcome quality initiative，DOQI
舒张压	diastolic blood pressure，DBP
膳食	diet
高血压防治饮食模式	dietary approaches to stop hypertension，DASH
膳食纤维	dietary fiber，DF
膳食模式	dietary pattern
蛋白摄入量	dietary protein intake，DPI
膳食营养素参考摄入量	dietary reference intakes，DRIs
膳食补充剂	dietary supplement
蛋白质消化率	digestibility
消化	digestion
直接测热法	direct calorimetry
双糖	disaccharide
双标水法	double labeled water method，DLW
药物与营养素相互作用	drug-nutrient interactions，DNI
双能X线吸收法	Dual-energy X-ray Absorptiometry，DXA
血脂异常	dyslipidemia
	E
饮食失调症	eating disorder
饮食行为	eating practice
要素型/非要素型	elemental /non-elemental type
要素膳	elemental diet，ED
胚芽	embryo
终末期肾脏疾病	end stage of renal disease，ESRD
胚乳	endosperm

续表

能量需要量	energy requiring
恩格尔系数	Engel index
肠内营养	enteral nutrition, EN
肠内/外营养制剂	enteral/ parenteral nutrition preparation
肠嗜铬样细胞	enterochromaffin-like cell, ECL
肠激酶	enterokinase
环境保护局	Environmental Protection Agency, EPA
必需氨基酸	essential amino acid, EAA
必需脂肪酸	essential fatty acids, EFA
平均需要量	estimated average requirement, EAR
能量需要量	estimated energy requirement, EER
欧洲食品安全局	European Food Safety Authority, EFSA
欧盟	European Union, EU
淡炼奶	evaporated milk
暴露评估	exposure assessment
暴露与反应阻止疗法	exposure with response prevention, ERP
	F
易化扩散	facilitated diffusion
限脂肪膳食	fat restricted diet
脂肪酸	fatty acid, FA
联邦食品药品化妆品法	Federal Food, Drug, and Cosmetic Act, FFDCA
发酵奶	fermented milk
穿刺式空肠造口	fine needle catheter jejunostomy, NCJ
黄酮类化合物	flavonoids
叶酸	folic acid
食物过敏	food allergy, FA
世界粮农组织	Food and Agriculture Organization, FAO
美国食品药品监督管理局	Food and Drug Administration, FDA
欧盟食品兽医办公室	Food and Veterinary Office, FVO
食品污染	food contamination
食物频率法	food frequency
食物不耐受	food intolerance, FI

续表

食物中毒	food poisoning
食物喜好	food preference
食品安全	food safety
食品安全监督检疫局	Food Safety and Inspection Service，FSIS
食品安全风险分析	food safety risk analysis
以食物为基础的膳食指南	food-based dietary guideline，FBDG
食源性疾病	foodborne disease
食物运动诱发的过敏性休克	food-dependent exercise—induced anaphylaxis，FSEIA
调制炼奶	formulated condense
调制奶粉	formulated powder milk
自由基	freeradical
伏马菌素	fumonisin
功能食品	functional food
	G
胃酸	gastric acid
老年患者营养风险指数	geriatric nutritional risk index，GNRI
老年综合征	geriatric syndrome
妊娠期糖尿病	gestational diabetes mellitus，GDM
球蛋白	globulin
葡萄糖淀粉酶	glucoamylase
糖原异生	gluconeogenesis
硫苷	glucosinolate，GS
谷蛋白	glutelin
血糖生成指数	glycemic index，GI
血糖负荷	glycemic load，GL
甘油	glycerol
糖化血红蛋白	glycosylated hemoglobin A1c，HbA1c
良好生产规范	good manufacture practice，GMP
葡萄柚汁	grapefruit juice，GFJ
	H
握力	handgrip strength
危害分析关键控制点体系	hazard analysis and critical control point，HACCP

续表

危害特征描述	hazard characterization
危害识别	hazard identification
头围	head circumference
健康教育	health education
身高（长）	height/stature
血红素铁	heme iron
高能量膳食	high calorie diet
高密度脂蛋白	high density lipoprotein，HDL
高密度脂蛋白胆固醇	high density lipoprotein cholesterol，HDL-C
高纤维膳食	high fiber diet
高蛋白质膳食	high protein diet
臀围	hip/buttock circumference
组胺	histamine
组氨酸	histidine，His
家庭肠外营养	home parenteral nutrition，HPN
医院膳食	hospital patient diet
绒毛膜促性腺激素	human chorionic gonadotrophin，HCG
人绒毛膜生长素	human chorionic somatomammotropin，HCS
水下称重法	hydrodensitometry
高胆固醇血症	hypercholesterolemia
高脂血症	hyperlipidemia
高脂蛋白血症	hyperlipoproteinemia
高血压	hypertension
高甘油三酯血症	hypertriglyceridemia
	I
理想体重	ideal body weight，IBW
空腹血糖受损	impaired fasting glucose，IFG
糖耐量异常	impaired glucose tolerance，IGT
输液港	implantable venous access port
间接测热法	indirect calorimetry，IC
植酸/肌醇六磷酸酯	inositolhexaphosphate，IP6
中间密度脂蛋白	intermediate density lipoprotein，IDL

续表

人际心理治疗	interpersonal psychotherapy，IPT
暴食症的人际心理治疗	interpersonal psychotherapy for bulimia nervosa，IPT-BN
碘	iodin
碘缺乏病	iodine deficiency disorders，IDD
铁	iron
缺铁性贫血	iron deficiency anemia，IDA
红细胞生成缺铁期	iron deficiency erythropoiesis，IDE
储存铁减少期	iron depletion，ID
异亮氨酸	isoleucine，Ile
异麦芽糖酶	isomaltase
	L
乳糖酶	lactase
乳铁蛋白	lactoferrin
乳糖不耐受症	lactose intolerance，LI
瘦组织	lean tissue
豆类	legume
下奶反射	let-down reflex
亮氨酸	leucine，Leu
李氏腺	Lieberkuhn crypt
限制氨基酸	limiting amino acid
流质膳食	liquid diet
卵黄球蛋白	livetin
长链甘油三酯	long chain triglyceride，LCT
低密度脂蛋白	low density lipoprotein，LDL
低密度脂蛋白胆固醇	low density lipoprotein cholesterol，LDL-C
低能量膳食	low energy diet
低蛋白质膳食	low protein diet
低嘌呤膳食	low purine diet
少渣膳食	low residue diet
低饱和脂肪低胆固醇膳食	low saturated fat and cholesterol diet
赖氨酸	lysine，Lys
	M

续表

常量元素	macroelement
镁	magnesium
营养不良	malnutrition
营养不良通用筛查工具	malnutrition universal screening tools，MUST
炎症复合体综合征	malnutrition-inflammation complex syndrome，MICS
营养不良炎症评分	malnutrition-inflammation score，MIS
麦芽糖酶	maltase
消瘦	marasmus
大肠菌群最近似数	maximum probable number，MPN
最大残留限量	maximum residue limits，MRLs
机械性消化	mechanical digestion
医学营养治疗	medical nutrition therapy，MNT
中链甘油三酯膳食	medium chain triglyceride diet，MCT diet
蛋氨酸	methionine，Met
微量元素	microelement
微绒毛	microvillus
上臂围	mid-arm circumference，MAC
上臂肌围	mid-arm muscle circumference，MAMC
产奶反射	milk production reflex
奶制品	milk products
微型营养评价	mini nutritional assessment，MNA
简洁版微型营养评价	mini nutritional assessment short form，MNA－SF
混溶钙池	miscible calcium pool
改性淀粉	modified starch
单胺氧化酶	monoamine oxidase，MAO
限单胺类膳食	monoamine restricted diet
单糖	monosaccharide
单萜类	monoterpenoids
黏液	mucus
黏液－碳酸氢盐屏障	mucus bicarbonate barrier
	N
肾脏病基金会－肾脏疾病生存质量临床实践指南	National Kidney Foundation-Kidney Disease Outcome Quality Initiative，NKF－K/DOQI

续表

美国国立综合癌症网络	National Comprehensive Cancer Network，NCCN
蛋白质净利用率	net protein utilization，NPU
烟酸	nicotinic acid
氮平衡	nitrogen balance
雪腐镰刀菌烯醇	nivalenol，NIV
非淀粉类多糖	non-starch polysaccharides，NSP
慢性非传染性疾病	non-communicable diseases，NCD
非血红素铁	nonheme iron
非营养素生物活性成分	non-nutrient bioactive substance
标准化的氮表现率蛋白相当量	normalized protein nitrogen appearance，nPNA
营养素参考值	nutrient reference values，NRV
营养咨询	nutrition consultation
营养紊乱	nutrition disorder
营养教育	nutrition education
营养成分表	nutrition information
营养风险筛查	nutrition risk screening
营养状况评价	nutrition status assessment
营养支持	nutrition support
营养评定指数	nutritional assessment index，NAI
营养风险	nutritional risk
营养风险指数	nutritional risk index，NRI
营养风险筛查 2002	nutritional risk screening 2002，NRS 2002
营养补充剂	nutritional supplementation
营养价值	nutritional value
营养性获得免疫缺乏综合征	nutritionally acquired immune deficiency syndromes，NAIDS
营养性疾病	nutrition-related diseases
	O
肥胖	obesity
肥胖度	obesity degree
寡糖	oligose
口腔过敏综合征	oral allergy syndrome，OAS
口服避孕药	oral contraceptives

续表

口服葡萄糖耐量试验	oral glucose tolerance test，OGTT
口服营养补充	oral nutrition supplement，ONS
口腔-生殖器综合征	oral-genital syndrome
有机硫化物	organosulfur compounds，OSCs
骨软化症	osteomalacia
骨质疏松	osteoporosis
卵清蛋白	ovalbumin
营养过剩	over-nutrition
超重	overweight
	P
胰淀粉酶	pancreatic amylase
胰液	pancreatic juice
胰脂肪酶	pancreatic lipase
泛酸	pantothenic acid
甲状旁腺激素	parathyroid hormone，PTH
肠外营养	parenteral nutrition，PN
部分肠内营养	partial enteral nutrition，PEN
部分肠外营养	partial parenteral nutrition，PPN
被动转运	passive transport
患者主观全面评价法	patient-generated subjective global assessment，PG—SGA
果胶	pectin
胃蛋白酶	pepsin
胃蛋白酶原	pepsinogen
经皮内镜下空肠造口	percutaneous endoscopic jejunostomy，PEJ
经皮透视下空肠造口	percutaneous fluoroscopically guided jejunostomy，PFJ
超声引导下经皮空肠造口	percutaneoussonographically guided jejunostomy，PSJ
经外周中心静脉置管	peripherally inserted central catheters，PICC
药效学阶段	pharmacodynamic stage
药物动力学阶段	pharmacokinetic stage
苯丙氨酸	phenylalanine，Phe
甘油磷脂	phosphoglyceride
磷脂酶 A2	phospholipase A2

续表

磷脂	phospholipid
磷	phosphorus
体力活动	physical activity，PA
体力活动水平	physical activity level，PAL
体格检查	physical examination
植物化学物	phytochemicals
植物雌激素	phytoestrogens
植物固醇	phytosterols
多环芳烃化合物	polycyclic aromatic hydrocarbons，PAHs
多酚	polyphenols
多糖	polysaccharide
多不饱和脂肪酸	polyunsaturated fatty acid，PUFA
产后期	postpartum
钾	potassium
益生元	prebiotic
预包装食品	prepackaged foods
益生菌	probiotics
羧基肽酶原	procarboxypeptidase
弹性蛋白酶原	proelastase
预后营养指数	prognostic nutritional index，PNI
醇溶蛋白	prolamin
建议摄入量	proposed intake，PI
蛋白酶抑制剂	protease inhibitor，PI
蛋白质	protein
经消化率修正的氨基酸评分	protein digestibility corrected amino acid score，PDCAAS
蛋白质功效比值	protein efficiency ratio，PER
氮表现率蛋白相当量	protein nitrogen appearance rate，PNA
蛋白质-能量营养不良	protein-energy malnutrition，PEM
蝶酰谷氨酸	pteroylglutamic acid，PGA
产褥期	puerperium
	Q
定量计算机体断层扫描	Quantitative Computed Tomography，QCT

续表

	R
食品与饲料的快速预警系统	Rapid Alert System of Food and Feed，RASFF
推荐膳食营养素供给量	recommended dietary allowances，RDAs
营养素推荐摄入量	recommended nutrient intake，RNI
注册护士协会	Registered Nursing Home Association，RNHA
普通膳食	regular diet
医院常规膳食	regular hospital diet
抗性淀粉	resist starch，RS
呼吸商	respiratory quotient，RQ
静息代谢率	resting metabolism rate，RMR
视黄醇	retinol
保持灭菌奶	retort sterilized milk
核黄素	riboflavin
佝偻病	rickets
风险评估	risk assessment
风险特征描述	risk characterization
风险交流	risk communication
风险管理	risk management
英国皇家护理学院	Royal College of Nursing，RCN
	S
卫生标准操作程序	Sanitation Standard Operating Procedure，SSOP
皂苷元	sapogenins
皂甙	saponin
肌肉衰减综合征	sarcopenia
促胰液素	secretin
选择性五羟色胺再摄取抑制剂	selective serotonin-reuptake inhibitors，SSRIs
硒	selenium
半流质膳食	semi-liquid diet
谷皮	silverskin
单纯扩散	simple diffusion
简化的辨证行为疗法	simplified dialectical behavior therapy，Simplified DBT
皮褶厚度	skinfold thickness

续表

钠	sodium
限钠膳食	sodium restricted diet
软食	soft diet
节约蛋白质作用	sparing protein action
食物特殊动力作用	specific dynamic action，SDA
特定建议值	specific proposed levels，SPL
鞘磷脂	sphingolipid
淀粉	starch
固醇	sterol
生长迟缓	stunting
主观整体评价	subjective global assessment，SGA
儿童主观整体评价	subjective global nutritional assessment，SGNA
蔗糖酶	sucrose
糖醇	sugar alcohol
加糖炼奶	sweetened milk
收缩压	systolic blood pressure，SBP
	T
河豚毒素	tetrodotoxin，TTX
欧洲临床营养与代谢学会	the European Society for Clinical Nutrition and Metabolism，ESPEN
国际癌症中心	the International Agency for Research on Cancer，ARC
国际素食者联盟	The International Vegetarian Union，IVU
营养不良的风险	the risk of malnutrition
世界卫生组织	The World Health Organization，WHO
治疗膳食	therapeutic diet
治疗性生活方式改变	therapeutic life-style change，TLC
食物热效应	thermic effect of food，TEF
硫胺素	thiamin
苏氨酸	threonine，Thr
生育酚	tocopherol
可耐受的最高摄入量	tolerable upper intake level，UL
胆固醇	total cholesterol，TC
全肠内营养	total enteral nutrition，TEN

续表

全营养混合液	total nutrients admixture，TNA
全肠外营养	total parenteral nutrition，TPN
血清总胆固醇	total cholesterol，TC
三头肌皮褶厚度	triceps skinfold thickness，TSF
甘油三酯	triglyceride，TG
真消化率	true digestibility
胰蛋白酶	trypsin
胰蛋白酶原	trypsinogen
色氨酸	tryptophan，Trp
肿瘤	tumor
1 型糖尿病	type 1 diabetes mellitus，T1DM
2 型糖尿病	type 2 diabetes mellitus，T2DM
	U
超高温灭菌奶	ultra high-temperature milk
体重低下	underweight
联合国儿童基金会	United Nations Children's Fund，UNICEF
尿肌酐	urine creatinine，UCr
	V
缬氨酸	valine，Val
血管性痴呆	vascular dementia，VaD
极低密度脂蛋白	very low density lipoprotein，VLDL
绒毛	villus
维生素	vitamin
维生素 A	vitamin A
维生素 D 缺乏病	vitamin D deficiency
卵黄磷蛋白	Vitellin
	W
腰围	waist circumference，WC
腰高比	waist-height ratio，WHtR
腰臀比	waist-hip ratio，WHR
世界癌症研究基金会	world cancer research fund，WCRF
世界卫生组织	world health organization，WHO

续表

	X
叶黄素	xanthophyll
	Y
酸奶	yoghurt
	Z
玉米赤霉烯酮	zearalenone
锌	zinc